中华医学会医师培训工程（高级系列）

CME TEXTBOOKS NATIONAL PROJECT 国家级继续医学教育项目教材

国家级继续医学教育项目教材

心胸外科学高级教程

主 编 / 胡盛寿

中华医学会组织编著

中華醫學電子音像出版社

CHINESE MEDICAL MULTIMEDIA PRESS

北 京

图书在版编目（CIP）数据

心胸外科学高级教程/胡盛寿主编．—北京：中华医学电子音像出版社，2021.9
ISBN 978-7-83005-241-6

Ⅰ．①心… Ⅱ．①胡… Ⅲ．①心脏外科学－资格考试－教材 ②胸腔外科学－资格考试－教材
Ⅳ．① R65

中国版本图书馆 CIP 数据核字（2019）第 273369 号

心胸外科学高级教程
XINXIONGWAIKEXUE GAOJI JIAOCHENG

主　　编：胡盛寿
策划编辑：裴　燕　史仲静
责任编辑：赵文羽
文字编辑：周寇扣
校　　对：朱士军
责任印刷：李振坤
出版发行：中华医学电子音像出版社
通信地址：北京市西城区东河沿街 69 号中华医学会 610 室
邮　　编：100052
E - mail：cma-cmc@cma.org.cn
购书热线：010-51322677
经　　销：新华书店
印　　刷：北京虎彩文化传播有限公司
开　　本：889 mm×1194 mm　1/16
印　　张：34
字　　数：1082 千字
版　　次：2021 年 9 月第 1 版　2023 年 3 月第 2 次印刷
定价（含习题卡）：275.00 元

内容提要

本书根据对高级卫生专业技术资格人员的要求，结合目前的学科发展状况，系统地介绍了心血管外科和胸外科的基础理论和临床技能，重点阐述了常见病的防治新法、疑难病例分析、国内外发展现状和发展趋势等前沿信息。本书具有权威性、实用性和指导性，可作为心胸外科医师专业知识的培训教程，也可作为相关专业医师提高临床诊疗水平的工具书和参考书。

《心胸外科学高级教程》

编委会

主　　编　胡盛寿

编　　委　（以姓氏笔画为序）

王　巍　中国医学科学院阜外心血管病医院
王春生　复旦大学附属中山医院
王辉山　沈阳军区总医院
支修益　首都医科大学宣武医院
石应康　四川大学华西临床医学院
付向宁　华中科技大学同济医学院附属同济医院
庄　建　广东省人民医院
刘　苏　河北医科大学第二医院
刘伦旭　四川大学华西临床医学院
刘俊峰　河北医科大学第四医院
刘晓程　泰达国际心血管病医院
刘德若　卫生部中日友好医院
闫　军　中国医学科学院阜外心血管病医院
孙宗全　华中科技大学同济医学院附属协和医院
孙寒松　中国医学科学院阜外心血管病医院
李　辉　首都医科大学附属北京朝阳医院
李　简　北京大学第一医院
李守军　中国医学科学院阜外心血管病医院
李单青　中国医学科学院北京协和医院
肖颖彬　第三军医大学第二附属医院
吴树明　山东大学齐鲁医院
何建行　广州医学院第一附属医院
沈向东　中国医学科学院阜外心血管病医院
宋云虎　中国医学科学院阜外心血管病医院
张　林　中国医科大学附属第一医院
张　逊　天津市胸科医院
张尔永　四川大学华西临床医学院
陈龙奇　四川大学华西临床医学院
陈寄梅　广东省人民医院
易定华　第四军医大学西京心血管病医院
周乃康　中国人民解放军总医院

周清华 天津医科大学总医院
郑景浩 上海交通大学医学院附属上海儿童医学中心
孟 旭 首都医科大学附属北京安贞医院
赵 珩 上海交通大学附属胸科医院
胡盛寿 中国医学科学院阜外心血管病医院
姜格宁 同济大学附属上海市肺科医院
徐志飞 第二军医大学附属长征医院
徐志云 第二军医大学附属长海医院
徐志伟 上海交通大学医学院附属上海儿童医学中心
翁国星 福建省立医院
高长青 中国人民解放军总医院
常 谦 中国医学科学院阜外心血管病医院
蒋树林 哈尔滨医科大学附属第二医院
景 华 南京军区总医院
赫 捷 中国医学科学院肿瘤医院

序

我国现有的医师培养过程分为医学院校教育、毕业后医学教育和继续医学教育三个阶段。专科医师规范化培训是毕业后医学教育的重要组成部分，是在住院医师规范化培训的基础上，继续培养能够独立、规范地从事疾病专科诊疗工作临床医师的必经途径。2017 年 7 月，国务院办公厅印发《关于深化医教协同进一步推进医学教育改革与发展的意见》(国办发〔2017〕63 号)，文件中提出把医学教育和人才培养摆在卫生与健康事业优先发展的战略地位，为建设健康中国提供坚实的人才保障……支持行业学（协）会参与学科专业设置、人才培养规划、标准制（修）订和考核评估等工作，相关公共服务逐步交由社会组织承担。2015 年发布的《关于开展专科医师规范化培训制度试点的指导意见》(国卫科教发〔2015〕97 号）中明确提出：探索建立有关行业协（学）会协助政府部门做好专科医师规范化培训制度试点的业务指导、组织实施与日常管理监督的工作机制。根据需要，可组建由有关专家和医疗卫生机构、高等医学院校、相关事业单位、行业组织和政府相关部门等多方面代表组成的专科医师规范化培训专家委员会，协助开展有关工作。

中华医学会成立于 1915 年，经过百年的励精图治，已经成为党和政府联系医学科技工作者的桥梁和纽带、中国科协学会的翘楚、全国医学科技工作者的家园，其宗旨是团结医务工作者，传播医学科学知识，弘扬医学道德，崇尚社会正义。由中华医学会第二十五届理事会第四次会议审议通过的《中华医学会章程》中明确将“参与开展毕业后医学教育及专科医师培训、考核等工作”作为学会的业务范围之一。鉴于我国适用于专科医师规范化培训的教材存在系统性较差、内容质量参差不齐、学科覆盖不全面等诸多不足，中华医学会所属中华医学电子音像出版社依托学会 91 个专科分会的千余名专家力量，配合出版社三十余年传统出版和数字出版相结合的出版经验，策划了《中华医学会医师培训工程（高级系列）丛书》，旨在通过本丛书引导医学教育健康发展和卫生行业人才的规范化培养。本套丛书的内容不仅包括专科医师应该掌握的知识，更力求与时俱进，反映目前本学科发展的国际规范指南和前沿动态，巩固和提高专科医师的临床诊治、临床会诊、综合分析疑难病例及开展医疗先进技术的能力，同时还增加了测试题，作为考查专科医师对专业知识掌握情况的依据。除此之外，本丛书还充分利用新兴媒体技术，就部分内容配备了相应的多媒体视频，以加强医务人员对理论知识和实际操作技术的理解。

在2016年举办的“全国卫生与健康大会”上，习近平总书记发表重要讲话，强调“没有全民健康，就没有全面小康”；在第十八届中共中央政治局常委会同中外记者首次见面会上，习近平总书记表达出对人民健康福祉的密切关注：我们的人民热爱生活，期盼有更可靠的社会保障、更高水平的医疗卫生服务、更优美的环境……实现全民健康离不开高水平医疗卫生服务的保障，开展高水平的医疗卫生服务离不开一支高素质、高水平的医疗队伍，这也是中华医学会组织国内各学科学术带头人、知名专家编写本丛书的目的所在。

本丛书在编写过程中多次召开组稿会和定稿会，各位参编的专家、教授群策群力，在繁忙的临床和教学工作之余高效率、高质量地完成了编写工作，在此，我表示衷心的感谢和敬佩！

中华医学会副会长兼秘书长

出版说明

为引导我国医学教育的健康发展，加强卫生人才培养工作，助力健康中国战略的实施，在中华医学会及所属 91 个专科分会的支持下，我们精心策划出版了《中华医学会医师培训工程（高级系列）丛书》暨《国家级继续医学教育项目教材》。

本套丛书的内容不仅包括医学各专业高年资从业者应该掌握的基本知识，更力求与时俱进，反映本学科发展的前沿动态，侧重医务人员临床诊治技能、疑难病例处理以及开展医疗先进技术能力的培养，具有专业性、权威性和实用性，因此既可作为正在试点推动的专科医师规范化培训的工具用书，又可作为医务人员或医疗行政管理部门开展继续医学教育的必备教材。同时，本套丛书在系统梳理专业知识的基础上均配备练习题库和模拟考试情境，有助于检验专业知识的掌握情况，亦可作为拟晋升高级职称应试者的考前复习参考用书。

限于编写时间紧迫、经验不足，本套教材会有很多不足之处，真诚希望广大读者谅解并提出宝贵意见，我们将于再版时加以改正。

目 录

上篇 心血管外科

上篇　心血管外科

第1章

先天性心脏病

第一节　房间隔缺损

【概述】

房间隔缺损(atrial septal defect,ASD)是指原始房间隔在发生、吸收和融合过程中出现异常,导致房间隔上出现异常孔状缺损,其位置、形状、大小不定,但都会造成左、右心房腔直接相通。本节主要叙述继发孔型房间隔缺损,此类房间隔缺损较为常见,占先天性心脏病的10%～20%。约10%的继发孔型房间隔缺损可以合并部分型肺静脉异位连接(partial anomalous pulmonary venous connection,PAPVC),指两侧肺静脉中任何1支或2～3支未与左心房连接,而与体静脉或右心房连接。

【病理解剖】

继发孔型房间隔缺损位于冠状静脉窦口的后上方,根据房间隔缺损部位的不同将其分为5型。

1. 中央型或称卵圆孔型　是房间隔缺损中最常见的一种类型,约占70%,位于房间隔的中部,相当于卵圆窝的部位,缺损四周边缘大多较为完整。

2. 上腔型　又称静脉窦型缺损(sinus venosus ASD),位于房间隔上方,缺损与上腔静脉入口没有明确的界限,卵圆窝仍在正常位置。这类缺损常并发右上肺静脉异位,连接到上腔静脉,或连接到上腔静脉和右心房交汇处。

3. 下腔型　缺损位于房间隔的后下方,缺损下方大都没有完整的边缘,它和下腔静脉入口相延续,下腔静脉瓣和缺损边缘相连。

4. 冠状静脉窦型(coronary sinus ASD)　此类缺损较为罕见,通常是无顶冠状静脉窦畸形(unroofed coronary sinus syndrome)的一部分,当冠状静脉窦上壁完全缺如时,冠状静脉窦口也就成为房间隔的缺损。

5. 混合型　兼有上述两种以上类型的巨大房间隔缺损,常见的有卵圆孔型缺损与下腔型缺损融合成一个大缺损。

【病理生理】

房间隔缺损的血流动力学改变的基础是心房水平存在左向右分流。分流量大小主要取决于房间隔缺损的大小和左、右心房之间的压力阶差,以及体循环和肺循环血管阻力。由于肺循环可容纳大量血流,因此,即使肺循环血量达到体循环的2倍,也仍能维持正常的肺动脉压力。患儿可无明显症状,活动亦不受限。单纯继发孔型房间隔缺损患者并发严重肺血管病变较少,如果患儿较早出现严重肺动脉高压,应该考虑合并原发肺动脉高压的可能性。

随着患者年龄增长,分流时间延长,肺小动脉逐渐产生内膜增厚和中层肥厚,肺动脉压力逐渐升高,右心室负荷加重。一般患者会在青年期以后出现症状,病情进展也往往加速。有些病例病变进一步发展,肺小动脉发生闭塞性病理改变,肺动脉压越来越高,右心负担不断加重,最终导致心房水平经房间隔缺损的右向左分流。进入此阶段后,患者症状明显加重,可出现咯血、发绀、心房纤颤、慢性右侧心力衰竭等艾森门格(Eisenmenger)综合征表现。

合并部分型肺静脉异位连接病变，肺血管病变比单纯房间隔缺损发展得快，且较严重。合并单支肺静脉异位连接时，对血流动力学影响不大，但合并多支肺静脉异位连接存在时，有较大量的左向右分流则会产生明显血流动力学改变，肺动脉高压发生早，且严重，甚至在较小年龄发生艾森门格综合征。

【临床表现】

1. 单纯继发孔型房间隔缺损的患者，在婴幼儿期多数可以无任何症状，部分患儿易患呼吸道感染。但也有部分患儿在婴儿期即出现哭闹或喂奶后气促，在幼儿期出现活动耐力低，剧烈活动后心悸气促等表现。巨大房间隔缺损，特别是合并有部分肺静脉异位引流时，由于左向右分流大，患者在婴儿期就可能出现心力衰竭表现。

2. 多数患者在青少年期以后开始出现症状，表现为劳力性心悸气促，伴有严重肺动脉高压患者，可出现阵发性心动过速、心房纤颤等表现，进一步加重可以出现发绀、右侧心力衰竭，表现为下肢水肿、肝大、心源性恶病质等。

3. 个别的患者会因为早期出现发绀就诊，这类患者多数是下腔型房间隔缺损，由于血液层流原因，当胸腔内压增高时，大部分的下腔静脉回流血液会直接进入左心房，导致没有明显肺高压的情况下，发生发绀症状。

4. 体格检查，房间隔缺损的患儿多数较为瘦小，胸骨左缘心前区隆起伴收缩期抬起，第 2、3 肋间可闻及轻度吹风样收缩中期杂音，肺动脉瓣区第 2 心音亢进伴呼吸周期固定分裂。左向右分流量大的患者，可在三尖瓣区闻及轻度舒张中期杂音。

【辅助检查】

1. *心电图*　多数患者心电轴右偏，伴有不完全性右束支传导阻滞，右心室肥厚伴劳损。

2. *X 线检查*　肺野充血，右心房、右心室增大，肺动脉段突出，主动脉结小。透视下可见肺门舞蹈症。有心力衰竭患者可表现肺间质水肿。右肺静脉与下腔静脉异位连接，则可见弯刀样阴影。

【诊断及鉴别诊断】

(一)诊断

上述临床表现均能提示房间隔缺损诊断，临床确诊主要依靠彩色多普勒超声心动图检查，可明确右心房、右心室增大，房间隔连续中断，并可见左向右血流分流频谱。彩色多普勒超声心动图检查还可以明确心脏合并畸形的存在和评估肺动脉高压的严重程度。经食管超声心动图检查，对于明确部分分流不明显房间隔缺损诊断，以及了解缺损周围结构和发现合并畸形，明显优于经胸心脏超声检查。

单纯继发型房间隔缺损患者，通过彩色多普勒超声心动图检查多数可以获得确诊，并不一定需要心导管检查和选择性心脏造影。但是对于合并重度肺动脉高压的患者，心导管检查仍是判断手术可否进行的重要依据。心导管检查和选择性心脏造影对于明确肺静脉异位连接的部位及分流的程度，以及有无其他合并畸形具有重要的意义。40 岁以上的成年患者，术前应该进行冠状动脉造影。

(二)鉴别诊断

1. *轻型肺动脉瓣狭窄*　需与继发孔型房间隔缺损鉴别。肺动脉瓣狭窄胸骨左缘第 2 肋间杂音较响，肺动脉瓣第二音减弱，X 线示肺血管稀少。彩色多普勒超声心动图显示肺动脉瓣口狭窄而无房间隔缺损。右心导管检查右心室与肺动脉间有收缩压差而无心房水平的分流。

2. *原发性肺动脉扩张*　肺动脉扩张在肺动脉瓣区有收缩期喷射音，心电图异常，X 线显示肺动脉干扩张，但无肺充血，心导管检查无心房水平分流，超声心动图可助确诊。

3. *原发性肺动脉高压*　体征及心电图类似房间隔缺损，特别需要与房间隔缺损并发肺动脉高压鉴别。X 线均可见右心房、右心室增大，肺动脉及肺动脉干扩张，远端肺动脉变细变小，心电图示右心室肥厚，心导管检查有肺动脉压升高。彩色多普勒超声心动图可直接显示房间隔缺损有无回声中断而确诊。

4. *注意并发心脏畸形的存在*　常见的并发畸形包括动脉导管未闭、主动脉缩窄、部分肺静脉异位连接、二尖瓣关闭不全、三尖瓣关闭不全。另外，继发孔型房间隔缺损约 1% 的患儿可并发二尖瓣狭窄(又称 Luternbacher 综合征)。应警惕这些并发畸形存在，超声心动图仔细检查均可发现。

【自然病程和预后】

房间隔缺损患者的自然预后相对是比较好的，只有 1% 左右患儿在 1 岁以内出现心力衰竭的表现，仅约 0.1% 患儿可能因心脏情况恶化在 1 岁以内死亡。在 10 岁以内发生明显肺动脉高压(肺血管阻力 $>4U/m^2$)的患者约为 5%。但在 20 岁以后，发生肺血管病变比例明显增高，患者开始出现劳力性心悸气促症状，甚至发展成为艾森门格综合征，而失去手术矫治机会。

合并部分肺静脉异位引流的患儿出现症状早，发生肺动脉高压也早，且较严重。有报道称居住在高原地区的房间隔缺损患儿，肺血管病变出现较早，且严重，约15%的患儿在10岁前即发生严重肺动脉高压。

分流量较小的卵圆孔型房间隔缺损可能在1岁以内自行闭合，有报道称此类缺损1岁以内自行闭合的比例可达20%左右。在1岁以后很少有自行闭合。

【治疗】

房间隔缺损是心脏外科最先开展的心内直视手术之一，近年来又有了新的发展。经皮心导管介入封堵已成为中央型小直径房间隔缺损的有效治疗手段。经胸小切口非体外循环下心脏超声引导下直接封堵房间隔缺损也已获得成功。有报道，采用全胸腔镜或机器人成功进行房间隔缺损修补。

尽管有很多进展，但是在全静脉复合麻醉气管插管，经胸前正中切口纵劈胸骨入路，浅中低温体外循环心脏麻痹液灌注心肌保护下手术修补，仍然是房间隔缺损外科治疗的规范和常规技术，近、远期疗效确切，利于术中异常情况处置和合并畸形的发现和处理。以下仍以此为基础，分别叙述不同类型房间隔缺损的修补技术。

(一)手术适应证和禁忌证

1. 适应证

(1)房间隔缺损患者有明显右心室容量负荷加重的情况，就应该手术治疗。以往手术治疗的最佳年龄是5岁以内，近年来主张在1—2岁手术治疗，可以避免长期右心室负荷过重导致的不良影响。

(2)一些患儿房间隔缺损大，左向右分流量大，伴明显肺动脉高压，出生后反复患感冒、肺炎或心力衰竭，应积极进行药物治疗，控制肺部感染和心力衰竭后，尽早进行手术治疗。但房间隔缺损的病儿很少需要在新生儿期进行手术治疗，建议等到出生2～3个月以后，肺血管阻力从胎儿高阻力状态有所下降以后，进行手术治疗。

(3)在成年人发现房间隔缺损，中等量以上左向右分流，即使无明显症状，也应该及时手术治疗。

(4)对于卵圆孔未闭的治疗是非常有争议的。一般认为，卵圆孔开放，但卵圆窝处左右两侧房间隔膜组织对合良好，形成功能性闭合者，或缺损较小(<4mm)，分流量小，无症状，可以不进行手术治疗。对于卵圆孔未闭，分流明显，有右心负荷加重情形，或者患者有高凝状态，易发血栓栓塞者，可以考虑行经皮心导管介入封堵。

2. 禁忌证　房间隔缺损患者的手术禁忌证是不可逆的严重肺动脉高压。右心导管检查肺血管阻力明显升高达8～12U/m²，且不随运动降低，Qp/Qs<1.3，为手术禁忌。

(二)术前准备

1. 大多数房间隔缺损病人临床症状不明显，诊断明确后，只需按一般心脏直视手术准备。

2. 呼吸道感染是婴幼儿期常见的表现之一，术前应给予较好的控制，以利术后顺利康复。并发肺动脉高压而又未形成手术禁忌者，术前应视病情给予治疗。可口服或静脉滴注血管扩张药物。

(三)手术切口

经胸前正中切口纵劈胸骨是常规的和最常用的入路，近年有多种切口被探索和选用，如胸前正中低位部分纵劈胸骨切口、右前外侧经肋间开胸切口、右侧腋下直切口等，这些切口的优点是美容和可能减少患者创伤，但共同的不足是增加建立体外循环的难度和风险，或者需要经股动静脉插管建立体外循环，对于一些合并畸形的处理较为困难，有一定的学习曲线和风险。创新技术和方法的探索，应该始终以患者的安全为中心，在熟练掌握常规手术和积累一定经验基础上，谨慎开展。

(四)体外循环建立和心肌保护

采用正中切口，剪开心包悬吊后，应先行心外探查。观察心脏大小、形态，各房室大小及比例，主、肺动脉直径及比例，有无异常冠状动脉、肺静脉异位连接和永存左上腔静脉及回流部位。肺动脉干若能触及粗糙收缩期细震颤，可能提示并发肺动脉瓣狭窄；短暂用手指阻断肺动脉血流，肺动脉干远端仍可触及细震颤时，提示有动脉导管未闭。

肝素化后，先插主动脉灌注管，在婴幼儿房间隔缺损患儿，由于心房水平左向右分流导致主动脉相对较细小，要细心选择合适大小的灌注管。插管时也要格外注意，以免插管位置不当，或者反复插管时，出血过多，导致低血压，甚至心脏停搏，同时也要防止损伤主动脉后壁。我们主张上下腔静脉均采用直角管直接分别插管，以利于合并畸形的处置。应该常规放置左心房引流管，既可作为探查肺静脉回流的标志，也防止术中心脏膨胀和肺淤血，利于心肌保护和防止肺部并发症，对于完善心脏排气和防止栓塞并发症也有意义。

开始体外循环后，在升主动脉根部置放心脏麻痹液灌注管，适度降温后，钳闭主动脉，灌注心脏麻痹液心脏停跳保护心肌。房间隔缺损修补可以在不使用心脏麻痹液灌注不阻断主动脉，心脏跳动下进行，可以避免或减轻心肌缺血和再灌注损伤，但要注意防止气栓并发症。

心脏停搏后，做右心房斜切口，牵开切口行心内探查。明确房间隔缺损类型、大小；是否并发肺静脉异位连接；冠状静脉窦位置、大小；三尖瓣关闭不全情况；经三尖瓣口探查有无并发右心室流出道狭窄、室间隔缺损和肺动脉瓣狭窄；经房间隔缺损还可探查是否并发二尖瓣关闭不全、狭窄和三房心等畸形。

(五)手术方法

1. 中央型房间隔缺损修复术

(1)直接缝合房间隔缺损：适用于中央型缺损，直径较小，且周围房间隔组织发育好。

采用4-0(成年人)或5-0(儿童)涤纶线先在缺损下缘缝一“8”字缝合，向上做连续缝合，至最上一针时，停左心房引流，可以灌注心脏麻痹液，利用回心血充盈左心，膨肺排除左心气体，收紧缝线关闭房间隔，再向下做双层连续缝合，结扎，完成心内修补。

(2)房间隔缺损补片修补术：如果中央型房间隔缺损直径较大，或周边组织较薄弱，或左心房发育较小，以及在儿童患者，应该采用补片修补。

多选用不经处理的自体心包片修补，也可以采用涤纶补片。先于缺损周边缝牵引线固定补片，然后采用4-0(成年人)或5-0(儿童)涤纶线连接缝合，将缺损缘与补片缝合，最后一针收紧前先排除左心房内积气。

(3)中央型房间隔缺损并发右肺静脉异位连接矫正：中央型房间隔缺损可并发右肺静脉异位连接如右心房，手术中部分切除肺静脉开口附近的房间隔残余组织，扩大房间隔缺损，然后剪取较缺损口面积稍大之自体心包或涤纶补片进行连续缝合修补。于肺静脉开口前方，可用数针带垫片无创线做间断褥式缝合，缝于右心房壁，以免单纯连续缝合线撕脱。缝线需与肺静脉开口保持0.5cm以上距离，以防肺静脉回流不畅。

2. 上腔型房间隔缺损修复术　上腔型房间隔缺损也称静脉窦型房间隔缺损，往往并发右上肺静脉异位连接到上腔静脉或者上腔静脉与右心房结合处。建立体外循环时，上腔静脉插管应高于右肺静脉异位连接处，采用直角管。套上腔静脉阻断带，应该避开和防止损伤右上肺静脉。

为防止损伤窦房结，可从右上肺静脉根部做一小切口，向下延长至右心房上部后外侧做纵行切口。按缺损情况修剪补片成葫芦形，上端伸入上腔静脉。补片后缘缝于肺静脉开口前方，保证肺静脉导入左心房途径通畅。为防止修复房间隔缺损补片影响上腔静脉回流，在上腔静脉与右心房切口上部加用心包片以加宽，补片前方进针切勿过深，以免损伤窦房结。

3. 下腔型房间隔缺损修复术

(1)补片修补下腔型房间隔缺损：此类房间隔缺损直径较大，与下腔静脉入口处无组织残余，且其后缘也多数仅残余薄弱组织，甚至直接为心房壁，因此，我们主张对于此类缺损应该采用补片修补。修复方法已如前述，但要注意，在下腔静脉缘，组织较为薄弱，缝针要确切，避免残余缺损。缝线可适当偏向左心房侧，避免收紧缝线时，发生荷包效应，导致下腔静脉开口狭窄。还要注意避免将下腔静脉开口隔入左心房的错误的发生。

(2)合并右肺静脉异位连接入下腔静脉的矫正：此类畸形少见，但手术处理比较复杂，根据不同病变，有以下矫正方法供选择。由于吻合期间须阻断肺静脉，可能引起严重的右肺淤血，手术应在体外循环降温至25℃时，低流量灌注或体循环下临时拔除下腔静脉插管进行。

肺静脉异位连接膈上段下腔静脉矫治术：由于肺静脉开口位置较高，可将右心房下部切口向下腔静脉延长，进一步分清肺静脉开口，向下扩大房间隔缺损，根据肺静脉开口情况修剪长条补片一块，补片下缘缝于肺静脉开口下方，将肺静脉开口经下腔静脉内侧壁经扩大的房间隔缺损下方隔离入左心房，在经下腔静脉入口时，注意防止造成梗阻。待补片下半两侧均缝至房间隔缺损中部时，重新插入下腔静脉管并恢复正常流量体外循环并复温，应用连接缝合继续完成房间隔缺损上半部缝合。在修补缺损前下缘时，应避免伤及冠状静脉开口前区，为了防止心内补片造成下腔静脉梗阻，缝合心房壁切口时，在下腔静脉至右心房段切口需应用补片加宽。

肺静脉异位连接膈下段下腔静脉矫治术：由于肺静脉开口位置较远，或开口于肺静脉，经右心房切口不能修复，则可在低温低流量体外循环下于膈肌上结扎右肺静脉干，然后离断，将右肺静脉干与左心房后壁左侧吻合，或将右肺静脉干切断，近端剪成斜面与左心房做端-侧吻合。也有作者将右肺静脉干切断，与右心房侧壁吻合，然后按右肺静脉引流入右心房扩大房间隔缺损后，应用补片覆盖右肺静脉在右心房开口经房间隔缺损，隔入左心房。

4. *冠状静脉窦型房间隔缺损修复术*　此型房间隔缺损非常罕见，其前缘紧靠房室结区，应采用补片修补，在前缘缝合时，避免进针过深，可以偏向冠状窦内缝合，避免损伤房室结。

【并发症及防治】

继发孔型房间隔缺损和(或)部分肺静脉异位连接术后恢复多较平稳，可按心脏直视手术常规处理，一般很少出现严重并发症。主要并发症有：

1. *心律失常*　以室上性心律失常多见，如房性期前收缩、结性期前收缩、窦性心动过缓或心房纤颤等，多为短暂发作，及时治疗后多能恢复。

2. *急性左心功能不全*　继发孔房间隔缺损，尤其是缺损大，左向右分流量大的患者，左心发育相对较差，围术期容量负荷过重，如输血、输液过多过快等，均有引发肺水肿可能。术中、术后应适当限制输血、输液量。对术前有心功能不全，特别是年龄较大的患者，术后应给予强心(地高辛)和正性肌力药物支持，包括多巴胺、多巴酚丁胺微泵输注。

3. *右心功能不全和肺静脉高压*　多见于成年人和手术前即并发有肺动脉高压的患者，术中特别是停止体外循环后和关胸前常规测量肺动脉压并及时处理，对这类病人，即使术后肺动脉压有明显下降，仍应给予适量扩血管药物治疗，重症肺动脉高压的高位患者术后应注意安静，充分给氧，预防肺动脉高压危象的发生。

【疗效评价】

单纯继发孔型房间隔缺损手术疗效良好，且随着外科麻醉、转流技术的进步，手术死亡率已降至1%以下。手术死亡原因与年龄、心功能及肺动脉高压程度有关，年龄小于1岁或大于45岁、肺血管阻塞性病变伴肺动脉高压及心力衰竭者是增加手术危险性的主要因素。

(肖颖彬)

第二节　室间隔缺损

【概述】

先天性室间隔缺损是由胚胎期原始室间隔发育障碍而在左右心室之间形成的异常交通，引起心室水平左向右分流的一种最常见的先天性心脏病，占先天性心脏病的12%～20%。

【病理解剖】

室间隔按解剖分为膜部、流入道部、肌部和流出道部，按组织类型系由纤维膜性间隔和肌性间隔两部分组成，肌性间隔又包括流入道间隔、心尖小梁部间隔和流出道间隔或称圆锥间隔，室间隔缺损主要发生于膜部间隔和肌性间隔及其交界处。室间隔缺损多为单发性，也可见多发性。

虽然室间隔缺损是最为常见的先天性心脏畸形，但室间隔缺损的分型和命名方案迄今难以统一。本文按解剖分型叙述：

1. *膜部室间隔缺损*　约占手术治疗单纯室间隔缺损病例的80%，可细分为以下几种。

(1)单纯膜部室间隔缺损：仅限于膜部间隔的缺损，缺损边缘为纤维结缔组织组成，缺损边缘可与三尖瓣隔瓣组织粘连。由于三尖瓣在室间隔上的止点位置较二尖瓣止点平面低，一部分膜部室间隔位于左心室和右心房之间，如果这部分缺如就形成左心室-右心房通道。

(2)膜周型室间隔缺损：这类缺损通常较大，邻近三尖瓣前瓣与隔瓣交界，与中心纤维体、三尖瓣前瓣、隔瓣和主动脉瓣都有复杂的毗邻关系。

2. *流入道部室间隔缺损*　位于三尖瓣隔瓣下方，又称房室管型或隔瓣下室间隔缺损，后缘直接由三尖瓣环构成，前缘是肌肉，呈新月形。

3. *肌部室间隔缺损*　缺损的边缘完全为肌肉组织构成，可以发生于室间隔肌部的任何部位，但常见于中部、心尖部和前部。常为多发性，甚至呈乳酪状缺损。希氏束行径距这类肌性室间隔缺损边缘较远。

4. *流出道部室间隔缺损*　又称圆锥室间隔缺损，或漏斗部室间隔缺损。可分为2个亚型：

(1)动脉干下型室间隔缺损：位于两大动脉瓣下，其上缘仅是一纤维组织缘将主动脉和肺动脉瓣隔开。邻近主动脉右冠状动脉瓣下方，可合并主动脉瓣右冠状动脉瓣脱垂。

(2)嵴内型缺损：占室间隔缺损的5%～10%，位于圆锥间隔内，缺损均为肌肉缘，其上缘和后下缘常常有一肌束将其与肺动脉环和三尖瓣环分隔开。这类缺损缘远离希氏束，手术时一般不会损伤传导组织。

5. 混合型室间隔缺损　是指巨大的室间缺损不限于一个部分，而可能是多个部分或几种类型的室间隔缺损融合在一起。

【病理生理】

室间隔缺损血流动力学变化主要取决于缺损大小、两侧心室压力阶差和肺血管阻力变化。

室间隔缺损大小变异很大，可以从筛孔状大小到几乎整个室间隔缺失。习惯上按室间隔缺损大小大致分成3类。

1. 大型室间隔缺损　缺损大小等于或大动脉口，称为大型室间隔缺损。这类缺损室间隔缺损阻力小或无阻力，阻力指数<20U/m^2，所以又称非限制性室间隔缺损。右心室收缩压接近或等于左心室收缩压，肺/体血流比率的高低取决于肺血管阻力状况。

2. 中等大小室间隔缺损　缺损大小大约为主动脉口的2/3，血流经室间隔缺损阻力增大，右心室收缩压升高，不超过左心室收缩压的1/2。肺/体循环血流比率在2.5～3.0。

3. 小型室间隔缺损　缺损小于主动脉口的1/3。右心室收缩压一般无明显变化，或稍有升高。肺/体循环血流比率增高较少，可超过1.5。经室间隔缺损阻力指数>20U/m^2。又称限制性室间隔缺损。多发性小缺损面积相加可类似大缺损的血流动力学变化。

大型室间隔缺损分流量取决于肺血管阻力的高低。肺血管阻力的产生开始是由于肺动脉痉挛，当压力逐渐升高，肺小管内膜和肌层逐渐肥厚，发生器质性变化，阻力增加，最终由动力型肺动脉高压发展成为阻力型肺动脉高压。右心室压力继续升高，最后接近或超过左心室压力。与此同时，左向右分流量逐渐减少，出现双向分流，最后甚至形成右向左的分流，此时肺血管已发生不可逆性变化。

肺动脉高压程度一般按肺动脉收缩压与主动脉收缩压的比值分为3级，轻度肺动脉高压的比值≤0.45；中度肺动脉高压对比值为0.45～0.75；严重肺动脉高压比值>0.75。肺血管阻力也可以分为3级，轻度增高者肺血管阻力<7U/m^2，中度为8～10U/m^2，重度>10U/m^2。

【临床表现】

（一）症状

小型缺损，分流量小，一般无明显症状。缺损较大，分流量较大者，常有劳力性心悸气急，活动受限。

大型室间隔缺损，可反复发生肺部感染，重者在婴幼儿期，甚至新生儿期可死于肺炎或心力衰竭，多数病例经过药物治疗，肺炎和（或）心力衰竭得到控制，肺血管阻力随之增高，分流量减少，肺部感染和充血性心力衰竭发生的次数逐渐减少，但心悸气急仍持续存在，活动耐力下降。一旦发生右向左分流，临床可出现发绀，此时已至病变晚期。

（二）体征

分流量较大的患者，左胸向前凸出或呈鸡胸样，这是由于扩大的右心室将胸壁向前方顶起所致。心尖搏动区能触到有力的冲击感，在心底部和心前区的不同部位能听到收缩期吹风性杂音和触及细震颤。

杂音多于出生后1周内发现，少数于出生后2～3周才出现。分流量大者尚可在心尖听到一短促舒张期隆隆性杂音，系大分流量引起二尖瓣相对性狭窄所致。肺动脉压升高者，肺动脉瓣区有第二音亢进和分裂。出现右向左分流时除口唇发绀外，上述心杂音和细震颤可减轻甚至消失。但肺动脉瓣区第二音更加亢进，甚至出现舒张期肺动脉瓣反流性杂音。

（三）胸部X线检查

缺损小，分流量少者，心脏和大血管形态正常，中等大小的室间隔缺损，左心室扩大，肺血增多，肺动脉圆锥隆凸。大缺损大分流量病例的左、右心室均可扩大，肺动脉段明显扩张，肺野充血。大型室间隔缺损合并严重肺动脉高压和肺血管阻力严重升高者，左、右心室扩大程度反而较轻，周围肺血管影变细，但肺门血管影浓而增粗。

（四）心电图

小型室间隔缺损，心电图大致正常，左心室扩大者在左侧心前区导联R波电压增高，T波高耸，右心室负荷增大时可见双心室肥厚，或右心室肥厚、右束支阻滞。

（五）彩色多普勒超声心动图

这是一项非常重要的无创性常规检查方法，不仅能够显示室间隔缺损部位、大小，而且能发现合并畸形。应用彩色多普勒对小型室间隔缺损和多发性肌部缺损诊断的敏感性更高，但是一个大的膜周型室间隔缺损合并肌部缺损时有时容易漏诊肌部缺损，值得注意。

（六）心导管和心血管造影

术前通过心导管检查计算心室水平分流量、肺/体循环血流比值和肺/体动脉收缩压比值，对较大儿童和成年人室间隔缺损合并肺动脉高压病例明确手术适应证，指导围术期处理及判断手术疗效仍有重要价值。

【诊断及鉴别诊断】

依据典型的临床症状和体征，诊断室间隔缺损并不困难。彩色多普勒超声心动图检查可以确定室间隔缺损的类型，而且可以鉴别诊断有无其他心内畸形，为手术提供可靠依据。儿童大型室间隔缺损伴重度肺动脉高压者，应进行心导管检查，以便进一步了解肺循环高压程度和肺血管阻力。

室间隔缺损伴艾森门格综合征时出现发绀，需要和法洛四联症及其他先天性发绀型心脏病鉴别。从发绀出现时间、肺动脉瓣区第二音强弱、胸部X线肺纹理变化和有无肺动脉干凸出等作出初步判断，确诊需靠超声心动图和彩色多普勒检查，疑难病例可同时进行心血管造影以协助诊断和鉴别诊断。

【病程演变和自然预后】

室间隔缺损的病程演变和自然预后，主要决定因素是缺损的大小和出生后肺血管阻力变化。胎儿期由于肺没有膨胀，肺血管阻力高。出生后随着肺膨胀，肺小血管伸张，氧分压升高，使肺血管内产生缓激肽-促使肺血管扩张和阻力下降，但由于中层肌肉仍肥厚，肺阻力可保持中等度升高。出生后几周，肺血管阻力变化的快慢与幅度大小，直接影响新生儿生存。

（一）患儿早期死亡

新生儿在出生后1～2周很少须手术处理，大型室间隔缺损病例出生后一般于2～3周肺血管阻力逐渐下降到正常，左、右心室内压力阶差加大，自左向右分流量增加，肺循环血流量增加，左心容量负荷加重，婴儿可于出生后2～3个月，因肺静脉高压肺水肿和急性左侧心力衰竭死亡。婴幼儿如在出生后6个月内出现心力衰竭，反复上呼吸道感染和心力衰竭，生长发育迟缓，1岁内死亡率大约为9%，2岁内死亡者可高达25%。有的患儿可能与基因缺陷有关，出生后肺血管阻力不下降，肺血管一直保持胎儿型，表现为肺高压持续状态，患儿很快出现右向左分流而丧失手术机会。

（二）晚期发展为艾森门格综合征

大型和一些中等大小室间隔缺损患者，肺血管阻力逐渐升高，而且随着年龄增长，肺血管病变逐渐加重，自左向右分流逐渐减少，肺血管阻力严重升高，超过体循环血管阻力，出现心内双向分流，进而转变为以右向左分流为主，口唇明显发绀，出现慢性右侧心力衰竭、红细胞增多症、大咯血、脑脓肿、脑梗死等临床表现，称为艾森门格综合征。多数在10岁以后出现，但也有报告在2岁前后，甚至更早就可能发生。患者多在40岁以前死于顽固右侧心力衰竭和其他严重并发症。

（三）缺损自然闭合

小型室间隔缺损有一定自然闭合的可能，多发生在1岁以内，4岁以内闭合率约为34%，96%的自然闭合发生在6岁以前。自然闭合者室间隔缺损自然闭合的机制是：①膜部缺损边缘与三尖瓣隔瓣和部分前瓣叶贴近，进而粘连而逐渐闭合；②肌性缺损随着间隔肌肉发育而逐渐缩小，或边缘因血流的冲击而纤维化或内膜增生；③血栓形成或细菌性心内膜炎治愈，缺损由赘生物闭塞。大型缺损合并肺动脉高压则鲜见自然闭合。

（四）主动脉瓣脱垂和关闭不全

约5%室间隔缺损病例可发生主动脉瓣关闭不全，多见于膜周型和动脉干下型室间隔缺损。多在10岁以内逐渐出现，到成年进一步恶化。当主动脉瓣关闭不全加重时，由于室间隔缺损被脱垂的主动脉瓣叶部分堵闭，心室水平左向右分流常可减少。

（五）继发右心室漏斗部狭窄

有5%～10%大型室间隔缺损合并大量左向右分流病例，在婴幼儿期可出现右心室漏斗部狭窄，主要为漏斗部肌肉肥厚所引起，其程度随年龄增长而加重。

（六）感染性心内膜炎

单纯室间隔缺损患者感染性心内膜炎的年发生率为0.15%～0.3%，多见于15－20岁病例，赘生物常位于右心室内，脱落后可造成肺梗死。

【治疗】

在全静脉复合麻醉气管插管，经胸前正中切口纵劈胸骨入路，浅中低温体外循环心脏麻痹液灌注心肌保护下进行外科手术修补，仍然是室间隔治疗最为确切和可靠的治疗手段。但近年来不断进行着新的技术方法探索，有作者报道了经皮心导管介入封堵室间隔缺损，经胸小切口非体外循环下心脏超声引导下直接封堵室间隔缺损获得了成功，采用全胸腔镜或机器人成功进行室间缺损修补也获得成功。这些技术的适应范围比较局限，扩大应用和远期疗效尚有待进一步观察。

(一)手术适应证

1. 新生儿和婴儿期大型室间隔缺损，反复感冒、肺炎，表现为严重难治性充血性心力衰竭或肺功能不全时，应在出生后3个月内进行手术治疗。如药物治疗有效，可推迟到6个月后，在这以后肺血管阻塞性病变会进行性加重，当左向右分流＞2∶1，或肺血管阻力＞4U/m^2 时应及时手术治疗。多发性肌部缺损伴肺动脉高压者，手术修复困难，死亡率高，主张先行肺动脉环缩术，待2—3岁后二次手术解除环缩，修补缺损。

2. 限制性室间隔缺损，临床无明显症状，胸部X线片和心电图无明显改变，随访过程无肺动脉压增高趋势，1岁内尚有自然闭合的机会，手术可以延迟到2岁以后或学龄前进行。

3. 动脉干下型缺损，即使症状不明显，因可能发生主动脉瓣脱垂，手术应该在4岁以内进行。

4. 室间隔缺损合并重度肺动脉高压，肺血管阻力＞8U/m^2，肺/体循环血流比值休息时为(1.5～1.8)∶1，或当中度运动时下降为1.0∶1(因体循环周围血管扩张和体循环血流增加，而固定的肺血管阻力妨碍了肺循环血流的增加)，有静息时发绀，或运动时发现动脉血氧饱和度明显下降(右向左分流增加)，不宜进行手术治疗。对于这类患者有必要进行心导管检查，给予异丙肾上腺素0.14mg/(kg·min)静脉滴注并测定肺血管阻力，假如肺血管阻力下降到7U/m^2 以下，可以慎重考虑手术治疗。

5. 肌部多发性室间隔缺损，尤其是乳酪型合并严重肺动脉高压、低体重、心功能差的病例，应在婴儿期积极行肺动脉环缩术。

(二)术前准备

室间隔缺损患者术前除按一般心脏直视手术准备外，对反复出现肺炎和充血性心力衰竭者，特别要加强准备。

1. 伴有充血性心力衰竭者，可应用地高辛、利尿药等药物治疗，以纠正心力衰竭，改善心功能；有喂养困难和生长迟缓者，必须给予营养支持。

2. 对伴有重度肺动脉高压者，应常规应用扩血管药物减轻前、后负荷，首选的是硝普钠，以每分钟2～3μg/kg的速度静脉滴注，成年人25mg/d，根据病情应用7～10d后手术，可以降低肺血管阻力，提高手术安全性。

3. 如有咳嗽、咳痰及肺部啰音者，应在控制心力衰竭的基础上，选用适当的抗生素治疗，以防治呼吸道感染。

4. 如果药物治疗效果不明显，决定立即手术前尚须注意检查有无并发动脉导管未闭、主动脉瓣下狭窄和主动脉缩窄等畸形，以便采取相应治疗方案。

5. 伴有感染性心内膜炎者，原则上先选用敏感的抗生素，给予有效的治疗，感染控制后进行手术。对感染难以控制的病例，在应用高效广谱抗生素治疗1～2周后，限期手术。对伴有赘生物随时有脱落危险，或已脱落，造成大面积肺梗死时，即使在感染活动期也必须进行急症手术。

(三)手术方法

尽管有多种切口可采用，但常规采用正中切口进胸。首先进行心外探查，注意有无动脉导管未闭或其他心脏畸形。当伴有较大直径的动脉导管未闭时，必须在体外循环开始前予以游离阻断，以避免转流后发生窃流和严重的肺部高灌注性肺水肿。手术一般在全麻中度低温体外循环和含血心脏麻痹液灌注心脏停搏下进行。

心脏切口的选择取决于根据室间隔缺损和医生的经验和习惯，通常有右心房径路、肺动脉径路、右心室径路和左心室径路。在个别复杂病例，如混合型和多发性室间隔缺损有时需做多个切口。我们主张按室间隔缺损类型选择心脏切口，当无法确定缺损的解剖位置时，可以先做一个右心房小切口，探明缺损位置，再确定合适的径路手术修复。

1. 膜部室间隔缺损修补术　膜周型缺损经右心房切口进行修补，显露清楚，方便操作，对右心室功能影响也较小。

(1)膜部小缺损，周边纤维环较完整，可采用直接缝合，即应用间断带小垫片褥式缝合。如缺损邻近三尖瓣隔瓣，带垫片缝线一侧可缝于距三尖瓣环1～2mm的隔瓣根部，另一侧缝于缺损的对侧缘上。心脏传导组织在此型缺损后下缘左心室侧走行，注意避免损伤。

(2)膜周型缺损补片修补术，牵开三尖瓣前瓣和后瓣后，膜周型室间隔缺损多可得到较好显露。若缺损显露欠佳，可从隔瓣游离缘向三尖瓣环方向切开瓣叶，直至离瓣环3～4mm。补片可略大于缺损。新生儿、婴幼儿用5-0或6-0缝线，年长儿童用4-0带小垫片缝线进行缝合。第一个缝线可从圆锥乳头肌止点开始，顺时针方向缝合，距缺损肌肉缘

5～7mm 进针，由缺损缘的右心室面出针，缝线应有一定深度，但以不超过间隔厚度的1/2，避免损伤走行于缺损后下缘左室心内膜下的传导束。缝合至三尖瓣环时，带垫片褥式缝线可置于隔瓣根部距瓣环 2mm，注意将缝线置于腱索下方。在缺损后上缘邻近主动脉瓣，即三尖瓣隔瓣与前瓣交界处，有时仅有很少组织与主动脉瓣环隔离，缝线可从三尖瓣前瓣根部和心室漏斗皱褶进针，此时可从主动脉根部灌注少量心脏停搏液，看清主动脉瓣后再进针，避免损伤瓣膜组织，然后缝针转至室上嵴缝合。缝线分别穿过补片相应部分，将补片送下后结扎缝线。剩余室间隔缺损边缘可应用往返连续缝合。也有作者提倡使用连续，或间断褥式结合连续缝合修补技术。

2. 流入道型室间隔缺损修补术　又称房室管型或隔瓣下型室间隔缺损，该类缺损常被三尖瓣隔瓣掩盖，后缘为三尖瓣环，缺损呈半月状，直径较大，均需补片修补。修补时先在三尖瓣隔瓣缘置2根牵引线牵开三尖瓣隔瓣和腱索，一般可显露其下方缺损。若遮盖室间隔缺损的瓣膜和腱索无法牵开，可于三尖瓣隔瓣根部距瓣环 3mm 处环形切开三尖瓣，并将切开瓣叶牵开，隔瓣下方缺损即可得到良好显露。应用 3～5 个带小垫片间断褥式缝合，缝于缺损后下缘，缝线只能置于右心室面，如前所述，顺时针方向缝合抵达三尖瓣环时，缝线穿过三尖瓣隔瓣根部，然后转向缺损上缘。缺损前上缘已远离传导组织.在这个部位缝线可穿透肌缘进行缝合，直至完全闭合缺损。

3. 流出道型室间隔缺损修补术　动脉干下型室间隔缺损宜采用肺动脉切口径路，距肺动脉瓣环 1.5cm 做横切口，牵开切口，即可显露缺损。干下型室间隔缺损比较大，上缘紧接肺动脉瓣环下方，主动脉右冠瓣窦或脱垂的瓣叶可覆盖缺损，甚至凸向右心室流出道。必须进行补片修补，切忌将主动脉瓣作为室间隔缺损上缘进行直接缝合。要细心修剪补片使其与缺损形状和大小相适应。缺损上缘应用 4-0 或 5-0 带垫片聚丙烯线做间断褥式缝合，缝于肺动脉瓣窦内的瓣环上，缝线穿过补片上缘并结扎。其余边缘，可进行连续缝合，也可一周都用带垫片聚丙烯线做间断褥式缝合。然后缝合肺动脉切口。嵴上型和嵴内肌性缺损全为肌肉缘，可经右心室流出道做横切口，应用补片修补。

4. 肌部室间隔缺损修补术　肌性间隔前部缺损只能经右心室切口显露，且有时不容易发现，因为这类缺损常被隔束和粗大肌小梁掩盖，切断连接于膈束和右心室前壁的肌束，方能清楚显露。这类缺损，一般主张应用补片修复和带垫片间断褥式缝合方法，值得指出的是室间隔缺损前缘预置平行褥式缝线时进针不宜过深，避免损伤冠状动脉前降支。为了防止上述并发症，Breckenrdige 等对靠近右心室前壁室间隔多发性缺损提出了另一种修复方法，先经右心房通过三尖瓣口初步探查和确定这类缺损部位和数目，于缺损相应部位做右心室纵切口，切口距离冠状动脉左前降支最好在 1cm 以上，牵开右心室切口，再经右心室面观测缺损数目和大小，采用 2 条聚四氟乙烯条或涤纶条，1 条放在心内，另 1 条放在右心室前壁外侧近室间隔部位，应用多个褥式缝合从心内穿过涤纶条和缺损后缘，再在相应部位穿出右心室前壁和心外的垫条，一般缝上 3～4 个褥式缝合，收紧缝线，结扎后即可将缺损牢固闭合。挤压呼吸囊，检查缺损缝合处有无漏血，或残余缺损，心内操作完毕，应用 3-0 缝线连续或间断缝合右心室切口，缝线必须贯穿右心室壁全层，并可应用 2～3 个带小垫片褥式缝线加固缝合。

心尖部多发性缺损。若经右心室切口修复，常常遗漏小缺损，造成修补不完善，主张采用左心室切口径路。手术可先通过右心房切口经三尖瓣口探查缺损部位，然后将纱布垫置入心包腔内将心尖垫高，于左心室尖部少血管区距左前降支 1cm 处做一短的鱼嘴状切口，长为 25～30mm。向上延长切口时要防止损伤二尖瓣前乳头肌。应用拉钩牵开室壁切口，显露室间隔缺损。缺损缘在光滑的左心室面很容易辨认，从左心室面观多为单一缺损，也须注意是否有多个或高位缺损存在，以防遗漏。此类缺损均须应用补片修补，假如为多个缺损，而且彼此很邻近，亦可应用一块大补片覆盖全部缺损上，应用 4-0 无创缝线做间断褥式缝合。由于左心室腔内压力高，闭合左心室壁切口时，应加用带小垫片无创缝线做间断褥式缝合，或应用聚丙烯无创缝线进行双层连续缝合和涤纶垫条加固，缝线必须穿过心室壁全层。

对于乳酪状多发肌部室间隔缺损婴儿，可采用肺动脉带束术。于肺动脉绕带上端的主肺动脉上做一个荷包缝线，将测压针头或导管分别插入肺动脉远端和近端。主肺动脉带束缩窄程度可参考以下指标：①将束带远端肺动脉收缩降低到正常范围(30mmHg)。②根据体循环压变化来决定，随着束带收紧，远端肺动脉压力下降，体循环压力开始上升，当体循环压达到平稳时适可而止。③肺动脉主干缩小到原来直径的1/3～1/2，使右心室与肺动脉压力阶差达到50mmHg，或使肺动脉压降至体循环压的50%。当束带收缩到适当程度后，立即将束带在原位间断缝合，并将束带牢固地固定在肺动脉主干上。拔除肺动脉上测压针头，结扎预置荷包线，彻底止血。术中注意要点：①在做肺动脉环缩术前应先放置好中央静脉测压管和动脉测压管，以监测动脉压及评估带缩术的效应。②若体循环压力过低，可静脉滴注儿茶酚胺类药物，因在低心排血量下难以精确估计肺动脉合适的束窄程度。③营养不良的婴儿在成功的肺动脉环缩术后，病情好转，生长发育迅速，环缩程度会变得过紧。对这类婴儿术后必须定期随访观察。

5. 合并心脏畸形手术处理

(1)室间隔缺损合并动脉导管未闭：室间隔缺损合并动脉导管未闭的发生率约为10%，多数患者可以在术前明确诊断。但合并较细小的动脉导管，尤其是在严重肺动脉高压的患者，动脉导管分流不明显，可能会遗漏较大的动脉导管(所谓"哑型"导管)。漏诊较大直径动脉导管，在术中会导致严重的后果。因而，对每个接受室间隔缺损修补的手术患者都应该警惕有无合并动脉导管。

切开心包后，应该注意探查肺动脉有无震颤。如果开始体外循环转流，肺动脉张力不下降，甚至更加膨胀，同时伴有静脉回流减少，心脏膨胀，动脉压难以维持。或者切开右心房或右心室时，有大量动脉血液回流。这些情形都高度提示并发动脉导管，应该及时明确和加以处理。

对于术前明确合并有较大直径的动脉导管未闭时，必须在体外循环开始前予以游离阻断，以避免转流后发生窃流和严重的肺脏高灌注性肺水肿。如果术中体外转流后才发现合并动脉导管，可以降低灌注流量，从心外手指压迫导管，直接切开肺动脉，用带气囊尿管或专用器械封堵导管，用带垫片4-0涤纶线从肺动脉内间断褥式封闭导管。

经正中切口结扎动脉导管，应该避免损伤喉返神经和损伤导管后壁发生大出血，尤其应该明确解剖关系，避免误扎左肺动脉或降主动脉。

(2)室间隔缺损合并主动脉缩窄：室间隔缺损合并主动脉缩窄并不少见，有报道发生率高达15%～20%，且经常合并主动脉弓发育不良。术前查体时注意准确测量上下肢血压，详细的心脏多普勒超声检查，必要时可以进行CT或磁共振血管造影，多数可以明确诊断。

如果室间隔缺损直径较小(＜0.5mm)，无明显肺动脉高压，可以考虑经左侧开胸仅纠治主动脉缩窄，室间隔缺损可能自行愈合，或者后期经介入手段封堵室间隔缺损。

对于较大室间隔缺损合并主动脉缩窄患儿，目前治疗策略尚有争议。一些作者认为对于有大量左向右分流和严重心力衰竭的婴儿患者，可以采用左侧开胸纠治主动脉缩窄，同时做肺动脉带束环缩。也有作者主张采用2个切口同时纠治室间隔缺损和主动脉缩窄，先经左外侧开胸矫治主动脉缩窄，然后正中切口修补室间隔切口，认为可以避免深低温停循环，左侧开胸也利于充分显露和纠治缩窄畸形。

近年来，越来越多的作者主张采用胸前正中切口同期纠治室间隔缺损和主动脉缩窄，应用深低温停循环或深低温低流量灌注技术，切除缩窄段主动脉后行扩大端-端吻合，或者加宽缩窄段和发育不良的弓部主动脉。

(3)室间隔缺损合并主动脉瓣关闭不全：主动脉瓣脱垂和关闭不全多见于膜周型和动脉干下型室间隔缺损，在膜周型缺损多见无冠状动脉瓣脱垂，而在动脉干下型缺损以右冠状动脉瓣脱垂常见。

对于轻度主动脉瓣脱垂和轻度主动脉瓣反流者，应该尽早补片修补室间隔缺损，室间隔缺损补片可以对主动脉瓣环起到支撑和加强作用，防止瓣叶进一步脱垂和关闭不全加重。

对于中度以上主动脉瓣关闭不全，则应该先修补室间隔缺损，然后经主动脉切口，精确折叠脱垂的主动脉瓣叶，紧缩固定，必要时可部分关闭瓣膜交界。手术中应该在体外循环开始后，尽早放置左心引流，防止左心室膨胀。

在一些严重的病例，主动脉瓣叶重度发育不良或者继发严重的瓣叶卷曲、纤维化，甚至钙化，可能需要进行瓣膜替换，在儿童可能还需要同时加宽主动脉根部。

【并发症及防治】

1. 完全性房室传导阻滞　完全性房室传导阻滞发生率为1%～2%，多由于手术损伤传导束有关。从解剖上准确界定各类缺损，掌握房室传导束行径，是防止发生传导阻滞的关键，术中应避免对其钳夹、牵拉、吸引和缝合。术中可拆除可疑缝线，重新修补缺损。心表面安装临时起搏导线，进行临时起搏。如果术后 1 个月后，仍未能恢复，应安放永久起搏器。

2. *室间隔缺损残余漏*　室间隔缺损残余漏发生率据统计为 1%～5%。多见于以下几种情况：缝线撕脱或组织割裂；术中显露不良；转移针位置不当；留有缝隙，或为多发性室间隔缺损被遗漏。因此在缺损修补完后要膨肺，于直视下确认修补完善；心脏复跳后及时扪诊右心室细震颤是否消失；术中超声心动图可提高残余室间隔缺损检出率，争取在术中及早发现和及时处理。

部分室间隔缺损残余漏是术后早期发现的，心前区收缩期杂音为消失或再度出现，经胸部超声心动图和彩色多普勒检查可确立诊断。如撕裂较小，患者无症状，可暂时密切观察，有时可自行闭合。如果残余左向右分流量较多（Qp/Qs＞1.5∶1），或出现心力衰竭症状，应及时再次手术修复。随着介入性室间隔缺损封堵技术的发展及经验积累，对于较大儿童或成年患者，有作者认为应用介入封堵技术是治疗室间隔缺损残余漏的首选方法。

3. *三尖瓣或主动脉瓣反流*　室间隔缺损补片或介入性治疗的封堵伞如果压住三尖瓣腱索，使其活动受限，会引起三尖瓣反流。主动脉瓣损伤则多由于缝合膜周型或干下型缺损缝针误伤瓣叶所致，应以预防为主，如反流严重，应及时手术修复。

4. *肺动脉高压危象*　是术后严重并发症，可发生在反应性较强的肺血管病患者，主要表现为肺动脉突然急剧升高，超过体循环水平，右心房压亦上升，左心房压下降，体循环压下降和休克。诱发因素包括气管吸痰、低氧和高碳酸血症、代谢性酸中毒、高浓度正性肌力药物应用和烦躁不安等。处理方法可给镇静药和肌松药，吸入高浓度氧和过度通气。如 $PaCO_2$ 维持 35mmHg 以下，前列环素静脉滴注，可能是治疗肺动脉高压危象的最佳药物。NO 吸入被认为特别有效。

【疗效评价】

（一）手术效果

室间隔缺损修补术手术死亡率目前在许多医学中心已逐渐下降到 1%以下，大龄单纯室间隔缺损手术死亡率已接近零。多发性室间隔缺损和有心脏畸形并存的室间隔缺损手术死亡率仍较高，此类室间隔缺损手术死亡率为 5%～10%。早期死亡原因，主要是急性心力衰竭，可能与重症婴幼儿手术前已存在心功能不全，加上手术对心肌创伤和保护不良有关。术前反复呼吸道感染和严重肺功能不全，是造成少数婴幼儿术后死亡的主要原因。影响手术死亡率的因素如下。

（1）年龄：手术患者年龄越小，病情越重，特别是新生儿，手术死亡率越高。

（2）室间隔缺损类型：单纯室间隔缺损手术死亡率很低，多发性室间隔缺损是增加手术死亡的一个重要因素，因为病情重，修复困难，可能残留缺损。

（3）肺动脉压力和阻力：肺动脉压力轻度及中度增高者手术死亡率低，伴有严重肺动脉高压者手术死亡率明显增高，主要死于进行性肺血管病变。

（4）室间隔缺损伴心血管畸形：包括合并动脉导管未闭、主动脉瓣关闭不全，均会增加手术复杂性和延长体外循环时间，因而术后并发症和手术死亡率亦增加。

（5）术后严重并发症：包括完全性房室传导阻滞和室间隔缺损残余漏，并发完全性房室传导阻滞者死亡率甚高。

室间隔缺损修补术后晚期死亡率在 2.5%以下，少数死亡病例和严重心律失常有关，主要为心室纤颤和完全性房室传导阻滞。在术前肺血管阻力明显升高者，术后部分病例的肺血管病变可能进行性恶化，最终而造成右侧心力衰竭和死亡。

（二）存活质量分析

1. *生长发育*　儿童特别是婴幼儿大型室间隔缺损修复术后，术后前 10 个月内生长发育明显改善，体重增加，症状也随之消失。Weintraub 等并指出生后 6 个月内修复大型室间隔缺损，大多数病例到 5 岁以前的体重、身高和头围都发育正常，出生时低体重婴儿除外，仅体重增加。

2. *心脏功能*　儿童特别是 2 岁以内的婴幼儿，室间隔缺损修补术后晚期心功能均基本恢复正常。Graham 等报告室间隔缺损修补术后 1 年检查，发现左心室终末舒张压、每搏排血量、射血分数均恢复正常。大儿童室间隔缺损修补术后症状虽然消失，左心室扩大和左心室功能有的难以完全恢复正常，提示大型室间隔缺损应该在 1－2 岁进行手术。

3. *肺动脉高压*　术前的肺血管阻力和年龄是影响室间隔缺损修补术后晚期肺动脉压恢复的两个决定因素，手术时肺血管阻力越低，年龄越小，术后肺血管病变越容易恢复或接近正常。2 岁以上进行手术者 25%的病例手术后 2～11 年肺血管病变仍进行性发展和造成过早的晚期死亡。另有报道，术前肺动脉高压和高肺血管阻力（＞10U/m^2）病例中大约有25%于术后5年内死于肺动脉高压。然而有部分患者随访了20年，肺动脉高压和高肺血管阻力既不发展，也不改善，仅日常活动量受到一定限制。术前肺血管阻力轻至中度升高（<8U/m²），不同年龄组预后都比较好。

4. 心律失常

（1）室性心律失常：室间隔缺损修复术后晚期发生严重室性心律失常和猝死者不多见，Houye（1990）报道应用动态心电图随访一组术后晚期病例，室性期前收缩发生率为40%，但全部患者均无症状，未观察到1例发生室性心动过速，手术经心房切口病例发生率比经心室切口者少，年轻手术病例发生率也较低。

（2）右束支传导阻滞：经右心室切口修复室间隔缺损，术后右束支传导阻滞的发生率有报道高达80%。Gelband等认为和右心室切口有关。Rein等报道经右心房切口修复膜周型缺损，新的右束支传导阻滞发生率为34%～44%，部分病例可能和手术缝合膜周缺损后下缘时损伤右束支有关。右心房切口比右心室切口发生率为低。右束支传导阻滞临床重要性一直有争议，有待进一步研究。

（3）双束支传导阻滞：室间隔缺损修复术后有少部分患者术后出现右束支传导阻滞伴左前半束支阻滞，其发生率为8%～17%，这类并发症的预后如何尚有不同认识，有的作者认为可能和晚期发生完全性房室传导阻滞及猝死有关，因为双束支传导阻滞损伤的部位可能比完全性右束支传导阻滞更靠近主干，危险性自然更大。

（4）完全性房室传导阻滞：单纯室间隔缺损修复术后完全性房室传导阻滞发生率在有经验单位现已下降到1%以下，这与传导束在各类室间隔缺损中的行径有了深入的了解，和改进修复技术有关。但在多发性室间隔缺损修复病例中仍稍高。

5. 室间隔缺损残余漏　小的残余分流临床随诊报告为3%～11%，在血流动力学上虽无明显影响，但因为这类患者有发生感染性心内膜炎倾向，应严密随诊，有条件者可考虑导管介入封堵术。

6. 医源性三尖瓣和主动脉瓣损伤　这类并发症虽不多见，仍有散在报道，有的在术后立即发生，也有报道在术后几个月后杂音才逐渐出现。术后三尖瓣或主动脉瓣出现轻度关闭不全，对血流动力学无明显影响，可随诊观察，严重者明显影响预后。

（肖颖彬）

第三节　房室隔缺损

【概述】

房室隔缺损，既往也称为房室通道缺损和心内膜垫缺损，是由于心内膜垫组织发育障碍导致房室孔分隔不全，并伴有房室瓣形态和功能异常的一组心脏畸形，约占先天性心脏病的4%。

【病理解剖】

对于房室隔缺损的病理和发生机制争议非常多。房室隔缺损一组病理形态差异极大，又因为同属程度不同原始心内膜垫发育障碍，而具有以下共同的病理特征：①房室隔组织缺损或完全缺如，包括房间隔前下内侧部分和室间隔流入道部分，室间隔流入部缺损表现为室间隔在房室瓣隔叶附着处呈勺状凹陷，隔叶瓣环距心尖距离和左心室隔面长度短缩；②房室瓣畸形，表现为形态、数目、结构和瓣下结构位置和形态异常，左右房室瓣环融合；③主动脉根部由于左右房室瓣环融合而发生前上位移，失去了与左右房室瓣环的楔嵌位置，左心室流出道延长呈“鹅颈”状畸形；④房室结易位到右心房下壁，房室束经由三尖瓣隔瓣和二尖瓣后下桥瓣结合处进入室间隔左心室侧；⑤冠状静脉窦口形态和位置异常等。

临床上通常将房室隔缺损分为部分型、过渡型和完全型三种病理类型。

（一）部分型房室隔缺损

主要包括原发孔房间隔缺损伴有或无房室瓣畸形，无室间隔缺损。原发孔房间隔缺损呈半月形，位于房间隔的前下方，部分病例可并发继发孔房间隔缺损，甚至整个房间隔缺如，形成单心房。部分型房室隔缺损有两个完整的房室瓣环，房室瓣直接附着在室间隔上缘，其左侧房室瓣通常呈三瓣叶结构，以往称之为二尖瓣前瓣裂，发生裂缺的两个瓣叶边缘常常增厚和卷曲，有时可有异常腱索存在。三尖瓣隔瓣常发育不全，如瓣裂或部分缺如。

（二）完全型房室隔缺损

完全型房室隔缺损的病理特征主要包括：①原发孔房间隔缺损，可同时合并有继发孔房间隔缺损；②左右房室瓣环和房室瓣叶融合，形成一组复杂的多瓣叶房室瓣结构，融合的瓣叶称为前后共同瓣叶，也有称之为“前桥瓣叶”和“后桥瓣叶”；③流入部室间隔缺损；④主动脉瓣向前上移位，房室结和传导束异位。

Rastelli 根据前桥瓣叶形态及其腱索附着点将完全型房室间隔缺损分成三型：A 型临床最常见，约占 75%。其病理特点是前桥瓣完全分隔为左上及右上两个瓣叶，各自借其相应的腱索附着于房室隔嵴上，左上瓣完全位于左心室上方，右上瓣完全位于右心室上方。C 型约占 25%，其前桥瓣叶呈漂浮状态，瓣下无腱索附着于室间隔嵴上，瓣下形成巨大的室间隔缺损。B 型临床罕见，其病理形态介于 A 型和 B 型之间，左上瓣跨越室间隔嵴，通过腱索与室间隔右侧的乳头肌相连。

（三）过渡型房室隔缺损

介于部分型与完全型房室隔缺损之间的病理类型。病变包括原发孔房间隔缺损，有两组分开的左右房室瓣结构，房室瓣一部分直接附着，另一部分靠腱索间接附着于室间隔，在腱索之间形成限制性流入部室间隔缺损。

在完全房室隔缺损病理分析中，双侧心室的均衡性对于手术治疗方式的选择具有重要意义。Bharati 和 Lev 等根据前后桥瓣跨越室间隔，以及共同房室瓣与左右心室发育的关系，将完全房室隔缺损分为双侧心室均衡型、右心室优势型和左心室优势型。以双侧心室均衡型为多见，但有 10%左右的患者存在左心室或右心室发育不全。严重者类似单心室病理变化。

（四）合并畸形

完全房室隔缺损合并心脏畸形非常多且复杂。完全性房室隔缺损患者中占 5%～10%可合并法洛四联症中占 0.8%～2%。其解剖具有完全性房室隔缺损和法洛四联症的特征，有四联症的漏斗部狭窄和主动脉横跨，完全性房室隔缺损的房室瓣畸形以及此两畸形的室间隔缺损融合而成的泪滴形缺损。完全性房室隔缺损多为“C”型，少数为“A”型。3.1%～6.7%完全性房室隔缺损合并右心室双出口，其解剖特征为右心室出口合并完全性房室隔缺损的房室的房室瓣畸形和两者融合的室间隔缺损。3%～4%完全性房室隔缺损合并完全性大动脉转位，其解剖特征为完全性大动脉转位合并完全性房室隔缺损的房室瓣畸形和室间隔缺损。

其他合并心脏畸形包括继发性房间隔缺损、双上腔静脉、肺动脉异位连接、多发性室间隔缺损、动脉导管未闭、主动脉弓畸形和无顶冠状静脉窦等。房室隔缺损可以是一些复杂心脏病的一部分，可合并内脏异位综合征。

【病理生理】

房室隔缺损的病理生理取决于心房间交通、室间交通和房室瓣关闭不全程度，以及合并畸形等。

在部分性房室隔缺损无室间隔交通，往往有大的房间左到右分流。在小到中度房间交通的病例，仅有左心房与右心房压力阶差。如有大的心房间左到右分流和轻度或二尖瓣关闭不全时，则引起右心室容量超负荷，与继发孔房间隔缺损的病理生理相同，严重者可有心排血量和动脉血氧饱和度下降。如有严重二尖瓣关闭不全时，二尖瓣反流从左心室直达右心房，从而心房间左到右分流增加，因左和右心室容量超负荷，可在 1－3 岁儿童甚至婴儿产生充血性心力衰竭。产生心力衰竭的主要原因为左心室发育不全、左侧房室瓣特别左下瓣叶缺如、主动脉下狭窄和肺动脉高压。成年人部分性房室隔缺损可产生心房颤动或扑动和心功能不全。

完全性房室隔缺损有大的房间交通和室间交通，其中 15%～20%合并中到重度左侧房室瓣关闭不全。在婴儿时期由于大的心室间左到右分流，往往引起左心室为主的容量超负荷和充血性心力衰竭。同时肺动脉压力升高达到体循环压力水平，文献报道平均肺血管阻力（PVR）在出生至 3 个月时为（2.1±0.9）U/m^2，4～6 个月时增加到（4.1±2.6）U/m^2，7～17 个月后已是（5.7±3.0）U/m^2。在 1 岁时可产生 Health-Edward 分级的 3～4 级肺血管病变，2 岁时产生 3～5 级的肺血管病变，80%死于 2 岁以内。如合并主动脉下狭窄、主动脉狭窄或先天愚型，则充血性心力衰竭发生更早，肺血管病变更重。

完全性房室隔缺损合并法洛四联症、或右心室双出口和完全性大动脉转位的全部或大多数病例均合并肺动脉狭窄或闭锁，出生后有不同程度的发绀，很少在婴幼儿时出现充血性心力衰竭。

【临床表现】

（一）症状

部分性房室隔缺损有大的原发孔房间隔缺损和轻度二尖瓣关闭不全患者，可在 10 岁以内无症状。有中度和重度二尖瓣关闭不全者症状出现较早，有运动性心悸和气短以及进行性充血性心力衰竭等症状。Manning 报道 115 例部分性房室隔缺损的心内修复，其中 11 例（占 10.5%）在婴儿时因充血性心力衰竭手术。在 40 岁以上部分性房室隔缺损病例，往往出现心功能减退、心房颤动和肺动脉高压。

完全性房室隔缺损的患者往往在1岁以内时出现症状，甚至在新生儿产生进行性充血性心力衰竭，内科治疗难以控制。在临床上出现呼吸困难和加快，周围循环灌注和生长发育差。少数病例在生后心力衰竭并不明显，但在1～2年出现静息时发绀，产生肺动脉高压和严重阻塞性肺血管病变，即Eisenmenger综合征。

在完全性房室隔缺损合并法洛四联症、右心室双出口和完全性大动脉转位的病例，全部或大部分合并右心室流出道阻塞或肺动脉闭锁，生后有发绀，很少出现充血性心力衰竭。少数右心室双出口无肺动脉狭窄者，则在新生儿时出现充血性心力衰竭，在1岁左右产生严重肺血管病变。

（二）体征

在部分性房室隔缺的患者，大多数生长和发育正常。在胸骨左上缘听有相对肺动脉狭窄产后的收缩期柔和杂音和固定性心音分裂，在心尖区可有二尖瓣关闭不全引起收缩期反流性杂音。在婴儿有重度二尖瓣关闭不全时，可出现心跳快和肝大等充血性心力衰竭体征。在40岁以上的患者因房性心律失常产生的心悸和心功能减退等症状。

在完全性房室隔缺损的患者，在婴儿时往往出现呼吸快、呼吸困难和肝大等进行性充血性心力衰竭的症状，生长发育迟缓。部分病例有先天愚症。在胸骨左上缘听有收缩期射血性杂音、第二心音固定性分裂和亢进，从心前区到心尖有室间隔缺损的房室瓣关闭不全产生的收缩期反流性杂音。在心尖部亦可听到大量血流（包括房间和室间左到右分流和二尖瓣关闭不全的血流）通过房室瓣产生的舒张期辘辘性杂音。在4—5岁后往往伴有严重肺动脉高压和阻塞性肺血管病，静息时可出现发绀，胸骨左上缘听有收缩期杂音和肺动脉关闭不全引起的泼水性舒张期杂音。在完全性房室隔缺损合并法洛四联症、右心室双出口和完全性大动脉转位的患者，大多数在生后出现发绀，但很少出现心力衰竭体征。

【诊断及鉴别诊断】

依据临床表现和辅助检查，房室隔缺损的诊断并不困难，重要的是深入和详细分析患者的病变特征，全面掌握患者的病理生理进程，把握正确的手术时机和制定个性化的手术方案。主要诊断依据如下。

1. 临床症状和体征

2. 心电图　部分型房室间隔缺损病例具有典型的心电图表现：P-R间期延长（一度房室传导阻滞），电轴左偏，aVF导联主波向下。其他非特异性改变包括右心房增大，右心室肥大或双心室肥大。

3. 胸部X线片　可表现为肺血增多，右心房右心室增大，左心房左心室增大，肺动脉凸出和主动脉结变小。出现艾森门格综合征时，肺血减少。

4. 超声心动图　二维彩色多普勒超声心动图检查对明确诊断房室间隔缺损具有非常重要的价值，而且通过超声心动图检查还可以明确瓣膜异常的性质，室间隔缺损和房间隔缺损的大小、形状及并发的畸形及房室瓣反流的程度，以上信息将有助于外科医生制定手术方案和评估疗效。超声心动图的征象包括心腔扩大，左心室流出道变窄变长，房室瓣环下移，二、三尖瓣环等高级瓣膜分裂等畸形。新近的三维实时动态超声心动图检查，对于术前房室瓣的形态分析和成形设计具有重要的参考意义。

5. 心导管和选择性心血管造影　多普勒超声心动图检查的进步，能无创明确诊断，并能提供非常有价值的外科治疗信息，因此，大多数部分型和过渡型房室间隔缺损病例已经无需进行心血管造影检查。对于完全型房室间隔缺损者有学者提出应对6个月以上的患儿常规进行导管检查，目的是测量和计算出肺血管阻力，为能否进行根治手术和判断预后提供重要参考依据。完全型房室间隔缺损的左心室流出道变狭窄且拉长，选择性心血管造影可显示典型的“鹅颈征”，分析手术对左心室流出道的影响。

根据一般临床表现，包括心电图和胸部X线片，多可提示房室隔缺损诊断。二维超声心动图检查即可确立诊断。须和继发孔房间隔缺损、肺动脉瓣狭窄、单纯室间隔缺损等进行鉴别。房室隔缺损患者合并心脏畸形较多，应该重视。

部分性房室隔缺损患者的预后较好，在部分性房室隔缺损伴有轻度二尖半瓣关闭不全者，其自然历史与大的继发孔房间隔缺损患者相仿，年轻时无症状。在40岁以后，约有30%的患者出现心房颤动和心功能不全；在60岁以后则多数产生心房颤动和心力衰竭。文献报道有生存至79岁而手术者，手术后活到89岁。有10%～20%患者在婴儿时期出现心力衰竭和严重症状，多数由于二尖瓣双瓣口、左侧单一乳头肌、主动脉下狭窄或主动脉缩窄而致的严重二尖瓣关闭不全，如不早期手术，多死于10岁以内。

完全性房室隔缺损患者预后极差，如不早期外科治疗，多在幼儿时死亡。主要原因为婴儿时期出现充血性心力衰竭，1岁以后产生阻塞性肺血管病。Berger等报道39例完全性房室隔缺损的尸解，发现未手术者中65%死于1岁以内，85%死于2岁内，96%死于5岁内。在出生后1—2岁婴幼儿死亡主要原因为大的心室间左到右分流和中到重度二尖瓣关闭不全引起的充血性心力衰竭和肺部感染。完全性房室隔缺损患者的严重肺血管病从出生1岁后开始发现，在2岁时就可能较为普遍。

【治疗】

(一)手术适应证和禁忌证

1. 适应证　由于房室间隔缺损没有自行愈合可能，且病情发展的结果是进行性心功能恶化和继发肺血管病变，因此，原则上一经诊断明确均应进行手术治疗。手术时机的选择需参考病变类型及自身的技术条件。

(1)部分型房室间隔缺损：大多数患者症状出现较晚，多在体检时发现，既往主张在学龄前进行治疗。近些年来随着体外循环技术及监护技术的进步，心内直视手术渐趋低龄化并且手术的安全性大大提高，因此多主张早期在2岁以内手术，可减轻房室瓣受损的程度，有利于瓣膜的修复重建和功能恢复。如存在明显的二尖瓣反流、主动脉缩窄、二尖瓣畸形及主动脉瓣下狭窄者更应提前手术。对于少数伴有严重的二尖瓣关闭不全有充血性心力衰竭表现者需要急症手术。

(2)过渡型房室间隔缺损：与部分型病例相似，若心室水平分流量大，手术应尽早进行。另外，小型室间隔缺损发生心内膜炎的概率高，因此，也主张早期手术。

(3)完全型房室间隔缺损：此类患儿较早发生肺动脉高压和肺血管梗阻并不少，文献报道1岁以内有65%的患儿死亡，而96%的患儿已有肺血管病变。因此，一般主张在1岁以内进行根治手术，但关于此年龄段的最佳手术时机尚存在争议，多数学者提议在3～6个月手术，近些年有关新生儿期进行根治手术的病例报道逐渐增加。有学者认为，尽早进行手术干预，不仅可以阻止肺血管梗阻性病变的发展，而且更有利于瓣膜的修复和功能恢复。

2. 禁忌证　患儿发绀明显往往提示肺血管发生严重的梗阻性病变，心导管检查发现肺血管阻力(PVR)>10U/m^2，吸氧以及降压实验无效时，被列为手术禁忌。完全性房室隔缺损合并法洛四联症或右心室双出口，肺动脉发育极差者，不适合心内修复，仅做姑息手术。

(二)术前准备

1. 改善心脏功能　有充血性心力衰竭，先用洋地黄和利尿药等内科治疗，如短时间内科治疗无效，亦应早期手术。

2. 对于伴有严重肺动脉高压的患者　进行吸氧治疗，并选用扩张血管药物，如硝普钠、前列腺素E_1或一氧化氮等，降低肺血管阻力。

3. 防止呼吸道感染　如患者咳嗽、咳痰以及肺部有干、湿啰音，应在控制心力衰竭的基础上，选用适当抗生素，防治呼吸道感染。

(三)手术方法

对于房室隔缺损患者，术前综合分析临床、超声心动图和心血管造影等资料，详细分析和准确掌握患者的病变特点，尽可能完全明确合并畸形，特别是要分析房室瓣病变形态、瓣下结构、房室瓣组织缺失情况，心室发育均衡和主动脉下狭窄等严重畸形，制定个体化的手术方案和计划。然后根据病情，尤其是患者心力衰竭程度和肺动脉高压进程，适时进行手术治疗，对于减少手术死亡率和并发症具有重要的意义。

房室隔缺损的主要手术方式包括双心室矫治术，心室发育不均衡者进行1个半心室矫治或按单心室方式纠治，危重新生儿患者肺动脉带束术等姑息手术。

房室隔缺损心内修复术目的在于闭合原发孔房间隔缺损和(或)室间隔缺损而不产生心脏传导阻滞，以及将房室瓣分为二尖瓣和三尖瓣两部分和尽量减少和不发生术后二尖瓣关闭不全。

全麻、气管内插管维持呼吸，仰卧位。胸部正中切口，保留一大块心包准备修复原发孔房间隔缺损用。在无名动脉下方插入主动脉灌注管，直接插入直角上、下腔静脉引流管，经未闭卵圆孔或继发孔房间隔缺损插入左心减压管。部分性房室隔缺损多在1岁以上儿童时手术，采用中度低温(25～26℃)体外循环。在完全房室隔缺损应在出生后3～6个月施行心内修复，应用深低温(18～20℃)低流量体外循环，个别病例需要在深低温停止循环下手术修复。应用冷血心脏停搏液间断冠状动脉灌注保护心肌。

1. 部分型房室间隔缺损修复术　平行右侧房

室沟做右心房切口，牵开心房切口，探查心内有无其他畸形。明确二尖瓣、三尖瓣和原发孔房间隔缺损的病理解剖结构，按下列步骤实施手术。

(1)探查二尖瓣：向左心室内注入冷生理盐水测试二尖瓣闭合状况，了解瓣膜发育情况及瓣膜反流的部位。

(2)修复二尖瓣裂缺：先缝合二尖瓣裂缺，从瓣叶根部部直至邻近瓣口中心第一组腱索附着处，应用4-0到5-0聚丙烯线间断缝合。特别注意要在自然状态下将二尖瓣裂隙完全对齐缝合，防止扭曲和变形。小婴儿由于二尖瓣瓣叶菲薄，则应用带心包片的间断褥式缝合，防止撕裂。如有二尖瓣脱垂，则做缩短腱索术。再次左心室注水了解瓣膜闭合是否满意。同时测量二尖瓣开口的大小，防止二尖瓣狭窄。

双孔二尖瓣畸形多见于部分型房间隔缺损者，术前易漏诊，是影响手术近、远期效果的重要因素。病理特征表现为两孔不等大，中间有纤维组织分隔，每孔均有各自对应的瓣叶，并通过腱索与相应的乳头肌相连。较小的孔称为副孔，其瓣膜功能一般正常。术中应注意不能切断两孔之间的纤维分隔，否则会造成二尖瓣严重反流。如果二尖瓣膜开口面积较大，可缝合裂缺，若瓣口面积较小，裂缺可不缝合或部分缝合。

(3)二尖瓣瓣环成形：二尖瓣裂缺修复后，若左心室注水发现瓣膜中心处有反流，多为瓣环扩大所致。此时需要在一侧或两侧瓣环交界处进行瓣环成形术，以缩小瓣环。可用3-0带垫片涤纶缝线在交界处做瓣环折叠褥式缝合。

(4)修补原发孔房间隔缺损：用自体心包片修补房间隔缺损，光滑面位于左心房，用4-0或5-0聚丙烯缝线连续缝合固定。有两种缝合方法：①McGoon法，从二尖瓣大瓣裂基底部中点开始，逆时针方向沿其瓣环根部连续缝合，逐渐过渡到缝至房间隔缺损的上缘；将另一头缝线继续沿瓣环根部顺时针缝合，避过窦房结危险区，经由二尖瓣根部直接转移至房间隔缺损边缘顺时针方向缝至房间隔缺损上缘，会合后结扎，将冠状静脉窦口隔入右心房。②Kirklin法，从二尖瓣和三尖瓣交界处开始，沿三尖瓣隔瓣根部下行，经瓣环向后绕过冠状静脉窦至右心房游离壁过渡到房间隔缺损，顺时针方向缝合，到房间隔缺损上缘会合，结扎，将冠状静脉窦口隔入左心房。一般认为缝合位置在二尖瓣基部，可以有效避免损伤传导束造成三度房室传导阻滞。

(5)三尖瓣成形：术中应常规探查三尖瓣膜，部分病例因三尖瓣环扩大、隔瓣裂缺或缺如而发生反流，需要同期进行三尖瓣成形。

(6)合并左上腔静脉引流至冠状静脉窦者，如有大的无名静脉时可以结扎。左、右上腔静脉之间无交通者，应将冠状静脉窦口引流至右心房，其方法有二：①Pall方法。如上法缝合不经冠状静脉窦口后方，而是缝在窦口与房室结之间，经扩大的窦口内缘缝至缺损边缘。②McGoon方法。将心包直缘缝在左下瓣叶根部至缺损下缘。后一方法比较安全，可防止房室结和心脏传导束的损伤。

2. 过渡型房室间隔缺损修复术　手术步骤及方法与部分型房室间隔缺损相同，修补室间隔缺损时可采用3-0涤纶缝线带垫片间断褥式缝合，需要注意的是应仔细探查三尖瓣隔瓣下的缺损，注意多发性室间隔缺损，以免遗漏。

3. 完全型房室间隔缺损修复术　完全型房室间隔缺损的纠治方法较前两种复杂，手术一般在中度(28℃)低温体外循环下进行，对于新生儿可采用深低温体循环方法。手术成功的关键是精确修复房室瓣，尤其是左侧房室瓣；避免损伤传导束和防止左心室流出道梗阻。纠治方法包括单片法、改良单片法和双片法。

(1)单片法：修补的材料有自体心包片、膨体聚四氟乙烯(Teflon)、聚四氟乙烯(polytetra-fluoroethylene,PTFE)以及涤纶补片等。通过右心房切口进行修补。根据室间隔缺损的大小和形状、房室瓣环前后径、房间隔缺损的大小，剪裁成相应大小的心包片。如前后桥瓣未分隔，则需要在室间隔嵴上方相对应的桥瓣部位预定分割线，在其右侧剪开前后桥瓣，尽可能地保留左侧房室瓣面积，并应用-褥式缝合将二尖瓣前后瓣裂拉拢。应用3-0涤纶线带垫片间断褥式缝合将补片结扎固定在室间隔嵴上，注意在室间隔缺损的后下缘宜采取远离或超越缝合方法，以免损伤房室束。然后采用简单褥式缝合法将左房室瓣上、下瓣叶悬吊固定于补片上。间断缝合修复二尖瓣裂缺，左心室注水了解是否有反流，必要时需进行二尖瓣环成形。将贯穿左心房室瓣和心包片的间断褥式缝线分别穿过右房室瓣根部，收紧这些缝线，将瓣膜固定于室间隔上方适当高度。用同一补片修补原发孔房间隔缺损。间断缝合修补三尖瓣裂，注水了解是否有反流，部分病例需要做三尖瓣环成形。

(2)改良单片法：也称为简化单片法或直接缝

合法，即将共同房室瓣直接缝合在室间隔嵴上以关闭室间隔缺损，可采用自体心包片修补原发孔房间隔缺损。有两种方法可供选择。一种是“三明治”法，即采用3-0涤纶线带垫片间断褥式缝合，从室间隔缺损的右心室面进针。对于Rastelli A型病例，缝线穿过房室瓣的二尖瓣部分后，再穿入心包片；对于RastelliC型病例，缝线穿前后桥瓣后再穿心包片，第一针的缝合位置是在室间隔缺损的中点，然后沿其前后缘依次缝合，室间隔缺损后下缘采取远离缝合方法，以避免损伤传导束。布线完毕后依次打结固定，将桥瓣压向室间隔嵴的右侧面，然后用5-0聚丙烯线连续缝合心包片以修补原发孔房间隔缺损。另一种方法是先采用间断褥式缝合法将桥瓣压向室间隔嵴的右侧面，并打结固定，然后再用自体心包片修补原发孔房间隔缺损。二尖瓣前瓣裂缺均采用1号丝线间断缝合修补，术中采用注水试验探查房室瓣修复情况。

(3)双片法：根据室间隔缺损的大小和形状裁剪相应的涤纶或聚四氟乙烯补片置入室间隔右侧，以3-0涤纶线带垫片间断褥式缝合固定。将左上、下桥瓣在中心对合后悬吊于室间隔缺损补片上，采用1号丝线间断缝合修补二尖瓣裂缺，并根据注水试验决定是否行二尖瓣环成形术。用5-0聚丙烯缝线将二尖瓣根部缝合于室间隔缺损补片上缘及心包补片之间类似于“三明治”。连续缝合心包补片，修补原发孔房间隔缺损。

4. *完全型房室间隔缺损并发法洛四联症修补术*　做平行右心房切口。观察房间隔缺损和室间隔缺损以及房室瓣的病理解剖，大多数病例为“C”形完全性房室隔缺损。经右心室纵切口，切除漏斗部肥厚肌肉，偏向室间隔嵴的右侧切开前桥瓣到瓣环，完善显露室间隔缺损全貌。剪裁聚四氟乙烯补片呈泪滴形，上部为半圆形，下部为三角形。将补片下部弧形缘缝合至缺损损下缘右心室面，从后瓣环下部室间隔开始缝合直达缺损上部，均用间断带垫片的褥式缝合。环绕主动脉瓣口将补片缝至缺损上部应用5-0聚丙烯线将心包片连续缝合或间断缝合至前后桥瓣至房室瓣环之间的室间隔缺损补片的直缘上，此处缝合必须缝在前后桥瓣最佳对合点，平行室间隔至瓣环；而且在此处的室间隔缺损补片长度应相当于测试房室瓣环前后直径，否则会产生二尖瓣关闭不全或狭窄。测试左侧房室瓣的闭启情况，间断缝合左上瓣叶和左下瓣叶裂隙。应用心包片闭合原发孔房间隔缺损，将冠状静脉窦口放在左侧。最后做右心室流出道补片和缝合右心房切口。

此畸形如有右心室发育不全，其容量约为正常的2/3时，可同时施行此畸形的心内修复和双向腔肺动脉分流术。遇有左心室和(或)右心室发育不全时，如符合Fontan手术的标准，可做双向腔肺动脉分流术或全腔静脉与肺动脉连接手术。

5. *合并右心室双出口的心内修复*　右心室双出口合并主动脉下和靠近两大动脉室间隔缺损的手术方法，基本上与合并法洛四联症相同。有肺动脉狭窄应做右心室流出道补片或右心室到肺动脉的心外管道。合并肺动脉下室间隔缺损者，可施行完全性房室隔缺损心内修复和闭合室间隔缺损以及大动脉转位术。合并远离两大动脉室间隔缺损者，多合并肺动脉闭锁或严重狭窄，可考虑应用双向腔肺动脉分流术或全腔静脉与肺动脉连接。

6. *左心室流出道阻塞的修复*　在完全性房室隔缺损中，左心室流出道阻塞并不多见，有时为术后并发症。应根据其阻塞类型，选用不同的手术方法。由于过多的瓣膜和腱索凸至左心室流出道或隔膜，引起局限性主动脉下狭窄，可经主动脉瓣口切除。如为广泛性隧道式狭窄，则做改良Konno手术。将示指通过主动脉瓣口放入左心室，经右心室纵切口平行左心室流出道切开漏斗部室间隔。经室间隔切口切除左心室面肥厚肌肉，并用补片扩大和修复此切口。

【并发症及防治】

1. *室间隔缺损残余分流*　多发生在室间隔缺损的后下缘，细束分流可以允许观察，绝大多数可以闭合。如残余缺损较大，引起血流动力学改变并导致心功能不全时，应立即修补。

2. *心房水平的残余分流*　多由于缺损修复不全或补片撕脱所致，应再次手术修复。

3. *二尖瓣关闭不全*　房室间隔缺损手术远期效果取决于有无残余二尖瓣反流。少部分患者术后存在不同程度的二尖瓣关闭不全。术中左心室注水试验的可靠性较差，停机后采用经食管超声评估二尖瓣修复情况，能有效地提高二尖瓣修复成功率。大多数术后早期轻至中度的二尖瓣反流患者长期随访病情无明显变化，若存在中度以上的反流，则病情会进行性加重，心脏进行性扩大，容易出现心力衰竭，需要再次手术进行二尖瓣成形或瓣膜置换术。

4. *心律失常*　房室间隔缺损患者术后可以出

现多种类型的心律失常，包括窦性心动过缓、结性心律、室上性心动过速及完全性房室传导阻滞等。若心律失常对血流动力学有影响，可用抗心律失常药物治疗。完全性房室传导阻滞是一种严重的心律失常，采用 McGoon 法和 Kirklin 法修复部分型房室间隔缺损时，两者发生完全性房室传导阻滞的概率无差异。由于完全性房室间隔缺损病例的传导束是沿室间隔缺损的后下缘走行，因此，后下缘采用远离和超越的缝合方法可有效避免完全性房室传导阻滞的发生。当术中发生完全性房室传导阻滞时，大多数是暂时性的，多为术中牵拉所致，一般首先采用普鲁卡因和冰生理盐水刺激房室沟，部分病例可以恢复，若无效则应该拆除后下缘数针重新缝合，并启用心脏临时起搏器，40%～50%的病例术后2～4周可恢复窦性或结性心律。4周以上未恢复者应考虑置入永久起搏器。

5. 术后肺动脉高压危象　术前肺动脉高压程度、患儿年龄、是否并发 Down 综合征、术后残余二尖瓣反流程度及室间隔缺损残余分流等都是引发术后肺动脉高压的重要因素，甚至可以导致肺高压危象。一旦患儿脱机困难，应及时检查心脏畸形纠治是否彻底，若发现残余病变应立即手术修复。另外，应采取充分镇静，适当过度通气，血管扩张药，如硝普钠、米力农、一氧化氮以及加强呼吸道护理等措施。并发 Down 综合征患儿术后容易发生肺高压危象，且难以治疗，死亡率高。

【疗效评价】

部分型房室间隔缺损术后早期的死亡率为0.6%～4%，完全型房室间隔缺损术后早期死亡率为5%～13%，三种手术方法的效果大体相同。单片法的最大优点在于操作简便，主要适用于大龄儿童，不适用于婴幼儿，因为单片法需要切开前后共同瓣，然后再缝合于补片上，可损失瓣膜面积25%。而双片法的主要优点是利用相应大小和形状的室间隔缺损补片可以将左侧房室瓣抬高置至合适高度，从而降低了左心室流出道梗阻发生率，尽可能保留房室瓣功能。另外，"三明治"式的夹缝法将左侧房室瓣置于室间隔和房间隔缺损补片之间，将补片撕裂的危险性降到最低。但对于 Rastelli B 型和 Rastelli C 型病例，无论是单片法还是双片法术中往往需要分割共同瓣，影响瓣膜的完整性，Fortune 指出，桥瓣的分割是导致术后瓣膜反流的危险因素，保留桥瓣的完整性能改善瓣膜的功能，降低再手术率和死亡率。合并复杂畸形和肺动脉高压是术后早期死亡的最主要原因。

改良单片法最早由 Wilcox 提出，适用于过渡型房室间隔和室间隔缺损较小的完全型房室间隔缺损，以后 Nicholson 对 Wilcox 方案进行了改进。他在心包补片上加用一条涤纶片，其目的不仅在于提高修补的强度，减轻瓣膜组织的张力，而且能够使前后共同瓣靠近以增加中心汇合区的瓣膜面积，最大限度地保证新的房室瓣的功能，尤其是二尖瓣，降低术后瓣膜反流概率。另外，还可以提升二尖瓣的前瓣，避免发生左心室流出道梗阻。该小组报道自1995年用此法连接手术纠治72例，平均年龄4个月，手术死亡率2.5%(2/72)。20%的患者有轻微残余室间隔缺损，不需再手术。66%左心房室瓣功能正常，轻度反流29%，中度反流5%。术后早期无左心室流出道梗阻。平均随访3.3年，远期无须房室瓣修复或置换。无远期左心室流出道梗阻，无远期死亡。波士顿儿童医院 Mora 一组34例手术病例中，患儿包括新生儿，平均体重5.6kg，其中左心室优势型3例，右心室优势型6例。术前室间隔缺损小型6例，中等9例，大型19例。并发心脏畸形包括右心室双出口、法洛四联症者。术后无死亡，无左心室流出道梗阻，没有因房室瓣反流而须再手术者，术后无重度二尖瓣反流。

与传统双片法和单片法相比，改良单片法最主要的特点是：①手术操作简便，体外循环转流及心肌缺血时间短。②不需要剪开共同瓣，保证了瓣膜结构的完整性，改善了瓣膜功能，术后反流发生率很低。有学者提出直接将桥瓣缝合在室间隔嵴上会降低左侧房室瓣环的高度，有造成左心室流出道梗阻的可能性，因此目前对改良单片法的适应证意见分歧较大。多数学者认为改良单片法主要适用于小至中等大小、新月形的室间隔缺损，尤其适用于新生儿及婴幼儿。

（肖颖彬）

第四节　三尖瓣下移畸形

【概述】

三尖瓣下移畸形(Ebstein's Anomaly)指三尖瓣瓣叶下移至右室腔、发育异常、瓣环扩大、关闭不全和房化右心室形成，也可合并其他心内畸形。是少见的先天性畸形，发病率占先天性心脏病的0.5%～1%。

三尖瓣下移畸形病理解剖变化范围大，严重程度不一，轻者仅有隔瓣轻度下移（以>0.8cm/m^2 为标准），瓣叶发育好；重者瓣叶下移至右心室流出道，瓣叶黏附着心内膜，或仅有纤维性残迹。轻者基本不影响生活质量和寿命，重者出生后死于新生儿早期。轻者不需要治疗，大部分患者需要根据病变程度采用不同手术方法治疗。

【病理解剖】

三尖瓣下移畸形病理变化范围大，轻者瓣膜改变接近正常，重者隔叶、后叶缺如，前叶亦受影响。并可有裂隙和穿孔。一般前叶位置正常，面积较大，腱索可能数量多、细小，乳头肌多不正常。病变多累及后叶，后叶明显发育不全，且明显地呈螺旋形下移，也可缺如。隔叶也常受到影响，发育畸形或为一残迹，也可能缺如。腱索和乳头肌发育异常，乳头肌短小，数目增加，有时可见局部瓣叶直接附着于右心室壁上，前叶游离缘可直接附着在乳头肌上，前叶与隔叶交界部分下移到右心室流出道，或由与乳头肌相连的异常肌束牵拉产生狭窄，三尖瓣环扩大显著导致三尖瓣关闭不全。

下移的三尖瓣叶将右心室分成房化心室和功能右心室两部分，三尖瓣叶与正常瓣环之间形成房化心室，房化心室范围大小与病变轻重有关。房化心室在心脏收缩期产生矛盾运动，舒张期亦扩张，其壁薄，有较少心肌。功能右心室包括右心室流出道、心尖小梁部分和前叶下方的心室壁，心室腔小，右心室流出道扩张，心室壁亦比正常人明显变薄。可能为发育异常，并非血流动力学结果。右心房壁厚，明显扩大，一般有卵圆孔未闭或房间隔缺损。房室结和希氏束位置正常，患者可能存在 Kent 束，表现为预激综合征。左心室可异常，二尖瓣可脱垂、增厚。可合并室间隔缺损、动脉导管未闭、肺动脉瓣狭窄、法洛四联症、主动脉弓缩窄、二尖瓣狭窄、大动脉转位、右心室双出口等。在矫正性大动脉转位左侧心室，三尖瓣也可能下移。

可能是 Ebstein 畸形病例少和病变范围广，关于其分型的文章很少，Dearani 和 Danielson 将其分为4型：

Ⅰ型：前叶大活动度好，边缘可附着于心内膜，后叶隔叶存在并下移，有时发育不全并下移或缺如，常穿孔。房化右心室大小不一。

Ⅱ型：前叶、后叶、隔叶通常存在但较小，呈螺旋形向心尖下移。前叶边缘可活动，前叶、后叶、隔叶与小的短的腱索乳头肌相连。房化右心室中等大小。

Ⅲ型：前叶活动受短的、融合的、限制性的腱索所限，常直接附着乳头肌，前叶大小不一，边缘常附着心内膜，后叶、隔叶发育不良并下移，常穿孔。房化右心室大。

Ⅳ型：前叶严重畸形并移至右心室流出道，很少或无腱索，乳头肌常直接连着瓣叶边缘，边缘常附着心内膜，后叶发育不全或缺如，隔瓣为位于膜部间隔心尖侧的纤维残迹，三尖瓣移至右心室流出道可致血流梗阻。右心室几乎全部房化。

【病理生理】

1. 新生儿早期　新生儿早期由于肺循环阻力高，重症三尖瓣下移畸形患儿，三尖瓣关闭不全，右心室不能将血液射入肺动脉，形成功能性肺动脉闭锁，依赖 PDA 开放，一旦 PDA 闭合，则致缺氧、酸中毒、死亡；增大的右心房和房化右心室挤压肺，造成低氧及高肺阻力；增大的右心房和房化右心室挤压左心室，影响左心室形态和功能。以上原因造成低血氧、心力衰竭、酸中毒、死亡。重症三尖瓣下移畸形患儿，如能度过出生后早期阶段，随出生后肺循环阻力的下降，病情可以缓解。

2. 婴儿、儿童、成年人　畸形的主要功能障碍为三尖瓣关闭不全和房化心室。三尖瓣关闭不全可使右心室容量负荷加重，右心室扩大，瓣环扩大，也会进一步加重三尖瓣关闭不全。房化心室的矛盾运动可使右心室负荷进一步增加，当心房收缩时，房化心室舒张或膨出，使其被动储血，降低了心房的排出血量；当心室收缩时，房化心室也收缩，影响静脉血回流到处于舒张期的右心房内。房化心室的矛盾运动可使右心室负荷进一步增加，右心室功能不全。再加右心室发育小，房间隔缺损或卵圆孔未闭，可因心房压力的变化而产生右向左分流导致发绀。

【临床表现】

1. 症状　因畸形程度不等，表现不一，可无症状，或表现为心悸、气短。成年患者易疲劳，可有心律失常或有预激综合征导致心动过速。由于房水平右向左分流出现发绀，多数为中度发绀。右心功能不全时，静脉压升高，肝大，下肢水肿。

2. 体征　可见左前胸隆起，可触及收缩期震颤，听诊可闻及三尖瓣前叶开瓣音，第一心音分裂，第四心音、肺动脉第二心音减弱。

【辅助检查】

有上述临床表现而疑为本病的患者，须进行下列检查。

1. ECG　可为室上性心动过速、一度房室传导阻滞、完全性右束支传导阻滞、右心室肥厚及预激综合征。

2. X 线胸片　肺血少，肺动脉段凹，卵圆形心或形如烧瓶，右心房巨大，右心室亦增大，也可变化不大或中度扩大。

3. 超声心动图　可以明确诊断。可见三尖瓣隔瓣与后瓣下移和前瓣关闭延迟、EF 斜率下降，右心房室扩大，房化右心室矛盾运动。彩色多普勒可证实房水平分流和三尖瓣关闭不全。

4. 右心导管和造影　一般不需要。右心房造影可见隔瓣和后瓣下移，右心房巨大，右心房、右心室造影剂排空延迟，肺血管影稀疏和三尖瓣反流，有房缺或卵圆孔未闭，可见房水平右向左分流征象。

【诊断及鉴别诊断】

确诊须经超声心动图检查。超声心动图检查不仅可以判断病情的轻重程度，还可以明确合并的心内畸形。

本病须与以下疾病进行鉴别：

1. 先天性三尖瓣反流　超声心动图检查三尖瓣没有移位。

2. 房间隔缺损合并三尖瓣反流　三尖瓣没有移位，瓣膜发育正常是鉴别要点。

【治疗】

由于 Ebstein 畸形新生儿早期与婴儿期以后的病理生理不同，Ebstein 畸形的手术治疗分两部分：①新生儿早期急症的抢救性治疗。②婴儿、儿童、成年人的择期手术治疗。

(一)新生儿早期重症三尖瓣下移畸形抢救性治疗

首先吸入 NO，前列腺素持续静脉注射，气管插管，纠正酸中毒，有心力衰竭者用正性肌力药物。如患儿症状改善，随肺循环阻力下降，患儿会趋于稳定，则不须急诊手术；如患儿不能缓解，不手术难以存活，则急诊手术。手术适应证为：新生儿经上述治疗无效，不能脱离前列腺素，不能脱离呼吸机。

术式有两种。

1. 体肺动脉分流术，适用于无右心力衰竭的低血氧患儿。

2. Starnes 手术，适用于低血氧，或低血氧加右心力衰竭患儿。手术包括房间隔切除，三尖瓣带孔心包片闭合，建立体肺动脉分流(图 1-1)。

(二)婴儿、儿童、成年人的择期手术治疗

1. 手术适应证　患者在婴儿期如果能够存活下来，一般可以维持较长时间，手术可以推迟，直到临床出现右侧心力衰竭，或发绀加重。近年由于手术技术的提高，特别是三尖瓣可成形者多主张及早手术。具体为：

(1)诊断明确，中、重度三尖瓣反流，心功能Ⅱ～Ⅲ级应该考虑手术。

(2)症状轻、心脏变化不大者可随诊观察。

(3)合并其他心脏畸形同期手术。

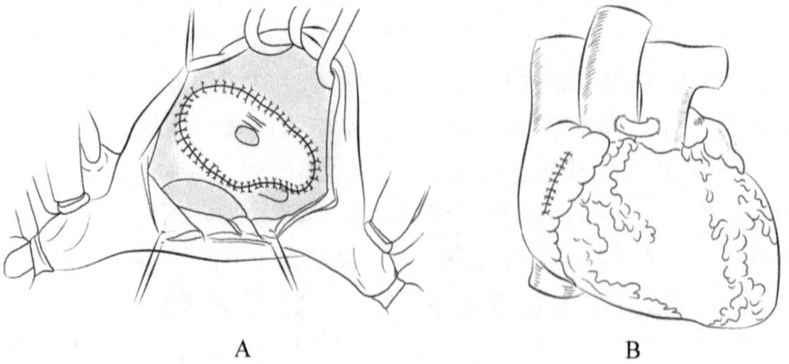

图 1-1　Starnes 手术

A. 房间隔切除，三尖瓣带孔心包片闭合；B. 建立体肺动脉分流

引自：Reemtsen BL, Fagan BT, Starnes VA J. Current surgical therapy for Ebstein anomaly in neonates. Thorac Cardiovasc Surg, 2006, 132:1285

2. 手术目的　针对不同病理改变，通过不同手术方法，尽量恢复三尖瓣既无反流又无狭窄的单相阀门功能，同时保持右心室形态、容量和功能，消除房化右心室，将体静脉回流血液泵入肺动脉。

3. 手术方法

(1)矫治术：三尖瓣成形效果明显优于瓣膜置换，矫治中应尽量选用三尖瓣成形术。Ebstein 畸形三尖瓣成形技术有多种，目前常用以下方法。

水平房化心室折叠三尖瓣成形术：由 Danielson 首先报道。手术的要点是必须有一个足够大的前瓣叶。术中将房化心室的游离壁部分折叠，通过三尖瓣环成形以缩小三尖瓣口径及右心房，利用前瓣做三尖瓣的单瓣重建(图 1-2)。如有房间隔缺损，同期缝闭。这种成形手术方法简单，可适用于下移较轻的Ⅰ、Ⅱ型的患者。而对于下移较重Ⅲ、Ⅳ型患者此方法可减小右心室容积，使心室形态改变，甚至影响右冠状动脉血流。三尖瓣成形效果不佳。

垂直房化心室折叠三尖瓣成形术：由 Carpentier 首先报道，后又经过不断改良。自附着处切下并充分游离下移瓣叶后自附着处至正常瓣环处垂直折叠房化右心室，同时环缩三尖瓣环。后将切下的瓣叶顺时针旋转缝合固定于正常瓣环处，最后用 Carpentier 环成形三尖瓣环(图 1-3)。该方法的优点是保留了右心室的形态和容积，操作相对简单，但该法没有发挥隔叶的作用，折叠的右心室可导致心律失常，适用于Ⅱ、Ⅲ型的患者。

解剖矫治术：由吴清玉首先报道。切下并充分游离下移瓣叶及有关腱索和乳头肌。后叶或隔叶发育不良者，将其修复、互补，形成新的瓣叶，如部分前叶发育不良或下移者，也可采用同样的方法处理。若面积不足可用自体心包补片重建。4/5-0 Prolene 线折叠瓣环(图 1-4)后将成形的瓣膜缝至新的瓣环。该方法利用患者自体的三个瓣叶，并恢复解剖瓣环位置，保持右心室的容积和形状，一般不影响冠状动脉脉血流，可能减少术后心律失常的发生，但该方法操作较复杂可用于Ⅱ、Ⅲ、Ⅳ型的患者。

一个半心室矫治术：如果患儿合并固有右心室发育不良，当 50%<RV(右心室容积)<80%，可行一个半心室矫治术即三尖瓣成形术＋双向 Glenn 手术。可减轻右心室负荷，减少三尖瓣反流，还保留了右心室一定的功能参与血液循环。该方法适用于Ⅲ、Ⅳ型的患者。

(2)三尖瓣置换术：若畸形严重，如隔瓣、后瓣和室间隔融合，腱索和乳头肌附着异常以及前瓣细

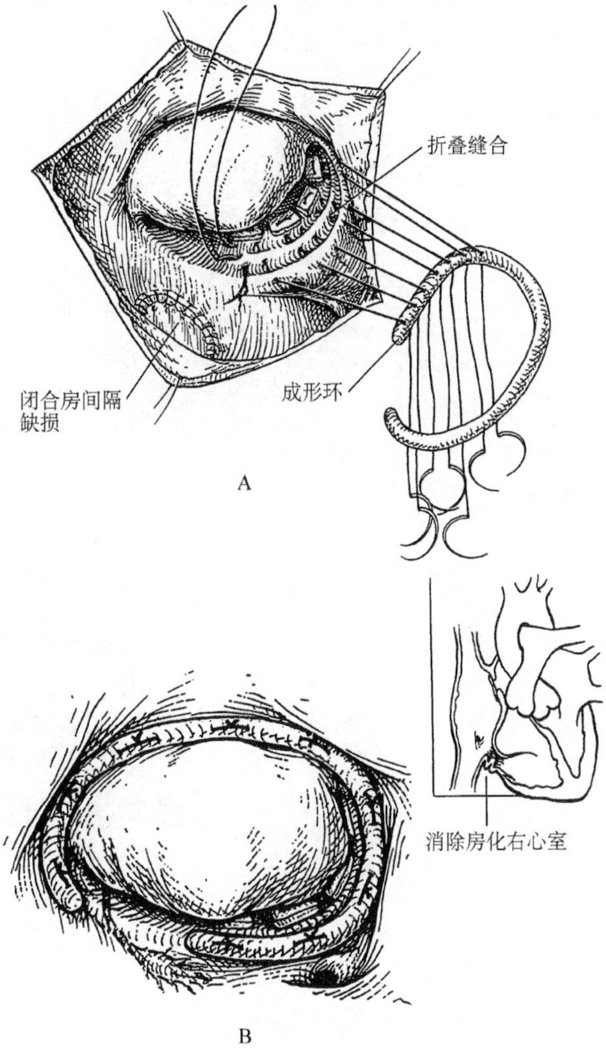

图 1-2　水平房化心室折叠三尖瓣成形术

A. 带垫片线间断褥式缝合于三尖瓣隔叶和后叶基底，并穿过 Carpentier 成形环，折叠房化右室，闭合房间隔缺损；B. 打紧缝线，消除房化右室，完成修复。

引自：Kouchoulos NT，Blackstone EH，Doty OB，et al. Ebstein Anomaly. In：Kirklin JW，Brratt-Boyes Cardiac Surgery. 3rded. Philadelphia，Pennsylvania. Churchill Livingstone Inc，2003，Chapter 28，1190

小，或有多发性穿孔、交界融合、形成狭窄，瓣膜成形后，右心血流受限，或成形失败，则须施行瓣膜置换术。

(三)手术结果

手术疗效与患者术前心功能状态、病变严重程度和手术技术有关。2008 年 Brown 报道 Mayo 医院 539 例三尖瓣下移畸形的手术治疗结果，其中三尖瓣成形术 182 例，替换术 337 例，术后 30d 死亡率为 5.9%，2001 年后为 2.1%，术后 10 年、20 年

生存率分别为 84.7%、71.2%。2003 年 Chavaud 报道 Carpentier 手术组 191 例，三尖瓣成形术 187 例，60 例加双向格林术，三尖瓣替换术 4 例，住院病死率为 9%。

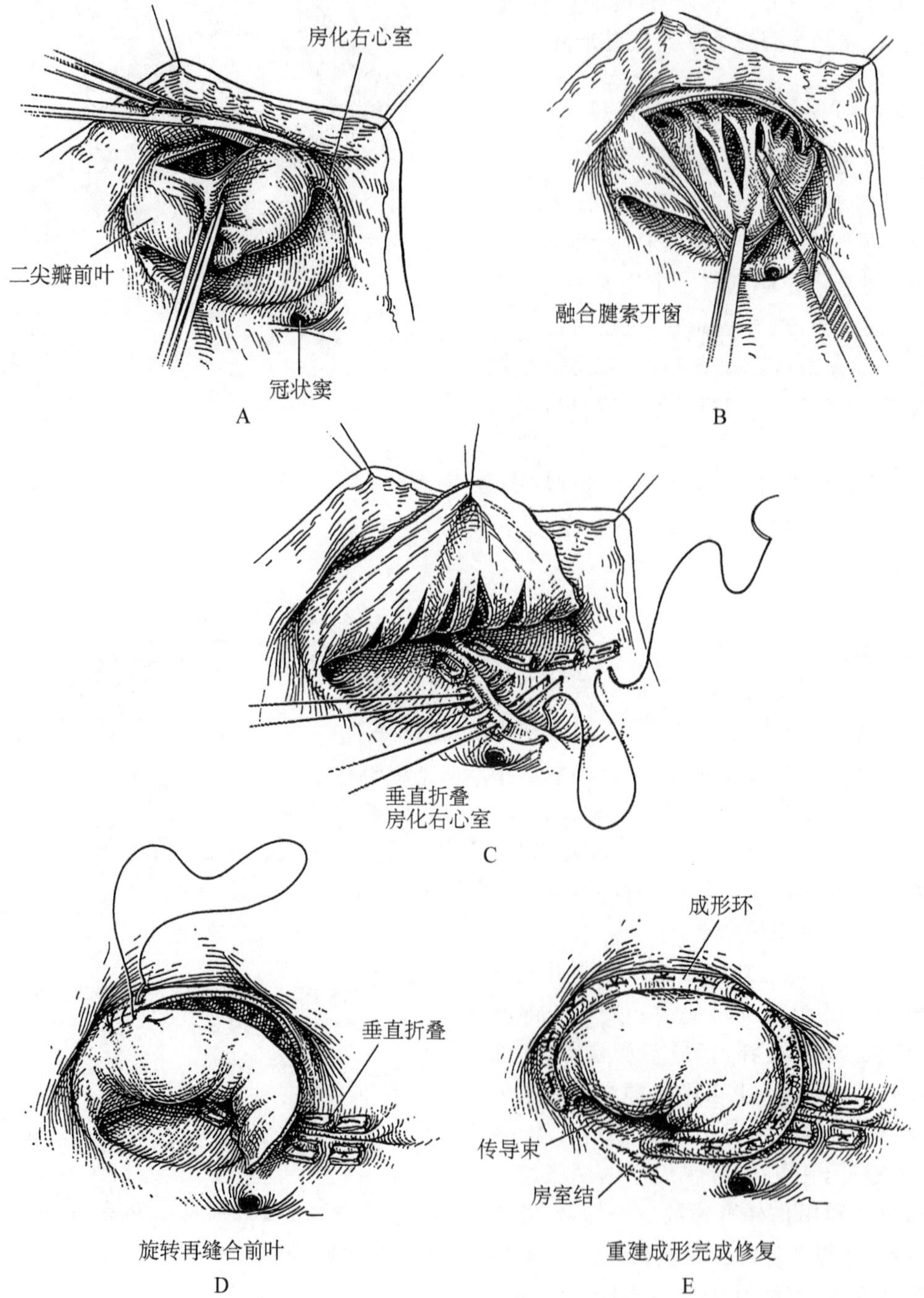

图 1-3　垂直房化心室折叠三尖瓣成形术

A. 沿瓣根切下三尖瓣大部分前叶及部分后叶；B. 松解瓣下融合腱索，并解除瓣下梗阻；C. 带垫片线间断褥式缝合垂直折叠房化右室；D. 三尖瓣前叶顺时针旋转以覆盖瓣口，瓣根缝合于三尖瓣正常瓣环处；E. 缝合 Carpentier 成形环。

引自：Kouchoulos NT，Blackstone EH，Doty OB，et al. Ebstein Anomaly. In：Kirklin JW，Brratt-Boyes Cardiac Surgery. 3rded. Philadelphia，Pennsylvania. Churchill Livingstone Inc，2003，Chapter 28：1191

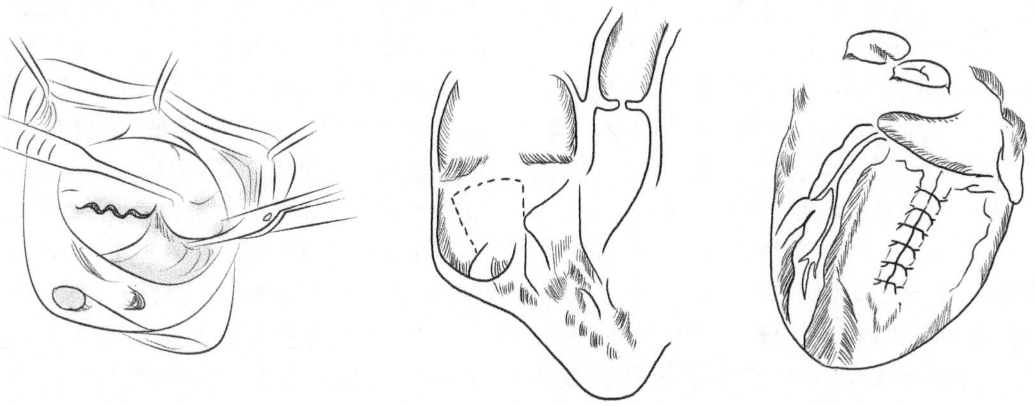

图 1-4　解剖矫治术

引自：Wu Q，Huang Z. A new procedure for Ebstein's anomaly. Ann Thorac Surg，2004，77：470

阜外心血管病医院 1997—2002 年手术治疗 86 例，其中三尖瓣成形术 82 例，替换术 4 例，围术期死亡 2 例，死亡率 2.33%。

【并发症及防治】

（一）手术并发症

1. 低心排综合征：与病理解剖尤其固有右心室发育程度、术前心功能状态和术中成形效果、心肌保护不良有关。

2. 心律失常：可发生房室传导阻滞，室上性心动过速。

3. 冠状动脉损伤。

4. 三尖瓣替换引起的并发症。

（二）术后处理

应注意减轻右心室负荷。在动脉血压平稳、组织灌注好的情况下，中心静脉压应维持在低水平。尽量在辅助呼吸时不用 PEEP，必要时加用强心、利尿药物和控制入量。严密观察心律变化。可酌情静脉使用正性肌力药。

（李守军）

第五节　三尖瓣闭锁

【概述】

三尖瓣闭锁（tricuspid atresia）是由于先天性三尖瓣未发育，使右心房与右心室之间无直接通路，仅有一些纤维或肌性隔膜样组织代替应有的三尖瓣结构。同时伴有房间隔缺损或卵圆孔未闭、右心室发育不良、二尖瓣和左心室扩大。大多数病例为心房正位和心室右襻，少数为心房反位和心室左襻，心室与大动脉关系可一致也可不一致。此外，尚可伴有肺动脉瓣狭窄、室间隔缺损、动脉导管未闭、大动脉转位等畸形。三尖瓣闭锁为较少见的先天性心血管畸形，患病率为活产婴儿的 0.039‰～0.1‰，占先天性心血管畸形的 1.2%～3%，为先天性心脏病发病率的第 14 位，在发绀类先天性心脏病中为第 3 位，仅次于法洛四联症和完全性大动脉转位。

【病理解剖】

由于三尖瓣未发育，只有二尖瓣一组房瓣连接于左心房与左心室之间，左、右心房经房间隔缺损交通，右心室通常发育较小，通常为心房正位并心室右袢（即右心房、右心室位于右侧）。大动脉与心室的连接关系正常或转位，在三尖瓣的位置仅有一凹窝或局部性纤维增厚或呈薄膜状，无三尖瓣瓣膜组织和三尖瓣孔，右心房扩大、肥厚，左、右心房之间保留胚胎期房间隔的交通，其中 2/3 病例未闭的卵圆孔为一裂隙或可容纳指尖，其余病例则为大小不等的房间隔缺损，多为继发孔型，偶尔为原发孔型，可伴有二尖瓣大瓣裂。因全部体静脉和肺静脉回血均汇集于左心，故左心房和左心室都肥厚和扩大，尤其是房间隔通道大、血流通畅者。右心室发育不良，右心室腔多为数毫升大小或呈裂隙状。室间隔完整者，右心腔常变成一由心内膜衬垫的裂缝样间隙，埋藏在左心室的右壁，甚至已闭塞；室间隔缺损较大者则右心室腔中度缩小。有 1/3 的病例合并大动脉转位，多为右型转位，少数为左型转位，室腔中度缩小。凡肺动脉闭锁或室间隔完整者，多合并有细小的动脉导管未闭。

三尖瓣闭锁病变复杂而且差异很大，根据心室与大动脉的关系分为三型，每一型再按肺动脉发育和室间隔的状况分为2个或3个亚型。

Ⅰ型：大动脉位置正常类，约占69%。

Ⅰa型：肺动脉闭锁，室间隔完整，合并细小的动脉导管未闭。

Ⅰb型：肺动脉发育不良，瓣下狭窄，极少数为肺动脉瓣及瓣环狭窄。同时伴小室间隔缺损。25%合并有细小的动脉导管未闭。本类型占大动脉位置正常类的75%，占总数的50%以上。

Ⅰc型：肺动脉发育正常，无漏斗部狭窄，室间隔缺损大。

Ⅰ型中升主动脉起源于左心室，左心室血流通过室间隔缺损到肺动脉，右心室漏斗部内壁光滑呈囊状，有20%的肺动脉瓣为二叶瓣，冠状动脉分布和心脏传导系统基本正常，但由于左心室增大而左冠状动脉前降支右侧移位，传导束穿过异常的中心纤维体至室间隔的左心室面，在室间隔缺损后下缘分支，右束支在室间隔的右心室面沿缺损下缘到漏斗部。

Ⅱ型：右旋大动脉转位类，约占28%。主动脉由右心室发出，肺动脉由左心室发出。一般主动脉位于肺动脉的右前方，其位置关系符合TGA的标准。

Ⅱa型：肺动脉闭锁，室间隔缺损很大，合并有小动脉导管未闭。

Ⅱb型：肺动脉瓣和(或)肺动脉瓣下狭窄，合并大室间隔缺损，偶有主动脉骑跨。

Ⅱc型：粗大肺动脉，合并大的室间隔缺损。在Ⅱ型三尖瓣闭锁中最为多见，占70%以上。

Ⅲ型：左旋大动脉转位类，约占3%。主动脉位于左前，肺动脉在右后，心室可正常或转位。

Ⅲa型：肺动脉瓣或肺动脉瓣下狭窄。

Ⅲb型：主动脉瓣下狭窄。

【病理生理】

由于右心房的血液必须通过房间隔缺损至左心房，从而左心房就成为体、肺循环静脉血液混合心腔，因此所有患者均有不同程度的动脉血氧饱和度降低，其降低程度取决于肺血流阻塞的轻重。肺部血流减少的患儿，如Ⅰa、Ⅰb、Ⅱa、Ⅱb和Ⅲa型，肺静脉回心血少，则动脉血氧饱和度明显下降，70%出现低氧血症，临床上有明显发绀。在肺部血流正常或增多的病例如Ⅰc型和Ⅱc型，肺静脉回心血量正常或增多，则动脉血氧饱和度仅较正常稍低，临床上可无发绀或轻度发绀。由于室间隔缺损的自发减小或闭合或由于右心室流出道狭窄加重，致使进入肺循环血流进行性降低，发绀及缺氧随之加重。如房间隔缺损小，右向左分流受限，出生后即出现严重体循环静脉高压和右侧心力衰竭的表现。

室间隔缺损大无肺动脉狭窄者，肺血流明显增多，发绀轻，但可较早发生肺动脉高压。

由于必须接受体循环和肺循环的全部静脉血液回流，造成左心房、二尖瓣的扩大及左心室的扩大肥厚，长期的血流超负荷造成左心室舒张容积增加，二尖瓣反流，左心室收缩功能降低直至心功能衰竭。

【临床表现】

1. *症状*　患儿通常在出生时就发现发绀并进行性加重，常伴有缺氧发作，表现为呼吸困难或晕厥，较大儿童出现明显的杵状指(趾)，但较少有蹲踞现象。

2. *体征*　胸骨左缘常可闻及粗糙响亮的收缩期杂音，心尖区可能闻及舒张中期隆隆样杂音。肺动脉第二音可能减弱或亢进。

【辅助检查】

有上述临床表现，疑为三尖瓣闭锁的患者，须进行下列检查。

1. *心电图*　多为窦性心律，P波高并有切迹，电轴左偏，左心室肥厚。

2. *胸部X线片*　三尖瓣闭锁的X线片表现与病理解剖类型及肺血流多少有关，肺血减少者，右心室小，左心室圆隆，肺动脉段凹陷，肺血增多者，肺动脉段突出，左心室增大。

3. *超声心动图*　通常可经此检查明确诊断，一般应确定主动脉及肺动脉的位置及大小，室间隔缺损的位置和大小，右心室的位置及发育情况，二尖瓣的情况，心房间的交通及其大小，室腔大小，室壁厚度、心室功能情况以及合并畸形等。

4. *导管和造影检查*　适用于：①超声心动图诊断不明确者；②疑肺动脉发育不良或异常者；③术前需测定肺血管阻力者；④需导管介入治疗者，如房间隔缺损球囊扩张术。

【诊断及鉴别诊断】

确诊须经超声心动图检查。超声心动图检查还可以了解二尖瓣及左心室功能。但对病情复杂或超声不能明确诊断者，须经心导管及心室造影来明确诊断。

本病须与以下疾病进行鉴别：

1. 其他发绀性心脏病，如法洛四联症等。

2. 艾森门格综合征。

【治疗】

(一)手术适应证

如不接受手术治疗，三尖瓣闭锁患者的预后极差。肺血流极度减少(如Ⅰa型、Ⅱa型)和肺血严重增多(如Ⅱc型)的患者，一般在3个月内死亡。对此类患者应争取在出生后1个月内行姑息性手术。对肺部血流较接近正常的Ⅰb型、Ⅱb型患者，可择期进行姑息性或生理性矫治手术。

患儿一旦确诊，即应根据患儿就医时的病理改变，制定不同的最适个体治疗计划，达到最后单心室生理矫治的目的。一般分3个治疗阶段。

1. *第一阶段* 新生儿期，主要为保持体肺动脉血流平衡，使肺血管正常发育，既防止肺血过多导致肺血管梗阻性病变和心力衰竭；又不使肺血过少、氧饱和度太低影响生长发育；氧饱和度维持在75%～85%，为后续治疗创造条件。

(1)血氧饱和度<70%或肺动脉发育细小的新生儿，行体-肺动脉分流术，以促进肺血管发育，改善氧合状态。

(2)肺血流明显增多，应行肺动脉束带术，以保护肺血管。

(3)肺血管发育尚好，肺血流量平衡者，不需治疗，待3个月后可直接进行第2阶段的治疗。

2. *第二阶段* 3～12个月或以上行双向格林手术或者半房切手术，以维持适度血氧饱和度和减轻心脏容量负担，等待房切类手术。

3. *第三阶段* 在2—5岁或以上行房坦类手术。

(二)手术方法

1. *房间隔切开术* 由于大部分患者均存在ASD，一般不需要行此手术，只有ASD小的新生儿，需要心内介入治疗，即导管气囊扩大房间隔缺损，使体静脉血流更容易进入左心室，有利于心内血液的混合和患儿循环的稳定。

2. *体肺分流术* 可由正中切口或胸部侧切口完成此类手术，手术有利于肺血管床发育和增加肺血流量，减轻发绀等症状。在各种分流手术中，锁骨下动脉与肺动脉分流术(Blalock-Taussig手术，简称B-T分流术)分流量易于掌握，新生儿及小婴儿期手术效果较好，但随着患儿年龄的增长，分流量则相对减少，甚至需要再次施行分流手术。近年来，利用Gore-Tex人造血管施行改良的Blalock-Taussig分流术日益增多，逐渐取代了Ports、Waterston分流术。

此分流手术常规采用膨体聚四氟乙烯管(Gore-Tex管道)，新生儿期采用3.5mm或4mm粗管道，婴幼儿可选用5mm或更粗管道。

胸骨正中径路后，打开心包，显露心脏后，充分游离显露无名动脉右锁骨下动脉和右肺动脉，如非体外下进行吻合，必须在做动脉钳夹前注入1mg/kg肝素。取适宜长度的Gore-Tex管道分别与无名动脉或右锁骨下动脉和右肺动脉(或左锁骨下动脉与左肺动脉)切口行端侧连续吻合(7.0或8.0 prolene缝线或PDS吸收线)(图1-5)。

术后注意体、肺血流平衡，维持适宜的血压和氧饱和度，根据氧饱和度和脉压差调节肺循环阻力，一般术后2～4h无出血倾向者用小剂量肝素24h静脉维持抗凝血。

3. *肺动脉Banding手术* 肺动脉Banding手术适用于少数三尖瓣闭锁合并VSD，无肺动脉瓣狭窄而肺动脉高压的患者，以预防肺血管病的发生和心力衰竭。新生儿早期肺动脉Banding手术仅用于肺血流多足以导致心力衰竭者，否则，则须等待肺血管阻力降低，如肺血管阻力未降低前行肺动脉Banding术，随肺动脉阻力下降肺血流会增加，可能须再次行肺动脉Banding手术。理想的Banding手术时机应在肺血管阻力已降低和肺血流高时，肺血管阻力降低时间有个体差异，一般在出生后2～4周。方法是在肺动脉主干充分游离后，用涤纶条或其他束带绑扎使肺动脉压尽量降低，肺血流量减少。术后维持血氧饱和度在75%～85%，右心室肺动脉压差一般在5.33kPa(40mmHg左右)，要注意将环扎带固定好，避免滑脱和移位(图1-6)。

4. *双向格林手术* 双向格林手术的目的是增加肺血流和减轻心室负荷，尽早手术可避免左心室肥厚，有益于房切手术的远期疗效。3—6月龄时手术获益最大。适用于有或无第一阶段手术而肺血管发育好者。双向格林手术的禁忌证为年龄<6周，肺动脉平均压>19mmHg，肺血管阻力>4U/m^2，肺静脉梗阻。

此手术(图1-7)可在心脏跳动并行体外循环下或非体外循环下完成。非体外循环下完成，可避免体外循环所带来的炎性反应、渗出、短期内肺阻力升高等影响，利于术后恢复。少数情况下因缺氧或阻断上腔静脉压过高，或心脏不能耐受时须在并行体外循环下进行。手术一般经正中切口，切开心包

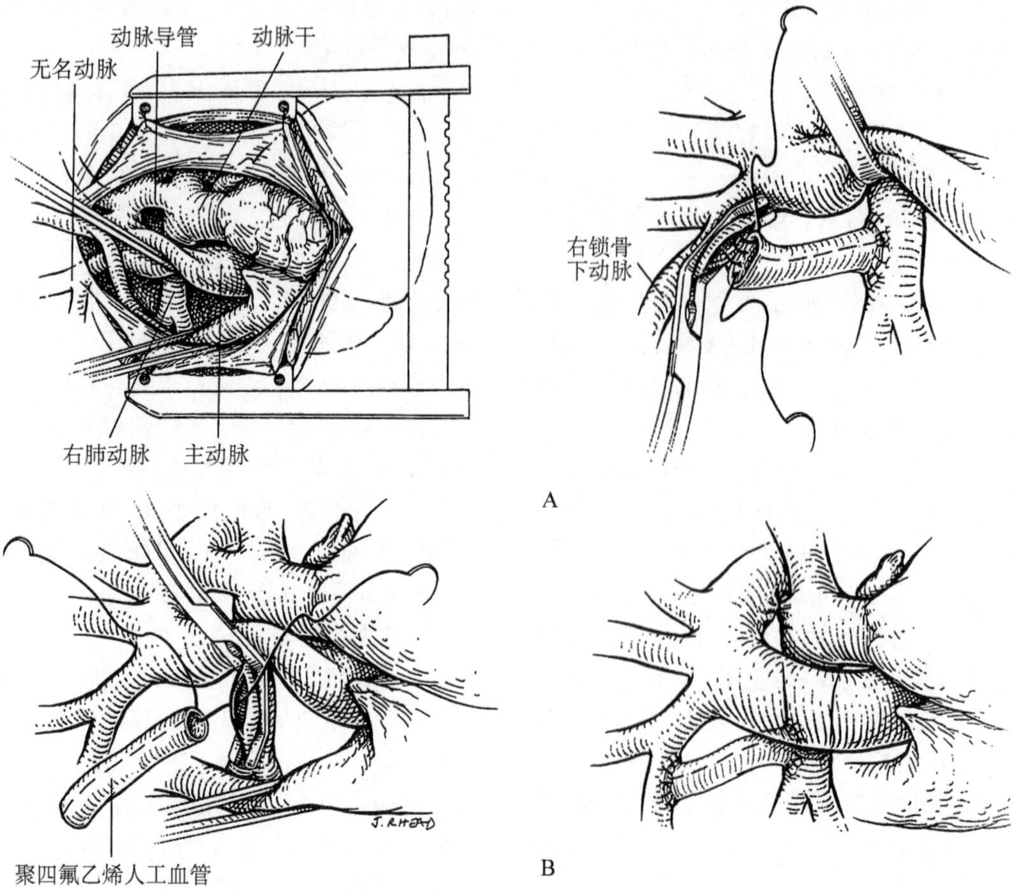

图 1-5　改良 Blalock-Taussig 分流术

A. 胸骨正中切口游离显露右肺动脉及无名动脉；B. 取合适管径的 PTFE 管道与右肺动脉上缘行端侧吻合；C. 无名动脉（或右锁骨下动脉）与管道端侧吻合，注意管道长度，避免右肺动脉和右锁骨下动脉扭曲变形；D. 完成改良 Blalock-Taussig 分流术，动脉导管已结扎。

引自：Kouchoulos NT, Blackstone EH, Doty OB. Tricuspid atresia and management of single-ventricle physiology. In, Kirkin/Barratt-Boyes Cardiac Surgery. Third edition. Philadelphia, Pennsylvania. Churchill livingstone Inc, 2003, Chapter 27:1126

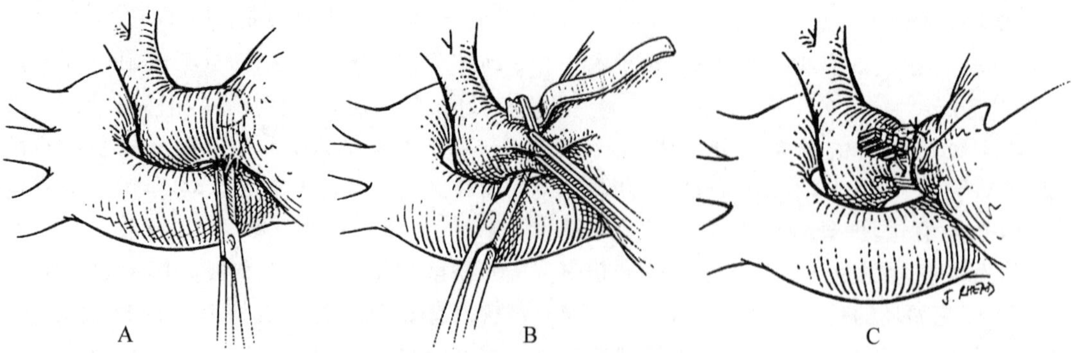

图 1-6　肺动脉 Banding 手术

A. 胸骨正中切口显露主肺动脉，游离主动脉-肺动脉间隙至环缩带通过即可，虚线示肺动脉瓣交界顶部；B. 直角钳引导环缩带包绕主肺动脉，置于窦管交界与右肺动脉起始部之间；C. 调整环缩带至合适直径，并缝合固定环缩带于主肺动脉外膜。

引自：Kouchoulos NT, Blackstone EH, Doty OB. Tricuspid atresia and management of single-ventricle physiology. In, Kirkin/Barratt-Boyes Cardiac Surgery. Third edition. Philadelphia, Pennsylvania. Churchill livingstone Inc, 2003, Chapter 27:1128.

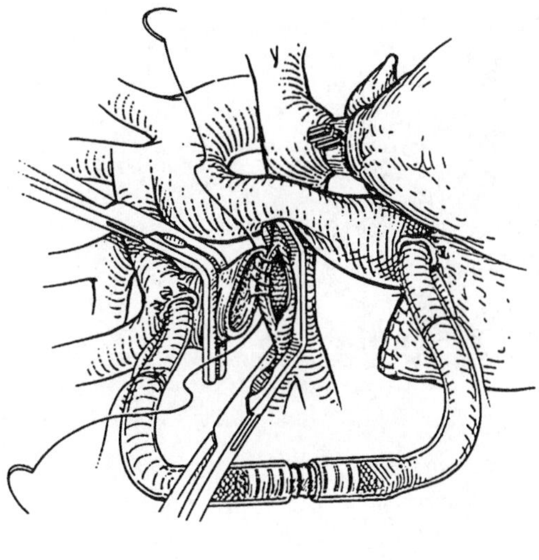

图1-7　双向格林术

引自：Kouchoulos NT，Blackstone EH，Doty OB. Tricuspid atresia and management of single-ventricle physiology. In，Kirkin/Barratt-Boyes Cardiac Surgery. Third edition. Philadelphia，Pennsylvania. Churchill livingstone Inc，2003，Chapter 27，1143

后，探查心脏是否并存左上腔静脉、PDA或原有体肺分流交通。充分游离上腔静脉和右肺动脉，建立临时性上腔静脉-右心房旁路。开放旁路前应将管道内空气充分排净，以免进入心腔引起气栓，并保持分流通畅。在上腔静脉入右心房处上方约0.5cm处横断右上腔静脉，在横断前上阻断钳，先用5-0 Prolen线缝闭近端，将右肺动脉充分游离后，可用侧壁钳阻断右肺动脉或用阻断钳分别阻断右肺动脉的近端和远端，并在右肺动脉前上方切开1.5～2.0cm，将上腔静脉近端吻合在肺动脉上，一般多用6-0或7-0 Prolene线连续吻合，也可用连续加间断缝合的方法。吻合时要注意吻合方向，不可扭曲，要注意针距不可太远以免缩窄，个别情况下可用自体心包补片加宽，吻合口如存在左上腔静脉可予以暂时阻断以明确两腔静脉间是否有交通，如有交通则可直接阻断两侧上腔静脉，无需上腔静脉插管分流或体外循环。同上法行左上腔静脉与左肺动脉吻合，少数情况下，一侧上腔静脉较细，在完成较粗上腔静脉与肺动脉吻合后，结扎另一侧上腔静脉。可将左上腔静脉结扎。如双上腔静脉没有交通，则应在临时上腔静脉-右心房旁路下将左上腔静脉与左肺动脉吻合。

5. *改良房坦(Fontan)类手术*　房坦手术是Fontan于1968年首先用来治疗三尖瓣闭锁的一种术式。它是将体循环静脉血不经过右心室直接引流入肺动脉，从而使体、肺循环分开，减轻左心室负荷的一种生理矫治方法。该方法在发展过程中得到不断改进，并有几种改良术式，目前常用的是心外管道全腔静脉-肺动脉连接术和心内侧管道或心内管道全腔静脉-肺动脉连接术。手术适应证的选择是保证手术疗效的基础。影响手术最重要的因素为肺血管发育、肺血管阻力、肺动脉压和左心室功能。患儿最好于2岁以后成年以前手术，4岁以内手术心律失常的发生率可能低于4岁以上组，但年龄大不是房坦手术的高危因素。当全肺阻力超过4U/m²，为房坦类手术的禁忌证。一般要求PAP≤2.40kPa(18mmHg)。肺动脉发育不良仍是改良房坦手术禁忌证，当肺动脉指数(PAI)<250mm²/m²为房坦手术高危因素之一。一侧肺发育良好，而另一侧肺动脉发育差，不是绝对禁忌证。EF>60%，左心室舒张末压≤1.3kPa(10mmHg)，适宜行改良房坦类手术，EF<45%，左心室舒张末压≥2kPa(15mmHg)不宜行改良房坦类手术。左侧房室瓣的功能也不可忽视，存在中度以上反流，左心室功能良好者，可在改良房坦手术同时施行瓣膜整形或置换术。

(1)体外循环下心外管道全腔-肺动脉吻合术(图1-8)：虽然存在体外循环本身对机体的影响，但并行体外循环下手术可保证腔静脉的引流通畅，避免腔静脉高压，并保持术中循环稳定，提供良好的操作环境。在上腔静脉与肺动脉充分游离后，升主动脉插管，上、下腔静脉插直角管，建立体外循环，于并行循环下阻断上腔静脉并行双向格林手术(部分患者已行过此术)，结扎或切断缝闭主肺动脉，选用16～24mmGaeTex插管一端与右肺动脉吻合，再切断下腔静脉，缝闭心房侧切口，人工管道另一端与下腔静脉相连，用5-0 Prolene线连续缝合(图1-8)。如停机后CVP>16～18mmHg，应在心外管道与右心房之间建立直径4～5mm的交通口，以利于循环的稳定。此种方法操作简便、安全，不利方面是由于体外循环本身的损害，术后早期可能肺动脉压偏高，而使CVP升高。

(2)非体外循环下心外管道全腔-肺动脉吻合术：常规正中切口，切开心包，充分游离上、下腔静脉及左、右肺动脉，切断动脉导管韧带，心外探查。如为第一次手术，先完成Glenn手术，后用5-0 Prolene线将直径16～24mm的人工血管与右肺动脉

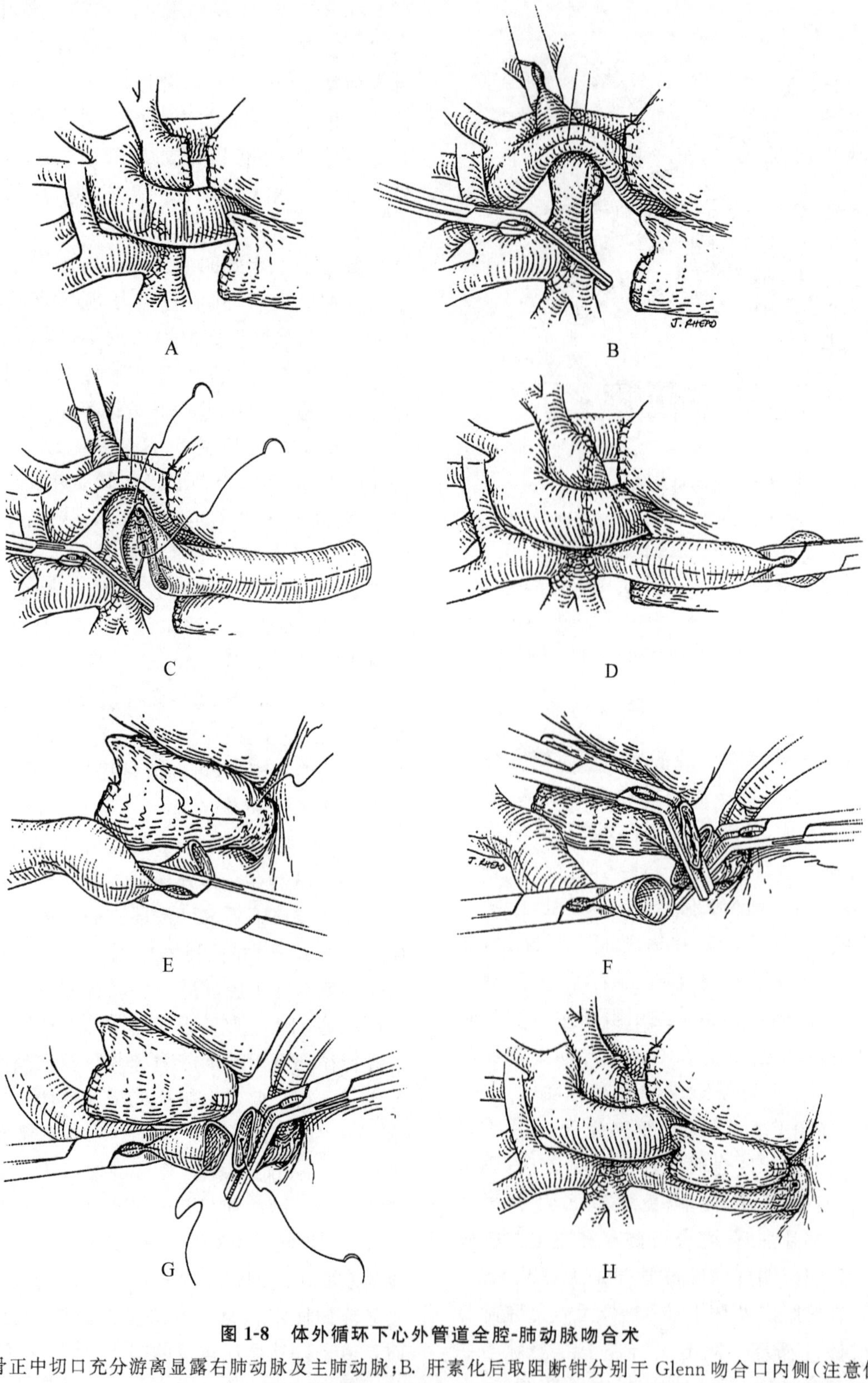

图 1-8　体外循环下心外管道全腔-肺动脉吻合术

A. 胸骨正中切口充分游离显露右肺动脉及主肺动脉；B. 肝素化后取阻断钳分别于 Glenn 吻合口内侧(注意保持上腔静脉至右肺动脉血流通畅)及左肺动脉(或主肺动脉)处阻断右肺动脉，切开右肺动脉下缘；C. 右肺动脉下缘与管道端-侧吻合；D. 移除肺动脉阻断钳，恢复双向 Glenn 血流，并阻断管道；E. 裁剪管道至合适长度，置下腔静脉荷包线；F. 阻断并离断下腔静脉；G. 缝闭下腔静脉房侧切口，管道与下腔静脉端端吻合；H. 完成心外管道全腔-肺动脉吻合术。

引自：Kouchoulos NT，Blackstone EH，Doty OB. Tricuspid atresia and management of single-ventricle physiology. In，Kirkin/Barratt-Boyes Cardiac Surgery. Third edition. Philadelphia，Pennsylvania. Churchill livingstone Inc，2003，Chapter 27：1145

或主肺动脉吻合，钳夹人工血管后开放上腔静脉至右肺动脉的血流，将上腔静脉的插管拔出，另以一插管建立下腔静脉，建立与右心房的临时旁路，阻断并切断下腔静脉，缝合心房侧断端，人工血管另一端与下腔静脉远端吻合。如与右肺动脉吻合，应在吻合完成后，将主肺动脉切断，并缝合两断端。开放后 CVP＞16～18mmHg，应在心外管道与右房之间建立直径 4～5mm 的交通，以利于循环的稳定。

（3）心房内侧通道全腔-肺动脉吻合术（图 1-9）：其手术切口和体外循环的建立与心外管道手术相同，切断主肺动脉，用 5-0 Prolene 线缝合主肺动脉切口远、近端。切断上腔静脉，远端与右肺动脉上缘吻合，近端与右肺动脉下缘吻合。心脏停搏后终嵴前右心房壁做斜切口，切除房间隔，用 Gore-Tex 血管剪成合适长短、大小的血管片，围绕上、下腔静脉开口与心房右侧面一起形成心房内侧通道，此人工血管片边缘用 5-0 Prolene 线缝在右房侧壁上（图 1-9）。或也可用 Gore-Tex 血管为心房内管道建立下腔静脉与右肺动脉的连接，部分医生在心房内侧通道或心内管道打孔 4～5mm，作为腔静脉至心房的分流。对于全腔静脉-肺动脉吻合是否开窗（腔静脉管道与心房交通）仍有争论。开窗可减少术后胸腔和腹腔的渗出，对患者的手术转归并无明显影响。部分医生认为应常规开窗，多数认为术后 CVP＞16～18mmHg 时应开窗分流。

（三）手术结果

三尖瓣闭锁矫治中腔肺分流术是目前主要治疗方法，由于对患者的合理选择和手术技术的进步，尤其采用分期完成房坦手术，心室更能适应容量负荷的变化，选择应用心房内侧隧道开窗和心外管道开窗等技术，手术死亡率逐年下降。手术死亡率由 10%～20%下降至 2%～7%。

Mair 报道 Mayo 医院的结果，1973—1998 年房坦手术治疗 216 例三尖瓣闭锁，总存活率为 79%，并在近 10 年手术死亡率逐渐步下降至 2%。

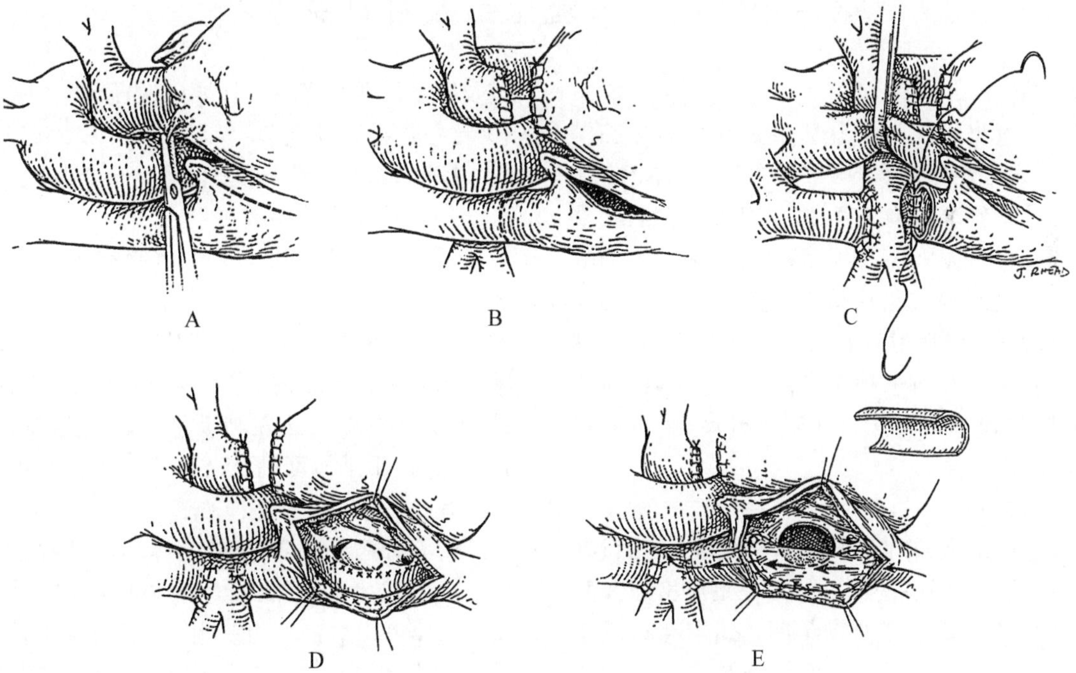

图 1-9　心房内侧通道全腔-肺动脉吻合术

A. 胸骨正中切口，游离主肺动脉，虚线示右心耳切口；B. 充分游离左右肺动脉（至分支处）及上腔静脉（显示奇静脉），建立体外循环，于肺动脉瓣处横断主肺动脉并缝闭两侧残端，虚线处横断上腔静脉；C. 上腔静脉远心端吻合至右肺动脉上缘，近心端吻合至右肺动脉下缘；D. 剪除部分卵原窝组织（虚线内）扩大房间交通，“X”虚线示内通道板障缝合处，延伸至上下腔静脉开口处，冠状静脉窦可引流至新的肺静脉心房；E. 裁剪 PTFE 材料至合适大小（1/2 内通道直径），连续缝合建立心房内侧通道。

引自：Kouchoulos NT, Blackstone EH, Doty OB. Tricuspid atresia and management of single-ventricle physiology. In, Kirkin/Barratt-Boyes Cardiac Surgery. Third edition. Philadelphia, Pennsylvania. Churchill livingstone Inc, 2003, Chapter 27:1152

Sittwanqkui 报道了多伦多儿童医院房坦手术治疗三尖瓣闭锁的结果，1971—1999 年 225 例患者，10 例术前死亡，203 例进行姑息治疗（151 例体肺分流、27 例肺动脉束扎、60 例静脉分流），44 例死亡，8 例等待房坦手术，12 例为房坦禁忌证，11 例失访。137 例完成房坦手术，7 例早期死亡，11 例晚期死亡，3 例进行了心脏移植。1 个月、1 年、10 年、20 年生存率分别为 90%、81%、70%、60%。

【并发症及防治】

（一）手术并发症

1. *低心排综合征*　见于术前肺阻力较高、术中心肌保护不佳等。

2. *胸腔积液、心包积液及腹水*　术前存在房坦类手术影响因素的患者，胸腔积液发生率及持续时间均高于矫治术。

3. *心律失常*　室上性异位心律较多见于房坦手术后，而心外管道全腔静脉肺动脉连接术后的发生率较低，其他的心律失常有心动过速、室性期前收缩，甚至猝死发生。

4. *血栓形成、栓塞*　血栓多见于右心房内或外通道内，血栓可造成肺梗死或脑栓塞。

5. *吻合口狭窄或通道狭窄*　需二次手术。

（二）术后并发症防治

1. 术后常规强心、利尿治疗 3～6 个月，并注意补钾。

2. 心功能差的患儿应延长强心利尿治疗的时间，并适量加用血管紧张素转换酶抑制药等血管活性药物。

3. 对术后 CVP 较高的患者，或术后存在慢性渗出或合并有并发症等恢复缓慢的患者应常规应用华法林抗凝血治疗 6～12 周，以防止血栓形成及栓塞并发症。

（李守军）

第六节　右心室流出道及肺动脉狭窄

【概述】

右心室流出道及肺动脉狭窄是常见的心脏畸形之一，占先天性心脏病的 12%～18%。右心室流出道及肺动脉狭窄可单独存在，也可合并室间隔缺损、房间隔缺损、卵圆孔未闭，甚至其他更复杂的心脏畸形。狭窄的部位包括从右心室到肺之间的解剖梗阻，可发生在肺动脉瓣、右心室漏斗部、肺动脉主干及其分支。有时上述两种或三种狭窄合并存在，造成肺少血和右心室射血阻力升高，严重者可导致右心功能不全。

【流行病学】

右心室流出道及肺动脉狭窄通常是在儿童期得到诊断和治疗，但有些严重的右心室流出道及肺动脉狭窄患者可以生存到成年期。偶尔会在成年后才被首次诊断出来。单纯的肺动脉瓣狭窄大约占所有先天性心脏病的 10%。发病女性稍多于男性。

除非在新生儿期出现重度狭窄，大部分的右心室流出道及肺动脉狭窄患儿能够存活下来。轻度右心室流出道及肺动脉狭窄的患者，长期生存与正常人群没有差异。轻度右心室流出道及肺动脉狭窄不会逐渐加重，相反，肺动脉瓣开口常随着身体生长而增大。然而，重度右心室流出道及肺动脉狭窄如不处理，梗阻会逐渐加重；严重的右心室流出道及肺动脉狭窄患者，有 60% 的患者在明确诊断 10 年内需要干预治疗。

【病理解剖与病理生理】

（一）肺动脉瓣狭窄

单纯肺动脉瓣狭窄大约占所有先天性心脏病 10%。常见的病理改变是 3 个半月瓣在交界部分融合，收窄瓣口，中央形成圆顶穹窿状结构，向肺动脉突出。由于血流的“喷射效应”，狭窄后的肺动脉扩张，扩张范围可达左肺动脉。肺动脉前壁变薄，张力减低，用手指可触及由血流喷射所产生的收缩期震颤。

另一种病理改变，是肺动脉瓣环及瓣膜发育不良。瓣膜形状不规则，瓣叶明显增厚，瓣膜活动度减低。瓣叶由黏液样组织组成，延展至血管壁。瓣环通常很小，肺动脉主干也发育不良，没有狭窄后肺动脉扩张。大约 2/3 的先天性侏儒痴呆综合征（Noonan Syndrome）患者会出现这类的肺动脉瓣狭窄。

严重的肺动脉瓣狭窄，会引起瓣下的右心室肥厚，造成漏斗部狭窄，加重右心室流出道梗阻。右心室因梗阻显著扩大，严重者呈球形，右心房也明显扩大。严重的肺动脉瓣狭窄，导致右心室腔的顺应性下降，如果合并有卵圆孔未闭、房间隔缺损、或者室间隔缺损，可能引起双向分流或右向左分流，出现发绀。

（二）右心室流出道狭窄

由于漏斗部肌壁增厚，形成管状狭窄。狭窄部的形态和位置，与室上嵴及其连续的壁束和隔束的异常有关，整个漏斗部形成一条狭长的通道。狭窄部位可仅局限于漏斗部的入口处。往往肺动脉瓣环和瓣膜正常，没有明显的狭窄后肺动脉扩张。右心室壁明显增厚，右心房也可扩大。

双腔右心室是一种非常罕见的畸形，发生于漏斗部的下部，右心室流出道的纤维肌束收缩变窄，形成纤维肌肉隔膜，将右心室分成两个大小不等的心腔；上方为稍有扩大而壁薄的漏斗部，下方为肥大的右心室。隔膜的开口径大小决定了右心室流出道梗阻的程度。

（三）肺动脉瓣上狭窄

肺动脉瓣上狭窄是指肺动脉干、左、右肺动脉及更远端分支的梗阻，狭窄可为一处，但更常见的是多处狭窄。如果肺动脉瓣上狭窄局限，常伴有狭窄后扩张；但如果狭窄段长或肺血管弥漫性发育不良，则不会发生狭窄后扩张。

肺动脉瓣上狭窄常合并各类先天性和获得性疾病，包括风疹、先天性肝内胆管发育不良征（Alagille Syndrome）、皮肤松弛症、先天性侏儒痴呆综合征（Noonan Syndrome）、先天性结缔组织发育不全综合征（Ehlers-Danlos Syndrome）和威廉斯综合征（Williams Syndrome）等。

【临床表现】

右心室流出道及肺动脉狭窄的临床表现与狭窄的程度有关，狭窄越重，症状越明显，也越严重。

（一）症状

轻度狭窄患者没有症状或症状轻微。中度狭窄患者的常见症状有活动耐力差、易疲劳，劳累后心悸、气促等。婴幼儿期可有呼吸困难、乏力、喂养困难，其症状可随年龄增长而加重。个别患者因右向左分流，也可出现发绀。晚期可出现右侧心力衰竭症状，如静脉充盈、外周水肿和发绀等。在极少数情况下，患者可出现劳力型心绞痛、晕厥或猝死。

（二）体征

一般发育尚可，严重狭窄者发育较差。胸骨左缘心前区可扪及抬举样搏动，提示有重度的右心室流出道及肺动脉狭窄。若为肺动脉瓣狭窄，在胸骨左缘第2肋间可扪及明显的收缩期震颤，小儿或胸壁较薄的成年人尤其明显，是提示瓣膜狭窄的重要体征之一。在胸骨左缘第2肋间闻及粗糙的收缩期喷射样杂音，随吸气增强，向左锁骨下区和左腋部传导。随着瓣膜狭窄加重，喷射样杂音强度增加，持续时间延长，高峰延迟。肺动脉瓣区第二心音减弱或消失。收缩期杂音和第二心音减弱或消失，是肺动脉瓣狭窄的重要体征。

若为右心室流出道狭窄，收缩期震颤及杂音常以胸骨左缘第4肋间最明显，听不到肺动脉瓣的开瓣音。

若为肺动脉瓣上狭窄，可听诊到连续、柔和的杂音。

如通过未闭的卵圆孔、房间隔缺损、室间隔缺损产生右向左分流，可出现发绀。

【辅助检查】

（一）心电图检查

心电图上右心室肥厚的程度与右心室流出道及肺动脉狭窄的严重程度直接相关。轻度狭窄者，约50%的心电图正常或只有轻微的电轴右偏。中度狭窄，可观察到电轴右偏，R_{V_1}振幅增高。重度狭窄者，电轴极度右偏，R_{V_1}振幅>20mm，可出现右心室心肌劳损和肺型P波。

（二）胸部X线检查

正位X线胸片显示心脏轻度或中度增大，肺血管纹理稀少，肺野清晰。如X线胸片提示右心缘增大，提示右心房也扩大。有心力衰竭的婴儿，因右心房扩大，心影可呈球形。侧位片可见增大的右心室与前胸壁接触面增加。即使只有轻度的肺动脉瓣狭窄，窄后扩张也会导致主肺动脉、左右肺动脉影明显凸出。右心室流出道狭窄时，由于右心室肥大，心尖上翘。心腰低平或凹陷。

（三）超声心动图

超声心动图可明确诊断，应用二维及多普勒技术可全面评估右心室流出道及肺动脉的情况。

通过二维成像，可以观察到增厚呈穹窿状的肺动脉瓣，反射增强，开放受限；右心室前壁及室间隔增厚，右心室流出道变窄，肺动脉呈狭窄后扩张。可测量右心室大小和收缩功能、右心房大小和肺动脉直径。

右心室流出道狭窄时，可见右心室流出道内流速明显升高，形成收缩期射流，多普勒超声可估测流出道的压差和口径。

肺动脉狭窄时，肺动脉瓣口处流速升高，形成收缩期射流，射血时间延长，多普勒检查可估测肺动脉瓣的跨瓣压差、瓣口面积，确定病变的位置和严重程度。

（四）心导管检查和肺动脉造影

本病大多数可经临床检查和超声心动图明确诊断，心导管检查和造影不常规进行。如果临床检查和心脏超声结果明显不符，进行心导管检查可以明确诊断。

1. *右心导管检查*　正常人右心室收缩压与肺动脉干的收缩压一般均相等。如有压力阶差，一般不超过 10mmHg；凡右心室压力显著升高，肺动脉压力降低或正常，右心室与主肺动脉压力阶差超过10mmHg 以上者，即可诊断为肺动脉瓣狭窄。根据右心室压力升高和瓣口狭窄的程度，分为轻度、中度、重度和极重度 4 种（表 1-1）。

将心导管从肺动脉逐渐拉回到右心室，瓣膜狭窄者可显示明显压力阶差和压力曲线的改变，收缩压突然升高，波形呈高而尖的心室波，而舒张压降低；如从肺动脉至右心室连续测压，出现移行区，提示右心室漏斗部有肌性狭窄存在。

表 1-1　右心室压力和瓣口狭窄程度

瓣口狭窄程度	压　力(mmHg)			瓣口直径(mm)
	收缩压	平均压	压力阶差	
轻	＜60	＜25	＜40	＞15
中	61～120	26～45	40～100	1～15
重	121～180	46～65	＞100	5～10
极重	＞180	＞65	＞100	＜5

2. *心血管造影*　右心室造影可显示右心室漏斗部狭窄的部位和程度，瓣口狭窄的程度、主肺动脉及其分支狭窄的程度和位置。如为肺动脉瓣狭窄，造影显示主肺动脉明显扩张，造影剂较淡，从狭窄的肺动脉口喷出较浓的造影剂。如为右心室流出道狭窄，可见造影剂滞留在右心室内。如有主肺动脉或其分支狭窄，可见狭窄前后扩张的肺动脉。另外，心导管造影检查还可了解是否存在合并畸形。

【鉴别诊断】

（一）房间隔缺损

房间隔缺损患者由于右心系统血容量增多，右心室前负荷增加，右心室收缩射血时易产生肺动脉瓣相对性狭窄。听诊时在胸骨左缘第 2 肋间可闻及柔和的收缩期杂音，超声心动图可探及肺动脉瓣血流加速，有时误诊为肺动脉瓣狭窄。依据听诊时肺动脉瓣第二心音亢进，有时分裂，X 线胸片显示肺血增多等不难鉴别。但应注意房间隔缺损合并肺动脉瓣狭窄。

（二）室间隔缺损

小的室间隔缺损患者可无症状，体格检查闻及胸骨左缘第 3、4 肋间收缩期杂音，高位室间隔缺损的杂音部位可位于左侧第 2 肋间，有时易与肺动脉瓣狭窄混淆。但室间隔缺损往往肺动脉瓣第二心音亢进，杂音粗糙，X 线胸片显示肺血增多，双心室增大，超声心动图可见明显的跨室间隔血流，不难鉴别。

（三）法洛四联症

有时法洛四联症患者的心脏听诊，X 线胸片等与肺动脉口狭窄者极为相似，均可闻及胸骨左缘第 2 肋间收缩期杂音，第二心音减弱，X 线胸片显示肺血减少及右心室扩大。但法洛四联症患者多有蹲踞现象及发绀，X 线胸片显示上纵隔增宽，超声心动图可见室间隔缺损及主动脉骑跨现象。

（四）三尖瓣下移畸形

严重三尖瓣下移畸形患者表现为发绀，右心扩大及肺血相对减少，有时易与严重肺动脉瓣狭窄合并右侧心力衰竭混淆。但三尖瓣下移畸形患者肺动脉瓣区无收缩期杂音，右心室无肥大，而以右心房扩大为主，多有右束支传导阻滞。超声及心导管检查可测知三尖瓣及肺动脉瓣情况及右心室-肺动脉有无压力阶差，两者不难鉴别。

（五）主动脉窦瘤凸入右心室流出道

未破裂而突入右心室流出道的主动脉窦瘤有时可致右心室流出道梗阻，临床表现与单纯右心室流出道狭窄相似。但主动脉窦瘤（多见于成年人）既往无心脏杂音。合并室间隔缺损者，心脏杂音性质与部位与单纯右心室流出道狭窄者不同。超声心动图可观察到主动脉窦扩大，窦壁破坏及向右心室流出道突出的囊袋，与单纯右心室流出道肌性狭窄不同。有时需术中探查才能鉴别。

（六）特发性肺动脉扩张症误诊为肺动脉瓣狭窄

特发性肺动脉扩张症是指肺动脉在正常动脉压力下而发生原因不明的扩张，临床表现多无症状，肺动脉瓣听诊区可闻及收缩期杂音，偶可闻及喀喇音，有时误诊为肺动脉瓣狭窄。前者右心室多无肥大，有时肺动脉瓣第二心音略亢进，无右心室-肺动脉压力阶差，可资鉴别。

【治疗】

（一）介入治疗

传统上，右心室流出道及肺动脉狭窄均由外科手术治疗。1982年，有报道对肺动脉瓣狭窄进行经皮穿刺球囊导管瓣膜成形术。目前，对于单纯的肺动脉瓣狭窄，经皮球囊瓣膜成形术已成为儿童、青少年及成年人患者的首选治疗方法。任何患者跨肺动脉瓣压力阶差>50mmHg，都应考虑经皮球囊瓣膜成形术。

目前，也有报道使用肺血管球囊成形术，并置入可扩展的金属支架，来治疗肺动脉瓣上狭窄。金属支架可以克服阻力成功置入，但随患者年龄增长，如何再次扩张支架，仍然很成问题。

（二）手术治疗

手术一般在体外循环下进行。单纯肺动脉瓣狭窄，可直视下进行瓣膜交界切开。右心室流出道狭窄，则需要切开右心室流出道，切除肥厚心肌和隔膜，疏通右心室流出道，必要时心包补片加宽。若为右室流出道狭窄合并肺动脉瓣环发育不良及主肺动脉狭窄，则须将心室切口向上延伸，经肺动脉瓣环，达主肺动脉远端，再用自体心包加宽修补，扩大后的肺动脉瓣环直径参考标准为：1岁以内瓣环直径为8～10mm；1－10岁瓣环直径为11～13mm；11－14岁瓣环直径为14～16mm；15岁以上瓣环直径为17～20mm。

对于主肺动脉及其分支的狭窄，可沿血管长轴切开管壁，用补片加宽狭窄的管径。右肺动脉加宽时，可横断主动脉以方便显露。其他合并畸形，在术中予以处理。

【并发症及防治】

（一）残余梗阻

1. 原因　右心室流出道肥厚肌束切除不彻底或右心室流出道及肺动脉瓣环未用补片加宽或加宽不够等造成。

2. 对策　若术后肺动脉瓣跨瓣压差>50mmHg或右心室收缩压力>75mmHg，应再次手术加宽肺动脉瓣环及右心室流出道。若残余梗阻合并肺动脉瓣及三尖瓣关闭不全，则易发生右侧心力衰竭，必须处理。

（二）术后低心排血量综合征

1. 原因　狭窄解除不彻底，或右心室流出道补片过宽影响右心室收缩功能所致。也可由于严重肺动脉口狭窄致严重右心室肥厚及心肌纤维化引起。术前心功能差者术后更易发生低心排。

2. 对策　应给予正性肌力药物及扩血管药物。存在较重残余梗阻或补片过宽，导致心功能难以改善者，应考虑再次手术矫正。

【疗效评价】

婴幼儿和成年人经皮穿刺球囊扩张瓣膜成形术的主要死亡率，以及外科手术死亡率，均趋向于零。

右心室流出道及肺动脉狭窄术后，症状可减轻或完全缓解。年龄较大的患者，手术后症状也有明显改善，心功能有所提高。大多数患者扩大的右心室可恢复正常，三尖瓣关闭不全消失或减轻，右心室收缩压下降至正常范围。

经皮穿刺球囊扩张瓣膜成形术后，少数病例的压力阶差仍>50mmHg，需要外科行跨瓣环补片扩大手术。对于残余右心室流出道狭窄，如右心室压高，压力阶差>50mmHg，也须进行再次手术，加宽流出道。

（陈寄梅）

第七节　法洛四联症

【概述】

法洛四联症（Tetralogy of Fallot，TOF）是最常见的发绀型先天性心脏病，其发病率占各类先天性心脏病的10％～15％。典型的TOF有4个特点，包括右心室流出道梗阻（漏斗狭窄）、室间隔缺损、主动脉骑跨（右旋）和右心室肥大，但也可合并房间隔缺损等其他畸形。TOF的基本病理是右心室漏斗部发育不良，而导致室间隔漏斗部前向左转，引起对位不良。这种对位不良决定了右心室流出道梗阻的程度。绝大多数TOF患儿需要外科手术治疗。随着体外循环、心肌保护和手术技术的进步和完善，各大医学中心临床结果提示手术并发症和死亡率很低，远期效果良好。

早在 1672 年，Stensen 就首次描述了该病。1888 年，Fallot 第一次精确地描述该病的临床表现及完整的病理特征，后人以他的名字命名该病。

尽管 TOF 早就可以得到临床诊断，但直到 20 世纪 40 年代，仍没有什么好的治疗方法。心脏内科医生 Taussig 与外科医生 Blalock 的合作，在 1944 年 Blalock 为一个 TOF 婴儿做手术，首创了锁骨下动脉和肺动脉之间的 BT 分流手术。这项开创性的外科技术为新生儿心脏手术开启了一个新的时代。其后逐渐出现了从降主动脉到左肺动脉的 Potts 分流、从上腔静脉到右肺动脉的 Glenn 分流，以及从升主动脉到右肺动脉的 Waterston 分流。

Scott 于 1954 年首次进行了 TOF 心脏直视手术。不到半年，Lillehei 使用控制性交叉循环，第一次成功进行了 TOF 根治手术。第二年，随着 Gibbons 的体外循环的到来，确立了心脏手术的另一个历史时代。从那时起，外科技术与心肌保护取得许多进展，TOF 治疗也取得了巨大进步。

【流行病学】

（一）发病率

每 10 000 出生婴儿中，有 3～6 个 TOF 发生，属于最常见的发绀型先天性心脏病。在其他哺乳类动物，如马和大鼠中，也可观察到 TOF。虽然在大多数情况下，TOF 呈散发性和非家族性；但 TOF 患病父母的后代，其发病率可达 1%～5%，并且男性比女性更易罹患该病。TOF 常合并心脏外畸形，如唇裂和腭裂、尿道下裂，以及骨骼及颅面畸形。最近的遗传研究表明，一些 TOF 患者可能有 22q11.2 微缺失和其他亚微观转录的改变。

（二）病因学

虽然遗传研究表明有多因素在起作用，大多数的先天性心脏病病因并不清楚。TOF 的产前高危因素包括孕产妇风疹（或其他病毒性疾病）、营养不良、酗酒、年龄超过 40 岁和糖尿病。唐氏综合征患儿更易罹患 TOF。

（三）自然病史

不是所有 TOF 婴幼儿都需要早期手术。但如果不进行手术治疗，TOF 的自然病程预后不良。病情的进展取决于右心室流出道梗阻的严重程度。

如不进行手术，TOF 的死亡率逐渐增加，从 2 岁时的 30%到 6 岁时的 50%。出生后第一年的死亡率最高，然后在 10 岁前保持恒定。可活到 10 岁的 TOF 患者不超过 20%，可活到 20 岁的 TOF 患者少于 5%～10%。能活到 30 岁的患者大多数会出现充血性心力衰竭。也有个别患者因其畸形造成的血流动力学影响很小，其寿命与正常人相似。

据预测，TOF 合并肺动脉闭锁的患者，预后最差，只有 50%的机会可活到 1 岁，8%的机会活到 10 岁。如果不进行治疗，TOF 还面临额外的风险，包括栓塞造成卒中、肺栓塞和亚急性细菌性心内膜炎。

【病理解剖】

法洛四联症（TOF）的患者可出现范围广泛的解剖畸形。法洛四联症最初描述的 4 种畸形包括：①肺动脉狭窄；②室间隔缺损；③主动脉右旋造成的骑跨；④右心室肥厚。目前，学术界公认的 TOF 的最重要特征是：①漏斗部或瓣膜狭窄引起的右心室流出道梗阻（RVOTO）；②室间隔缺损为非限制性，并且对位不良。

（一）右心室流出道梗阻

临床上大多数的 TOF 患者，由于右心室血流排空受阻，右心室的收缩压会不断增高。漏斗部室间隔的前移和旋转，决定了右心室梗阻的部位和严重程度。如果梗阻相邻肺动脉瓣，病变会更重。

（二）肺动脉及其分支

肺动脉的大小和分布差异很大，可能闭锁或发育不良。左肺动脉缺如比较少见。有些病例存在不同程度的外周肺动脉狭窄，进一步限制了肺血流量。

肺动脉闭锁造成右心室与主肺动脉没有血流沟通。在这种情况下，肺血流依赖于未闭的动脉导管或来自支气管动脉的侧支循环。如果右心室流出道梗阻轻微，大的左向右分流或大的主肺侧支会使肺血流量过大，造成肺血管病变。在 75%左右的 TOF 患儿中，存在不同程度的肺动脉瓣狭窄。狭窄通常是由于瓣叶僵硬，而不只是交界融合所造成的。绝大部分 TOF 患者的肺动脉瓣环都有狭窄。

（三）主动脉

主动脉向右移位和根部的异常旋转导致主动脉骑跨，即主动脉有不同的程度起源自右心室。在某些病人，超过 50%的主动脉可能源自右心室。可能因此出现右位主动脉弓，导致主动脉弓分支异常起源。

（四）合并畸形

合并畸形很常见。合并房间隔缺损的 TOF 也称所谓的法洛五联症。其他合并畸形包括：动脉导管未闭、房室间隔缺损、肌性室间隔缺损、肺静脉异位引流、冠状动脉畸形、肺动脉瓣缺如、主肺动脉窗以及主动脉瓣关闭不全等。

冠状动脉的解剖也可能是不正常的。其中一种情况是，左前降支（LAD）发自右冠状动脉近端，在肺动脉瓣环下方，横跨右心室流出道。TOF病例中，这种LAD异常大约占9%，这种异常增加了跨肺动脉瓣环补片的风险，有时需要使用外管道。室缺修补时，异常LAD容易受损。有时，右冠状动脉起源于左冠状动脉。

【病理生理】

TOF的血流动力学取决于右心室流出道梗阻的严重程度。一般情况下，由于存在非限制性的室间隔缺损，左、右心室的压力相等。如果梗阻非常严重，心内分流是从右到左，肺血流量也会显著减少。在这种情况下，肺血流量主要依赖于未闭的动脉导管或支气管侧支血管。

【临床表现】

（一）症状

临床表现与解剖畸形的严重程度有直接的关系。大多数TOF婴幼儿会有喂养困难，发育受限。合并肺动脉闭锁的婴儿，如果没有大的主肺侧支，随着动脉导管的闭合，会出现重度发绀。也有些患儿因为有足够的肺血流量，不会出现发绀；只有当他们的肺血流量不能满足生长发育的需要时，才出现症状。

刚出生时，一些TOF婴儿并不显示发绀的迹象，但之后在哭泣或喂养过程中，他们可能出现皮肤发绀，甚至缺氧发作。在较大的TOF儿童中，最有特征性的增加肺血流量的方式是蹲踞。蹲踞具有诊断意义，在TOF患儿中有高度特异性。蹲增加周围血管阻力，从而减少跨室间隔缺损的右向左分流量。随着年龄增长，劳累性呼吸困难进行性加重。较大的儿童中，侧支血管可能破裂导致咯血。严重发绀患者，可因红细胞增加，血黏稠度高，血流变慢，而引起脑血栓，若为细菌性血栓，则易形成脑脓肿。

会加重TOF患儿发绀的因素有：酸中毒、压力、感染、姿势、活动、肾上腺素受体激动药、脱水、动脉导管闭合。

TOF主要的分流是经室间隔缺损，血流从右到左进入左心室，产生发绀和血细胞比容升高。轻度肺动脉狭窄，可能会出现双向分流。一些患者，漏斗部的狭窄极轻，其主要的分流是从左到右，这种现象称为粉红色TOF。虽然这类患者可能不会出现发绀，但往往会有体循环中的氧饱和度下降。

（二）体征

大多数患儿比同龄儿童瘦小，通常出生后就有嘴唇和甲床发绀；3～6个月以后，手指和足趾出现杵状。

通常在左前胸可扪及震颤。肺动脉瓣区和胸骨左边可听到粗糙的收缩喷射性杂音。如右心室流出道梗阻严重（肺动脉闭锁），杂音可能听不到。主动脉瓣区第二心音通常是响亮的单音。在缺氧发作时，心脏杂音可能会消失，提示右心室流出道和肺动脉收缩变窄。如存在大的主肺侧支，可听诊到连续杂音。

【辅助检查】

（一）实验室检查

红细胞计数、血红蛋白及血细胞比容均升高，与发绀的程度成正比。通常，动脉血氧饱和度降低，多数在65%～70%。由于凝血因子减少与血小板计数低，严重发绀的患者都有出血倾向。全血纤维蛋白原减少，导致凝血酶原时间和凝血时间延长。

（二）X线胸片

最初X线胸片可能无异常；逐渐会出现明显的肺血管纹理减少，肺动脉影缩小，右心室增大，心尖上翘，呈现经典的“靴形心”。

（三）心电图

显示右心室扩大引起的电轴右偏，常有右心房肥大，不完全右束支传导阻滞约占20%。如果心电图没有提示右心室肥厚，则TOF的诊断可能有误。

（四）超声心动图

显示主动脉骑跨于室间隔之上，内径增宽。右心室内径增大，流出道狭窄。左心室内径缩小。多普勒彩色血流显像可见右心室直接将血液注入骑跨的主动脉。目前，彩色多普勒超声心动图可以准确诊断动脉导管未闭、肌性室间隔缺损或房间隔缺损，还可以较为准确地提示冠状动脉的解剖，轻松观察瓣膜病变。在许多医疗机构，TOF手术前仅用超声心动图来作诊断。

如果存在多发室间隔缺损、冠状动脉异常或远端肺动脉图像不清楚，则需要进一步的检查。

（五）磁共振成像

磁共振成像（MRI）可以提供主动脉、右心室流出道、室间隔缺损、右心室肥厚和肺动脉及其分支发育情况的清晰图像。磁共振成像可以测量心腔内压力、压差和血流量。磁共振成像的缺点包括：

较长的成像时间，患儿需要镇静以防止运动伪影。此外，在磁共振隧道成像时，无法观察到患儿的病情变化。

（六）心导管检查

不是所有TOF患者均需要进行心导管检查。如果超声心动图对心脏畸形描述不清晰，或肺动脉及其分支情况不明，或怀疑有肺动脉高压导致的肺血管病变，心导管检查则非常有帮助。

心导管检查通过血管造影，了解心室、肺动脉的大小。心导管可以获得各个心腔和血管的压力和氧饱和度资料，发现任何可能的分流。如之前做过分流手术，在根治手术前要进行造影。心导管造影还可以确定冠状动脉异常。

【诊断及鉴别诊断】

（一）诊断

TOF有典型的临床特征，可以很快作出初步的临床诊断。如出生后早期出现发绀，呼吸困难，活动耐力差，喜蹲踞，胸骨左缘收缩期杂音及肺动脉第二心音减弱，红细胞计数、血红蛋白、血细胞比容升高，动脉血氧饱和度减低，X线胸片示肺血减少，靴形心，心电图示右心室肥大等，即可作出诊断。确诊依据超声心动图、心导管及心血管造影检查。

（二）鉴别诊断

主要依靠超声心动图、心导管和心血管造影检查，对其他的发绀型心脏畸形进行鉴别。

1. *大动脉转位*　完全性大血管错位时，肺动脉发自左心室，而主动脉发自右心室，常伴有心房或心室间隔缺损或动脉导管未闭，心脏常显著增大，X线片示肺部充血。如同时有肺动脉瓣口狭窄则鉴别诊断将甚困难。

2. *三尖瓣闭锁*　三尖瓣闭锁时三尖瓣口完全不通，右心房的血液通过未闭卵圆孔或心房间隔缺损进入左心房，经二尖瓣入左心室，再经心室间隔缺损或未闭动脉导管到肺循环。X线检查可见右心室部位不明显，肺野清晰。有特征性心电图，电轴左偏−30°以上，左心室肥厚。选择性右心房造影可确立诊断。

3. *三尖瓣下移畸形*　三尖瓣下移畸形时，三尖瓣的隔瓣叶和后瓣叶下移至心室，右心房增大，右心室相对较小，常伴有心房间隔缺损而造成右至左分流。心前区常可听到4个心音；X线示心影增大，常呈球形，右心房可甚大；心电图示右心房肥大和右束支传导阻滞；选择性右心房造影显示增大的右心房和畸形的三尖瓣，可以确立诊断。

4. *右心室双出口伴肺动脉狭窄*　临床症状与TOF极相似，但本病一般无蹲踞现象，X线检查显示心影增大，心血管造影可确诊，右心室双出口与法洛四联症主要鉴别点为主动脉瓣与二尖瓣前叶无解剖连接。

5. *肺动脉口狭窄合并心房间隔缺损*　本病发绀出现较晚，有时在数年后，蹲踞不常见。胸骨左缘第2肋间的喷射性收缩期杂音时限较长，伴明显震颤，P_2分裂，X线检查除显示右心室增大外，右心房也明显增大，肺动脉段凸出，无右位主动脉弓，肺血正常或减少，心电图右心室劳损的表现较明显，可见高大P波。选择性心血管造影，发现肺动脉口狭窄属瓣膜型，右至左分流水平在心房部位，可以确立诊断。

6. *艾森门格综合征*　室间隔缺损、房间隔缺损、主-肺动脉窗或动脉导管未闭的患者发生严重肺动脉高压时，使左至右分流转变为右至左分流，形成艾森门格综合征。本综合征发绀出现晚；肺动脉瓣区有收缩喷射音和收缩期吹风样杂音，第二心音亢进并可分裂，可有吹风样舒张期杂音；X线检查可见肺动脉总干弧明显凸出，肺门血管影粗大而肺野血管影细小；右心导管检查发现肺动脉显著高压等，可鉴别。

【治疗】

（一）药物治疗

手术是法洛四联症（TOF）发绀型患者最有效的治疗。药物治疗主要是为手术做准备。大多数婴儿有足够高的氧饱和度，通常可进行择期手术。新生儿急性缺氧发作时，除了吸氧和静脉注射吗啡之外，将他们放成胸膝体位，可能是有用的。重度缺氧发作时，可静脉注射普萘洛尔，减轻右心室流出道漏斗部的肌肉痉挛，增加肺血流量。逐渐加重的低氧血症和缺氧发作是TOF早期手术的指征。无症状的TOF患儿不需要任何特殊药物治疗。

（二）外科治疗

TOF的早期手术的风险因素包括以下内容：低出生体重儿、肺动脉闭锁、合并复杂畸形、以前多次手术、肺动脉瓣缺如综合征、低龄、高龄、严重肺动脉瓣环发育不良、肺动脉及其分支发育不良、右心室/左心室收缩压比值高、多发性室间隔缺损、合并其他心脏畸形等。

1. *姑息手术*　姑息手术的目标是，不依赖动脉导管，增加肺血流量，使肺动脉生长，为手术根治创造机会。有时,婴儿肺动脉闭锁或 LAD 冠状动脉横跨右心室流出道,无法建立跨肺动脉瓣环的右心室-肺动脉通道,而可能需要放置外管道。

虽然可以使用人工管道,肺动脉极其细小的婴幼儿或许不适合在婴儿期一期根治。这些婴儿需要的是姑息而不是根治手术。姑息手术有各种类型,但目前首选的是 Blalock-Taussig 分流术。

Potts 分流术会引起肺血流量不断增加,而且在根治手术时,拆除分流难度大,现已放弃。Waterston 分流术有时还用,但也存在肺动脉血流过大的问题。这种分流方法还会造成右肺动脉狭窄,通常根治手术时,需要进行右肺动脉成形。由于会造成之后的根治手术困难,Glenn 分流术也已经不再使用。

鉴于上述各种分流术存在的问题,改良 Blalock-Taussig 分流术,即在锁骨下动脉和肺动脉之间使用 Gore-Tex 人工血管连接,是目前首选的方法。Blalock-Taussig 分流术具有以下优点:①保留了的锁骨下动脉;②双侧均适合使用;③明显减轻发绀;④根治手术易于控制和关闭分流管道;⑤良好的通畅率;⑥降低医源性体肺动脉损伤的发生率。

根据各家报道,改良 Blalock-Taussig 分流术的死亡率<1%。然而,改良 Blalock-Taussig 分流术也有一些并发症,包括术侧手臂发育不良、指端坏疽、膈神经损伤和肺动脉狭窄。

姑息分流术的效果,会因患者手术年龄和分流手术类型而不同。

其他类型的姑息手术,目前已经很少使用。这其中包括非体外循环下右心室流出道补片扩大术。这种手术可能会损害肺动脉瓣,造成心包重度粘连,肺动脉血流量过多会导致充血性心力衰竭;因此,这种手术仅限于 TOF 婴儿合并肺动脉闭锁和(或)肺动脉发育不全的治疗。

在新生儿危重患者中,如果存在多个医疗问题,可通过导管球囊进行肺动脉瓣切开,以增加血氧饱和度,从而避免急诊姑息手术。但是,在新生儿中,这种操作有引起肺动脉穿孔的风险。最近一项研究表明,在有症状的新生儿 TOF 患者中,进行分流手术或根治手术,其死亡率和结果相近。

2. *根治手术* 一期根治是 TOF 最理想的治疗方式,通常在体外循环下进行。手术的目的是修补室间隔缺损,切除漏斗部狭窄区的肌束,消除右心室流出道梗阻。在体外循环转机前,以往手术放置的主-肺分流管要先游离出来并拆除。之后,患者在体外循环下接受手术,其他的合并畸形如房间隔缺损或卵圆孔未闭,也同期修补关闭。

3. *手术选择* TOF 是一种进展性的心脏畸形,大多数患儿需要外科手术治疗。外科根治最佳的手术年龄仍存在争议,但多数学者主张早期根治手术,理由是:①能促进肺动脉和肺实质的发育;②避免了体肺分流术给左心室带来的容量负担,保护了左心室功能;③避免了体肺分流不当造成肺血管病的危险;④心内畸形早期得到矫治,避免了右心室肥厚,避免了肺动脉血栓形成、脑脓肿、脑血栓及心内膜炎等并发症;⑤避免了右室内纤维组织增生,术后严重心律失常发生率明显降低;⑥促进心脏以外器官发育;⑦避免二次手术的危险,减轻家属心理和经济负担。

现在大多数的外科医生建议 TOF 一期根治,目前结果很好。新生儿 TOF 应用前列腺素维持动脉导管开放,发绀可以得到控制,大大减少了 TOF 的紧急手术。对危重发绀缺氧婴儿,外科医生现在有足够的时间来评估患者的解剖并进行一期根治手术,而不必采用主动脉-肺动脉分流术。

TOF 一期根治,避免了长时间的右心室流出道梗阻和继发的右心室肥厚、长期的发绀和侧支血管形成。一期法洛四联症 TOF 根治的风险因素包括:冠状动脉异常、极低体重儿、肺动脉细小、多发性室间隔缺损、合并多种心内畸形。

4. *术后处理* 所有婴幼儿心内直视手术后都转入儿童重症监护病房。术后必须密切观察血流动力学指标,等心脏和呼吸功能稳定后再去除气管插管和呼吸机。需要保持适当的心排血量和心房起搏,来维持体循环的末梢灌注。患者应每天称重,来指导出入液体量。心脏传导阻滞患者应该安置临时的房室起搏器。如果 5~6d 后还不能恢复正常传导,患者可能需要置入永久心脏起搏器。

【疗效评价】

(一)手术结果

TOF 外科矫治的结果良好,并发症和死亡率都很低。到目前为止,经心室切口和经心房切口进行畸形矫治的两种手术方法,没有发现有手术死亡率的差异。

偶尔术后有些患者的右心室/左心室压力比明显升高,原因有多种,包括室间隔残余分流、残余右心室流出道狭窄等。这些患者往往病情恶化,必须尽快通过超声心动图检查找出原因,并通过再次手术来纠正右心室高压的病因。研究表明,术中保持肺动脉瓣环的完整性，可减少再手术率。

随着技术的进步，新近报道显示，婴儿早期一期根治的效果良好。总体而言，不论是一期矫治或是主-肺分流术后的二期根治，大多数研究系列报道的死亡率为1%～5%。同样，婴幼儿接受姑息分流手术的死亡率也很低，为0.5%～3%。术后20年的生存率为90%～95%。

低温、心脏停搏液、深低温停循环等心肌保护技术的进步，使更小的婴儿得到更精确的解剖矫治，手术效果优良。不过，1岁前接受根治手术的婴儿，与1岁以上的患者相比，其手术风险会增加。

(二)再手术

文献表明，约5%的患者需要再次手术。早期再手术的指征包括室缺残余分流或残余右心室流出道梗阻。

TOF患者对室缺残余分流的耐受能力很差，因为这些患者不能耐受的急性增加的容量负荷。TOF矫治术后，小的室缺残余分流比较常见，通常没有临床意义。大的室缺残余分流，或者右心室流出道狭窄压差＞60mmHg，都要考虑紧急再手术。再手术的风险不大，但结果可显著改善。右心室流出道再梗阻，可能是由于肌肉纤维化或肥大引起。有时，肺动脉瓣反流会加大，并伴有右侧心力衰竭。出现这种情况，通常须要进行肺动脉瓣置换。生物瓣比机械瓣不容易产生血栓，因此是肺动脉瓣置换的首选。

(三)并发症

早期的术后并发症包括心脏传导阻滞与室缺残余分流。室性心律失常较为常见，也是术后晚期死亡的最常见原因。据报道，在TOF矫治术后10年内的患者中，因室性心律失常猝死的占0.5%。在早期手术的患者中，心律失常发生率＜1%。同大多数的心脏术后患者一样，心内膜炎的风险是终身的，但比没有根治的TOF患者要小得多。

(四)预后

在现阶段，通过心脏手术，单纯的法洛四联症(TOF)儿童远期生存率很高，具有优良的生活质量。长期结果数据表明，虽然有些人运动能力稍差，但大多数的生存者纽约心脏协会心功能分类为Ⅰ级。有报道称，患者晚期的室性心律失常猝死率为1%～5%，原因不明。对于TOF矫治术后的患者，长期进行心脏监测是必要的。

(五)未来和争议

目前，有些TOF患者已经在第一次手术后，生活了15～20年。这些患者所遇到的主要问题是肺动脉瓣反流不断加重，其中一些需要进行肺动脉瓣置换术。接受了肺动脉瓣生物瓣置换的患者，只有时间才知道这些瓣膜能持续多长时间。不过，目睹过去10年来经皮穿刺技术与组织工程的巨大进步，外科手术所起的作用可能会下降。

(陈寄梅)

第八节　肺动脉闭锁

肺动脉闭锁有两种类型，一种是室间隔完整的肺动脉闭锁，另一种是伴有室间隔缺损的肺动脉闭锁。下面分节叙述。

一、室间隔完整的肺动脉闭锁

【概述】

室间隔完整的肺动脉闭锁是较少见的发绀型先天性心脏病，占先天性心脏病的1%～3%，占新生儿发绀型先天性心脏病的25%。未经治疗50%死于新生儿期，85%死于6个月，仅2.5%能活至3岁。室间隔完整的肺动脉闭锁是指肺动脉瓣闭锁同时伴有不同程度的右心室、三尖瓣发育不良，而室间隔完整的先天性心脏畸形。

肺动脉瓣叶在发育时无法相互分离的胚胎学机制尚不清楚。流经三尖瓣和右心室的血流明显减少可能是导致肺动脉闭锁合并三尖瓣和右心室发育不良的原因。

【病理解剖】

本病并非单纯的肺动脉病变，病理变化涉及右心室、三尖瓣及冠脉血管。室间隔完整的肺动脉闭锁很少伴有主-肺动脉大侧支血管形成。

(一)肺动脉闭锁

肺动脉瓣呈隔膜样闭锁，瓣叶融合为拱顶状，漏斗部或肺动脉干闭锁少见。肺动脉瓣环和肺动脉干多近正常，亦可严重发育不良。

(二)右心室及三尖瓣

Bull和de Leval将本病分为3型：Ⅰ型，右心室的流入部、小梁部和漏斗部均存在；Ⅱ型，漏斗部缺如，流入部、小梁部存在；Ⅲ型，只有流入部分，其余两部分均缺如。三尖瓣几乎都有不同程度的发育不良，从三尖瓣重度狭窄到三尖瓣环扩张，亦可呈 Ebstein 畸形样改变。通常可通过三尖瓣瓣环的直径来判断右心室的发育程度，借以指导选择手术方式。

(三)冠状动脉循环

约 10%室间隔完整的肺动脉闭锁患儿有 1 支或几支主要冠状动脉狭窄或闭锁。在狭窄或闭锁段远侧的冠状动脉通常经过右心室与冠状动脉床之间的心肌窦状隙交通来获取血供。这种冠状动脉畸形最常见于三尖瓣关闭正常而右心室腔小的患儿，冠状动脉循环依赖于右心室高压的逆行灌注，又称右心室依赖型冠状动脉循环。

【病理生理】

由于心房水平存在右向左分流，故出生时即发绀，而且仅在动脉导管开放时，患儿才能生存。患儿生后肺血流量和动脉血氧饱和度完全取决于动脉导管的直径。血流进入存在盲端的右心室后可自三尖瓣反流入右心房，或在心肌收缩时通过心肌窦状隙或交通支进入冠状动脉循环。动脉导管出生后收缩或功能性关闭将引起肺血进一步减少，加重低氧血症和代谢性酸中毒，甚至死亡；而心房水平右向左分流不足（仅为卵圆孔未闭），右心房高压可导致体循环淤血和低心排血量。对于存在右心室依赖型冠状动脉循环的患儿，一旦右心室压力因流出道梗阻解除而降低时，冠状动脉灌注不足，将导致严重心肌缺血而死亡。

【临床表现】

出生后随着动脉导管的逐渐闭合，发绀和气促进行性加重。生长发育障碍，常有活动后心悸气促，蹲踞少见。如有主-肺动脉大侧支血管形成，则发绀较轻而易患呼吸道感染，甚至充血性心力衰竭。三尖瓣关闭不全时可伴有右侧心力衰竭的表现。听诊可闻及动脉导管的杂音及三尖瓣反流的收缩期杂音，杂音强度与动脉导管的血流和三尖瓣反流的大小有关。

【辅助检查】

(一)胸部 X 线

无明显三尖瓣反流时心影大小正常，如有三尖瓣重度关闭不全时，则心影呈进行性增大。双侧肺血不同程度减少，肺动脉段平直或凹陷，主动脉结增宽。

(二)心电图

右心房扩大，P 波高尖，右心室发育不良，左心室电势占优。

(三)超声心动图

可显示右心室流出道缺如，主肺动脉与漏斗部分离，此为首要诊断特征。不仅能显示肺动脉瓣或漏斗部闭锁以及右心室和三尖瓣的形态学，也能显示右心室腔的组成和大小、室壁厚度，三尖瓣的形态、启闭功能及瓣环大小，未闭动脉导管形态及左心室腔的大小及功能。并可测得房间隔缺损大小以及肺动脉干及其分支的发育程度。在某些病例，超声心动图可提示冠状动脉瘘的存在。

(四)心导管和心血管造影

主要用于确认有无冠脉畸形。心血管造影可显示冠状动脉狭窄或闭锁段以及心肌接受唯一右心室来源血供的区域，即依赖右心室的冠状动脉血管。同时还可显示右心室腔大小、三尖瓣的发育以及右心室漏斗部盲端。亦可显示肺动脉干盲端及左、右肺动脉状况，从而测量漏斗部至肺动脉盲端间的分隔距离，明确是单纯瓣膜闭锁还是同时涉及漏斗部闭锁。

【诊断及鉴别诊断】

(一)诊断

患儿出生时发育正常，但第 1 天即有发绀。随着动脉导管的闭合，发绀加重并伴呼吸窘迫，出现难治性代谢性酸中毒，心前区杂音不明显或有连续性杂音。胸部 X 线片示肺野缺血，心影不大，临床应首先考虑本病。明确诊断主要依靠多普勒超声心动图及心导管和心血管造影。诊断中应明确动脉导管的粗细、左右心室压力、未闭卵圆孔和房间隔缺损大小、三尖瓣瓣环直径及瓣膜形态、开口大小、反流程度、右心室腔容量、右心室三部分的发育情况、右心室心肌窦状间隙及其左右冠状动脉交通支部位、冠状动脉分布和有无狭窄等。

(二)鉴别诊断

室间隔完整的肺动脉闭锁的鉴别诊断要点包括：新生儿发绀、轻柔的收缩期杂音或连续性杂音、肺纹理减少等。鉴别诊断主要应与其他发绀型先天性心脏病相鉴别，如重度肺动脉瓣狭窄、法洛四联症、肺动脉闭锁合并室间隔缺损、三尖瓣下移畸形、三尖瓣闭锁、单心室、完全性大动脉转位、永存动脉干等。

【治疗】

(一)手术适应证

室间隔完整的肺动脉闭锁的诊断本身即为手术指征。但目前尚无适合所有病例并获得一致认同的治疗策略，个体化的治疗经验相对有限。一期手术的处理原则主要有3个基本方式：单独解除右心室流出道梗阻；解除右心室流出道梗阻伴体-肺动脉分流；单独行体-肺动脉分流。一期治疗方案必须平衡手术风险与长期功能结果。一期治疗的基本目标是在最大限度减少死亡的同时使最终双心室修补可能性最大化。

1. 新生儿阶段应立即行体-肺动脉分流术或肺动脉瓣切开术，但两者通常需同时进行。

2. 如果存在右心室依赖型冠状动脉循环，则不宜行右心室流出道成形术或肺动脉瓣切开术，以免右心室压力下降造成心肌坏死，体-肺动脉分流术是唯一的选择。

3. 三尖瓣的大小（以Z值表示）与右心室的发育程度接近正相关。可将三尖瓣的发育情况作为选择手术方式的依据之一。

（1）轻度右心室发育不良：三尖瓣的Z值在0～－2。治疗目的是促进右心室发育及行最小程度的治疗干预。初期治疗包括右心室减压和建立右心室-肺动脉连续性，房间隔缺损必须保持开放以保证早朝房内右向左减压。其中，约50％的病例由于术后低氧而须另行体-肺动脉分流术。

（2）中度右心室发育不良：三尖瓣的Z值在－2～－3。具有双心室矫治的可能，宜行右心室流出道重建术伴体-肺动脉分流术。此术式保留了右心室发育潜能使后续双心室矫治成为可能。

（3）重度右心室发育不良：三尖瓣的Z值≤－3。宜单独行体-肺动脉分流术。三尖瓣的Z值在－3～－4，二期可行一个半心室矫治或一又四分之一心室矫治。三尖瓣的Z值＜－4，单心室修复则是惟一的选择。

（二）术前准备

第一时间静脉输注前列腺素E_1以保持动脉导管开放。纠正代谢性酸中毒，如有灌注不足，则须正性肌力药物支持。对重症的呼吸窘迫患儿，可在镇静、肌松下用低浓度氧进行机械通气。

（三）手术方法

1. 一期手术　术式的选择：右心室腔发育稍差但接近正常，仅为肺动脉瓣膜闭锁，可单行肺动脉瓣切开术；右心室的3个部分存在或仅漏斗部消失者，宜在体外循环下行右心室流出道重建术，同时行改良体-肺动脉分流术（因右心室顺应性差，单纯行右心室流出道重建术死亡率高）；右心室的漏斗部和小梁部均不存在，仅做体-肺动脉分流术；对于依赖右心室的冠状动脉异常者，仅能做体-肺动脉分流术。

2. 二期手术　目前对室间隔完整的肺动脉闭锁的治疗概念是分二期手术。二期手术的原则是经一期术后如右心室发育良好则二期行双心室修复术或称解剖矫治术，即关闭未闭卵圆孔或房间隔缺损，解除右心室流出道残余梗阻；如一期术后右心室发育仍差，仅能做生理矫治术或一个半心室矫治、$1\frac{1}{4}$心室矫治及分期单心室修复。

（1）双心室修复术：姑息术后密切随访超声观察右心室发育和三尖瓣环大小，如发育已明显改善则再行心导管检查。二期双心室修复的年龄以12～18个月为宜。二期解剖矫治的手术指征：经一期术后右心室发育不良已转为轻至中度；右心室腔发育指数RVI≥11；三尖瓣周径（TVC％）和三尖瓣直径（TVD％）已达正常的95％以上；心房水平从重度转为轻度右向左或双向分流；三尖瓣反流从重度转为轻度。

（2）一个半心室修复术：如用球囊导管堵闭房间隔缺损及体-肺分流管后，虽然右心室流出道是通畅的，但患儿不能忍受，右心房压＞2.67kPa（20mmHg），心排血量明显下降，则可考虑行本术式。手术包括：去除体-肺动脉分流，闭合房间隔缺损，保留右心室-肺动脉通道及行双向Glenn术。

（3）$1\frac{1}{4}$心室修复术：右心室发育差，不能耐受一个半心室修复术，需保留房间隔缺损。

（4）分期单心室修复术：体-肺动脉分流术后6个月行双向Glenn术，2－4岁行全腔静脉肺动脉连接术。

【并发症及防治】

右心室流出道重建和体-肺分流术后右心室顺应性差，需心肺支持治疗。当存在肺动脉瓣反流和三尖瓣反流时，体肺分流的血流在舒张期反流至右心室和右心房，引起循环分流，出现低心排血量表现，此时常需增加肺循环阻力并减低体循环阻力或手术干预减少体-肺分流。低心排血量的另一个原因是冠状动脉供血不足，因有依赖右心室的冠状动脉循环存在，有时术前用心血管造影也很难确诊，此时可再结扎右心室流出道，以提高右心室压力，再现冠状血流。体-肺分流术后出现肺血仍不足，在排除吻合口狭窄外，应保持动脉导管开放。

【疗效评价】

室间隔完整的肺动脉闭锁的右心发育程度不

一，术后生存率高低相差较大。有随访研究指出，右心室发育不良、冠状动脉异位、低出生体重、三尖瓣的反流程度及右心室扩大或肥厚是影响术后远期疗效的重要因素；右心室依赖性冠状动脉循环为严重并发畸形，是婴幼儿早期生存重要的危险因素。

二、肺动脉闭锁合并室间隔缺损

【概述】

通常将肺动脉闭锁合并室间隔缺损归入法洛四联症的最严重型，但它们的治疗和结果却明显不同。这种畸形的基本特征是肺动脉闭锁且在右心室和肺循环之间没有直接的管腔连续。这些患者存在固有肺动脉发育不良闭锁和多发的主-肺动脉侧支血管形成。这种畸形的心内形态和法洛四联症非常相似，两者的区别在于右心室和肺动脉之间完全缺乏连续性，且肺动脉血供只能完全依靠心外途径。本病又称假性永存动脉干、法洛四联症合并肺动脉闭锁。本病约占先天性心脏病的2%，部分患儿伴有锥-干-面部综合征。

在胚胎发育过程中，右侧和左侧第6对背侧主动脉弓和来自原始前肠的肺芽动脉丛融合失败且和主动脉存在持续的连接，从而导致肺动脉闭锁和主-肺动脉侧支血管形成。这种畸形常与染色体22q11缺失相关。

【病理解剖】

肺动脉闭锁合并室间隔缺损的病理解剖特征是肺动脉不同部位发育不良与闭锁，肺实质内的肺动脉分布不均及肺动脉血供来源的无规律性。大型膜周或对位不良型室间隔缺损位于主动脉瓣下，右心室肥厚，主动脉右旋。根据固有肺动脉的发育情况及肺血来源，分为3种类型：①Ⅰ型：有固有肺动脉，导管依赖型，无主-肺动脉大侧支血管形成；②Ⅱ型：有固有肺动脉及主-肺动脉大侧支血管形成；③Ⅲ型：无固有肺动脉，主-肺动脉大侧支血管为唯一肺血来源。

【病理生理】

肺动脉必需有心外的体动脉支供血方能生存。最常见源自动脉导管和降主动脉，但约有10%来自冠状动脉，尤以左冠状动脉为多见。更为复杂的是体动脉支一根或数根供应一个或几个肺叶（段），由于过度灌注而发生肺动脉高压，其中部分体动脉支与肺动脉连接处有明显狭窄，从而避免了发生肺血管梗阻性病变。但当供应肺的动脉侧支过分狭窄，则限制了肺血管和肺实质的发育。

【临床表现】

青紫的严重程度取决于心外体动脉支供应肺动脉血流的多少，以及肺血管在肺实质内的分布。临床表现类似重症法洛四联症，呈青紫气促，活动受限。少数患儿体动脉分支粗大，与肺动脉连接处无狭窄，则症状上表现为轻度青紫或无青紫。有的甚至出现充血性心力衰竭和肺血管梗阻性病变。

【辅助检查】

（一）脉搏氧饱和度测定

侧支形成过度和处于发生充血性心力衰竭危险的患儿的静息脉搏氧饱和度通常高于85%～90%。如肺血流不足，则低于75%～80%。

（二）胸部X线

正位心影似靴状，主动脉弓常在右侧。肺血流过量则表现为肺血多，如果发生充血性心力衰竭，心影则相应扩大。反之则表现为肺血少，心影正常或偏小。由于不同肺段的血供或过量或不足，故也会表现出明显的肺灌注区域性差异。

（三）心电图

出生时心电图正常，随年龄增长呈现出右心室的异常肥厚，肺血多时则有双心室肥厚和左心房肥大。

（四）超声心动图

确定心内解剖，明确右心室流出道、肺动脉瓣、肺动脉干及中央共汇是否存在。导管依赖性的瓣膜性或肺动脉干闭锁，其共汇及分支发育良好，可仅依靠超声心动图确定诊断，但在确定侧支和外周肺动脉解剖方面存在限制。

（五）心导管检查

确定主肺动脉侧支的解剖；通过逆行肺静脉楔入血管造影确定固有肺动脉的解剖，可见“海鸥”征；确定肺的20个肺段每一段的血供，即肺段是由固有肺动脉的分支供应，还是由侧支血管供应，或是否存在双重血供；确定固有肺动脉与侧支血管是否存在交通及其部位；明确侧支血管与其他纵隔结构（尤其是气管和食管）的解剖关系；根据侧支远端压力评估肺血管病变。

【诊断及鉴别诊断】

（一）诊断

通过超声心动图、选择性升主动脉造影、逆行肺静脉楔入血管造影可明确体动脉支的来源、走向、数量及肺动脉各支分布。如果为单根体动脉支供应肺动脉。须估计其分流量和肺动脉阻力。如果为多根体动脉支供应，则肺血流动力学测定困难，其结果必然影响疗效。

（二）鉴别诊断

严重青紫者须与法洛四联症、大动脉转位、三尖瓣闭锁、右心室双出口或单心室伴严重的肺动脉狭窄或闭锁及梗阻性完全性肺静脉异位连接相鉴别；青紫不重或肺血过多的心力衰竭者须与室间隔缺损、房室间隔缺损、动脉导管未闭、右心室双出口或单心室而无肺动脉狭窄、永存动脉干及无梗阻的完全性肺静脉异位连接相鉴别。

【治疗】

（一）药物与介入治疗

1. 前列腺素 E_1　导管依赖性的婴儿须输注前列腺素 E_1 来维持导管开放，直到通过其他有效方式获得肺血。

2. 心导管介入治疗

（1）弹簧圈堵塞具有双重血供肺段的侧支血管。

（2）利用球囊扩张导管扩开多发的外周狭窄或置入支架。

（二）手术治疗

1. 手术适应证

（1）有固有肺动脉，导管依赖型，无主-肺动脉大侧支血管形成（Ⅰ型）。此型患者的心包内肺动脉及其共汇一般发育良好，主肺动脉缺如者在根治时需置入人工管道，而主肺动脉发育良好时可行REV或类似于法洛四联症根治术中的右心室流出道重建。当McGoon比值＞1.2或Nakata指数≥$150mm^2/m^2$时可考虑行根治术；当无条件行根治手术时，可考虑右心室流出道重建或体-肺动脉分流术。

（2）有固有肺动脉及主-肺动脉大侧支血管形成（Ⅱ型）。此型的外科治疗目前主要有3种观点：①Reddy等主张一期经正中切口行单源化手术，尽可能多地恢复肺段正常生理功能，并争取同期关闭VSD；②d'Udekem和Brizard等认为单源化术后的主-肺动脉大侧支血管甚至固有肺动脉均会出现不同程度的狭窄，导致远期效果不佳，进而认为主-肺动脉大侧支血管不宜融合，而应行右心室流出道重建或体-肺动脉分流术，促进固有肺动脉发育，达到条件后再行根治术；③介于两者之间，主-肺动脉大侧支血管与固有肺动脉有交通者可将其通过手术或介入关闭，单独供血的主-肺动脉大侧支血管应行单源化手术。此型患者应通过计算"新的肺动脉指数"（需将侧支直径考虑在计算范围之内）来判断可否行根治术，对不满足根治条件者应行右心室流出道重建或体肺动脉分流术和（或）同期单源化手术。

（3）无固有肺动脉，主-肺动脉大侧支血管为惟一肺血来源（Ⅲ型）。此型外科治疗目前的主要观点：①一期经正中切口行单源化手术；②尽可能多地恢复肺段正常生理功能；③尽量避免人工材料（右心室肺动脉管道除外）；④尽早手术；⑤术中对新肺动脉进行流量测试。亦有学者倾向于行分期单源化手术，是否能够关闭室缺取决于"新的肺动脉指数"。

2. 手术方法

（1）体-肺动脉分流术：可分为①中心分流，有多种方式：Waterston分流术、Potts分流术、Melbourne分流术等；②Blalock-Taussig（B-T）分流术：目前多采用改良B-T分流术。

（2）右心室流出道重建术：以管道、补片等方式重建右心室与肺动脉连接，既能作为姑息手术也能作为根治术的一部分，当行姑息手术时，应注意重建后通道应小于正常值，以限制肺血流。姑息手术可使这些患者肺动脉指数明显增加，但在根治术时，仍可能需要用自体心包扩大肺动脉分支。

（3）单源化手术：即将主-肺动脉大侧支血管连接于固有中央肺动脉（Ⅱ型）或人工管道重建的中央肺动脉（Ⅲ型）的一种手术方式。此手术变化较大，没有固定术式。单源化的原则：①尽可能行自体组织间的吻合，避免使用人工材料；②最大限度地广泛游离和延长主-肺动脉大侧支血管以及设计合理的侧支重建路线；③尽可能在非体外循环下进行大侧支单源化连接，同时将小侧支结扎，随着侧支的结扎，当氧饱和度下降至最低限时，建立体外循环，体外循环开始前必须控制所有侧支，随后将剩余的主动脉-肺动脉大侧支血管单源化。对于全肺动脉指数＞$200mm^2/m^2$者可关闭室缺，而对于低于$200mm^2/m^2$者可通过建立肺循环旁路（肺动脉-左心房）测定肺动脉压力以判定可否关闭室缺，即当体外循环流量达到2.5L/(min·m^2)时，平均肺动脉压力＜3.33kPa（25mmHg），可关闭室间隔缺损，否则开放室间隔缺损。根治术毕必须保持右心室和左心室收缩峰压的比值低于80%。比值＞80%时，必须在关胸前再次打开室间隔缺损。术后心导管检查可显示右心室流出道重建术或外周肺动脉树的梗阻部位，以便通过进一步手术加以改善，或者更常见的是直接使用导管介入技术加以矫正。

【并发症及防治】

(一)残余梗阻

各吻合口血流通畅与否,通过二维超声心动图或肺灌注扫描了解有关肺灌注、肺段发育。

(二)残余分流

(三)右心功能不全

可继发于肺动脉发育不良,末梢血管狭窄或肺动脉梗阻性病变,肺内血管畸形,手术困难,药物治疗不奏效,预后差。

(四)肺功能障碍

通常是因为肺血管树解剖畸形,发育不良,血供异常,导致相应肺段、肺泡发育异常,肺功能异常所致。治疗困难,即使手术有时亦不能彻底解决,难以达到理想或接近生理的血供。

【疗效评价】

本病预后较差,根治术后早期死亡率差异较大。根治术早期或晚期死亡的主要原因是继发于肺动脉发育不良,末梢血管狭窄或肺动脉梗阻病变,引起右心室高压、右心室衰竭而死亡。

(刘晓程 张 嵬)

第九节 动脉导管未闭

【概述】

动脉导管未闭(patent ductus arteriosus, PDA)是一种常见的先天性心血管畸形,在先天性心脏病中其相对构成比为5%～20%。动脉导管是连接肺动脉和降主动脉的血管管道,胎儿期肺尚无呼吸作用,故大部分血液不进入肺内,由肺动脉经动脉导管转入主动脉。其主要功能是将含有氧气和养料的右心室血转运至主动脉,以满足胎儿代谢的需要。出生后随肺部呼吸功能的发展和肺血管的扩张,动脉导管失去其作用而逐渐闭塞。出生后若导管依然开放,即为动脉导管未闭。

动脉导管未闭女性发病多于男性,两者之比为2∶1,且多见于儿童和青年。妊娠初期感染病毒的母亲,其子女易患肺动脉口狭窄和动脉导管未闭;柯萨奇B病毒感染的孕妇易产下动脉导管未闭或心室间隔缺损的婴儿。早产尤其体重低于2 500g的婴儿患动脉导管未闭和心室间隔缺损的较多,与没有足够的发育时间有关。高原地区氧分压低,患动脉导管未闭和心房间隔缺损的婴儿较多。

近来由于分子生物学的发展,发现越来越多的先天性心脏病有共同基因的缺失。动脉导管未闭呈多基因规律,子女再显风险率为3.4%～4.3%,同胞为2.6%～3.5%。一致性病损占50%。

【病理解剖】

一般动脉导管未闭位于降主动脉近端距左锁骨下动脉起始部2～10mm处,与肺总动脉干左肺动脉根相通。其上缘与降主动脉交接呈40°锐角,下缘则交接呈110°～160°钝角。导管的长度一般为5～10mm,直径则由数毫米至1～2cm。其主动脉端开口往往大于肺动脉端开口。其形状各异,大致可分为5型。①管形:外形如圆管或圆柱,最为常见;②漏斗形:导管的主动脉侧往往粗大,而肺动脉侧则较狭细,因而呈漏斗状,也较多见;③窗形:管腔较粗大但缺乏长度,酷似主肺动脉吻合口,较少见;④哑铃形:导管中段细;主、肺动脉两侧扩大,外形像哑铃,很少见;⑤动脉瘤形:导管本身呈瘤状膨大,壁薄而脆,张力高,容易破裂,极少见。

持续性未闭动脉导管,在组织学既与两侧的大动脉不同,亦与胎儿期的动脉导管有所不同。其内膜相对较厚,有一未断裂弹力纤维层,与中层分隔。在中层黏性物质中平滑肌呈螺旋形排列,其间尚有不等量弹性物质,形成薄层,因而其管壁接近主动脉化。此外成年人的导管,尤其在主动脉端开口附近和近端肺动脉可有粥样硬化病变,甚至钙化斑块。长期的血流冲击,加腔内压力增高可使导管扩大,管壁变薄,形成动脉瘤。

【病理生理】

(一)左向右分流

在无并发症的动脉导管未闭,由于主动脉压力不论在收缩期或舒张期总比肺动脉高,产生连续的肺动脉水平的自左向右分流,临床上产生连续性杂音,肺充血。分流量的多少取决于主动脉与肺动脉之间的压力阶差大小、动脉导管的粗细以及肺血管阻力的高低。

(二)左心室肥大

由于未闭动脉导管的自左向右分流使肺血流量增加,因而左心房的回血就相应增加,左心室的容量负荷增加,加之左向右分流使体循环血流减少。左心室代偿性地增加作功,从而导致左心室扩大、肥厚,甚至出现衰竭。

(三)右心室肥大

未闭的动脉导管较粗时,分流至肺动脉血量大者可引起肺动脉压增高,最后导致右心室肥厚、扩张,甚至衰竭。

(四)双向分流或右向左分流

随着病程的发展,肺动脉压力不断增加,当接近或超过主动脉压力时,即产生双向分流或右向左分流,转变为艾森门格(Eisenmenger)综合征,临床上出现差异性发绀。

(五)周围动脉舒张压下降,脉压增宽

这是由于在心脏舒张期,主动脉的血液仍分流入肺动脉,体循环血流量减少所致。

【临床表现】

(一)症状

动脉导管未闭导管细、分流量少者,可无症状,常在体检时发现心脏杂音;中等大小的动脉导管未闭,分流量随着出生后数月肺血管阻力下降显著增加,易有感冒或呼吸道感染,发育不良;动脉导管未闭导管粗、分流量大的婴儿可在生后数周发生左侧心力衰竭伴呼吸急促、心动过速和喂养困难。

(二)体格检查

在胸骨左缘第2肋间听到响亮粗糙的连续性机器样杂音,向左锁骨下窝或颈部传导,局部可扪及震颤;肺动脉明显高压者则仅可听到收缩期杂音。肺动脉瓣区第二心音亢进。分流量较大者,心尖部还可听到柔和的舒张期杂音。周围血管体征有脉压增宽、洪大,颈部血管搏动增强,四肢动脉可扪及水冲脉和听到枪击音等体征,但随肺动脉压升高,分流量下降而不显著,以致消失。

【辅助检查】

(一)心电图

导管细小分流量小者正常或电轴左偏。分流量较大者示左心室高电压或左心室肥大。分流量大者有左心室肥大或左、右心室肥大的改变,部分有左心房肥大。心力衰竭者,多伴心肌劳损改变。

(二)胸部X线检查

心影正常或左心房、左心室增大,肺动脉段突出,肺野充血,肺门血管影增粗,搏动增强,可有肺门“舞蹈”。近50%患者可见主动脉在动脉导管附着处呈局部漏斗状凸起,称为漏斗征。有肺动脉高压时,右心室亦增大,主动脉弓增大,这一特征与室间隔缺损和房间隔缺损不同,有鉴别意义。

(三)超声心动图

左心房和左心室内径增宽、主动脉内径增宽,左心房内径/主动脉根部内径>1.2。多普勒彩色血流显像可见分流的部位、方向、估测分流量大小及缺损的位置。扇形切面显示导管的位置及粗细。

(四)右心导管检查

一般不需心导管检查。右心导管可发现肺动脉血氧含量高于右心室。右心室及肺动脉压力正常或不同程度的升高。部分患者导管从未闭的动脉导管由肺动脉进入降主动脉。

(五)选择性心血管造影

选择性主动脉造影可见主动脉弓显影的同时肺动脉也显影,有时还可显出未闭的动脉导管和动脉导管附着处的主动脉局部漏斗状膨出,有时也可见近段的升主动脉和主动脉弓扩张而远段的主动脉管径较细。

【诊断及鉴别诊断】

(一)诊断

根据典型的杂音、X线检查、心电图和超声心动图检查,可以相当准确地诊断本病。

(二)鉴别诊断

1. 主-肺动脉间隔缺损:连续性机器声样杂音更响,位置较低(低一肋间)且向右。超声心动图可见肺总动脉主动脉增宽,其间有缺损。右心导管检查时心导管由肺动脉进入主动脉的升部,逆行升主动脉造影见升主动脉与肺总动脉同时显影。如发生肺动脉显著高压出现右至左分流而有发绀时,其上、下肢动脉的血氧含量相等,这点与动脉导管未闭也不相同。

2. 主动脉窦瘤破入心腔:杂音同动脉导管未闭相似,但患者多有突然发病的病史,如突然心悸、胸痛、胸闷或胸部不适、感觉左胸出现震颤等,随后有右侧心力衰竭的表现。

3. 室间隔缺损伴有主动脉瓣反流,本病杂音多缺乏典型的连续性,心电图和X线检查显示明显的左心室肥大,超声心动图和右心导管检查可助鉴别。

4. 其他如冠状动静脉瘘、左上叶肺动静脉瘘、左前胸壁的动静脉瘘、左颈根部的颈静脉营营音等左前胸部类似连续性机器声样杂音,超声等有助于鉴别。

【治疗】

(一)内科治疗

主要是并发症的处理,如肺炎、心力衰竭及细菌性心内膜炎等。新生儿动脉导管未闭,可试用吲哚美辛(消炎痛)治疗,以促使导管的关闭。如不能奏效,即须动脉导管未闭手术。

(二)外科治疗

宜在学龄前选择手术结扎或切断导管即可治

愈。如分流量大症状重者可于任何年龄手术。成年以后动脉逐渐硬化脆弱，动脉导管未闭手术危险性增大。即使肺动脉压力升高，只要仍由左向右分流，也应施行手术，以防发展成为逆向分流，失去手术机会。并发细菌性心内膜炎者，最好在抗生素控制感染2个月后施行动脉导管未闭手术。

气管插管麻醉，置患者右侧卧位，行后外侧开胸切口，经第4肋间进胸。在肺动脉干扪及震颤即可证实诊断。于迷走神经后方或膈神经之间切开纵隔胸膜，充分显露降主动脉上段和导管的前壁，再将导管上下缘和背侧的疏松组织分离。如导管粗短，最好先游离与导管相连的降主动脉。注意保护喉返神经。

1. *结扎法*　适用于婴幼儿导管细长者，在未闭导管的主和肺动脉端分别用粗丝线结扎。肺动脉压较高，导管较粗大者必须在控制性降压下结扎，以免撕裂管壁出血，或未能将管腔完全闭合。亦可先在导管外衬垫涤纶片再结扎。

2. *切断法*　适用于导管粗短的患者。用无创伤钳分别钳夹未闭导管的主、肺动脉侧，边切边缝合两切端。成年人肺动脉明显高压病例，尤其疑有动脉壁钙化者，最好行胸骨正中切口，在低温体外循环下阻断心脏血循环，经肺动脉切口缝闭动脉导管内口，较为安全。

3. *电视胸腔镜钳闭导管术*　适用于婴儿。

对于一些特殊病例，如合并其他先天畸形需同期手术；合并肺动脉高压，尤其是成年人；亚急性心内膜炎或主动脉弓部降部钙化；窗形动脉导管未闭；合并高血压者；结扎后再通者；堵塞后栓子脱入肺循环等，可选择在体外循环支持下完成。

（三）介入性治疗

用非手术法，经导管送入微型弹簧伞或蘑菇伞堵住动脉导管。近年来有人经皮穿刺股动脉和股静脉，分别插入导管至降主动脉上端和肺动脉，而引入细条钢丝。然后将一塑料塞子塞入股动脉（Porstmann法）或股静脉（Rashkind法），由心导管顶端沿钢丝顶入动脉导管将其堵塞。这种不剖胸堵塞法对细小导管的闭合，有很高的成功率。

【并发症及防治】

（一）术中大出血

这是最严重且常导致死亡的意外事故。发生大出血的破口较隐蔽，通常在导管后壁或上角。出现大出血，手术医师应保持镇静，迅速用手指按压出血部位。暂时止血后，吸净手术野血液，若降主动脉已先游离（切忌乱下钳夹），可牵起条带，用两把动脉钳阻断主动脉上下血流，同时钳夹导管，然后切断导管，寻找出血破口，再连同切端一并用3-0或4-0无创伤聚丙烯缝线做连续或“8”字形间断缝合。如降主动脉未先游离，用示指按压暂时止血后，立即肝素化，紧急建立体外循环，分别在左锁骨下动脉根部和降主动脉或左股动脉插入动脉供血管，切开心包于右心耳或右心室流出道插入静脉引流管，迅速建立转流，并行血液降温。然后游离导管邻近的降主动脉，钳夹降主动脉的导管两端，切断缝合导管和裂口。

（二）喉返神经损伤

损伤原因：①分离纵隔胸膜过程中伤及迷走神经；②分离动脉导管时直接伤及喉返神经；③结扎动脉导管时，特别在婴儿，不慎将喉返神经一并扎入；④切断缝合动脉导管时，钳夹或缝及喉返神经。熟悉局部解剖关系，操作中注意保护，少做不必要的分离，并于喉返神经表面留一层纤维结缔组织，可明显减少损伤机会。

（三）急性左侧心力衰竭

常发生于阻断导管后，患者心率增快，吸出泡沫痰或血性分泌物，听诊闻及肺部啰音，及时给予对症治疗。

（四）假性动脉瘤

极严重的并发症，由局部感染或手术损伤造成，常于术后2周发热，声音嘶哑或咯血，左前胸听诊有杂音，造影可确诊，及时体外循环下修补。

（五）术后高血压

多见于粗大导管闭合后，可持续数天，药物控制避免脑部并发症。

【预后】

具体视分流量大小而定，分流量小者预后好，许多患者并无症状且有些寿命如常人。但分流量大者可发生心力衰竭，有发生右至左分流者预后均差。接受手术者一般均较好，手术死亡率低于0.5%，几乎无并发症。个别患者肺动脉或动脉导管破裂出血可迅速死亡。

（刘晓程　张建亮）

第十节　主动脉肺动脉间隔缺损

主动脉肺动脉间隔缺损(aortopulmonary septal defect,APSD)是一种因动脉圆锥在主动脉和肺动脉异常分隔引起的一种少见先天性心脏病。由Elliotson在1830年首先发现并描述,是4种间隔缺损中发生率最低的一种,占先天性心脏病的0.2%左右。此病有多种命名,包括主-肺动脉窗、主-肺动脉交通、主-肺动脉瘘等。

【病理解剖】

APSD绝大多数是单一病变,且好发于主动脉左侧壁。APSD的两组半月瓣正常,缺损直径变化大,较大缺损可见动脉瘤样扩张。1979年Richardson提出了APSD的经典分类,即Ⅰ型为近端缺损,位于升主动脉壁内,主动脉窦上方;Ⅱ型为远端缺损,位于升主动脉后壁,常靠近右肺动脉起源处;Ⅲ型实际上是一侧肺动脉异常起源于升主动脉。Mori等对分型进行了改良,Ⅰ型和Ⅱ型同Richardson分类法,Ⅲ型被定义为主、肺动脉隔完全缺损。1994年Ho又在Mori分类的基础上细分出Ⅳ型:即中间型。目前流行的Jacobs分类法与Ho等的分类法相似,即近端缺损型、远端缺损型、完全缺损型和中间型(图1-10)。

APSD常并发其他心血管畸形如动脉导管未闭、主动脉弓离断或主动脉缩窄。还可并发法洛四联症、大动脉转位、右冠状动脉起源异常、主动脉瓣下狭窄、房间隔缺损等。

【病理生理】

APSD的血流动力变化与动脉导管未闭相似,左到右分流量主要与缺损大小和肺血管阻力有关。缺损较小时,分流量较少,症状不明显或无症状;当缺损较大时,分流量较大,肺动脉血流明显增加,肺动脉扩大,患者较早出现充血性心力衰竭,并可引起肺小动脉痉挛,内膜增厚,纤维增生,管腔狭窄,引起肺动脉高压,晚期可发展成艾森门格(Eisenmenger)综合征,失去手术机会。

【临床表现】

由于多数患儿缺损较大,临床上可出现气促,发育差、喂养困难、反复呼吸道感染及心力衰竭等症状。体检时发现心脏扩大,胸骨左侧第3～4肋间听及连续机器样杂音,可触及震颤,水肿脉(+)。脉压增大。当出现肺高压时,胸骨左侧第3～4肋间仅听及收缩期吹风样杂音,或杂音不明显,但P_2亢进。

【辅助检查】

1. *心电图*　无特异性。往往表现为右心室、左心室或双心室肥大,有时也能观察到左侧心房增大。

2. *X线胸片*　心影增大,肺血增多,肺动脉段凸突,甚至呈瘤样扩张,主动脉结一般不大,肺充血程度与心功能不全有关。胸片的表现也不是特异的。

3. *超声心动图及彩色多普勒超声检查*　心脏超声是诊断APSD首选的辅助检查。但对于心脏超声在确诊APSD方面的作用,国内外学者报道的结果有差异。国内多组病例报道,APSD的超声确诊率在40%～80%。而国外多数学者认为绝大多数APSD的位置、大小及合并畸形,通过超声基本都能得出诊断,初次确诊率可高达92%。

关于超声心动图检查,多数学者认为探查除常规切面外,重点应该探查高位肋间胸骨旁大动脉短轴切面、剑突下双动脉长轴切面及胸骨上窝主动脉弓长轴切面,观察主肺动脉间隔回声缺失的部位、大小、分流情况,同时应注意检查是否合并其他心内畸形。

对较小的APSD,二维超声不易显示缺损,主要依靠彩色多普勒超声诊断,探及缺损部位的红色或蓝色血流则可诊断为APSD。经外周静脉注入声振微气泡行心脏声学造影可清晰显示血流走行,是APSD重要的超声心动图辅助诊断,尤其是在鉴别假性回声脱失或确定是否存在动脉间分流及分流方向起重要作用。

4. *心导管检查及选择性心血管造影*　在超声心动图问世以前,心导管检查和选择性血管造影是诊断APSD必不可少的检查。随着超声设备和技术的不断发展,国外学者认为超声基本可以取代有创的心导管检查及选择性血管造影,仅有部分对冠脉起源不清或并发肺动脉高压的年长患儿需行心导管检查,以评价是否适合手术。也有学者认为年龄>6个月的患儿应该常规行心导管检查,以评估肺血管阻力。

心导管检查在评价APSD患者的肺动脉压力、

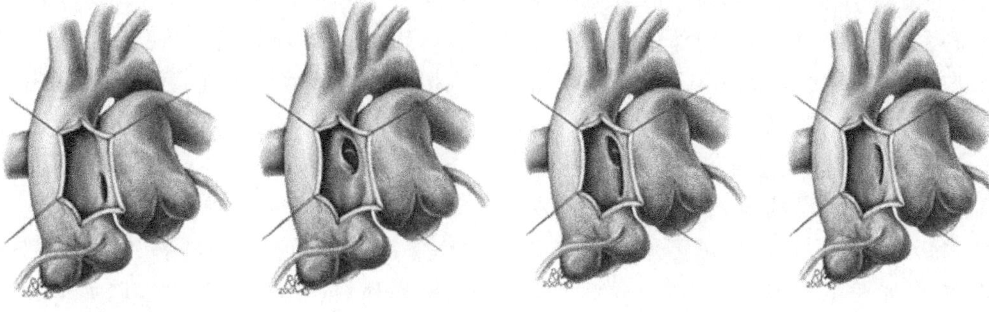

图1-10　主动脉肺动脉间隔缺损分型

肺循环阻力等血流动力学参数和评估手术的可行性方面有不可替代的作用，而且对于诊断和鉴别诊断也很有价值。如右心导管经主肺动脉进入升主动脉，或左心导管经升主动脉进入右心室则可提示APSD。另外，心导管检查可测定肺动脉内不同部位的血气，这可推断血液分流部位及有无合并畸形。心血管造影对APSD的缺损部位、范围及并存畸形基本均能作出明确诊断。升主动脉右前斜位造影观察主、肺动脉同时显影是确诊APSD的直接征象。

APSD的心血管造影确诊率受投射体位的选择和临床操作者熟练程度的影响，国内报道心血管造影确诊率为85.7%，其中以将Ⅱ型APSD误诊为PDA多见。因其有创，而且受投照体位的限制、解剖结构的重叠，近几年作为诊断APSD的应用有所减少。但在评估肺血管阻力方面，心导管检查还是必要的。

5. MRI　随着MRI设备不断更新，心脏MRI临床应用得到了快速发展，其能够对心血管实行任意方位、多层面成像，利用MRI的“黑血”和“白血”技术无需造影剂即可显示心脏及大血管的形态学和血流动力学情况。目前国内外关于MRI诊断APSD的准确率未见明确报道，但均认为对于APSD缺损部位和大小均能很好显示，可以为一些超声不能确诊的APSD提供诊断依据。对于检出APSD合并的一些畸形，MRI也具有独特的优势。

MRI也有不足之处，其检查时间长、费且高。而且不能实际测量各心脏、血管的压力，阻力及血氧情况。

6. 64排螺旋CT　随着多层螺旋CT及三维重组技术的发展，64排CT已逐步成为先天性心脏病诊断的新方法。与16排、32排CT比较，64排CT分辨率更高，层厚更薄，辐射计量减少。64排CT可以从整体上全面、立体、直观地观察心脏的结构并判断其与大血管的关系。既往研究表明，64排CT对复杂先天性心脏病心脏畸形的诊断敏感性，特异性，准确性均高，尤其对主动脉、肺动脉发育、APSD、永存动脉干、主动脉缩窄、主动脉弓离断及肺静脉畸形引流等具有很高的诊断价值。

【诊断及鉴别诊断】

APSD通过临床表现和上述辅助检查，均可明确诊断。诊断过程中应注意与动脉导管未闭、主动脉窦瘤破裂、冠状动脉瘘、室间隔缺损合并主动脉瓣关闭不全等先天性心脏病相鉴别。

动脉导管未闭：动脉导管未闭临床上多见。动脉导管未闭的连续性机器样杂音位置更高，一般在第1、2肋间更响。当发生艾森门格综合征时，动脉导管未闭的发绀为差异性，即下肢更明显。而APSD发生发钳时为全身性。行右心导管检查时，在动脉导管未闭，导管易经肺动脉进入降主动脉，而APSD易进入升主动脉。行主动脉造影时，在动脉导管未闭，肺动脉与降主动脉同时显影，而APSD则为肺动脉与升主动脉同时显影。在动脉导管未闭，心脏彩超、CT及MRI检查均可在降主动脉与肺动脉分叉处发现异常通道。

主动脉窦瘤破裂：一般为突发胸痛，病程进展快，易出现急性左侧心力衰竭，胸骨左缘的连续性杂音位置较低，舒张期较响，心脏彩超可见主动脉窦扩张突入心腔，并可探及分流信号，行主动脉造影时，可见升主动脉与窦瘤破入的心腔同时显影。

冠状动脉瘘：比较少见，连续性杂音较轻，位置较低，舒张期较响，心脏彩超可见异常扩大的冠状静脉窦及扩张的冠状动脉；主动脉造影时可见扩张的冠状动脉及冠状动脉与瘘入的心腔同时显影。

室间隔缺损合并主动脉瓣关闭不全：比较常见。杂音在胸骨左缘第3、4肋间处，为不连续的收缩期吹风样杂音和舒张期叹息样杂音。心脏彩超可发现室间隔缺损和主动脉瓣流，右心导管显示左向右分流在心室水平处，主动脉造影可见造影剂反流至左心室，左、右心室同时显影。

【治疗】

（一）手术适应证和禁忌证

APSD一经明确诊断应尽早手术治疗。如果病情允许最好在出生后3个月内手术。如已合并艾森门格综合征则为手术禁忌，只能内科非手术治疗或行心肺移植术或肺移植术＋APSD矫治术。

（二）介入治疗

近几年，国内外均有应用介入的方法成功封堵APSD的报道。介入治疗的适应证仅限于缺损较小，且离半月瓣较远和冠状动脉开口清晰可见的患者。应用介入方法治疗时需要对缺损准确定位，即能完全闭合主动脉-肺动脉间隔缺损，又不影响左冠状动脉开口血流和主动脉瓣叶的功能。

（三）手术方法

自1948年波士顿儿童医院Gross首次完成APSD纠治手术以来，已有多种手术方式应用于APSD的纠治。单纯结扎已建议不宜选用，因脆弱组织有发生出血的危险。切断后缝闭因可造成主动脉或肺动脉狭窄，现在也很少应用。目前也不主张经肺动脉补片闭合缺损，因术中不易辨清冠状动脉开口的位置。

目前更多的学者采用体外循环下经主动脉补片修补APSD。做胸骨正中切口，充分游离主动脉，行高位主动脉插管，以便于放置阻断钳和修补。根据患者的年龄和体重，可采用单根右心房或双根腔静脉插管。体外循环开始后圈套左、右肺动脉，修补可在深低温停循环或体外循环下进行，阻断主动脉后垂直切开主动脉前壁，仔细检查冠状动脉开口，保证冠状动脉开口在补片的主动脉侧，选用人工材料补片，补片不能太大，以免术后补片凸向肺动脉内引起肺动脉狭窄。如果有冠状动脉起源于肺动脉，亦必须将其隔在主动脉侧。伴发的心内、外畸形应同期纠治。

【并发症及防治】

术后常见并发症类似大的室间隔缺损或动脉导管未闭。因术前往往存在肺动脉高压，因而肺部并发症较常见。因此有肺动脉高压者应注意及时应用血管扩张药物防治肺动脉高压危象。重症患者适当延长呼吸机辅助时间，对难治性肺动脉高压可给予一氧化氮吸入，并注意加强呼吸道管理。积极防治肺部并发症。

【疗效评估】

目前多数先天性心脏病治疗中心的APSD的手术效果良好。手术死亡率已接近0%。而且由于目前普遍采用补片修补，发生主动脉瓣上狭窄和肺动脉狭窄的可能性很小。若无合并畸形，长期效果良好。年龄较长的婴儿和儿童，其手术结果取决于肺血管疾病的严重程度和可逆性。Burkhart报道，APSD术后5、15年和25年的实际生存率分别达到98%、94%和86%，免除再手术和心导管再干预率5、15年和25年分别为85%、76%和51%。

（张尔永）

第十一节　主动脉缩窄

【概述】

主动脉缩窄(coarctation of aorta，CoA)是一种先天性主动脉管径的狭窄。CoA通常位于靠近左锁骨下动脉起始部和主动脉与动脉导管或导管韧带连接处的远端之间。少数情况下，CoA也可以发生在左颈总动脉与左锁骨下动脉之间。

CoA是一种并非少见的先天性心脏病，患病率占先天性心脏病的5%～7%，尸检发现为1∶3 000～1∶4 000。单纯性的CoA男性更常见，但在复杂性CoA中无性别差异。男女罹患比例约为2∶1。

【病理解剖】

CoA常为局限性，位于左锁骨下动脉起始部远端，在动脉导管开口或导管韧带的附近。狭窄部位也可在动脉导管或导管韧带的近端。长段狭窄可累及主动脉弓横部，常并发左心室流出道狭窄及室间隔缺损。CoA的病理改变主要为主动脉后壁突向腔内的嵴状突起，局部的中层增厚，内膜增生，组织结构由平滑肌、胶原、弹性纤维组成。嵴状突起使局部主动脉管壁呈偏心性狭窄，相对于嵴性突起的主动脉外壁则凹陷。狭窄远端主动脉因血流动力学改变而扩张。

CoA按传统方法分为两型：导管前型（婴儿型）和导管后型（成人型）。但因不能确切地反映临床与病理的联系，目前临床上已很少采用这种分型方法。目前临床上更多地将CoA分为单纯CoA、CoA并发室间隔缺损、CoA并发复杂心内畸形及峡部发育不良或弓发育不良型。也有根据狭窄的范围将CoA分为局限性CoA和管状CoA。还有将CoA分为单纯性CoA（伴或不伴动脉导管未闭）和复杂性CoA，即并发其他心内畸形（除外动脉导管未闭）。

CoA常见合并畸形包括二叶式主动脉瓣、室间隔缺损、动脉导管未闭和各种二尖瓣病变，也可能合并先天性主动脉狭窄，主动脉瓣闭锁和左心发育不良综合征及大动脉转位。50%以上伴有Taussin-Bing异常的患者可合并CoA。各种遗传因素有一定作用，已有家族性发生的报道，在Turner综合征患者中15%～36%患CoA。伴严重的合并缺陷的人较单纯CoA更倾向合并管状CoA或主动脉弓发育不全。

【病理生理】

CoA可以明显增加左心室后负荷，导致左心室壁代偿性肥厚增生。对于新生儿期患者，动脉导管的关闭可以使左心室后负荷急剧升高，从而导致患儿迅速出现充血性心力衰竭，甚至休克。对于CoA较轻的患者，由于侧支血管的建立，左心室后负荷的增加也可以表现为一个相对缓慢的过程，这部分患者可能没有明显症状。

如果CoA合并其他心内畸形，其病理生理将发生较大的变化。室间隔缺损是CoA最常见的合并畸形之一，它会加重左向右的分流量，导致肺血流量进一步增加，左心室前负荷也会相应增加。如果合并左心系统其他部位的狭窄，如主动脉瓣狭窄、主动脉瓣下狭窄等，都会导致左心室后负荷的进一步升高。

在CoA中，缩窄上部血压升高，下部血压降低。血压的变化取决于缩窄程度，流经缩窄部位的血流量和缩窄上下部位侧支血管建立的影响。侧支血管主要起自锁骨下动脉及其分支，包括胸廓内动脉、肩胛动脉、颈动脉、椎动脉及腹壁上动脉和脊髓动脉等。这些侧支血管持续扩张，一般在大龄儿童及成人患者的胸部X检查可看到肋骨下缘的切迹。这些扩大的侧支动脉足以维持下半身器官功能和发育。

【临床表现】

CoA的临床表现差异很大，一部分患者可能没有任何明显症状，直到出现并发症，如高血压时才得以发现；而另一部分患者在出生后不久即可表现为心功能不全、休克等临床征象。

出现症状的年龄取决于缩窄的位置、严重程度和合并畸形。

新生儿期重度CoA，其缩窄部位通常位于与动脉导管相对应的主动脉壁，可在出生后第1个月即表现出循环系统衰竭。胎儿期主动脉弓部血流由左心室负担，而降主动脉的血流则由右心室通过动脉导管负担。后者对于下半身的血供取决于高肺血管阻力和动脉导管的持续开放。出生后，如果存在严重的CoA，在动脉导管关闭后，下半身的血供将受到限制，导致股动脉搏动减弱，以至于最终消失。患儿表现为苍白、倦怠及低灌注状态。由于肺血流增加或可能存在的肺水肿，可出现继发性的心动过速。胸部X线片提示肺淤血，心影扩大。心电图可呈现持续性存在的右心室高血压。动脉血气分析提示进行性代谢性酸中毒。虽然存在肺水肿，但动脉PO_2往往正常。如果酸中毒不能及时纠正，患儿可以表现出继发性脏器损伤，包括肾衰竭、肝衰竭、坏死性肠炎、抽搐，最终死亡。

对于年龄稍长的患儿，如果丰富的侧支循环得以建立，可通过适当的内科治疗控制病情的发展。最常见的症状为心动过速及发育迟缓。患儿常表现为烦躁、多汗、喂养困难及发育迟缓。如果侧支循环能够快速建立，同时积极进行内科治疗，有时可以避免外科介入。

在婴儿期，一部分轻度或中度CoA的患儿有可能并不被发现。儿童或成年人患者表现为运动耐受力差，可会有下肢疲劳。如果侧支循环丰富，即使是严重的CoA，也仍然可以没有明显症状。但体检中可以发现患儿的上肢血压高，股动脉搏动减弱。由于侧支循环的存在，单纯依靠测量上、下肢血压并不能确定CoA的严重程度，但可以发现上下肢存在的压力阶差。

大龄儿童和成年人常出现难以解释的高血压或高血压的并发症，部分患者可多年无症状和维持有活动能力的生活，出现的症状包括头痛、鼻出血、视力障碍和劳力性呼吸困难。有些患者可出现脑血管意外（继发于Willis环动脉瘤、感染性心内膜炎等）、主动脉夹层及主动脉破裂，还有不少患者是通过对高血压评估或检查而听到心脏杂音被发现的。

【辅助检查】

1. 心电图(ECG)　婴儿 ECG 可示右心室、左心室或双心室肥大，心动过速常见。在大龄儿童和成人，ECG 可正常或示左心室肥大伴劳损。这些表现都是非特异性的。

2. 胸部 X 线检查　胸部 X 线片可发现心脏增大、左心室肥大。心力衰竭的婴儿可示心脏显著增大和肺充血，继发于增粗扭曲的肋间血管的肋骨切迹是 CoA 特有的 X 线征象。年龄长的患者，如没有肋骨切迹征，表明侧支循环很差。由主动脉近端扩大、主动脉缩窄和狭窄后扩张形成了的“3”字征也是 CoA 特征性 X 线片上的表现。

3. 心血管造影　心血管造影是诊断 CoA 最经典的方法，也曾是诊断 CoA 的金标准。它可显示狭窄的部位和范围，累及大血管和侧支循环的范围，压力差和合并的心脏畸形可分别由心导管测定和评估。但在目前，已经很少有人选择这种有创的检查方法来诊断 CoA。

4. 超声心动图　适用于新生儿及婴幼儿期的患者。此年龄段的患儿胸腺较大，包裹主动脉弓。因此，可以获得高质量的主动脉弓及峡部影像。还可以利用多普勒超声检查确定缩窄段血流速度，并估测压力阶差。婴幼儿期过后，胸腺开始萎缩，降主动脉近段为肺包裹，通过超声心动图来评估 CoA 的难度明显增加。

5. 多层螺旋 CT(MDCT)及磁共振成像(MRI)　MDCT 和 MRI 可以很精确地评估主动脉缩窄和范围程度以及主动脉弓和降主动脉近段的发育情况。对于儿童及成年患者，主动脉的形态学病变是 MDCT 和 MRI 所最擅长诊断的病种，它优于其他的各种无创性检查手段。在评估侧支血管方面，也同样可以提供非常理想的影像学资料，还可以通过数据重建技术，获得逼真的三维影像。

【诊断及鉴别诊断】

CoA 的症状并无特异性。当临床上发现高血压、上下肢收缩压存着压力差，心前区左侧和背部肩胛骨之间听到收缩期杂音，股动脉搏动减弱或消失，即应疑为 CoA，做进一步的辅助检查，包括心脏彩超和 CT 等，以明确诊断。临床上，在先心病的查体中，均要求常规测定四肢的血压，以避免漏诊 CoA。

【治疗】

(一)药物治疗

药物治疗只是 CoA 术前的治疗措施之一。当患儿伴充血性心力衰竭等并发症时，药物治疗可以改善心功能，以提高手术的安全性和成功率。静脉持续滴注前列腺素 E_1(PGE_1)可使很多新生儿的动脉导管重新开放，使下半身获得血流灌注，严重的代谢性酸中毒和经常存在的少尿症可以得以纠正。经过药物治疗和适当的术前准备，危重婴儿的病情稳定可使手术矫治能在最佳条件下完成和降低死亡率。

(二)手术治疗

1. 手术适应证和时机

(1)新生儿期患儿，症状明显且内科治疗无效时。

(2)如患者无症状，但如果上肢血压较正常平均值高出两个标准差。影像学资料提示主动脉直径狭窄超过 50%。

(3)CoA 伴左侧心力衰竭或进行性低灌注状态，应及时手术。

(4)年龄是影响患者术后生存和效果的重要因素，尽早手术已经成为共识。远期高血压的发生率与手术年龄呈正相关，早期治疗可避免远期高血压的发生，<3 岁患儿术后持续性高血压发生率低。

(5)并发心内外畸形的处理原则：①新生儿并发大型室间隔缺损，应先解除主动脉缩窄同时行肺动脉环缩术，以减少肺血流量，延缓肺血管阻塞性病变的发生，二期修复室间隔缺损；②1 个月以上的婴儿可同期手术修补室间隔缺损及解除主动脉缩窄；③并发主动脉瓣狭窄或动脉导管未闭应同期手术矫正。

2. 手术禁忌证

(1)主动脉严重发育不全伴弥漫性硬化或钙化病变。

(2)心、肺、肝、肾等重要脏器功能严重受损，估计无法耐受手术者。

目前一般认为，无论是利用血压袖带、拉管或多普勒超声心动图，所测得的跨缩窄区压力阶差都不能作为手术与否的决策因素，影像学资料才是手术与否的决定因素。

3. 手术方式　CoA 有多种手术方式，应根据患者的病变情况选择最佳的手术方法。

(1)缩窄段切除及端-端吻合(图 1-11A)：这是最经典的治疗 CoA 的手术方法。主要应用在缩窄段较局限，长度不超过 2.5cm 的患者。在缩窄段降主动脉近、远端各放置一把无创血管钳，切除缩窄段，吻合时将上、下端的血管钳靠拢，应用 4-0 或 5-

0 Prolene 进行连续缝合。

（2）锁骨下动脉翻转片主动脉成形术（图 1-11B）：完全松解左锁骨下动脉后在其第一分支处结扎。椎动脉必须结扎以防止锁骨下动脉窃血现象。经缩窄段做纵行切口并延续到锁骨下动脉以便裁制成一带蒂片。切除缩窄段后壁造成梗阻的突起，将锁骨下动脉带蒂片转向下以扩大缩窄区。带蒂片必须具有总够长度以超越梗阻。此法的优点包括无人工合成材料，减少游离。缩短主动脉钳夹时间和有可能促进吻合口生长，因其没有围绕四周的切口缝线。

（3）补片主动脉成形术（图 1-11C）：适用于缩窄段较长但缩窄不太严重，切断后不能够吻合者。先切断动脉导管或韧带，在缩窄近、远端主动脉上各放置一把血管钳，切开狭窄段，切除腔内膜性狭窄组织，根据需加宽尺寸剪裁一块长椭圆形人工血管或同种血管补片，应用 4-0 或 5-0 Prolene 线连续缝合，加宽主动脉缩窄段。

（4）缩窄段切除、人工血管移植术（图 1-11D）：适用于缩窄段较长并且缩窄严重，切断后不能够吻合或不适于补片成形者。切除主动脉缩窄段，应用人工血管或同种血管端-端吻合重建主动脉的连续性。

（5）人工血管旁路移植术（图 1-11E）：不切除主动脉缩窄段，直接在升主动脉或左锁骨下动脉根部和降主动脉之间做人工血管旁路移植术。

（6）缩窄段切除加扩大端-端吻合术（图 1-12）：这是目前多数学者建议的手术方式。充分游离降主动脉、动脉导管或动脉韧带、左锁骨下动脉、左颈总动脉、无名动脉及主动脉弓，直到认为在将缩窄段主动脉切除后，吻合口没有过度张力为止。在主动脉弓近心段放置血管钳，将主动脉弓及左锁骨下

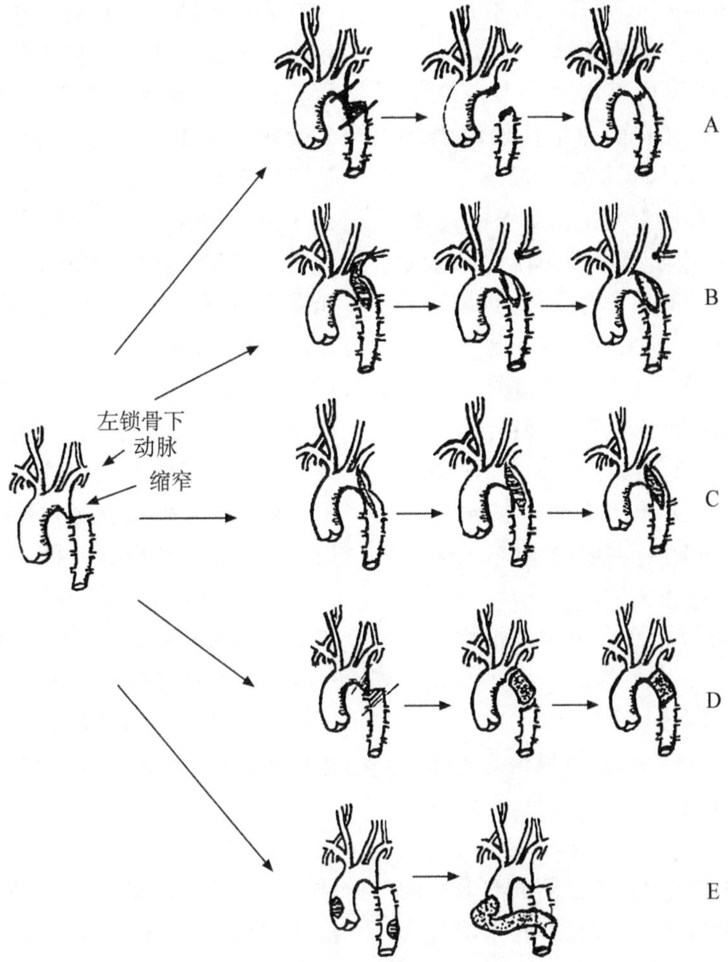

图 1-11　主动脉缩窄矫治的手术方式

A. 缩窄段切除及端-端吻合；B. 锁骨下动脉翻转片主动脉成形术；C. 补片主动脉成形术；D. 缩窄段切除、人工血管移植术；E. 人工血管旁路移植术

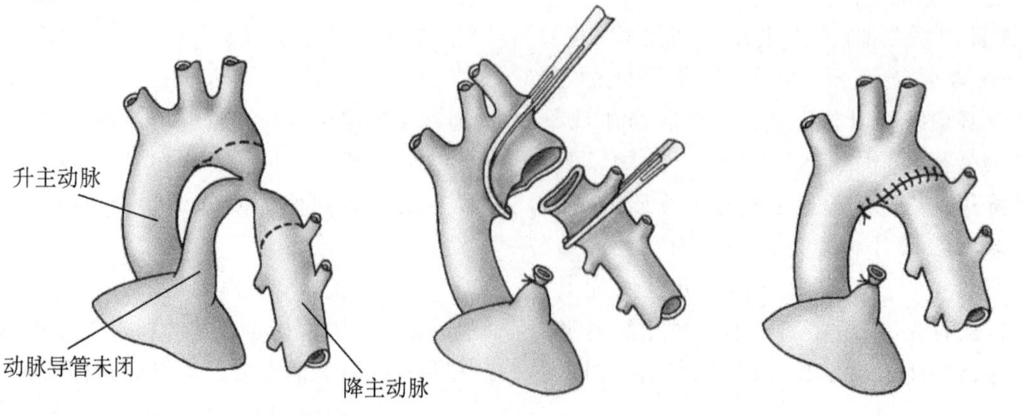

图 1-12　主动脉缩窄段切除加扩大端-端吻合术

动脉、左锁总动脉及部分无名动脉一并阻断，在第 1 和第 2 肋间动脉之间置入降主动脉阻断钳。切除缩窄段主动脉及动脉导管或导管韧带，将主动脉弓切口向近心端扩大，必要时可扩至无名动脉对开处，用 Prolene 线行端-端或端-侧连续吻合术。

从以上可以看出，CoA 的手术方法多种多样。经临床长期随访证实，单纯切除缩窄段加端-端吻合术和补片主动脉成形术，因再缩窄率高现在已较少应用。补片主动脉成形还有发生动脉瘤的可能。锁骨下动脉翻转片主动脉成型术因未能去除残余导管组织及不能矫治主动脉弓发育不良，长期随访也有较高的残余梗阻发生，还发现会影响患儿左上肢发育，现在也较少应用。而缩窄段切除加扩大端-端吻合术由于彻底切除了动脉导管组织，保存了左锁骨下动脉，可将切口延至主动脉弓下方或接近升主动脉，可同时矫治主动脉弓发育不良，未用人工材料，是比较合乎解剖和生理的术式。因此，该术式在婴幼儿患者中得到了广泛的应用，取得了满意的效果。而人工血管置换或旁路移植术仅适用于成年人 CoA。

（三）介入治疗

由于 CoA 外科手术有一定的风险，单纯性 CoA 的手术死亡率为 2%～4%，术后并发症发生率可达 5%～10%，自 1982 年 Singer 等首次应用球囊扩张以来，CoA 逐步成为介入治疗的对象。随着高压球囊导管和血管内支架的问世，介入治疗已成为 CoA 的主要治疗方法之一。

1. *主动脉球囊成形术*　CoA 球囊成形术自 20 世纪 80 年代开展后，迅速成为该病的治疗方式之一。球囊血管成形术解除主动脉狭窄的机制被认为是在扩张时引起了狭窄处血管内膜和中层纵行撕裂，使病变部位内径增大，从而扩大了主动脉缩窄的管腔横截面积。但 CoA 球囊成形术也可引起术后主动脉夹层、主动脉瘤等多种并发症，并且存在较高再狭窄的可能性。由于可能在扩张部位产生残余狭窄或复发，或动脉瘤及夹层形成，对单纯性 CoA 行球囊成形术还未得到广泛的接受。对于年龄较小的患儿，尤其是新生儿和婴幼儿，到底应选择球囊成形术还是外科手术，还存在较大争议。

主动脉缩窄经外科手术后再狭窄患者，目前认为是 CoA 球囊成形术的最佳适应证。CoA 手术后血管周围被纤维组织包绕并形成粘连，手术时组织分离困难，极易出血，而且不易显露再狭窄的管腔，即使成功地对再狭窄进行外科手术，术后仍有一定的复发率。球囊成形术则可以避免分离组织粘连及其由此引起的并发症，即使球囊扩张后引起内膜中层撕裂及血管破裂等并发症，由于血管周围纤维组织包绕也不致引起大量出血。

2. *主动脉支架置入术*　由于球囊成形术后再狭窄和主动脉瘤等并发症发生率偏高，促使人们进一步探索采用支架置入术治疗 CoA。理论上，支架植入术较球囊成形术有更多的优势：由于支架的支撑作用，可以防止主动脉弹性回缩，再狭窄发生率显著低于球囊成形术，同时可以降低主动脉夹层的发生；此外，由于支架置入术时选择的支架直径通常与主动脉直径相等，而球囊成形术为取得更好的治疗效果，选择的球囊通常大于主动脉直径，因此前者可显著减少主动脉壁的损伤，降低术后主动脉瘤的发生率。

关于 CoA 的支架置入术的疗效，国外已有较多文献报道。从多数报道的结果看，针对不同的年龄和缩窄处的解剖特点，人们采用了不同的支架置入术，效果均比较满意。支架置入术的成功率远远高于球囊成形术和外科手术，而并发症发生率显著降低，尤其是覆膜支架，其主动脉瘤、主动脉夹层等并发症较普通支架进一步降低。而且，覆膜支架还可以作为CoA外科手术和介入治疗出现并发症之后的一种补救手段。

支架术虽然取得了满意的疗效，但仍存在一些争议。如患儿发育问题，对主动脉分支血管的影响，支架移位等问题。一般而言，对于长管状和主动脉弓发育不良型CoA，外科手术和支架置入术均可考虑；对充分发育的青少年和成年人，支架置入术具有安全、高效和微创等优势，为首选治疗方式。对于1岁以内患儿应以手术为主，而儿童患者，尤其是获得性CoA和再缩窄患者，多主张行球囊成形术。随着支架材料的改进和技术进步，支架置入术可能最终会成为多数患者首选的治疗方式。

【并发症及防治】

主动脉缩窄的外科矫治术已经较为成熟，其手术死亡率为2%～4%。但如并发复杂心内畸形或术前病情严重者手术死亡率仍较高。术后主要并发症为：

1. *术后反常高血压或顽固性高血压*　术后反常高血压发生率为5%～10%。主要表现为术后上、下肢血压较术前高，而主动脉血流无梗阻，病因不明。而年龄较大患者，即使手术成功，术后仍可能出现顽固性高血压，这可能与肾素-血管紧张素-醛固酮系统及压力感受器调定点发生改变有关。术后有高血压者应给予血管扩张药降压，减轻心、脑负荷，避免发生脑血管意外。

2. *脊髓缺血性损害*　表现为下肢轻度瘫痪、完全性截瘫等。发生率为0%～4%。发生原因与术中降主动脉阻断时间长、侧支循环发育不良、脊髓血管变异及结扎多对肋间神经有关。

3. *乳糜胸*　术中游离血管时可能损伤胸导管或淋巴管而导致术后乳糜胸。经非手术治疗无效应考虑结扎胸导管。

4. *主动脉再缩窄*　发生率10%～60%，以婴幼儿缩窄段切除加端-端吻合术发生率最高。其原因包括：①缩窄段切除不够；②吻合口未能随婴幼儿生长发育而增长，特别是采用连续缝合限制了吻合口的增长；③残留导管组织；④吻合技术不当等。当再缩窄发生时，应再次手术矫正。

5. *假性动脉瘤或瘤样扩张*　多见于补片成形术后。发生原因与主动脉内膜损伤、同种血管片的退行性变及补片的感染有关。须再次手术治疗。

【疗效评估】

未治疗的CoA的自然病程取决于出现症状时年龄和合并畸形。有症状的婴儿死亡率很高，取决于缩窄的严重程度和存在的合并畸形。能存活到成年的患者预计寿命大大降低。在一组104例CoA的报道中，平均死亡年龄35岁。最常见的死亡原因为主动脉破裂、感染性心内膜炎、充血性心力衰竭和脑血管意外。手术治疗可显著延长CoA患者的预计寿命，但不可能完全正常。

手术矫治的结果取决于有无主动脉弓发育不全、矫治时年龄、矫治选用的方式以及存在的合并畸形。CoA长期预后受很多临床因素及血流动力学影响。残余或再发性狭窄最常发生在婴儿，不管是采用外科手术切除或经皮球囊血管成形术。手术方式不同对远期疗效有明显的影响。婴幼儿行缩窄段切除端-端吻合者再缩窄发生率可达33%～54%。而应用左锁骨下动脉翻转片行主动脉缩窄成形术者再缩窄发生率明显低于端-端吻合者。应用补片成形术者再缩窄率发生率低，但术后晚期可发生假性动脉瘤。最近的手术随访结果表明，应用扩大的端-端吻合术可以降低复发性CoA的发生。

总之，CoA一旦确诊应尽早治疗，以避免晚期高血压的发生。经皮球囊扩张术是再狭窄治疗的首选方法，新近发展的经皮主动脉球囊扩张加腔内带膜支架移植术进一步完善了介入性治疗技术，有更大的发展空间。切除加扩大的端-端吻合术适用于新生儿和小婴儿，特别是位于弓降部狭窄者。对并发心内畸形的复杂性CoA，一般建议纵劈胸骨经纵隔修复心内畸形和同期切除缩窄段加扩大端-端吻合。

（张尔永）

第十二节　头臂血管畸形

【概述】

头臂血管是指主动脉弓在胸内的主要分支血管，包括锁骨下动脉、无名动脉和颈总动脉。先天性头臂血管畸形是指主动脉弓的这些主要分支的起源、大小、位置、形态、路径、连接或数量等先天性发育畸形。这类先天性畸形在先天性心脏病尸解中占3%，临床患病率0.7%～1.0%。畸形的解剖类型较多，包括双主动脉弓、迷生右锁骨下动脉、右位主动脉弓伴左侧动脉导管未闭或左侧动脉韧带、无名动脉压迫，迷生左肺动脉又称肺动脉吊带，临床上可以引起不同程度的气管和(或)食管压迫症状，统称环状血管症。

头臂血管畸形的外科治疗始于1945年，波士顿儿童医院Gross对双主动脉弓进行离断手术，1948年他首次对无名动脉压迫综合征行无名动脉胸骨后悬吊术。1953年Potts首次进行肺动脉吊带的修复。1982年Idriss对复杂的肺动脉吊带伴气管环狭窄进行手术治疗。

【病理解剖】

在胚胎发育的早期，最原始的心血管系统是动脉干，绕过头肠腔的外侧，在脊索的前方形成一对原始主动脉。以后原始主动脉的头侧卷曲，形成两组背侧和腹侧主动脉，在背侧和腹侧主动脉间先后形成6对腮动脉弓。腮主动脉弓的最终演变为第1对、第2对和第5对腮动脉弓早期退化，第3对形成左、右颈总动脉，右第4对为右侧无名动脉的起始部，左侧第4对形成主动脉弓，第6对腮动脉弓的腹侧形成左、右肺动脉起始部，左侧的远端演变成动脉导管，左侧背侧主动脉演变成降主动脉，而右侧则退化。

血管环畸形是腮动脉和主动脉弓的发育过程中发生异常，产生不同类型的头臂血管畸形，出现许多类型的环状血管畸形。

(一)双主动脉弓

左右第四腮动脉弓均留存发育，就形成了双主动脉弓。升主动脉分为两个主动脉弓，左前弓按照正常走行经过气管前方至左侧，右后弓跨过右侧支气管，走行于气管和食管的右侧和后侧。然后，两个主动脉弓在动脉导管处汇合形成降主动脉，或不汇合形成双降主动脉。动脉导管或韧带可以双侧存在单独存在(左侧较常见)。双主动脉弓可以完全通畅或部分通畅，彼此发育可以不同。左侧颈总动脉和左锁骨下动脉往往起于左前主动脉弓，无名动脉多起于右后主动脉弓。双主动脉弓绕行于气管和食管，可以压迫气管和食管，从而导致临床的呼吸和吞咽困难等症状。

(二)右位主动脉弓

右第4腮动脉弓留存发育而左侧退化，就形成右位主动脉弓。分为两种类型。

1. *前位型*　主动脉弓位于气管前方，与降主动脉皆位于右侧，与正常位置呈镜像反位。少数动脉导管或韧带位于右侧与右肺动脉连接。多数动脉韧带仍位于左侧，从左肺动脉绕过气管和食管的后方，与右位主动脉弓连接，形成一完全性环状组织环绕气管和食管，称为Neuhauser畸形。右位主动脉弓同时合并其他畸形包括法洛四联症、永存动脉干等，单独存在的较少见，称为Abbott畸形。

2. *后位型*　主动脉弓跨过右侧支气管，再向左绕过气管和食管后壁。降主动脉与正常走行一致。右位主动脉弓发出的分支常呈镜像反位，先是左侧无名动脉，左侧颈总动脉，随后为右侧锁骨下动脉，也可以存在两支无名动脉。

(三)肺动脉吊带(迷生左肺动脉)

正常的左肺动脉缺如，畸形左肺动脉起于纵隔右侧的右肺动脉干，绕过右侧支气管，在气管和食管间行走连接于左肺，从而压迫右侧支气管和气管、食管产生临床症状。

(四)正常主动脉弓伴分支畸形

1. *迷生右锁骨下动脉*　右锁骨下动脉为主动脉弓的第四分支，起于左锁骨下动脉远端的降主动脉，根部常扩大形成憩室状。80%的迷生血管绕过食管后壁，15%的穿过气管和食管之间。本畸形多数无临床症状，少数可以产生压迫食管导致吞咽困难。

2. *无名动脉*　无名动脉起于主动脉弓的左侧，绕过气管前壁，可以压迫气管导致呼吸困难。

3. *左侧颈总动脉*　左侧颈总动脉起于主动脉弓的右侧，斜跨气管前方，或起于无名动脉，压迫气管导致呼吸困难。

(五)主动脉弓长度或连接畸形

1. *颈部主动脉弓*　主动脉弓从第3腮动脉弓发育，是罕见的畸形。多数病例升主动脉、主动脉弓和降主动脉都位于右侧，常合并无名动脉畸形。动脉韧带和食管后主动脉可以形成环绕气管和食管的血管环。

2. *主动脉弓离断*　(见相关章节)。

【病理生理】

头臂血管畸形如不合并其他畸形，常不产生临床症状。但在少数病例，由于血管环或纤维血管环对气管或食管产生不同程度的压迫，可以出现一系列的呼吸困难或吞咽困难等症状，严重的可产生死亡。

【临床表现】

主要表现为环状血管引起的气管或食管压迫

综合征。

在婴儿期症状出现的早晚与血管环的解剖类型和压迫严重性有关，主要表现为呼吸道症状，可以出现呼吸时喘鸣，严重的伴有呼吸困难、气急、咳嗽。吸气相出现胸骨上区和剑突下区明显凹陷。呼吸困难多为持续性，常伴阵发性发作，尤其在进食时。为了减轻气管受压症状，患儿喜采取过度头后仰位，在双主动脉弓病例中较常见。容易合并反复发生肺炎和呼吸道感染。进食时因吞咽困难出现呕吐。

在儿童期，一般压迫症状可以有所缓解，临床症状改善，但是合并感染或其他病变，可以加重吞咽困难或呼吸道压迫症状。

成年期出现症状多由于畸形动脉硬化增粗、扩张导致。呼吸困难症状较少见，主要表现为食管压迫导致的进食时间延长，呕吐和吞咽困难，可以出现严重的营养不良。

【辅助检查】

(一)X线胸片

对怀疑头臂血管畸形的患者首先进行前后位和侧位X线胸片检查。依据主动脉弓的位置和气管的关系，初步评价是左位或右位主动脉弓，或是双主动脉弓。当气管位置无法确定，应该考虑双主动脉的可能。右位主动脉弓或双主动脉弓侧位片可见气管压迫导致的狭窄，单侧右肺过度通气提示迷生左肺动脉(肺动脉吊带)。正常X线胸片可以除外血管环。

(二)钡剂食管造影

钡剂食管造影是最可靠的初步诊断血管环的方法。由于异常的主动脉弓或其分支造成食管内钡剂特殊的形态，可以诊断血管环的类型。双主动脉弓或右位主动脉弓伴左侧韧带在食管后壁显示深的持续压痕。在前后位片上显示双侧食管压痕提示双主动脉。右位主动脉弓伴食管后左锁骨下动脉常产生朝向左肩部的斜行压痕。而高的从左向右斜行压痕提示迷生右锁骨下动脉。迷生左肺动脉(肺动脉吊带)为食管前部压痕。诊断确定血管环的特殊类型，单纯依靠X线胸片和食管造影仍不可能。

(三)计算机断层扫描

计算机断层扫描(CT)在诊断头臂血管畸形方面非常准确。大部分病例可以根据主动脉弓和头臂动脉的形态直接诊断，然而在某些病例，诊断需要依靠动脉分支的形态，主动脉弓的位置以及气管的局部狭窄的表现。

“四动脉现象”即在横断面上显示主动脉弓头端由2支背侧锁骨下动脉和2支腹侧颈动脉构成，提示右位主动脉弓伴迷生左锁骨下动脉。

在无名动脉压迫综合征和肺动脉吊带，CT可以直接显示血管的起源和对气管的压迫程度。气管的狭窄程度有助于确定外科手术方法。

(四)磁共振影像

磁共振影像(MRI)适合纵隔血管结构成像。冠状面和矢状面成像有助于疑难病例的诊断。

(五)支气管镜检查

支气管镜的检查主要应用于存在呼吸道压迫症状但尚未明确诊断的病例。不同水平的气管压迫有助于判定双主动脉弓或右位主动脉弓伴左侧韧带。支气管检查可以排除其他原因导致的呼吸压迫症。在肺动脉吊带的病例，可以明确是否合并完全性气管环。

(六)超声心动图

尽管超声心动图可以检查主动脉弓畸形，但是由于超声显示窗口的限制，并非诊断头臂血管畸形的主要方法。但是对于除外同时合并心内畸形有明确意义。

(七)心导管检查

在CT和MRI检查出现后，心导管检查应用于头臂血管畸形的检查逐渐减少，仅当患者合并先天性心脏病畸形时才进行心导管检查。

【治疗】

对于所有有症状的患者都有手术指征。几乎所有血管环的患者，甚至无症状的患者，将来都可以出现明显的气管症状。

(一)术前准备

有呼吸道严重压迫症状的婴儿，术前准备非常重要。应用抗生素，清除呼吸道分泌物，控制呼吸道感染。对于营养不良的患者，给予补充容量，静脉营养或输血，增加手术耐受力。

(二)麻醉和切口

选用气管插管麻醉，插管应超越气管压迫部位。有术者主张任何血管畸形都采用左前外侧切口，经第3肋间进胸。目前，大部分术者左侧第4肋间后外侧切口显露病变更清楚。胸骨正中切口适用于无名动脉或左颈总动脉压迫气管前壁。

(三)手术基本过程

1. *双主动脉弓*　经左侧胸切口进胸，探查主动脉弓，根据两个弓及其分支的情况行左前弓切断缝合或右后弓切断缝合。约75%的病例左前弓细小，在左颈总动脉和左锁骨下动脉远端的行左前弓汇入降主动脉的部位切断左前弓并缝合。约14%的病例左前弓粗大，需要保留，在右后弓汇入降主动脉的部位行右后弓切断缝合。术后需要充分分离气管和食管周围的纤维粘连，避免残余压迫。

2. *右位主动脉弓伴左侧动脉导管未闭或左侧动脉韧带*　经左侧胸切口进胸，切断动脉导管或动脉韧带即可解除症状。

3. *肺动脉吊带*　手术路径可以采用经右胸切口、左侧胸后外侧切口或胸部正中切口，目前临床常用的是经左侧胸后外侧切口进胸。在迷生左肺动脉起源处切断该动脉，将切断的左肺动脉远端移位到气管前，与肺动脉主干吻合。

4. *迷生右锁骨下动脉*　手术路径可以采用经右颈部切口、左侧胸后外侧切口或胸部正中切口。在迷生右锁骨下动脉的起源处切断该动脉，游离食管和血管间粘连组织，将切断的右锁骨下动脉远端移位至右颈部，与升主动脉直接吻合或用人工血管连接。

5. *无名动脉异常*　经胸骨正中切口，切断异常的无名动脉，移位至升主动脉右前方，与升主动脉直接吻合或用人工血管连接。

【并发症】

主要并发症包括气管软化、气管和支气管损伤、肺动脉栓塞(多发于肺动脉)。

1. *气管软化*　由于气管长期受压迫，一旦血管畸形矫治，部分患者可以出现气管塌陷导致呼吸道梗阻，应及时给予处理。

2. *气管和支气管损伤*　因为畸形血管和气管和支气管粘连，术中游离时损伤气管或支气管，导致血管或支气管胸膜瘘。

3. *左肺动脉栓塞*　多发生于迷生左肺动脉行血管矫治术。其原因与左肺动脉发育不全、血管成形术后成角畸形、吻合口狭窄等有关。

【疗效评价】

先天性头臂血管畸形的手术治疗除迷生左肺动脉以外效果都较好。手术死亡率<5%，死亡原因多为肺炎或呼吸衰竭。早期迷生左肺动脉矫治手术的死亡率高达31%～50%，死亡原因多与合并气管或支气管狭窄有关，术后左肺动脉栓塞发生率高。近年来手术效果明显提高，波士顿儿童医院报道27例手术，无手术死亡，远期死亡3例，2例死于术后肺部并发症。

（王辉山）

第十三节　完全性肺静脉异位连接

【概述】

完全性肺静脉异位连接是全部肺静脉与解剖左心房以外的心血管部位连接的先天性心脏病，占先天性心脏病总数的1%～1.5%。

【病理解剖】

完全性肺静脉异位连接有两类病变，一是单纯病变，即肺静脉异位连接不合并其他严重的心血管畸形。另一类是复合病变，即肺静脉异位连接同时合并其他严重的心血管和其他器官畸形，前者只是复合畸形——内脏异位综合征的病理构成之一。

单纯完全性肺静脉异位连接根据肺静脉回流的位置分为4种类型。

1. *心上型*　约占本病的45%，肺静脉及共干与上腔静脉连接。一般是经左侧垂直静脉上行汇入无名静脉至上腔静脉，少数情况下经右侧的奇静脉或垂直静脉汇入上腔静脉。

2. *心内型*　约占本病的25%，肺静脉及共干连接扩张的冠状静脉窦，经此血液回流至右心房，肺静脉干也可直接开口于右心房。

3. *心下型*　约占本病的25%，肺静脉经下行的垂直静脉穿过膈肌，经肝静脉或肝门静脉最终间接或直接回流下腔静脉。

4. *混合型*　约占本病的5%，肺静脉不形成共干，而是经上述3种不同途径分别异位连接，临床常见的病变是“3+1”，即左上肺静脉经上行垂行静脉回流上腔静脉，其余3支肺静脉回流心内或其他部位。此外，肺静脉共干可分别与两处不同部位连接，称之为双连接。

复合性肺静脉异位引流通常是无脾综合征或心房右异构病变之一，大多数都合并严重的先天性心脏畸形，如右心室型单心室、单心房、右心室双出口、共同房室瓣、肺动脉严重狭窄或闭锁以及腔静脉系统畸形。

肺静脉回流梗阻是本病最重要的合并病变。它可见于各类肺静脉异位连接，尤其多见于合并心房右异构和心下型肺静脉异位连接者。在新生儿病例肺静脉梗阻发生率可高达60%以上。下行垂直静脉与静脉导管和肝门静脉连接者几乎都合并梗阻。肺静脉梗阻患者的肺静脉容易出现血管壁增厚和纤维化，同时肺动脉也存在发育不良。这些病变可以解释为什么这些患者手术风险增加且远期效果不良。

【病理生理】

单纯肺静脉异位连接者，决定病理生理变化和病情严重程度的主要因素有两点。

1. *肺静脉梗阻的有无和轻重* 肺静脉梗阻导致的肺静脉淤血及肺循环高压最终导致肺循环血流受限和低氧血症以及肺动脉高压，这种情况任何药物治疗均无效，只能经手术或介入干预才能有效缓解。

2. *房间交通口的大小* 肺静脉异位连接使肺静脉血回流到右心系统和肺循环，左心房、左心室则缺乏血液来源。如果房间交通口较大，右心系统血液容易经此分流至左心系统，而重新平衡体循环和肺循环的血液分布，使肺循环血流量减少而体循环血流量增加，因而病情得以缓解或减轻。反之，如房间交通太小，则肺循环血流过多而体循环血流不足，患者亦容易出现低血压、代谢性酸中毒和少尿等体循环衰竭征象。

复杂肺静脉异位连接者，因多种合并畸形的存在，通常有着更复杂的病理生理变化。但在临床方面，内脏异位综合征尤其是无脾综合征合并单心室及心下型肺静脉异位引流者，肺静脉梗阻仍然是决定病情轻重和预后的最重要危险因素之一。

【临床表现】

肺静脉异位连接的临床表现轻重不一，且多无特殊之处。但完全性肺静脉异位连接仍属较复杂的先天性心脏病，对循环系统的妨碍明显。因此，多数完全肺静脉异位连接较早期即出现症状，其中部分病例需要急症手术或介入治疗干预。

决定病情轻重的重要病变是肺静脉梗阻的严重程度，梗阻严重者因肺淤血和肺动脉高压表现出呼吸窘迫及严重的低氧血症，乏氧代谢导致代谢性酸中毒，加之CO_2增高，呼吸循环功能均可陷入衰竭。此外，房间交通口小导致肺循环血流过多而体循环血流不足，临床表现出心脏增大，肺血增多以及肺内啰音、肝增大等充血性心力衰竭征象。这些患儿往往在婴儿期内就表现出反复呼吸道炎症、喂养困难以及发育迟缓。在肺静脉无梗阻且合并较大房间隔缺损的患儿，可仅表现轻微发绀而无其他症状，以至于少数病例在儿童期甚至更大年龄段因查体或其他偶然情况才发现和诊断本病。

复杂的肺静脉异位连接，因合并多种心脏畸形，往往在出生后不久即表现出明显发绀、呼吸困难等严重症状。在这类复杂畸形中，早期即危及患儿生存的最重要病变往往是肺静脉回流梗阻以及严重的肺动脉发育不良。

本病一般没有特异性体征。多数病例胸骨左缘第2、3肋间可闻Ⅱ～Ⅲ级收缩期杂音，且伴有肺动脉第二心音增强。单纯肺静脉异位连者，一般有轻度发绀；复杂性肺静脉异位连接者，则发绀明显。合并心力衰竭者可出现肺部啰音、肝增大、颈静脉充盈等体征。

【辅助检查】

心电图通常可见心房增大、右心室肥厚、电轴右偏，胸部X线片可见较明显的右心房室增大和肺血流增多，合并肺静脉梗阻者，肺可表现出明显的淤血改变。某些心上型肺静脉异位连接者，因左侧垂直静脉的扩张在正位胸片上显示左上纵隔影增宽、膨大的垂直静脉与心脏共同构成“雪人征”或“8字征”。

心脏彩超是本病筛选和鉴别的基本检测方法。超声可显示肺静脉汇成共干，但它并不与左心房连接，而经异常通路回流至腔静脉或右心房，超声还能根据肺静脉内的血流速度和压差判定及评估肺静脉梗阻的有无和轻重程度。

心血管造影和CT检查是确诊本病的主要检测方法。心血管造影的肺静脉回流相能显示肺静脉的具体回流途径，CT的增强影像能更清晰显示肺静脉行程及回流途径和梗阻部位，且比造影更安全和简便。

【诊断及鉴别诊断】

对临床表现较轻的肺静脉异位连接，需要与右心容量负荷增加的疾病相鉴别，如巨大房间隔缺损或房间隔缺损合并三房心等。其共同病理生理是大量左向右分流导致右心房、右心室增大及肺血增多而引起相似的临床症状和体征，但依据心脏超声及CT检查可以作出区分和鉴别。对临床表现较严重的肺静脉异位连接，则需要与其他复杂先天性心脏病，特别是动脉导管依赖的复杂先心病作出鉴别。这些疾病均可表现出发绀和呼吸窘迫，甚至呼吸循环功能衰竭，需要紧急救治。但肺静脉异位连接与动脉导管依赖性先天性心脏病不同，后者需要用前列腺素E维持动脉导管开放，但这一措施对前者基本上无效。对复杂性肺静脉异位连接，重要的是在诊断多种畸形时，不要漏诊肺静脉异位连接，它的存在对手术时期和方式的选择至关重要，也是治疗效果和预后转归的影响因素。

【治疗】

本病不能自愈，且一定对心肺功能造成损害，因此，诊断本病就意味着需要治疗。方法有外科手术和介入治疗两类，前者目标是解剖矫治，后者是缓解症状，为手术治疗准备合适的时期和条件。手术时期的选择，大致分为2种情况。

(一)限期手术或急症手术

合并肺静脉回流梗阻者，一旦确诊，即应尽快手术，以挽救其生命。对于病情严重者，应采取给氧甚至人工呼吸等各种对症支持措施，维持呼吸和代谢指标基本正常。尽管如此，新生儿及3～6个月内的小婴儿，这类手术仍面临较高的风险，尤其是合并单心室等畸形的肺静脉异位连接，手术结果令人失望。近年来，有报道对心下型肺静脉异位连接合并梗阻的新生儿，经脐静脉行介入性静脉导管支架置入，有效解除肺静脉回流梗阻，保证患儿的早期存活和生长，数月后再行外科手术矫治，取得了良好的治疗效果。

(二)择期手术

无肺静脉回流梗阻，且房间交通口较大的病例可根据临床状况择期手术，6个月至1岁手术安全性较高。

手术方法和术式包括：

1. *左心房顶径路*　近年来对心上型肺静脉异位连接此项术式的应用越来越普遍，优点是创伤小，游离范围局限，尤其适合小婴儿。缺点是视野受限，有人主张横断主动脉或上腔静脉以扩大术野，但通常并无此必要，适当游离主动脉后壁并将其牵向左侧即足以充分显露术野。

2. *房间沟径路*　它是较经典的方法，充分游离房间沟和左心房后壁，可获得较广的术野，经此径路可做左心房切口或左心房、右心房联合切口，后者易于与肺静脉干做成宽大的吻合口，缺点是创伤稍大，术后房性心律失常的发生率较高。

3. *心底径路*　将心尖向右上方牵拉使心脏翻向胸腔外，显露肺静脉共干和左心房。此方法对心脏扰动较大，不利于心肌保护，手术操作位置较深，适合心下型肺静脉异位连接及下行垂直静脉的处理。

4. *右心房径路*　它用于心内型肺静脉异位连接的修复。

近年，肺静脉共干与左心房的吻合技术越来越受到重视，要求有一个大口径、高质量的吻合口，以保证长期的血流通畅。因此，提倡“无缝线”缝合技术，实际操作时，缝合要距吻合口边缘有2～3mm距离，以不妨碍吻合口将来的生长，防止远期吻合口再狭窄。

垂直静脉的处理，既往垂直静脉一般予以结扎。近年有报告指出，对重症小婴儿和合并肺静脉梗阻及左心室小、严重肺高压者，保留垂直静脉开放，有利于避免术后肺高压危期，提高手术生存率。

【并发症及防治】

1. *左心功能不全*　本病术前因左心容量不足，加之右心室增大和肺高压导致的室间隔相对左移，左心室较小，术后易发生左心功能不全。术后须适当加用正性肌力药，并维持心率在较高水平。

2. *心律失常*　本病术后易发生房性心律失常，一方面可发生快速型房性心律失常，如室上性心动过速等。另一方面也可能出现窦性心律，但正常的心率却因左心室较小达不到临床要求的心排血量，尤其是小婴儿患者。因此，术中应安装临时性房-室顺序起搏器，维持较快的心率。

3. *肺动脉高压危相*　这种情况较易发生于术前合并肺静脉梗阻的病例，为避免此情况，术后需要有高质量的综合对症支持治疗措施和护理。

4. *肺静脉再狭窄*　本病术后肺静脉再狭窄的发生率一般在10%左右，多发生在术后6个月以内。在术前合并静脉梗阻的病例可以更高。肺静脉的先天异常和吻合口局部的纤维化及瘢痕组织形成均可导致这种情况发生。为避免这一并发症，有人提倡采用可吸收线缝合、部分吻合口间断缝合以及离开吻合口边缘的缝合等方法。肺静脉吻合口的再狭窄可酌情采用介入治疗或再次手术。为彻底解除狭窄，需要充分切除瘢痕组织，并用原位心包等组织，离开切口边缘一定距离做超范围的补片成形。

【疗效评价】

近20年，单纯肺静脉异位连接的外科治疗效果有了明显提高，手术死亡率降至5%～10%，但肺静脉再狭窄二次手术修复的死亡率仍然高达25%，且可能需多次治疗。复杂性肺静脉异位连接直到现在仍然是外科治疗面临的挑战，尤其是无脾综合征/单心室合并肺静脉异位连接和肺静脉梗阻(心下型、混合型多见)，死亡率仍可高达30%～50%。

(沈向东)

第十四节 三 房 心

【流行病学】

三房心(cor triatriatum)是一种罕见先天性心脏畸形,一纤维肌肉隔膜将左心房分为近侧的副房和远侧的真正左心房,肺静脉进入副房,经隔膜的一个或多个孔进入真正的左心房和二尖瓣。该畸形罕见,占先天性心脏病的0.1%~0.4%。

【病理解剖】

(一)胚胎学

胚龄大约5周时,连接4条肺静脉的肺总静脉逐渐融入左心房,4条肺静脉分别开口于左心房。如果肺总静脉与左心房的融合过程中形成隔膜则会出现三房心。

(二)外科解剖

典型的三房心,左心房被一纤维肌肉隔膜分隔为两个腔,上腔称为副房,连接4条肺静脉,下腔称为真房,连通左心耳和二尖瓣,隔膜可有一个或多个孔。病变绝大多数发生在左心房称为左位三房心(cor triatriatum sinistum),即临床上常见的三房心。如发生在右心房则称为右位三房心(cor triatriatum dextum)临床上极少见。三房心常合并房间隔缺损,其他合并畸形有:肺静脉异位连接、动脉导管未闭、室间隔缺损、法洛四联症等。

(三)分型

由于该畸形少见,各家报道病例数均不多,所以,目前尚无权威性的分型方法。Van Praagh根据是否合并肺静脉异位连接分为不合并肺静脉异位连接的典型三房心和合并肺静脉异位连接的不典型三房心。根据副房与全部肺静脉连接或副房仅与部分肺静脉连接将典型三房心分为完全型(图1-13),和部分型(图1-14)。Brown根据房间隔缺损的位置将完全型三房心分为3种基本类型。不典型三房心变化较多(图1-15)。

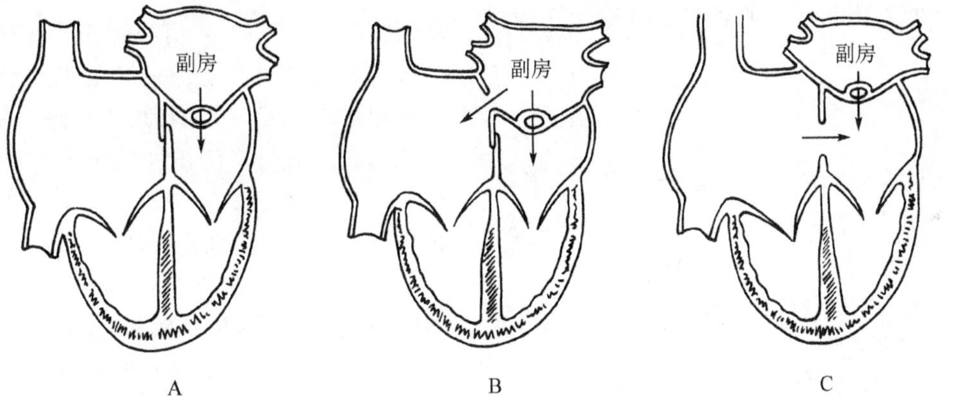

图1-13 完全性三房心

A. 无房间隔缺损;B. 房间隔缺损开口于副房;C. 房间隔缺损开口于真房

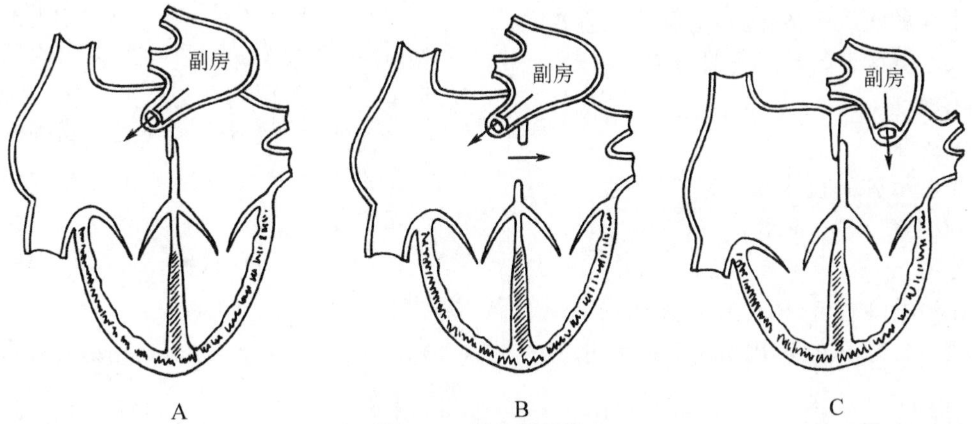

图1-14 部分型三房心

A. 副房开口于右心房无房间隔缺损;B. 副房开口于右心房有房间隔缺损;C. 副房开口于左心房无房间缺损

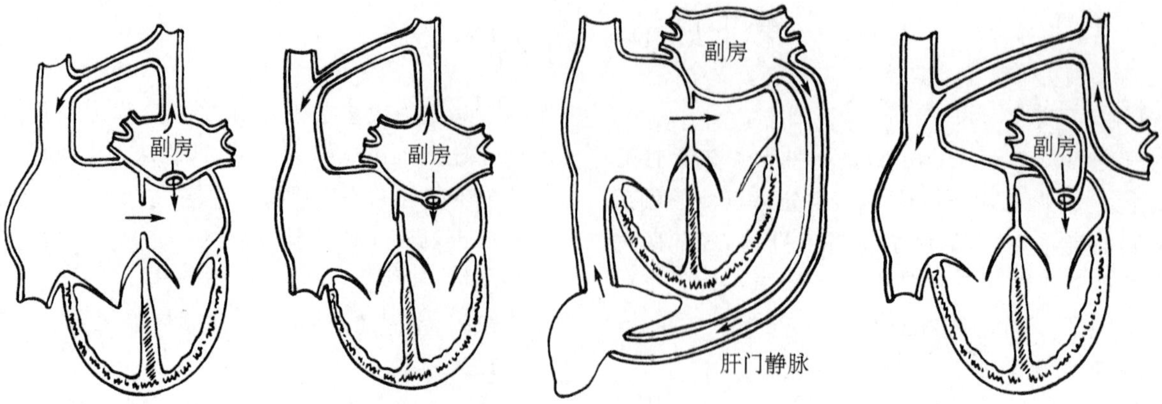

图 1-15　不典型三房心

【病理生理】

左心房内隔膜导致肺静脉回流受阻，血流动力学改变和二尖瓣狭窄相同，肺静脉压和肺动脉压进行性升高，右心室负荷增加，最后导致右侧心力衰竭。肺静脉回流受阻的严重程度与隔膜孔径的大小、是否合并房间隔缺损以及合并畸形有关。如房间隔缺损位于右心房和低压的真房之间时，可产生右向左分流并出现发绀。

【临床表现】

(一)症状

出现症状的时间和严重程度与隔膜孔径有关，孔径＜3mm 者出生后不久即出现症状。主要症状有：喂养困难、生长缓慢、呼吸困难、咳嗽、咯血和心力衰竭表现。严重者可于短期内死于心力衰竭。隔膜孔径较大或合并较大房间隔缺损者出现症状较晚，症状极似二尖瓣狭窄。

(二)体征

面貌苍白，营养不良，心前区隆起，可扪及抬举样搏动，心律快，两肺可闻及湿啰音，胸骨左缘第 2 肋间可闻及柔和的吹风样杂音，肺动脉第二心音亢进。少数病人心尖区可闻及舒张期杂音。

【辅助检查】

(一)X 线检查

X 线胸片显示肺淤血表现，心脏阴影扩大，肺动脉段突出，右心房、右心室增大。

(二)心电图

心电图显示电轴右偏，P 波高尖、右心室肥大，严重者可出现心肌劳损改变，副房明显扩大者 P 波有切迹。

(三)超声心动图

超声心动图为重要的确诊手段。经胸探查，大多数患者左心房内可探及隔膜的异常回声，可明确隔膜附着部位，孔径大小、数目，有无合并畸形，尤其是房间隔缺损和肺静脉异位连接。诊断困难者可行经食管超声心动图检查。

(四)心导管检查和动脉造影

多数三房心患者经 X 线平片、心电图和超声心动图检查即可确诊，三房心合并其他复杂心脏畸形者行心导管检查和造影仍有很大价值。右心导管可测得肺动脉压、肺毛细血管楔压升高，如导管能经卵圆孔或低位房间隔缺损进入左心房测得左心房压正常，可提示诊断三房心。明确诊断后用球囊扩张隔膜孔可以起到缓解症状的作用。

肺动脉造影显示肺循环时间延长，副房显影快而浓，真房和左心耳显影较慢且淡，左心耳较小。有时左心房内可见斜行透光带将其分为密度较高的副房和密度较低的真房。

【诊断及鉴别诊断】

(一)诊断

1. *症状和体征*　婴儿或儿童发育迟缓，呼吸困难，胸骨左缘第 2 肋间可闻及柔和吹风样杂音，较大儿童，心尖部可闻及舒张期杂音，肺动脉第二心音亢进等类似二尖瓣狭窄的症状和体征。

2. *胸部 X 线片*　显示肺淤血，左心房增大而左心耳不大。

3. *心电图*　显示右心房、右心室大。提示为三房心。

4. *超声心动图*　左心房内探及隔膜样回声，二尖瓣正常。

(二)鉴别诊断

1. *先天性二尖瓣瓣上狭窄*　超声心动图检查

可发现狭窄环在二尖瓣上方，靠近二尖瓣环，位于左心耳和二尖瓣之间，肺静脉与包含左心耳的心房连接。三房心患者肺静脉与不包含左心耳的副房连接。

2. *先天性二尖瓣狭窄*　超声心动图检查可发现二尖瓣叶及其附属结构异常。

3. *左心房黏液瘤*　多见于成年人，超声心动图检查可发现左心房内有团块状回声。

4. *先天性肺静脉狭窄*　肺静脉狭窄可累及一支或多支，狭窄多为局限性，症状体征类似三房心。超声心动图可提供诊断依据，最后确诊则需要行肺动脉造影、CTA（CT 肺动脉成像）或 MRI（磁共振肺动脉成像）。

【治疗】

本病自然预后差，一经确诊即应手术治疗。

（一）手术适应证

三房心的隔膜孔较小者，早期即可产生肺高压和右侧心力衰竭，在婴幼儿期手术，效果更为理想。病情严重者确诊后应立即手术。

（二）手术禁忌证

年龄较大，严重肺动脉高压肺血管病变为不可逆者，不宜行手术治疗。左心室发育较差者手术风险大。

（三）手术方法

手术的基本原则是彻底切除隔膜，使副房和真房之间无梗阻，闭合房间隔缺损，同时矫正其他合并畸形。典型三房心，由于左心房较小应注意保持左心房的容积。

三房心矫治术，一般应在中度低温体外循环下施行。新生儿或婴幼儿伴有复杂心内畸形者可在深低温停循环下施行。取正胸骨正中切口，手术径路有两种，即经房间沟的左心房径路和经右心房-房间隔径路，需根据患儿年龄、病变类型及合并畸形来确定。婴儿或小儿，尤其是副房较大者，右心房-房间隔径路较好。

1. *经右心房-房间隔切口左心房隔膜切除术*

（1）切开心包探查：切开心包后，心外探查，注意有无左上腔静脉和其他合并畸形，进一步判断三房心的类型。

（2）建立体外循环：上、下腔静脉分别插管，建立体外循环，血流降温，阻断主动脉，灌注心脏停搏液。平行房室沟，切开右心房，检查有无房间隔缺损（图 1-16）。

（3）显露隔膜：如有房间隔缺损，扩大房间隔缺损显露左心房内的隔膜；如无房间隔缺损，则在卵圆窝切开房间隔进入左心房。

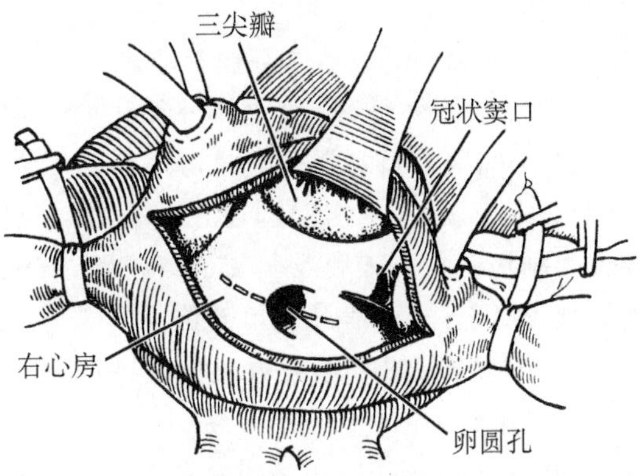

图 1-16　右心房切口

（4）切除隔膜：探查副房内是否包含 4 支肺静脉开口，确定隔膜位置。先将隔膜孔切开扩大，即可见到二尖瓣和左心耳（图 1-17）。

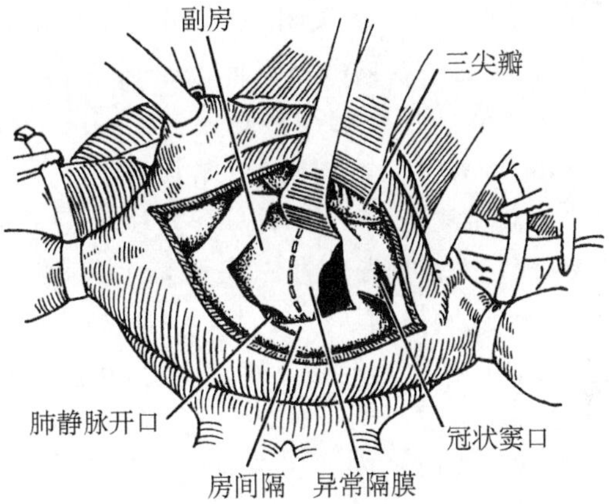

图 1-17　经房间隔切除隔膜

提起隔膜边缘，彻底剪除隔膜，解除梗阻。切除隔膜时，一定要小心，不要过度牵拉以免切破左心房壁，同时注意不要损伤二尖瓣环。如切破左心房壁要予以缝合。切除隔膜后遗留残边可用 5-0 聚丙烯线连续缝合，保持左心房内壁光滑并可防止术后左心房压力升高造成撕裂左心房壁出血。如切除隔膜时未损伤左心房壁，残边也可不缝。

（5）修补房间隔缺损：如有房间隔缺损则用涤纶补片或心包补片，5-0 聚丙烯线连续缝合修补。

（6）缝合右心房：用 4-0 或 5-0 聚丙烯线连续缝合右心房切口。

（7）停止体外循环：开放主动脉，复温，心搏有力后停止体外循环。

2. 经房间沟切口左心房隔膜切除术

(1)切口和体外循环:建立体外循环的方法与经右心房-房间隔切口左心房隔膜切除术。

(2)显露隔膜:平行房间沟切开左心房,一般切入部位为副房。探查隔膜及其交通口位置,有无房间隔缺损,确定各支肺静脉开口部位。

(3)切除隔膜:切除隔膜方法同前。如有合并畸形,予以矫治。

(4)缝合左心房:用 4-0 或 5-0 聚丙烯线连续缝合房间沟切口。

停止体外循环的方法同前。

【并发症及防治】

三房心矫治手术不复杂,术后恢复过程多顺利。隔膜切除不彻底,术后会发生残余肺静脉回流受阻,所以要彻底切除隔膜。三房心患儿都有不同程度的左心室发育不全,术后有可能出现低心排血量综合征,应适当延长呼吸机辅助时间,给予正性肌力药物支持。

【疗效评价】

单纯三房心,手术死亡率较低,术后效果满意。合并其他心内畸形者死亡率和预后取决于合并畸形的严重程度。

(吴树明)

第十五节　先天性二尖瓣畸形

【概述】

先天性二尖瓣畸形是指二尖瓣装置包括瓣上、瓣环、瓣叶、腱索、乳头肌的一个或几个部分发育异常,导致二尖瓣狭窄或关闭不全,有时也可两者同时存在,但不包括心内膜垫缺损、左心室发育不良、矫正型大动脉转位等的畸形在内。该类畸形极少为单发,常合并其他心内畸形,尤其是左心系统及主动脉发育异常。1902 年,Fisher 首次报道了先天性二尖瓣狭窄中的先天性二尖瓣瓣上隔膜,1959 年,Starkey 首次报道了先天性二尖瓣狭窄和关闭不全的心内直视手术经验,1964 年,Young 和 Robinson 成功地报道了为 1 例 10 个月大的婴儿进行了瓣膜置换术,1976 年 Capentier 阐释了先天性二尖瓣畸形的分类,并提出了先天性二尖瓣畸形的系列手术处理策略,此后,随着心外科技术的进步,二尖瓣的成形及瓣膜置换手术死亡率明显降低。

患病率占先天性心脏病的 0.3%～0.6%。占临床病例的 0.21%～0.42%。60%左右合并有其他畸形,包括左心室流出道梗阻、室间隔缺损、房间隔缺损、主动脉缩窄、主动脉瓣下狭窄、右心室双出口、冠状脉起源异常等。

【解剖病理】

根据二尖瓣关闭不全和(或)狭窄的存在与否,二尖瓣畸形分成二尖瓣关闭不全和二尖瓣狭窄两大类型。

(一)先天性二尖瓣狭窄

可发生于二尖瓣环上、瓣环、以及瓣下 3 个不同水平,1976 年 Capentier 提出了根据乳头肌是否正常提出了先天性二尖瓣狭窄的病理分型。

1. 瓣膜狭窄、乳头肌正常

(1)交界融合:瓣叶正常,瓣膜交界部融合增厚,乳头肌直接与交界部连接,可无腱索或腱索缩短。

(2)瓣膜组织过多和双孔二尖瓣:二尖瓣装置正常,但腱索间空隙被异常瓣膜组织填塞,部分患者,过多的瓣膜组织连接前后叶,形成附属开口即双孔二尖瓣。

(3)瓣上环:左心耳下方,二尖瓣瓣环上方或直接附着与二尖瓣瓣环、瓣叶上的环状纤维隔膜。近年来又将二尖瓣瓣上环细分为:瓣膜上型和瓣膜内型,并有研究认为两种类型的发生机制及预后存在差别。

(4)瓣环发育不良:二尖瓣环较正常小 20%～50%,但二尖瓣结构及左心室容积基本正常。

2. 瓣膜狭窄、乳头肌异常

(1)降落伞形二尖瓣:是先天性二尖瓣狭窄中最常见的病变。二尖瓣前、后叶腱索附着于单一乳头肌或主要的一个乳头肌而另一乳头肌发育不良。近年来,又细分为:真性降落伞样二尖瓣和降落伞样不对称二尖瓣。两者发生机制及预后略有不同。

(2)吊床形瓣:缺少 2 个正常的乳头肌,代之以多个乳头肌附着于左心室后壁上方,乳头肌向后面及上方移位造成二尖瓣狭窄。前叶腱索跨过二尖瓣口连接于对侧乳头肌形成吊床样外观。

(3)乳头肌缺如:很少引起二尖瓣狭窄,多数为混杂的腱索附着于心室壁,腱索间隙无开口。

(二)先天性二尖瓣关闭不全

对于先天性二尖瓣关闭不全常用的分类方法

有两种，其一是根据畸形的部位分为：

1. *瓣环畸形*　主要是瓣环（尤其是后瓣环）的扩大和变形。

2. *瓣膜畸形*　包括瓣叶裂隙、三叶二尖瓣，瓣叶缺如，交界处瓣膜缺如、瓣叶孔洞。

3. *瓣下畸形*　主要有腱索缺如、腱索、乳头肌延长。

另外一种为 Carpentiar 根据二尖瓣瓣叶的活动情况提出的，3 种病理分型：

1. *瓣叶活动正常型*　如瓣叶裂隙、瓣环扩大、交界区瓣叶组织缺损等。

2. *瓣叶活动过度型*　主要指瓣叶脱垂，腱索纤细延长、腱索断裂、乳头肌延长均可导致前叶或后叶脱垂，左心室收缩期瓣尖脱入左心房侧。

3. *瓣叶活动受限型*　瓣叶运动受限伴乳头肌正常包括交界融合，腱索缩短；瓣叶运动受限同时伴异常乳头肌：主要包括降落伞形二尖瓣或吊床样二尖瓣伴瓣叶发育不良，及乳头肌发育不良或未发育，造成关闭不全。

先天性二尖瓣关闭不全的各种病理改变中，最为常见的病理改变是瓣环扩大，其次是瓣叶脱垂。

二尖瓣是由胚胎的心内膜垫和原始左心室小梁发育而成的。在胚胎的第 4 周背侧和腹侧心内膜垫横向内侧面生长，把房室管分为心房和心室两部分。第 5 周和第 6 周心房和心室完全分开，同时二尖瓣与三尖瓣也被隔开。在第 6 周和第 7 周二尖瓣叶由心内膜垫及其附近组织生成，与此同时，乳头肌和腱索也由左心室原始小梁的肌肉生成。直到第 24 周，左心室小梁缓慢融合成 2 个明确的乳头肌。瓣叶和腱索组织逐渐改变原有的肌肉特征而变成菲薄、柔软的胶原组织。二尖瓣环是由心脏的纤维结构组成的，它包括左、右纤维三角和连接二者的前瓣环，其余部分为二尖瓣后瓣环。二尖瓣环是经过一系列左侧房室沟处的分隔而形成的在胚胎心腔，房室沟处心内膜垫表面心肌组织沉积和压迫，导致该部心肌细胞退化，在房室口处除了希氏束外，其余心肌连接中断。上述二尖瓣装置发育过程的一个或某个成分发育异常，即可导致二尖瓣狭窄或关闭不全的发生。尚未确定先天性二尖瓣畸形的相关基因。

【病理生理】

对于先天性二尖瓣狭窄患者，由于二尖瓣口有效面积减小，导致左心房压与肺静脉压升高，肺淤血，继而肺动脉与右心室压力增高。肺毛细血管静水压升高，迫使水分进入肺间质及肺泡腔，最终导致肺水肿。支气管静脉淤血累及细支气管，引起气道阻力增加、肺顺应性下降。作为一种代偿机制而发生的肺血管收缩，导致右心室压力升高，右心室肥厚。随着病情进展，肺小动脉内膜增厚、中层肥大，导致持续肺动脉高压。最终，右心功能出现衰竭，肺血流减少，继而体循环血流减少。如果心脏排血量严重减少，将会发生合并肝、肾功能不全的终末期脏器衰竭，休克、代谢性酸中毒。右心功能衰竭，导致体静脉淤血、肝大、腹水、下肢水肿。

对于先天性二尖瓣关闭的患者，可经历慢性代偿期和失代偿期两个阶段。在前一阶段，二尖瓣反流使左心室收缩期，一部分血流从左心室回流到左心房，而在舒张期这部分血液又回流入左心室，从而左心室舒张末期容量增加和左心室腔扩大。同时，反流血液进入左心房，使左心房扩张，以适应左心房室间反流所致的左心房容量增加，左心房对容量负荷增大的代偿，使得肺循环和右心室的压力在这一阶段无显著变化。左心房的顺应性改变降低了左心室的后负荷，而且，左心室的扩张和肥厚增加了心肌收缩力，这些变化使得左心能够保持后负荷不变，尽管反流的比例可能比较高，但通过增加每搏量的代偿作用，左心室维持了正常的心排血量。慢性失代偿阶段：当左心室不能维持足够的前向血流时，就进入了失代偿阶段。当左心室收缩性开始下降，左心室收缩末期容积增加，左心室舒张期压力增加，使左心房压力增加，并增加了左心房后负荷，并进一步影响影响左心室射血，并产生了一个往复循环，使左心室功能不断下降。而且，舒张末期容积和收缩末期容积增加，导致肺动脉充血。尽管左心室前向射血分数较代偿期阶段降低，由于大量的二尖瓣反流，左心室整体射血分数可能是正常的。随着二尖瓣反流程度的加重，左心室整体射血分数下降，肺静脉压力的持续升高，导致肺动脉高压，并最终导致右侧心力衰竭。

【临床表现】

二尖瓣重度狭窄患儿，在没有足够大的房间交通情况下，出生后很快将会因急性肺水肿而发生呼吸窘迫。如果合并房间隔缺损，患儿则会表现为肺血多而体循环血量减少症状。二尖瓣轻度或中度狭窄患儿，在渡过新生儿期之后，会出现低心排血量和右心功能衰竭症状，如反复肺部感染、生长停滞、喂奶时疲惫、大汗、呼吸急促以及慢性咳嗽等。在大龄儿童，则会出现活动受限、运动耐力差、易疲劳等症状。肺淤血则表现为逐渐加重的呼吸困难症状,开始时表现为活动后呼吸困难,后期可出现夜间阵发性呼吸困难、端坐呼吸,甚至出现急性肺水肿症状。在病史较长的大龄患儿,还可出现由于左心房增大而造成的局部压迫症状,如吞咽困难,声音嘶哑、胸痛等。二尖瓣关闭不全患者临床症状轻重,取决于反流程度。轻度反流通常无症状,随着反流量的增加,患儿可出现活动耐力差、多汗、生长发育迟缓,进食困难等症状。增大的左心房压迫左主支气管,可引起下呼吸道感染和心源性哮喘。儿童通常对二尖瓣反流有良好的耐受能力,直到20—30岁症状才逐步显现,但此时,可能心脏已处于失代偿期而很快出现心力衰竭。二尖瓣轻度或中度狭窄患儿体格检查,末梢循环及脉搏正常,心尖部听诊第一心音增强,舒张期逐渐增强的低频隆隆样杂音。二尖瓣重度狭窄者,末梢循环差,脉搏细弱心音减弱,手足发凉,心脏抬举样搏动,心尖部听诊第一音减弱,舒张期杂音可因心力衰竭而减弱。二尖瓣关闭不全患儿可见呼吸频率、心率增快,心尖搏动向左下方移位。心前区可出现由左心房搏动和心尖搏动所共同构成的双搏动现象。心脏浊音界扩大。心尖部听诊可闻及典型的收缩期高调、吹风样杂音,向左腋下传导,第一心音减弱,第二心音分裂。

【辅助检查】

1. *心电图检查* 先天性二尖瓣狭窄可显示左心房或双心房扩大、右心室肥厚波型。在儿童,出现心房颤动者很少见。先天性二尖瓣关闭不全可见P波增大、中度以上反流尚可出现左心室肥厚,当肺动脉高压发生后可出现右心室肥厚波形。

2. *胸部X线片* 二尖瓣狭窄可见左心房扩大、肺静脉淤血、肺动脉扩张、右心室扩大。二尖瓣关闭不全见左心房、左心室增大,肺淤血改变,左心房增大压迫左主支气管,导致左肺不张。

3. *超声心动图* 是最重要的也是必需的辅助检查。可提供瓣膜形态、瓣叶活动情况、瓣口面积、各心腔大小、跨瓣压差、心室腔压力以及心脏功能等重要数据,确定瓣膜反流的程度,评估左心室功能,推测肺动脉高压程度,并对手术方法的选择提供参考。

4. *磁共振(MRI)和CT扫描* 一般不需要此项检查,除非要明确瓣下结构的畸形改变。不适合婴儿期的患者。

5. *心导管检查* 目前仅在二尖瓣球囊扩张术中使用。

【诊断及鉴别诊断】

通过询问病史、了解症状及体格检查,可以作出初步诊断;确诊须经超声心动图检查。超声心动图检查不仅可以判断二尖瓣狭窄或关闭不全的病因、病情程度,还可以明确合并的心内畸形。

【治疗】

(一)手术适应证

1. *二尖瓣狭窄手术适应证*

(1)症状严重或临床上出现严重肺静脉高压征象的患儿应立即进行手术治疗,若症状尚未急迫,最好在6个月后手术。

(2)症状较轻,但有严重肺动脉高压表现者,应在18个月以前手术。

(3)狭窄程度较重者可出现轻度症状,需使用利尿药物治疗、心脏中度以上增大时,建议手术治疗。

2. *二尖瓣关闭不全手术适应证*

(1)有反复呼吸道感染、进行性心脏扩大、心力衰竭、严重肺动脉高压及喂养困难、生长发育受限者应尽早手术。

(2)重度二尖瓣膜反流患者应及早手术。

(3)中度反流、无症状而左心室功能低下或中度左心室功能障碍的患者,应手术治疗。

(4)中度反流、无症状而轻度左心室功能障碍者应尽量推迟到6岁以后择期手术。

(二)手术方法

1. *先天性二尖瓣狭窄的修复手术*

(1)交界融合:交界切开术,瓣下融合的腱索按附着瓣膜边缘分界向下切开。

(2)瓣膜组织过多和双孔二尖瓣:多余瓣膜组织切除。

(3)瓣上环:瓣上狭窄环切除术,切除过程中注意勿损伤瓣叶。

(4)瓣环发育不良:目前无法手术矫治。

(5)降落伞形二尖瓣:降落伞样二尖瓣本身不一定需要手术,但导致二尖瓣口明显狭窄,需行交界切开、乳头肌劈开术。

(6)吊床形瓣:交界切开,如显露左心室困难可切开后叶以充分显露瓣下结构,将多余的乳头肌和纤维组织切除,劈开乳头肌使腱索得以延长。该组畸形一般成形效果欠佳,通常需要瓣膜置换。

2. *先天性二尖瓣关闭不全的二尖瓣修复* 由于儿童二尖瓣瓣叶的柔韧性及顺应性均比成年人

好，使得大部分二尖瓣关闭不全患儿行二尖瓣修复术成为可能。另外，二尖瓣修复术可保留二尖瓣瓣下装置以及术后无须抗凝血，因此一直是先天性二尖瓣关闭不全的首选术式。

根据二尖瓣关闭不全的不同病理解剖特点，二尖瓣成形有多种手术方式。

(1)瓣环畸形修复：对于二尖瓣瓣环扩大患者或交界增宽患者可采用交界折叠术以及后瓣叶部分切除＋瓣环折叠术，对10岁以上患者还可以应用成形环以矫正瓣环扩大所致关闭不全。

(2)瓣膜畸形修复

①瓣叶裂：包括前叶裂和后叶裂，前叶裂多见。如裂隙小可直接缝合，如裂隙较大可用经戊二醛处理的自体心包片修补裂隙。

②瓣叶缺损：前叶缺损处理方式同前叶裂，后叶缺损的矫正方式为滑动瓣叶成形术：将后瓣沿两侧瓣环切下，对缘缝合，相应瓣环折叠后再将后瓣缝合于瓣环上。

③三叶二尖瓣：手术目的为消除瓣膜反流，而不是恢复正常的二尖瓣结构，通过左心室内注水试验，确定反流部位后，缝合明显反流处的瓣叶裂隙，通常还需行瓣叶前外、后内交界折叠术。

(3)瓣下畸形修复：腱索缺如(断裂)、腱索延长、乳头肌延长，主要导致瓣叶脱垂。

①腱索缺如：Ⅰ级腱索缺如或断裂，可将瓣叶边缘固定于Ⅱ级腱索上，或将腱索缺如部分的瓣叶矩形切除＋瓣环折叠以矫正畸形。

②腱索延长：可行腱索缩短术：在乳头肌尖端纵切出一沟，用5-0线在沟的双侧缝合，并绕过腱索，拉紧缝线将腱索埋在沟内，然后缝合乳头肌切口。另外人工腱索亦可应用于腱索缺如或腱索延长的患者。

③乳头肌延长：乳头肌折叠或缩短术，前者室间隔乳头肌延长部分折叠并固定，后者是指在乳头肌上方心室壁做一纵沟，将延长的乳头肌部分包埋其中，然后缝合切口。

3. *二尖瓣机械瓣置换术*　适用于二尖瓣成形效果不佳或成形困难的患者。一般选用双叶机械瓣。尽可能放入适当大的人工瓣。在瓣环不能放入型号最小的二尖瓣机械瓣时，注意不要勉强放置过大型号的机械瓣。通常有两种解决方法。一是采用将机械瓣瓣环置于二尖瓣环上的方法，后方的缝线应尽可能靠近但勿牵涉左、右下肺静脉开口，前方的缝线应从房间隔右心房面进针、左心房面出针，将垫片留在右心房面，以保证机械瓣瓣环基座组织的强度；二是可以选用大小合适的主动脉机械瓣，将其开口方向倒置朝向左心室进行置换。具体方法详见后天性心脏病二尖瓣瓣膜置换手术。

4. *左心房-左心室外管道置入*　此种方法适用于严重二尖瓣环狭窄，采用修复或瓣膜置换术无法解除血流梗阻者。应用带人工瓣的人造血管管道，吻合在左心房外壁和左心室尖部，使左心房血大部分经此，心外管道进入左心室。

【并发症及防治】

1. *二尖瓣关闭不全*　二尖瓣修复术后轻中度二尖瓣关闭不全者对术后的短期和长期生存率以及生活质量影响不大可考虑强心、利尿非手术治疗。如为重度关闭不全则应考虑再次行修复术，也应考虑改行瓣膜置换。

2. *低心排血量综合征*　为二尖瓣狭窄及关闭不全矫治术后或二尖瓣置换术后的主要并发症之一，治疗上应及时补充血容量；应用正性肌力药物增强心肌收缩力；应用扩血管药物降低心脏前后负荷；保证足够通气，防止缺氧和二氧化碳潴留；纠正酸碱失衡；治疗心律失常。二尖瓣修复术后，突发低心排，则可能发生瓣膜修复处撕拖，须及时检测瓣膜修复效果。

3. *呼吸功能不全*　主要由于合并肺血管阻塞性病变、肺部感染所致，应适当延长辅助通气时间，视病情和血气分析结果确定治疗方案，包括进一步行气管切开治疗或逐步脱离呼吸机。

4. *三度房室传导阻滞*　二尖瓣置换术二尖瓣后内侧交界进针过深或选用的机械瓣型号过大压迫所致，前者应拆除相应的缝线，重新进针；后者应改用较小型号的机械瓣。在关胸时应放置起搏导线。

5. *血红蛋白尿*　常见于瓣膜成形术后，残留二尖瓣关闭不全，早期治疗包括补充容量及利尿，并限制活动，如出现贫血需间断输注洗涤红细胞，经上述治疗多数患者可在2～3周恢复，如非手术治疗效果不佳可再次试行瓣膜成形或行瓣膜置换术。

6. *瓣膜置换并发症*　包括左心室破裂、瓣周漏、感染性心内膜炎，抗凝血相关的出血、血栓形成等并发症。

【疗效评价】

对于先天性二尖瓣狭窄，手术预后根据其病理类型及合并畸形情况预后有较大差别，如为瓣上隔膜远期预后良好，而合并左心多发梗阻性病变则预后较差。瓣膜成形比瓣膜置换远期结果更好。对于二尖瓣关闭不全的手术矫治，死亡率现已由早年的 20%～40%，降至目前的 5%以下，瓣膜成形患者亦明显优于瓣膜置换的患者。晚期结果，Chauvaud 等报道 10 年生存率 86%，其中瓣膜修复组 88%，瓣膜置换组 51%，瓣膜修复组再手术率 15%，再次手术主要是瓣膜成形效果不佳更换机械瓣及因年龄增长更换更大型号的机械瓣。

二尖瓣修复手术早期死亡率从以往接近 20%下降到 3%左右，而瓣膜置换的死亡率 15%左右。二尖瓣修复手术死亡原因包括左侧心力衰竭、肺动脉高压及因瓣膜置换而出现的血栓栓塞和出血等。

（闫　军）

第十六节　左心室流出道梗阻

左心室流出道解剖结构包括主动脉瓣下、瓣膜和瓣上 3 部分，先天性左心室流出道梗阻（LVOTO）是指存在于主动脉瓣膜、瓣下、瓣上的一个或多个水平的狭窄，并导致了左心室流入道和主动脉狭窄段远端存在收缩压差的一组先天性心血管畸形，在先天性心脏病中的发生率占 3%～10%。LVOTO 多为单发，以主动脉瓣狭窄最常见，占 60%～ 75%，瓣上和瓣下的狭窄分别占 15%～20%和 5%～10%。LVOTO 本身通常能够行双心室矫治，但如作为左心发育不良综合征或 Shone 综合征的一部分则需行以 Norwood 手术为开端的单心室矫治。

一、先天性主动脉瓣狭窄

【概述】

主动脉瓣狭窄是左心室流出道梗阻中最常见的病理类型，是由于瓣膜发育障碍和瓣叶增厚融合所引起，伴有瓣叶形态异常和黏液性变，瓣膜平面横截面积减小。根据主动脉瓣发育异常程度不同，主动脉狭窄患儿左心室流出道的梗阻程度相应不同，而使得该类患儿的临床表现相应存在很大差异。轻度狭窄患儿在婴儿期常无症状，直到儿童期或成年后症状才逐渐显现，而在重度狭窄患儿（约占 10%），在新生儿期即出现体循环依赖动脉导管，当动脉导管关闭后临床症状非常危重，表现为体循环灌注不良、肾衰竭和代谢性酸中毒需尽早治疗。

先天性主动脉瓣狭窄是占全部先天性心脏畸形的 3%～5%，该病男性患儿多见，男女患病比例为 4∶1，在白种人儿童中的发病率高于黑种人和西班牙裔儿童。

【病理解剖】

先天性主动脉瓣狭窄按瓣叶数目可分为：单瓣、二瓣或三瓣畸形等。以二瓣畸形最常见，约占 67%，其次为三瓣畸形约占 30%，单瓣畸形约占 3%。单瓣畸形：瓣膜呈拱顶状或隔膜样，瓣膜开口可位于瓣环中心也可偏向一侧，仅一处交界痕迹，或无交界痕迹，瓣叶活动多受限严重，出现症状早，多见于新生儿和婴幼儿。二瓣化畸形：主动脉瓣二瓣化畸形为最常见的先天性心脏畸形，人群发病率为 1%～2%，但并非所有的主动脉瓣二瓣化畸形均产生主动脉瓣狭窄，据报道约 63%的主动脉瓣二瓣化瓣膜的功能基本足正常的。二瓣化多数为左右瓣叶，二瓣叶均增厚，前后交界粘连融合，瓣口呈裂缝形，长轴多为矢状面。左瓣叶通常较大，瓣叶内可有一横行嵴，为正常左和右冠状动脉瓣间发育不全的交界残迹。右冠状动脉和左冠状动脉的主动脉瓣有时也只留有交界痕迹。少数情况下可为前后瓣叶，瓣口为冠状面。三瓣化畸形的各个瓣膜大小常不相等，以右冠状动脉瓣发育不全者居多。瓣叶增厚，3 个交界可分辨，瓣口狭窄位于中央，并呈圆顶状，而且随着血流的不断冲击，可使瓣膜，特别是游离缘变厚，发生硬化或钙化，使狭窄进行性加重。

在新生儿危重性主动脉瓣狭窄的患儿，有时很难分清其瓣叶是单瓣叶还是双瓣叶。瓣膜组织原始，呈黏液或胶质状性质，外观上未成熟且发育不完全。通常合并左心结构发育不全，也有可能有严重的心内膜纤维弹性组织增生，对左心室顺应性造成重大影响。

【胚胎发育与分子生物学】

主动脉瓣和肺动脉瓣起源于胚胎期动脉干内皮下组织，由主动脉和肺动脉的螺旋状间隔进行分割并完成发育，若主动脉-肺动脉间隔旋转分割发生障碍，动脉干根部即分隔不均。当右前嵴（腹嵴）与左后嵴（背嵴）的旋转程度不等时，发育成主动脉部分的动脉干就会比正常偏小，半月瓣发育也不充分，于是形成主动脉瓣狭窄或瓣环细小。目前尚未能是否有确定基因与主动脉瓣狭窄的发生相关，但主动脉瓣二瓣化畸形在 Turner 综合征以及家族性主动脉瓣二瓣畸形患者（X 染色体单体）中较常见，为今后的研究提供了参考。

【病理生理】

主动脉瓣狭窄的基本血流动力学改变为左心室排血受阻，其病理改变程度取决于狭窄程度，如果左心室和主动脉的压力阶差不超过 50 mmHg，主动脉瓣口面积＞0.7cm^2/m^2 体表面积，心排血量可以通过代偿机翻满足机体的需要；当瓣口面积＜0.5cm^2/m^2 体表面积时，通过瓣孔的血流即不能满足机体的需要，患者可出现临床症状。根据左心室与主动脉收缩压差大小可判断主动脉瓣狭窄程度：如压差＞ 25mmHg，即可诊断狭窄；25～49mmHg 为轻度；50～79mmHg 为中度；80mmHg 以上为重度狭窄。中度以上主动脉咐狭窄的患者即可出现血流动力学的改变。

1. 左心室向心性肥厚：主动脉瓣狭窄增加了左心室射血阻抗，造成了跨瓣压差，此时，心室内压力峰值超过了主动脉收缩压，左心室室壁张力增加，刺激了左心室室壁增厚及向心性肥厚，肥厚程度与室内压力升高程度平行。

2. 冠状动脉供血不足及左心室心内膜下心肌缺血：可导致心绞痛，甚至猝死。主要原因包括：①左心室向心性肥厚伴顺应性降低，导致左心室舒张末压的升高，相对于升高的左心室舒张末压，主动脉舒张末期血压相对降低，冠状动脉灌注减少；②肥厚心肌压迫心内膜下血管导致心肌灌注不足；③左心室收缩压高于主动脉收缩压，收缩期冠状血管无灌注。

3. 左心室心肌纤维化：胎儿期子宫内心内膜缺血导致心肌梗死进而可造成心内膜纤维弹性组织增生。纤维弹性组织增生的范围可能非常大，在左心室腔内形成纤维层，心肌丧失，被纤维组织所代替，导致心脏收缩、舒张功能减低，收缩性及顺应性下降。主动脉瓣的狭窄程度决定了心室纤维化的程度。轻度狭窄患儿可无明显纤维化。而在重度狭窄的新生儿及婴儿，在子宫内就已经发生心室肥厚并可能有一定程度的纤维化。

4. 为了对抗左心室流出道的梗死，左心室收缩期延长，左心室舒张末期压力开高，导致左心房压升高，肺淤血，进而肺动脉以及右心室的压力升高，右心室心肌肥厚，右侧心力衰竭。

5. 重度主动脉瓣狭窄的新生儿及婴幼儿在胎儿阶段由于左心室射血减少，导致包括二尖瓣、左心室、主动脉瓣和主动脉弓发育不良。部分新生儿由于严重的左心室流出道梗阻、左心室发育不良及左心室功能不全，左心系统不能支持体循环，这样体循环和冠状动脉的灌注依赖动脉导管，患者可能出现不同程度的发绀，尤其是下半身。如果动脉导管出生后早期关闭，患者出现循环衰竭，包括低血压、少尿和代谢性酸中度。

6. 升主动脉狭窄后扩张：升主动脉管壁的弹力纤维，胶原纤维遭到破坏，局部管壁变薄，形成狭窄后扩张。

【临床表现】

新生儿及婴幼儿主动脉瓣狭窄：重度主动脉瓣狭窄患儿在新生儿期就有明显的充血性心力衰竭的临床表现，包括喂养困难，呼吸增快，易激惹及外周灌注不足的临床表现，包括周围动脉搏动减弱、皮肤苍白和肢体发凉、毛细血管充盈减慢。

由于心排血量降低及左心室功能障碍，心前区收缩期杂音可不明显，心前区震颤也不多见。如果合并动脉导管未闭，可出现右向左分流，导致发绀。如果头臂动脉有充足的来自升主动脉的血流，腹部和下肢灌注的血来自氧饱和度较低的动脉导管，可以表现为差异性的发绀。

年长儿主动脉瓣狭窄：年长患儿通常为主动脉瓣轻中度狭窄，约 3/4 是两瓣畸形，生长发育较好，通常无症状而是在体检时发现心脏杂音而就诊。但随着年龄增长，会逐渐出现易疲劳、心绞痛等症状，并可出现心内膜炎或瓣膜钙化。每年有 0.3％的患者出现自发性细菌性心内膜炎，并与狭窄严重程度和外科手术不相关。每年有 1.2％～ 19％的患者会发生猝死，原因是严重的主动脉瓣狭窄和心肌缺血引起的心律失常。体格检查表现为心尖搏动剧烈、主动脉瓣听诊区收缩期杂音。心前区及胸骨上窝可及震颇和收缩期杂音是因为收缩期射血引起，如果有主动脉瓣反流，可以有舒张期杂音。如左心室重度肥厚还可闻及第四心音。

【辅助检查】

心电图表现为典型的左心室肥厚或双心室肥厚。肥厚程度与跨瓣压差相关。运动后心电图表现为 ST 段压低，对指导轻度狭窄患者的治疗有一定的帮助。

X 线胸片显示心脏轮廓增大和肺淤血表现。X 线胸片显示心脏正常、增大或左心尖较钝。青少年阶段可以显示狭窄后扩张。

在新生儿，超声心动图可提供完整的解剖和血流动力学信息。包括瓣膜形态、瓣环大小、左心室肥厚程度、左心室收缩功能，是否有心内膜弹性纤维组织增生以及合并畸形，通过测定压力阶差评估主动脉瓣狭窄程度。但如果存在右向左分流和心室功能下降，这种方法可能会低估主动脉瓣狭窄程度。超声心动图还能检查升主动脉和动脉导管的血流方向。这种信息对评估左心室能否承担体循环的作用和进行两个心室的修补有重要作用。近年来兴起的胎儿超声心动图还能进行宫内诊断，评估心室大小和功能，帮助预测生后主动脉瓣狭窄的程度；三维超声心动图可更清楚地了解主动脉瓣膜形态，从而对是进行球囊扩张还是进行瓣膜切开提供参考。

心导管检查可直接测量左侧和右侧的压力及跨瓣的收缩压差，评估瓣叶形态、主动脉瓣环大小、主动脉和二尖瓣的功能和心室的功能等。对于准备行主动脉瓣球囊扩张的患者，心导管检查是必要的，由于在行心导管检查时，患者处于麻醉镇静状态下，因此测得的左心室流出道峰值压差可能比超声心动图评估的结果低，此时须慎重考虑是否需要介入治疗。另外，心导管检查还可应用于评估继发于收缩功能障碍的左心室舒张功能障碍以及合并多水平梗阻（如合并二尖瓣狭窄、主动脉瓣下狭窄）时血流动力学的准确评估。

【诊断及鉴别诊断】

本病主要应与主动脉瓣上狭窄、主动脉瓣狭窄畸形相鉴别，超声心动图可明确狭窄部位，心血管造影中主动脉瓣狭窄与主动脉瓣下狭窄和主动脉瓣上狭窄也有不同表现。主动脉瓣狭窄造影可见收缩期主动脉瓣穹顶样膨隆及血流喷射，并可见升主动脉狭窄后扩张。主动脉瓣下狭窄，也可见血流喷射，无瓣膜穹顶样膨隆的表现，瓣下隔膜或狭窄可在造影中发现，并通常伴有主动脉瓣轻度关闭不全。主动脉瓣上狭窄造影可见主动脉瓣上方的狭窄带，冠状窦增大及冠状动脉扩张常见。

【治疗】

（一）手术适应证

1. 新生儿和小婴儿　新生儿或小婴儿如出现严重的低心排血量及代谢性酸中毒，需尽早应用前列腺素 E_1 以维持动脉导管开放，改善体循环氧和，缓解代谢性酸中毒。当患儿一般状况缓解后尽早手术治疗。在进行治疗前确定患儿是否合并左心室发育不良至关重要。如左心室发育尚可，则行瓣膜切开的手术效果良好，但如合并左心室发育不良，则行双心室矫治效果不佳，只能施行 Norwood 手术和以后的单心室矫治，并且即使先期尝试行双心室矫治后因左心室难以承担体循环负荷而退回行单心室矫治手术效果依然不好，因此一开始就做出正确的判断至关重要。目前常用的判断标准是由波士顿儿童医院的 Rhodes 于 1991 年根据超声心动图测量左心结构提出的 Rhodes 评分，包括：①左心室长轴直径与心脏长轴直径的比值＜0.8；②主动脉根部直径指数＜3.5cm/m²；③二尖瓣面积指数＜4.75cm/m²；④左心室质量指数＜35g/m²，如果存在两项或两项以上，单纯主动脉瓣成形手术死亡率为 100%，仅能行 Norwood 手术。如果存在一项或以下，手术死亡率＜8%。另外先天性心脏外科协会(CHSS)针对 320 例病例进行了一项多中心研究，并提出了预测 5 年生存的 Logistic 多元回归方程，可用来协助预测行双心室修复或 Norwood 手术的风险，计算方法详见先天性心脏病外科医师协会网站。

2. 年长儿童及成年人　如果存在心绞痛、昏厥和充血性心力衰竭等临床表现，并且跨瓣收缩压差＞50 mmHg，均有绝对的手术适应证。如果跨瓣收缩压差＞75mmHg，即使没有临床症状也应该手术介入，跨瓣压差＜50mmHg，但心电图显示左心室肥厚及心肌缺血表现（主要是 ST 段压）也应该手术干预。无症状的轻度反流建议长期周期性非创伤性检查随访，如狭窄加重需手术治疗。跨瓣收缩压差在 50～75mmHg 患者，临床症状不明显，可继续观察，定期随访，如狭窄有加重趋势，则须考虑手术治疗。

（二）手术方法

1. 经皮球囊瓣膜成形术　经皮球囊瓣膜成形术是新生儿及小婴儿重度主动脉瓣狭窄的主要治疗手段之一，自 1983 年首次应用以来，技术和设备均有明显改进.但其仍是一种姑息性质的手术，大多数患者在儿童阶段最终还需要再次手术处理主动脉瓣。球囊导管的血管进路非常重要，新生儿可以考虑脐动脉，较大儿童可以考虑股动脉，但如果存在主动脉缩窄或弓中断，有人报道选用颈动脉。该技术也可应用于年长儿，并可进行重复球囊扩张。经皮球囊瓣膜成形术短期和中期治疗效果可以与外科瓣膜切开手术相当，但长期效果仍有待观察。如果存在瓣膜发育不良、瓣环小和主动脉反流，应当视为经皮球囊瓣膜成形术的禁忌证，成年人主动脉瓣成形再狭窄率较高，不推荐使用。

2. 瓣膜切开术 在经皮球囊瓣膜成形术开展以前,以及球囊成形技术未普及的国家和地区,大部分患者通过外科瓣膜切开手术得到成功治疗,手术方式包括:体外循环下的直视瓣膜切开术和非体外循环血流阻断下瓣膜切开以及闭式瓣膜切开术。由于非体外循环下手术技术在手术时限及手术精确度方面的限制,现已很少应用,目前的主流手术方式是体外循环直视下瓣膜切开术。主动脉阻断后注入心肌停搏液,主动脉垂直切口向无冠状动脉瓣延伸。仔细探查瓣膜的解剖切开瓣交界的融合,应该保留交界离主动脉壁 1～2mm。即使主动脉瓣开放直径轻度增加,术后跨瓣压差也明显下降。瓣膜切开应该适当保守,避免过度切开造成主动脉瓣反流。

3. 主动脉瓣置换术

(1)主动脉瓣膜置换的适应证包括:①青春期后或成年患者,如瓣膜严重发育不全,继发纤维化或钙化等病变,不宜行瓣膜切开或瓣膜成形术者;②球囊扩张失败或切开术后瓣膜再狭窄者;③并发主动脉瓣严重关闭不全者,需行主动脉瓣置换术。换瓣年龄应尽量拖后,这样一方面可置换较大号人工瓣避免再次换瓣,另一方面也减少了抗凝血时间和并发症的发生。可供选择的瓣膜种类包括机械瓣、同种主动脉瓣、异种生物瓣、自体肺动脉瓣(Ross 手术)。

(2)主动脉瓣置换瓣膜类型:选择主动脉瓣置换应根据患者的状况和需求来选择瓣膜的类型。对于年龄<35 岁或主动脉瓣或主动脉根部存在感染的患者首选 Ross 手术;对于年龄在 35－65 岁的患者首选机械瓣;但如患者为有妊娠、分娩、哺乳要求的女性患者以及其他不能耐受抗凝血治疗或难以进行抗凝血治疗的患者和运动员,可选用 Ross 手术或同种主动脉瓣;对于>65 岁的患者来说,应考虑选择生物瓣,尤其是无架生物瓣。中期研究结果表明无架生物瓣优于有架生物瓣,有架生物瓣可使用生物材料时,作为其次的选择。

(3)手术方法:机械瓣、异种生物瓣置换的手术方法详见后天性心脏病主动脉外科章节。本节着重介绍同种自体肺动脉瓣-主动脉瓣置换(Ross 手术)、同种主动脉瓣置换以及某些特殊情况的处理方式。

①自体肺动脉瓣-主动脉瓣置换(Ross 手术):1967 年由 Ross 首先报道采用该手术治疗主动脉瓣病变。因可提供优良的血流动力学性能、自体肺动脉瓣的生长潜能、无需抗凝血治疗、心内膜炎再发率低等优势,目前是 35 岁以下主动脉瓣狭窄患者的首先术式,在婴幼儿可应用。行 Ross 手术的条件是肺动脉瓣需功能能良好,无狭窄或关闭不全,主、肺动脉瓣环直径相差≤5mm。Ross 手术包括以下主要 3 个步骤:a. 采取自体肺动脉带瓣管道;b. 主动脉瓣置换;c. 重建右心室流出道。

采取自体肺动脉带瓣管道:常规建立体外循环,分离主、肺动脉间隔,游离主肺动脉上至右肺动脉水平,下至主动脉根部。于肺动脉分叉前横断肺动脉主干,检查肺动脉瓣开放、关闭是否良好;在肺动脉瓣下 5mm 处横断切开右心室流出道前壁。在近室间隔处,用剪刀小心剥离肺动脉和右心室流出道的后壁,仔细分清层次,注意避免损伤前降支及第一间隔支;锐性分离主肺间隔和主肺动脉根部后壁,在后壁和冠状动脉之间有一潜在疏松组织间隙,钝性分离后可达主肺动脉根部,两侧剪开,彻底分离主、肺动脉。在摘取肺动脉瓣的过程中,应紧靠肺动脉侧分离,保护左冠状动脉主干、左前降支,防止损伤冠状动脉导致心肌梗死、束支传导阻滞。取下肺动脉瓣后,将其置于 4℃生理盐水中保存。

主动脉瓣置换:Ross 手术主动脉瓣置换方法大致可分为 3 种。a. 冠状动脉口下瓣膜置换:切除病变主动脉瓣,修剪肺动脉瓣下多余的脂肪及肌肉,只保留瓣下肌肉约 2mm。分别将 3 个肺动脉瓣联合顶点固定于主动脉瓣联合上 1cm 处。保留肺动脉后窦,修剪其余两瓣窦的肺动脉壁,呈弧形显露出左、右冠状动脉开口,随后自最低点向两边将肺动脉壁与残留主动脉连续缝合,缝合主动脉切口。该方法由于植入后瓣膜容易变形,发生反流,血流动力学效果不佳,目前应用较少。b. 主动脉内柱形瓣膜置:切除主动脉瓣膜后将带肺动脉瓣的肺动脉移植入主动脉腔内,瓣膜与原主动脉位置相一致。左、右冠状动脉开口与肺动脉做端-侧吻合。将肺动脉包入主动脉腔内。该方法植入的肺动脉受自体主动脉壁的限制,活动性差,易造成移植物的扭曲,引起瓣叶关闭不全。另外,植入的肺动脉与原主动脉之间有一隔层,一旦隔层内出现血液充盈便可造成冠状动脉开口梗阻等严重并发症;c. 主动脉根部置换。现多采用此方法,该方法保留了完整的肺动脉瓣叶及肺动脉,移植后瓣叶对合良好,术后不易发生瓣膜关闭不全,且瓣环和瓣叶的生长不受周围组织的影响。切除主动脉瓣根部保留冠状动脉有两种方法:其一,左、右冠状动脉从主动脉壁呈纽扣样切下；其二，从主动脉左、右冠状动脉之间纵行切开，左冠状动脉开门保留为舌状与主动脉远端相连，右冠状动脉开口为一纽扣样。主动脉根部水平状切除。间断或连续吻合肺动脉近端与主动脉根部，三个瓣窦的位置与原来主动脉瓣窦相一致。肺动脉端与主动脉远端吻合。行主动脉根部置换，吻合口处加用心包条，以防心脏复跳后主动脉后壁出血，同时防止术后肺动脉瓣环急性扩张。

重建右心室流出道：采用同种肺动脉带瓣管道重建右心室流出道。将其远、近两端分别与右心室切口、肺动脉残端吻合。

②同种主动脉瓣置换：手术在低温体外循环下进行，正中切口进胸，高位主动脉插管，单管引流。阻断后，行升主动脉斜切口，主动脉切口不能低于交界上方 1cm，以便于缝合。切除病变瓣叶和测定瓣环大小后，选择内径比主动脉版环直径小 2～3mm 的同种瓣。于同种主动脉瓣交界顶端上方 5mm 处切断同种血管，U 形剪除 3 个主动脉窦部或保留无冠状动脉窦，修剪瓣下多余组织。接着将同种主动脉右冠状动脉窦对向患者左冠状动脉，使同种瓣的肌肉缘与后方二尖瓣大瓣纤维组织相对，而同种瓣纤维组织部分在前右方，位于患者室间隔上方，原来的右瓣成为新的左瓣，以避免前方的肌肉对肌肉缝合，导致缝合组织隆起，尔后将同种瓣内面外翻，显露其下缘，于交界下方水平连续缝合近端。当缝至膜部间隔位置时，为了避免传导束的损伤，应紧靠瓣环下或穿过瓣环缝合。再将外翻的同种瓣拉回，使瓣脚上翻到主动脉根部，于主动脉瓣交界上方 5mm 处褥式缝合固定好瓣脚此时应注意调整好三个瓣脚之间的距离，避免瓣膜结构变形，随后从左冠状动脉窦底部开始，依次将受体主动脉壁与同种瓣上缘做连续缝合，每根缝线与交界褥式缝线打结。一般来讲，直径 19mm 的主动脉根部可放内径 16mm 的同种瓣而无明显的血流动力学阶差。

③同种主动脉根部置换：对于合并左心室流出道梗阻或瓣环发育不良的患者可选择同种主动脉根部置换术。建立切口及体外循环与同主动脉瓣置换相同。行升主动脉斜切口，探查主动脉和左心室流出道。先从左冠开口处切除主动脉后壁，然后切口直跨二尖瓣大瓣，至膜部间隔上方时要稍微偏高，以免损伤传导束，再向右将主动脉完全切断。注意保留左、右冠状动脉开口四周 3mm 以上的主动脉壁呈纽扣状，以备移植。在室间隔前方应留有一定的纤维组织以利缝合。此时任何主动脉瓣下狭窄将被充分显露，可切除使阻的纤维组织和肌肉。小心游离冠状动脉至横窦，注意不要剪破主肺动脉。选择合适大小的同种血管，将其下缘间断或连续缝合至左心室流出道。瓣膜的置入方向可与正常解剖位置相同，或如同种主动脉瓣置换一样将同种瓣旋转 120°，使右冠状动脉开口转向患者左冠状动脉，使吻合更牢固。然后连续缝合同种血管上端与患者主动脉远端切口。最后行左、右冠状动脉移植。

主动脉根部置换与同种瓣置换比较有两大优点：a. 与主动脉根部作为一个功能的统一体置入，瓣膜更容易维持其关闭功能；b. 根部整体移植的瓣的直径要比单纯瓣膜移植大得多。

④主动脉瓣环发育不全的处理：主动瓣环发育不全是临床上治疗较为困难的情况。主动脉瓣环狭窄由于主动脉根部细而无法置入合适的人工瓣膜。若置换过小人工瓣膜，则术后血流动力学得不到保证出现难以克服的低心排血量和反复的左侧心力衰竭，并且还容易形成血栓和造成溶血。为了克服在细小主动脉根部进行瓣膜置换的困难，目前采用较多的手术方法有：主动脉后瓣环扩大的 Nicks 手术、Manoguia 手术；主动脉前瓣环扩大的 Konno 手术。

Nicks 手术 1970 年由 Nicks 等首先提出。纵行切开升主动脉，切口延向无冠状动脉窦或左冠状动脉窦或无冠状动脉窦交界处延伸，并切开瓣环，注意切口不能切入二尖瓣的前瓣叶，但是要切入主动脉瓣和二尖瓣之间的纤维连接区域内。选择适宜大小的瓣膜进行主动脉置换，采用经戊二醛处理的自体心包片或 Dacron 补片，或自体心包与 Dacron 相重叠的双层补片缝于扩大部分的人工瓣膜缝合缘和扩大的主动脉切口。这种手术的优点是手术操作比较简易，安全性较大。其缺点是扩大瓣环的程度有限，一般扩大主动脉瓣环 3～4mm，只适应于轻度主动脉瓣环发育不全的患者。

Manoguian 手术：由 Manoguian 等于 1979 年首先提出。经左、无冠状动脉瓣交界切开主动脉后壁和主动脉瓣环，切口延伸入二尖瓣的前瓣，将前瓣切开，其二尖瓣的切口不宜太长，一般切开 1cm 左右，因为手术使得二尖瓣上升，如果二尖瓣切口太长，则可能造成二尖瓣关闭不全。使用戊二醛处理过的自体心包来关闭二尖瓣的缺损，同时扩大主动脉瓣环和主动脉根部。Manoguian 手术可扩大瓣环 1.5cm 左右，还可根据需要切开左心房，对于中度主动脉瓣环发育不全的患者，这是一种比较理想的手术方法。该手术可一并用同种异体组织进行主动脉根部置换。在这种情况下，主动脉同种带瓣管道的二尖瓣组织部分可扩大主动脉瓣环。在将患者的二尖瓣与同种异体主动脉带瓣管道的二尖瓣组织进行缝合时，应非常小心，因为这一区域的撕裂会导致二尖瓣反流。

主动脉瓣环的前部扩大技术：

Konno 手术：1975 年由 Konno 等首先提出。该术式通过切开室间隔和右心室流出道，以扩大左心室流出道和主动脉根部，从而有效地加宽瓣环。一般可使主动脉瓣环周径扩大 50%。就扩大主动脉瓣环的程度来说，Konno 手术是当前所有手术方法中最为理想的一种。但手术操作复杂，心脏创伤大，术后并发症多。切开冠状动脉右冠状动脉瓣和左冠动脉瓣间的交界，在紧靠肺动脉瓣环近端右心室流出道做一横行切口，注意不要损伤邻近的肺动脉瓣。然后将剪刀的一叶通过主动脉切口置于左心室腔内，另一叶经右心室切口置于右心室腔，由此切口可连接主动脉与右心室。切开室间隔，切口长度视需要扩大瓣环程度而定，如合并主动脉瓣下隧道型狭窄，则室间隔切口必须足够长以达隧道型狭窄的下方，但要终止于圆锥乳头肌上方，以免损伤传导束。剪除主动脉瓣，同时按切开瓣环的大小取 Docron 补片或心包片，用间断褥式带垫片将补片固定于室间隔的右心室面，当补片缝线缝合止于主动脉瓣环后，放入机械瓣，采用常规间断或褥式将人工瓣缝合环缝于瓣环上，补片侧的缝合环则采用水平的褥式缝线穿过涤纶片，在右心室面打结。然后，连续缝合涤纶片至主动脉瓣以上以扩大并闭合主动脉切口。该手术存在的缺点和风险包括需要永久抗凝血，瓣周漏合并溶血，以及硬质的机械瓣突入右心室流出道。

Ross/Konno 手术：最初报道 Konno 手术是为了置入尺寸足够大的机械瓣，将 Ross 手术与 Konno 手术相结合，可对合并主动脉环发育不良的患者行自体肺动脉瓣-主动脉瓣置换术。Ross/Konno 手术技术要点同前，所不同的是应该注意所取的肺动脉漏斗部组织要比经典 Ross 手术更多一些，要用间断带垫片缝针将自体肺动脉缝合到 Konno 切口上，并须要做第二层加强缝合，以确保没有 VSD 形成。

【并发症及防治】

1. *主动脉瓣关闭不全*　瓣膜球囊切开及直视手术瓣叶交界过度切开，可造成瓣膜撕裂，主动脉瓣关闭不全及大量反流。术中可出现停机困难和急性左侧心力衰竭。术中不宜过分扩张或切割瓣叶，如发现瓣膜关闭不全应考虑行成形术或瓣膜置换术。

2. *主动脉瓣交界切开后再狭窄*　主动脉瓣狭窄合并有左心室流出道肌束肥厚，如手术解除不彻底可致术后再狭窄。另外，主动脉瓣球囊扩张、交界切开均为姑息性手术，约有 30% 的病例在术后 10 年内可出现再狭窄，常需二次手术。

3. *机械瓣功能障碍*　由于机械原因或血栓形成导致瓣膜功能障碍；生物瓣和同种瓣的钙化、衰败。

4. *Ross 手术的并发症*　包括冠状动脉损伤所致心肌梗死、心律失常，新建主动脉瓣关闭不全、右心室流出道替代物功能障碍以及远期主动脉根部（窦部和窦管交界）扩张。

【疗效评价】

由于本病的临床表现从单纯无症状的主动脉瓣二瓣化畸形到新生儿危重症主动脉瓣狭窄，病情程度变化极大，本病的预后取决于瓣膜的解剖特点，狭窄程度及治疗的效果。

在新生儿阶段，发达国家成熟的心脏病中心经皮球囊瓣膜成形术与手术瓣膜切开术的早期死亡率和再次手术概率相当，两项技术均较好地改善了手术后左心室的射血分数和左心室质量/容积比，并且球囊扩张技术通过颈动脉穿刺可以在床边扩张严重的主动脉瓣狭窄，避免了血流动力学不稳定患儿到导管室的搬动，因此有成熟的心脏中心已基本弃用了瓣膜切开手术。但在大多数心脏中心，手术切开瓣膜仍是新生儿期主动脉瓣狭窄治疗的主要选择，并能够较好地改善临床症状。但两种技术均只能被视为姑息性治疗而不是最后的治愈。许多患者由于进行性主动脉瓣反流、狭窄和两者兼之而须要再次手术。主动脉瓣置换术疗效肯定，加强术后维护和管理，可使疗效长期保持。自体肺动脉瓣移植的优点使得 Ross 手术 10 年存活率达 90% 以上，术后 10 年肺动脉瓣失功率为 6%～20%，而 10 年和 25 年免于因同种肺动脉瓣失功所致移植物置换率为 91% 和 84%。目前该病新生儿期手术死亡率仍很高（9%～33%），远期效果也差，15 年存活率仅 27%。1 岁以上心功能及瓣膜发育较好的患儿，手术死亡率不足 1%，15 年存活率为 90%，远期效果较好。

二、先天性主动脉瓣下狭窄

先天性主动脉瓣下狭窄是指主动脉瓣下部分即左心室流出道的血流梗阻。临床常见解剖类型包括局限型主动脉瓣下狭窄、管型主动脉瓣下狭窄，少见的类型还包括异常二尖瓣组织附着所致左心室流出道狭窄。“弥漫性主动脉瓣下狭窄”原指“肥厚性梗阻性心肌病”建议避免使用，以免造成混淆。尽管主动脉瓣下狭窄被认为是先天性心脏畸形，该病很少在新生儿或婴儿中出现，大多数患者于青少年或壮年期发病，并且该病具有较高复发率，提示其可能是一种获得性疾病。

【流行病学】

先天性主动脉瓣下狭窄发生率约占全部先天性心脏病的1%，占左心室流出道梗阻患者的15%～20%。男女发病比例为(2～3)∶1，尽管男性患者与女性主动脉瓣下狭窄患者间自然病史与术后经过无明显差别，但研究显示更多的男性患者接受了再次手术。与先天性主动脉瓣狭窄不同，单发的先天性主动脉瓣下隔膜在新生儿期和婴儿期很少得以发现。在一些患者中是在其他先天性心脏病矫治术后随访中发现的。

【病理解剖】

主动脉瓣下狭窄的病理解剖变异很大，但可分为以下3类：

1. *局限型主动脉瓣下狭窄*　占全部主动脉瓣下狭窄的70%～80%，多为半月形或完整的纤维隔膜样组织构成左心室流出道不全阻塞，位于主动脉瓣下5～15mm处，可分为两种类型：①隔膜型：纤维组织薄膜多数位于主动脉环的左及右冠状动脉瓣下方，少数累及无冠状动脉瓣下，并与二尖瓣根部相连。②纤维肌性狭窄：此型较多见。大部分距主动脉瓣环5～15mm，狭窄孔直径6～13mm，游离缘为纤维组织，基底为肌性组织，多附着于右冠状动脉窦下方延及二尖瓣前叶。

2. *管型主动脉瓣下狭窄*　约占12%，由于左心室流出道的纤维肌性隆起而形成流出道隧道样狭窄，并向左心室腔内延伸。室间隔/左心室壁厚度比值常接近1.0。其应与肥厚梗阻性心肌病相区别。后者有室间隔极度肥厚及动力学梗阻，同时合并有二尖瓣前叶收缩期异常活动，室间隔/左心室壁厚度比值常>1.5。

3. *二尖瓣畸形所致左心室流出道狭窄*　极少见，主要是由于二尖瓣腱索附着在室间隔上和心内膜附属组织附着在二尖瓣前瓣叶的心室面上，并在收缩期时突入流出道，造成左心室流出道狭窄。

25%～50%的患者合并其他心脏畸形，包括动脉导管未闭、室间隔缺损、房间隔缺损、主动脉瓣狭窄、主动脉瓣狭窄并关闭不全、二尖瓣关闭不全、主动脉弓中断，永存左上腔静等，也可以是左心发育不良综合征及Shone综合征的一部分。

【胚胎发育与分子生物学】

主动脉瓣下狭窄的胚胎发育与病因学原理尚不明确。目前认为与遗传易感性，左心室流出道的解剖特点，其他心脏畸形所致的左心室流出道血流动力学异常，以及外科手术后所造成的流出道血流湍流均可能有关，但没有明确的相关基因，也很少存在家族性发病。

主动脉瓣下狭窄的出现可能与一些异常的解剖形态基础相关，并因此导致了异常的细胞增殖和由于异常血流模式所致的形态改变。这些解剖学特点包括：①长而狭窄的左心室流出道；②主动脉-室间隔间的陡峭夹角；③二尖瓣-主动脉间的距离增加；④主动脉的骑跨；⑤局部心肌异常隆起。异常的血流模式如果又存在于具有遗传易感性的心肌细胞，就可以导致主动脉瓣下狭窄的发生。同时，上述解剖特征使得血流在室间隔处的剪切力增加，进一步刺激了心内膜心肌细胞在左心室流出道的异常增殖，而形成了纤维肌性嵴。另外，主动脉瓣下狭窄的一种可能的血流动力学基础是合并其他先天性心脏病患者术后左心系统血流动力学的改变，使得血液出现湍流及室间隔缺损承受的剪切力增大。隔膜造成更多的湍流，也会造成主动脉瓣叶的损伤。随后的增厚和扭曲会造成瓣叶无法对合或直接脱垂而导致主动脉瓣关闭不全。在一些情况下，纤维隔膜可能延伸到主动脉瓣叶的下表面，引起进一步的扭曲并加重反流。

隧道样主动脉下狭窄也可是一种见于较早期切除单纯性主动脉下隔膜后的继发性病变。最初切除后造成的瘢痕以及成形异常的左心室流出道可能会造成渐进性的纤维肌性增生，并产生隧道样的左心室流出道。从室间隔延伸到二尖瓣前瓣叶心室面的纤维条索，将二尖瓣向前下方牵拉，使二尖瓣参与到隧道样左心室流出道的形成。

【病理生理】

主动脉瓣下狭窄的病理生理与先天性主动脉瓣狭窄相似。轻度主动脉瓣下狭窄可无明显血流动力学改变，一般无严重左心室排血受阻，婴幼儿期也多无症状出现，大多数患者背少年或壮年期发病；中至重度主动脉瓣下狭窄可致左心室射血阻力增加，引起左心室收缩压升高，心肌向心性肥厚，心肌向心性肥厚反过来又进一步加重左心室流出道梗阻。主动脉瓣下狭窄可将左心室流出道分隔成高压腔和低压腔。如合并的室间隔缺损位置较低，位于高压腔，将产生大量左向右分流，可较早出现严重的肺动脉高压；如室间隔缺损位置较高，位于低压腔，则肺动脉高压出现较晚。

高速血流喷射所产生的震荡和涡流可导致主动脉瓣叶受损伤，瓣膜增厚，主动脉瓣关闭不全和感染，在主动脉瓣下狭窄的患者中，近65%的患者存在主动脉瓣关闭不全，而且即使在主动脉瓣下狭窄解除后，反流仍继续存在。当合并主动脉瓣关闭不全时，除了压力负荷增加外，容量负荷亦增加，心腔扩大，可出现肺淤血和充血性心力衰竭。另外，当合并主动脉瓣关闭不全时，主动脉舒张压降低，冠状动脉灌注减少，加之由于左心室肥厚，左心室氧耗增加，将导致心肌缺血，并可能发生猝死。

另外主动脉瓣下狭窄即使是彻底切除，仍有复发可能。

【临床表现】

1. *症状* 与主动脉瓣狭窄类同，症状发生的早晚及轻重与梗阻程度有关。与前者不同点是很少在新生儿和婴儿期出现症状，即使狭窄已经很严重。单发的主动脉瓣下隔膜由于其病程存在进展过程，以及无明显症状，因此通常诊断较迟，患者经常是在因无症状性心脏杂音就诊时得以诊断。当出现症状时，大部分已是有中、重度左心室流出道梗阻的儿童、青少年或20岁以下的成年人。

2. *体征* 主动脉瓣区可触及收缩期震颤，闻及收缩期喷射性杂音(一般无舒张期杂音)，向右颈部传导，伴肺动脉瓣区第二心音增强，主动脉瓣区第二心音减弱或分裂。杂音位置可能较上动脉瓣低，于胸骨左缘第3～4肋间最明显。有时心尖部可听到舒张中期杂音，这是由于瓣下梗阻限制二尖瓣前叶的活动所致。

【辅助检查】)

1. *X线* 除了没有或较少见典型的升主动脉狭窄后扩张外，与主动脉瓣狭窄X线表现相同。

2. *心电图* 多见左心室肥厚或双心室肥厚，伴左前分支传导阻滞以及室性期前收缩。

3. *超声心动图* 为诊断瓣下狭窄的首选方法，可用于确定狭窄部位及流出道受累程度，瓣膜的关闭情况，左心室肥厚程度及收缩、舒张功能，主动脉狭窄后扩张的程度，以及合并畸形等，并可提供狭窄部位的流速和压差，为手术提供参考。

4. *心导管和心室造影* 从左心室到主动脉连续测压可记录到压力的变化。压差大小反映梗阻的程度，左心室造影可见主动脉瓣下有带状或三角形透明区或切迹，部分患者可显示有左心室肌性流出道肥厚变窄。

5. CT *和* MRI CT和和MRI对于瓣下狭窄的显示，尤其靠近瓣口较近者，均有一定限度。对距瓣口有一定距离的瓣下狭窄，CT可见小的第三心腔，并能显示左心室形态、肌块以及射血分数等功能异常，有助于病变程度的判断。瓣下狭窄MRI所见与主动脉瓣狭窄相似。

【诊断及鉴别诊断】

根据特殊杂音及超声心动图检查，单纯主动脉瓣下狭窄多可明确诊断，但同时合并其他心脏畸形时易于漏诊，必要时应行心导管及心室造影等检查。

【治疗】

(一)手术指征

单发主动脉瓣下隔膜的手术指征目前仍有争议。由于本病进展较快，并可导致主动脉瓣受损，因此有观点认为应尽早手术干预，但尽早干预却又面临术后高复发率，再次手术，甚至是左心室流出道狭窄解除后仍出现主动脉瓣反流的可能。因此，在进行了综合分析之后，目前认为是心导管测量左心室流出道峰值压差(多普勒平均压差)＜30mmHg并且无左心室肥厚，则暂不处理，持续观察；当压差＞50mmHg，则均应手术治疗；压差为30～50mmHg，如出现临床症状，或虽无临床症状但ECG提示ST-T改变也应考虑手术治疗。隧道样主动脉瓣下狭窄，无论压差如何，均应尽早手术干预。

(二)手术方法

1. *经主动脉纤维隔膜切除术* 升主动脉斜切口，近端达无冠状动脉窦，牵开主动脉瓣叶显露瓣下纤维隔膜组织。先从右冠状动脉瓣底部纤维肌肉处垂直切开，深度达纤维下肌肉，然后环行向两侧将纤维隔膜切除。在右冠状动脉瓣和无冠状动脉瓣交界处仅剔除其下纤维组织，要保留其下肌肉，此处是膜部间隔，应避免损伤传导束。某些病例，纤维组织会延伸到一个或多个主动脉瓣叶的下表面，或二尖瓣前瓣叶的心室面。可主要通过锐性分离，在保证瓣叶不受损伤的前提下，将隔分离下来。

2. *经主动脉纤维隔膜切除并室间隔肌肉切开或室间隔肌肉切除术*　对于合并有流出道室间隔肌肉肥厚的患者，在切除纤维隔膜后，从主动脉左、右冠状动脉瓣交界下垂直切开室间隔肌肉，长度超过狭窄处，深度约为狭窄厚度，可解除流出道狭窄；如能切除宽度 4～10mm 的一条肌肉，解除梗阻效果更佳。首先在室间隔做 2 个平行切口，第 1 个切口在左右瓣交界下方，恰好在二尖瓣装置的右侧，第 2 个切口在右冠状动脉瓣中间的下方，逐渐加深切口并向下延伸，然后在右冠状动脉窦下做一横切口将两切口相连，再用剪刀或手术刀去除这块肌肉。对于在单纯性主动脉下隔膜的处理中是否切除部分室间隔来重塑左心室流出道，尚有争议。一些中心认为心肌切除可通过扩大和重塑流出道而减少了流出道内的湍流，并对所有发生单发性隔膜的患者都进行心肌切除。而另外一些中心，认为肌肉切除后的手术瓣环形成会增加复发性左心室流出道梗阻的风险，我们在实践中也支持这一观点。

3. *改良主动脉心室成形术(改良 Konno 手术)*　重度主动脉瓣下狭窄但未合并有主动脉瓣环狭窄，无需置换主动脉瓣叶时，可采用改良 Konno 术。手术方法类似 Konno 术。常规建立体外循环横行切开主动脉壁，在距肺动脉瓣下 2cm 横行切开右心室流出道，用直角钳或术者示指通过主动脉切口伸入左心室流出道，顶住室间隔。于室间隔右心室侧扪诊，在钳端或示指端引导下切开室间隔，检查左心室流出道，尽可能切除瓣下狭窄肥厚组织。以圆形涤纶片关闭室间隔切口右心室面，从而增加了左心室流出道周径，扩大左心室流出道。连续缝合或用自体心包片加宽右心室流出道与主动脉切口(图 1-18)。

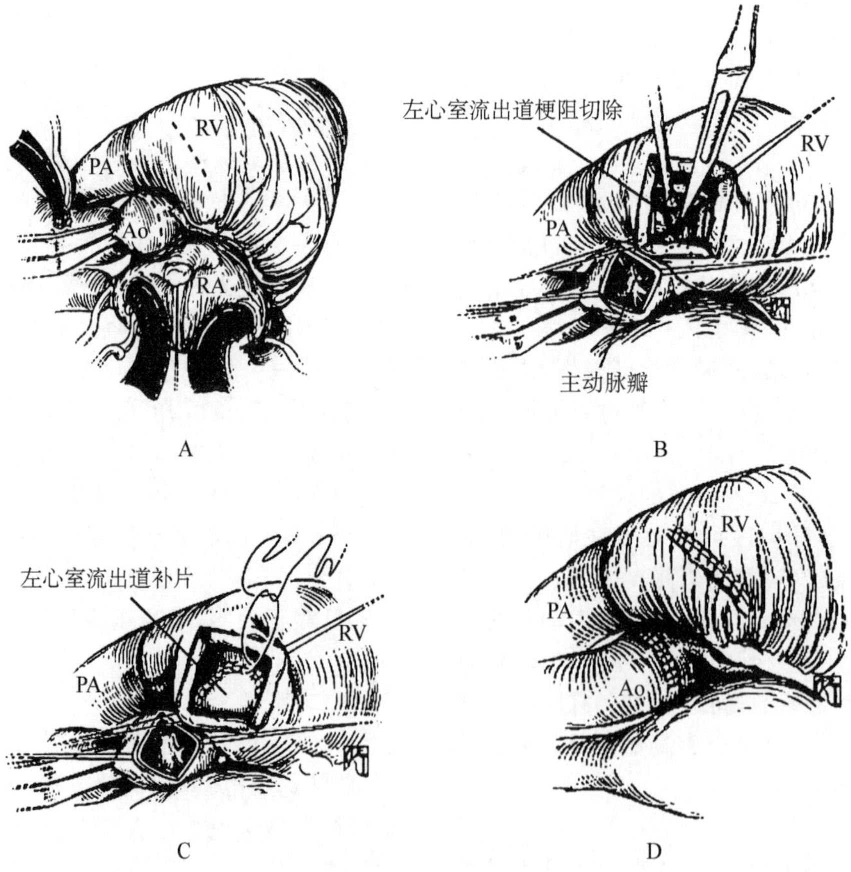

图 1-18　改良 Konno 手术

A. 主动脉阻断，根部灌注心肌停搏液，虚线显示右心室切口和主动切口；B. 主动脉切开显露主动脉瓣，切开主动脉瓣环下室间隔，注意避开房室结和传导束；C. 切开室间隔，以补片修补并扩大室间隔缺损；D. 缝合右心室和主动脉切口 Ao：主动脉；PA：肺动脉；RA：右心房；RV：右心室

4. 主动脉心室成形术(Konno手术) 主要适用于同时合并有主动脉瓣环狭窄的隧道样主动脉瓣下狭窄患者。

5. 主动脉根部置换术 包括同种主动脉根部置换及自体肺动脉-主动脉置换术,同样适用于主动脉瓣环发育不良合并弥漫性左心室流出道梗阻患者。该方法的主动脉和心脏的切口与Konno手术相似。

6. 左室主动脉带瓣外管道 适用于重度瓣下狭窄,或再次手术患者。从心尖分流入主动脉的部位通常有4处可供选择,这4处分别为升主动脉、降主动脉,腹腔动脉上腹主动脉和肾动脉下腹主动脉(图1-19)。除心尖-降主动脉转流时须采用左侧后外标准开胸切口外,其余均采用胸骨正中切门,并可延伸至腹上区。目前更趋向于合理地直接解除流出道狭窄的方法降主动脉、腹主动脉。此类手术现已很少。

【并发症】

1. 主动脉瓣和(或)二尖瓣损伤 发生率<2%,主要是术中对瓣膜的牵拉用力过大,切割肌块时刀锋伤及瓣膜,造成瓣膜损伤。

2. 不同程度的房室传导阻滞 多因第1切线过度偏右(偏向无冠状动脉瓣)所致,完全性房室传导阻滞的发生率为2%~5%。

3. 医源性室间隔缺损 发生率<2%,原因是进刀切割轴线偏向右心室腔,对室间隔最肥厚部位的判断失误。

4. 感染性心内膜炎 主要见于已发生主动脉瓣损伤的患者,可造成主动脉瓣反流,加重充血性心力衰竭。

【疗效评价】

术后15年生存率为85%~95%,晚期死亡主要与左心室流出道残留狭窄及再次手术有关。术前左心室流出道压差>50mmHg,隧道样狭窄,主动脉瓣下隔膜去除不完全,手术时年龄小于10岁,均是术后再发主动脉瓣狭窄的危险因素,上述患者随访10年以上在狭窄的发生率甚至高达10%~50%。Ross-Konno手术可能有助于降低隧道样主动脉瓣下狭窄的发生率。目前,在大多数心脏中心,总体手术死亡率低于3%。手术死亡原因与狭窄类型、有无合并主动脉瓣与瓣环狭窄、有无合并重度肺动脉狭窄、有无合并多水平狭窄及心内其他畸形有密切关系。

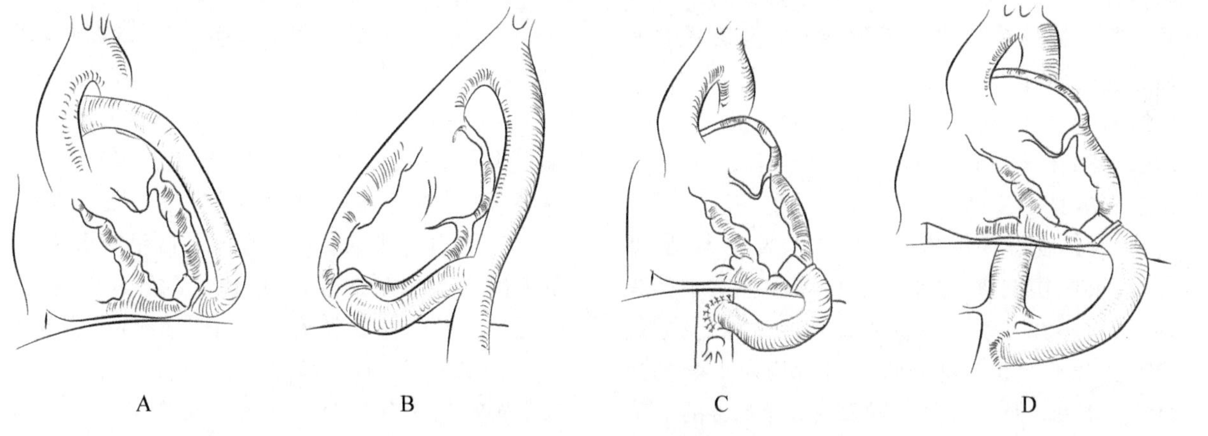

图1-19 左心室-主动脉带瓣外管道手术

A. 心尖—升主动脉转流;B. 心尖—降主动脉转流;C. 心尖—腹腔动脉上腹主动脉转流;D. 心尖—肾动脉下腹主动脉转流

三、先天性主动脉瓣上狭窄

先天性主动脉瓣上狭窄是主动脉窦管交界以上的局限性或弥漫性狭窄导致左心室流出道梗阻的先天性心脏病,在左心室流出道梗阻性病变中此型最少见。

【流行病学】

先天性主动脉瓣上狭窄,占全部先天性心脏病的约0.05%,在全部先天性左心室流出道狭窄中所占比例为5%~10%。主动脉瓣上狭窄发病形式有3种:①散发性,最为常见,占全部主动脉瓣上狭窄的50%以上。②属Williams综合征的心血管系统表现的一部分。1961年Williams等描述了主动脉瓣上狭窄伴有少见的"小精灵样"面容,智力发育迟缓,高钙血症,多发性外周肺动脉狭窄等,称为Williams综合征或"小精灵综合征"。③常染色体显性遗传病，具有家族性。

【病理解剖】

(一)病理分类

本病依狭窄的程度、范围和形态，分为3种类型。

1. 隔膜型　在主动脉窦上缘形成由纤维或纤维肌肉构成的中心有孔的隔膜，主动脉外形无改变，约占25%。

2. 壶腹型(环状狭窄)　在主动脉瓣水平因主动脉中层和内膜增厚形成纤维肌肉嵴引起主动脉根部的环形狭窄，同时可有一段主动脉变细，占50%～70%。

3. 发育不良型(条索样狭窄)　主动脉窦远端整个主动脉发育不全，甚至可累及主动脉弓，造成头颈部血管梗阻，占25%以下。

其中隔膜型和壶腹型又称为局限型主动脉瓣上狭窄，发育不良型又称为弥漫型主动脉瓣上狭窄，狭窄段有内膜增厚和中层肥厚，伴纤维和弹力组织增生。

(二)冠状动脉异常

主动脉瓣上狭窄常合并冠状动脉异常，左、右冠状动脉均可受累，可表现为冠状动脉开口狭窄、冠状动脉狭窄、冠状动脉扩张和早期粥样硬化。冠状动脉开口狭窄：可由于增厚的主动脉瓣与发育不良的窦管连接处粘连，将冠状动脉开口与乏氏窦和主动脉管腔隔开所致，也可因狭窄部位的主动脉内膜增厚累及主动脉窦部导致冠状动脉开口狭窄。左冠状动脉开口狭窄较右冠状动脉狭窄更为多见。冠状动脉本身的狭窄：多见于弥漫性狭窄和大年龄患者，因冠状动脉内膜增生、纤维化、发育不良、断裂、弹性蛋白层缺失，造成血管内膜和中层不能延续，中层增厚并且发育不良所致，近端的病变较远端严重。对于冠状动脉开口及走行均未受累的患者，由于冠状动脉开口处于狭窄近端，高压的血流灌注可引起冠状动脉可以明显扩张、扭曲、中层增厚以及早期的动脉粥样硬化等。

(三)其他合并畸形

主动脉瓣上狭窄约有1/3合并有主动脉瓣增厚、二瓣畸形，偶有主动脉瓣环发育不全和瓣下狭窄。最常见的其他心血管畸形为多发性外周肺动脉狭窄. 并可产生严重的右心室高压和右心室肥厚。合并肺动脉瓣狭窄不常见。弥漫性肺动脉主干狭窄主要见于弥漫性主动脉瓣上狭窄的患者，一般有家族史，并且婴儿期猝死率较高。其他少见的合并畸形包括锁骨下动脉和颈动脉起始处狭窄、主动脉缩窄等。

【胚胎发育与分子生物学】

确切的主动脉瓣上狭窄病因至今未明。患有Williams综合征的患儿与7q11.23上的弹性蛋白基因杂合性缺失或突变有关。这也提示了弹性蛋白与该病的发生相关。对于散发的主动脉瓣上狭窄，至今无明确的危险因素，而家族性主动脉瓣上狭窄通常由常染色体显性遗传所致。

【病理生理】

对于冠状动脉开口及走形均未受累的患者，由于冠状动脉开口处于狭窄近端，冠状动脉收缩期灌注压与左心室收缩压等高，高压的血流灌注可引起冠状动脉明显扩张、扭曲、中层增厚，内膜增生和早期的动脉粥样硬化表现。收缩期冠状动脉血流增加，但在心肌供血的舒张期，冠状动脉血流明显减少而造成心肌缺血。由于左心室排血受阻，左心室压力负荷增加，收缩压升高所致的左心室心肌肥厚，则进一步加重了心肌缺血。另外，主动脉高速血流冲过狭窄部可产生Coanda效应，使右上肢血压高于左上肢。另外，主动脉瓣上狭窄还可导致冠状动脉开口狭窄，感染性心内膜炎。由于左心室肥厚和冠状动脉病变，发生猝死较常见。

【临床表现】

1. 症状　婴儿期很少发生症状，常在儿童期出现症状，某些患者在20—30岁出现症状。可有活动量下降，活动后心悸、气短等。由于冠状动脉受累，瓣上狭窄患者较其他左心室流出道狭窄患者更早也更多出现心绞痛症状，也更容易发生晕厥和猝死。

2. 体征　主动脉瓣区可触及收缩期震颤，并闻及喷射性收缩期杂音，强度比主动脉狭窄时高，一般无主动脉舒张期杂音。由于喷射性血流导致的Coanda效应，使右上肢血压高于左上肢为主动脉瓣上狭窄的特有改变。不足50%的瓣上狭窄合并有Williams面容，也称小精灵脸综合征：头颅小，圆脸，额宽而前突，鼻梁宽平，眼距大，肉眦赘皮，内斜视，长人中，唇厚，虹膜呈星茫状，偶有角膜及晶状体浑浊，耳郭较大，牙齿形成低下，下颌发育差，发音低哑或呈金属音，智力迟钝，性格温和。在婴儿可有高钙血症，以无Williams面容的患儿较多见。高钙血症的发生率<5%。

【辅助检查】

1. X线胸片　与主动脉瓣狭窄相似，但心脏常无增大，左心室肥厚增大多较主动脉瓣或瓣下狭窄为轻，无升主动脉狭窄后扩张或升主动脉反而缩小，心右缘上段凹陷为其特征之一。

2. *心电图* 多表现为左心室肥厚，如冠状动脉受累可出现左心室肥厚合并ST-T改变，偶有室性异位心律，如出现右室流出道梗阻，可出现右心室肥厚表现。

3. *超声心动图检查* M型超声可见主动脉腔内膜样回声或某一部位明显变窄。二维超声心动图示主动脉瓣上冠状动脉窦上缘水平有环形狭窄或弥漫性主动脉狭窄。多普勒超声心动图示五彩镶嵌血流提示主动脉瓣上梗阻及冠状动脉开口狭窄。连续多普勒可通过探测狭窄部位的血流速度推算压力阶差，作为判定手术指征的依据。

4. *心血管造影和心导管检查* 左心室＋升主动脉造影可见主动脉窦上狭窄形态、范围，可见主动脉窦部及冠状动脉扩张，右心室及肺动脉造影可用于明确有无外周肺动脉狭窄。心导管检查可明确狭窄前后段压差，数据较超声心动图更为精确，可作为确定手术指征的可靠依据。在心血管造影及心导管检查中有因冠状动脉事件造成心搏骤停的报道，实施该项检查时应注意严密观察。

5. *CT和MRI* CT及重建对于瓣上狭窄，尤其是升主动脉的发育不全，诊断效果良好。MRI适于显示隔膜型局限性狭窄和不同程度的升主动脉的发育不良。

6. *基因诊断* 可通过商品化的“Williams探针”行染色体荧光原位杂交(FISH)检测确定染色体7qll.23缺失用于确诊Williams综合征。

【诊断及鉴别诊断】

从儿童的特征性面容、临床表现和特殊检查能作出临床诊断。但临床上鉴别主动脉瓣膜、瓣下和瓣膜狭窄是较为困难的。虽然超声心动图检查有助于作出诊断，但往往对瓣上狭窄的病变估计偏轻，而且诊断合并的心血管畸形，如肺动脉狭窄、主动脉狭窄和主动脉瓣或二尖瓣关闭不全，主要依靠心血管及选择性心血管造影术。

【治疗】

(一)手术适应证

与其他左心室排血受阻性疾病相同。跨狭窄段收缩期压差＞50mmHg，心电图示左心室肥厚和ST-T改变，胸部X线示心脏增大，临床有心绞痛、昏厥和心功能不全或合并其他严重心脏畸形均为手术指征。

(二)手术方法

1. *局限性主动脉瓣上狭窄*

(1)单片法：适用于轻到中度主动脉瓣上狭窄患者。在狭窄部位纵行切开升主动脉，切口向无冠状动脉瓣窦延伸，切除升主动脉内狭窄的隔膜或纤维环，用泪滴形涤纶或膨体聚四氟乙烯补片作主动脉成形。单片扩大技术有较好的远期血流动力学效果，但没有完全去除主动脉瓣上狭窄的病理解剖异常，也没有对主动脉根部的几何形态和主动脉瓣叶的正常对合进行塑形。

(2)Doty法：也称“倒置分叉补片技术”，最早由Doty描述，适合中度或中-重度主动脉瓣上狭窄，且不合并左冠状动脉窦狭窄。升主动脉前壁做倒Y”形切口，并分别延伸到无冠状动脉瓣窦和右冠状动脉瓣窦。其中右冠状动脉瓣窦切口的延长是在右冠状动脉开口的左侧。切除内膜隆起的狭窄环后，取人形涤纶片，与升主动脉切口边缘行连续缝合，以扩大升主动脉。这项技术比泪滴状补片扩大对主动脉根部起到更对称的塑形效果。

(3)Brom法及改良：适用于严重类型的主动脉瓣上狭窄，特别是合并左冠状动脉窦狭窄的患者。在主动脉窦管连接处横断升上动脉，然后纵向切开无冠状动脉瓣窦、左冠状动脉瓣窦和右冠状动脉瓣窦，切口在右冠状动脉开口的左侧和左冠状动脉开口的右侧。用三块三角形补片或自体心包片扩大瓣窦，这样主动脉瓣对合较好而且恢复主动脉根部的几何形态，窦管连接处的直径与主动脉瓣环直径一致。然后将整形好的窦管连接部与升主动脉做端-端吻合。1993年Myers等对上述技术进行改良，同样是纵向切开3个主动脉瓣窦，升主动脉远端裁剪成3个三角形的悬垂片，分别与三个瓣窦缝合(图1-20)。这样恢复了主动脉根部的结构，优点是采用自体组织修补，有生长潜能，手术后血流动力学稳定，但主动脉的顺应性可能不如经典Brom法。

2. *弥漫性主动脉瓣上狭窄*

(1)升主动脉和动脉弓联合补片成形：需要深低温停循环或深低温低流量对主动脉弓的头臂血管进行灌注。在升主动脉前壁做一纵切口，并成弧形转到远端升主动脉的小弯处，然后再越过主动脉弓的下表面，到达超过左锁骨下动脉开口的地方。在较小的儿童中，使用戊二醛处理过的自体心包补片，而在较大的儿童中，则使用涤纶补片。将补片缝合到跨过主动脉弓的下表面位置上。

(2)同种主动脉外管道置入或左心室主动脉带瓣管道。

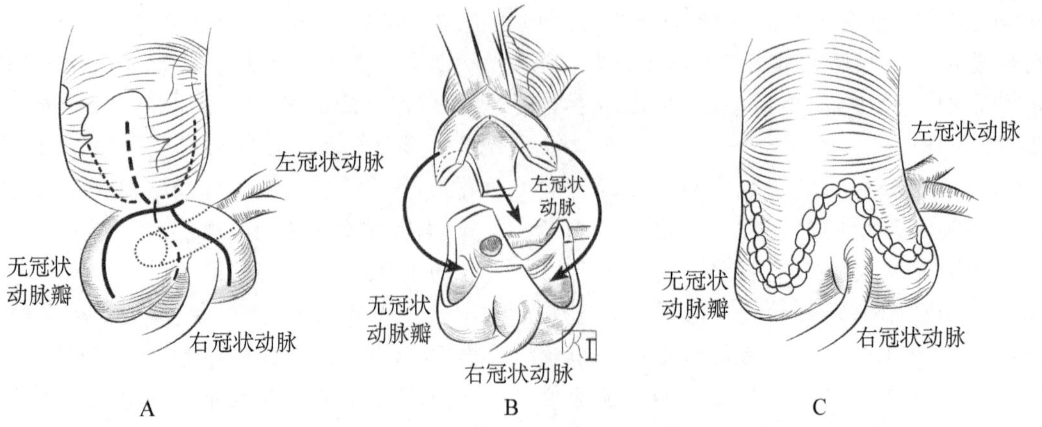

图 1-20　Myers 自体主动脉扩大 3 个主动脉窦的手术技术

A. 虚线示升主动脉切口；B. 主动脉根部分别向三个窦底部切入，升主动脉远端裁剪成 3 个三角形的悬垂片，分别扩大 3 个瓣窦；C. 完成主动脉瓣窦部扩大，不用同种血管片或人工补片

【并发症】

1. 主动脉瓣关闭不全　局限型补片在一个或两个主动脉窦扩大加宽部分主动脉，可能因此而改变整个主动脉瓣环的形态和力学构造，形成主动脉瓣关闭不全，采取三瓣法加宽主动脉壁可能减少此类并发症的发生。

2. 主动脉的瓣上再狭窄　局限型或弥漫型的主动脉瓣上再狭窄，增厚的纤维内膜缺乏进一步生长发育的潜力，随着年龄的增长，修复的狭窄部位并无扩张的趋势，会造成再次狭窄而影响手术的远期效果。

【预后】

瓣上狭窄的手术效果与病变的类型、严重程度以及合并的心血管畸形有密切关系。局限型主动脉瓣上狭窄手术的死亡率很低，远期手术疗效尚满意。弥漫型主动脉瓣上狭窄手术的死亡率可达 10%，对于合并外围肺动脉狭窄或瓣上狭窄严重，术后的压力不能下降的病例，结果差。瓣上狭窄广泛的病例，术后晚期并发症的发生率高，容易产生主动脉假性动脉瘤，主动脉夹层动脉瘤和细菌性心内膜炎等，严重影响远期的成活率和治疗效果。

（闫　军）

第十七节　主动脉窦瘤

【流行病学】

主动脉窦瘤有先天性与后天性之分，其中先天性占大多数。其主要病变是主动脉窦中层组织发育不良或缺乏，导致该处主动脉壁变薄，在长期的主动脉高压的冲击下窦瘤向心腔或心包内凸出，并最终发生窦瘤破裂。据报道患病率东方国家高于西方国家，我国患病率占先天性心脏病的 1%～2%。由于解剖学上的关系右冠状动脉瓣窦动脉瘤多破入右心室腔（约占 70%），少数破入右心房腔，而无冠状动脉窦瘤多数破入右心房腔（约占 70%），少数破入右心室腔。未破裂的主动脉瓣窦动脉瘤不呈现临床症状，破裂后才呈现症状。发病年龄多数在 20—40 岁，约有 1/3 的患者起病急骤。

【病理解剖】

主动脉窦瘤破裂，是一种少见的先天性心脏病。在胚胎发育过程中，由于主动脉瓣窦的基部发育不全，窦壁中层弹性纤维和肌肉组织薄弱或缺失，使主动脉壁中层与主动脉瓣纤维环之间缺乏连续性，造成主动脉瓣窦的基底部薄弱点，出生后主动脉血流压力将主动脉瓣窦的薄弱区逐渐外推膨出形成主动脉瘤样突出。最后在伴有或不伴有体力劳动或外伤的情况下发生破裂，即形成主动脉瓣窦动脉瘤破裂。主动脉窦瘤常呈风兜状，顶端有破口，窦瘤破裂多发生在右冠状动脉瓣窦，次之为无冠动脉瓣窦，左冠状动脉瓣窦则很少见。

【病理生理】

（一）病因

1. 先天性因素　在胚胎发育时期，主动脉窦部组织发育不全，有薄弱部分，合并室间隔缺损时，右冠状动脉窦邻近的右心室漏斗部失去支持，在受到高压血流的冲击即可发生瘤体破裂。室间隔缺损可能是窦瘤形成的一个重要因素。

2. *后天性因素*　目前普遍认为后天性因素包括由于感染性心内膜炎、梅毒等引起的窦瘤破裂。

(二)病理

主动脉窦瘤膨大后可阻塞右心室流出道。一旦破裂，主动脉血流将反流入右心腔，形成左向右分流。其增加右心负担的大小随破口大小而定。分流量大者可引起肺动脉高压和右侧心力衰竭。由于心房压力低，破入右心房者分流量加大，更易出现右侧心力衰竭。主动脉窦瘤发生破裂后通常破裂入右侧低压心腔，血液从高压的主动脉分流入低压的右心室腔，产生大量的左向右分流，肺循环血流量增多，右心室负荷加重，引致右心室扩大、肺动脉高压和右侧心力衰竭；主动脉窦瘤破入右心房腔则使右心房压力明显增加，右心房明显扩大，上、下腔静脉血液回流受阻，出现右侧心力衰竭症状；主动脉窦瘤破裂入心包腔则产生急性心脏压塞引起死亡。本病病程进展随着破口大小而异。破口越大，左向右分流量越多，则症状出现早，病情进展快。主动脉窦瘤常可合并其他心脏畸形，其中最常见的为并发室间隔缺损(占40%～50%)，这样更加重左右心室的负荷。亦常伴有主动脉瓣关闭不全、肺动脉口狭窄、主动脉缩窄和动脉导管未闭等。

【临床表现】

未破裂的先天性主动脉窦瘤患者通常是没有症状的，其诊断通常要依赖于主动脉造影，同时还显示并发室间隔缺损和主动脉瓣关闭不全的情况；偶尔有一些患者是通过冠状动脉造影发现的。少数情况先天性主动脉窦瘤会造成瓣膜失功能和右心室流出道梗阻而使患者到医院就诊。

35%先天性主动脉窦瘤患者发生破裂后产生急性症状；45%的患者仅仅出现劳力性呼吸困难，而20%的患者没有症状。急性症状包括有突发呼吸急促和疼痛，通常位于心前区，有时出现在上腹部，后者可能因为急性肝充血，而前者拟似心肌梗死，但是它放射性疼痛的范围一般不超过剑突下方的区域。小部分患者在出现急性症状后几天死于右侧心力衰竭；而大部分患者在所谓的潜伏期间其症状会得到逐渐改善，潜伏期可持续几周、几个月甚至几年。潜伏期后会出现复发性呼吸困难及右侧心力衰竭的症状；而后期的特征性改变时主动脉瓣关闭不全和三尖瓣关闭不全。

在发生破裂的先天性主动脉窦瘤中，没有出现严重症状的主要原因可能与开始时破口较小有关。Sawyers在研究狗的动物实验中发现当破口直径＞5mm时会出现比较严重的症状。但是在Taguchi报道的病例中提到手术中瘘口的大小与急性症状的出现关系不大。在合并室间隔缺损的患者中急性症状的出现频率更低，而在合并主动脉瓣关闭不全时则正好相反。

重体力劳动可诱发有症状的急性窦瘤破裂，亦可能出现车祸后或进行心导管检查时，而细菌性心内膜炎以及马方综合征也可能导致窦瘤的破裂。

先天性主动脉窦瘤破裂的临床症状包括有呼吸困难、心前区疼痛，带有特征性的浅表的、响亮而粗糙的连续性杂音，在心前区可触及连续性的震颤。在过去这种杂音容易被误诊为动脉导管未闭，听诊最响亮的部位在较低位，通常在胸骨左缘第2、3、4肋间，当窦瘤破入右心室窦部或右心房而不是右心室流出道时，杂音最响的部位在胸骨的下缘或右下缘。当破口较小时，可出现收缩期而不是连续性杂音，但是这种情况较为少见；在少数患者中，当破口破入压力较高的左心室或在新生儿期破入压力与左心室相当的右心室时，会出现舒张期杂音。Morch提出在有连续性杂音的患者中，动脉导管未闭时最常见的，其次是先天性主动脉窦瘤破裂，然后依次是室间隔缺损合并主动脉瓣关闭不全、主动脉肺动脉间隔缺损、冠状动静脉瘘和肺动静脉瘘。

先天性主动脉窦瘤其他的体征还包括脉压差增大、水冲脉(+)、毛细血管征(+)；颈静脉压力提高并有明显的V波，提示有三尖瓣关闭不全，但大多数患者在出现右侧心力衰竭之前都缺乏此症状。

【辅助检查】

胸部X线大多显示正常的主动脉根部大小，肺血增多，提示有左向右分流。心影增大，部分病史较长的患者，肺动脉段突出，提示合并有肺动脉高压。

心电图提示左心室肥厚或双心室肥厚，右束支传导阻滞(手术由更容易出现)；极少数患者出现完全性传导阻滞。

二维超声及彩色多普勒：当患者出现相应的急性症状和突发的连续性杂音时，我们就可以作出临床诊断，而二维彩色多普勒超声检查可以证实我们的诊断，并可以提供窦瘤的起源部位、瘘口是否破裂、破入哪个心腔以及是否合并是室间隔缺损、主动脉瓣关闭不全等畸形。

心导管和造影检查同样可以确定窦瘤的起源、瘘口的部位以及是否合并主动脉瓣关闭不全、室间隔缺损和肺动脉狭窄等畸形；当右冠状动脉瓣脱入室间隔缺损时，通过心造影检查无法测量真实的室间隔缺损的大小。心导管检查可以计算通过瘘口左向右分流量的大小以及肺血管阻力的大小。

【诊断及鉴别诊断】

根据病史、心脏杂音的性质和传导方向，结合心电图、X线检查和超声心动图可作出诊断。须鉴别诊断的是动脉导管未闭、室间隔缺损伴主动脉瓣关闭不全、冠状动脉瘘、左冠状动脉起源于肺动脉等。

1. *动脉导管未闭*　主肺动脉间隔缺损，这类主动脉内左向右分流的心脏畸形没有突发病史，机器样连续性杂音位于左第2、3肋间杂音，常向两肺及同侧锁骨下区传导。超声心动图检查：在降主动脉与左肺动脉区存在左向右分流，必要时做右心导管检查或逆行主动脉造影术即可明确诊断。

2. *室间隔缺损并存主动脉瓣关闭不全*　本病无突发病史，收缩期和舒张期来回性杂音部位在左侧第3、4肋间。超声心动图检查显示心室间隔回声缺失和心室腔内存在左向右分流，主动脉瓣可显示瓣膜关闭不全征象。

3. *冠状动脉瘘*　冠状动脉瘘指左右冠状动脉与心腔或冠状静脉存在异常交通，在心前区下方可听到连续性杂音，以舒张期为主。超声心动图检查或逆行主动脉造影见到冠状动脉呈扩大曲张，并可见到造影剂由冠状动脉流向心腔内。

【治疗】

（一）手术指征

已破裂的主动脉窦瘤，一经诊断，即择期进行手术治疗；未破裂的主动脉窦瘤，如果造成右心室流出道梗阻、影响三尖瓣或邻近组织功能，也有明确的手术适应证。但对于未破裂又没有产生梗阻症状的主动脉窦瘤，虽然对血流动力学及心功能无任何影响，而且患者无临床症状，仅仅在体检时发现，但以后窦瘤可能破裂而导致心力衰竭、心肌梗死、主动脉瓣反流、完全性传导阻滞、严重心律失常甚至猝死等情况。以上并发症增加手术风险，产生不良的预后结果。而随着心外科、体外循环及麻醉技术的发展，在大多数心脏中心，主动脉窦瘤的手术死亡率接近零，所以我们建议对此类患者进行积极的外科治疗，减少以后可能产生的不良后果。但是对于发生在儿童期的未破裂的主动脉窦瘤，因为补片可能影响到主动脉窦以及瓣环的生长，甚至造成瓣环扭曲变形，所以对于这类患者，我们主张进行密切的随访，并选择合适的年龄进行外科手术。

（二）术前准备

术前准备同一般的心脏手术，如合并急慢性心力衰竭的患者，术前积极调整心功能，控制出入量；对合并心内膜炎的患者，术前根据细菌培养结果来用药，争取控制感染后再手术治疗。

（三）手术方法

经胸骨正中切口开胸，切开心包显露心脏后进行心外探查，首先通过触摸心脏表面的震颤部位来判断破口的位置，但通常无法直接看到窦瘤本身，主动脉根部也未见明显扩张。探查后常规建立体外循环：高位主动脉及上下腔静脉插管，经右上肺静脉置左心房引流管。温度降至25～28℃，然后阻断升主动脉。根据破口的位置和破入的心腔，我们可以选择以下几种灌注的方法。

1. 切开主动脉，经左、右冠状动脉开口直接灌注心肌保护液。

2. 经主动脉根部灌注。

3. 经冠状窦逆行灌注。

大部分情况下均可选择第一种灌注方法，可以获取明确有效的心肌保护效果；如果窦瘤没有破裂而主动脉瓣无反流，可考虑第二种灌注方法；而第三种作为备选的灌注方法。

而修补窦瘤的途径有3种：①经主动脉切口；②经破入的心腔切口（心房、心室或肺动脉）；③联合切口。

早期多选择单一的切口，后期大部分外科医生选择双路径入口修补窦瘤及室间隔缺损。其优点有：

1. 经主动脉切口直接进行左、右冠状动脉灌注心肌保护液，以获得良好的心肌保护效果。

2. 可以直观探查窦瘤起源，破口位置，有无合并主动脉瓣脱垂以及室间隔缺损（室间隔缺损容易被脱垂的主动脉瓣或窦瘤覆盖而误诊）。

3. 修补窦瘤后可直观判断手术操作有无对主动脉瓣或瓣环造成损伤、扭曲等不良影响。

4. 必要时可通过主动脉切口进行主动脉瓣整形术或置换术。

由于先天性主动脉窦瘤存在较多的变异，如窦瘤是否破裂，破口破入哪个心腔以及是否合并室间隔缺损、主动脉瓣关闭不全等，具体的手术方法会有所不同，下面我们以最常见的两种类型来描述其修补的方法，并以此类推至其他的类型。例如窦瘤破入右心房和右心室（不合并室间隔缺损），其手术方法是相同的；一些罕见的病例则可通过主动脉切口修补窦口；而未破裂的窦瘤的修补方法与破裂窦瘤的修补方法是一样的：切除窦瘤并以补片修补。

1. *右冠状动脉窦瘤破裂合并室间隔缺损*　如果窦瘤起源于右冠状动脉窦的右侧部分，VSD可能位于室间隔漏斗部，修补VSD可通过右心房进行；如果窦瘤起源右冠状动脉窦的左侧部分，合并的VSD多位于右心室流出道（肝动脉瓣下），修补VSD可通过右心室或肺动脉切口进行。但不管何种情况，主动脉首先被切开，左、右冠状动脉直接灌注心肌保护液，同时了解主动脉根部的情况，探查右冠状动脉瓣环与VSD的关系；修补窦瘤和VSD后还可以通过主动脉切口观察手术操作是否造成瓣叶损伤和主动脉瓣环的变形扭曲；必要时还可以进行主动脉瓣修补或置换术。虽然小的窦瘤和VSD可以通过直接缝合修补，但是远期随访发现残余分流的发生率要比补片修补的要高。现大多数外科医生选择单补片法修补窦瘤及VSD。肺动脉或右心室流出道切口，显露呈风向袋样的窦瘤组织，其破口一般在风向袋的顶端，切除带破口的薄壁窦瘤组织，注意勿损伤主动脉瓣叶及瓣环组织，取经过处理的自体心包组织或涤纶补片，5-0或6-0 Dacron线连续或间断缝合修补窦瘤以及VSD，右冠状动脉瓣环缝合至补片的适当位置。也有作者平行于主动脉瓣环，取适当长度的长条状的涤纶片，间断缝线穿过涤纶片，窦瘤上缘、下缘，最后穿过VSD补片上缘，三文治式夹闭窦瘤并形成VSD的上缘，VSD其余部分连续或间断缝合修补。修补窦瘤以及VSD后，再次通过主动脉切口检查手术操作是否对主动脉瓣叶及瓣环造成损伤或扭曲。而对于术前合并主动脉瓣反流的患者，必须根据反流的程度来做出相应的处理。如果合并轻度的主动脉瓣反流，大多数情况下不须要处理，但应进行长期随访。术前合并中度以上的主动脉瓣反流，则还需要进行Trusler、Carpentier或Cosgrove的主动脉瓣整形技术；术前主动脉瓣病变严重，估计无法进行主动脉瓣整形术的，则选择进行主动脉瓣置换术。

2. *主动脉窦瘤破入右心房（不合并室间隔缺损）*　破入右心房的主动脉窦瘤大部分都起源于无冠状动脉窦，部分起源于右冠状动脉窦，窦瘤修补一般通过主动脉和右心房联合切口修补，如果能够充分排除合并主动脉瓣反流和室间隔缺损的可能，仅通过右心房切口就能进行窦瘤修补。

建立体外循环的方法同上，当主动脉阻断后，先切开右心房，钳夹风向袋样的窦瘤组织，然后通过主动脉根部灌注心肌保护液，如果在灌注过程中有异常情况或心电活动不能完全停止，应及时切开主动脉进行冠状动脉直接灌注或通过冠状动脉窦逆行灌注。

同样我们必须仔细地探查有无合并室间隔缺损，因为室间隔缺损被脱垂的主动脉瓣或窦瘤组织所遮盖，术前UCG检查容易发生漏诊。手术切除风向袋样的窦瘤组织，同时注意勿损伤主动脉瓣环，当窦瘤破口较小，而且其边缘组织较坚固时，直接缝合修补是安全的，但大多数的外科医生愿意选择用经过处理的自体心包补片或Dacron补片修补窦瘤。

（四）术后处理

大多数患者术后血流动力学稳定，处理与一般心脏手术后处理相同。如术前合并急、慢性心力衰竭的患者，需要应用强心利尿药物，可应用小剂量的多巴胺、多巴酚丁胺以及米力农等血管活性药。窦瘤修补后，血压回升反应性增高，术后需应用硝普钠等降压药来降低心脏后负荷。

【疗效评价】

主动脉窦瘤手术风险低，效果良好，远期随访大部分患者心功能Ⅰ级，但是远期随访发现有小部分患者主动脉反流逐渐加重，最终需要再手术行主动脉瓣置换术。再手术率与窦瘤起源的位置、修补的类型无关，但是有报道称，术后出院时存在主动脉瓣反流是远期发生渐进性主动脉瓣反流而需要行主动脉瓣置换术的唯一危险因素，而2次手术的时间间隔在7～10年。所以在同类患者中，主动脉瓣反流是长期随访的主要的关注问题。而术后窦瘤或室间隔缺损再通的发生率较低，多在早期发生，这与早期较多应用直接缝合修补窦瘤或室间隔缺损有关。

而对于未破裂的主动脉窦瘤的处理，仍然有争议，但是由于窦瘤破裂可能导致急性心力衰竭、心肌梗死、栓塞、完全性传导阻滞、严重心律失常以及猝死等不良后果，同时随着体外循环、心肌保护以及外科技术的发展，在多数有经验的心脏中心，其手术死亡率接近零，所以我们同意对未破裂的主动脉窦瘤进行手术处理，以避免远期可能带来的不良影响，而这些影响有可能增加手术风险和不良的预后。

（温树生　庄　建）

第十八节　左心发育不良综合征

【概述】

左心发育不良综合征（hypoplastic left heart syndrome，HLHS）是由一系列有相互影响的心脏畸形的组合，其特征包括严重左心室发育不良，主动脉瓣、二尖瓣重度狭窄或闭锁，升主动脉发育不良等。

1981 年，Norwood 等首次报道成功治疗 HLHS 的姑息性手术，并且持续应用至今，这种姑息性手术主要包括以下 3 方面：①房间隔切除；②近端主肺动脉与升主动脉、弓部吻合重建体循环血流；③主动脉-肺动脉分流或右心室-肺动脉分流术重建肺循环血流（right ventricle-pulmonary artery conduit，RVPAC）。后人把这种手术称为 Norwood（Ⅰ期）手术。而治疗 HLHS 的另一种方案是原位心脏移植术，1985 年由 Bailey 首先报道。原位心脏移植术能够通过一次手术就能治疗 HLHS 患儿，而且保留双心室功能，但缺点是供体来源严重不足，患儿术后需要终身的抗免疫排斥治疗。本文只重点阐述 Norwood 分期手术。

在西方国家，HLHS 在先天性心脏病中相对较为常见，占出生后 1 年内诊断为先天性心脏病患儿的 7%～9%。100 万新生儿中，有 162 例 HLHS 患儿。如得不到及时的外科治疗，HLHS 是致命性的，约 25%的患儿出生后 1 周内死亡。目前我国尚无 HLHS 患病率的详细报道。

【病理解剖】

HLHS 主要是左心系统结构（包括左心室、二尖瓣、主动脉瓣以及升主动脉、主动脉弓部）不同程度的发育不良。而根据不同的畸形组合，HLHS 可以分成 4 种解剖亚型：①主动脉瓣和二尖瓣狭窄；②主动脉瓣和二尖瓣闭锁；③主动脉瓣闭锁和二尖瓣狭窄；④主动脉瓣狭窄和二尖瓣闭锁。

Bharati 等报道了一组 230 例 HLHS 的病例，其中，105 例（45%）为主动脉瓣闭锁合并二尖瓣狭窄；95 例（41%）为主动脉瓣和二尖瓣闭锁；30 例（13%）为主动脉瓣和二尖瓣狭窄。右心室明显肥厚和扩张，心尖亦由右心室所组成，三尖瓣环有不同程度的扩大，57%的病例有三尖瓣形态异常。Barber 和 Chang 报道有 8%～10%的 HLHS 患儿合并有明显的三尖瓣反流，而存在三尖瓣反流是 Norwood 手术短期和长期存活率的一个重要因素。

95%HLHS 患儿中，室间隔通常是完整的，左心室腔仅存一裂隙，心内膜明显增厚、纤维化。升主动脉发育细小，为 1～8mm（平均 3.8mm），在 55%的患儿中，其升主动脉直径<3mm。而升主动脉仅作为逆向灌注冠状动脉的通道，其作用相当于单支冠状动脉。主肺动脉明显扩张，右心室血流通过粗大的动脉导管灌注体循环，80%患儿还合并局限性主动脉缩窄或主动脉弓离断。

【病理生理】

在出生前，由于胎儿循环的特点和左心出口受限，经肺循环的血流不多，右心室输出主要通过动脉导管前向性灌注降主动脉和逆向性灌注头臂血管和冠状动脉。出生后，肺血管阻力迅速下降，右心室灌注体循环的血流明显减少，如果动脉导管仍然保持开放状态，则体循环灌注依赖于体循环和肺循环阻力的平衡。多项病理学研究显示，HLHS 患儿肺血管平滑肌增加，而且对吸入氧浓度和动脉 pH 很敏感，如果患 HLHS 的新生儿吸入氧气和进行机械辅助通气，将会降低 $PaCO_2$，肺循环阻力下降，肺血流增加而体循环灌注减少，而这种情况进一步加速或部分关闭动脉导管。如果动脉导管完成关闭，则患儿不能存活。

【临床表现】

HLHS 患儿通常因为出生后 24～48h 出现呼吸急促、发绀而获得诊断，当动脉导管开始闭合时，体循环血流迅速减少，患儿出现面色苍白、嗜睡和脉搏减弱。心脏检查：明显右心室抬举征，单一的第二心音，左侧胸骨缘可闻及轻柔的非特异性的收缩期杂音，动脉导管关闭导致体循环灌注减少，最终出现代谢性酸中毒和肾衰竭。

【辅助检查】

常规实验室检查：血常规、电解质、肝肾功能和凝血指标等。定期监测动脉血气指标，这是评估体肺循环是否平衡的重要指标。

胸部 X 线：心脏肥大，肺动脉段明显隆起，2%

患儿合并肺静脉回流梗阻的征象。

多普勒和超声检查：应用二维超声和彩色多普勒就能作出准确的HLHS诊断和了解心脏的解剖畸形以及评估主动脉弓的发育。彩色多普勒能显示升主动脉出现特征性的反流性血流。

心电图：右心房、右心室肥大。

很少HLHS病例需要进行心导管检查，除非需要评估临界性左心室的大小，以便决定最佳的治疗方案（单心室或双心室矫治）。

【诊断及鉴别诊断】

患儿出生后24～48h出现呼吸急促、发绀、面色苍白、嗜睡和脉搏减弱。心脏检查：明显右心室抬举征，单一的第二心音，左侧胸骨缘可闻及轻柔的非特异性的收缩期杂音。如果动脉导管闭合，则出现代谢性酸中毒和肾衰竭，最终死亡。如有以上症状，应高度怀疑HLHS的诊断，进行心脏彩超检查可以得到确诊。

可疑患儿须与以下心脏畸形相鉴别。

1. *大动脉转位* 发绀的程度远较本病重。心脏在早期不增大，以后出现进行性增大，且呈特殊的卵形。

2. *重度肺动脉狭窄或肺动脉瓣闭锁* 发绀较轻，颈静脉搏动明显，心尖搏动在剑突下较强烈，胸骨左缘第2肋间可触到猫喘感及听到粗响收缩期杂音，向左颈及背部传导，肺动脉第二心音减弱及分裂。X线检查示右心房、右心室扩大，肺动脉段亦扩大，但搏动轻微或缺如，肺野异常清晰。

3. *巨大的室间隔缺损* 脉搏充盈，在胸骨左缘第3～4肋间可听到一粗糙响亮、带喷射性、占全收缩期的杂音，并向四周传导。X线检查示左、右心室增大，肺野充血，肺门跳动，肺动脉段隆凸，心电图可见传导障碍。心导管检查可明确缺损情况和有无合并其他畸形。

4. *全肺静脉异位引流（心下型）* 心脏不增大或增大不明显，肺野血管阴影不增多，可资鉴别。

【治疗】

术前处理的要点是保持动脉导管的开放和维持体肺循环的平衡。静脉持续注入前列腺素E_1-PGE_1[0.05mcg/(kg·min)开始]，保持动脉导管开放，并根据需要增加剂量边观察，减少发生窒息的风险。监测末梢血氧饱和度（SaO_2），静脉注射5%碳酸氢钠迅速矫正代谢性酸中毒。

调整吸入氧浓度，维持相当的缺氧状态（SaO_2 75%～80%），目的是为了防止高氧分压所导致的肺血管扩张。即使因为循环衰竭而需气管插管的患儿，亦应避免高氧浓度通气，否则会进一步减少肺血管阻力和体循环灌注。

术前尽量避免气管插管，但如果出现循环衰竭，还是应及时插管，机械辅助通气，通气过程中应用芬太尼静脉泵入，维持患儿镇静状态，避免呼吸急促。对肺循环过度灌注的患儿，应保持适当的通气不足和轻度的呼吸性酸中毒（$PaCO_2$ 45%～55%），提高肺血管阻力。通常吸入氮气或一氧化氮（NO）能够把FiO_2降低至16%～18%，这有助于增加肺血管阻力。

（一）手术指征

诊断为HLHS本身就是手术指征，如果HLHS患儿出生后得不到有效的手术治疗，大部分患儿将在1个月内死亡。除非合并致死性染色体异常、其他畸形，或者一般状况极差，否则没有绝对的外科禁忌证。而影响外科疗效的危险因素有：HLHS患儿生后1个月才进行Norwood手术；合并严重的肺静脉回流梗阻；合并明显的非心脏畸形（如未成熟早产儿、低出生体重、染色体异常）。

（二）手术方法

包括：①Norwood分期手术；②同位心脏移植。而具体选择何种治疗方案须根据各医学中心的条件和经验以及咨询患儿的父母而定。

Norwood分期手术的最终目的是完成Fontan类手术，而Ⅰ期Norwood手术的目的是把患儿的HLHS生理转变为单心室合并肺动脉狭窄的病理生理模型，具体包括重建无梗阻的右心室-体循环通道；缓解肺静脉回流梗阻（切除房间隔组织）；限制肺血流（合适大小的主-肺分流管道或RV-PA分流管道）。

对于新生儿，由于肺血管阻力相对较高，通常需要主肺分流管道来重建肺循环。右心室需要同时对体循环和肺循环进行灌注，负荷加重，所以应用小的主肺分流管道。RV-PA分流管以及二期的双向Genn术或Hemi-Fontan术均有助于减轻右心室的负荷，通常NorwoodⅡ期手术在患儿生后6个月时进行。

最近有学者建议采用RV-PA管道（RV-PA Conduit RVPAC）替代传统上的MBTS（Modified Blalock-Taussig shunt）。2002年Sano在总结他们Norwood手术经验时提到应用RVPAC进行NorwoodⅠ期手术相比于传统的MBTS，其存活率由53%显著提高到89%。其他学者亦有同样的报道。但最近 Tabbatt 在一组非随机分组对比的病例研究中发现，两者在患儿住院存活率方面没有统计学上的差异。所以用哪种方法来重建肺循环最好仍有待证实。两者均有各自的优缺点，但中、远期的疗效仍然未知。传统的 MBTS 会导致明显的舒张期窃血想象和潜在的冠状动脉缺血，术后血流动力学相对于 RVPAC 没有后者平稳。RVPAC 能够避免这种窃流想象，但须要切开右心室，破坏右心室的完整性，远期可能造成右心室功能不全和室性心律失常。这两种方式均能够提供足够的肺循环血流和减轻右心室负荷，直至完成 Fontan 手术。

1. Norwood Ⅰ期手术　通过胸骨正中切口，建立体外循环(CPB)，CPB 需要至少 20min 的降温，把患儿的核心温度降至 18℃，然后停止循环，进行体循环流出道的重建。在早期 Norwood Ⅰ期手术中，重建主动脉弓时往往需要应用深低温停循环(DHCA)技术，深低温停循环后，外周血管阻力明显增高，术后容易出现体循环灌注不足，血流动力学不稳定的现象；过长的停循环时间不可避免地增加神经系统的并发症。Imoto 首先提出用选择性脑部低流量持续灌注的方法来代替 DHCA。

切除房间隔组织，使左、右心房血液能得到充分混合；结扎并切断 PDA，并于肺动脉分叉前横断，远端缺损用自体心包片、同种血管补片或者聚四氟乙烯管(polytetrafluoroethyle PTFE)片修补。完全切除残留的 PDA 组织，主动脉切口至少 10mm 以上，直至降主动脉处的组织在外观上和口径上均正常为止；同时主动脉切口向近端延伸，沿主动脉弓下方，直至横断主肺动脉水平的升主动脉处。

采用深低温保存的同种血管，剪裁出适当的形状，吻合于主肺动脉近端的切口及扩展的主动脉切口之间，重建并扩大主肺动脉-升主动脉、弓部的之间的通道。完成后重新插入动脉插管，开始 CPB，复温至 37℃左右。在复温期间，应用 PTFE 管道完成由无名动脉到肺动脉汇合部的吻合或者由右心室到肺动脉的 RVPAC。人造血管吻合应吻合在肺动脉的汇合部(图 1-21)而不是邻近无名动脉的右肺动脉，因为吻合部位在肺动脉汇合部更有利于双侧肺血流的均衡。在传统的 MBTS 中，3.5～4kg 的患儿，选择 4mm 的管道；而<3.5kg 者，选择应用 3.5mm 的管道。而选择进行 RVPAC 的患儿，所选择的 PTFE 管道通常要比 MBTS 的要大，一般选用的管道直径在 5～6mm。完成后效果见图 1-22。

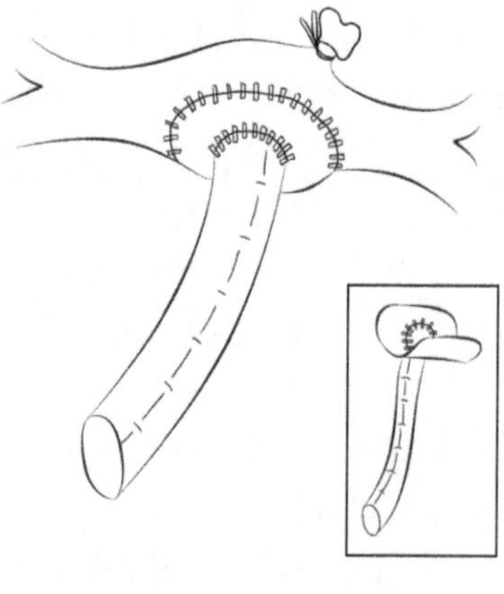

图 1-21　Core-Tex PTFE 管道远端连接于肺动脉的汇合部

图 1-22 利用同种血管片、主肺动脉近端与升主动脉、主动脉弓吻合重建左心室流出道，PTFE 管道近端与右心室流出道切开吻合，完成右心室流出道的重建；从病理生理的角度看，Norwood Ⅰ期手术后，HLHS 的病理生理转变为单心室＋肺动脉狭窄。

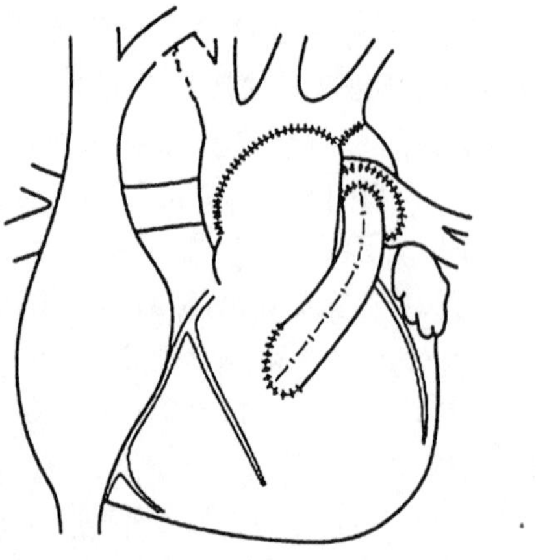

图 1-22　Norwood Ⅰ期手术完成效果

2. Norwood Ⅱ期手术　又称双向 Glenn 术或 Hemi-Fontan 手术。

此类手术一般在患儿 3～10 个月时进行，从而缩短右心室超负荷运作的时间。术前进行心导管检查，评估肺血管阻力、肺动脉发育情况、三尖瓣有无反流以及右心室的功能。

双向 Glenn 术：仍由胸骨正中切口开胸，小心分离出(新)升主动脉、上、下腔静脉以及之前的分流管。于新主动脉弓部插入动脉插管，上、下腔静脉分别插入直角插管，建立 CPB，开始 CPB 时结扎和切断主肺动脉分流管道。如果因为前期的分流手术引起肺动脉狭窄，则需要补片扩大。分离和结扎奇静脉，横断上腔静脉，近端予以缝闭，远端与右肺动脉上方切口行端-侧吻合。有些学者常规不应用CPB来完成双向Glenn术，仅在术中建立上腔静脉-右心房的临时通道，以便减轻脑部静脉回流的压力。

Hemi-Fontan手术与双向Glenn术有同样的生理作用，但它包括肺动脉与房腔连接部的吻合和心房内板障补片使上腔静脉回血通过该吻合口进入肺动脉内，而下腔静脉回血仍然进入心腔内。Hemi-Fontan手术的优点在于它能够缩短后期Fontan手术分离和体外循环的时间，它仅须去除心房内板障补片，建立心房内连接下腔静脉至肺动脉-房腔连接部的吻合口的外通道。

3. Norwood Ⅲ期手术-Fontan手术　Fontan手术通常在患儿18～24个月进行。同样需要在术前进行心导管检查，评估肺血管阻力、肺动脉直径大小、三尖瓣有无反流以及右心室的功能情况。Norwood Ⅲ期手术-Fontan术实际上为应用外管道的全腔静脉-肺动脉连接术。如果Ⅱ期手术为Hemi-Fontan术者，则须要先切除原有的心房内板障补片，重新应用PTFE血管片在心房内形成板障通道，使下腔静脉回血通过板障通道、原肺动脉-房腔连接部的吻合口进入肺动脉内，从而完成Ⅲ期Norwood手术。这种技术有助于减少肺静脉回流梗阻的可能性；板障上开窗(fenestration)有利于防止高危患儿出现并发症和缩短胸腔液引流的时间。但最近有多个医学中心应用外管道技术替代心内外侧通道的Fontan手术。

(三)术后处理

1. Norwood Ⅰ期手术　停止CPB后，通过中心静脉穿刺管监测中心静脉压和输注强心药物。Michigan大学的学者建议常规静脉持续泵入米力农和小剂量的多巴胺，如果动脉血压显著性低下，则还需应用肾上腺素。开始时应用FiO_2为100%的机械性辅助通气，维持$PaCO_2$接近35mmHg，并根据动脉SaO_2与体循环灌注情况作出调整。如果监测到SaO_2为80%～85%，而且有外周灌注不足的表现时，则应降低FiO_2和机械通气量，避免肺血管过度扩张。如果动脉SaO_2低于70%～75%，则进行相反的调整措施。

其实，术后处理的根本目标是精确维持体肺血管阻力的平衡和相对体肺血流的平衡。调整的措施包括以上所提到的通气参数的调整、强心药物和舒血管药物的支持等。同时还需监测多种指标(如混合血氧饱和度、血乳酸浓度等)来评估体肺循环之间是否平衡。

理想状态下，动脉SaO_2维持在75%～80%，结果提示体肺血流比要<1，说明体肺循环间保持相对平衡状态。然而有必要测量混合静脉饱和度(SvO_2)和肺静脉SaO_2来精确计算体肺血流比值(Qp/Qs)，有学者发现，连续监测血乳酸浓度要比静脉混合饱和度更能体现低心排血量的情况。

2. Norwood Ⅱ期和Ⅲ期手术　关于Ⅱ期和Ⅲ期手术的术后处理，其要点是维持低的肺血管阻力，因为现阶段肺血流的动力主要是依赖于中心静脉压而不是主肺分流或RVPAC。缺氧和酸中毒会明显增加肺血管阻力，因此需积极避免。虽然轻度的呼吸性碱中毒有利于降低肺血管阻力，但是当pH>7.45～7.50时，则又可能降低脑血流和影响上腔静脉回流。

(四)热点讨论

1. 深低温停循环与选择性低流量脑灌注　在早期，大多数学者在重建体循环通道时均采用深低温停循环的技术，这种技术能为外科医生提供良好的手术视野，但是有时间性的限制，深低温停循环后，外周血管阻力明显增高，术后容易出现体循环灌注不足，血流动力学不稳定的现象；过长的停循环时间不可避免地增加神经系统的并发症，远期还可能造成患儿在智力及精神专注方面的障碍。Imoto首先提出用选择性脑部低流量持续灌注的方法来代替DHCA，虽然没有随机对照试验来支持，但是临床上的观察可以看到以下几方面的手术效果：①早期肾功能的恢复；②血流动力学相对稳定；③神志恢复快，神经系统并发症少。

2. 改良BT分流术与右心室-肺动脉通道连接术(Sano Shunt)　前者技术成熟，应用相对小的管道就能满足肺循环灌注的要求，而且不破坏心室的完整性，能有效保护术后心室的功能，Sano shunt的优点包括有提高舒张压，改善心肌供血，增加心排血量，防止"窃血"现象；更好地控制肺血流，防止出现肺过度灌注和体循环灌注不足，使围术期更加平稳；改善其他终末器官的灌注；改善远期手术疗效，减低Norwood Ⅰ期与Ⅱ期手术之间猝死的发生率。目前更多学者选择应用Sano Shunt来重建肺血流。

3. 杂交(Hybrid)Norwood手术与传统的

Norwood 手术的对比　杂交 Norwood 手术是指经正中开胸切口，由介入治疗医生经过主肺动脉在动脉导管内放置支架，保持动脉导管开放，同时由心脏外科医生行左右肺动脉环缩手术，限制肺动脉血流。手术的目的是利用简单的导管操作以及非体外循环下的外科技术达到传统的 Norwood 手术效果，而且避免了在新生儿期进行深低温体外循环的外科手术的巨大风险。在理论上存在很多的优点，但是同时也有不足的地方，在Ⅱ期手术时，需要完成传统 Norwood Ⅰ期手术的操作，同时要处理动脉导管支架的取出，左右肺动脉成形手术及双向 Glenn 手术，这只是把前期的手术风险延后。随着传统 Norwood Ⅰ期手术成功率的大幅提高，外科医生更愿意选择传统的方法，而对于一些极低体重，血流动力学不稳定，且合并严重肝肾功能受损的患儿，可以考虑采用 Hybrid Norwood 手术，使患儿度过危险期，等待Ⅱ期手术重建手术。

【疗效评价】

2003 年由先天性心脏外科医师协会报道 29 个中心 1994—2000 年 985 例患儿中，接受 Norwood Ⅰ期手术共有 710 例，术后 1 个月的生存率为 76%，1 年生存率为 60%，5 年生存率为 54%。死亡的风险因素包括患者特异性变量，如低出生体重，升主动脉细小和接受 Norwood 手术时年龄偏大等。最近多篇报道提出 Norwood 手术的结果在近 5 年内已有长足的进步。其中，2002 年起，在波士顿儿童医院开展了 Sano 分流手术，进一步降低了 Norwood Ⅰ期手术的死亡率，现在死亡率已低于 10%。

（温树生　庄　建）

第十九节　右心室双流出口

【流行病学】

右心室双流出口（double-outlet right ventricle，DORV），简称右心室双出口，是一种先天性右心系统发育异常的心脏病，发病率约 0.09%，在先天性心脏病中占 1%～1.5%，东方国家的发病率远高于欧美等西方国家。

【病理解剖】

（一）心房和心室位置及大动脉关系

DORV 患者中，心房可正位，也可反位，或心房异构。绝大部分为房室连接一致（约占 86%），小部分为房室连接不一致（11%左右）。在大多数病例中，主动脉和肺动脉干之间的关系正常，即主动脉瓣位于肺动脉瓣的右后方，肺动脉干在延伸并发出其分支过程中螺旋形环绕主动脉。在其余情况下，大动脉干从心底部以相互平行的方式发出，大动脉瓣以侧-侧方式排列（大多在肺动脉右侧，很少情况下在肺动脉的左侧），或主动脉瓣直接位于肺动脉前方。新近解剖学观点认为，两侧半月瓣下肌性圆锥（双圆锥结构）的存在并不是 DORV 必备特征。

（二）室间隔缺损的特征

室间隔缺损（VSD）作为左心室唯一的流出通道，通常是非限制性的（直径相当于或大于主动脉瓣环）。10%的病例 VSD 是限制性的。极少数右心室双出口室隔完整，房间隔缺损（ASD）作为左向右分流的唯一通道，通常有二尖瓣和左心室常发育不良。有 13%的 DORV 合并多发 VSD。

（三）VSD 与大动脉的位置关系

根据 VSD 与大动脉开口的位置关系，Lev 将 DORV 的 VSD 分成 4 类：①主动脉下；②肺动脉下；③双动脉下；④与大动脉非关联（远离两个大动脉开口）。同时 DORV 可伴有不同程度的漏斗部和肺动脉狭窄。准确了解 VSD 的位置以及漏斗部、肺动脉狭窄的程度对选择合适的手术方案有重要意义。

1. 主动脉下 VSD　是最常见的类型，发生率约为 50%。VSD 常位于室间隔的后下方，与肺动脉瓣口的位置比较，室间隔缺损直接在主动脉瓣下或在主动脉圆锥下方，有的 VSD 位于膜部周围或在三尖瓣隔瓣与前瓣交界区域，主动脉瓣和肺动脉瓣通常可在同一水平，如果存在双圆锥结构，圆锥结构可将两个半月瓣和两个房室瓣分别隔开。DORV 合并主动脉左侧移位时，VSD 常在主动脉下，少见其他类型 VSD。

2. 双动脉下 VSD　约 10%的 DORV 病例中有双动脉下 VSD。位置偏上，一般在室上嵴的上方，正位于两个半月瓣的下方，半月瓣形成了 VSD 上缘。VSD 通常较大，主动脉开口和肺动脉开口并列，主动脉稍在前方。

3. 肺动脉下 VSD　这类疾病主要指 Taussig-Bing 畸形，约占 DORV 中的 3%。Van Praagh 对 Taussig-Bing 畸形的定义为：半月瓣侧侧位，并处于相似高度，双侧圆锥和肺动脉下 VSD 的 DORV。

Taussig-Bing 畸形的 VSD 包绕在隔束的前后肢内，存在肺动脉下圆锥时，圆锥构成了室间隔缺损的上缘。如果肺动脉下无圆锥，肺动脉口形成了室间隔缺损的上缘。因此典型的 Taussig-Bing 畸形应该包括心房正位、心室右襻、主动脉下和肺动脉下圆锥均将主动脉瓣和肺动脉瓣与房室瓣分开。两个半月瓣并列在相同高度。大血管位置为侧侧位。主动脉完全起于右室，而肺动脉瓣骑跨于室间隔，VSD 为肺动脉下，无肺动脉狭窄。

大约 50%的 Taussig-Bing 畸形合并主动脉弓病变，包括单纯主动脉峡部缩窄，弓发育不良及弓中断。由于心室间隔到右心室前壁的圆锥隔呈矢状位，向后出现不同程度的连接不良，前壁肥大的漏斗隔和壁束引起主动脉下不同程度的梗阻，并导致 Taussig-Bing 畸形常合并主动脉弓畸形。另外由于 VSD 靠近肺动脉瓣口，胎儿阶段左心室通过 VSD 搏出更多的血流到肺动脉，形成相对性主动脉下狭窄，同样造成主动脉弓畸形。

4. 与大动脉非关联 VSD　是指 VSD 位于圆锥之下，与两大动脉开口无关。VSD 与两个大动脉开口的距离大于主动脉直径，有双圆锥结构，主、肺动脉均完全从右心室发出。占病例的 10%～20%。VSD 的解剖位置主要在膜周部向流入道延伸、房室通道型、小梁部向流入道延伸等。VSD 虽然远离大动脉开口，但双圆锥结构使主动脉开口高于肺动脉，因而 VSD 与肺动脉距离相对较短。

(四)传导系统

房室连接一致的右心室双出口，房室结通常位于房室间隔肌部。无论 VSD 是主动脉下，双动脉下或者肺动脉下，希氏束均穿过中央纤维体的右纤维三角，并沿 VSD 后下缘邻近三尖瓣(膜周)行走。当室间隔缺损和三尖瓣之间有肌束，这肌束可保护传导束，此时传导束不再沿室间隔缺损后下方的游离缘行走。

(五)DORV 合并心脏畸形

与法洛四联症存在不同程度的右心室流出道梗阻(RVOTO)一样，DORV 也可存在 RVOTO。多见于合并主动脉下或双动脉下 VSD 的 DORV，Taussig-Bing 畸形和大动脉非关联 VSD 的 DORV 中不多见。RVOTO 常见于漏斗部，也可见与瓣膜部，可合并肺动脉瓣环狭窄和肺动脉干发育不良。

其他常见的合并心脏畸形有动脉导管未闭、主动脉缩窄或中断、ASD、完全性房室隔缺损或肺静脉异位引流、心室发育不良及冠状动脉起源和分布异常、主动脉瓣下狭窄、降落伞样二尖瓣或二尖瓣腱索跨越 VSD、限制性 VSD 等。

【病理生理】

由于 DORV 的 VSD 为左心室至右心室的唯一出口，因此在心室水平总是存在左向右分流，其血流动力学取决于以下病理解剖特征：VSD 大小决定由肺静脉回流至左心房、左心室的动脉化血是否及时分流至右心室，如果为限制性 VSD，使左心室经缺损射血受限制，引起左心室、左心房不能及时排血，造成肺静脉、左心房压力增高，肺循环淤血；如果心房水平无足够 ASD 或未及时做球囊房隔造口术，未形成心房水平足够的左向右分流，则患儿可早期夭折。VSD 和主动脉与肺动脉口的位置，影响动脉化的左心室血经 VSD 流入主动脉或肺动脉的量，这在很大程度上决定系统动脉血氧饱和度，即发绀程度和肺动脉压力。另外，是否伴有肺动脉瓣狭窄，决定肺血多少及肺动脉高压发生。根据 VSD 与主动脉、肺动脉开口之间关系及有无肺动脉瓣狭窄，有以下几种主要的血流动力学改变。

(一)主动脉瓣下 VSD 不伴肺动脉狭窄

由左心室排出的血，大部分经 VSD 进入主动脉，仅少量血进入肺动脉，右心室的静脉血主要排入肺动脉，少量的血与来自左心室的血混合排入主动脉。这种血流动力学改变类似大型 VSD，可早期发生肺动脉高压和充血性心力衰竭。

(二)主动脉瓣下 VSD 伴肺动脉狭窄

由于肺动脉狭窄的存在，右心室的血部分进入肺动脉，而另一部分血与经 VSD 来自左心室的血排入主动脉，从而引起系统动脉血氧饱和度降低，其血流动力学改变如同法洛四联症。

(三)肺动脉瓣下 VSD

左心室的血经 VSD 主要进入肺动脉，而右心室的血主要排入主动脉，因此产生明显低氧血症及肺动脉高压，血流动力学改变类似完全性大动脉转位。

【临床表现】

主动脉瓣下、双动脉下、以及大动脉非关联型 VSD 型 DORV，不伴肺动脉狭窄的患者，症状类似大型 VSD，通常发绀不明显，因肺充血存在，表现为气急、多汗、发育差，反复呼吸道感染和婴儿期充血性心力衰竭。如果不及时治疗，晚期可导致肺血管器质性病变。

如果主动脉瓣下 VSD 伴肺动脉狭窄，临床表现类似法洛四联症，出生 1 年内出现发绀，根据不同的肺动脉狭窄程度，表现不同程度的发绀，患儿发育落后、喜蹲踞、杵状指甚至缺氧发作。

肺动脉瓣下 VSD 临床表现类似完全性大动脉转位伴 VSD，在小婴儿期出现发绀、反复呼吸道感染和心力衰竭，如果伴有肺动脉狭窄，发绀加重而心力衰竭可减轻，患儿发育落后，多数在婴儿期死亡。

【诊断及鉴别诊断】

(一)诊断

根据临床症状、体征、心电图、X 线检查、二维超声心动图、心导管与选择性左、右心室造影可以确诊。

1. *心电图* 大多数心电图均表现异常，为电轴右偏，右心室肥大，如果存在肺动脉狭窄，右心房增大，左心室的电势可正常，但是如果伴有限制性 VSD 或肺动脉高压，左心房明显增大，左心室的电势增高，甚至在并发完全性房室隔缺损时出现电轴左偏，有时有一度房室传导阻滞。

2. *X 线检查* DOVR 无肺动脉狭窄者，X 线胸片示两肺多血，肺动脉段突出，心脏增大，如果已经有肺血管梗阻性病变，肺血反而减少。有肺动脉狭窄者两肺少血，肺动脉段消失，心脏轻度增大。

多层 CT 及磁共振检测可有助于鉴别房室连接是否一致和并发心外畸形，尤其是主动脉缩窄和肺静脉异位引流等。

3. *超声心动图* 二维超声心动图是诊断 DORV 的必要手段。检查应该包括：①大动脉的起源及其相互关系；②VSD 的位置和大小；③有无漏斗部和肺动脉狭窄；④合并畸形包括房室连接、心室大小、冠状动脉异常、主动脉瓣下狭窄、房室瓣的异常等。

4. *心导管检查及心血管选择性造影* 迄今为止，心导管及心血管造影检查仍是诊断 DORV 的金标准。如果 VSD 非限制性，左、右心室压力相同，如 VSD 小，限制左心室血排出，则左心室压力超过右心室压力。主动脉下 VSD 不伴存肺动脉狭窄患者，右心导管检查血流动力学资料与巨大 VSD 合并肺动脉高压者相同，肺动脉压通常和主动脉压相同，肺血管阻力增高。因血流方向为左心室射血经 VSD 入主动脉，血氧含量主动脉高于肺动脉。DORV 伴肺动脉下 VSD，血氧含量肺动脉高于主动脉。当伴有肺动脉狭窄时，可测肺动脉至右心室的连续压力曲线，获得肺动脉与右心室间的压力阶差，在严重肺动脉瓣狭窄时，应努力测得肺静脉平均楔入压，以评价肺动脉压力。

选择性右心室和左心室造影检查内容应该包括：①右心室的位置及发育，主动脉和肺动脉起始部位，以及大动脉的相互关系；②VSD 的部位、大小与大血管的关系，是否存在多发 VSD；③肺动脉瓣及肺动脉的发育情况，合并肺动脉狭窄者应确定其部位、范围和程度，有肺动脉高压时了解肺小血管床的形态与功能；④观察两大血管下有无圆锥；⑤左心室造影显示左心室发育；⑥冠状动脉的起始和走向；⑦主动脉弓的发育情况。

(二)鉴别诊断

1. *完全性大动脉错位* 完全性大动脉错位与 DORV 肺动脉下 VSD(Taussig-Bing 畸形)的主要区别是肺动脉瓣的骑跨程度，如果肺动脉瓣完全或大于 50%发自左心室，应该诊断为完全性大动脉错位。二维超声心动图可确定心房、心室位置是否一致，大动脉有无骑跨，瓣下有无狭窄。选择性心血管造影可证实超声心动图检查结果。

2. VSD 巨大 VSD 合并肺动脉高压病例，临床症状、体征与 DORV 无肺动脉狭窄病例类似。但前者临床无发绀，心电图常为左心室肥大或左、右心室肥大。后者即使无肺动脉狭窄，临床也表现有轻度发绀，而且心电图多为右心室肥大。结合二维超声心动图和造影检查可判定两大动脉开口起于右心室。

3. *法洛四联症* 法洛四联症与 DORV 合并肺动脉狭窄临床上难以区别。二维超声心动图则有助于鉴别。DORV 选择性左、右室心血管造影显示主动脉瓣与肺动脉瓣接近同一高度；侧位片可见升主动脉根部不同程度向前移位，在肺动脉前方；左心室造影左前斜位见造影剂通过 VSD 与右心室交通，可确诊 DORV。即便如此有些右心室双出口病例手术前仍被误诊为法洛四联症。

【治疗】

DORV 无自愈可能，在确立诊断后，原则上均应手术治疗。外科治疗目的是进行完全解剖修复，将左心室连接到主动脉，右心室连接到肺动脉，关闭 VSD。通常手术不受年龄限制。如果在新生儿阶段，部分病例外管道置入困难，可以先建立体肺分流手术，改善患者缺氧的生理状况。

(一)DORV 合并主动脉下或双动脉下 VSD，有或无肺动脉狭窄

1. *手术时机* 单纯 DORV 合并主动脉下或双

动脉下VSD,如果无肺动脉狭窄,患儿因严重的肺动脉高压和充血性心功能不全,多在2岁内发生严重肺血管病变,因此主张在出生后6个月前手术根治。如果伴有肺动脉狭窄,临床表现类似法洛四联症,根据技术条件可以在<1岁内根治,或者先施行体肺分流手术,以改善缺氧症状,2岁时根治。

2. 心室内隧道修补术(intraventricular tunnel repair) 心室内隧道修补术是治疗DORV合并主动脉下或双动脉下VSD的主要方法,需在右心室腔内建立一个内隧道,连接左心室与主动脉。它必须经过肺动脉瓣环与三尖瓣环之间的空间,因此,三尖瓣与肺动脉瓣之间的距离(tricuspid pulmonary distance,TPD)对选择手术方法有重要意义。如果TPD>主动脉瓣口的直径,在右心室内建立左室至主动脉隧道不会发生梗阻。如TPD<主动脉瓣口的直径,术后有造成左心室流出道狭窄的危险,须做Rastelli手术。

手术方法:胸骨正中切口,常规留取心包片用0.6%戊二醛固定备用,通过主动脉和右心耳插管建立体外循环,在中度低温(25℃)主动脉阻断后,经主动脉根部灌注4℃冷晶体心脏停搏液,以后每20min可重复灌注。心内手术采用纵行切开右室流出道,探查VSD并与主动脉瓣口直径比较、TPD、圆锥的位置、是否存在肺动脉瓣下狭窄等。然后用一补片作右心室内隧道,连接VSD与主动脉口,引导左心室血在补片下进入主动脉。

无肺动脉狭窄的心室内隧道修补:心室内隧道补片可采用涤纶或膨体聚四氟乙烯人造血管(Goretex)。如果VSD与主动脉瓣口有一定距离,建立的内隧道较长,选用人工血管作修补材料,可利用其凸面向右心室,更容易塑成内隧道的形状。采用的人工血管口径应该大于主动脉瓣口直径,修剪两端成椭圆口,连接VSD与主动脉口。补片隆起部分形成心内隧道的前面2/3,内隧道在缝合时,应充分利用肺动脉瓣和三尖瓣之间的空间,避免内隧道腰身短小。如果VSD为限制性,应切除部分漏斗部肌肉,扩大VSD,以免术后左心室流出道梗阻。内隧道的缝合中可采用连续缝合技术,但在婴幼儿应注意防止心肌撕裂引起残余心室间分流。右心室流出道一般采用心包补片扩大,如果右心室流出道足够宽敞,也可以直接缝合右心室切口。

伴有肺动脉狭窄的心室内隧道修补:合并漏斗部肌肉肥厚及肺动脉狭窄的患者,需切除部分肥厚的隔束和壁束,以及切除引起梗阻的圆锥隔,然后再做心室内隧道连接VSD与主动脉口。最后右心室流出道心包补片扩大成形。如肺动脉瓣环发育不良、瓣环狭小,须做跨瓣环成形术,方法与法洛四联症矫治术相同。

(二)DORV合并肺动脉下VSD

1. 手术时机 DORV合并肺动脉下VSD病例,大都没有肺动脉狭窄,易在早年发生充血性心力衰竭或严重肺血管病变,多数患儿在出生数月内死亡。因此一旦确诊,新生儿期即行手术,手术年龄不应超过6个月,或在初次心导管检查时行球囊房间隔造口术,以改善血液混合。如果合并漏斗部和肺动脉狭窄,也应在新生儿期建立体肺分流,1岁内进行选择性矫治术。

2. 手术方法的选择 针对这类复杂患者有多种手术方式,包括大动脉换位术、Kawashima手术、Damus-Kaye-Stansel手术、Rastelli手术、心房内血流转换术(Senning或Mustard)等,其中大动脉换位术是近年来国际上用来治疗Taussig-Bing畸形的主要方法。当大动脉为前后位或略偏左右,冠状血管开口仍位于两侧瓣窦,则首选大动脉换位手术。如果大血管侧侧位,且主动脉在肺动脉右侧时,或冠状血管畸形无法进行移植和肺动脉瓣无法代替主动脉瓣功能时,以及TPD大于主动脉瓣口直径,则选择心内隧道(Kawashima)手术。对合并严重的肺动脉瓣下狭窄或肺动脉瓣狭窄的病例或冠状动脉解剖异常、左冠状动脉前降支横过右心室流出道前面的病例,宜选择Rastelli手术。另外如果TPD<主动脉瓣口直径,无法建立VSD到主动脉瓣口的心内隧道,也可选择Rastelli手术。对圆锥肌肉肥厚严重的主动脉下狭窄病例可选择Damus-Kaye-Stansel手术。对不能行心室内隧道手术的心室动脉连接不一致患者,以及因肺动脉狭窄(左心室流出道)而无法做心内隧道关闭VSD到肺动脉及动脉换位术的患者,可行Lecompte(REV)术。对少数大动脉呈前后位置和肺动脉狭窄者,可选用Nikaidoh术。心房内血流转换术由于将解剖右心室用在体循环心室,解剖左心室用在肺循环心室,现已经逐渐弃用。

(1)Taussig-Bing畸形的大动脉换位手术:采用胸骨正中切口,心内手术在深低温体外循环下进行。主动脉阻断后,心脏停跳选用晶体4℃冷心脏停搏液经主动脉根部灌注,以后每20min可间歇灌注冷心脏停搏液。VSD的修补采用深低温停循环,纵行切开右心室流出道探查VSD,用涤纶补片沿VSD边缘连续缝合至肺动脉上缘，引导左心室血在补片下进入肺动脉，使成为完全性大动脉错位。部分病例由于严重肺高压，肺动脉瓣环明显增大，可通过肺动脉瓣显露并修补VSD，避免右心室切开，但注意切勿损伤肺动脉瓣，因为完成大动脉换位后肺动脉瓣成为新的主动脉瓣。

大动脉换位手术在深低温低流量下完成，在升主动脉瓣上1cm左右横断，探查左右冠状动脉开口，并沿瓣窦边缘剪下主动脉壁，成为带蒂的冠状动脉。肺动脉分叉前横断肺动脉干，在肺动脉根部的相应位置剪开肺动脉壁，将左右冠状动脉在无扭曲和张力的状态下植入，将肺动脉和升主动脉做交叉换位（Lecompte技术），使新的肺动脉在主动脉前，然后将升主动脉与新主动脉吻合，心包补片修补冠状动脉取下后的缺损，再与远端肺动脉吻合，形成新的肺动脉。如果大血管位置是侧侧位，交叉换位后缝合分叉处的肺动脉部分，并向右肺动脉延长切口，再与换位前的主动脉根部吻合。也有学者建议肺动脉和升主动脉不作交叉换位（Jetene技术），将剪下的肺动脉远端部分在升主动脉后拖到升主动脉的右侧，然后再与换位前的主动脉根部吻合，依旧保持其大血管侧侧关系，这样可避免交叉换位导致的肺动脉牵拉狭窄。

（2）Kawashima手术：如果大血管侧侧位，且主动脉在肺动脉右侧时，使用内隧道直接连接左心室和主动脉，此时必须切除圆锥隔，以保证在三尖瓣和肺动脉瓣之间的内隧道补片无梗阻。三尖瓣腱索可分离后再固定附着于补片上。右心室流出道用补片扩大成形。随访研究发现，Kawashima手术不会发生大动脉换位手术后可能出现的吻合口狭窄，保留了原来的主动脉瓣，但是内隧道远期可能出现梗阻。

（3）Damus-Kaye-Stansel手术：用补片修补VSD，使左心室直接通肺动脉。将肺动脉干横断，吻合肺动脉近心端于主动脉侧壁，缝闭主动脉瓣，使左心室血经VSD入肺动脉转入主动脉。再用心外带瓣管道连接右心室与肺动脉远心端，使右心室血流入肺循环。

（4）Rastelli手术：用补片修补VSD，通过心内隧道将主动脉和肺动脉隔到左心室，血流动力学上形成左心室双出口。将肺动脉干横断，缝闭肺动脉近心端，使左心室血经VSD入主动脉。再用心外带瓣管道连接右心室切口与肺动脉远心端，使右心室血流入肺循环。

（5）REV手术：在右心室下部行垂直心室切口，并在直视下向上延伸切口，尽量靠近主动脉瓣，用补片修补VSD，通过心内隧道将主动脉和肺动脉隔到左心室，血流动力学上形成DOLV。在主动脉瓣交界上数毫米处横断主动脉，靠近肺动脉瓣交界处横断肺动脉，缝闭肺动脉近心端，使左心室血经VSD入主动脉。远端肺动脉和升主动脉交叉换位，肺动脉后壁在升主动脉前与右心室切口吻合，前壁用心包补片扩大，使右心室血流入肺循环。

（6）Nikaidoh手术：将主动脉根部从其右心室发源部位切下，近端冠状动脉松解游离。紧靠肺动脉瓣交界上方横断肺总动脉，并切除肺动脉瓣。纵行劈开肺动脉根部的室间隔组织到VSD，打开肺动脉下区域。切除瓣下狭窄组织。主动脉根部向后移位，并双层缝线缝合到后方打开后的自体肺动脉瓣环上。也可用补片将VSD前缘缝合到换位的主动脉根部，关闭VSD，以重建左心室流出道。补片关闭心室切口，其覆盖在主动脉前方，并扩大到肺总动脉远端。

（三）DORV合并与大动脉非关联VSD

1. *手术时机*　单纯DORV合并VSD远离大动脉开口，如果无肺动脉狭窄，因容易发生充血性心力衰竭或严重肺血管病变，手术年龄不宜超过6个月龄，对于合并漏斗部和肺动脉狭窄的病例，如果在新生儿阶段出现严重低氧，可首先建立体肺分流，1岁后进行选择性矫治术。

2. *手术方式的选择*　如果TPD大于主动脉瓣口直径，可选择心室内隧道修补手术。如果TPD小于主动脉瓣口直径，则选择Rastelli手术或Damus-Kaye-Stansel手术。由于VSD位置较低，Rastelli手术的心内隧道常常需要占据较多的右心室空间，另外小婴儿期胸腔发育小，心外管道植入困难，因此Rastelli手术的选择年龄一般在1岁以后。近年有学者提出，虽然VSD远离大动脉开口，但双圆锥结构使主动脉开口高于肺动脉，因而VSD与肺动脉距离相对较短，从外科角度讲，VSD与肺动脉开口之间更容易建立心内隧道，如果无漏斗部和肺动脉狭窄及冠状血管畸形，可以采用大动脉换位手术。对于某些病例，VSD为房室通道型，有时建立心内隧道会严重影响三尖瓣的功能，如果没有肺动脉高压，则可考虑选择改良Glenn或Fontan等单个心室的修补手术。如果存在肺动脉高压，应该在新生儿阶段做肺动脉环扎术或离断肺动脉并建立体肺分流，以后再考虑单个心室的修补手术。

（四）DORV、房室连接不一致（SLD、SLL、IDD、IDL）的手术修补

1. 手术时机及方式选择　DORV、房室连接不一致较少见，通常都伴有共同房室瓣、肺动脉狭窄、心室发育不平衡、共同心房、限制性室间隔缺损、心脾综合征等，如果临床出现严重低氧，应该在＜6个月内通过减状手术改善症状，1－2 岁选择二期手术，如果低氧暂时可以耐受，则 2 岁左右选择手术根治。如果没有条件做两个心室的修补手术，可以根据年龄一期先做体肺分流（＜3 个月）或改良 Glenn 手术（6～24 月），24 个月以后再考虑做 Fontan 类手术。单纯 DORV、房室连接不一致，如果心室发育平衡、VSD 非限制性，可以考虑选择 Double-Switch 手术（心房内血流转换术加大动脉换位术或心房内血流转换术加 Rastelli 手术）。由于肺动脉狭窄多见，DORV、房室连接不一致的两个心室的修补手术以 Senning 加 Rastelli 手术为主。

2. Double-Switch 手术　手术目的通过 Senning 或 Mustard 手术在血流动力学上达到房室连接一致，即肺静脉血通过二尖瓣到左心室，腔静脉血通过三尖瓣到右心室，由于解剖上房室连接不一致，主动脉下圆锥较长，VSD 与肺动脉开口距离更近，而且大血管异位，一般 TPD 小于主动脉瓣口，因此只能使用补片内隧道连接 VSD 到肺动脉，然后进行大动脉换位手术（类似 Taussig-Bing 的大动脉换位手术）。但大部分患者伴有肺动脉狭窄，只能通过 Rastelli 手术的心内隧道补片建立左心室流出道到主动脉的血流通道和用心外管道建立的右心室流出道。Double-Switch 手术由形态学左心室承担体循环泵血功能，避免了远期右心室和三尖瓣功能衰退的发生。另外 VSD 的修补可以通过形态学右心室切口进行，心内隧道上缘直接过渡到主动脉瓣下，无须在 VSD 的前上方缝针，降低手术损伤导致的房室传导阻滞发生率。Double-Switch 手术的适应证除了疾病的诊断外，还包括心房位置和大小，心室功能和房室瓣关闭情况以及 VSD 位置和心室内隧道建立的可能性。如右心房较小，可采用 Mustard 方法增加心房容量，采用 Rastelli 方法时，心室必须发育平衡，肺血管阻力不能太高，无房室瓣骑跨等。采用大动脉换位手术时，肺动脉流出道无梗阻或轻微梗阻，无肺动脉瓣狭窄，形态左心室收缩压大于体循环压力 70%左右。对解剖右心室功能不全和三尖瓣反流者，应首选 Double-Switch 手术。

【并发症及防治】

（一）左心室流出道梗阻

DORV 心室内修补手术的关键是确保左心室流出道通畅。手术后左心室流出道梗阻可发生在不同平面：①主动脉瓣下圆锥肌肉肥厚；②限制性 VSD 小于主动脉直径未予扩大；③远离大动脉型 VSD，裁剪的内隧道补片太小或心内隧道扭曲。如果术后超声检查左心室到主动脉压力阶差＞2.7kPa（20mmHg），提示有左心室流出道梗阻存在，如果压力阶差＞6.7kPa（50mmHg），必须重新手术解除梗阻。

（二）右心室流出道梗阻

由于漏斗部肌肉肥厚或心室内隧道占用右心室腔内空间，引起右心室流出道变窄。手术时应根据局部情况，用补片扩大右心室流出道。如有肺动脉瓣、瓣环狭窄，应做跨瓣环成形术。如果术后超声检查右心室到肺动脉动脉压力阶差＞4.0kPa（30mmHg），提示有右心室流出道梗阻存在。

（三）完全性房室传导阻滞

DORV 房室连接不一致者，传导束走行异常，易发生三度传导阻滞，需安置起搏器，另外如果 VSD 向膜部延伸，缺损后下缘有时需要超越缝合，否则可能损伤传导束。

（四）残余室间隔缺损

多见原因是在补片缝合时心肌撕裂造成术后残余心内分流，如果肺循环血流量与体循环血流量比＞1.5 须再手术修补。

（五）低心排血量综合征

以上原因均可造成术后低心排血量综合征，另外内隧道补片过大影响室隔运动，和内隧道占据过多右心室腔也会造成术后低心排血量综合征。

【疗效评价】

1984 年 4 月～2006 年 12 月 150 例主动脉下 VSD 的 DORV 病例在上海儿童医学中心接受外科治疗，61 例有肺动脉高压，89 例伴有右心室流出道、肺动脉或分支狭窄（法洛四联症型），其中姑息手术 10 例和改良 Fontan 手术 2 例，Rastelli 手术 10 例，心室内隧道修补手术 128 例。16 例住院死亡，死亡率 10.6%（16/150），包括右心室流出道补片扩大术（姑息手术）1 例，改良 Fontan 手术 1 例，心室内隧道修补手术 13 例，Reatalli 手术 1 例。部分死亡患者伴有其他合并畸形，包括心上型完全性肺静脉移位引流 2 例，左心室发育不良 2 例，肌部 VSD 1 例，限制性 VSD1 例，二尖瓣腱索附着在室隔右侧1例，主动脉缩窄1例等。近5年正确认识到DORV心室内隧道修补手术指征，手术死亡2例(2.3%，2/85)，死亡率明显降低。住院生存患者中49例获得1～16年随访，心功能(NYHA)Ⅱ级4例，余均为心功能Ⅰ级，残余左心室流出道梗阻2例，残余右心室流出道梗阻4例，残余VSD 5例等。

Taussig-Bing畸形的外科治疗死亡率较高，是先天性心脏病手术中的难点。波士顿儿童医院2001年文献显示，大动脉换位手术的死亡率为20%，冠状血管畸形和大血管侧侧位是手术死亡的危险因素。Kawashima最近报道了41例Taussig-Bing患者中，有10例接受了Kawashima手术，其中9例大动脉侧侧位，1例大动脉斜位，平均随访4个月至8年，没有术后早期或远期死亡，仅1例需要再次手术(残余肺动脉狭窄)。2000年5月～2006年12月上海儿童医学中心手术治疗43例Taussig-Bing畸形，其中合并主动脉弓病变12例，42例患者采用大动脉换位手术矫治Taussig-Bing畸形，1例采用Kawashima手术，住院死亡8例，总死亡率18.6%。合并主动脉弓病变的Taussig-Bing畸形并发大动脉侧侧位和冠状动脉畸形比较常见，因此合并主动脉弓病变的Taussig-Bing畸形手术死亡率(25%，3/12)比单纯Taussig-Bing畸形(16.1%，5/31)高。

Kirklin和Castaneda报道的远离大动脉VSD的DORV心室内解剖矫治手术死亡率为30%～44%，近年来死亡率有所降低，Belli报道远离大动脉VSD的DORV解剖矫治手术死亡率为9.0%，至2006年12月47例远离大动脉VSD的DORV在上海儿童医学中心接受根治手术，根治手术方法主要包括心室内隧道修补手术15例、Rastelli手术20例和改良Fontan手术12例。11例手术死亡，死亡率23.4%(11/47)，1999年4月前死亡8例，死亡率44.4%(8/18)，1999年4月后死亡3例，死亡率10.3%(3/29)。解剖矫治手术死亡率为28.5%(10/35)，与文献报道接近，而Fontan手术死亡率为8.3%(1/12)。因此从目前技术看，对于远离大动脉VSD的DORV，如果解剖条件不满意，不必刻意追求两个心室修补，Fontan手术死亡率反而较低。

至2006年12月在上海儿童医学中心采用根治手术治疗了10例房室连接不一致右心室双出口的患者，包括VSD修补联合形态学左心室-肺动脉心外管道连接术(经典的修补手术)3例，Double-Switch手术2例，改良Fontan或Glenn手术5例。VSD修补联合形态学左心室-肺动脉心外管道连接术后死亡1例，系手术后2个月并发同种带瓣管道感染，赘生物阻塞死亡，三度房室传导阻滞1例，安装永久心外膜起搏器。改良Fontan手术后1例并发上腔静脉回流梗阻和心包积液，但症状改善出院。其余患者均平稳康复出院。4例患者获得远期随访，随访时间6个月至9年，心功能(NYHA)均Ⅰ级，2例Double-Switch手术后患者超声结果无残余梗阻和残余分流。

(郑景浩)

第二十节 左心室双流出口

【概述】

左心室双流出口(double-outlet left ventricle，DOLV)，简称左室双出口，是一种罕见的先天性心脏发育畸形。

Van Praagh采用分段表示法对DOLV进行分类和命名。最常见类型为SDD型，即心房内脏正位、心室右袢、右位主动脉。另外，根据心房位置及房室连接分5类：①心房正位，房室一致；②心房正位，房室不一致；③心房反位，房室一致；④心房反位，房室不一致；⑤心房不定位。

与DORV一样，DOLV也可根据VSD的位置分为以下4种：①主动脉下；②肺动脉下；③双动脉下；④与大动脉非关联。

【病理解剖】

(一)大动脉关系

DOLV患者中，主动脉和肺动脉干之间的关系可以是前后位，主动脉在右侧侧位，主动脉右侧异位和左侧异位。

(二)室间隔缺损的特征

室间隔缺损(VSD)作为右心室唯一的流出通道，通常是非限制性的，主动脉下型最常见，其他依次为肺动脉下、双动脉下、与大动脉非关联型。

(三)圆锥结构

DOLV大动脉下圆锥可出现四种情况：两大动脉下均有圆锥；两大动脉下均无圆锥；主动脉下有圆锥而肺动脉下无圆锥；肺动脉下有圆锥而主动脉

下无圆锥。圆锥缺如时相应的房室瓣膜与半月瓣之间存在纤维连续,两侧圆锥并存少见。

(四)传导系统

DOLV的房室结和希氏束位置正常。VSD邻近三尖瓣时,希氏束行走在VSD后下缘,修补VSD时有损伤的危险。当VSD和三尖瓣之间有肌束隔开时,肌束对传导束有保护作用,传导束不再VSD的后下缘行走。

(五)DOLV合并心脏畸形

大多数DOLV患者有肺动脉狭窄,可合并有三尖瓣和右心室发育不良。其他并发畸形包括三尖瓣闭锁、Ebstein畸形、二尖瓣闭锁等。

【病理生理】

DOLV的血流动力学改变主要取决于VSD的位置及有无肺动脉狭窄。当VSD位于主动脉下时,低氧含量的右心室血经VSD主要进入主动脉,出现类似完全性大血管转位伴VSD的血流动力学改变,患儿有发绀并有心力衰竭。DOLV中绝大多数合并有肺动脉狭窄,因此发绀更明显。当VSD位于肺动脉下时,其血流动力学类似单纯VSD,若伴肺动脉狭窄,则其血流动力学改变类似法洛四联症,发绀明显而心力衰竭少见。

【诊断及鉴别诊断】

(一)诊断

主要依赖于心脏超声和心血管造影检查。超声心动图检查可显示两大动脉与左心室的关系、VSD位置、大血管下的圆锥及其他合并畸形等。心血管造影检查可明确两大动脉均起自左心室、VSD的位置和数量、是否合并肺动脉狭窄及位置、左、右心室大小以及是否平衡。

(二)鉴别诊断

最易与DOLV相混淆的是房室不一致的DORV。后者的右心室位于左侧,与二尖瓣相连并发出两大动脉,心血管造影时若未充分注意心肌小梁粗糙的程度,易误将位于左侧的形态右心室当做形态左心室,即导致将房室不一致的DORV误诊为房室一致的DOLV。

【治疗】

(一)手术时机

DORV在诊断明确后原则上均应手术治疗,术中的心肺转流,心肌保护和避免损伤传导束的原则与DORV手术一致。总体来说,应尽早在婴儿早期行根治手术。如果需要使用心外管道,可推迟手术年龄,以便可以采用大口径的管道。

(二)手术方式

目前解剖根治方法主要包括心室内板障修补术,VSD修补加自体肺动脉移植或Rastelli术等。对于DOLV合并右室发育不良、三尖瓣闭锁、二尖瓣闭锁等畸形者,仅可行姑息手术。

1. *心室内板障修补手术方法*　经右心室切口检查心内结构,包括VSD位置、大血管起源、圆锥结构、瓣膜和心腔的发育。通过VSD检查二尖瓣、主动脉瓣、肺动脉瓣的相互位置关系,然后用涤纶或膨体聚四氟乙烯补片在肺动脉和二尖瓣交界作缝合起始部,沿主动脉瓣的上缘,肺动脉瓣环下缘和VSD的边缘将二尖瓣和主动脉瓣隔到左心室,而肺动脉瓣则发自右心室。如VSD为限制性,则切除其前上缘,扩大缺损至其直径大于主动脉开口。

2. *VSD修补加自体肺动脉移植术*　如果VSD为限制性,担心扩大缺损后造成低心排血量或VSD位置不理想,难以通过VSD建立心室内隧道,或肺动脉瓣下狭窄不能解除,而肺动脉瓣环和瓣膜接近正常,则可做右心室直切口,通过VSD关闭肺动脉瓣下的流出道,并修补VSD,此时主动脉和左心室相连。将肺动脉及其完整的瓣环自左心室基底分离,再将带瓣膜的肺动脉缝于右心室切口上,形成右心室与肺动脉连接,前壁心包补片扩大。

3. *Rastelli手术*　右心室切口,通过VSD观察肺动脉下狭窄,并带垫关闭肺动脉下狭窄部位。补片关闭VSD,同种带瓣心外管道的远端与肺动脉缝合,近端与右心室切口缝合。

4. *DOLV合并右心室发育不良、三尖瓣闭锁、二尖瓣闭锁等畸形*　出现上述病理解剖畸形的条件而无法行双心室修补时,若伴有肺动脉高压者,在新生儿期必须进行肺动脉环缩,以后根据年龄和发育考虑进行双向腔肺吻合术或全腔肺连接术;无肺动脉高压者,在6个月大时行双向腔肺吻合术,在1—2岁时做全腔肺连接。

【疗效评价】

Imai-Compton等对近50年的19例DOLV病例进行分析,7例行双心室纠治,9例单心室纠治,1例仅行姑息术,2例未手术。5年生存率为70%~75%。总体来说,因DOLV罕见,外科治疗仅有零星报道,对治疗效果尚难以作出准确评价。

(郑景浩)

第二十一节　完全性大动脉错位

完全性大动脉错位(complete transpotion of the great arteries,TGA)是一种较常见的发绀型先天性心脏畸形,其发病率仅次于法洛四联症。一般在出生后即出现青紫,室间隔完整的大动脉错位患者,由于出生后几天动脉导管自行关闭,如未经治疗,则在新生儿期就死亡。如伴有 VSD 或 ASD,则可以延长生存,但易发生肺血管病变,如没有肺动脉狭窄,往往出生后第 1 年死亡。

【流行病学】

完全性大动脉错位是一种心房与心室连接一致,而心室与大动脉连接不一致的发绀型先天性心脏畸形,其患病率仅次于法洛四联症,占先天性心脏病总患病率的 7%~9%。

【病理解剖】

完全性大动脉错位是圆锥室隔畸形中重要的一种。其解剖特征是主动脉下出现圆锥(或称漏斗部)结构,将主动脉瓣向上抬升而远离心脏的其他三组瓣叶。肺动脉瓣与二尖瓣之间存在纤维连接,这种连接方式如同大动脉位置关系正常时主动脉瓣与二尖瓣之间的纤维连接。主动脉下圆锥的存在使主动脉瓣位置比肺动脉瓣高。大动脉错位一般都伴有动脉导管,也可伴有卵圆孔未闭或继发型房间隔缺损。其他合并畸形如下。

(一)室间隔缺损

大约 20% 大动脉错位的患者伴有 VSD,此时主动脉与主肺动脉直径的比值通常为 1/2~2/3。如果室间隔缺损是圆锥隔前移造成的,即主动脉瓣环或主动脉下圆锥发育不良时,上述比值可进一步减小。此时可合并有右心室、三尖瓣发育不良、主动脉弓缩窄或主动脉弓中断。

(二)左心室流出道梗阻

室间隔完整型大动脉错位(transposition of the great arteries with intact ventricular septum, TGA/IVS)的患者偶伴有左心室流出道梗阻。它可以是动力性的,即随着生后肺阻力下降而右心室压力相对升高,室间隔凸向左心室侧,导致的左心室流出道梗阻。但随着病程的进展,动力性的梗阻可发展为固定的,纤维化的隧道样的梗阻。

伴有室间隔缺损的大动脉错位(transposition of the great arteries with ventricular septal defect,TGA/VSD)患者,其左心室流出道梗阻是由于圆锥隔的后移造成的。此时存在肺动脉瓣环发育不良或肺动脉瓣下狭窄。这种情况下肺动脉比主动脉细小。

(三)冠状动脉畸形

由于胚胎期冠状动脉主干与乏氏窦的异常融合,可导致冠状动脉窦口闭锁和冠状动脉窦口狭窄。也可产生壁内冠状动脉和冠状动脉窦口起源偏移所致的冠状动脉狭窄。

单冠状动脉开口通常可看成是壁内冠状动脉的极端形式。因一个位置变异的冠状动脉窦口与另一个冠状动脉窦口的距离过分接近导致其完全融合,形成一个真正的单冠状动脉开口。

【病理生理】

完全性大动脉错位患者的主动脉发自形态学右心室,而肺动脉发自形态学左心室,这样主动脉内接受的是体循环回流的静脉血,而肺动脉接受的是肺静脉回流的动脉血,从而使体、肺循环形成两个并行循环。患者为了生存,其心室水平、心房水平和大动脉水平必须存在一定程度的分流,以保证动、静脉血的混合。如上述的分流缺乏或不足,则会导致患者因体循环严重缺氧而死亡。

(一)室间隔完整型大动脉错位

胎儿期因非限制性动脉导管的存在,左、右心室的压力相等,故出生时左、右心室肌肉的厚度也相等。正常人出生后,随着肺循环阻力的降低,右心室的压力下降,右心室肌肉逐渐退化。但对于室间隔完整型大动脉错位的患者,取而代之的则是左心室的退化。故出生后 1 个月后,左心室将不再能适应体循环的压力负荷。这对于 TGA/IVS 患者手术方法的选择具有重大的意义。

(二)伴有室间隔缺损的大动脉错位

对于伴有非限制性室间隔缺损的患者,肺阻力下降结果是肺循环血流的增加,甚至可达到体循环的 3~4 倍,此时可出现左心室扩张。因此 TGA/VSD 是一种肺血增加的发绀型先心病。如不及早进行治疗,由于肺循环的高流量、高压力和高血氧饱和度,很快就导致不可逆的肺血管疾病。故 TGA/VSD 的患者在生后 6 个月时就可能失去手术机会。

(三)伴有左心室流出道梗阻(left ventricular outflow tract obstruction,LVOTO)的大动脉错位

无论是 TGA/IVS 还是 TGA/VSD 都可合并左心室流出道梗阻。适度的左心室流出道梗阻对于大动脉错位的病理生理是有保护意义的，对于TGA/IVS可延缓其左心室的退化，对TGA/VSD则可避免其肺血过多。但严重的左心室流出道梗阻则会使肺血减少，导致严重发绀。

【临床表现】

完全性大动脉错位出生后的临床症状取决于体循环和肺循环的血液混合程度。如心房、心室、大动脉水平分流少，出生后患者即出现严重青紫，呼吸急促，且吸入纯氧无变化。但如上述水平存在较大分流，体循环和肺循环血液的大量混合，则发绀不明显，但早期出现心率快、呼吸促、肝大等充血性心力衰竭表现，且内科药物治疗效果往往不明显。如合并大室缺和左心室流出道狭窄，则临床表现类似于法洛四联症，因肺血减少而出现低氧血症，发绀明显，但心力衰竭症状则较轻。

TGA/IVS患儿临床表现为气促和发绀。体检心前区轻微膨隆。听诊有收缩期杂音，较柔和。动脉导管开放时胸骨上窝可闻及连续性杂音。肝可稍增大。

TGA/VSD患儿体检心前区可触及震颤，听诊可及Ⅲ级的收缩期杂音，但分流量大者杂音也可不明显。第二心音明显亢进。肝常明显增大。

【辅助检查】

1. *心电图*　示窦性节律，电轴右偏较多，右心室肥大，左心室肥大或双心室肥大少见。由于严重缺氧，ST段和T波可出现缺血性表现。

2. *X线胸片*　心脏阴影随着出生逐渐扩大，上纵隔变窄，以右心室扩大为主，心影呈鸡蛋形扩大。肺门血管影扩大。如伴肺动脉狭窄，肺血管阴影减少。

3. *超声心动图*　二维超声心动图对大动脉错位具有诊断性价值。新生儿期，胸腺掩盖着大血管和心室，为心脏超声检查提供了有利条件，为冠状动脉和大血管的解剖提供明确诊断。超声检查应明确主动脉和肺动脉根部的相对位置，主动脉瓣和肺动脉瓣的大小，及升主动脉和肺动脉主干的相对大小。冠状动脉窦和左、右冠脉主干的位置非常重要。另外，ASD的大小和位置都应明确。主动脉弓，峡部和导管区域的大小也是很重要，因为这些部位有可能存在发育不良或伴有狭窄。左心室后壁的心肌厚度以及心肌质量的测定，可为临床做出较具体的测试数据，以判断可否做大动脉转换术。

4. *心导管和心血管造影检查*　在新生儿期，虽然球囊房间隔造口术在稳定TGA/IVS患儿围术期病情是有益的，而且还能对血流动力学和血管造影数据进行搜集，但这并不等于说心导管检查是必需的。事实上，由于心导管为有创检查，目前临床上对新生儿大动脉错位的应用很少。

但对于年龄偏大的大动脉错位患儿，特别是TGA/VSD和合并左心室流出道梗阻的患儿，心导管检查可了解各心房、心室和大动脉的血氧含量及压力测定，以判断是否存在心内分流和肺动脉高压。通过心血管造影还可进一步明确大动脉位置、心房或心室内分流的大小、有否存在肺动脉瓣或瓣下狭窄，以及左右肺动脉和远端肺动脉的发育情况等。更重要的是还可了解左、右冠状动脉开口的分布情况，这对实施大动脉转换术非常重要。

【诊断及鉴别诊断】

根据临床表现及辅助检查结果可帮助诊断，但须与以下疾病鉴别。

(一)TGA/IVS主要与其他新生儿心脏急症相鉴别

1. *梗阻型完全性肺静脉异位连接*(TAPVD)　与TGA/IVS一样，梗阻型TAPVD在生后早期即可出现严重青紫、气促，听诊肺动脉第二心音明显亢进。但本病有严重肺水肿，听诊可及肺部湿啰音。而TGA/IVS不具有肺水肿表现。

2. *室隔完整型肺动脉闭锁*(PA/IVS)　同样可表现为出生后迅速出现的气促和发绀。其病理生理同样依赖动脉导管的开放。但PA/IVS患儿听诊可及第二心音单一，而TGA/IVS患儿第二心音是分裂的。

3. *左心发育不良综合征*(HLHS)　同样为导管依赖型先心病。如出生后动脉导管关闭，患儿即出现严重气促和发绀，危及生命。诊断主要依赖超声心动图检查。

(二)TGA/VSD主要与其他肺充血青紫型心脏畸形鉴别

1. *右心室双出口合并肺动脉下室间隔缺损*(*Taussig-Bing畸形*)　临床表现与病理生理和TGA/VSD很相似，但更早出现梗阻性肺血管病变。诊断依赖超声心动图检查。

2. *非梗阻型完全性肺静脉异位连接*　同样表现为青紫、肺血增多和肝增大等，严重时出现充血性心力衰竭表现。但本病为心房水平分流，故杂音较柔和，而TGA/VSD杂音较粗糙。

(三)合并左心室流出道梗阻的TGA主要与其他合并肺动脉狭窄的先天性心脏病鉴别

其青紫缺血程度与肺血管发育程度有关，心内畸形的鉴别依赖超声心动图等影像学检查。

【治疗】

(一)术前治疗

对于患完全性大动脉错位的新生儿,手术前首先需要使其全身各重要脏器都处于较为稳定的状态。TGA/IVS的患儿依赖动脉导管的开放来获得体、肺循环间血液的混合,故可通过静脉维持前列腺素的方法来保持动脉导管的开放。但前列腺素有抑制呼吸的作用,故应用中须要严密观察患儿的呼吸情况。一旦出现呼吸抑制的征兆可考虑机械通气治疗。需要注意的是吸入氧浓度过高同样会引起动脉导管关闭,故此类患儿应采用低吸入氧浓度的通气策略。

(二)手术治疗

大动脉错位诊断本身就是外科手术的一个适应证。完全性大动脉错位须根据其解剖条件、患者年龄、伴发的其他心内畸形来决定手术方法。

1. 姑息性手术

(1)房隔造口术或房隔切除术:球囊房间隔造口术是一种亚急诊手术,不伴有ASD或VSD的完全性大动脉错位患者明确诊断后几小时之内应当进行球囊房间隔造口术。虽然应用前列腺素可保持动脉导管开放,由于存在两个并行循环,经导管到达肺循环的血流,如果随后不经由双向导管分流回流到体循环,则将回流到左心房,导致左心房高压。而球囊房间隔造口术可对左心房进行减压,减少回流到体循环的血流。房隔切除术由于创伤较大,目前临床上几乎已放弃。

(2)肺动脉环缩术:对伴有巨大室间隔缺损或多发性室间隔缺损的患儿,早期可先行肺动脉环缩,以保护肺血管充血引起的肺动脉高压,至6个月或1岁以后再行纠治术。

(3)体肺动脉分流术:也称为Blalock-Taussig分流术。对严重低氧血症,伴有肺动脉狭窄等原因,早期不能行大动脉转换术时,Blalock-Taussig分流术,如心房内分流少,应同时行房间隔扩大术,以改善低氧血症。

2. 根治手术

(1)Mustard或Senning术:为心房内调转术。早期一般先行姑息手术,至6个月左右行Mustard或Senning术,手术死亡率可小于5%～10%。手术后易发生心律失常和腔静脉、肺静脉回流梗阻。特别是术后远期由于形态右心室不能长期承受体循环压力,导致三尖瓣关闭不全,即功能性二尖瓣关闭不全,因此目前临床上较少采用。

(2)Rastelli术:大动脉错位伴室间隔缺损和左心室流出道梗阻者行Rastelli术。需要心内建立室间隔缺损至主动脉的内隧道,使左心室血流经室间隔缺损至主动脉,而右心室至肺动脉通过心外管道连接,因此手术年龄以3－4岁或以上为好,否则由于心外人工管道不能随着年龄的增长而生长,远期并发症较多,需多次手术置换。同时心内隧道发生左心室流出道梗阻的发生率较高。对室缺位置远离主动脉开口和室缺至主动脉开口之间有三尖瓣腱索或乳头肌阻挡,不易行Rastelli手术。

(3)大动脉转换术(arterial switch operation):大动脉转换术的手术年龄取决于左心室功能,一般对TGA/IVS患儿应在出生后2周内手术最合适,如手术年龄超过1个月,必须注意左心室功能是否退化,临床上可根据心导管检查或心脏超声检查决定。在超声检查中室间隔位置必须居中,如偏向左侧,说明左心室压力低于右心室压力,须进一步行心导管检查,一般左心室压力必须超过右心室压力的60%才能够耐受一期大动脉转换术。否则必须通过提高左心室压力的手术,即肺动脉环缩来锻炼左心室功能,然后行二期大动脉转换术。

对于TGA/VSD患儿,如室间隔缺损足够大,其左心室压力能维持在体循环压力的2/3以上,左心室能在较长时期内适应一期大动脉转换术。

此外,大动脉位置和冠状动脉解剖位置非常重要。如大动脉侧侧位,冠状动脉位置畸形,特别是行走于主动脉壁内(intramural)、单支冠状动脉或冠状动脉横过右心室流出道前方等,都会使移植后发生扭曲,张力较高等引起冠状动脉灌注不足的危象,是大动脉转换术失败的主要原因。对TGA/VSD患儿,除了考虑解剖因素外,肺动脉高压是手术失败的主要原因。一般认为手术年龄不宜超过3个月,大于6个月就可能出现肺血管阻塞性病变。

(4)大动脉移位术(aortic translocation procedure):Nikaidoh在1984年提出的新的手术方法,纠治大动脉错位伴室间隔缺损和左心室流出道梗阻,主要应用于室间隔缺损位于流入道,或限制性室间隔缺损,右心室腔较小,房室瓣骑跨,冠状动脉畸形跨过右心室流出道等。但因为手术创伤较大,故并不是所有TGA伴肺动脉瓣狭窄都应该采用该方法。

(5)二期Switch手术:解剖左心室已退化的患儿不能耐受一期Switch手术。可通过先同时进行

Blalock-Taussig 分流术和肺动脉环缩术来进行左心室锻炼，待左心室压力上升后再行 Switch 手术。年龄>4 周龄的患者，左心室压力低于体循环压力的 60%，是二期 Switch 手术的适应证。二期 Switch 手术的适应证也可以是心房内转换矫治术后，即 Senning 或 Mustard 手术后体循环功能衰竭的患儿。

【并发症及防治】

大动脉转换术主要的并发症有：①低心排血量综合征：是该手术最致命的并发症。其主要原因是冠状动脉缺血。因此，术中要尽可能避免移植的冠状动脉扭曲。术后应用硝酸甘油可起到一定扩张冠脉的作用。②出血：手术对血管的缝合要求较高，如缝合不严密极有可能引起出血。由于术中主动脉和肺动脉行交叉换位，故术后主动脉吻合口出血非常难以处理。另外新生儿凝血功能发育不成熟和体外循环也加大了止血的难度。③吻合口梗阻：远期随访中多见肺动脉吻合口梗阻，一般位于左、右肺动脉分叉处；主动脉吻合口梗阻较少见。梗阻严重者需再次手术。④新主动脉瓣反流：Switch 术后的新主动脉瓣为原生肺动脉瓣，其结构与原生主动脉瓣略有差异，故远期可能出现反流。另外术中移植冠状动脉时造成的新主动脉根部形态变化也可引起反流。⑤冠状动脉开口狭窄：多与冠状动脉钮片移植时缝合不当引起瘢痕形成有关。

【疗效评价】

国外报道完全性大动脉错位的手术死亡率在 2.5%～5%。心房水平纠治的晚期死亡率显著高于动脉水平（Switch 手术）纠治。两种手术的早期死亡率无明显差异。说明 Switch 手术优于心房水平纠治手术。

（徐志伟）

第二十二节　矫正性大动脉错位

矫正性大动脉错位（corrected transposition of the great arteries）是一种心房与心室连接不一致和心室与大动脉连接不一致的复杂心脏畸形，虽然血流动力学正常，但心脏解剖结构异常。这类心脏畸形往往伴有室间隔缺损，肺动脉狭窄等其他心内畸形。

【病理解剖】

矫正性大动脉错位的心脏解剖为房室连接不一致和心室大动脉连接不一致。由于房室瓣随着心室移位，因此腔静脉血流经右心房、二尖瓣、左心室至肺动脉，而肺静脉血流经左心房、三尖瓣、右心室至主动脉。

矫正性大动脉错位心房可以正位或反位，常见的三种合并畸形为室间隔缺损、肺动脉瓣和肺动脉瓣下狭窄并导致左心室流出道梗阻（LVOTO）、三尖瓣畸形导致体循环心室的房室瓣反流。传导系统和冠状动脉的解剖通常也异常，这些合并畸形将影响临床症状的出现时间和程度，同时也决定了外科手术处理的不同方式。

【临床表现】

矫正性大动脉错位的早期很少有临床症状，这可能与大部分患儿伴有轻度肺动脉瓣下狭窄有关。随着患儿年龄的增长，症状逐渐产生。合并室间隔缺损者主要表现为充血性心力衰竭；合并肺动脉狭窄者则逐渐出现青紫。而更重要的一点是因为解剖右心室和三尖瓣的结构不足以承担体循环的负荷，将出现解剖右心室扩大和三尖瓣关闭不全的表现。由于传导系统的变异，有些患者因为心动过缓和传导阻滞就诊，少数患者出现先天性或极早期的完全性房室传导阻滞。

【辅助检查】

1. *胸部 X 线片*　表现为心脏左上方阴影增大，可能为升主动脉弓左位，无特殊意义。大部分伴肺动脉瓣下狭窄表现为肺缺血，肺野透亮度增加。心电图右胸导联出现深 Q 波，房室传导异常，或完全性房室传导阻滞。心脏超声可以明确诊断，可发现左侧房室瓣向心尖方向移位，腱索与室间隔流入道连接，同时右侧房室瓣和肺动脉瓣纤维连接。

2. *心脏超声心动图检查*　可以确定矫正性大动脉错位的诊断。特别有助于诊断房室瓣骑跨、房室瓣反流和室间隔缺损的位置。

3. *心导管和心血管造影检查*　可进一步明确诊断。测量各心脏部位的压力和氧含量，得知肺动脉狭窄程度和心内分流。心血管造影可显示室间隔位置，各心腔形态，体静脉和肺静脉的回流部位和与心脏的连接，室间隔缺损的位置、大小和数量，以及三尖瓣、肺动脉瓣和肺动脉发育情况，伴有其他心内畸形等。

【治疗】

经临床明确诊断，应早期手术，根据伴有的心内畸形决定手术方案。

（一）姑息手术

对6个月以内的婴儿，可采用姑息手术方法，如肺充血型做肺动脉环缩术，肺缺血型做体肺动脉分流术，为进一步根治手术做准备。

（二）生理纠治术

即室间隔缺损关闭术。手术操作相对简单，但因为术后解剖右心室成为体循环心室，远期易发生体循环心室衰竭。故须谨慎采用。

（三）解剖纠治术（Double-Switch手术）

即在心房水平行Senning或Mastard手术，大动脉水平行Switch手术。从而真正实现解剖纠治。其手术适应证为：①两个心室和半月瓣无解剖梗阻；②心室大小平衡（右心室容积＞75％左心室容积）；③两个心室能够分割，无房室瓣骑跨；形态左心室压力＞75％右心室压力，功能良好；④冠状动脉允许移植。

由于矫正性大动脉错位多见有左心室流出道梗阻，可以在心房水平行Senning手术，心室水平可以采用Rastelli手术方法，同样能解剖纠治。

（四）单心室纠治手术

适合于两个心室大小不一致、解剖右心室功能较差、三尖瓣反流，但左心室压力接近正常，且肺动脉压力不高的患者。

（五）其他处理

完全性房室传导阻滞，通常须要置入起搏器。房室瓣反流的患者应放置房室顺序起搏器。

【疗效评价】

矫正性大动脉错位生理纠治手术的远期疗效不佳，三尖瓣反流和右心室衰竭的发生率较高，其10年生存率仅50％～75％。近年来提倡Double-Switch手术方法，从解剖上得到彻底纠治，其远期疗效尚须进一步随访验证。

（徐志伟）

第二十三节　单　心　室

单心室是指两个心房通过两侧房室瓣或共同房室瓣与一个心室腔相连接。单心室是一种少见的先天性心脏病，占1.3％～3％。在婴儿期发绀型心脏畸形中占10％。

【病理解剖】

目前2种分类方法。Anderson将此畸形分为左心室型单心室、右心室型单心室和不定型单心室。Van Praagh将此畸形分为4种类型：A型为左心室型单心室；B型为右心室型单心室；C型为混合型单心室；D型为不定型和未分化型单心室。

（一）单心室伴体循环流出道梗阻

功能性单心室的体循环流出道是否发生梗阻，可能是单心室患儿长期预后的一个最为重要的决定因素。换言之，体循环流出道梗阻与否比单心室的形态结构更为重要。体循环流出道的梗阻可发生在主动脉弓的水平、主动脉瓣水平、主动脉瓣下的圆锥水平，也可发生于功能性单心室主心腔和残腔之间的球室孔水平。梗阻如早期发现，并及时采取合理的措施，有可能将其造成的影响降低到最小程度；否则这将成为一个重要的危险因素。

（二）肺循环流出道梗阻

同体循环流出道梗阻一样，也有多种解剖畸形可引起肺循环流出道的梗阻。梗阻可位于左、右肺动脉起始部水平、肺总动脉水平、肺动脉瓣水平，也可能是肺动脉瓣下肌性狭窄。此外，房室瓣组织也可能会填塞肺动脉瓣下的区域引起梗阻。

【病理生理】

单心室的血流动力学变化主要取决于体、肺循环静脉血流在心室主腔内混合的程度和单心室至主动脉和肺动脉的排血阻力。概而言之，一类因肺血减少而表现为缺氧，另一类则因肺血增多而出现充血性心力衰竭。

（一）合并体循环流出道梗阻

在多数病例中，体循环流出道梗阻是进行性发展的。如果肺循环流出道不存在梗阻，则其结果就是增加了肺血流。于是单心室逐渐变得容量超负荷并最终导致衰竭，除非肺血管病变逆转这一切。反之，如果肺循环流出道也并发梗阻，则体循环流出道的进行性梗阻将导致单心室的压力负荷进行性增大。压力负荷增大的严重后果在于单心室将逐渐出现肥大并伴顺应性下降。

（二）合并肺循环流出道梗阻

有严重肺循环流出道梗阻的病例，肺血明显减少，从肺静脉回流的少量的氧合血与体循环静脉血在心室腔经过混合，从主动脉排出大量的低氧含量血液，产生明显发绀和酸中毒。

（三）不合并流出道梗阻

在无肺循环流出道梗阻的病例，由于肺循环阻力低于体循环阻力，肺血流量明显增多。从肺静脉回流的大量氧合血与体循环静脉血在单心室腔内混合后，从主动脉排出较多的氧合血。患儿可无明显发绀，但可出现充血性心力衰竭。随着年龄增长，肺血管床承受体循环压力和大量肺血流冲击，产生阻塞性肺血管病。

【临床表现】

临床表现主要取决于体、肺循环的血流比值。在无肺动脉狭窄者，临床上无发绀或轻度发绀，但往往易出现充血性心力衰竭。可有呼吸快、心动过速、多汗、生长发育缓慢以及反复的肺部感染。有肺动脉狭窄者则可在新生儿期出现发绀、气促、活动耐力差等症状，但高度发绀和缺氧发作少见。

有肺动脉狭窄的病例，胸骨左缘听到收缩期喷射性杂音。有动脉导管未闭者可听到连续性杂音。无肺动脉狭窄和有严重肺动脉高压者，杂音可不明显或无杂音，但第二心音亢进。有心力衰竭的患者，可出现两肺底湿啰音、肝大等表现。

【辅助检查】

1.*胸部X线片* 无肺动脉狭窄的病例，心脏阴影增大和肺血管纹理增多。有肺动脉狭窄的病例，心影正常大小，两肺纹理正常或偏少。

2.*心电图* 特征为电轴右偏和右心室肥厚或电轴偏左和左心室肥厚，也有双心室肥厚的。合并共同房室瓣和左侧大动脉转位时，可有电轴左偏。

3.*超声心动图* 目前，单心室患者可以通过超声心动图检查确定诊断。依次检查两心房和内脏的位置、两侧房室瓣否有骑跨、共同房室瓣有无反流、心室主腔的大小、残留心室腔位置、两大动脉起源和相互关系以及有无肺动脉狭窄或主动脉狭窄。超声心动图还可测量心室主腔的舒张末期容积、射血分数和缩短率。

4.*心导管和心血管造影* 心导管检查可测量心脏和大动脉压力，从而明确有无肺动脉狭窄和主动脉下狭窄。还可计算分流量和肺血管阻力。

心血管造影检查可确定单心室的类型、心室主腔的结构和大小、肺动脉发育情况、大动脉位置关系、体循环心室流出道有无梗阻、腔静脉和肺静脉连接有无异常以及房室瓣有无关闭不全等。也可测量心室主腔大小和收缩功能。

【诊断及鉴别诊断】

根据临床表现和辅助检查可帮助诊断，但要注意与其他疾病鉴别。

（一）不合并肺循环流出道梗阻

须与其他肺血增多的先天性心脏病相鉴别，如室间隔缺损、伴室缺的完全性大动脉错位、右心室双出口等。须注意的是单心室生理的体、肺循环分流是非限制性的，故听诊时杂音常不响亮；因体、肺循环的血液充分混合，故体循环的血氧饱和度一般只有80%左右。而其他合并室间隔缺损的双心室生理的体、肺循环间分流常呈非限制性，故听诊常有响亮粗糙的收缩期杂音；因体、肺循环间血液混合不充分，故两个心室间血氧饱和度会有差异。在单纯室间隔缺损，体循环氧饱和度可达100%；在伴室缺的完全性大动脉错位，体循环氧饱和度常<80%；而右心室双出口则根据其室间隔缺损位置的不同，体循环氧饱和度也各异。

（二）合并肺循环流出道梗阻

须与法洛四联症等其他肺血减少的青紫先天性心脏病相鉴别。

1.*法洛四联症* 其特点是出生后渐进性的青紫，一般在生后6个月时逐渐明显，且常伴有蹲踞和缺氧发作。而单心室伴有肺动脉狭窄时，青紫是出生后固有的，不随年龄增长而变化，也很少出现蹲踞和缺氧发作。

2.*其他肺血减少的青紫先天性心脏病* 鉴别诊断通常依赖超声心动图和心导管检查。

【治疗】

功能性单心室一般以达成Fontan循环为最终目的，一般认为，一个成功的Fontan循环须在体静脉压力足够低的前提下，获得最佳的体循环氧合，其一般具备如下生理特性：

1.窦性心律，至少是房性心律。

2.较低的肺循环阻力。

3.主心腔需具备良好的收缩功能和顺应性。

4.主要房室瓣启闭功能正常，且具有生长性。

由于单心室病理解剖和病理生理有很大不同，为达到上述生理特性，患儿可能需要在不同年龄时期经历多次手术。

（一）6个月以前——Ⅰ期姑息手术

1.*合并体循环流出道梗阻* 手术的目的是解除已经存在的或潜在的体循环流出道梗阻的风险。主动脉下狭窄、无肺动脉狭窄者，行Damus-Kaye-Stansel手术。有升主动脉和主动脉弓发育不全者，则施行Norwood手术。

2.*合并肺循环流出道梗阻* 对于生后严重青

紫缺氧的患儿，手术的目的是增加肺血。可应用改良锁骨下动脉与肺动脉分流术(Blalock-Taussig 分流术)。对于肺动脉发育尚可的患儿，可待 6 个月时直接行双向腔肺分流术。

3. 不合并流出道梗阻　由于出生后肺血管阻力持续下降，肺血流过多，须施行肺动脉环缩术，以保护肺血管床。

(二)6 个月左右——Ⅱ期姑息手术

Ⅱ期手术的目的是消除所有肺静脉回流血的再循环，使心脏从Ⅰ期姑息手术后所固有的低效循环模式下解放出来。新生儿期肺血管阻力较高，故心室的收缩是推动肺循环所不可或缺的驱动力。但随着生后肺血管阻力的不断降低，当体静脉的压力足以成为肺循环唯一的驱动力时，即可施行Ⅱ期姑息手术。

1. 双向腔肺分流术(Glenn 手术)　术中切断主肺动脉，将上腔静脉与肺动脉分支行端-侧吻合。

2. 半 Fontan 术　是双向 Glenn 分流手术的一种改良形式，目的是简化最终的 Fontan 手术。

(三)2 岁以后——改良 Fontan 手术

手术目的是使所有体静脉血回流入肺循环。临床应用最多的为心房内隧道和心外管道 Fontan 手术。前者主要应用在 2－4 岁的小年龄儿童，后者应用于年龄较大的儿童。

Fontan 手术标准如下：

1. 年龄最好是 2－4 岁。

2. 平均肺动脉压$<$15mmHg。在肺血流多的病例平均肺动脉压可达 25mmHg，但全肺阻力应$<$2 Wood U/m^2。

3. 肺血管阻力 2～4 Wood U/m^2。

4. 肺动脉发育情况：McGoon 比值$\geqslant$1.8；肺动脉指数$\geqslant$250mm^2/m^2。

5. 心室功能：心室射血分数$>$0.6，舒张末期压力$<$12mmHg，舒张末期容积指数$>$30ml/m^2。在肺血流多或有房室瓣关闭不全的病例，由于心室容量超负荷，心室舒张末压$>$25mmHg 不是手术禁忌证。

6. 房室瓣关闭不全可在手术中瓣膜修复或置换，但手术死亡率比没有房室瓣关闭不全的高。

(四)分隔手术

对符合分隔手术条件的患者最好施行分隔手术。虽然早期死亡率和并发症发生率高，但由于是两个心室工作，远期效果和心功能要比 Fontan 类手术好。分隔手术指征如下：

1. 左心型或混合型单心室，伴有左侧大动脉转位。

2. 两侧房室瓣正常，无主动脉或肺动脉狭窄。

3. 左心室主腔够大，舒张末期容量应超过正常左心室的 70%。

4. 肺血管阻力最好正常，但有些病例肺血管阻力$>$4 Wood U/m^2 不适合行 Fontan 类手术，可施行分隔手术。

5. 出生后 3 个月即可施行分期分隔手术，如有顽固性心力衰竭，可在生后 3 个月内施行，少数肺血多的婴儿，经内科治疗稳定的可在 2 岁时行Ⅰ期分隔术。

【并发症】

Fontan 类手术的主要并发症有：①低心排血量综合征：可能的原因是单心室功能不全、肺循环阻力过高或吻合口梗阻等。需要及时明确原因，针对处理。必要时应拆除下腔静脉与肺动脉连接，保留双向腔肺分流术或加用体肺动脉分流术。②胸腔积液和乳糜胸：是此种手术最常见的并发症，早期可延长胸腔引流时间。以后再次出现胸腔积液者，可反复穿刺或胸腔闭式引流，多可治愈。③心律失常：常见的心律失常为室上性心动过速，传统的 Fontan 手术后更为多见。应用洋地黄或胺碘酮治疗，必要时采取降温治疗。④低氧血症：可能有肺不张和肺间质水肿引起的肺内动脉分流。采用雾化排痰，延长辅助呼吸时间或用呼气末正压等措施。⑤心力衰竭：应用洋地黄和利尿药治疗。⑥急性肝功能障碍：术后 1 个月内时有发生，主要是低心排血量和中心静脉压升高导致肝淤血和灌注不足有关。随心功能好转肝功能得到改善。⑦蛋白丢失肠病：与腔静脉压力升高，胸导管引流不畅或阻塞以及肝门静脉回流障碍有关，导致大量淋巴液从肠道排出。此并发症在传统改良 Fontan 手术后多见。经补充血浆和强心利尿治疗逐渐好转。⑧应用心房内隧道或心内、外人工血管做下腔与肺动脉连接的患者，术后可产生血栓并发症，术后 1 个月内需抗凝血治疗，以后长期口服阿司匹林。

（徐志伟）

第二十四节　永存动脉干

【概述】

永存动脉干（truncus arteriosus，TA）是一种单一动脉干起源于心脏，骑跨在室间隔上供应体、肺、冠状动脉循环的先天畸形。永存动脉干没有单独的肺动脉瓣或心室-肺动脉连接，可以与法洛四联症合并肺动脉闭锁相鉴别。永存动脉干相对较少见，占先天性心脏病的 0.21%～0.34%。永存动脉干像法洛四联症和大血管错位一样，都是共同动脉干畸形。由于早期出现严重的肺动脉高压，如不及时手术治疗，往往在婴儿期死亡，其 6 个月内的病死率为 65%，1 年内病死达率 75%。一些患者会因肺血管阻力增加而平衡体、肺血流，可以活到 10 岁左右或更大。杂音越响预示左向右分流越明显，越易出现充血性心力衰竭。

【胚胎学】

胚胎期动脉总干正常螺旋形分割形成可以辨别的呈前后位的肺动脉和主动脉，如果在这个时期胚胎发育停止，就形成永存动脉干。其原因可能为动脉总干的螺旋形分隔缺如，心室襻旋转不良，心室漏斗部闭锁或半月瓣异位等。实验显示永存动脉干是由于神经嵴分离的结果，由于神经嵴发育形成咽囊、胸腺和甲状旁腺，因此永存动脉干常可伴有 DiGeorge 综合征。

【病理解剖】

永存动脉干最显著的特征是单一动脉干起源于心脏，或多或少骑跨在室间隔上。据统计动脉干位于右心室的占 42%，左心室的占 16%，两心室平均的占 42%。永存动脉干根据肺动脉从动脉干的起源进行解剖分类。现采用的主要分类方式是 Van Praugh 分类法（图 1-23），此分类法将永存动脉干分为 4 型，A_1 型为肺动脉总干起源于动脉干左侧；A_2 型为左右肺动脉分别起源于动脉干；A_3 型为单一起源的肺动脉，常是右肺动脉起源于动脉干，有动脉导管或侧支血管供应对侧肺；A_4 型为永存动脉干合并主动脉弓中断。

永存动脉干的室间隔缺损也可称为动脉下型室间隔缺损（图 1-24）。因室间隔缺损位于动脉干下，通常被隔缘束后支从三尖瓣分隔开来，因此在手术缝合室间隔缺损时发生完全性传导阻滞的可能性很小，室间隔缺损偶向膜部延伸，修补时应小心防止传导阻滞的发生。偶尔动脉干瓣膜大部分位于右心室、室间隔缺损较小，这样手术关闭室间隔缺损时会导致左心室流出道梗阻。

共干瓣膜由于常有增厚和变形而反流，很少有狭窄，多为三瓣，占 60%，两瓣畸形占 5%，四瓣畸形占 25%。并发主动脉弓中断和动脉导管未闭可达 10%～15%。

冠状动脉的远端分支通常正常，1 个或 2 个冠状动脉开口异常较多见，例如左冠状动脉开口非常靠近右肺动脉，尤其是左肺动脉的起始处。正如法洛四联症一样，也有起源于右冠状动脉的前降支异常，跨过右心室漏斗部。

在永存动脉干中约 25%右弓，5%～10%锁骨下动脉走行异常。假如主动脉弓完整，动脉导管几

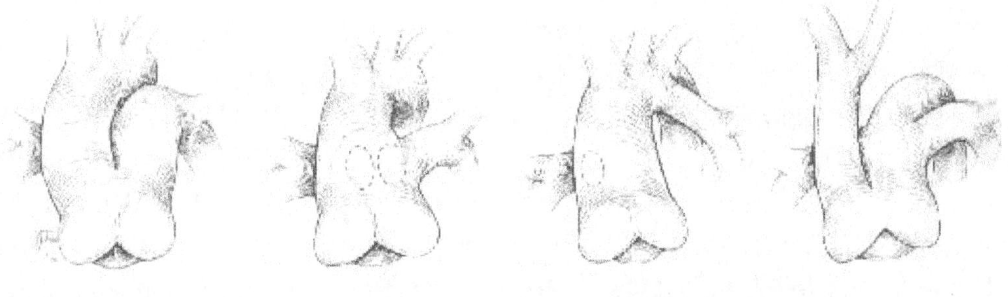

图 1-23　Van Praugh 分类法

A_1 型为肺动脉总干起源于动脉干左侧；A_2 型为左、右肺动脉分别起源于动脉干；A_3 型为单一起源的肺动脉，常是右肺动脉起源于动脉干，有动脉导管或侧支血管供应对侧肺；A_4 型为永存动脉干合并主动脉弓中断

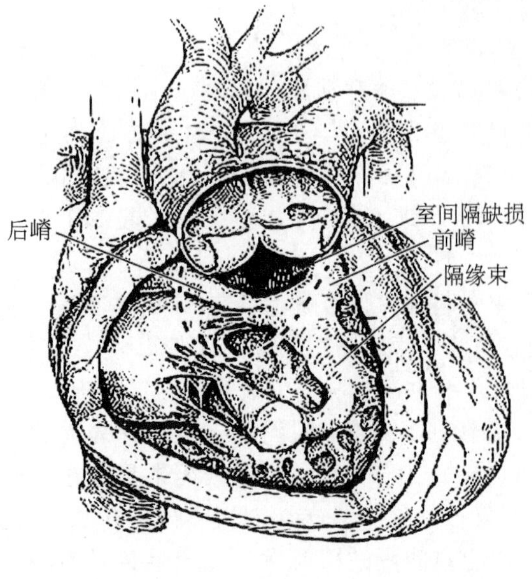

图 1-24　永存动脉干的室间隔缺损位置有各种变异

显示的是高前位型，为隔缘肉柱的两肢所包夹。其他室间隔缺损类型与法洛四联症患者相似，向膜旁区域延伸(虚线)

乎是不存在。10%～15%的患儿在左颈总动脉和左锁骨下动脉之间或者在远离左锁骨下动脉分叉处有主动脉弓中断，降主动脉似乎是主肺动脉的延续。这种情况下动脉导管不会关闭，也不需要注射前列腺素来维持其开放。

【病理生理】

只要肺动脉阻力维持在新生儿期的高阻力，这种患儿的体循环和肺循环相对平衡，从而无临床症状。但是，当肺动脉阻力在出生后第 1 天和数周内逐渐降低时，肺血流量就增加，患儿可能发生充血性心力衰竭。永存动脉干的肺血管阻力随着新生儿出生后的逐渐下降，肺血流明显增加，大量的肺充血导致肺血管压力升高，肺血管阻力急剧增加，患儿出生后 6 个月即可出现肺血管阻塞性病变，手术疗效降低，远期并发症增加。

永存动脉干共干瓣膜反流将进一步加剧这种逆向血流。因通过共干瓣的肺循环血流、体循环血流及共干瓣膜反流的血流会引起总血流量巨大增加，左、右心室的血液都通过共干瓣膜排出，这样会导致发绀。虽然永存动脉干是发绀型畸形，但由于肺血流增加，因此永存动脉干的发绀程度通常要比大血管错位轻得多。大量增加的肺血流和肺动脉在收缩期及舒张期承受着动脉压都导致肺血管病变加剧发展。永存动脉干早到 6 个月即可出现不可逆的肺血管病变。

【临床表现】

永存动脉干的临床表现在出生后最初的几周内已明显表现为心脏杂音，呼吸急促和吸入性凹陷。一些患者有发绀，但主要为充血性心力衰竭的表现，包括呼吸急促、肝大、喂养时出汗、生长迟缓、水冲脉、左胸骨旁全收缩期杂音，如果有共干瓣膜反流，可以听到舒张期杂音。第二心音单一。

心电图表现为窦性心律和双心室肥厚。肺血流量大时，左心室更占优势；肺血管梗阻性病变时，右心室更占优势。X 线胸片显示心脏增大、肺血管影增多、肺动脉段缺如。大约 1/3 的患者右位主动脉弓。肺血不对称预示一侧肺动脉闭锁。双侧肺血减少说明已存在长期肺血管阻塞性病变。

二维超声心动图的各种切面及脉搏多普勒或彩色多普勒血液图能提供足够的信息，包括永存动脉干的类型，冠状动脉的起源及其与肺动脉近端的关系，共同瓣的特征及有无反流和程度及室间隔缺损位置、大小等(图 1-25，图 1-26)。

如一侧肺动脉没发现，或伴主动脉弓中断等，可行心血管造影检查。可进一步明确肺动脉起源、主动脉弓病变、肺血管阻力以及冠状动脉分布情况等(图 1-27，图 1-28)。

永存动脉干的手术是唯一的治疗方法，由于其早期产生肺动脉高压，因此一经诊断，应及时手术治疗。一般认为，出生后 2～6 周手术的效果最佳，Ebert 报道在生后 6 个月内手术能取得较好的长期疗效。大部分这类患儿术前有慢性充血性心力衰竭，可以给予强心、利尿和扩张血管药物，在术前改善心功能后进行手术，以进一步提高手术成功率。

【治疗】

(一)手术方法

永存动脉干患儿的麻醉有其特殊性。由于舒张期从主动脉到肺动脉的分流，使主动脉血压和冠状动脉灌注压降低，如动脉干瓣膜反流，将进一步加剧主动脉血压和冠状动脉灌注压的降低。随着心室容量负荷的增加，心室舒张末期心内膜下压力升高，导致患儿在麻醉过程中易于发生心肌缺血和心室颤动。

有些永存动脉干患儿合并 DiGeorge 综合征者，更增加了治疗的难度。尤其是 DiGeorge 综合征患者都有低钙和免疫缺陷，当输注血制品时要维持一定的血清钙浓度。绝大部分合并有DiGeorge

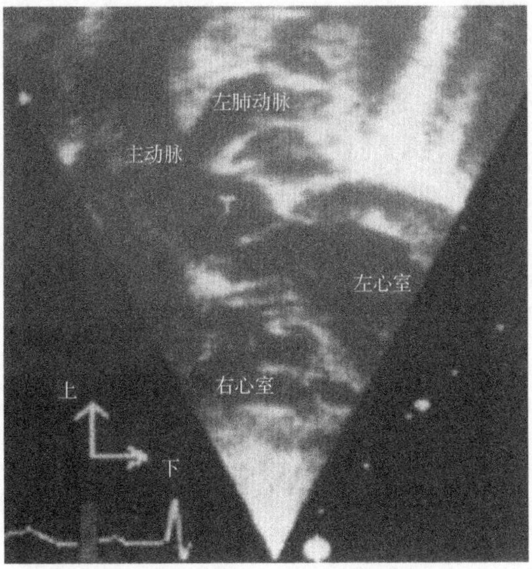

图 1-25　剑下二维超声心动图切面

显示永存动脉干婴儿的左心室流出道。左位主动脉弓和左肺动脉起自动脉共干。右肺动脉严重发育不良，受侧支供应

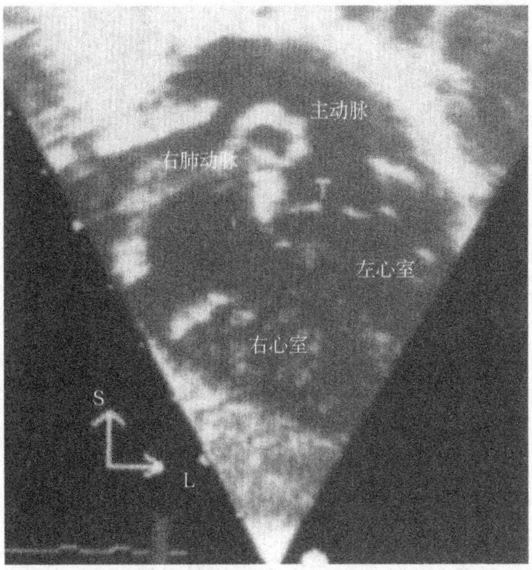

图 1-26　另一个永存动脉干患者的剑下二维超声心动图切面

这位患者为右位主动脉弓，右肺动脉起自动脉共干。左肺动脉发育不良，并起自孤立性的动脉导管

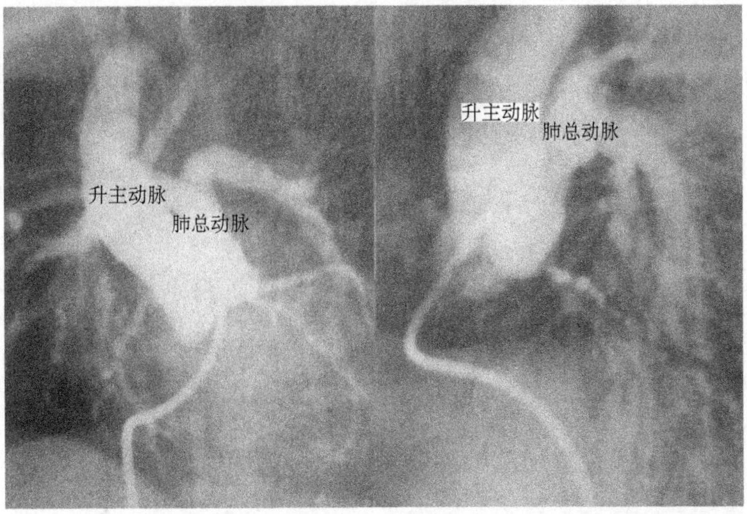

图 1-27　A_1 型永存动脉干患者的心血管造影术图像(前后位和侧位)

综合征患者(90%)是染色体 22qll 缺失或 CATCH 22 综合征。这在 Velo-Cardio-Facial 或 Shprintzen 综合征染色体异常的同一区域。因此合并 DiGeorge 综合征患者有特征性的面容：长狭小形脸伴腭裂、上颌骨突出、后移的下颌颌骨、颏骨缺失。同时术前进行气道评估是必需的。

手术采用胸骨正中切口，切除双侧胸腺，留取心包并用 0.6%戊二醛固定备用。解剖游离升主动脉和左、右肺动脉，在左右肺动脉分别置入圈套，升主动脉插主动脉灌注管，尽量靠近主动脉弓部，以便主动脉根部做切口。右心耳顶部插静脉回流管开始体外循环，立即阻断左、右肺动脉圈套，避免动脉灌注血流进入肺循环。因为肺动脉直接起于动脉干，在开始体外循环的同时就必须阻断左右肺动脉。阻断失败将导致血流通过肺循环回流到左心室，这样会引起体循环灌注不足和潜在的左心扩张及肺损

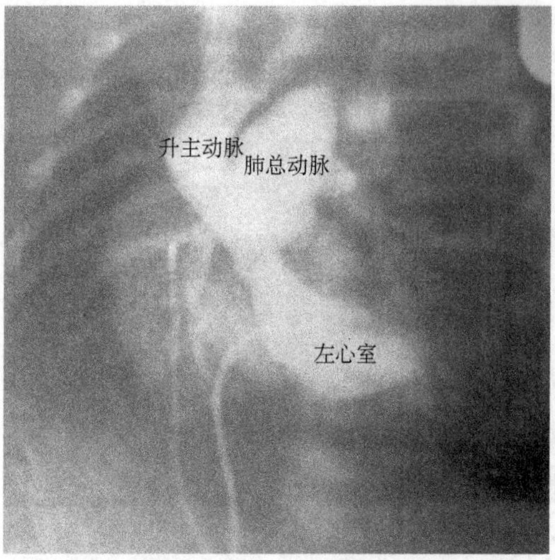

图 1-28　永存动脉干合并主动脉弓中断(A_4 型)和共干瓣膜狭窄患者的心血管造影术图像

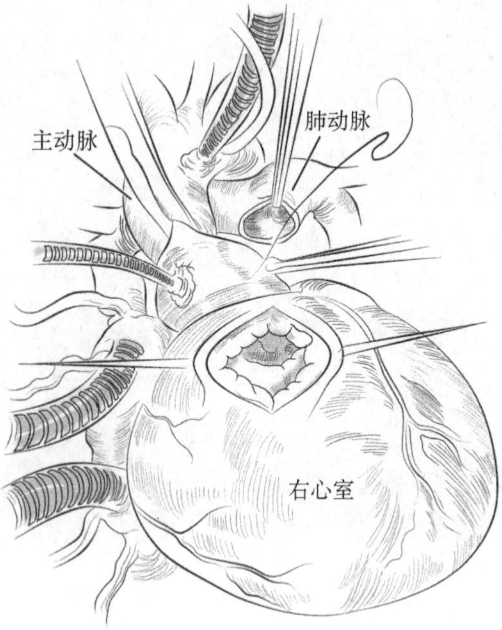

图 1-29　将肺动脉从动脉共干上断离下来，用补片重建主动脉，避免影响冠状动脉血流

伤。在进行分离肺动脉前收紧控制带对体外循环前增加舒张期灌注和改善心肌灌注是有益的。

下腔静脉与右心房开口处插入下腔静脉回流管，进一步解剖分离主动脉，在靠近升主动脉插管处置入心脏停搏液灌注管。阻断升主动脉，开始灌注心脏停搏液，同时切开右心房，经卵圆孔或切开卵圆窝置入左心引流管。升主动脉靠近肺动脉开口处切开，探查肺动脉开口。如果动脉干瓣膜反流，停搏液灌注心肌停搏困难，可以切开升主动脉直接向左、右冠状动脉灌注心脏停搏液。

切下肺动脉后，动脉干切口可以直接缝合，如果开口接近瓣窦，直接缝合易引起动脉干瓣膜变形而导致关闭不全，可采用补片关闭切口，以保持动脉干的原来形状(图 1-29)。

过去多数医院选择从动脉干左边切除肺动脉而保持干右边完整。近年来上海儿童医学中心采取在肺动脉水平横断动脉干，这样处理优点在于：其一，通常升主动脉远端比动脉干根部小，如果动脉干近端修剪后能与升主动脉远端的大小一致，这对限制连接处的直径有益，可帮助维持动脉干瓣膜的功能；其二，如果肺动脉从动脉干左边切开，直接关闭或补片缝闭会引起左冠状动脉口扭曲，从而导致冠状动脉缺血；其三，直接吻合动脉干近端和升主动脉远端可形成较对称的重建，而直接关闭或补片缝闭会使动脉干根部突起而影响右心室到肺动脉的移植管道的通路。

垂直切开右心室漏斗部，尽可能多地保存冠状动脉分支。切口应充分远离左前降支，以保证缝合移植管道时不损伤冠状动脉。切口大小与置入的移植管道直径接近，对新生儿移植管道直径应不大于 10mm。探查室间隔缺损，采用补片关闭室间隔缺损，下缘如果延伸至膜周部位，进针尽量靠近右心室面，防止损伤传导束。补片上缘可直接缝于右心室切口上缘，这样不但牢固，而且不会损伤动脉干瓣叶(图 1-30)。

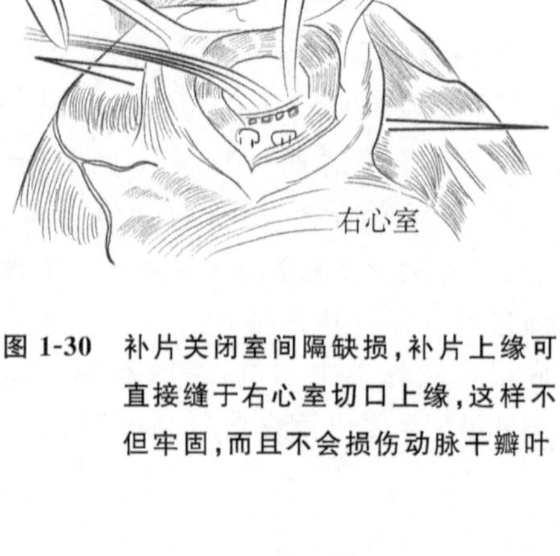

图 1-30　补片关闭室间隔缺损，补片上缘可直接缝于右心室切口上缘，这样不但牢固，而且不会损伤动脉干瓣叶

右心室切口与肺动脉连接有几种不同方法。通常采用同种带瓣管道连接，先缝合远端与肺动脉吻合口，然后缝近端与右心室切口。同种带瓣管道的后壁与右心室切口上缘缝合，而前壁与切口下缘用心包补片覆盖关闭，这样保持同种带瓣管道的形态不易造成关闭不全(图 1-31，图 1-32)。

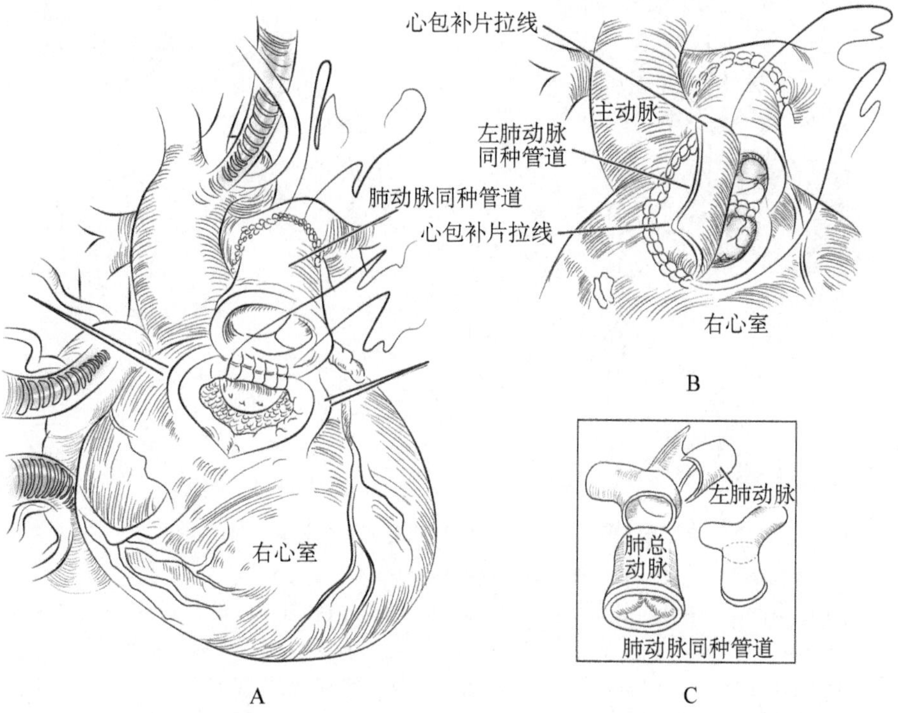

图 1-31　同种带瓣管道连接

A. 同种肺动脉远端与肺动脉缝合，其后方 1/3 的瓣环与右心室切口上缘缝合；B. 同种补片扩大技术；C. 同种肺动脉。将其左右汇合部从肺总动脉上切下，制成补片

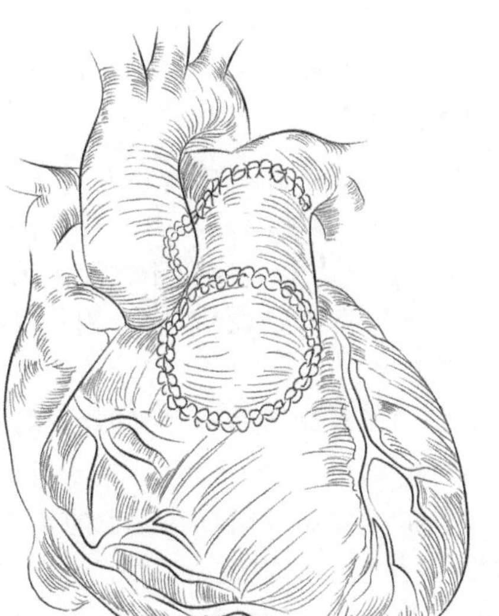

图 1-32　同种补片扩大完成图

同种补片可保证在右心室到肺动脉的开口足够大

由于同种带瓣管道来源紧张，上海儿童医学中心采用肺动脉与右心室切口直接缝合方法，将肺动脉开口的升主动脉一并切下，可以延长肺动脉后壁，然后与右心室切口直接吻合，前壁采用心包补片扩大，手术效果良好。但由于肺动脉没有瓣，好比法洛四联症采用心包补片扩大右心室流出道至肺动脉，术后如果肺动脉压力不下降，将导致肺动脉重度反流，影响右心功能，因此选择手术患儿年龄必须＜1 岁，最好 6 个月左右。

动脉干瓣膜反流很少需要换瓣，一般采用瓣膜成形方法。由于脱垂的瓣叶增厚，卷曲，其邻近的瓣叶也相对增厚，可以将瓣叶交界处间断缝合。如果瓣窦处扩张明显，可以楔形切除动脉干壁至瓣窦内，然后缝合可减少动脉干瓣口反流(图 1-33)。

对伴有主动脉弓中断的病例，在升主动脉远端插动脉灌注管，体外循环开始时，分别控制阻断左右肺动脉，使动脉灌注血流通过动脉导管至降主动

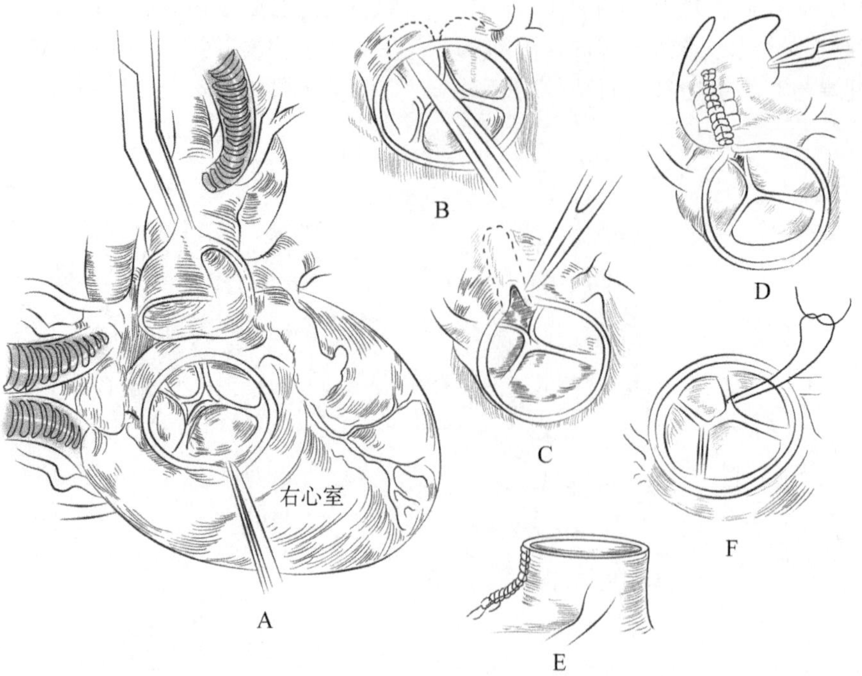

图 1-33　共干瓣膜修复方法的图解

A～E 为瓣叶切除，重塑瓣环；F 为瓣膜缝合技术。

A. 横断动脉共干显露关闭不全的四叶共干瓣。通常有一叶显著脱垂。这一例中，这一小的瓣膜脱垂并压迫主动脉窦。B. 切除脱垂瓣膜，保留两侧瓣膜完整。C. 切除主动脉窦的共干壁以便重塑。D. 用带垫缝针收紧瓣环，使瓣膜互相聚拢。缝合共干壁，共干瓣被重塑成较小的，功能良好又无狭窄的新主动脉瓣。E. 重塑的新主动脉瓣的侧面观。F. 瓣叶缝合技术

脉，体外循环转流降温至肛温 18℃停循环，从主动脉干根部灌注心脏停搏液，切开动脉干，从肺动脉直至降主动脉，必须切除足够的动脉导管组织，充分游离胸主动脉，将其与动脉干的近端做端-侧吻合(图 1-34)。

通常在多巴胺 3～5μg/(kg·min)维持下和左心房压为 0.66～1.33kPa(5～10mmHg)时可停止体外循环。动脉干瓣膜反流不影响撤离体外循环，除非反流严重。肺血管阻力升高、伴随右心室射血功能损害在永存动脉干患儿，尤其是那些过了新生儿期的患儿是一个重要问题。应规范操作呼吸机并降低肺血管阻力。呼吸参数设定为 FiO_2 100%，$PaCO_2$ 4.00～4.67kPa(30～35mmHg)，pH 7.50～7.60 来进行辅助呼吸。维持深度麻醉。低 PEEP 能改善肺换气而不引起平均气道压升高。

和法洛四联症一样，在卵圆孔水平应保持 1 个右向左的分流。心室切开术和管道置换术后，暂时的右心室收缩和舒张功能障碍将使右心房压力超过左心房。肺高压将促使右心房压升高。在右心室功能障碍和肺动脉压力升高的时候，保留右向左分流对维持心排血量具有重要的意义，通过维持每搏排血量和心率可使心排血量满足身体需要。

(二)术后处理

1. *加强心功能及循环支持治疗*　患者在术前多有肺动脉高压，心功能差。手术复杂，阻断血流时间长，术后患者多需要应用正性肌力药物，加强心功能及循环支持治疗，必要时应用血管扩张药，以减轻心脏负荷。

2. *辅助呼吸和防治肺部并发症*　术后呼吸机辅助呼吸 20h 以上，以保证供氧，减少呼吸做功和减轻心脏负担。待呼吸循环稳定后方可考虑拔出气管插管，并注意保持呼吸道通畅。拔出气管插管后应协助患者咳嗽、咳痰、雾化吸氧，对严重呼吸功能不全或痰多不易咳出者，应尽早考虑气管切开。

3. *防治心律失常*　术中常规安置临时心肌起搏电极，术后静脉滴注利多卡因 72h 以上，以防止心律失常，必要时应用心脏起搏。严密监护和及时

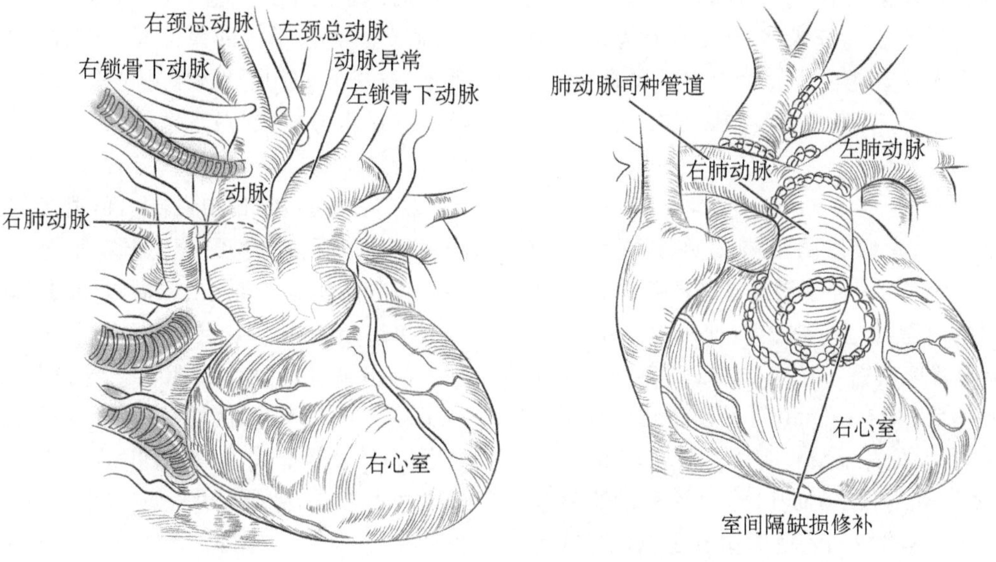

图 1-34　为永存动脉干合并主动脉弓中断

A. 主动脉及上、下腔静脉体外心肺转流，两侧肺动脉阻断，下肢由动脉导管供血；B. 永存动脉干合并主动脉弓中断手术完成图

处理心律失常。

【疗效评价】

术后早期生存率取决于肺血管阻力、共干瓣膜有无反流和并发畸形，而不是术中和术后出血、冠状血管受压或其他技术问题。最重要的是要早期手术纠治，能够逆转肺血管阻塞性病变和保存心功能。如能在出生后 2 周内手术其手术存活率 1～3 年均为 96%，其动脉干共干瓣的反流，术后肺动脉高压危象的发生和呼吸机应用时间均较手术年龄 3 个月以上为佳，但 2 年后同种带瓣管道置换率达 30%～40%。2000 年，Jahangiri 等报道了在 1992—1998 年波士顿儿童医院 50 例永存动脉干外科手术治疗的结果。平均年龄 2 周，9 例患儿合并主动脉弓中断，14 例患儿术前诊断有共干瓣膜反流，其中 5 例轻度反流，5 例中度反流，4 例重度反流。5 例进行共干瓣膜成形，1 例进行同种瓣膜置换及冠状动脉再植入。总的来说 3 年实际存活率是 96%。合并动脉弓中断的无一例死亡。存在共干瓣膜反流的患儿有 2 例死亡，这 2 例都没进行瓣膜成形手术。进行了瓣膜成形手术的患儿术后经胸超声心动图检查显示为轻微残余瓣膜反流。尽管在平均 2 年后有 17 例患儿需要管道置换，没有 1 例患儿因共干瓣膜问题或主动脉弓狭窄而需要再手术。Kalavrouziotis 等报道了 29 例平均年龄 28d，平均体重 3.1kg，新生儿期及婴儿早期行永存动脉干纠治术的中期随访结果，早期死亡 1 例（3.4%），术后除 1 例外心功能均良好。

术后中、远期生存率取决于共干瓣膜有无反流和肺动脉管道的置换率。初次手术时共干瓣膜成形或置换率较低，以后因为反流进行性加重而再手术的可能性加大。对存在共干瓣膜反流的中期随访结果支持成形，尽管不是根治性的，但会改善瓣膜功能，避免机械瓣抗凝血，使瓣膜能与生长发育相适应。以后共干瓣的反流情况可以在肺动脉管道替换时或之前再评价以决定成形或换瓣。

许多医疗中心都注意到了同种移植管道的时间问题。Perron 回顾了 1990—1995 年波士顿儿童医院 84 例新生儿和年长儿使用同种带瓣移植管道进行手术治疗的效果。平均随访时间 34 个月，有 47%的患儿需要进行移植管道的再置换，进行再置换术的平均时间为 3.1 年。因此 Schlicter 等提出应用自体心包管道，在 82 例患儿中应用自体心包管道矫治永存动脉干。5 年和 10 年免于再次手术置换者分别为 92%和 76%。10 年后 100%的患儿植入的自体心包片管道比刚植入时大 16mm。目前通过支架置入可延长右心室到肺动脉移植管道的使用寿命。例如，Powell 等报道了波士顿儿童医院在 44 例患者的右心室到肺动脉管道上置入了 48

个支架。他们发现手术后30个月有65%的患者免于再次手术。他们认为支架置入会使血流动力学改善和延长置入导管的使用寿命。尽管如此，在严重钙化的同种移植管道上置入支架的作用还需要进一步研究。

【新进展】

右心室-肺动脉管道的寿命是许多研究的焦点。Weipert等认为同种带瓣管道的替换取决于初次手术管道的大小和生长发育，如果管道直径＜15mm，7年内置换率是100%；如果＞15mm，10年内必须置换率是20%。Chan等的紧密随访结果显示如果初次管道置入年龄＜18个月，50%的管道在术后21.8个月内狭窄，而18个月以后的患者狭窄率仅为5%。这些数据表明管壁的生长性是决定是否需要更换管道的重要因素。Mayer等目前应用组织工程技术，以自身内皮细胞在动物实验中“生长”出带瓣管道，显示有生长性、抗变性和抗钙化的特性，这样就存在一次性手术根治的可能性。也有报道采用自体心包的带瓣管道，手术后的远期效果较人工材料要好。

如能将肺动脉直接连接至右心室切口，完全由自体组织连接，使其能生长，不引起远期梗阻或狭窄，避免了再次手术的痛苦和危险性是最为理想的手术方法。上海儿童医学中心采用自体肺动脉连接右室手术方法，取得满意效果。其手术关键在于彻底游离左右肺动脉，使其与右心室切口顶端吻合无张力，右心室切口尽量靠上，但避免损伤半月瓣。同时肺动脉干前壁剪开至左肺动脉开口远端，然后用心包补片覆盖扩大右心室切口至左肺动脉，防止术后流出道梗阻。本组18例经术后随访，无1例发生流出道或肺动脉梗阻，由于时间尚短，仍需进一步随访。由于肺血管阻塞性病变的早期出现，肺血管阻力明显增高，如患者年龄在1岁以上，不提倡采用本方法，必须采用带瓣的管道连接右心室至肺动脉，降低右心室的前后负荷，改善心功能，有利于术后康复。

永存动脉干术后应紧密随访评价共干瓣膜反流和肺动脉管道梗阻。目前管道置换的结果令人满意。以后的研究将减缓管道梗阻的发生时间，初次手术与并发症之间的间隔将越来越长，未来的新技术和研究必将带来良好的远期结果。

（蒋树林）

第二十五节　冠状动脉瘘

【概述】

冠状动脉瘘(coronary artery fistula)系指冠状动脉或其分支与心腔或大血管之间存在着非毛细血管床性的异常交通。冠状动脉瘘是Ogden分类中最常见的冠状动脉畸形，是一种冠状动脉末端畸形，由Kruse在1865年首先描述，5万个活产儿中有1个(一般人群中1%～2%)，500个心导管检查的患者中可见到1个(0.2%～0.25%)。冠状动脉瘘的发生几乎占所有先天性冠状动脉畸形的50%，是冠状动脉畸形中最常见的有血流动力学改变的畸形。

【胚胎学】

冠状动脉瘘可以是先天的或获得性的(创伤、血管成形术后、移植受体心肌活检等)。先天性冠状动脉瘘的成因为：胎儿原始心脏的血流由心肌中许多内皮细胞组成宽大含有血液的小梁窦状间隙所供应，并与心外膜血管相连；在胎心发育过程中，心肌窦状间隙逐渐退化变细形成Thebesion静脉；若部分窦状间隙不退化而持续存在，便形成冠状动脉与心腔、肺动脉、冠状静脉窦之间的异常交通。

【病理解剖】

冠状动脉瘘的来源和部位：据文献报道来源于右冠状动脉及其分支的瘘占50%～55%；来自左冠状动脉的瘘占35%；来自双侧冠状动脉者仅占5%。瘘的部位以右心系统占多数，瘘入右心室占40%；右心房占25%；肺动脉占15%～20%；瘘入冠状静脉占7%；上腔静脉占1%，瘘入左心系统仅占8%；以左心房居多。瘘口通常为单个，大小为2～5mm，少数病例可有多个瘘孔。瘘支冠状动脉常有增粗、纡曲，甚至呈瘤样扩张，但自发性破裂者甚为少见。瘘支冠状动脉管壁常呈不规则增厚，弹力纤维断裂，心内膜下层硬化及脂肪沉积，此种病理改变与冠状动脉瘘所产生的剪切力导致的血管内皮细胞损伤有关。

冠状动脉瘘可以是单独存在(55%～80%)或合并其他心内畸形(20%～45%)。合并畸形包括法洛四联症(图1-35)、房间隔缺损、室间隔缺损、动脉导管未闭等。

冠状动脉瘘的分类多采用Sakak-ibara等(1966年)血管造影分类法(表1-2)。

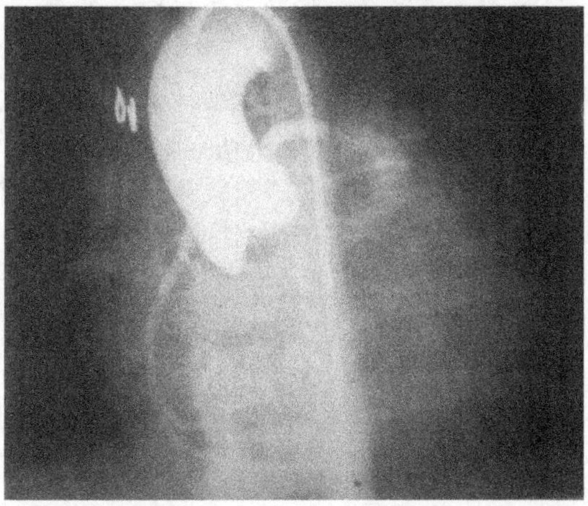

图 1-35　法洛四联症术后造影

扩张的左前降支发自右冠状动脉，切除肺动脉瓣下狭窄使此冠状动脉与右心室流出道形成冠状动脉瘘

表 1-2　血管造影分类法

	类型 A	类型 B
描述	瘘口位于近端 冠状动脉起源扩张，远端正常 冠状动脉常规分支	瘘口位于远端 整个冠状动脉扩张 瘘的近端冠状动脉常规分支
手术方式	心外膜结扎 无需体外循环	需切开冠状动脉或心脏进行修补 需要体外循环

【病理生理】

冠状动脉瘘对血流动力学的影响取决于瘘的口径、位置、异常冠状血管的阻力及其与心腔、血管之间的压力阶差。瘘入低压的右心系统包括右心室、右心房、肺动脉、腔静脉及冠状静脉窦者可产生左向右分流，引起右心房、右心室血流量增多，负荷加重，使右心室容量过度负荷。瘘入左心室者为动脉-动脉分流，其血流动力学效应类似主动脉瓣关闭不全，仅在舒张期有血液进入左心室。由于冠状动脉的血液经瘘口分流，使瘘口远端冠状动脉血流量锐减，造成冠状动脉窃血现象，可导致心肌供血不足。

【临床表现】

患者的症状在 20－30 岁开始出现，55％～73％的患者有症状，包括心绞痛(3％～60％)、呼吸困难(34％～60％)、充血性心力衰竭(15％～19％)、心律失常(22％～24％)，其他少见症状是头晕、心悸和疲劳。

【诊断】

临床诊断依据为：常在胸骨旁左或右第 2 肋或第 3 肋可闻及持续的机械性杂音，需与动脉导管未闭、室间隔缺损、主动脉瓣脱垂、主肺动脉窗相鉴别。2/3 的患者有心电图改变：缺血、心腔超负荷、心肌梗死和心律失常如期前收缩(11％)、房性心动过速(5.6％)、传导障碍(5.6％)等。2/3 患者 X 线胸片可见心脏肥大，16.5％患者肺血增多(多为左向右的分流)。二维多普勒超声可通过彩色血流的位置指引冠状动脉瘘的解剖位置。多数外科医生认为心导管检查是有必要的，尤其对多发瘘，可了解血流动力学和左向右分流程度。

冠状动脉瘘的并发症包括心肌梗死(3％～11％)、细菌性心内膜炎(5％～20％)、动脉瘤形成(19％～26％)、死亡(7％～14％)。心绞痛是由于冠状动脉窃血、冠状动脉粥样硬化、血栓形成所致。充血性心力衰竭与慢性容量负荷增加有关。冠状动脉瘤样扩张易于破裂和心脏压塞。在极少情况下，猝死是冠状动静脉瘘的第一表现。亚急性细菌性心内膜炎和肺动脉高压是长久承受左向右分流的最终结果。在＞30 岁患者中常见肺动脉高压和冠状动脉血栓形成导致冠状动脉栓塞。在未治疗的冠状动脉瘘的患者中每人每年发生亚急性细菌性心内膜炎的概率是 0.1％～0.4％。

冠状动脉瘘有明显症状者应手术治疗。无明显症状者是否需要手术治疗仍有争议。主张手术者认为随着心血管外科的发展，手术安全性提高，手术病死率明显降低。又鉴于瘘的自发闭合率极低，且症状的出现与年龄有关，年轻时可无症状，年龄增长后可并发心肌缺血、细菌性心内膜炎、冠状动脉瘤样扩张甚至破裂等严重并发症。因此，当前多数学者认为冠状动脉瘘的诊断一旦确立，均应手术治疗。

【手术方法】

冠状动脉瘘的手术方式有：①冠状动脉瘘支结扎术。②冠状动脉下瘘口切线缝合术。③有下列情况者应在体外循环下修复瘘孔：瘘支冠状动脉明显扩张或呈动脉瘤状，行冠状动脉下瘘口切线缝合术有可能损伤血管壁引起大出血者；难以显露的瘘口，如位于左侧房室间沟、心脏后壁、右心室流入道、左冠状动脉回旋支等部位的瘘；冠状动脉有明显病变须同期行主动脉-冠状动脉旁路移植者；合并心内畸形须同期手术矫正者；多发性瘘须经心腔、肺动脉或冠状动脉径路修补瘘口者。

(一)冠状动脉瘘支结扎术

这类术式目前已很少应用，仅限用于冠状动脉分支瘘或冠状动脉主干终末支的瘘。手术步骤：①胸部正中切口，可良好地显露心脏各个部位。②纵向切开心包显露心脏，可看到心脏表面扩张的冠状动脉，震颤最明显处即为冠状动脉与心腔或血管间交通的瘘口，并须仔细确定瘘支冠状动脉的来源，如系冠状动脉分支瘘或主干终末端瘘可行直接结扎术。③靠近瘘口处细心游离瘘支冠状动脉，瘘支血管完全游离后，紧靠瘘口处套入丝线，做阻闭试验，暂时阻闭瘘支冠状动脉 15min，观察心肌色泽及心电图，若无变化，可予结扎。但术后仍有可能发生延迟性的心肌缺血甚至心肌梗死(图 1-36)。

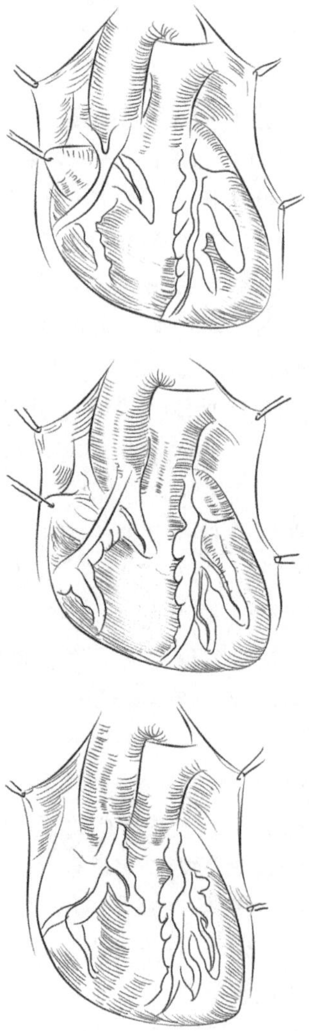

图 1-36　冠状动脉瘘支结扎术

(二)冠状动脉下瘘口切线缝合术

本法不需应用体外循环，手术操作简单安全，且保持了瘘口远端冠状动脉的血流，适用于心室前壁瘘。手术步骤：①胸部正中切口。②纵行切开心包，心外探查可见到扩张的冠状动脉，在心室前壁扪及细震颤最明显处即为瘘口的位置。③在瘘口部位的冠状动脉下，做 2 或 3 个经心肌贯穿瘘口的带垫片褥式缝线，以免结扎时割裂心肌。缝线结扎后心室前壁的细震颤立即消失(图 1-37)。

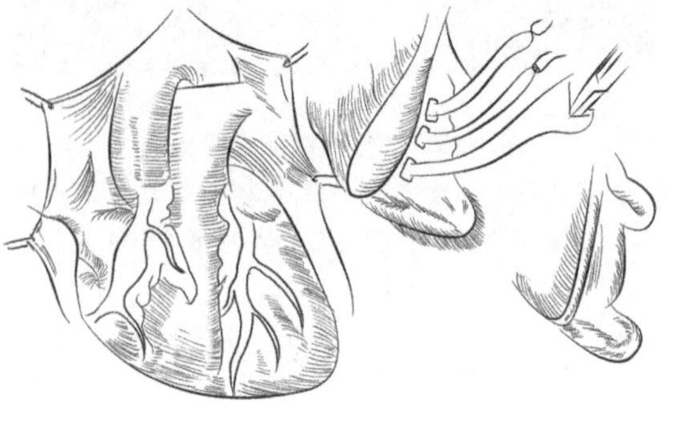

图 1-37　冠状动脉下瘘口切线缝合术

(三)体外循环下冠状动脉瘘修复术

手术步骤：

1. 胸部正中切口。

2. 纵行切开心包，心外探查确定瘘的来源及部位。

3. 经升主动脉插入动脉管，经右心耳及右心房分别插入上、下腔静脉管。上、下腔静脉分别绕以阻闭带，开始心肺转流，钳闭升主动脉，经主动脉根部灌注心脏停搏液和局部心脏降温。

4. 瘘支冠状动脉一般呈现明显扩张，可经扩张的冠状动脉径路修补瘘口。在细震颤明显部位切开冠状动脉，即可显露位在血管后壁的瘘口，可做间断或连续缝合瘘口，然后用 6-0 聚丙烯线缝合血管壁切口(图 1-38)。瘘入右心室亦可经右心室切口修补瘘，瘘大者可用补片修补(图 1-39)。

5. 瘘支冠状动脉若有明显病变或呈瘤样扩张者，应切除病变冠状动脉同时行冠状动脉旁路移植术(图 1-40)。

6. 瘘入右心房、肺动脉者可在震颤明显处切开右心房或肺动脉，自右心房内或肺动脉腔内寻找瘘口，予以修复(图 1-41)。

寻找瘘口时，可经主动脉根部冷灌管注入少量心脏停搏液，循液体溢出处即可查见瘘口。修复后应经冷灌管再注入心脏停搏液，观察瘘口是否修补完善或有无多发性瘘。

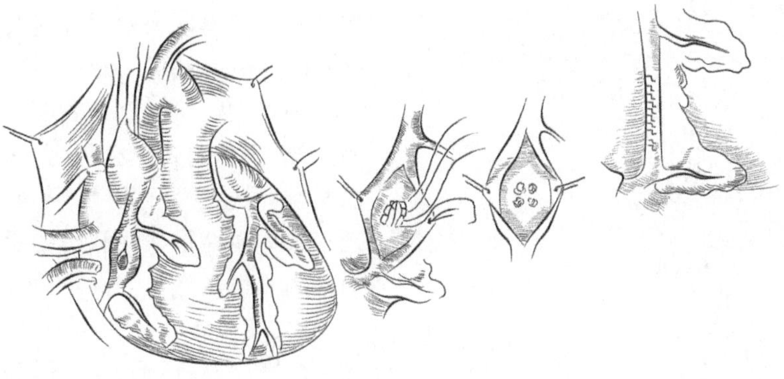

图 1-38　经冠状动脉径路修补瘘口

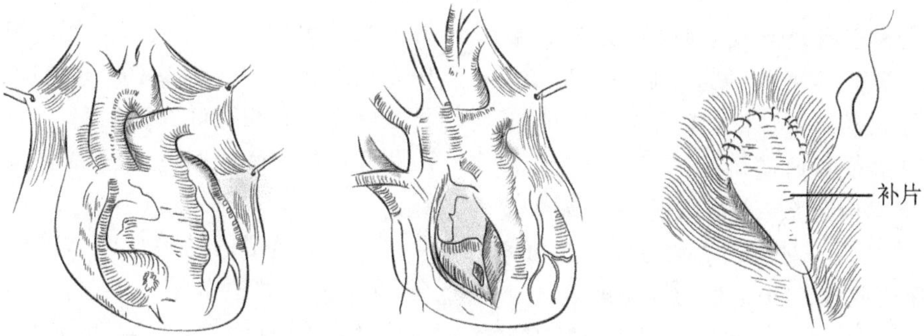

图 1-39　经右心室切口修补瘘

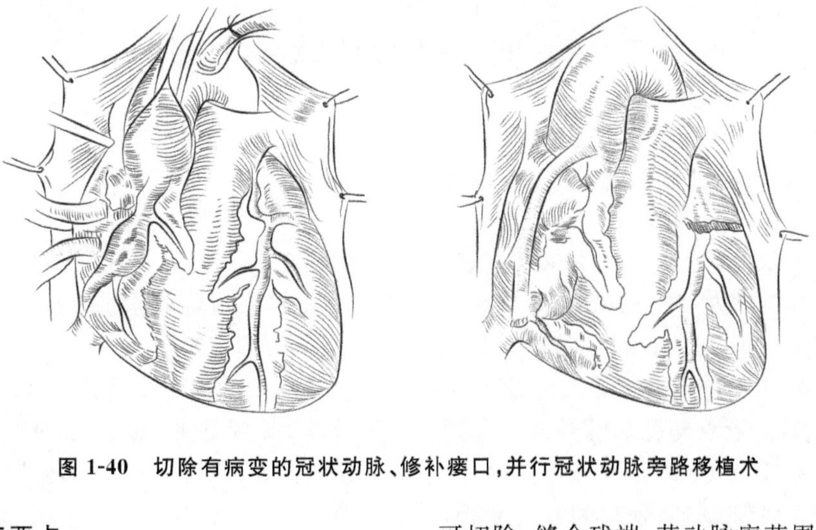

图 1-40　切除有病变的冠状动脉、修补瘘口，并行冠状动脉旁路移植术

（四）术中注意要点

切开心包后应仔细做心外探查，确定瘘的部位及来源。瘘支冠状动脉常有明显增粗、纡曲，瘘口处常可扪到强烈的细震颤，指压瘘口近侧端冠状动脉，若震颤消失，即可确定瘘的部位及来源。

冠状动脉瘤的处理：若冠状动脉瘤位在瘘口处，可切除扩张的动脉瘤前壁，缝合血管切口后形成正常的血管腔；若动脉瘤位在血管的终末端，则可切除，缝合残端；若动脉瘤范围广，涉及冠状动脉主要分支者，则可切除有病变的冠状动脉并行冠状动脉旁路移植术。

【并发症及防治】

术后应行心电图监护，严密观察心律、心肌有无缺血甚至梗死等变化，临床上有无心绞痛症状，若出现心肌供血不足等征象时，应及早给予硝酸甘油类药物治疗，出现室性心律失常应及早应用利多卡因类抗心律失常药物。

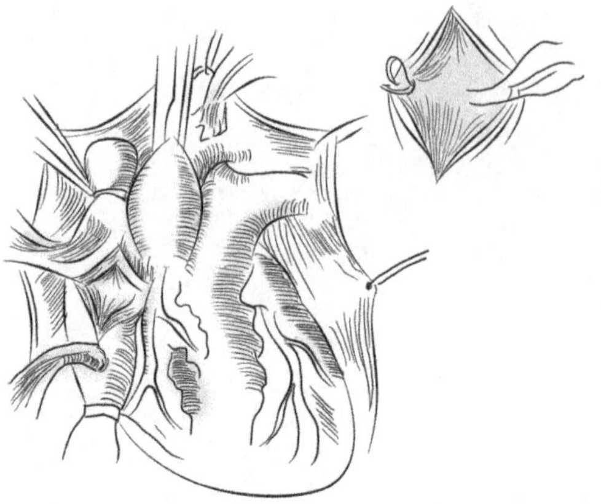

图 1-41　经右心房切口修补瘘口

主要并发症为心肌缺血及心肌梗死、残余瘘。心肌缺血及心肌梗死：发生率约为3%，发生原因与直接结扎瘘支冠状动脉，或伴冠状动脉瘤样扩张，血管腔内血栓脱落堵塞远端血管等因素有关。近年来由于外科技术的进展，直接结扎法已很少应用，故此类并发症甚少。对冠状动脉瘤样扩张者术中应注意防止血栓脱落。残余瘘：发生率约为4%。多由于术中瘘口闭合不完善，常见于冠状动脉下切线缝合者，或有多发瘘存在。若残余瘘口小，分流量小，无明显症状对心功能无不良影响者可予以观察。否则需再次手术闭合残余瘘。

【疗效评价】

先天性冠状动脉瘘的外科治疗已取得了良好的疗效，手术病死率已降至0～6%。手术死亡原因多与合并先天性心内畸形或后天性心脏病有关。近年来单纯性冠状动脉瘘的手术疗效进一步提高，手术病死率已降至零。术后长期随访，患者症状消失，心功能改善。心胸比例趋于正常。术前心电图呈左心室肥厚者，部分患者恢复了正常心电图。

【新进展】

单纯冠状动脉瘘手术效果现已比较理想，所以在外科手术方面多集中在冠状动脉瘘伴有冠状动脉巨大动脉瘤的手术治疗方面。相关的研究多集中在通过介入的方法来治疗冠状动脉瘘，现已取得良好的效果和相对低的死亡率，但由于病例数量有限和开展的时间较短，长远效果还有待于进一步观察。

冠状动脉瘘的明确诊断多需要进行心导管检查，近年来一些医院采用无创的64排CT扫描来诊断冠状动脉瘘取得了良好的效果。

（蒋树林）

第二十六节　冠状动脉异常起源

正常心脏通过两支血管冠状动脉系统（简称两冠状动脉系统）供血保持心肌灌注，左、右冠状动脉分别正常起源于主动脉左窦（后窦）和右窦（前窦），各有一个开口。左冠状动脉干起源于主动脉左窦，分支为左前降冠状动脉和左回旋冠状动脉，分别行经前室间沟和左侧房室间沟。右冠状动脉起源于主动脉右窦，行经右侧房室间沟，往往在十字交叉处发出后降冠状动脉。冠状动脉起源异常分为两种类型，一类为冠状动脉起源于肺动脉，80%～90%在婴儿时期产生心肌缺血、梗死和心力衰竭，应早期应用直接主动脉植入术；另一类为冠状动脉异常起源于主动脉，约有30%在成人期出现心肌缺血症状，应及时施行异常开口重塑术或冠状动脉旁路移植手术。如不及时治疗，此两种冠状动脉畸形均存在猝死的可能。

一、冠状动脉异常起源于肺动脉

冠状动脉异常起源于肺动脉是指一支冠状动脉或其主要分支（左前降冠状动脉或左回旋冠状动脉）或两支冠状动脉起源于肺动脉干近端或极少数起源于右肺动脉近端，冠状动脉的分布和走行正常。临床上以左冠状动脉起源于肺动脉多见，占90%以上，右冠状动脉起源于肺动脉少见。

【流行病学】

左冠状动脉异常起源于肺动脉是一种罕见的又极具生命威胁的先天性心脏畸形，是导致婴幼儿心肌缺血、心肌梗死的常见病因之一。本病发病率极低，每30万活婴中仅有1例，在先天性心脏病中占0.24%～0.46%。1885年Brooks首次报道冠状动脉干起源于肺动脉的病理解剖。1933年，Bland、White和Garland详细描述了1名3个月男婴的临床表现和尸检结果，并首次证明该畸形可在患者生存时作出诊断，故本病又称为Bland-White-Garland综合征。

【胚胎学】

冠状动脉的正常发育必须有主动脉窦长出冠

状动脉芽,并与心内膜下冠状动脉血管丛连接。在胚胎发育第 6～7 周时,冠状动脉开始在主动脉干起源处出现 2 个成血管细胞芽,向心外膜伸延。与此同时动脉干内生长出一螺旋内膜嵴,逐渐将动脉干分隔成 2 个管道,即主动脉和肺动脉。心脏上的冠状血管环发育较早,在大动脉根部形成一血管网,此后与成血管细胞芽连接,约在第 9 周前完成冠状动脉系统的发育。正常主动脉芽与冠状动脉血管丛连接的发生机制有二:①为冠状血管丛接近动脉干时,诱导冠状动脉芽的生长。②为主动脉左窦和右窦呈鞍形,此处张力最大而发出冠状动脉芽。正常左、右冠状动脉血管丛分别与主动脉左和右窦芽连接,形成两个冠状动脉系统。在正常发育过程中,肺动脉干也长出冠状动脉芽,但通常退化消失。如冠状动脉血管丛的 1 支或 2 支冠状动脉从未与主动脉芽连接而与肺动脉芽异常连接,则形成冠状动脉异常起源于肺动脉。

【病理解剖】

冠状动脉异常起源于肺动脉可发生于冠状动脉的 1 支或 2 支及其分支。Soloff 将冠状动脉异常起源于肺动脉分为五种类型,包括左冠状动脉、右冠状动脉、两支冠状动脉、附加冠状动脉和左回旋冠状动脉起源于肺动脉,有时左前降冠状动脉也可起源于肺动脉(图 1-42)。

左冠状动脉异常起源于肺动脉在临床上冠状动脉畸形中发现较多,其开口位置变化较多,异常起源的左冠状动脉的开口几乎可以位于主肺动脉及其近端分支的任何部位,通常位于肺动脉瓣上方 10mm 范围内左后瓣交界上方。最常见开口位于主肺动脉根部后窦的左侧壁(图 1-43),其次为后窦的右侧壁,也可以在主肺动脉后壁,起源于主肺动脉前壁极其少见,在更少见的情况下还可以起源于右肺动脉近段后壁(图 1-44)。通常左、右冠状动脉分支走行正常,但右冠状动脉较正常时明显粗大、纡曲、扩张。这是因为它要提供侧支循环血流供应左心室心肌的冠状循环。右冠状动脉与左冠状动脉之间,特别是与左前降支之间的侧支循环可有不同程度的发育。也曾有文献报道,独立的右冠状动脉圆锥支发自升主动脉前壁,与异常起源的左冠状动脉之间形成侧支循环。左心室几乎都是肥厚的并且极度扩张,尤其在左心室心尖部。还可见弥漫性左心室纤维化,以心内膜下层最为明显,其间还可能存在局灶性钙化。通常有不同程度的继发性心内膜下弹力纤维增生。乳头肌的弥漫纤维化和部分钙化甚至梗死,导致乳头肌功能失调,心内膜弹力纤维增生可累及二尖瓣形态造成腱索融合及短缩,广泛的左心室纤维化引起左心室和二尖瓣环扩张,最终导致二尖瓣关闭不全。

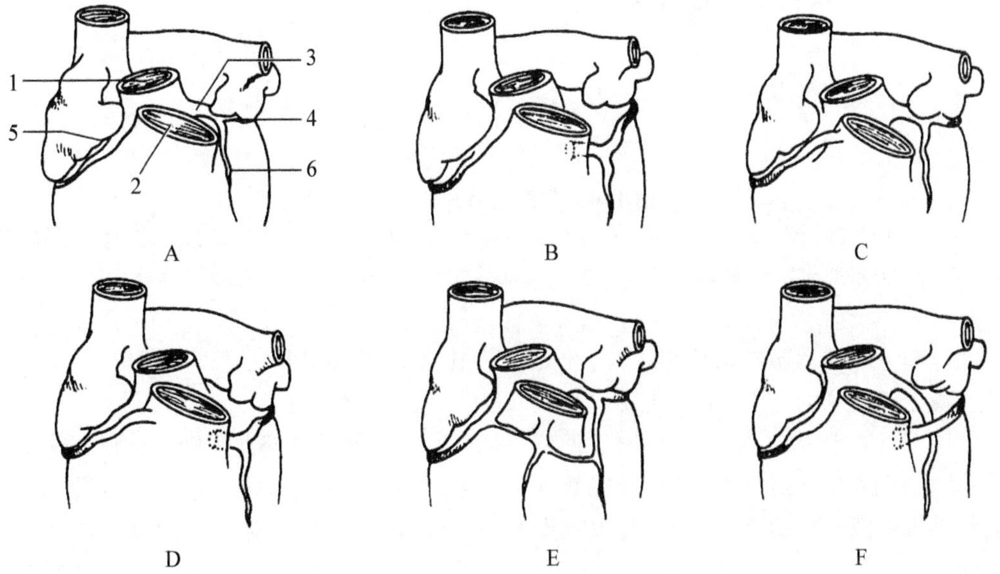

图 1-42　冠状动脉起源的不同类型

A. 正常:1. 主动脉;2. 肺动脉;3. 左冠状动脉干;4. 左回旋冠状动脉;5. 右冠状动脉;6. 左前降冠状动脉。B. 左冠状动脉起源于肺动脉。C. 右冠状动脉起源于肺动脉。D. 两支冠状动脉起源于肺动脉。E. 附加冠状动脉起源于肺动脉。F. 左回旋冠状动脉起源于肺动脉

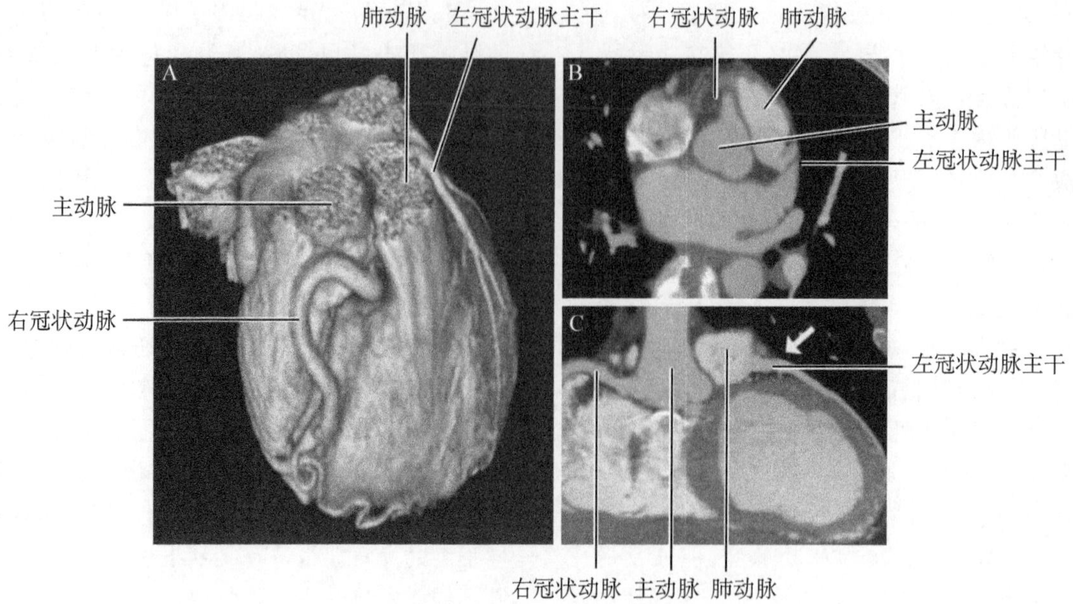

图 1-43　左冠状动脉起源于肺动脉后窦

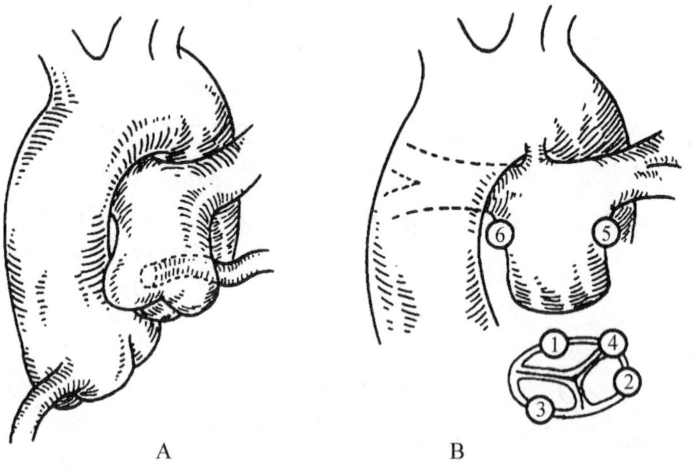

图 1-44　左冠状动脉异常起源

A. 左冠状动脉起源于肺动脉右(后)窦。B. 冠状动脉起源于肺动脉的位置:①肺动脉右(后)窦;②肺动脉非面向(前)窦;③肺动脉根部前方;④肺动脉根部后方;⑤肺动脉分叉与左肺动脉之间;⑥肺动脉分叉与右肺动脉之间

右冠状动脉起源于肺动脉在临床上少见,约为左冠状动脉起源于肺动脉的1/10,异常起源于往往位于瓣上肺动脉干。随着左、右冠状动脉侧支循环的建立,很快右心室的血液供应得到代偿,因此其预后较左冠状动脉起源于肺动脉好,但也有少数出现心肌缺血和猝死。

两侧冠状动脉均异常起源于肺动脉的患者,由于心肌缺血和缺氧,往往在生后立即死亡,故无临床意义。冠状动脉分支如左前将支异常起源于肺动脉文献罕见报道。冠状动脉异常起源于肺动脉常合并的心脏畸形有动脉导管未闭、主肺动脉隔缺损、室间隔缺损和法洛四联症等。

【病理生理】

左冠状动脉起源于肺动脉的患者,在胎儿期及生后早期,由于肺循环血管阻力较高,以及动脉导管尚未闭合,肺动脉与主动脉压力相似,异常起源的左冠状动脉内的正向血流压力足以灌注心肌。此时尽管来自肺动脉的正向血流为低血氧饱和度的静脉血,但左心室心肌仍可能得到足够氧合。在出生后的最初几周内,随着动脉导管的闭合及肺循环血管阻力下降,左冠状动脉正向血流灌注减少,左心室心肌的氧合是否足够充分,则完全依赖于左右冠状动脉系统之间侧支循环血流的发育程度。此时，左冠状动脉内的血流变为逆向血流，即右冠状动脉、侧支循环、左冠状动脉、主肺动脉。正常起源于升主动脉的右冠状动脉成为冠状供血的主要来源，左心室心肌的灌注完全来自右冠状系统发出的侧支循环（图1-45）。患者的初始症状和心肌缺血程度依赖于动脉导管关闭的早晚、肺动脉高压的维持以及是否及时建立冠状动脉间侧支循环，从而使右冠状动脉提供的血流逆行灌注到起源于肺动脉的左冠状动脉。另外，决定婴儿能否存活的因素，除丰富侧支循环的建立是主要因素外，右冠状动脉是否优势支也是一个重要的因素，因为左冠状动脉分布区域越小，缺血的影响越小。

根据左、右冠状动脉间侧支循环建立的程度，可将本病分为婴儿型及成人型。婴儿型患者左、右冠状动脉间缺乏或仅有很少的侧支循环。由于侧支循环不够丰富，不可避免地导致左心室心肌灌注不良，因此患者很早即有严重心肌缺血、左心室功能低下、左心室扩大、乳头肌缺血、梗死和（或）瓣环扩大引起严重二尖瓣反流。如不能及时手术治疗，很快于出生后数周至数月死亡。10%～15%的患者属于成人型，这类人因左、右冠脉间存在丰富侧支循环得以长期生存。但流经左冠状动脉的血液，因肺动脉压力低，直接分流入肺动脉，而不到高阻力的心肌血管。这种左向右分流引起的冠脉窃血使左心室心肌仍有缺血改变，患者中有80%～90%在平均年龄35岁时发生猝死，死亡原因多为恶性室性心律失常。

右冠状动脉异常起源于肺动脉的患者，左冠状动脉粗大，其血流经侧支循环血管、右冠状动脉到肺动脉的左向右分流，虽然右冠状动脉起源于肺动脉，但由于右心室壁张力低，早期来自肺动脉氧合不良的血液仍可使右心室心肌获得一定的血液供应，少数病例出现心肌缺血和猝死。

【临床表现】

（一）症状

患儿出生时情况尚好，这是由于肺动脉压力高阻止到肺动脉的分流和冠状动脉窃血。心肌梗死是逐渐形成而不是突然发生的，最早在2～3周后，但多数在2～4个月出现心动过速、咳嗽、喘鸣、气急等心力衰竭症状。在这些症状出现前数周或数日，患儿常于喂奶时或活动后发生阵发性烦躁不安，继气急之后可伴有面色苍白、盗汗，如同心绞痛样，甚至可有短暂昏厥，即所谓婴儿心绞痛综合征。每次发作历时5～10min，吸气后终止或缓解。此种心绞痛发作出现后逐渐频繁，但不久即为气急等心力衰竭症状所代替，常并发上呼吸道感染、支气管炎或肺炎。出现症状的患儿几乎没有自觉改善症状的可能，大多数患儿因进行性心力衰竭而在短期内死亡。少数患儿因侧支循环建立而有好转，但仍处于慢性心力衰竭情况，延迟至儿童期才夭折。另有少数患儿在婴儿时有严重症状，以后症状逐渐消失，正常发育生长。侧支循环丰富的病例可生长至儿童和成人，即所谓成人型，一般无症状或仅有轻度气急或胸闷，偶有胸痛或心绞痛史，典型的心肌梗死和心力衰竭的症状少见。

（二）体征

左冠状动脉起源于肺动脉是极少数在婴儿期导致充血性心力衰竭但不产生杂音的畸形之一。体格检查的特征性表现包括呼吸频率快、心动过速和心脏增大，以左心室扩大为主。年幼时通常无杂音。随着时间的推移，在心前区可听到短促柔弱的

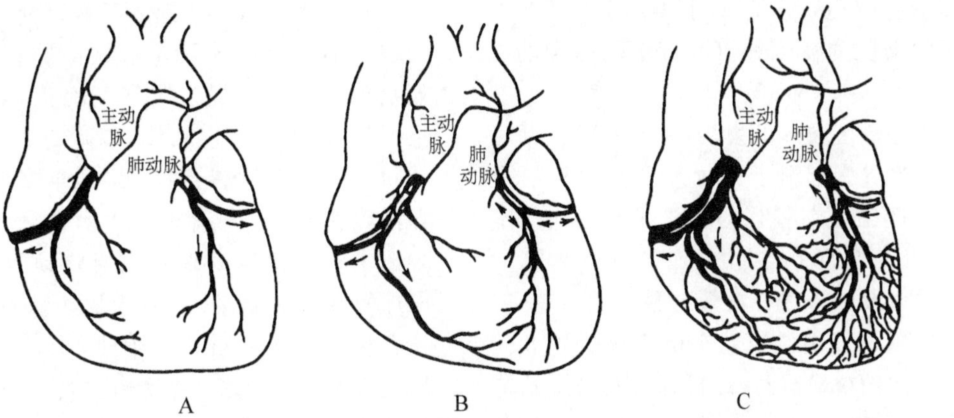

图1-45　左冠状动脉异常起源于肺动脉不同时期供血状态

A. 胎儿期；B. 婴儿型；C. 成年人型

收缩期杂音。伴有二尖瓣关闭不全及充血性心力衰竭的患者，心尖区可闻及全收缩期杂音和奔马律，并可扪及心前区抬举感。此外，患者肝通常会增大，少数患者脾可扪及。如左侧心力衰竭和肺动脉压明显增高，可产生右心室增大和肺动脉瓣区第二心音亢进。儿童和成年人的心脏可不大，唯一的体征是胸骨左缘听到收缩期或连续性杂音，可能是动脉导管未闭或畸形冠状动脉到肺动脉的左-右分流引起。

【辅助检查】

(一)心电图

左冠状动脉异常起源于肺动脉的心电图具有特征性表现，典型的心电图表现为前外侧壁心肌缺血及心肌梗死，Ⅰ、aVL、V_4～V_6 等导联出现深宽 Q 波，ST 段压低，T 波倒置，电轴左偏，左心房扩大，左心室肥厚。年长的儿童和成年人可有陈旧性左心室前外侧壁心肌梗死的心电图表现，有 ST 段变化和 T 波倒置。

(二)X 线胸片

在婴儿心影明显增大，以左心房和左心室增大为主，并有肺充血或肺水肿表现。在年长的儿童和成年人，心影稍大，两肺野清晰。

(三)超声心动图

左冠状动脉异常起源于肺动脉的二维超声心动图可见右冠状动脉特别粗大，起源于升主动脉，左冠状动脉异常起源于肺动脉；左心室腔扩大和活动减弱，类似于扩张性心肌病；左心室舒张末期容积明显增加，可达正常值的 4 倍之多；左心室壁变薄，存在局限性或节段性反常运动或室壁瘤表现；左心室乳头肌和心内膜由于纤维化和弹力纤维增生而在超声显影增强；左心室收缩功能下降，射血分数及缩短分数降低。彩色 Doppler 可以探及左冠状动脉至肺动脉的血流并可发现不同程度的二尖瓣反流。

随着超声心动图技术的发展，有经验的医师可以很容易地发现异常起源于肺动脉的左冠状动脉，因此超声心动图已逐渐替代心导管术和心血管造影，成为诊断此畸形的标准方法。

(四)心导管及选择性心血管造影

选择性造影可以提供冠状动脉起源位置和侧支循环发育状况的精确信息，还可评价左心室功能和二尖瓣反流程度。升主动脉造影显示仅有扩张增粗扭曲的右冠状动脉发自主动脉，如有丰富的侧支循环血管，右冠状动脉末梢显影后左冠状动脉显影，最后造影剂流入主肺动脉。心血管造影显示左心室和左心房明显扩大，以及左心室前外侧游离壁活动减弱和二尖瓣关闭不全。左心室造影证明左心室明显扩大和心尖部大的室壁瘤。心导管检查可以证实左向右分流，有大的侧支循环存在时，肺动脉内血氧含量明显升高。另外，左心室舒张末期压力及左心房压力通常升高。

值得注意的是，左心室功能低下时心导管检查有一定危险。因此，只有在诊断不明时才是心导管检查的指征。如果超声心动图检查能够明确诊断，应避免心导管检查。

【治疗】

(一)手术指征

本病自然预后十分凶险，常在婴儿期危及生命。由于缺血性左心室功能障碍造成的充血性心力衰竭，出生后第 1 年死亡率可高达 90%。即使侧支循环丰富，部分患者可存活至成年，但未经治疗的成年人中 80%～90%在平均年龄 35 岁时发生猝死，死亡原因多为恶性心律失常，提示即使无症状或症状轻微，心肌缺血性损伤也会进行性加重。因此，多数学者建议本病一经诊断即须手术，无论患者年龄及左、右冠状动脉间侧支循环建立程度，以尽可能多地保护存活心肌、恢复左心室功能。Sauer 等分析了一组 33 例左冠状动脉起源于肺动脉患者围术期死亡的原因，提出 5 个危险因素：①手术年龄<6 个月；②左冠状动脉优势型及平衡型冠状动态循环；③心电图显示急性心肌梗死，即至少两个导联出现 ST 段升高≥0.2mV；④心电轴左偏，但伴有极度右侧占优势的冠状动脉循环；⑤左心室后壁灌注不足。

(二)手术方法

左冠状动脉异常起源于肺动脉的外科治疗目的在于消除肺动脉从左冠状动脉窃血状况，为左冠状动脉及分支提供足够的血流，避免心肌进一步损伤，改善左心室功能，解除心力衰竭和猝死的威胁。为达到这一目的，在早年多采用间接手术方法以改善左心缺血状态。如应用肺动脉环扎或人造主肺动脉窗术来提高冠状动脉内压力，从而增加冠状动脉血流，提高冠状动脉内血氧饱和度；在心包腔内撒滑石粉以促进心包与心肌黏连，增加左心室侧支循环，来缓解顽固性心绞痛；结扎异常起源的左冠状动脉以中断左冠状动脉内的逆向血流，减少冠状动脉窃血，同时提高冠状动脉内压力。直到 1966 年，Cooley 等第一次将大隐静脉移植到异常左冠状动脉，才开创了恢复双冠状动脉系统的生理学纠正的先河。以后又有不同学者分别报道了应用左锁骨下动脉、左颈总动脉或乳内动脉进行旁路移植术的方法。1974年，Neches等首次描述了重新将异常的左冠状动脉连同肺动脉壁移植到主动脉上，即左冠状动脉再植术，这样恢复了双冠状系统的解剖学特征，被认为是解剖学及生理学纠正手术。此后在1979年，Takeuchi等又设计了肺动脉内隧道方法来纠正左冠状动脉起源于肺动脉。近10年来，随着大动脉调转术的经验积累，主动脉植入术或延长异常开口的管道与主动脉连接以及改良植入术和Sese手术的开展，目前主动脉再植术已成为此畸形的首选和常规手术，适用于左冠状动脉异常起源于肺动脉的任何部位和所有病例。

1. *左冠状动脉结扎术* 结扎异常起源的左冠状动脉可在非体外循环下进行。经左前外侧第4肋间进胸，在左侧膈神经前方切开心包，结扎并向上牵拉左心耳，显露起源于肺动脉的左冠状动脉，游离其近端。在试行阻断后，观察心脏反应及心电图。若无明显异常，单纯或双重结扎左冠状动脉近端。然后缝合心包，置胸腔引流管，关胸。如冠状动脉异常起源于肺动脉后方，也可在体外循环下手术，采用单根静脉插管和升主动脉插管转流，常温下心脏不停搏，经肺动脉横切口，在肺动脉内直接缝合左冠状动脉开口(图1-46)。

早年施行此术时死亡率极高，可达27%～50%，主要是因为左、右冠状动脉间没有足够的侧支循环血管形成。因此，施行异常起源的左冠状动脉结扎术的患者必须具有足够的冠状动脉侧支循环和较大的左向右分流，这样在消除了冠状动脉窃血后，心肌灌注才能得以改善。但单纯结扎手术存活的患者，因其最终保留单冠系统，从理论上讲不符合生理循环，术后左心供血完全依赖右冠状动脉。而且单根冠状动脉发生硬化的危险大大增加，术后仍潜在很大猝死可能。据报道，此方法远期死亡率可高达33%。目前，单纯结扎左冠状动脉只适于症状严重的小婴儿急诊姑息手术，以尽可能减少心肌缺血时间。

2. *左锁骨下动脉-左冠状动脉吻合术* 经胸骨正中切口应用体外循环，亦可经左胸后外侧切口非体外循环下完成。经胸骨正中切口，完全游离左锁骨下动脉，尽量在其远侧结扎和切断。将左冠状动脉从肺动脉上切下并带有一部分肺动脉壁，与左锁骨下动脉行端-端吻合。直接缝合或用自体心包片修补肺动脉壁上的切口。在非体外循环下施术时，结扎左冠状动脉根部后，将向下翻转的左锁骨下动脉与左冠状动脉行端-侧吻合(图1-47)。这一术式最早在1957年由Apley等提出，但直到1968年才由Meyer等成功地施行，此后被称为Meyer手术。与其他手术相比，该手术的优势在于避免了因主动脉阻断所致的心肌缺氧性损伤的进一步加重以及对肺动脉行直接的外科操作可能造成的远期狭窄。但对婴儿来说，移植血管的阻塞是主要问题，其阻塞率可高达50%。另外，左锁骨下动脉在主动脉发出的部位易于扭曲是造成移植血管远期阻塞的重要因素。

3. *冠状动脉旁路移植术* 1966年，Cooley首先报道用涤纶人造血管行主动脉-冠状动脉旁路移植手术治疗左冠状动脉起源于肺动脉。类似于

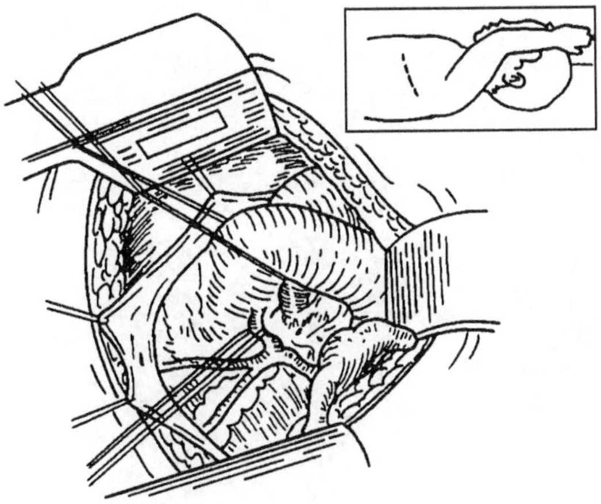

图1-46 左冠状动脉结扎术

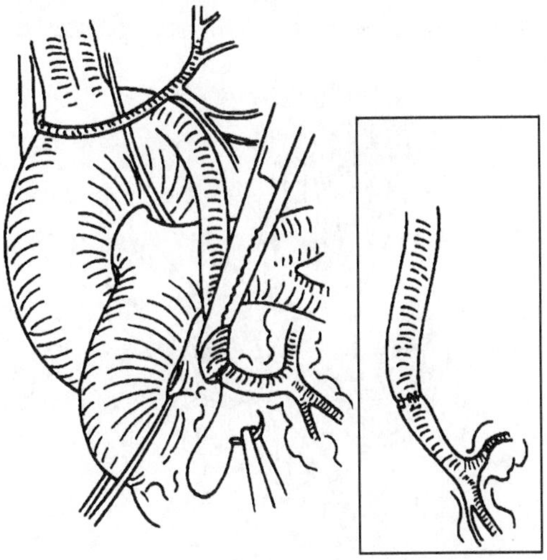

图1-47 左锁骨下动脉-左冠状动脉吻合术

Meyer 手术，可以在结扎左冠状动脉后，将涤纶血管与左冠状动脉主干或前降支近端做端-侧吻合，也可以切下左冠状动脉与涤纶血管行端-端吻合。此后，血管移植物逐渐为生物材料所替代，包括自体或同种异体的大隐静脉，或是游离的一段左锁骨下动脉、桡动脉或髂动脉(图 1-48)。此方法的缺点是血管桥容易阻塞，特别是人工血管桥和静脉桥。目前，该术式仅用于异常左冠状动脉结扎后再次需用双冠状动脉系统的重建术或在成年人施行内乳动脉的冠状动脉旁路移植术。

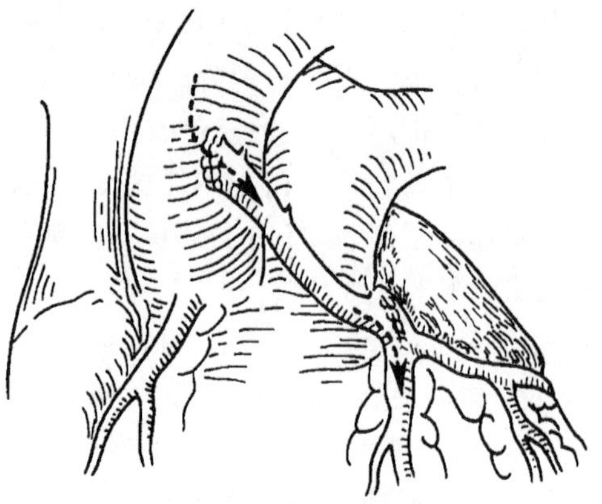

图 1-48　冠状动脉旁路移植术

4. 肺动脉内通道术　此方法由 Takeuchi 于 1979 年首次报道，通过人造一个主肺动脉窗，再利用肺动脉前壁组织或自体心包缝制成一个位于肺动脉内的、连接人造主肺动脉窗及异常左冠状动脉开口的通道，使主动脉血流得以灌注左冠状动脉(图 1-49)。以后 Arciniegas 采用游离的锁骨下动脉作为肺动脉内通道材料。以往这种手术方法被认为最适用于左冠状动脉起源于肺动脉左侧壁或左后壁的患者，因其开口远离肺动脉根部，直接吻合易形成张力导致管腔紧张或扭曲造成狭窄。该手术远期并发症较多，如肺动脉瓣上狭窄、肺动脉内通道瘘及主动脉瓣关闭不全等，近年来已很少应用，仅用于某些特殊解剖情况。

5. 冠状动脉主动脉植入术　以往认为此术式最适于左冠状动脉开口于肺动脉右侧壁或后壁者，因其距离升主动脉较近，移植相对容易。对于开口于肺动脉左侧壁的，移植可能较困难。但近年随着大动脉转位 Switch 手术的开展，人们从中获得了大量的冠状动脉移植经验，应用此方法也可以对左冠状动脉异常起源于肺动脉的任何部位进行治疗。此术式目前被广泛认为是最好的方法并被普遍采用，其最符合解剖生理，死亡率低，并发症少，远期通畅率高。

(1)左冠状动脉起源于肺动脉的主动脉植入术：胸骨正中切口，升主动脉高位插管及经右心房单根静脉插管建立体外循环。转机后立即收紧主肺动脉或左、右肺动脉的套带，这一点至关重要。首先，两冠状动脉之间常有一些侧支，如果转流过程中血液进入肺动脉会造成冠脉窃血并导致左、右冠脉灌注不足。另外，若血流经左冠状动脉到肺动脉，然后经肺静脉回流至左心房、左心室，功能低下的左心室不能适应过多的血液回流将导致左心室膨胀及肺水肿。手术过程中避免左心室膨胀非常关键。因此，一定预先经右上肺静脉置入左心引流管，也可直接经左心耳置入左心引流管。降温期间充分游离主肺动脉及其分支，观察异常冠状动脉走行。温度降至28℃以下时减流量至50ml/(kg·

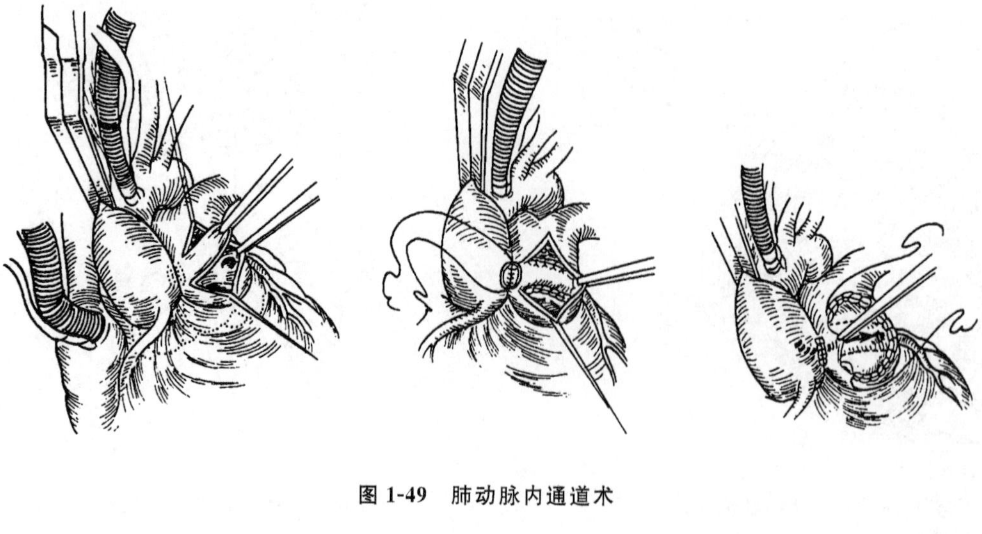

图 1-49　肺动脉内通道术

min)并阻断升主动脉，经主动脉根部灌注心肌保护液。

对于冠状动脉异常开口于肺动脉右侧壁或后壁者，因距离升主动脉较近，移植相对较容易。在冠状动脉开口水平先切开肺动脉前壁并找到左冠状动脉开口。横断主肺动脉以利于显露，连同一圈肺动脉壁切下异常左冠状动脉开口并游离其近端。理想的移植部位是升主动脉后壁左侧，可以用 2.5～4.0mm 打孔器在主动脉壁上打孔。必要时，纵行切开升主动脉右前方在直视下打孔，以免损伤主动脉瓣。然后将游离的左冠状动脉用 6-0 或 7-0 聚丙烯缝线连续缝合，无张力地重新移植于升主动脉(图 1-50)。缝合升主动脉切口，排气后开放升主动脉。检查左冠状动脉位置及吻合口，严密止血。直接吻合主肺动脉可能会压迫重新移植后的左冠状动脉，可游离远端肺动脉并切断动脉导管韧带，用自体心包修补主肺动脉后壁，前壁直接吻合。在整个复温过程中应始终保持左心引流。当心搏正常后，小心停止左心引流，监测左心房压力。如果左心房压力明显升高，说明左心室不能负担回心血量，应重新恢复左心引流。

如左冠状动脉开口于肺动脉根部左侧壁或肺动脉右窦的左侧或肺动脉干中部左侧，此处距离升主动脉较远，则利用异常开口两端肺动脉切成长方形，并以 7-0 聚丙烯线缝制成不同长度的延长管道，与主动脉吻合(图 1-51)。

左冠状动脉开口于肺动脉前壁的，可采用 Sese 手术方法。在异常开口四周切下一块较宽大的肺动脉杯状片，肺动脉缺口用心包片修复。在邻近的主动脉壁上做一“]”形切口，应用 6-0 聚丙烯缝线缝合主动脉片至左冠状动脉开口的肺动脉片，以后将异常开口的肺动脉片与主动脉缺口和主动脉片吻合(图 1-52)。

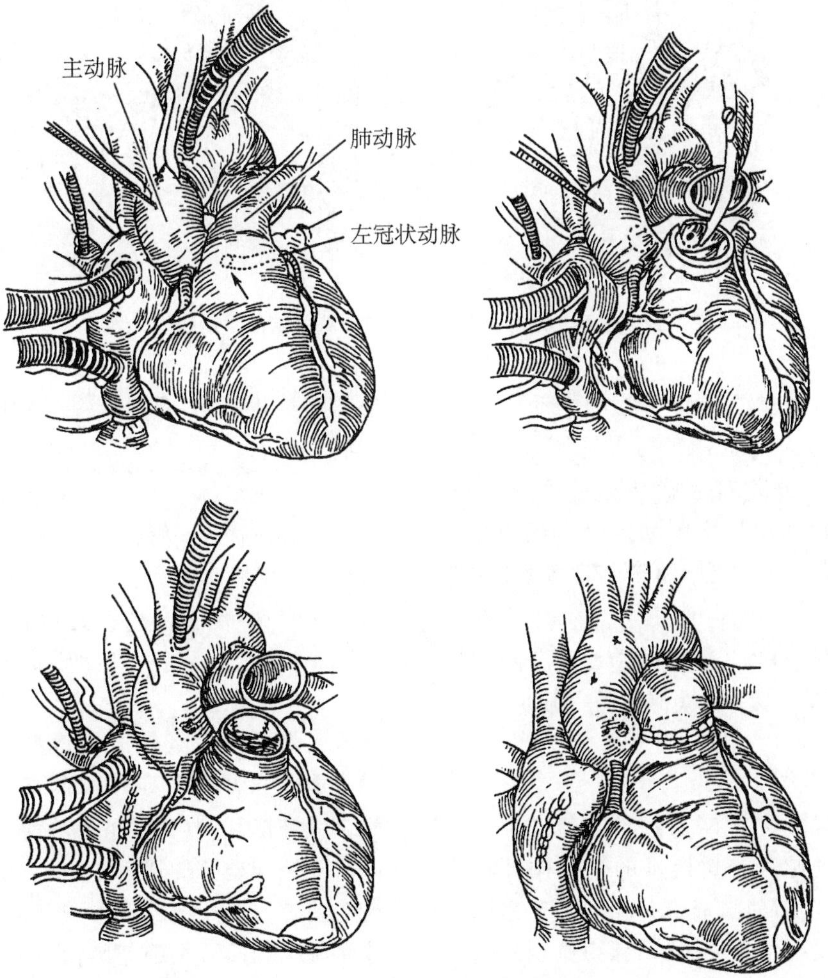

图 1-50　左冠状动脉异常开口于肺动脉右侧壁或后壁的主动脉植入术

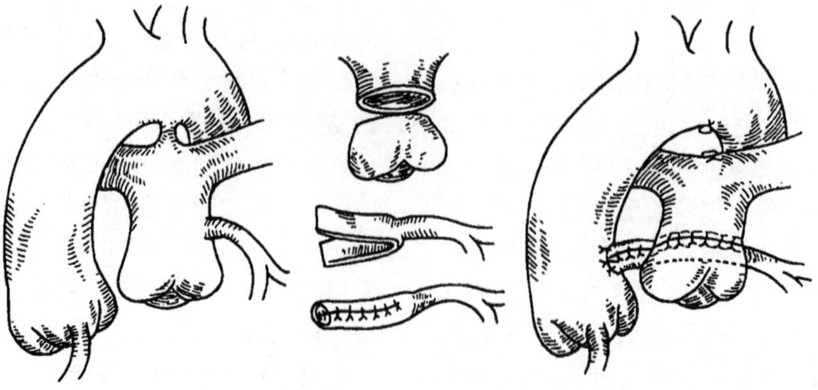

图 1-51　左冠状动脉异常起源于肺动脉根部左侧壁的主动脉植入术

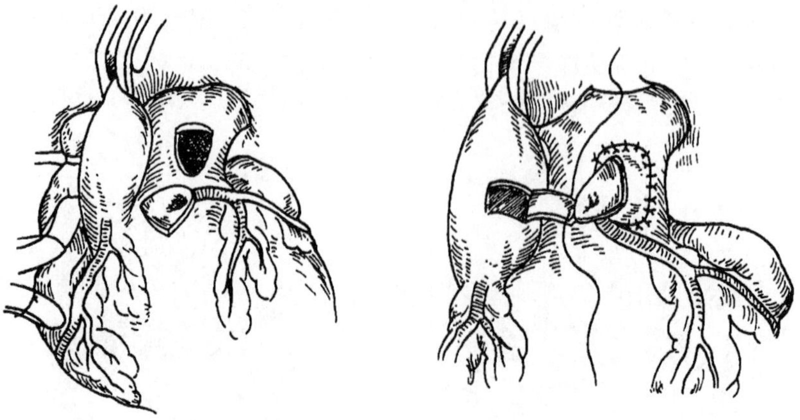

图 1-52　左冠状动脉异常起源于肺动脉前壁的主动脉植入术

(2)右冠状动脉起源于肺动脉的主动脉植入术:右冠状动脉往往异常起源于瓣上的肺动脉干前面,在心脏停搏后,分离右冠状动脉近段约 3cm。于右冠状动脉开口四周切下肺动脉壁呈纽扣片与升主动脉适当部位切口吻合,缝合肺动脉切口(图 1-53)。

(3)左前降冠状动脉起源于肺动脉的主动脉植入术:在窦管连接处上方 5mm 横断肺动脉干,切除全部非面向窦,用 7-0 单丝线缝成一长管,并与主动脉左侧切口吻合(图 1-54)。

(三)术中注意事项

1.在两冠状动脉系统重建术的体外循环转流中,一定要勒紧两侧肺动脉套带并经右肺上静脉插管进行充分左心减压,防止冠状动脉窃血现象以及经肺静脉回流至左心而致功能差的左心室和左心房扩大膨胀。

2.分别阻断主动脉和肺动脉,并从上述两动脉根部灌注停搏液,防止外溢,保证危重婴儿心肌良好灌注状态。

3.在主动脉植入术中,切下冠状动脉开口四周肺动脉的杯状片要够大,肺动脉壁的延长管匀称,防止狭窄。如肺动脉延长管长度不够,可加用一段大隐静脉或 6mm Goretex 人造血管。主动脉切口应在窦管连接部上方,避免吻合时扭曲和损伤动脉瓣。

4.轻到中度二尖瓣关闭不全不做处理,在主动脉植入术后可以减轻或自行消失。遇有巨大室壁瘤和重度二尖瓣关闭不全时,应同时做室壁瘤切除和二尖瓣修复,改善术后心功能。

5.经肺动脉隧道手术中,应用适应大小的补片与肺动脉后壁严密缝合形成肺动脉内隧道,使主动脉血流顺利通过主肺动脉窗到左冠状动脉开口,防止阻塞和补片部分脱落产生分流。肺动脉纵切口需加用心包片扩大,避免瓣上肺动脉狭窄。由于术后可能存在肺动脉狭窄,目前此方法已很少应用。

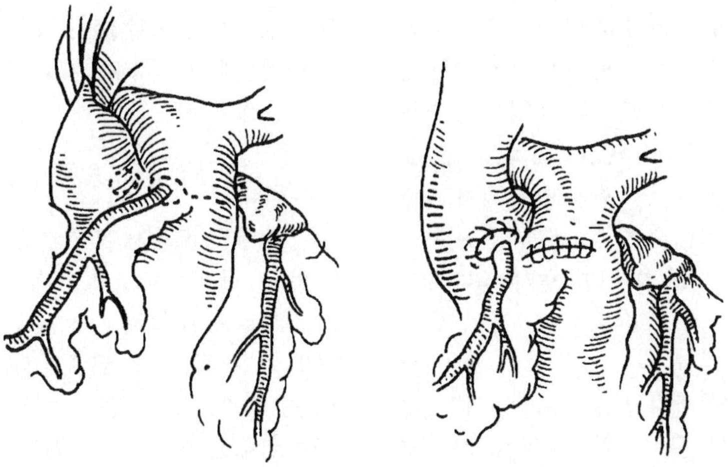

图1-53　右冠状动脉异常起源于肺动脉的主动脉植入术

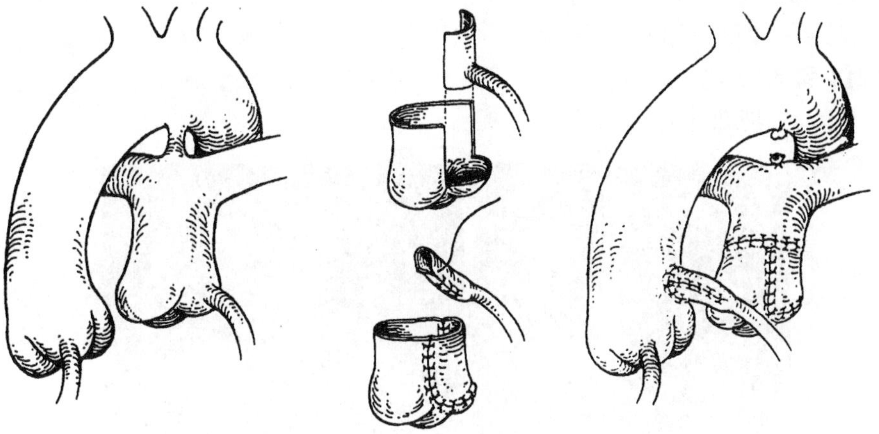

图1-54　左前降冠状动脉异常起源于肺动脉的主动脉植入术

【并发症及防治】

(一)低心排血量综合征

低心排血量综合征是冠状动脉异常起源于肺动脉患者两冠脉系统重建术后最常见的并发症,多数患者需用血管活性药物支持心肌收缩功能并改善冠状动脉和末梢循环,少数危重患者在术后需要使用左心室机械辅助。

(二)二尖瓣关闭不全

虽然重建双冠系统治疗左冠状动脉起源肺动脉的外科手术方法已被公认,但对于本病继发病变,尤其是二尖瓣的处理上仍有争议。特别是对于婴儿存在严重心力衰竭时,如何处理二尖瓣反流存在很大分歧。多数学者认为手术同时不须处理二尖瓣,即使中度甚至重度反流。因为在严重心功能不良时,增加心肌缺血时间处理二尖瓣弊大于利。而且成年人心脏外科经验是,对缺血性二尖瓣反流通过二尖瓣成形很难有明显改善。术后早期存在轻—中度二尖瓣关闭不全是可以接受的。Guido对一组31例患者15年随访发现,90.4%的患者术后一年二尖瓣功能明显改善。Anthony一组67例患者研究显示,术后平均7.5个月二尖瓣反流可改善至轻度或更少。少数临床上持续存在明显二尖瓣反流的患者可能因为左冠状动脉仍有狭窄,乳头肌供血不足未得以充分改善所致,须晚期手术。另有部分学者认为只有在严重二尖瓣反流时,手术同时行二尖瓣瓣环缩或换瓣。Cochrane等认为在较大儿童或青少年,如果产生严重二尖瓣反流的机制是由于不可逆的心肌损伤或乳头肌梗死,则手术同时需做二尖瓣修复。日本东京女子医科大学的经验是:无论二尖瓣反流是何种程度,手术时一律行二尖瓣前交界环缩。也有作者认为手术同时可不处理二尖瓣，因本病二尖瓣反流的病因学机制为左心室扩张，二尖瓣环扩大以及乳头肌缺血或梗死造成乳头肌功能不良，上述一种或多种机制共同作用产生继发性二尖瓣关闭不全。随双冠系统的建立，术后心肌缺血、心室扩张以及乳头肌功能不良得以改善，相应地二尖瓣反流也会改善。但对于巨大室壁瘤，多数学者认为应在手术同时一并处理，否则会影响手术预后。

（三）肺动脉狭窄

Takeuchi 手术后往往产生不同程度瓣上肺动脉狭窄，应用改良 Takeuchi 手术后明显减少。但少数病例合并严重肺动脉狭窄，应再次进行肺动脉干补片扩大术。Takeuchi 手术及其改良方法均可合并隧道补片部分撕裂或阻塞，应适时进行超声心动图检查和心血管造影，择期施行经肺动脉内隧道补片的修复或加用乳内动脉的冠状动脉旁路移植手术。

（四）心肌缺血和梗死

冠状动脉结扎术的近期和远期效果不佳，往往合并心肌缺血和梗死，应适时施行冠状动脉旁路移植手术。应用大隐静脉冠状动脉旁路移植手术后晚期阻塞的发生率高，择期改做乳内动脉冠状动脉旁路移植手术。

二、冠状动脉异常起源于主动脉

正常冠状动脉起源左冠状动脉起源于主动脉左窦，右冠状动脉起源于右窦。两支或单支冠状动脉的左或右冠状动脉异常不起源于相应的主动脉窦即为主动脉异常起源。冠状动脉主动脉异常起源中，常见冠状动脉主动脉窦异常起源，也就是左冠状动脉起源于主动脉右窦，右冠状动脉起源于左窦，其中 1/2～1/3 病例在其近段与主动脉壁形成切线或锐角，并行走于主动脉与肺动脉间，可产生心肌缺血症状，导致患者猝死，需外科治疗。少见的有如冠状动脉高位开口（图 1-55），左、右冠状动脉共干（图 1-56）、前降支异常起源于右冠状动脉（图 1-57）等。

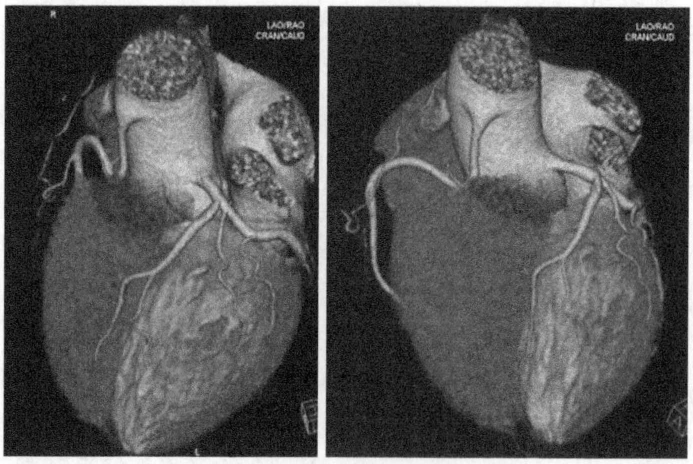

图 1-55　右冠状动脉高位开口

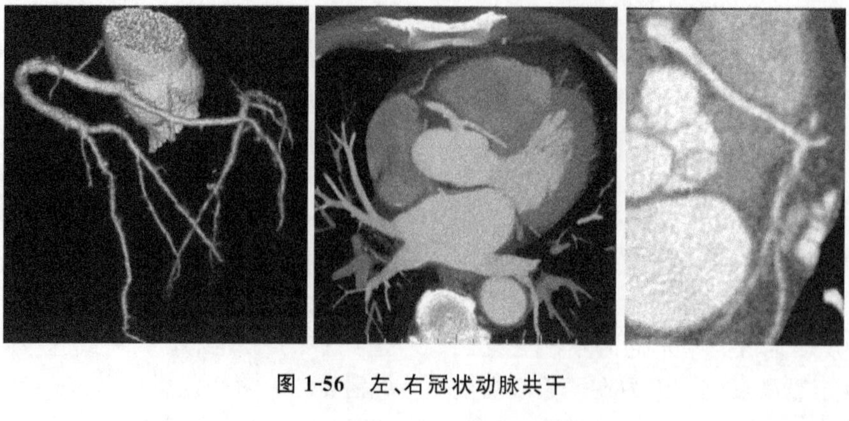

图 1-56　左、右冠状动脉共干

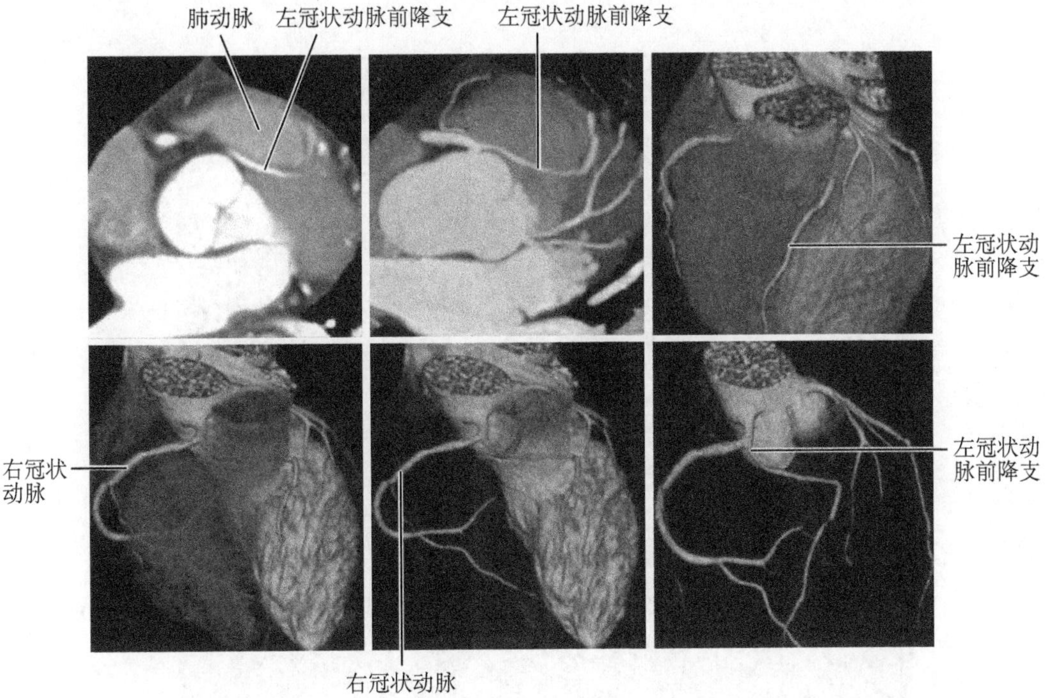

图 1-57　前降支异常起源于右冠状动脉

【流行病学】

左或右冠状动脉起源于主动脉但不正常起源于相应的主动脉窦，临床较为少见，在冠状动脉畸形中仅占1%～3%。

【胚胎学】

冠状动脉主动脉异常起源的发病机制尚不清楚，很可能由于左、右冠状动脉丛与不相应的主动脉窦连接所致，左侧冠状动脉丛与右主动脉窦芽连接产生左冠状动脉异常起源于主动脉右窦，右侧冠状动脉丛与左主动脉窦芽连接则形成右冠状动脉起源主动脉左窦。

【病理解剖】

左或右冠状动脉不起源于正常起源的冠状动脉窦分为左冠状动脉异常起源于主动脉右窦（图1-58）和右冠状动脉异常起源于左窦（图1-59），异常起源的冠状动脉其近端行经主动脉和肺动脉间，有潜在心肌缺血和猝死的危险（图1-60）。异常冠状动脉近心端与主动脉壁呈切线或锐角，或有较长一段潜行于主动脉壁内，称为主动脉壁内冠状动脉，与正常冠状动脉起源及其近心端垂直于主动脉壁的结构迥然不同（图1-61）。

左冠状动脉异常起源于主动脉右窦者，一般将左冠状动脉走行径路分为4类：①右心室流出道前面，以后分为左前降冠状动脉和回旋冠状动脉；②于两大动脉之间；③行经室上嵴肌肉内；④绕经主动脉后方而分支。右冠状动脉异常起源于主动脉左窦者，根据右冠状动脉开口位置将其分为4类：①开口于左窦后面；②开口于左窦；③位于左侧交界上方；④右冠状动脉与左冠状动脉共同开口并骑跨在左窦和左右瓣交界上。

【病理生理】

此畸形可产生心肌缺血、心肌梗死，并可能导致患者猝死，目前认为是多因素起作用的。首先，大多数患者的异常左和右冠状动脉的近端与主动脉壁呈切线、锐角或扭曲以及裂缝样开口，在行径中弯曲，妨碍血流通过。其次，异常左或右冠状动脉近段埋入主动脉壁内，无血管外膜，在剧烈运动时动脉压特别是舒张压升高时，富有弹力纤维的升主动脉向外扩张和拉长，导致冠状动脉在主动脉壁内的部分压扁和阻塞。再者，在剧烈运动时主动脉扩张，可能使左冠状动脉裂缝样开口形成活瓣而阻塞。

【临床表现】

部分患者特别是大的儿童和青年有心绞痛、晕厥和昏迷的症状，但临床有不少患者无症状，在剧烈运动后猝死。一般无异常体征。

【辅助检查】

少数患者经超声心动图或冠状动脉CT检查

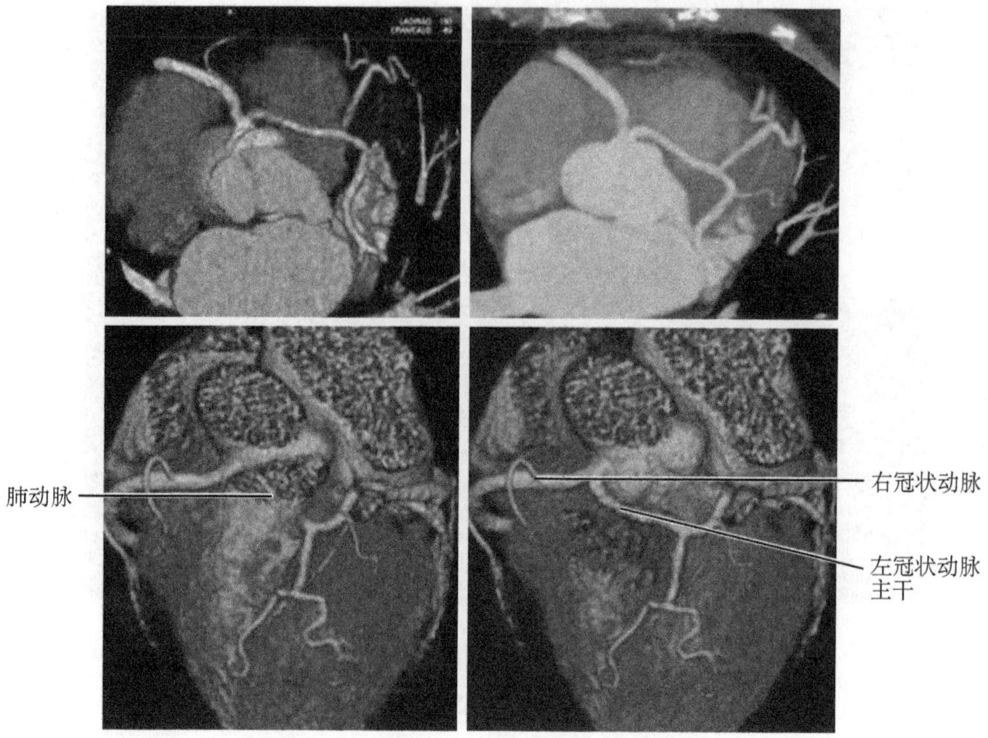

图 1-58　左冠状动脉异常起源于主动脉右窦

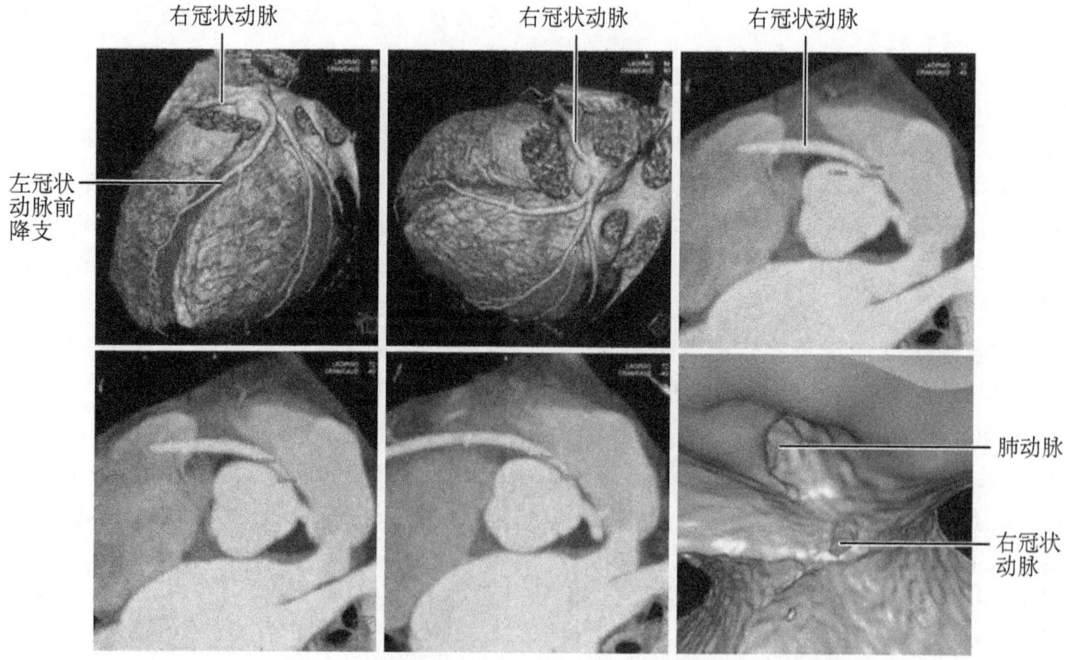

图 1-59　右冠状动脉异常起源于主动脉左窦

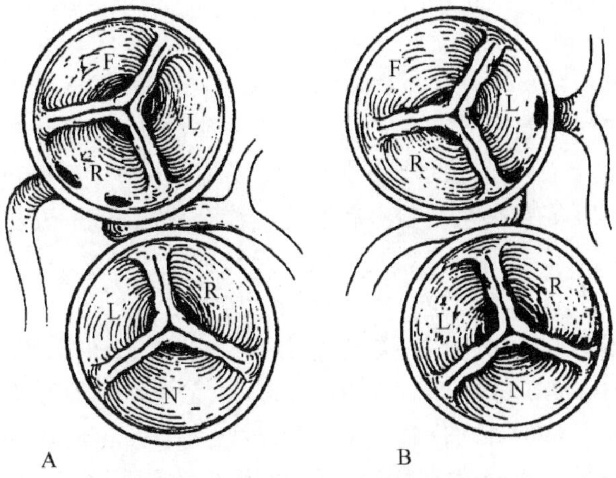

图 1-60　冠状动脉异常起源

A. 左冠状动脉起源于主动脉右窦；B. 右冠状动脉起源于主动脉左窦；两者行经主动脉与肺动脉之间

R. 右窦；L. 左窦；F. 面向窦；N. 非面向窦

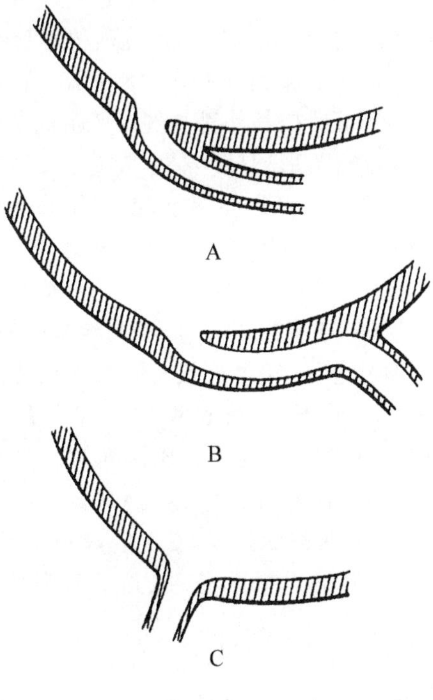

图 1-61　异常冠状动脉开口

A. 冠状动脉异常起源于主动脉，其近心端与主动脉呈切线；B. 冠状动脉埋入主动脉壁内；C. 正常冠状动脉起源，其近心端垂直于主动脉壁

获得诊断。最可靠的诊断方法为选择性冠状动脉造影，可显示冠状动脉异常起源于主动脉的位置和异常冠状动脉的走行路径，是否经行于两大动脉之间。

【治疗】

(一)手术指征

患者运动当时或以后有胸痛和心悸，或有晕厥和昏迷史者，经检查证明此畸形产生心肌缺血，一旦此畸形确诊，均具有手术指征。

(二)手术方法

1. *异常冠状动脉开口重塑术*　在窦管连接处做主动脉横切口，充分显露左冠状动脉异常开口或右冠状动脉开口的位置。当异常开口位于右窦临近主动脉瓣交界时，应靠主动脉壁切开和游离交界界，切开裂缝样切口并沿异常冠状动脉纵轴延长和扩大至左窦，切除部分在冠状动脉与主动脉间的共同血管壁，并将血管内膜对拢和间断缝合，带垫片褥式缝合，把瓣膜交界固定在主动脉壁上（图 1-62）。在重塑过程中，应扩大裂缝样开口道 4～6mm 直径，充分切除冠状动脉与主动脉间共同血管壁，防止壁内冠状动脉受压。

2. *冠状动脉旁路移植术*　在不能使用冠状动脉开口重塑术的情况下，可选用乳内动脉或大隐静脉行冠状动脉旁路移植术。

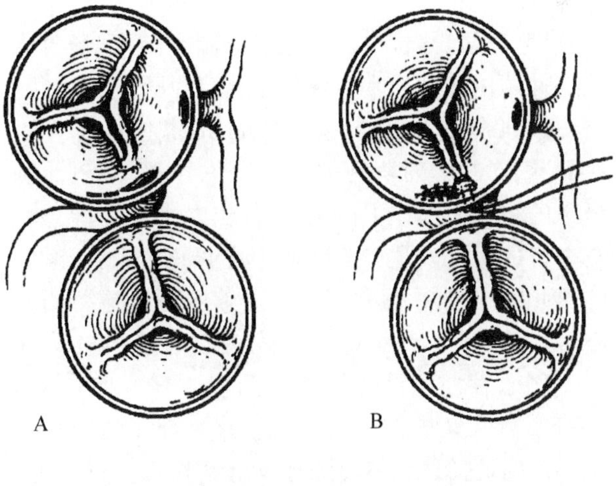

图 1-62　异常冠状动脉开口重塑术

A. 切开裂缝样切口并沿异常冠状动脉纵轴延长和扩大至左窦；B. 带垫片褥式缝合将瓣膜交界固定在主动脉壁上

（景　华）

第二十七节 体静脉异位引流

【概述】

正常的体静脉引流是指上腔静脉、下腔静脉和冠状窦血回流到形态学上的右心房，而不考虑右心房是位于常见的右侧（内脏正位）或不常见的左侧（内脏反位）位置。体静脉异位引流（anomalous systemic venous drainage，ASVD），或称体静脉异常连接，是指先天性体静脉回流入心脏的路径或终点的连接异常。路径异常是指异常的体静脉回流沿着异常的途径但最终到右侧心房，在病理生理上对循环不产生影响，无任何临床意义，也不需要手术治疗，但合并需要手术治疗的其他心脏畸形时在临床上显得较为重要。回流终点的异常是指体静脉血直接或通过异常途径回流到左侧心房，在病理生理上对循环产生影响，一般需要手术矫正。由于体静脉血回流路径和回流终点的异常，体静脉血回流入左心房，导致右向左分流，出生后不同程度的发绀成为主要的临床表现。部分性体静脉血回流入左心房，临床上表现为轻度发绀为主，而完全性体静脉异位连接可出现严重的发绀。10%～15%的年长儿可出现与其他右向左分流的发绀型先天性心脏病（如法洛四联症）相类似的脑栓塞和脑脓肿。体静脉异位引流包括部分性体静脉回流异常和完全性体静脉回流异常，根据胚胎来源，可将其分为右上腔静脉异位引流、左上腔静脉残留、下腔静脉（肝静脉）异位引流和冠状静脉窦畸形，最具有代表性的体静脉异常连接是左上腔静脉。

1954 年，Campbell 和 Deuchar 等描述了左上腔静脉，对其解剖学、胚胎学以及与主要体静脉、肺静脉的结构关系作了讨论，并提出左上腔静脉连接左心房的可能。同年，美国费城 Hahremann 医院的 Winter 等首次报道了永存左上腔静脉连接到左心房。1956 年，Friedlich 等通过心导管检查确诊了 4 例永存左上腔静脉连接到左心房。1965 年，Raghib 等在杂志上对左上腔静脉综合征的形态学作了正确地描述。体静脉异位引流临床上较少见。Mayo Clinic 在 1955—1974 年收治的 5 127 例先天性心脏手术患者中，伴有体静脉异常连接者 100 例，临床发生率约 2%。浙江医科大学附属儿童医院在 1981—1996 年 2 246 例先天性心脏病手术中共收治体静脉连接异常 48 例，其发生率为 2.14%。

体静脉异常连接的外科治疗可追溯到 1955 年 Hurwitt 等首次成功地结扎了左上腔静脉，矫治了左上腔静脉连接左心房的患者发绀症状，该患者左右上腔静脉之间有一交通静脉相连。1965 年 Rastelli 等首次在左心房后壁折叠缝合成内隧道，成功纠治了共同心房伴左上腔静脉异常连接到左心房，不久他们用心包片板障分隔心房矫治了 1 例上、下腔静脉均异常连接到左心房的患者。1974 年，Helseth 和 Perterson 等也对这种完全性体静脉异常回流的心内修补手术进行了描述。1995 年，国内阜外心血管病医院潘世伟和刘迎龙等报道了 326 例先天性心脏病合并永存左上腔静脉畸形术中处理的经验。

【病理生理】

随着心脏外科技术的发展，使许多复杂的心血管畸形手术得以开展，逐渐加深了对体静脉异位引流的认识。体静脉异常连接变化较多，分类方法也各不相同。Frederick 等根据体静脉血流入心腔的部位，将体静脉异常连接分为三型：体静脉引流到右心房、体静脉引流到左心房、体静脉与肺静脉异位连接。De leval 按其外科解剖和产生的功能紊乱分四型：体静脉畸形回流至体静脉心房、体静脉畸形回流至肺静脉心房、体静脉畸形回流至双侧心房、体肺静脉联合畸形引流。Henry 和 Walters 根据解剖构成将体静脉异常连接分为五型：左上腔静脉畸形、冠状窦连接到左心房、右上腔静脉畸形、下腔静脉畸形、肝静脉畸形连接。同时根据体静脉回流途径和终点的不同，分成两大类，即体静脉回流路径异常和体静脉回流终点连接异常。朱晓东根据胚胎来源，将体静脉异常连接分成六型：右上腔静脉畸形、左上腔静脉残留、右下腔静脉畸形、左下腔静脉畸形、肝静脉畸形连接、冠状静脉窦畸形。体静脉异位引流具体病理分型见表 1-3。

【临床表现】

体静脉异常连接由于回流入心脏的路径或终点连接部位的不同以及常伴发心内其他严重畸形，临床表现也各不相同。单独的体静脉回流途径异常（左上腔静脉永存回流到冠状静脉窦）可以是生理性的，临床无明显症状。当伴有心内其他畸形时可出现症状和临床表现，其病理生理主要取决于心内的伴发畸形。体静脉回流终点的异常（体静脉回流到左心房）能导致右向左分流，出现不同程度的

表 1-3　体静脉异位引流病理分型

1. 上腔静脉异位引流
(1)右上腔静脉
连接到左心房
(2)左上腔静脉
连接到冠状静脉窦
连接到左心房
连接到右心房
右上腔静脉缺如
(3)双上腔静脉
左右上腔静脉均连接到右心房
左上腔静脉连接到左心房、右上腔静脉连接到右心房
2. 下腔静脉异位引流
(1)下腔静脉缺如并异位引流至右心房
远心端缺如
近心端缺如
完全缺如
(2)下腔静脉缺如并异位引流至左心房
下腔静脉直接异位引流至左心房
下腔静脉间接异位引流至左心房
3. 全部体静脉异位引流
(1)Ⅰ型全部体静脉异位引流
(2)Ⅱ型全部体静脉异位引流
4. 无顶冠状静脉窦
(1)完全型冠状静脉窦间隔缺损
(2)中间部分型冠状静脉窦间隔缺损
(3)终端部分型冠状静脉窦间隔缺损

发绀和左心容量超负荷。渐进性的发绀可导致红细胞增多症，血液黏滞度增高，易发生脑栓塞和脑脓肿。由于合并的心内畸形产生的临床表现和渐进性的发绀引起的红细胞增多症伴随的其他问题，患儿可能出现早期夭折。

由于体静脉回流异常的基础上常伴发心内其他严重畸形，使其病理生理、临床表现和自然演变趋于复杂化。合并畸形常见有房间隔缺损、室间隔缺损、完全性房室间隔缺损、共同心房、法洛四联症、完全性肺静脉异位引流和完全性大动脉错位以及左心室发育不良等。心内畸形的左向右分流和体静脉异常连接的右向左分流同时存在或造成双重右向左分流，使体、肺循环负荷过重，出现右心室扩大、左心功能不全等并发症。

体静脉异常连接常合并其他心脏畸形，施行心内直视手术时，若事先未发现体静脉异常连接存在，一旦漏诊，即使是一般不引起血流动力学障碍的左上腔静脉，也会给术者造成困惑，给患者带来危险。在临床工作中须注意以下问题。

1. *经上肢静脉安置起搏器*　永存左上腔静脉有其特殊的走行路线，因此在行右心导管检查或经左上肢静脉安置心内导管起搏时，导管难于进入右心室并且导管电极易移位脱落，需选择合适的插管途径，否则使心导管检查及导管起搏无法完成。

2. *手术视野及操作影响*　术中阻断上、下腔静脉后右心房胀，切开右心房有大量静脉血从冠状窦口涌出，又未能及时处理，则会影响手术野的显露，妨碍心内操作及畸形的良好纠正。

3. *心脏循环影响*　静脉热血回心增多，影响心肌保护。心内吸引血量过多，使血液破坏加重，失血多，影响全身灌注等，均会给患者带来不利的影响。

4. *左上半身血循环影响*　术中若将永存左上腔静脉盲目阻断，如两侧上腔静脉间缺乏有效的侧支交通，时间过久会因左侧上半身静脉血淤滞，甚至可产生不同程度的颅脑并发症。

5. *直接插管引流*　术中若一律采用永存左上腔静脉插管引流的方法，虽然不会再发生心内回血多或左上半身引流不畅所带来的问题。但也有不利的一面，如永存左上腔静脉插管困难或操作不便，造成左上腔静脉损伤大出血，增加了传导束损伤及术后心律失常的可能性，插管横于右心房切口也会影响心内操作。

6. *对某些手术或心内畸形矫治的影响*　双上腔静脉患者如行腔静脉肺动脉吻合 Glenn 手术、改良 Fontan 手术或上腔型房间隔缺损合并部分性肺静脉异位引流至上腔静脉矫治手术时，都会因右上腔静脉口径较细而增加了困难。在施行单向 Glenn 手术即右上腔静脉与右肺动脉吻合术时，若漏诊左上腔静脉，则术后头、颈部及上肢的大量静脉血经左上腔静脉回入右心房和右心室，而单侧的左肺动脉难以完全接受和排空右心搏出的血流，右心负荷逐渐加重，严重者可致死，因此必须结扎左上腔静脉；若右上腔静脉缺如，则应行左上腔静脉与肺动脉吻合；完全性大动脉转位施行 Mustard 等心房内内血流改道手术时，必须注意将左上腔静脉回流至冠状静脉窦的开口隔入左心房，以恢复正常的血液循环途径。左上腔静脉的存在也可能影响心内合并畸形的纠治，如法洛四联症右心室流出道至左肺动脉跨瓣环扩大补片术。

【治疗】

（一）手术适应证

体静脉异常连接中单纯回流途径异常，静脉血最终回流入右心房，不产生血流动力学上的改变，也无明显的病理生理影响，一般不需要手术治疗。若伴有其他心脏畸形需手术治疗时，左上腔静脉的存在可能具有重要的外科临床意义，甚至影响手术效果。体静脉异常连接中静脉回流终点异常，由于引起右向左分流，患者存在发绀症状，因此一旦确诊，均需手术矫治。

（二）手术种类

1. *左上腔静脉结扎术*　左上腔静脉结扎术适用于右上腔静脉发育正常，左无名静脉与右上腔静脉之间有充分的交通支者。结扎前应行左上腔静脉阻闭试验，观察头面部有无肿胀、发绀和淤血，上肢血压是否升高，若无此征象，则可结扎。

2. *心外管道重建术*　适用于右上腔静脉发育不良或缺如，左、右上腔静脉之间缺乏交通支者，或左上腔静脉合并完全性肺静脉异位引流时。手术中必须将左上腔静脉与左心房分离，然后移植到右心耳或行心外管道手术。因左上腔静脉到右心耳的吻合长度常常不够，虽可行延长技术但易扭曲。目前该方法较少采用，而采用心外管道手术。右上腔静脉异常连接左心房者，可采用非体外循环下心外修补技术将右上腔静脉与右心耳做端-端吻合。

3. *心内管道或板障分隔、房间隔重建术*　适用于共同心房、完全性房室间隔缺损合并左上腔静脉异常连接左心房、完全性无顶冠状窦综合征、右上腔静脉异常连接左心房、下腔静脉中断异常连接左心房以及全部体静脉异常连接的患者。

4. *双向格林术或全腔肺动脉吻合术*　现广泛应用于各种形式的复杂心脏畸形中，如复杂型功能性单心室的矫治等。这些患者中心房异构内脏异位综合征较为常见，在6个月至2岁可行两侧的双向腔静脉-肺动脉吻合术效果更佳，一般在2岁以后，才可行心内或心外的全腔静脉-肺动脉连接术。

【并发症及防治】

（一）心律失常

尤其是三度房室传导阻滞，主要与经冠状静脉窦插管以及在房室传导系统附近的手术操作如心房内冠状窦造顶有关。应以预防为主，对症处理。关闭房室通道型或冠状窦型房间隔缺损时，均以心包补片修补为宜，缺损前下缘缝合时尤其要注意，紧贴房缺边缘缝合，缝线不能过深。留置心脏起搏导线，随时可以起搏治疗。如心脏复跳即为三度房室传导阻滞，则须拆除补片，重做心内板障。

（二）神经损伤

左膈神经常沿左上腔静脉走行，因此在游离左上腔静脉时应注意避免损伤左膈神经。

（三）心内隧道或管道梗阻

左上腔静脉行心外管道连接右心耳或行心内隧道或管道技术将上腔静脉开口隔入或连接到右心房者应防止隧道或管道扭曲，心内补片分隔时并应注意左心房容积的大小，术后应予抗凝血治疗，以免管道发生梗阻或栓塞。

（四）心内板障狭窄

由心房内冠状窦造顶、补片修补冠状窦顶等引起，为了防止冠状静脉回流梗阻，须重新造顶。

（五）肺静脉梗阻肺水肿

与心内隧道分隔手术有关，使新形成的左心房太小或肺静脉开口受阻。术中须注意新形成的左心房腔不能太小，否则会妨碍肺静脉回流，术后可能出现肺水肿。为避免该并发症，可将补片下部的后缘缝到右心房侧壁扩大左心房，右心房切口加缝一补片以扩大右心房腔。

（六）左上腔静脉梗阻

近期左上腔静脉移植至右心房，运用心外技术将左上腔静脉与右心房行管道连接。术后血管腔内血栓栓塞管道扭曲引起，术中新建管道及吻合口内径应尽可能大。如血栓严重需手术取栓，一般术后应用抗凝血药防止血栓形成。中远期左上腔静脉梗阻狭窄多由心房内冠状窦造顶累及左上腔静脉左心房入口或心房内板障通道缺乏生长性等引起，可重做冠状窦造顶或将左上腔静脉转置右心房。

【手术疗效及评价】

单纯的体静脉异常连接如永存左上腔静脉合并简单的心脏畸形患者的手术死亡率较低，其生存率的高低主要取决于患者术前的条件和合并心脏畸形的严重性。因为体静脉异常连接常合并许多不同的心脏畸形，所以患病率和死亡率很难直接归因于左上腔静脉或其他体静脉异常连接。浙江医科大学附属儿童医院1981—1996年收治先天性心脏病伴发体静脉连接异常48例，其中左上腔静脉40例，下腔静脉连接异常6例，肝静脉连接异常2例。术中5例左上腔静脉插管引流，35例套带临时阻闭。其余8例下腔静脉及肝静脉异常连接术中采用上腔静脉、肝静脉分别插管引流或深低温停循环技术修补心内畸形，无手术死亡。除1例复杂畸形行 Fontan 术后一度低心排外，其余无围术期并发症。第四军医大学西京医院 1958—1995 年在 3168 例先天性心脏病手术中，发现永存左上腔静脉 67 例，发生率 2.11%。术中临时阻闭 52 例，结扎左上腔静脉 5 例。切开右心房插管引流 10 例，其中单纯引流左上控静脉 7 例，完全无顶冠状窦综合征心房内隧道矫治 2 例，终末型无顶冠状窦综合征原发孔房间缺损修补 1 例。2 例患者因术前漏诊和术中处理失误于术后 24h 内死亡，死亡率 3%。单独的无顶冠状窦综合征或合并简单的心内畸形的死亡率是较低的，Quaegebeur 等报道 18 例无顶冠综合征，无死亡。但在合并共同心房、心房异构和其他一些严重的心脏畸形的婴幼儿，其手术死亡率可高达 50%。

一、右上腔静脉异位引流

【流行病学】

右上腔静脉异位引流到左心房作为一种单独存在的心脏畸形临床甚为罕见，1961 年 Kirsch 首先报到 1 例单存性右上腔静脉异位连接到左心房，并行手术将右上腔静脉与右心耳吻合，从而恢复了正常的血液循环，术后患者动脉血氧饱和度从术前的 76%恢复到术后 96%。1993 年 Nazem 收集世界文献仅有 11 例文献报道。Mukhopadhyay 等在 2004 年收集世界文献仅有 16 例报道。

【胚胎学】

右上腔静脉连接到左心房胚胎发生机制尚不清楚。Baudo 等提出假说认为在胚胎发育过程中，右上腔静脉的右向瓣未发生退化，使上腔静脉入右心房孔被堵塞，促使右上腔静脉异位连接到左心房。Kirsch 认为窦静脉的右角异常扭转及过早的结合，促使上腔静脉向左向后异位，导致未来上腔静脉向左和头侧运动开口于左心房的上方。常伴有右上肺静脉汇入右上腔静脉。

【病理生理】

右上腔静脉异位连接至左心房(图 1-63)，使左心回心血量增加，形成右向左分流，动脉血氧饱和度下降，临床上出现发绀。但由于 1/3 的体静脉血经上腔静脉而 2/3 的体静脉血经下腔静脉，因此右向左的分流量通常能被很好耐受。大部分患儿生长发育正常，仅伴有轻度发绀。右心回心血量减少，肺循环血量也随之减少。这种先天畸形在临床上往往被漏诊。但由于静脉系统和体循环直接交通，患儿发生脑栓塞和脓肿的危险增加。

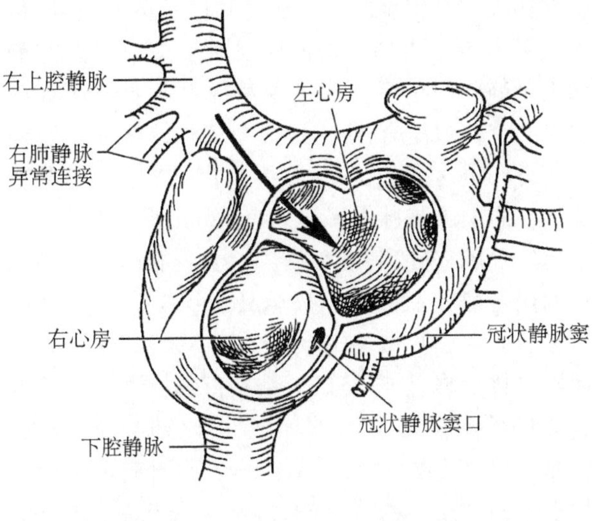

图 1-63　右上腔静脉异位引流至左心房

【临床表现】

多见于女性，所有患者出生时即有发绀，哭闹时发绀加重。喂奶时可有气促，严重时可出现充血性心力衰竭，但较少见。有部分患儿幼时除发绀外无明显症状，在青少年时期可出现活动后气短、心悸等症状。体格检查可见唇、指、趾发绀，杵状指、趾，胸骨左缘上、中部可听到收缩期吹风样杂音。大多数患儿发育可正常，本病易并发脑脓肿，尤其见于年龄较大的患者，有些成年期患者甚至经历多次脑脓肿开颅手术，最后才被确诊本病。

【辅助检查】

1. *心电图*　无特异性诊断价值。可出现电轴左偏，左心室肥厚。

2. *胸部 X 线片*　心影大小可正常，左心室可轻度增大，肺纹理正常或减少。

3. *心脏超声*　心脏超声检查声学造影于上肢静脉注入生理盐水立刻出现在左心房，下肢静脉注射仅出现在右侧心腔。

4. *心导管检查*　右心导管检查可确诊本病，临床上有发绀，但右心腔及肺动脉压正常。无左向右分流。经上肢静脉行心血管造影可明确诊断。下肢径路导管难于进入右上腔静脉，但有时导管经卵圆孔入左心房至右上腔静脉。

【治疗】

本病是一较独特的体静脉连接畸形，目前常用两种手术方案。

(一)非体外循环上腔静脉与右心房吻合术

胸骨正中切口进胸，仔细行心外探查，观察上腔静脉的位置，一般无左上腔静脉而右上肺静脉直接连接至右上控静脉。在右心耳做一荷包缝合，伸入左手示指心内探查房间隔是否完整。于上腔静脉无名静脉交汇平面和下腔静脉汇入右心房处分别做 2 个荷包缝合，在上述 2 个荷包缝线处插腔静脉管行心外腔静脉心房自体转流，结扎切断奇静脉。在右上肺静脉水平上方 1～2cm 处钳闭并切断右上腔静脉，缝闭其近心端。右上腔静脉远心端开口利用奇静脉汇入上腔静脉处组织扩大上腔静脉口径后与右心耳做端-端吻合（图 1-64）。吻合完毕后即可拔出临时外转流管，结扎荷包缝线。外转流管的口径要够大，以免钳闭上腔静脉时，因头臂静脉血液回流不畅，而致头部淤血。同时应阻闭远端的上腔静脉压。吻合完毕，开放阻闭钳后，亦应测量上腔静脉压，以判断上腔静咏回心血流是否通畅。该方法的优点为：免于体外循环，操作简便；保持了较低的颅内静脉压；若伴有肺静脉异常连接入右上腔静脉亦易于处理。

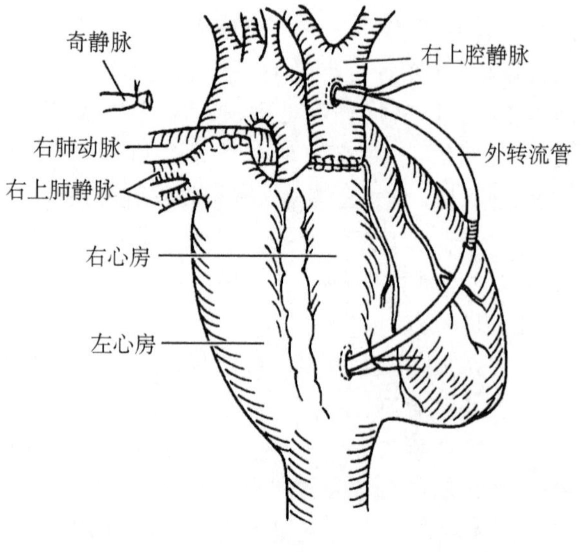

图 1-64 右上腔静脉与右心耳端端吻合

（二）体外循环下心内隧道术

建立体外循环，在处理心内畸形的同时，在心房内切除部分房间隔组织形成房间隔缺损，用心包补片将上腔静脉在左心房内的开口隔入右心房。该方法的缺点：须应用体外循环；可并发心房内补片漏；有可能损伤窦房结而导致房性心律失常；若伴有右上肺静脉异常引流入右上腔静脉则使手术带来困难。

在体外循环下心内隧道法在房间隔的上缘做切口用补片或管道将上腔静脉在左心房的开口隔入右心房，须注意有无合并右上肺静脉异位引流入右上腔静脉。否则术后有形成右侧部分性肺静脉异位引流入右心房的后果。若合并右上肺静脉异位连接右上腔静脉，可改行上腔静脉与右心房吻合术纠治。上腔静脉与右心耳的吻合口要够大，可利用奇静脉汇入上腔静脉处组织，以扩大吻合口直径。非体外下上腔静脉与右心房吻合术需选择足够大口径的外转流管，以免阻闭上腔静脉时，因头臂部静脉血液回流不畅而致头部淤血，同时应监测阻闭远端的上腔静脉压。吻合完毕，去除阻闭钳和外转流管后，应测量上腔静脉压，以判断上腔静脉回心血流是否通畅；同时测定动脉血氧饱和度，以确定有无右-左或左-右分流。

二、左上腔静脉异位引流

【流行病学】

左上腔静脉异位引流在正常人群中发生率为 0.3%～0.5%，在先天性心脏病患儿中占 3%～10%。通畅可根据其连接的部位而分为连接到冠状静脉窦、连接到左心房、连接到右心房。左上腔静脉连接至冠状静脉窦在永存左上腔静脉患者中较常见，占 80%～90%，占先天性心脏病的 2%～4%，伴有心脏转位者其发生率可高达 30%～40%。左上腔静脉异常连接到左心房的患者较为少见，其发生率仅占腔静脉异常连接的 10%。永存左上静脉通常与右上腔静脉并存，在极少数情况下右上腔静脉可缺如。

【胚胎发育】

在胚胎第 3 周末，原始心管形成并开始血液循环，原始心管尾端连接原始静脉窦的 3 对静脉发育形成冠状静脉窦及体静脉。静脉窦位于原始心房尾端的背面，分为左、右两个角，各与左、右总主静脉连通。其内侧为一对卵黄静脉，中间为一对脐静脉。左、右前主静脉之间形成交通支逐渐发育成为左头头臂静脉。胚胎第 4 周，原始的心脏开始跳动，在静脉窦的左角与原始左心房间出现了切凹，此凹逐渐将静脉窦的左角与原始左心房完全分隔，这样就将左心房和体静脉完全断离开来，使所有体静脉血都引流到右心房，将所有头臂静脉血都汇合到右前主静脉，而左侧的前主静脉则完全废弃消失。至胚胎第 6 周，左前主静脉近心端萎缩闭合。静脉窦左角和左主静脉近心端残余发育成冠状窦。右前主静脉的近侧段和右总主静脉成为上腔静脉。当静脉的右角异常扭转及过早结合，促使上腔静脉向左向后移位，在心房分隔前进入左心房，则形成上腔静脉异常连接到左心房。胚胎发育过程中出现下列情况常使左上腔静脉持续存在：①左无名静脉发育不全；②左无名静脉在右侧连接到右心前静脉的部位高于左侧端，使血流从右向左分流；③上矢状窦血流向左侧回流，使左侧血流量增加；④肺静脉异位连接到左上腔静脉；⑤左前主静脉存在，并位于左无名静脉与 Cuvier 管之间。

【病理解剖】

虽然大多数患儿存在右上腔静脉，但直径比左上腔静脉要小，约 24％病例右上腔静脉发育不良甚至闭锁。当右上腔静脉缺如时，右侧头臂静脉经无名静脉一起汇入左上腔静脉。左上腔静脉常常作为代偿性侧支与右上腔静脉并存，当适当大小的左无名静脉存在时，为左上腔静脉到右心房和左上腔静脉到冠状静脉窦的血流提供了一条重要的替换路径。但左头臂静脉中断或发育不良者亦很常见，据报道约有 75％左无名静脉缺如或严重发育不良。

(一)左上腔静脉异位引流到冠状静脉窦

左上腔静脉起源于左颈内静脉和左锁骨下静脉的连接部，向下在主动脉弓和左肺门前方延伸，进入心包后在房室沟左后面与心脏冠状静脉窦相连接，并延伸进入右心房。右心房内的冠状静脉窦孔常扩大以适应左上腔静脉回流的血。左上腔静脉血引流入冠状静脉窦是永存左上腔静脉病理解剖的最常见类型，其中包括：

1. 冠状窦口开放　左上腔静脉血经冠状静脉窦开口于右心房内(图 1-65)，占左上腔静脉连接异常的 85％～90％。王谦等报道了 180 例由心血管造影诊断并经手术证实的左上腔静脉异常连接，有 171 例经冠状窦入右心房，占 88％。此类型虽较多见，但在血流动力学上无明显改变，也无明显的临床症状，不须治疗。阜外心血管病医院潘世伟等报道永存左上腔静脉异常连接到冠状静脉窦占同期左上腔静脉异常连接的 88.95％，合并畸形多见于室间隔缺损、房间隔缺损、法洛四联症右心室双出口等复杂畸形，但其中共同心房、完全性房室间隔缺损的发病率最高。

2. 冠状窦口闭锁　较为罕见，50％以上见于尸检报告。解剖学上主要为冠状窦口的膜状闭锁，左上腔静脉血不能直接经冠状静脉窦回流到右心房。异常的左上腔静脉经无名静脉连接到右上腔静脉，冠状静脉窦静脉血经该路径逆流到右上腔静脉是冠状静脉窦闭锁回流的主要途径(图 1-66)，其

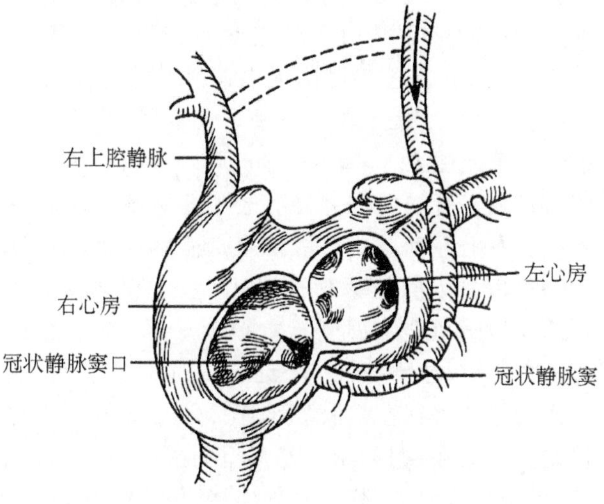

图 1-65　右上腔静脉异位引流到冠状静脉窦(冠状静脉窦口开放)

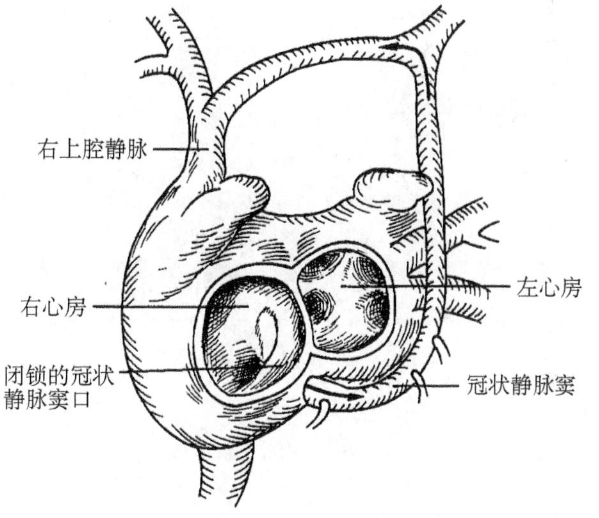

图 1-66　右上腔静脉异位引流到冠状静脉窦(冠状静脉窦口闭锁)

他路径如左上腔静脉通过半奇静脉-奇静脉回流到右上腔静脉以及右心房和冠状静脉窦间存在小的静脉联系。

(二)左上腔静脉异位引流到左心房

较为少见，占左上腔静脉异常连接的 7.5％～10％。潘世伟等总结了阜外心血管病医院 326 例左上腔静脉中，回流入左心房的有 36 例，占 11.04％。左上腔静脉一般多在左心房顶部，相当于左上肺静脉和左心耳之间连接至左心房。其开口位置常在左心房的左上角，左心耳基部和左上肺

静脉开口之间或直接开口于左上肺静脉。通常情况下，右上腔静脉同时存在，正常回流至右心房(图1-67)。左、右上腔静脉间无名静脉常常缺如或完全闭锁，也可有无名静脉的桥联交通相连，但这种桥联血管往往细小，偶尔完全开放。冠状静脉窦可正常存在也可能缺如并伴有冠状静脉窦型房间隔缺损。左上腔静脉也可能与半奇静脉连接。罕见病例可以右上腔静脉缺如，仅存左上腔静脉，上半身的体静脉血全部回流至左心房。由于体静脉血进入左心房，导致右向左分流，临床上可有发绀，应手术治疗。永存左上腔静脉连接至左心房几乎都伴有其他心脏畸形，常见有房室间隔缺损、共同心房、大血管转位、肺静脉异位连接、房间隔缺损、永存动脉干、主动脉缩窄、法洛四联症、肺动脉狭窄、动脉导管未闭及下腔静脉连接异常等心内、外畸形。

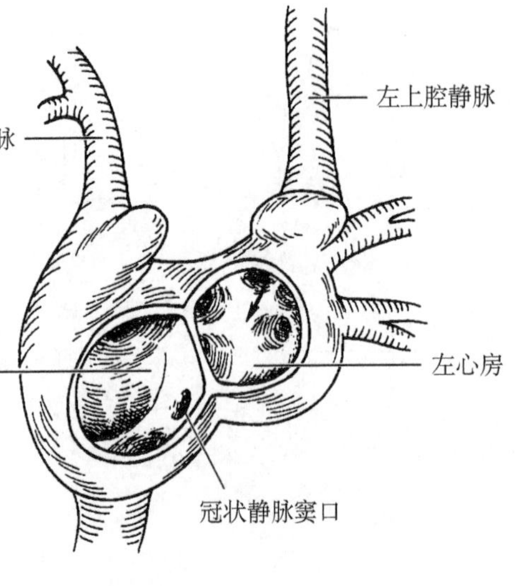

图 1-67　左上腔静脉异位引流到左心房

(三)左上腔静脉异位引流到右心房

右上腔静脉正常回流至右心房，左上腔静脉直接连接于右心房顶部。临床罕见，梁继河等报道了67例左上腔静脉中发现1例，占1.49%。左上腔静脉异常连接至右心房因其回流终点至右心房，对血流动力学上无明显改变，无病理生理影响，患者也无明显的临床症状，不须治疗，只需在矫治心内畸形时，体外循环中另行置管引流即可。

(四)右上腔静脉缺如

此种情况甚为罕见，其发生率为1.03‰～1.46‰，包括以下几种类型。

1. 右上腔静脉远心段缺如　指右上腔静脉在奇静脉与无名静脉之间的一段缺如。右侧头臂静脉血流经过无名静脉入左侧上腔静脉，最后经冠状静脉窦入右心房(图1-68)，或偶尔经左上腔静脉回流入左心房。前者临床上无任何状，不需手术处

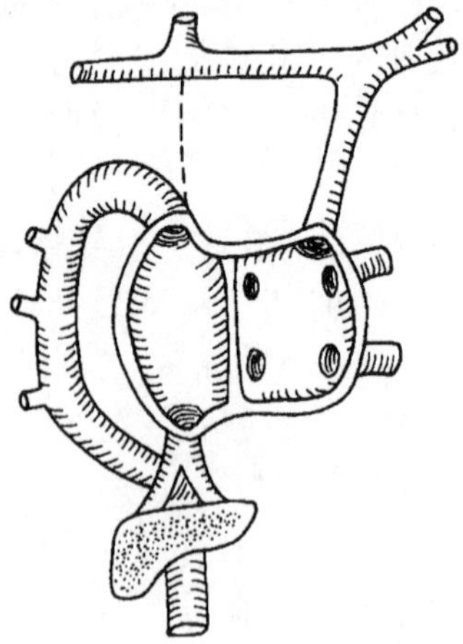

图 1-68　右上腔静脉远心段缺如

理；后者因有右向左分流出现发绀，须将左上腔静脉血流改道入右心房。右上腔静脉的近心段则与奇静脉相连。奇静脉常扩大接受肝静脉以外的下腔静脉血。

2. 右上腔静脉近心段缺如　指右上腔静脉自奇静脉至右心房入口的一段缺如。右侧头臂静脉及奇静脉血流均经无名静脉汇入左上腔静脉，再经冠状静脉窦引流至右心房(图1-69)。下腔静脉也可能有畸形，经奇静脉引流到无名静脉再汇入左上腔静脉。

3. 右上腔静脉完全缺如　指右上腔静脉的近心段和远心段全部缺如。右头臂静脉血经无名静脉引流入左上腔静脉，奇静脉则与半奇静脉形成侧

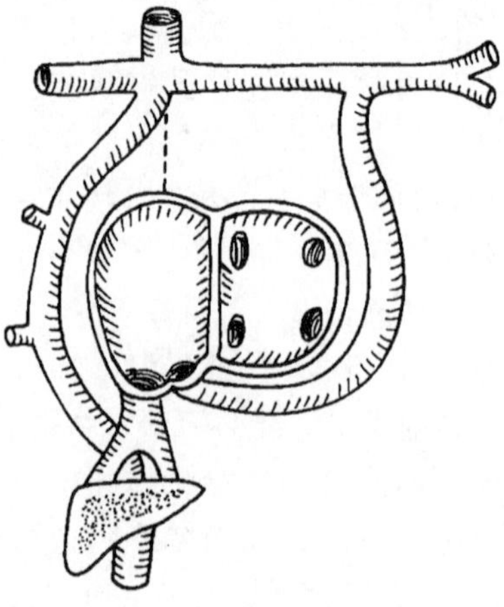

图 1-69　右上腔静脉近心段段如

支后，在第7、8胸椎平面引流入左上腔静脉，最后经冠状静脉窦流入右心房(图1-70)。

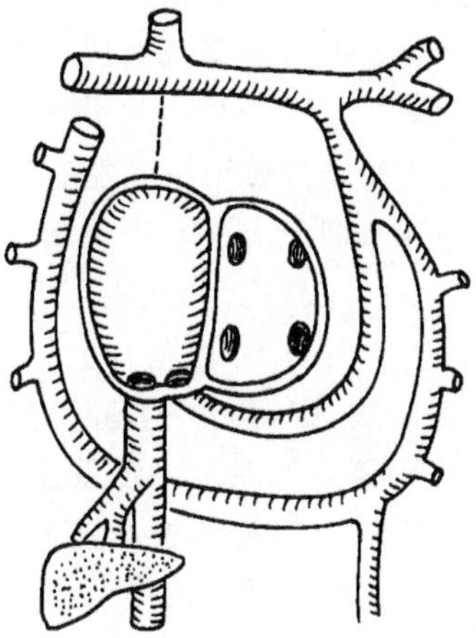

图1-70　右上腔静脉完全缺如

【临床表现】

(一)左上腔静脉异位引流到冠状静脉窦

如系单独存在不引起血流动力学异常，患儿也无任何自觉症状。体格检查对发现体静脉异常连接既没有敏感性也没有特异性。心脏听诊常无杂音闻及，左颈静脉搏动常能提示左上腔静脉的存在。冠状静脉窦型房间隔缺损可表现为口唇及指(趾)端发绀，动脉血氧饱和度略低。因经冠状静脉窦回心血流量增加，冠状静脉窦可扩张，有时可使房室结、希氏束承受更大的张力而引起房性期前收缩、一度房室传导阻滞等心律失常。若右上腔静脉缺如，常伴有窦房结异位或发育不全，从而可以引起窦性心动过缓、交界性逸搏，甚至病态窦房结综合征等。

(二)左上腔静脉异位引流到左心房

其基本血流动力学异常是产生右向左分流，经左心房、左心室的血流量增加，经右心系统的血流量减少。临床特点为：①发绀程度与体力活动的耐受性不成比例，出生时可出现发绀，哭闹时发绀加重。体力活动耐受性差，说明有相当一部分未氧化的血液进入体循环。②因经二尖瓣口血流量增加，在心尖区可听到类似二尖瓣狭窄的舒张期杂音。③因肺动脉血流量减少，可致肺动脉瓣第二心音减弱。④若右上腔静脉缺如或左、右上腔静脉之间缺乏足够的交通支，则可产生明显的右向左分流，临床上出现发绀，杵状指、趾，活动后气短、心悸，严重时可出现充血性心力衰竭。⑤易并发脑栓塞和脑脓肿。

随着心外科的发展，并存永存左上腔静脉的许多特殊问题和外科临床意义逐步被人们了解和重视。因此，在术前检查时应对合并此畸形有所重视。特别是心脏超声和心导管检查时，在明确心内畸形的同时，应常规对左上腔静脉有诊断意义的最佳部位和入路检查。

【辅助检查】

(一)左上腔静脉异位引流到冠状静脉窦

心电图检查常有窦性心律和左心负荷加重的表现，如显示冠状静脉窦性心律亦有助诊断。心电图检查可出现一度房室传导阻滞等心律失常。若右上腔静脉缺如，常伴有窦房结异位或发育不全，从而可以引起窦性心动过缓、交界性逸搏，甚至病态窦房结综合征等。胸部X线片无特性性诊断价值，后前位胸部平片可见纵隔影增宽，左上纵隔外侧有一浅淡的垂直血管影。计算机X线断层摄影加增强扫描术、磁共振技术也能提供较为可靠的诊断依据。超声心动图检查可见冠状静脉窦扩张，由左肘静脉注入过氧化氢或生理盐水行声学造影，可见对比剂从椎体左侧进入冠状静脉窦入右心房或进入左心房。右心导管检查和造影检查经左肘静脉插入心导管时，导管沿左上纵隔只能进入左上腔静脉或冠状静脉窦，而不能经右上腔静脉到右心房；经股静脉或右肘静脉插入导管时，可在右心房经冠状静脉窦进入左上腔静脉出现在左上纵隔旁，若同时进行造影则可显示出左上腔静脉。

(二)左上腔静脉异位引流到左心房

由于其右向左分流的血流动力学原因，心电图上可出现左心室肥厚或左心扩大，电轴左偏。胸部X线片上肺纹理正常或减少，心影大小正常或左心轻度增大。超声心动图只有助于心内合并畸形的诊断。心血管造影用^{99m}锝和在射入有标记的微球蛋白到左、右臂后可显示不同的右向左分流，该技术可以是诊断左上腔静脉回流到左心房的精确方法。经左上肢静脉行右心导管检查，导管可进入左心房至左心室，结合选择性心血管造影可明确诊断。

【治疗】

在开胸行体外循环术之前，应常规检查左心耳后方的心包腔底部，查明是否有永存左上腔静脉的存在及其引流部位。如右上腔静脉较正常为细，亦提示有永存左上腔静脉存在的可能。体外循环开始，当上、下腔静脉阻断后，心脏不见缩小或切开右心房后有较多的暗红色静脉血液从右心房切口喷出，均说明有永存左上腔静脉存在的可能。

左上腔静脉暂时阻断：开胸后套带和试阻左上腔静脉，行双上腔静脉间通畅交通的判定，也即通常所述临时阻断试验。观察左侧面颈部有无淤血、肿胀和发绀，若为阴性对左上腔静脉引流入右心房者仍行阻闭，心内畸形纠正和开放循环后予以松开。有学者发现永存左上腔静脉 75% 的患者左无名静脉发育不良或缺如，这与左上腔静脉是否可阻断并无关系。因为两上腔静脉间除无名静脉外还有逆入颅底静脉及甲状腺静脉，经半奇静脉等胸部静脉系统回流。刚阻断左上腔静脉时约有 1/2 的患者，两上腔静脉间压力阶差＞10mmHg，但此压力随时间延长而下降，因此不能仅仅依据压力升高来决定是否阻断左上腔静脉，而要全面考虑。比压力升高和侧支循环更重要的是右上腔静脉的口径，若其口径＞2/3 左上腔静脉口径，则说明右上腔静脉无明显的发育不良，阻断左上腔静脉当无问题。术中尽早或间断开放左上腔静脉，减少阻断时间，可防止颅脑并发症的发生。

永存左上腔静脉插管引流术：施行心内直视手术时若右上腔静脉细小而左上腔静脉粗大者，两上腔静脉之间无交通静脉，左上腔静脉临时阻闭试验左侧面颈部有淤血、肿胀和发绀，以及右上腔静脉缺如的情况下，应经冠状静脉窦插管引流左上腔静脉。操作步骤如下：一般在体外循环灌注下，心外探查确定左上腔静脉存在后，将心脏轻轻向右牵拉，显露左上腔静脉，用血管钳钝性分离左上腔静脉，套带阻闭。冠静脉状静脉窦插管有闭式和直视下插管两种。闭式插管适用于右上腔静脉缺如的患者。术者经右心耳插入左手示指，在右心房壁缝荷包，内做一小切口，插入腔静脉导管，在示指引导下将腔静脉导管经冠状静脉窦口送入左上腔静脉至阻闭带远端。由于该法易损伤 Koch 三角区的传导束，目前已较少用。直视下插管是在阻断右上腔静脉和下腔静脉后，临时阻断左上腔静脉，切开右心房，在直视下经冠状窦口将插管送至左上腔静脉阻闭带远端。必须注意的是，插管型号应根据双上腔静脉的口径和引流需要来选择，以柔软稍细些为好。经冠状静脉窦插入时，动作要轻柔，并以手指在心后引导方向，尽量减少操作损伤，避免冠状静脉窦和左上腔静脉的大出血或心律失常等并发症。另外亦有作者主张在心外用直角管直接左上腔静脉插管，可使心内视野清楚，比较理想。但事先必须准备好特殊的直角插管，术时注意左上腔静脉插管处的缝合止血以避免出现狭窄。

右心吸引器直接吸引冠状静脉窦口回血：适用于左上腔静脉细小，回流入右心房血量不多者。但必须注意对冠状静脉窦口的保护，长时间负压吸引易对冠状静脉窦附近传导系统造成损伤，术后易出现房性心律失常。

（一）左上腔静脉异位引流到左心房

左上腔静脉血回流入左心房临床上较为少见，由于心内存在右向左分流，患儿表现有发绀和低氧血症。此类患儿在手术时若左右上腔静脉之间有足够的静脉交通支，则可行左上腔静脉结扎术；若无交通静脉则不能结扎左上腔静脉应先行左上腔静脉插管引流并选用血流转换至右心房的手术方法。目前多主张将心房间隔部分切除后应用心包片在打通的左右心房内做成板障，将左、右上腔静脉和下腔静脉血隔入右心房。术中应注意左右心房的容积是否够大，若右心房容积小，则应予补片扩大，使足以容纳经上腔静脉回流的大量血液；同时房间隔重建时要考虑足够的左心房容积，以保证肺静脉血的回流通畅。对伴有复杂先天性心脏病在 Glenn 或 Fontan 手术前更须详细了解左、右上腔静脉回流及连接的情况，以确定手术方案。

1. *左上腔静脉结扎术*　施行该手术首先要仔细检查双上腔静脉情况，确定有无交通支存在。胸骨正中切口进入心包腔，如右上腔静脉较粗，而左上腔静脉略细可游离该血管套带试行阻闭试验。观察左侧颈静脉压及左侧颈面部静脉回流情况。若左颈静脉压持续升高超过 18mmHg 并出现颈静脉怒张和皮肤发绀者，提示两上腔静脉间无畅通交通，随即松开，不能结扎。反之若阻闭 30min 左颈静脉压无明显升高且无静脉回流障碍，则提示两侧上腔静脉之间存在着经左无名静脉或其他侧支静脉的有效交通。可以在无名静脉下方行结扎术。凡不适合做结扎术者，为避免脑部并发症的发生，应选用将血流转换至右心房的手术方法。

2. *左上腔静脉与右心耳吻合术*　开胸常规建立体外循环后，在左上腔静脉进入左心房处，切断左上腔静脉，缝合近心端左心房切口。左上腔静脉远心段插入导管，引流血液入体外循环系统。将左上腔静脉在主动脉前方与右心耳做端-端吻合（图 1-71）。Shumacher 报道左上腔静脉游离后测定其长度，若不够与右心耳吻合时，则利用左、右心房壁瓣缝合成管状，延长左上腔静脉和右心耳，以利吻合。具体方法是：在左上腔静脉入口处下方的左心房壁上做U形切开，切下心房壁蒂瓣与腔静脉相

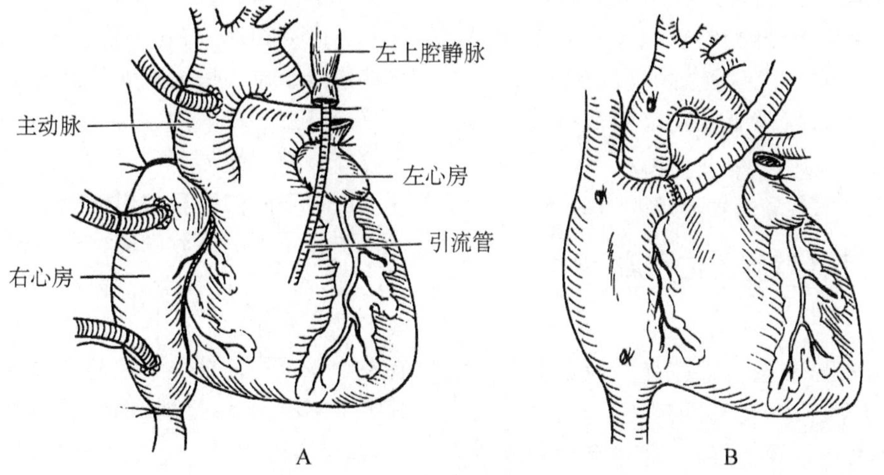

图 1-71　左上腔静脉与左心耳端-端吻合

A. 左上腔静脉与左心房汇合处切断并插入引流管；B. 左上腔静脉与左心耳吻合后情况

连对合缝成管形，如长度仍不够，右心房壁做同样延长处理，对端吻合。左上腔静脉延长的技术同样也适用于延长左上腔静脉到右上腔静脉，但不如与右心耳吻合方便。该技术的主要缺陷是新做成的左上腔静脉有发生狭窄和梗阻的可能，目前较少采用。另外膨体聚四氟乙烯管道也可延长左上腔静脉连接到右心房。另一方法是将左上腔静脉移植到左心房顶部接近原来心房间隔的平面，原来的心房间隔切除，用自体心包片或人造心脏补片重建房间隔，将左上腔静脉血隔入右心房内。

3. *左心房后壁内通道术*

（1）左心房上途径补片内隧道术：该方法过去较为常用，在体外循环常规插管后，通过房间隔缺损另插入一静脉引流管到左上腔静脉开口内。切除卵圆窝，必要时可将房间隔大部切除，仅保留前下部，以保证内隧道完成后其血流通畅。于左心房后壁采用自体心包或人造血管或其他心脏补片材料，以导管作支撑，从左上腔静脉入口和肺静脉开口之间沿着左心房顶延伸缝合成心内隧道至房间隔水平，将左上腔静脉在左心房内的开口隔入右心房（图 1-72）。或选用与左上腔静脉开口相应大小（一般为 1～1.6mm）的人工血管，一端裁减成斜面与左上腔静脉在左心房内的开口相吻合，另一端缝合于房间隔缺损的镰状缘上。该手术方式简便易行，对伴有大的房间隔缺损或共同心房者手术更为方便。

（2）左心房下途径冠状静脉窦造顶术：在左心房的后下部以左上腔静脉插管为支架，用自体心包

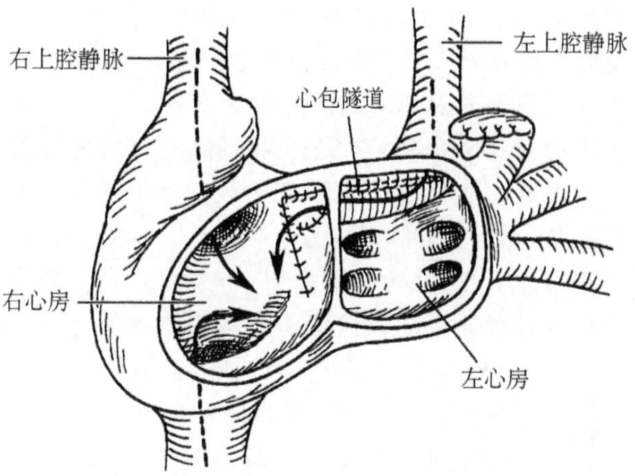

图 1-72　左心房上途径补片内隧道术

片或附近心房壁的皱襞缝合成冠状静脉窦的顶部形成内隧道，取另一心包补片修补房间隔缺损。这个造顶过程开始从左上腔静脉在左心房内的开口，延续到房间隔下部水平，通常是冠状静脉窦开口在右心房内的正常位置。这种技术一般很少用，因为这种方法易造成左肺静脉和房室瓣的梗阻，损伤传导系统，而且会发生近期或远期左上腔静脉回流管道的狭窄。

（二）右上腔静脉缺如

右上腔静脉近心段缺如或右上腔静脉完全缺如，头臂静脉均汇入左上腔静脉，若经冠状静脉窦入右心房者，不需手术矫治，仅须在处理心内畸形时，选择合适插管经冠状静脉窦口插入到左上腔静脉或经左上腔静脉直接插管引流。在心内直视手

术插管时，若静脉插管有困难时，可先行右心房插管转流降温，达深低温时短暂停循环，切开右心房直视下插管引流。右上腔静脉远心段缺如右侧头臂静脉血流经过左头臂静脉入左上腔静脉最后回流经冠状静脉窦入左心房者，需通过心外管道或心内隧道方法将左上腔静脉血流改道入右心房。

三、下腔静脉异位引流

【流行病学】

下腔静脉引流异常包括下腔静脉缺如及下腔静脉异位连接至左心房两类。前者占先天性心脏病的0.6%，后者极为罕见，且常合并有房间隔缺损，由于大量未氧合的血进入左心房，诊断明确后应尽早进行手术治疗。

【胚胎发育】

下腔静脉由4个静脉段融合而成。胚胎早期，原始左、右后主静脉之间出现2支下主静脉，相互吻合贯通形成下腔静脉的中段(肾段和肾前段)。右卵黄静脉头段则形成下腔静脉上段(肝段)。左下主静脉又分出左、右两上主静脉，右上主静脉远端扩大形成下腔静脉下段(肾后段)，其近段发育成奇静脉，左上主静脉则成为半奇静脉。从胚胎发育过程可以看出左、右体静脉系是对称的，当一侧发育障碍时对侧可能起代偿作用构成侧支循环。所以右侧腔静脉中断，经常伴有左侧腔静脉残留。

下腔静脉近心端缺如是由于胚胎在发育过程中，右侧卵黄静脉发育成下腔静脉近心端，左、右下主静脉则形成下腔静脉远心端，左上主静脉则形成半奇静脉。下腔静脉远心端若不能与肝静脉连接，则形成下腔静脉近心端缺如，下半身的静脉血经奇静脉脉进入上腔静脉而最终汇入右心房，或经半奇静而最终汇入冠状静脉窦或左心房。

【病理解剖】

下腔静脉异常引流包括下腔静脉异位引流到右心房和下腔静脉异位引流到左心房。前者主要是下腔静脉缺如，大多合并较复杂的先天性心内畸形，后者多伴有下腔型房间隔缺损。临床上较上腔静脉异常连接少见得多，发病率约占先天性心脏病的0.6%。浙江大学医学院附属儿童医院报道17年间在同期收治的先天性心脏病患儿中发现17例，其患病率为0.74%。根据下腔静脉回流途径和终点的异常分为三型：①下腔静脉经奇静脉或半奇静脉异常连接到右上腔静脉；②下腔静脉经半奇静脉、左上腔静脉连接右心房或左心房；③下腔静脉直接异常连接到左心房。朱晓东根据胚胎解剖将其分为两大类四型：右下腔静脉缺如和右下腔静脉直接连接于左心房或冠状静脉窦两类，前者包括右下腔静脉近心段缺如、右下腔静脉远心段缺如和右下腔静脉全部缺如。

(一)下腔静脉异位引流到右心房

主要是下腔静脉缺如，下腔静脉非直接连接到右心房，与奇静脉或半奇静脉异常连接。以奇静脉或半奇静脉作为下腔静脉延续的患者中，有85%具有左心耳异构。单纯下腔静脉异常连接入右心房，其本身不须外科处理，但常伴有其他复杂心内畸形，如房室间隔缺损、共同心房、心房异构、完全性大动脉转位、右位心、单心室、右心室双出口和肺动脉狭窄等，而须外科治疗。下腔静脉异位引流到右心房包括以下类型。

1. *右下腔静脉近心段缺如*　是下腔静脉畸形中最常见的类型。由于下腔静脉近心段(膈上段或胸段)缺如，整个右下腔静脉的血流通过扩大的奇静脉，引流入右上腔静脉，肝静脉经正常的右下控静脉入口流入右心房(图1-73A)。

2. *右下腔静脉远心段缺如*　此型畸形相对少见，胚胎发育中左下主静脉分支右上主静脉发育障碍时即可造成下腔静脉下段(腹腔段)及奇静脉的缺如，下半身血液经过左侧下腔静脉和半奇静脉，流入左上腔静脉经冠状静脉窦进入右心房(图1-73B)，或在第12胸椎平面经过右上腔静脉的近心段流入右心房。

3. *右下腔静脉全部缺如*　此型临床上极为少见。由于右下腔静脉的全段缺如而代之以左侧下腔静脉，通常在第7、8胸椎水平转向右侧经奇静脉流入右上腔静脉，肝静脉则直接入右心房(图1-73C)。

4. *右下腔静脉直接连接入冠状静脉窦*　临床上罕见。下腔静脉未从正常位置连接右心房，而是向左后异位连接冠状静脉窦，最后使下腔静脉血流入右心房，肝静脉则汇入下腔静脉(图1-73D)。

(二)下腔静脉异位引流到左心房

包括单纯下腔静脉直接入左心房和下腔静脉间接异常连接到左心房，可引起大量右向左分流，临床表现为发绀，须手术矫正。

1. *单纯下腔静脉直接入左心房*　下腔静脉向左后异位直接连接左心房，这种情况下，必须区分下腔静脉直接入左心房伴房间隔完整(图1-74A)和低位房间隔缺损使下腔静脉血汇入左心房两种

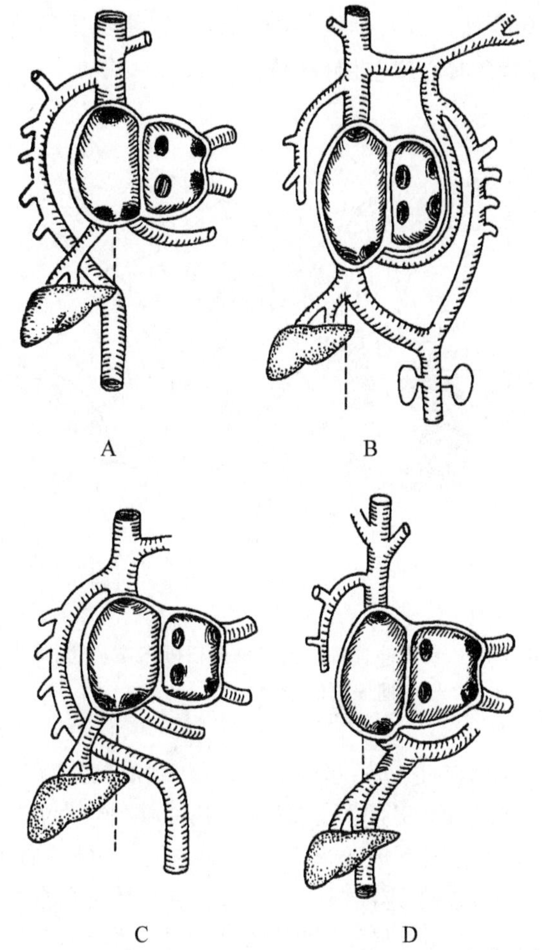

图 1-73　下腔静脉异位引流到右心房

A. 下腔静脉近心段缺如，下腔静脉血经奇静脉汇入右上腔静脉，肝静脉直接入右心房；B. 下腔静脉远心段缺如，下半身静脉血由左下腔静脉经半奇静脉至左上腔静脉，再经冠状静脉窦入右心房；C. 右下腔静脉全缺如，左下腔静脉经奇静脉入右上腔静脉；D. 右下腔静脉直接连接冠状静脉窦，肝静脉汇入下腔静脉

情况。前者临床上极为罕见，后者此类患儿常可合并下腔型房间隔缺损伴右肺静脉异位引流或共同心房。1963 年，Gollaher 首先报道 3 例手术治疗成功。房间隔缺损下缘无房间隔组织，与下腔静脉没有明显的分界。下腔静脉可向左后移位，在冠状静脉窦开口后方使下腔静脉与左心房后壁在同一平面相延续或不同程度骑跨在左、右心房下部。下半身静脉血可回流至左、右心房内，形成不同程度的右向左分流。

2. *下腔静脉间接异常连接入左心房*　此型畸形胚胎发育机制同右下腔静脉远心段缺如，临床上罕见。由于下腔静脉腹腔段及奇静脉的缺如，下半身血液经过左侧下腔静脉和半奇静脉，流入左上腔静脉，可因连接左心房而产生右向左分流出现发绀（图 1-74B）。常合并心房异构、房室间隔缺损、共同心房、完全性大动脉转位、右位心、单心室等复杂心内畸形。

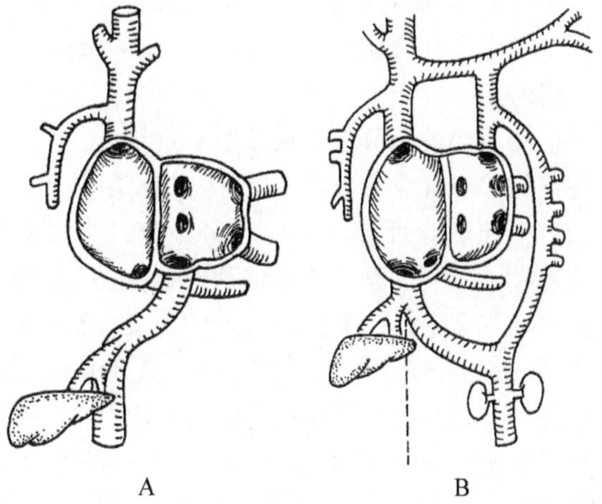

图 1-74　下腔静脉异位引流到左心房

A. 下腔静脉直接异位引流到左心房；B. 下腔静脉经过半奇静脉-左上腔静脉间接异位引流到左心房

【临床表现】

下腔静脉近心段缺如与奇静脉或半奇静脉异位连接经上腔静脉汇入右心房，或经左上腔静脉或如右心房者本身无血流动力学改变，患者无临床症状。

单纯下腔静脉直接回流左心房者极为罕见，可引起大量右向左分流，临床上产生发绀，出现杵状指、活动体力受限、活动后心悸气急等症状。若合并房间隔缺损，常以继发孔房间隔缺损就诊，但轻度发绀，外周经皮 SaO_2 下降为其特点，是怀疑本病的唯一线索。部分学龄期儿童在冬春季节面颊部出现淡紫晕色为特征性面容。诊断有赖于右心导管检查和造影，心导管检查可见右心房水平左向右分流、无严重肺动脉高压但伴体循环动脉血氧饱和度降低为其特点。下腔静脉造影可见左右心房同时显影，提示有下腔静脉异位引流入左心房可能。常合并心房异构和多脾或无脾综合征，下腔静脉与奇静脉或半奇静脉异常连接入上腔静脉。若回流入左心房临床上可伴有口唇发绀、杵状指（趾）等表现。因常伴有其他复杂心内畸形而有相应的临床表现。

【辅助检查】

心电图检查常见冠状窦性心律、房室分离等变化。胸部X线片可见右上纵隔有一圆形阴影，系奇静脉扩大所致，侧位胸部X线片示膈肌上方下腔静脉影消失。诊断主要依靠心导管检查和造影，但多在其他心内畸形就诊行右心导管检查时偶然发现。如果下肢径路检查时导管前进受阻或入异常途径，予以下腔静脉造影特别是侧位像可显示本病特有的异常走行呈糖果手杖样（candycane）即可确诊。胸部CT片上奇静脉异常粗大亦可提示本病。

【治疗】

（一）下腔静脉异常连接入右心房

下腔静脉异常连接入右心房主要是下腔静脉缺如。下腔静脉近心段缺如与奇静脉或半奇静脉异位连接经上腔静脉汇入右心房，或经左上腔静脉汇入右心房者，本身无血流动力学改变，患者无临床症状，其本身无需治疗，但当合并其他心内畸形时根据其心脏畸形病变进行相应的手术。在体外循环下实施心内直视手术时，如未发现，则可引起腔静脉引流不畅。上腔静脉插管引流时应选择口径大或适宜的导管，并须位置适当，避免过深而阻挡奇静脉血回流；若下腔静脉经半奇静脉、左上腔静脉进入右心房者，术中可经右心房行冠状静脉窦插管引流；肝静脉也应置小口径细管引流，如有困难切忌盲目插管，可在上腔静脉阻断、右心房切开后明视下插入；小婴儿必要时深低温停循环处理心内畸形；复杂心内畸形姑息手术（如Glenn术），切忌贸然结扎奇静脉，以免造成阻断下半身血液回流的危险。

（二）单纯下腔静脉直接入左心房

往往在修补下腔型房间隔缺损时意外发现，若术中发觉下腔静脉粗大且套带困难应怀疑本病。下腔静脉异常连接到左心房可行心房内分隔术，气管内插管，全身麻醉。取平卧位，胸部正中切口。纵形切开心包行心外探查，上腔静脉在正常位置连接到右心房。右心房、右心室常较小。下腔静脉行经膈肌后在心脏后壁的房间沟部位。术者示指经右心耳行心内探查，可扪及上腔静脉及冠状静脉窦开口均在正常位置，并可探及房间隔缺损确定其部位和大小。经房缺进入左心房后，可扪及下腔静脉开口大小。经右心耳插入上腔静脉导管。在右心房壁做一荷包缝线，切开房壁，插入下腔静脉导管，并在示指引导下，将下腔静脉导管经房间隔缺损插入开口于左心房的下腔静脉。建立体外循环后转直降温，达深低温时短暂停循环。切开右心房，拔出下腔静脉插管，局部术野可充分显露，应用补片将下腔静脉开口分隔入右心房，并用此补片修补房间隔缺损。重新插入下腔静脉导管并继续转流复温，缝合右心房壁切口（图1-75）。

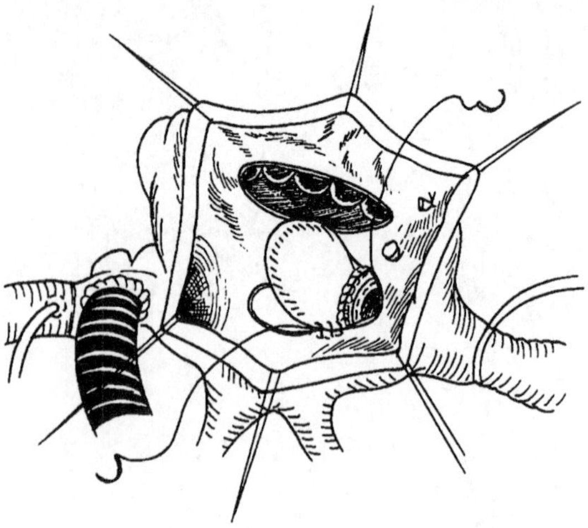

图1-75　应用补片将下腔静脉开口隔入右心房，同时修补房间隔缺损

术中在看清局部解剖的前提下须注意：①宽大的心内补片：房间隔缺损须用补片修补，下缘应宽大，妥善分隔下腔静脉和左心房的同时，分隔右中、下肺静脉异常连接口。补片将下腔静脉隔入右心房的同时，应注意保持下腔静脉有足够的口径，以保证下腔静脉血液回流通畅。②深低温短暂停循环技术：停循环时间控制在15min以内，拔出下腔静脉插管，局部术野可充分显露，补片分隔下腔静脉入右心房后，重新插入下腔静脉管继续转流。③采用新鲜自体心包补片修补房间隔缺损，心包柔软性好，可塑性强，缝合服帖，术后心律失常发生率低。

四、全部体静脉异位引流

【流行病学】

全部体静脉异位引流是指上、下腔静脉及冠状静脉窦均异常引流到左心房，临床上实属罕见。Mayo Clinic在1955—1974年先天性心脏病心内直视手术中仅发现3例全部体静脉异常连接。1965年Miller首先成功地施行了手术治疗。Robeds等在1972年报道了1例在深低温停循环下用补片行心房内分隔手术矫治了完全性体静脉异常连接，1977年，Viadp等报道了1例Ⅱ型全部体静脉异常连接的矫治。

【胚胎发育】

在心脏胚胎发育过程中，由于残余静脉窦瓣和终嵴的病理性生长，将上、下腔静脉及冠状静脉窦开口隔入左心房，形成全部体静脉异位引流。

【病理解剖】

全部体静脉异位引流入左心房通常可分为两型：

Ⅰ型：右上腔静脉异常连接至冠状静脉窦，冠状静脉窦开口于左心房，左上腔静脉与左心房顶部异常连接，下腔静脉近心段缺如，下半身静脉血液经奇静脉或半奇静脉汇入左上腔静脉，左、右肝静脉直接开口于左心房（图1-76）。

Ⅱ型：正常位置的右上腔静脉缺如，左上腔静脉开口于左心房顶部，下腔静脉在左心房后壁近房间沟处进入左心房，冠状静脉窦开口于左心房内（图1-77）。

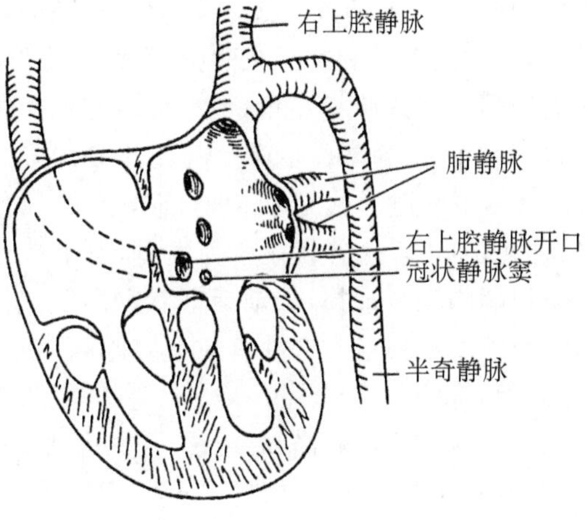

图1-76 Ⅰ型全部体静脉异位引流

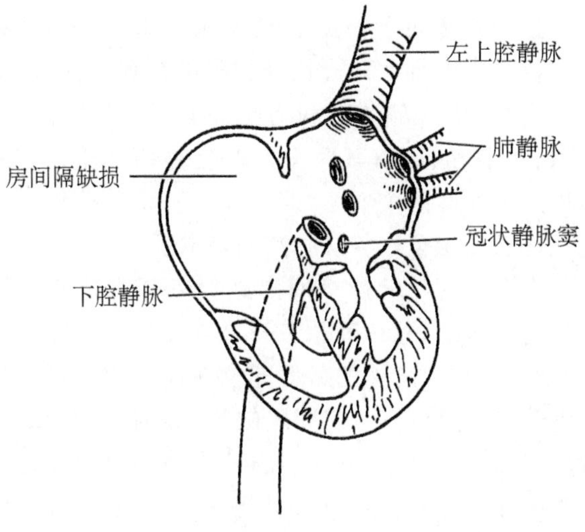

图1-77 Ⅱ型全部体静脉异位引流

【病理生理】

上述两型的全部体静脉异常连接均合并有房间隔缺损，使腔静脉血经缺损处从左心房进入右心房再经右心室到肺循环氧合，患儿可得以生存。但由于右心房不直接接受体静脉回血，所以右心房及右心室较小，甚至可致右心室发育不良。体静脉血全部回流到左侧心房，产生严重的右向左分流，出现发绀症状，左心负荷加重。

【临床表现】

患儿出生后即有发绀，较早出现杵状指、趾，活动后心悸、气短，左心功能不全。心前区常听不到明显的病理性杂音，有时在肺动脉瓣区可听到柔和的收缩期杂音。患儿生长发育仍可正常。合并畸形除房间隔缺损外，可伴有共同心房、右心室双出口、法洛四联症、左心发育不全综合征、部分性肺静脉异常连接及房室间隔缺损等心内畸形。

【辅助检查】

心电图无特殊诊断价值，可出现电轴左偏、房性心律失常。胸部X线片示心影可稍扩大，心胸比例轻度增大，左心耳影可凸出。心导管检查中导管行走异常途径，有助于明确诊断。经下腔静脉行心导管检查，导管可经半奇静脉和左上控静脉进入左心房，心房水平呈双向分流，左心房、左心室血氧饱和度低。心血管造影可明确诊断。

【治疗】

本病一旦明确诊断均应手术治疗。手术在气管内插管和全身麻醉下进行。患者取仰卧位，胸部正中切口，纵形切开心包，行心外探查确定体静脉异常连接的类型。经右心房行心内探查，在右心房内扪不到正常的上、下腔静脉开口。经房间隔缺损探查左心房，可确定异常连接的体静脉在左心房内的开口。

（一）Ⅰ型全部体静脉异常连接

可在右心房及升主动脉插管后，即开始体外循环，经血流降温至18～20℃，停循环行心房内分隔手术。切开右心房，切除房间隔组织，裁剪大小合适的椭圆形自体心包片，在深低温停循环下将冠状静脉窦与左心房壁之间的间隔剪开，使冠状静脉窦口开入右心房，再用心包片将左上腔静脉开口及肝静脉开口隔入右心房，并重建房间隔（图1-78）。

（二）Ⅱ型全部体静脉异常连接

可将上腔静脉导管插入右心房，下腔静脉导管经右心房在手指引导下经房间隔缺损插入下腔静脉，体外循环后切开右心房，迅速将上腔静脉导管

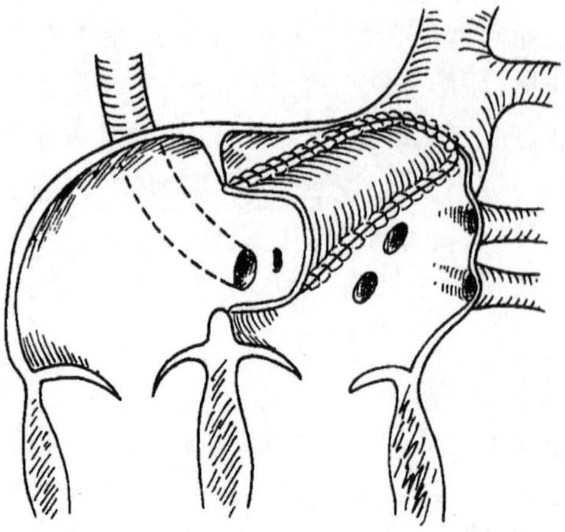

图 1-78　Ⅰ型全部体静脉异位引流矫治

应用补片将上腔静脉开口、肝静脉开口及冠状静脉窦隔入右心房，并重建房间隔

送入上腔静脉，切除房间隔组织，裁剪大小适宜的椭圆形自体心包片，将上、下腔静脉开口及冠状静脉窦口隔入右心房，重建房间隔(图 1-79)。

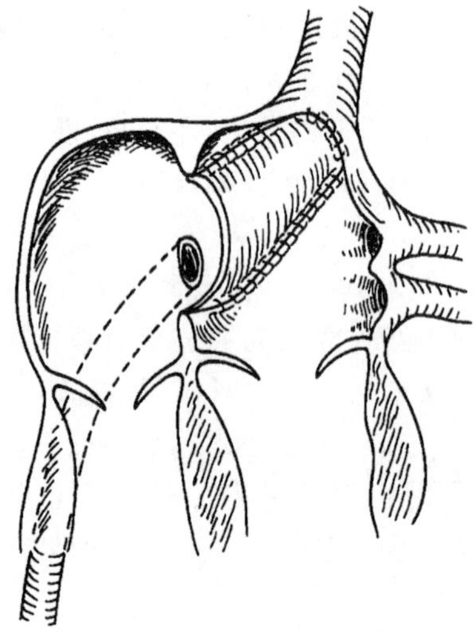

图 1-79　Ⅱ型全部体静脉异位引流矫治

应用补片将上、下腔静脉开口冠状静脉窦隔入右心房，并重建房间隔

五、无顶冠状静脉窦

【流行病学】

该病在先天性心脏病中罕见，患病率为先天性心脏病的 0.2%～0.3%，国内外报道少。本畸形中约 75%合并永存左上腔静脉，30%合并内脏转位，另常合并有房室管畸形、三房心、三尖瓣闭锁、部分肺静脉异位引流等。

【胚胎发育】

胚胎正常发育过程中，两侧总主静脉经静脉窦角会流入静脉窦和原始心房。在房间隔形成并分隔心房的同时，左侧心房静脉皱襞逐渐形成，成为左侧静脉窦角的顶，并逐渐将心房与静脉窦分隔开。同时，在两侧前主静脉之间形成 1 条新的静脉通道——头臂静脉吻合支。心房分隔最终完成时，左侧心房静脉皱襞融合形成左心房与冠状静脉窦之间的间隔，成为冠状静脉窦顶。若胚胎发育时期左侧心房内静脉皱襞形成不完全则形成无顶冠状静脉窦。

右总主静脉和右前主静脉的尾段形成右上腔静脉，右后主静脉形成奇静脉，左前主静脉的头段和头臂静脉吻合支形成左无名静脉。若胚胎发育过程中，左前主静脉和左总主静脉持续存在，形成 1 条大血管连接于静脉窦左角，最后形成左上腔静脉经冠状静脉窦引流入右心房。若左侧心房静脉皱襞形成不完全，则形成冠状静脉窦间隔的局部缺损；若左侧心房静脉皱襞完全为发育，则形成冠状静脉窦间隔的完全缺损，即缺乏冠状静脉窦。冠状静脉窦间隔的缺损通常合并有左上腔静脉。

【病理解剖】

无顶冠状静脉窦尚缺乏统一的病理分型。Mantini 等将冠状静脉窦的畸形分为 4 型：Ⅰ型：冠状静脉窦扩大；Ⅱ型：冠状静脉窦缺如；Ⅲ型：右心房内的冠状静脉窦开口闭锁；Ⅳ型：冠状静脉窦发育不良。Quaegebeur 等将本畸形分为单纯型、合并简单心脏畸形和合并复杂心脏畸形 3 大类。目前多数学者倾向于根据冠状静脉窦间隔(顶)缺损的部位和程度将无顶冠状静脉窦综合征分为 3 型，即完全型、中间部分型和终端部分型，分别称之为Ⅰ型、Ⅱ型和Ⅲ型，其中又根据是否伴有左上腔静脉再分为 a、b 两个亚型，即共计 3 型 6 个亚型。

(一)完全型冠状静脉窦间隔缺损

完全型冠状静脉窦间隔缺损表现为冠状静脉窦顶完全缺如，冠状静脉窦开口直接会流入左心房或右心房，在房间隔的后下部位即通常称为冠状静脉窦开口的部位有一房间隔缺损，称为冠状静脉窦型房间隔缺损，房间隔缺损的下缘为心房壁并毗连下腔静脉。冠状静脉窦型房间隔缺损也可与原发孔型房间隔缺损相互融合成一个大的房间隔缺损，甚至形成单心房，此时二尖瓣前叶常有裂缺。根据有无伴有左上腔静脉将其分为：

1. 完全型无顶冠状静脉窦伴有永存左上腔静脉　Raghib 等首次对该病症中的基本解剖特征做出经典描述，提出这些畸形属于一种特殊的复合畸形，而被称之为 Raghib 综合征，约占完全型无顶冠状静脉窦的 3/4。在此类完全无顶冠状静脉窦综合征的患儿，因为冠状静脉窦与左心房之间的共同壁缺失，冠状静脉窦缺如，通常延伸到冠状窦的永存左上腔静脉，连接到左心房的左上角。左上腔静脉在左心房的连接部位相对恒定，位于前上方的左心耳和后下方的左上肺静脉之间（图 1-80A）。左和右肺静脉可能较正常位置偏上进入左心房，这易导致肺静脉在进入左心房处与左上腔静脉、左心耳和二尖瓣附着的左心房交汇处空间相对狭窄。冠状静脉窦型房间隔缺损存在于在房间隔的后下方原本应该是冠状静脉窦开口在右心房的位置。当心房内交通只表现为冠状静脉窦缺损，可经前方的房间隔残留组织与房室瓣环分开，以此与原发孔房间隔缺损形成对照。缺损的上界和下界均为房间隔组织，后界是连接下腔静脉的心房后游离壁。冠状静脉窦型房间隔缺损可同时伴有卵圆窝形房间隔缺损，其间有房间隔组织相隔。另外也可合并有一个原发孔和继发孔融合而成的大型房间隔缺损，形成共同心房或单心房（图 1-80B）。

完全无顶冠静脉状窦伴左上腔静脉永存的患者，有 80%～90%左无名静脉缺如。右上腔静脉常常较左上腔静脉小或缺如，右颈内静脉和锁骨下静脉经右无名静脉回流至左上腔静脉。有时下腔静脉越过左侧膈下进入左半奇静脉与左上腔静脉连接。在这种情况下，肝静脉独自进入右心房下部，偶尔肝静脉在房间隔后方进入左心房。当上述体静脉均与左心房相连接时，导致完全性体静脉异常连接。

2. 完全无顶冠状静脉窦无永存左上腔静脉　在这类患儿中，冠状静脉窦与左心房之间的共同隔膜全部缺失，伴有冠状静脉窦型房间隔缺损和冠状静脉窦的完全缺如，以不伴永存左上腔静脉为特征。

（二）中间部分型冠状静脉窦间隔缺损

部分缺损发生在冠状静脉窦和左心房的中间部位为其特征。此型表现为在冠状静脉窦与左心房之间共同壁的中间部分有一个孔通道使二者相互交通，又称冠状静脉窦双心房开口、冠状静脉窦左心房窗或穿孔。通过缺损口，根据左心房或右心房血流出口是否存在梗阻，可产生左向右或右向左的分流。

1. 中间部分型无顶冠状窦伴永存左上腔静脉　此型中冠状静脉窦仍开口于右心房，但在冠状静脉窦的中间部位有一缺损与左心房交通。左上腔静脉血通过缺损有右向左分流进入左心房。也可称为冠状静脉窦双心房开口或冠状静脉窦左心房窗或冠状静脉窦左心房穿孔。

2. 中间部分型无顶冠状静脉窦无永存左上腔静脉　当中间位无顶冠状静脉窦作为一种孤立的心脏畸形发生时，不伴有永存左上腔静脉，可以有大量的左向右分流经冠状静脉窦口入右心房（图 1-80C）。

（三）终端部分型冠状静脉窦间隔缺损

部分缺损发生在冠状静脉窦远端部位，伴或不伴有永存左上腔静脉，终末端（远侧型）无顶冠状静脉窦多发生在房室间隔缺损畸形中（图 1-80D）。远侧冠状静脉窦包括其在右心房内开口可以无顶，结果是远侧冠状静脉窦与左心房相交通。如远侧冠状静脉窦正好在进入冠状静脉窦口前无顶，这样就造成了带有冠状静脉窦的冠状静脉窦型房间隔缺损。部分性或完全性房室间隔缺损、共同心房是伴随永存左上腔静脉最常见的合并畸形。其他可能合并的畸形有部分性或完全性肺静脉异位连接、三房心、三尖瓣闭锁、法洛四联症、右心室双出口和肺动脉狭窄等。

【病理生理】

无顶冠状静脉窦综合征的病理生理改变取决于：①是否合并永存左上腔静脉；②冠状静脉窦开口是扩大、缩窄还是闭锁；③有无心房间隔交通；④有无合并心脏畸形，是简单还是复杂畸形；⑤有无左心或右心系统内的房室瓣闭锁或血流梗阻等情况。

【临床表现】

由于无顶冠状动脉窦合并畸形的复杂多变，从而出现多种不同的血流动力学改变，无顶冠状静脉窦患者的临床表现缺乏特异性。大多数病例合并有永存左上腔静脉直接或间接经冠状静脉窦间隔缺损流入左心房，产生右向左分流和动脉低氧血症，常有发绀，少数可发绀不明显。但若同时合并冠状静脉窦开口闭锁而无心房间隔交通，左心房内的血流可经左上腔静脉反向回流，经无名静脉和右上流入右心房，形成左向右分流。

【辅助检查】

心电图、胸部 X 线片可以正常及缺乏特异性，

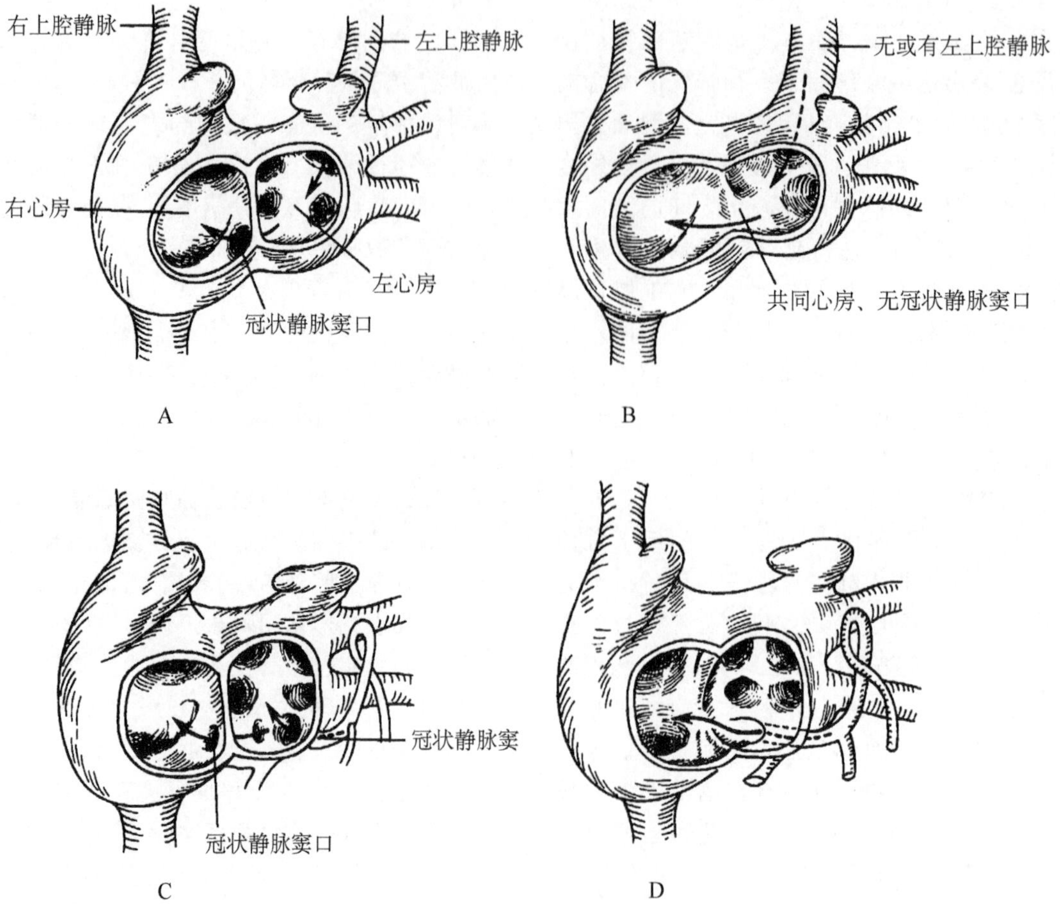

图 1-80　无顶冠状静脉窦

A. 左上腔静脉到左心房合并完全无顶冠状静脉窦；B. 完全无顶冠状静脉窦有或无左上腔静脉伴共同心房；C. 部分冠状静脉窦中部无顶，无左上腔静脉；D. 部分冠状静脉窦终末端无顶，无左上腔静脉

有时仅有合并畸形的典型特征。若在正位 X 胸片上发现左上纵隔阴影外侧有一浅淡的垂直血管影，或心电图表现为冠状静脉窦性心律或 P 波电轴左偏，均可视为永存左上腔的诊断线索。心脏超声检查(经胸或食管)具有一定的特殊性和敏感性。在发现冠状静脉窦扩大征象后进一步可发现左上腔静脉残存，有左上腔静脉残存时，必须仔细检查有无桥静脉与左、右上腔静脉连接及其大小。当发现有左上腔静脉汇入左心房并伴有房间隔缺损而未能显示扩大的冠状静脉窦时应警惕有无顶冠状静脉窦的存在。可在剑突下及心尖四腔切面后下压探头显示或在剑突下短轴横向扫描显示冠状静脉窦隔缺损。造影增强磁共振成像视野大，对体静脉异常连接诊断效果好，最大密度投影重建可显示体静脉连接的直接征象。螺旋 CT 和多层螺旋 CT 也能很好地显示和诊断无顶冠状静脉窦综合征，但其扫描范围大，患儿接受射线多，相比而言，前者更为理想。右心导管检查和造影是诊断无顶冠状静脉窦综合征的精确方法，需做左上腔静脉或左无名静脉造影，观察左上腔静脉回流情况，了解其与右上腔静脉间有无桥静脉相连及大小，左上腔静脉血回流入冠状静脉窦还是直接进入左心房。

由于该病术前诊断困难，几种检查均难以避免漏诊，因此外科医师增强对本病的病理解剖和病理生理特征的认识，提高对其诊断的警觉性，重视术中心内、心外探查。若心外探查发现右上腔静脉细小，常意味着合并左上腔静脉。若发现左上腔静脉不是汇入冠状静脉窦而是直接汇入左心房，就应想到此种疾病。若切开右心房后发现冠状静脉窦开口增大，或从中流出红色血流，或找不到冠状静脉窦开口，更应想到此种罕见畸形的可能。

【治疗】

无顶冠状静脉综合征的手术方法取决于其类型，同时是否合并左上腔静脉及其与右上腔静脉之间有无通畅的左无名静脉相通也对手术方式的选择起着决定性作用。对于不合并左上腔静脉(b亚型)或者合并的左上腔静脉能够结扎的病例，只需修补冠状静脉窦型房间隔缺损，或者修补原发孔型房间隔缺损时将冠状静脉窦开口留于左心房内，因其引起的右向左分流量极小，无重要生理影响，该方法可简化手术操作，明显降低外科三度房室传导阻滞的发生率。若本畸形合并左上腔静脉(a亚型)，80%以上与右上腔静脉之间缺乏无名静脉交通，则须对不同类型的畸形采用不同的手术方法。

(一)完全型无顶冠状静脉窦合并左上腔静脉(Ⅰa型)

目前多主张采用房间隔重建术，将心房间隔部分切除后应用心包片在打通的左、右心房内做成板障，将左、右上腔静脉和下腔静脉血隔入右心房。从冠状静脉窦型房间隔缺损右上角开始，沿卵圆窝右缘向上纵行剪开房间隔，再从此切口上端向左上腔静脉开口的左上缘横行剪开房间隔，将一适当大小和轮廓的补片横向斜置于左心房腔上部，用4-0缝线从房间隔横切口左端和左上腔开口下缘、左心房壁至右上腔静脉开口下方的房间隔横切口的右缘，连续缝合与补片的后缘上，继之将补片的前缘与房间隔垂片的上缘连续缝合，最后连续缝合房间隔纵行切口或补片修补房间隔缺损(图1-81)。术中应注意左、右心房的容积是否够大，若右心房容积小，则应予补片扩大，使足以容纳经上腔静脉目流的大量血液；同时房间隔重建时要考虑足够的左心房容积，以保证肺静脉血的回流通畅。

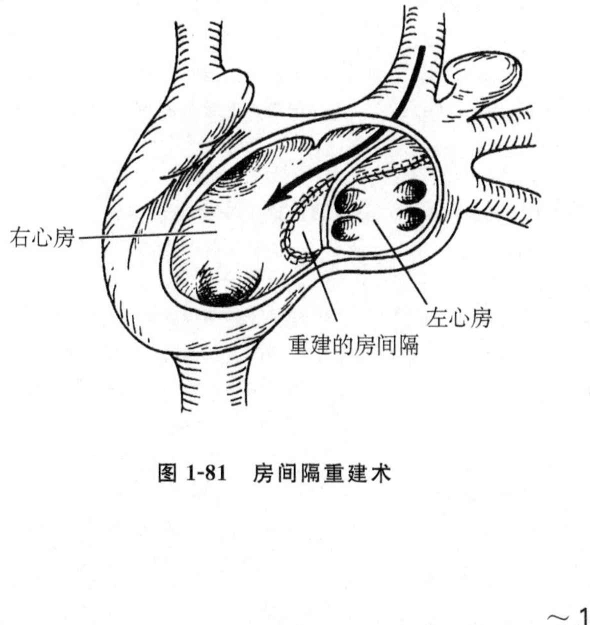

图1-81　房间隔重建术

(二)中间部分型无顶冠状静脉窦合并左上腔静脉(Ⅱa型)

如果术前没有发现该畸形合并，手术中很容易被忽略掉。诊断的方法是通过一根探条穿过冠状静脉窦口，经冠状静脉窦无顶部分到达左心房。冠状静脉窦顶的缺损与左心房相交通可通过切开房间隔看到缺损得以证实。缺损显露后，用5-0缝线直接缝合。若冠状静脉窦开口未扩大，则常常合并中央型房间隔缺损，可扩大房间隔缺损后经左心房探查和直接缝合，或补片修补冠状静脉窦间隔缺损。或补片关闭冠状静脉窦缺损。如果存在冠状静脉窦型房缺，通过该缺损插入一直静脉管入左心房，远端向上直达左上腔静脉，近端推向心房切口的下角平行于右心房的后下壁并作为支架，窦顶的修补可以是在支架上直接缝合左心房后壁或是应用补片修补(图1-82)。

(三)终端部分型无顶冠状静脉窦并左上腔静脉(Ⅲa型)

此型的特点是冠状静脉窦型房间隔缺损合并房室管畸形以及冠状静脉窦开口于左心房，修复手

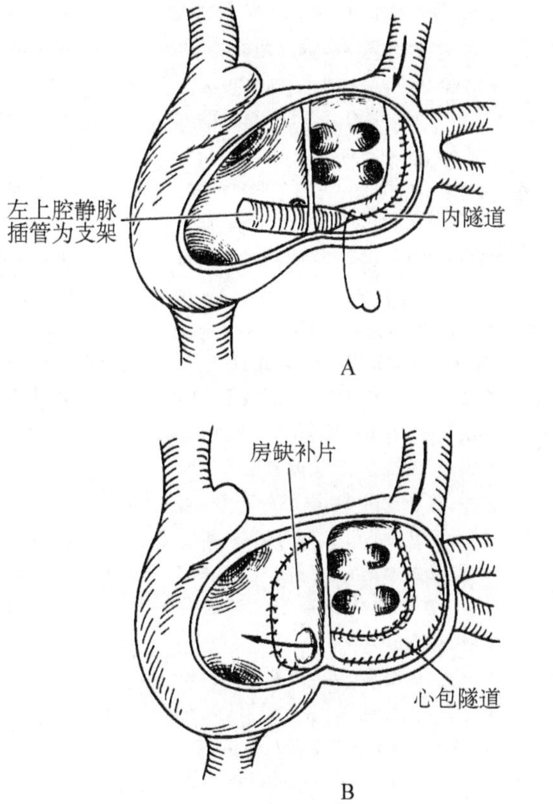

图1-82　中间部分型无顶冠状静脉窦合并左上腔静脉矫治

术基本按房室管畸形的修复方法进行。在修复原发孔型房间隔缺损时，补片的下缘至超过冠状静脉窦开口水平转移到左心房后壁和房间隔上，补片的其余部分与房间隔缺损边缘往返连续缝合，这样在房间隔缺损修补以后就将原开口于左心房的冠状静脉窦开口折流引入右心房。

（景　华　吴海卫）

参考文献

[1] Fu Y, Bass J, Amin Z, et al. Transcatheter closure of perimembranous ventricular septal defects using the new Amplatzer membranous VSD occlude: results of the US phase I trial. J Am Coll Cardiol, 2006, 47(2): 319-325

[2] Oses D, Brugada G, Hugues N, et al. Contemporary treatment of isolated VSD in children: Amplatzer vs surgical closure. Arch Cardiovasc Disease, 2010, 2(1): 100

[3] Shuhaiber JH, Ho SY, Rigby M, Sethia B. Current options and outcomes for the management of atrioventricular septal defect. Eur J cardio-Thorac Surg, 2009, 35(5): 891-900

[4] Hoohenkerk GJF, Wennink ACG, Schoof PH, et al. More than 30 years' experiense with surdical correction of atrioventricular septal defects. Ann Thorac Surg, 2010, 90(5): 1554-1561

[5] Aze AM, Hawkins JA, Lu M, et al. Surgical management of complete atrioventricular septal defects: associations with surgical technique, age, and trisomy. J Thorac Cardiovasc Surg, 2011, 142(3): 1371-1379

[6] 梅　举. 三尖瓣下移畸形. 见：徐志伟主编. 小儿心脏手术学. 北京：人民军医出版社，2006：526-532

[7] 刘迎龙，吕晓东. 三尖瓣畸形. 见：朱晓东，张宝仁主编. 心脏外科学. 北京：人民卫生出版社，2007：449-462

[8] 严勤. 三尖瓣闭锁. 见：徐志伟主编. 小儿心脏手术学. 北京：人民军医出版社，2006：484-500

[9] 刘迎龙，吕晓东. 三尖瓣畸形. 见：朱晓东，张宝仁主编. 心脏外科学. 北京：人民卫生出版社，2007：449-462

[10] Warnes CA, Williams RG, Bashore TM, et al. ACC/AHA 2008 Guidelines for the Management of Adults with Congenital Heart Disease: a report of the American College of Cardiology/American Heart Association Task Force on Practice Guidelines (writing committee to develop guidelines on the management of adults with congenital heart disease). Circulation, 2008, 118: e714

[11] Lurz P, Coats L, Khambadkone S, et al. Percutaneous pulmonary valve implantation: impact of evolving technology and learning curve on clinical outcome. Circulation, 2008, 117: 1964

[12] Earing MG, Connolly HM, Dearani JA, et al. Long-term follow-up of patients after surgical treatment for isolated pulmonary valve stenosis. Mayo Clin Proc, 2005, 80: 871

[13] Roos-Hesselink JW, Meijboom FJ, Spitaels SE, et al. Long-term outcome after surgery for pulmonary stenosis (a longitudinal study of 22-33 years). Eur Heart, J 2006, 27: 482

[14] Vahanian A, Baumgartner H, Bax J, et al. Guidelines on the management of valvular heart disease: The Task Force on the Management of Valvular Heart Disease of the European Society of Cardiology. Eur Heart J, 2007, 28: 230

[15] Al Habib HF, Jacobs JP, Mavroudis C, et al. Contemporary patterns of management of tetralogy of Fallot: data from the Society of Thoracic Surgeons Database. Ann Thorac Surg, Sep 2010, 90(3): 813-819

[16] Kanter KR, Kogon BE, Kirshbom PM, et al. Symptomatic neonatal tetralogy of Fallot: repair or shunt?. Ann Thorac Surg, Mar 2010, 89(3): 858-863

[17] Tsang FH, Li X, Cheung YF, et al. Pulmonary valve replacement after surgical repair of tetralogy of Fallot. Hong Kong Med J, Feb 2010, 16(1): 26-30

[18] Aboulhosn J, Child JS. Management after childhood repair of tetralogy of fallot. Curr Treat Options Cardiovasc Med, Dec 2006, 8(6): 474-483

[19] Boechat MI, Ratib O, Williams PL, et al. Cardiac MR imaging and MR angiography for assessment of complex tetralogy of Fallot and pulmonary atresia. Radiographics, Nov-Dec 2005, 25(6): 1535-1546

[20] Devore GR, Polanko B. Tomographic ultrasound imaging of the fetal heart: a new technique for identifying normal and abnormal cardiac anatomy. J Ultrasound Med, Dec, 2005, 24(12): 1685-1696

[21] 徐志伟. 小儿心脏手术学. 北京：人民军医出版社，2006：418-430

[22] 胡盛寿. 阜外心血管外科手册. 北京：人民卫生出版社，2006：157-162

[23] Richard Jonas. 先天性心脏病外科综合治疗学. 刘锦纷主译. 北京：北京大学医学出版社，2009：439-468

[24] 丁文祥，苏肇伉. 小儿心脏外科重症监护手册. 上海：上海世界图书出版公司，2009：285-291

[25] 邓喜成，李守军. 肺动脉闭锁合并室间隔缺损的外科治疗策略. 中国胸心血管外科临床杂志，2010，17(1)：50-54

[26] 苏肇伉. 先天性心脏病微创手术的发展趋势. 中国胸心血管外科临床杂志，2005，12(4)：229-231

[27] 张海波，徐志伟，苏肇伉，等. 一期手术纠治主、肺动脉窗及伴发畸形. 中国胸心血管外科临床杂志，2008，15(5)：386-387

[28] 梁海南，董少红，张智伟，等. 经导管封堵主-肺动脉间隔缺损1例. 中华心血管病杂志，2006，34(11)：1043

[29] 赵趣鸣，韩　玲. 主动脉动脉间隔缺损的诊断研究进展. 实用儿科临床杂志，2010，25(13)：1016-1020

[30] Barnes ME, Mitchell ME, Tweddel JS. Aorto-pulmonargy window. Semin Thorac cardiovasc Surg Pediatr Card Surg Ann, 2011, 14: 67-74

[31] 张尔永，万　峰. 心血管外科学. 北京：人民卫生出版社，2009

[32] 刘维永,易定华.现代心脏外科治疗学.西安:世界图书出版公司,2009
[33] Shih MCP, Tholpady A, Kramer CM, et al. Surgical and endorascular vepair of oortic coarctation: normal findings and appearance of complication on CT angiographg and MR augiography. AJR, 2006,187(9):W302-312
[34] Karl TR. Surgery is the best treatment for primary coarctation in the majority of cases. Journal of Cardiovascular Mediicine, 2007,8:50-56
[35] Thomson JDR, Mulpur A, Guerrero R, etal. Outcome after extended arch repair for aortic coarctation. Heart, 2006,92:90-94
[36] Abbruzzese PA, Aidala E. Aortic coarctation: an overview. Journal of Cardiovascular Medicine, 2007, 8: 123-126
[37] Reich O, Tax P, Bartakora H, et al. Long-term (up to 20 years) results of percutaneous ballon angioplasty of recurrent aortic coarctation without use of stents. Eur Heart J, 2008, 29:2042
[38] Suda K, et al. Emergency stent implantation into obstructed inferior caval vein in a patient with heterotaxy and anomalous hepatic venous drainage. Pediatrics International, 2007, 49: 251-252
[39] Buitrago E, et al. Primary repair of infracardiac total anomalous pulmonary venous connection using a modified sutureless technique. Ann Thorac Surg, 2008, 86: 320-322
[40] Chowdhury UK, et al. Rechanneling of total anomalous pulmonsry venous connection with or without vertial vein ligation: Resulta and guidelines for candidate selection. J Thorac Cardiovasc Surg, 2007, 133: 1286-1294
[41] Devaneg EJ, et al. Pulmonary wein stenosis Following Repair of TAPVC. Semin Thorac Cardiovasc Surg Pediatr Card Surg Ann, 2006, 9: 51-55
[42] Kelle AMK, et al. TAPVC: Results of surgical repair of 100 patients at a single institution. J Thorac Cardiovasc Surg, 2010, 139: 1387-1394
[43] Nakata T, et al. Functional single ventricle with extracardiac TAPVC. Eurp. J cardio-thorac Surg, 2009, 36:49-56
[44] 郭兰敏,范全心,邹承伟.实用胸心外科手术学.第3版.北京:科学出版社,2010:1225-1252
[45] 徐光亚,吴树明.图解心脏外科手术学.第2版.北京:科学出版社,2010:447-470
[46] 徐志伟.小儿心脏手术学.北京:人民军医出版社,2006:593-598
[47] JStark ML, Tsang VT. Surgery for congenital heart defects. Third edition. West Sussex, England. John Wiley & Sons Ltd, 2006:327-342
[48] 朱晓东,张宝仁.心脏外科学,北京:人民卫生出版社,2007:463-487
[49] Constantien Marvrorudis, Carl L Backer.小儿心脏外科学.第3版.刘锦纷译.北京:北京大学医学出版社,2005:484-503
[50] Richard A Jonas.先天性心脏病外科综合治疗学.刘锦纷译.北京:北京大学医学出版社,2009:320-340
[51] McElhinney DB, Sherwood MC, Keane JF. Current management of severe congenital mitral stenosis: outcomes of transcatheter and surgical therapy in 108 infants and children. Circulation, 2005, 112(5):707-714
[52] Roberts-Thomson KC, Stevenson IH, Kistler PM, et al. Anatomically determined functional conduction delay in the posterior left atrium relationship to structural heart disease. J Am Coll Cardiol, 2008, 51(8):856-862
[53] Chauvaud S. Congenital mitral valve surgery: techniques and results. Curr Opin Cardiol, 2006, 21(2):95-99
[54] Wood AE, Healy DG, Nolke L, et al. Mitral valve reconstruction in a pediatric population: late clinical results and predictors of long-term outcome. J Thorac Cardiovasc Surg, 2005, 130(1):66-73
[55] Ahmed MI, McGiffin DC, O'Rourke RA, et al. Mitral regurgitation. Curr Probl Cardiol, 2009, 34(3):93-136
[56] Park SM, Park SW, Casaclang-Verzosa G, et al. Diastolic dysfunction and left atrial enlargement as contributing factors to functional mitral regurgitation in dilated cardiomyopathy: data from the Acorn trial. Am Heart J, 2009, 157(4):762.e3-10
[57] Collison SP, Kaushal SK, Dagar KS, Supramitral ring: good prognosis in a subset of patients with congenital mitral stenosis. Ann Thorac Surg, 2006 Mar, 81(3):997-1001
[58] Toscano A, Pasquini L, Iacobelli R, Congenital supravalvar mitral ring: an underestimated anomaly. J Thorac Cardiovasc Surg, 2009 Mar, 137(3):538-542
[59] Ten Harkel AD, Berkhout M, Hop WC, Witsenburg M, Helbing WA. Congenital valvular aortic stenosis: limited progression during childhood. Arch Dis Child, 2009, 94(7):531-535
[60] Iwata Y, Imai Y, Shin'oka T, Kurosawa H. Subaortic stenosis associated with systolic anterior motion. Heart Vessels, 2008, 23(6):436-439
[61] Barkhordarian R, Wen-Hong D, Li W, et al. Geometry of the left ventricular outflow tract in fixed subaortic stenosis and intact ventricular septum: an echocardiographic study in children and adults. J Thorac Cardiovasc Surg, 2007, 133(1):196-203
[62] Karamlou T, Gurofsky R, Bojcevski A, et al. Prevalence and associated risk factors for intervention in 313 children with subaortic stenosis. Ann Thorac Surg, 2007, 84(3):900-906
[63] Suri RM, Dearani JA, Schaff HV, Danielson GK, Puga FJ. Long-term results of the Konno procedure for complex left ventricular outflow tract obstruction. J Thorac Cardiovasc Surg, 2006, 132(5):1064-1071
[64] Micale L, Turturo MG, Fusco C, et al. Identification and characterization of seven novel mutations of elastin gene in a cohort of patients affected by supravalvular aortic stenosis. Eur J Hum Genet, 2010, 18(3):317-323
[65] Dridi SM, Foucault Bertaud A, Igondjo Tchen S, et al. Vascular wall remodeling in patients with supravalvular aortic stenosis and Williams Beuren syndrome. J Vasc Res, 2005, 42(3):190-201
[66] Tabbutt S, Dominguez TE, Ravishankar C, et al. Outcomes after the stage Ⅰ

reconstruction comparing the right ventricular to pulmonary artery conduit with the modified Blalock Taussig shunt. Ann Thorac Surg,2005,80(2):1582-1590

[67] 王顺民,苏肇伉,徐志伟,等.新生儿和小婴儿心脏病手术应对策略.中华小儿外科杂志,2006,27(4):177-181

[68] 王顺民,徐志伟,苏肇伉,等.右室双出口内隧道修补手术的优化.上海第二医科大学学报,2005,25(2):176-178

[69] 王顺民,徐志伟,苏肇伉,等.房室连接不一致右室双出口根治手术的选择与适应证优化,中国胸心血管外科临床杂志,2005,12(3):149-151

[70] 王顺民,徐志伟,陆兆辉,等.按STS-EACTS数据库分类的右室双出口手术方法和结果的分析.中华小儿外科杂志,2007,28(5):225-227

[71] Imai-Compton C,Elmi M,Manlhiot C,et al. Characteristics and outcomes of double outlet left ventricle. Congenit Heart Dis,2010,5(5):532-536

[72] Ruzmetov M,Rodefeld MD,Turrentine MVV,et al. Rational approach to surgical management of complex forms of double outlet right ventricle with modified Fontan operation. Congeital Heart Dis,2008,3(6):397-403

[73] Cetta F,Boston US,Dearani JA,et al. Double outlet right ventricle:opinions regarding management. Curr Treat Options Cardiovasc Med,2005,7(5):385-390

[74] Mavroudis C,Backer C.小儿心脏外科学.第3版.刘锦纷译.北京:北京大学医学出版社,2005:449-471

[75] 徐志伟.小儿心脏手术学.北京:人民军医出版社,2006:363-371

[76] 汪曾炜.心血管外科手术学.第2版.北京:人民军医出版社,2005:550-561

[77] Mavroudis C,BaCker C. L.小儿心脏外科学.第3版.刘锦纷泽.北京:北京大学医学出版社,2005:305-316

[78] Kalavrouziotis G,Purohit M,Ciotti G,et al. Truncus arteriosus communis:early and midterm results of early primary repair. Ann Thorac Surg,2006,82(6):2200-2206

[79] Curi-Curi P,Cervantes J,Soulé M,et al. Early and midterm results of an alternative procedure to homografts in primary repair of truncus arteriosus communis. Congenit Heart Dis,2010 May-Jun,5(3):262-270

[80] Alfieris GM,Gangemi JJ,Schiralli MP,et al. Modified repair of truncus arteriosus to maintain pulmonary artery architecture. Ann Thorac Surg,2010 Sep,90(3):1038-1039

[81] Tlaskal T,Chaloupecky V,Hucin B,et al. Long-term results after correction of persistent truncus arteriosus in 83 patients. Eur J Cardiothorac Surg. 2010 Jun,37(6):1278-1284

[82] Sinzobahamvya N,Boscheinen M,Blaschczok HC,et al. Survival and reintervention after neonatal repair of truncus arteriosus with valved conduit. Eur J Cardiothorac Surg,2008 Oct,34(4):732-737

[83] 沈 佳,徐志伟.永存动脉干纠治术中右心室流出道重建方式的选择.中国胸心血管外科临床杂志,2008,15(2):81-86

[84] 徐志伟.小儿心脏手术学.北京:人民军医出版社,2006:363-371

[85] 汪曾炜.心血管外科手术学.第2版.北京:人民军医出版社,2005:550-561

[86] Lin YC,Tsai YT,Lin CY,et al. Coronary artery fistula detected by 64-slice multidetector computed tomography:case report. Heart Surg Forum,2010 Jun 1,13(3):E198-99

[87] 苏永才,张小乐,吴剑胜,等.冠状动脉瘘的临床分析.中国心血管病研究,2007,5(10):749-751

[88] Harikrishnan S,Bimal F,Ajithkumar V,et al. Percutaneous treatment of congenital coronary arteriovenous fistulas. J Interv Cardiol,2011 Jun,24(3):208-215

[89] 刘高利,王安彪,李德才,等.先天性冠状动脉瘘的临床解剖及外科治疗.中国临床解剖学杂志,2006,24(6):703-704

[90] 陈 开.先天性心脏病冠状动脉瘘的介入治疗.心血管病学进展,2006,27(3):334-336

[91] 党 群,李永健.冠状动脉瘘.中国心血管杂志,2010,15(4):321-323

[92] Mavroudis C,Dodge-Khatami A,Stewart RD,et al. An overview of surgery options for congenital coronary artery anomalies. Future Cardiol,2010,6(5):627-645

[93] Kayalar N,Burkhart HM,Dearani JA,et al. Congenital coronary anomalies and surgical treatment. Congenit Heart Dis,2009,4(4):239-251

[94] Pérez EI,López JE. Bland-White Garland syndrome with Takeuchi repair:case report and review of literature. Bol Asoc Med P R,2007,99(3):246-251

[95] Mirchandani S,Phoon CK. Management of anomalous coronary arteries from the contralateral sinus. Int J Cardiol,2005,102(3):383-389

[96] Jaggers J,Lodge AJ. Surgical therapy for anomalous aortic origin of the coronary arteries. Semin Thorac Cardiovasc Surg Pediatr Card Surg Annu,2005:122-127

[97] 朱晓东,张宝仁.心脏外科学.北京:人民卫生出版社,2007:354-380

[98] 王 谦,杜 隽,钟玉敏,等.体静脉连接异常的心血管造影诊断.介入放射学杂志,2005,14(4):352-354

[99] 殷胜利,蔡冬梅,张 希,等.心脏静脉先天性异常连接的外科治疗.中国心血管病研究杂志,2005,3(3):177-179

[100] Oppido G,Pace Napoleone C,Turci S,et al. Right superior vena cava draining in the left atrium:anatomical,embryological,and surgical considerations. Ann Thorac Surg,2006,81(6):2313-2315

[101] Pasquini L,Belmar C,Seale A,et al. Prenatal diagnosis of absent right and persistent left superior vena cava. Prenat Diagn,2006,26(8):700-702

[102] Vassallo M,Pascotto M,Pisacane C,et al. Right superior vena cava draining into the left atrium:prenatal diagnosis and postnatal management. Ultrasound Obstet Gynecol,2006,27(4):445-448

[103] Alday LE. Right superior caval vein draining into the left atrium. Tex Heart Inst J,2010,37(2):255

[104] 吴清玉. 三尖瓣闭锁. 见:吴清玉主编. 心脏外科学. 济南:山东科学技术出版社,2003:491－498

[105] Kouchoulos NT, Blackstone EH, Doty OB. Tricuspid atresia and management of single-ventricle physiology. In, Kirkin /Barratt-Boyes Cardiac Surgery. Third edition. Philadelphia, Pennsylvania. Churchill livingstone Inc, 2003: 1113-1175, 1177-1199

[106] Jonas RA, Ebstein Anomaly. In: Jonas RA Comprehensive Surgical Management of Congenital Heart Disease, London: Arnold, 2004: 312-317

第2章

瓣膜疾病

第一节　风湿性瓣膜病

一、二尖瓣狭窄

【流行病学】

绝大多数二尖瓣狭窄(mitral stenosis)是风湿热的后遗症。极少数为先天性狭窄或老年性二尖瓣环或环下钙化、心脏肿瘤、恶性类癌综合征等。二尖瓣狭窄患者中2/3为女性。约40%的风湿性心脏病(风心病)患者为单纯性二尖瓣狭窄。

【病理生理】

正常二尖瓣质地柔软,瓣口面积为4～6cm²。当瓣口面积减小为1.5～2.0cm²时为轻度狭窄;1.0～1.5cm²时为中度狭窄;<1.0cm²时为重度狭窄;二尖瓣狭窄后的主要病理生理改变是舒张期血流由左心房流入左心室时受限,使得左心房压力异常增高,左心房与左心室之间的压力阶差增加,以保持正常的心排血量。左心房压力的升高可引起肺静脉和肺毛细血管压力的升高,继而扩张和淤血。此时患者休息时可无明显症状,但在体力活动时,因血流增快,肺静脉和肺毛细血管压力进一步升高,即可出现呼吸困难、咳嗽、发绀,甚至急性肺水肿。肺循环血容量长期超负荷,可导致肺动脉压力上升。长期肺动脉高压,使肺小动脉痉挛而硬化,并引起右心室肥厚和扩张,继而可发生右心室衰竭。此时肺动脉压力有所降低,肺循环血流量有所减少,肺瘀血得以缓解。

单纯二尖瓣狭窄时,左心室舒张末期压力和容积正常。多数二尖瓣狭窄患者运动左心室射血分数升高,收缩末期容积减低。约有1/4的二尖瓣狭窄严重者出现左心室功能障碍,表现为射血分数和其他收缩功能指数的降低,这可能是慢性前负荷减小的结果。多数二尖瓣狭窄的患者静息心排血量在正常范围,运动时心排血量的增加低于正常;少数严重狭窄者静息心排血量低于正常,运动时心排血量不增加反而降低,其主要原因除了二尖瓣狭窄外,还有左、右心室功能均已受损。此外,由于左心房扩大,难于维持正常的心电活动,故常发生心房颤动。心室率快的快速心房颤动可使肺毛细血管压力上升,易加重肺淤血或诱发肺水肿。

随后出现瓣膜交界处和基底部炎症水肿和赘生物形成,由于纤维化和(或)钙质沉着,瓣叶广泛增厚、粘连,腱索融合、缩短,瓣叶僵硬,导致瓣口变形和狭窄,狭窄显著时成为一个裂隙样的孔。按病变程度分为隔膜型和漏斗型。隔膜型主瓣体无病变或病变较轻,活动尚可;漏斗型瓣叶明显增厚和纤维化,腱索和乳头肌明显粘连和缩短,整个瓣膜变硬呈漏斗状,活动明显受限。常伴有不同程度的关闭不全。瓣叶钙化进一步加重狭窄,并可引起血栓形成和栓塞。先天性的二尖瓣狭窄,其瓣叶增厚、交界融合、腱索增厚或缩短、乳头肌肥厚或纤维化,瓣上可有狭窄环、瓣下可有纤维带。最具特征性是只有一个乳头肌的二尖瓣降落伞状畸形,两个瓣叶的腱索都连接在此乳头肌上,整个瓣膜形如"降落伞"。

【临床表现】

(一)症状

由于二尖瓣狭窄进展缓慢,患者在很长时间可以没有临床症状,但是随着病情的进展最终出现与肺淤血和低心排血量相关的典型的二尖瓣狭窄的症状。最早出现的症状为夜间阵发性呼吸困难,严重时端坐呼吸。呼吸困难可因左心房压升高而引起，诱发因素有活动、紧张或房颤等。轻度的二尖瓣狭窄患者在重体力活动时才出现呼吸困难，随着瓣膜病变加重（瓣口面积 1～2cm^2），轻度活动即有呼吸困难发作。如果合并严重肺动脉高压和右侧心力衰竭时，患者可出现三尖瓣关闭不全、水肿和腹水等相关症状。

在疾病的早期，左心房压升高和肺容量增多可以引起支气管动脉（或黏膜下曲张静脉）破裂发生咯血。随后由于肺血管阻力升高，咯血症状消失，疾病后期，由于慢性心功能衰竭并发肺梗死也发生咯血，急性肺水肿可出现粉红色泡沫痰。

20％的患者的二尖瓣狭窄的首发症状是体循环栓塞，单纯二尖瓣狭窄或者伴有关闭不全的患者的血栓发生率大于单纯二尖瓣关闭不全的患者，其中脑血栓占 40％。导致血栓的危险因素包括低心排血量、左心房扩大、房颤、左心房血栓以及心脏超声发现的血流缓慢出现的“烟雾”现象。

（二）体征

二尖瓣面容，口唇轻度发绀。心前区隆起，心尖部可触及舒张期细震颤，心界于第 3 肋间向左扩大。心尖部第一心音亢进，呈拍击性，在胸骨左缘第 3～4 肋间至心尖内上方可闻及开瓣音，若瓣叶失去弹性则亢进的第一心音及开瓣音可消失；心尖部可闻及舒张中、晚期隆隆样杂音，呈递增性，以左侧卧位、呼吸末及活动后杂音更明显；肺动脉瓣第二心音亢进伴分裂；在肺动脉瓣区胸骨左缘第 2～3 肋间闻短促的舒张早期泼水样杂音，深吸气时 Graham-Steel 杂音增强。

【辅助检查】

X 线检查示肺动脉干突出，左心房大，右心室大，左主支气管上抬，食管可见左心房压迹。肺上部血管影增多、增粗，肋膈角可见 Kerley's B 线。ECG 示：P 波增宽＞0.11s，有切迹，右心室肥大；后期可有房颤。超声心动图是诊断二尖瓣病变和评价病理生理改变的首选无创检查方法，二维超声心动图可以准确测量二尖瓣瓣口面积和房室腔的大小，胸骨旁长轴切面是最佳的诊断切面，可以观察到舒张期瓣叶运动受限以及瓣膜和瓣下结构增厚或者钙化。M 型超声可以发现瓣叶增厚，活动受限和舒张期瓣口开放时前后瓣叶呈同向运动；多普勒超声示二尖瓣下舒张期湍流频谱。

【并发症】

1. *心律失常* 以房性心律失常最多见，先出现房性期前收缩，以后房性心动过速、心房扑动、阵发性心房颤动直至持久性心房颤动。左心房压力增高导致的左心房扩大和风湿炎症引起的左心房壁纤维化是心房颤动持续存在的病理基础。心房颤动降低心排血量，可诱发或加重心力衰竭。出现心房颤动后，心尖区舒张期隆隆杂音的收缩期前增强可消失，快速心房颤动时心尖区舒张期隆隆杂音可减轻或消失，心率减慢时又明显或出现。

2. *充血性心力衰竭和急性肺水肿* 50％～75％的患者发生充血性心力衰竭，为二尖瓣狭窄的主要死亡原因。呼吸道感染是心力衰竭的常见诱因，在女性患者中妊娠和分娩亦常诱发心力衰竭。急性肺水肿是重度二尖瓣狭窄的急重并发症，多发生于剧烈体力活动，情绪激动、感染、突发心动过速或快速心房颤动时，在妊娠和分娩时更易诱发。上述情况下心室率明显加快，左心室舒张充盈时间缩短；肺循环血量增加；左心房压力明显升高，导致肺毛细血管压力增高，血浆渗出至组织间隙或肺泡内，从而引起急性肺水肿。

3. *栓塞* 以脑栓塞最常见，亦可发生于四肢、肠、肾和脾等脏器，栓子多来自扩大的左心耳伴心房颤动者。右心房来源的栓子可造成肺栓塞或肺梗死。

4. *肺部感染* 本病患者常有肺静脉压力增高及肺淤血，易合并肺部感染。出现肺部感染后往往加重或诱发心力衰竭。

5. *亚急性感染性心内膜炎* 较少见。

【诊断及鉴别诊断】

发现心尖区隆隆样舒张期杂音并有左心房扩大，即可考虑二尖瓣狭窄，超声心动图检查可明确诊断。临床上二尖瓣狭窄应与下列情况的心尖区舒张期杂音鉴别。

1. *急性风湿性心脏炎* 心尖区有高调，柔和的舒张早期杂音，每日变化较大，风湿活动控制后，杂音可消失。这是因为心室扩大、二尖瓣相对狭窄所致，即 Carey-Coombs 杂音。

2. *“功能性”二尖瓣狭窄* 见于各种原因所致的左心室扩大，二尖瓣口流量增大，或二尖瓣在心室舒张期受主动脉反流血液的冲击等情况，如大量左至右分流的动脉导管未闭、心室间隔缺损、主动脉瓣关闭不全等，此杂音历时较短，无开瓣音，性质较柔和，吸入亚硝酸异戊酯杂音减低，应用升压药后杂音加强。

3. *左心房黏液瘤* 为心脏原发性肿瘤中最常见者。临床症状和体征与二尖瓣狭窄相似，但呈间歇性，随体位而变更，一般无开瓣音而听到肿瘤扑落音，心房颤动少见而易有反复的周围动脉栓塞现象。超声心动图表现为二尖瓣后面收缩期和舒张期均可见一团云雾状回声波。心导管检查显示左心房压力明显升高，选择性造影示左心房内充盈缺损。后者目前已少用，因有促使瘤栓脱落的可能。

4．三尖瓣狭窄　胸骨左缘下端闻及低调的隆隆样舒张期杂音，吸气时因回心血量增加可使杂音增强、呼气时减弱。窦性节律时颈静脉 a 波增大。二尖瓣狭窄舒张期杂音位于心尖区，吸气时无变化或减弱。超声心动图可明确诊断。

5．原发性肺动脉高压　多发生于女性患者，无心尖区舒张期杂音和开瓣音，左心房不扩大，肺动脉楔压和左心房压力正常。

【治疗】

（一）代偿期治疗

适当避免过度的体力劳动及剧烈运动，保护心功能；对风湿性心脏病患者应积极预防链球菌感染与风湿活动以及感染性心内膜炎。

（二）失代偿期治疗

出现临床症状者，宜口服利尿药并限制钠盐摄入。右侧心力衰竭明显或出现快速心房颤动时，用洋地黄类制剂可缓解症状，控制心室率。出现持续性心房颤动 1 年以内者，应考虑药物或电复律治疗。对长期心力衰竭伴心房颤动者可采用抗凝血治疗，以预防血栓形成和动脉栓塞的发生。

（三）手术方法

治疗的关键是解除二尖瓣狭窄，降低跨瓣压力阶差。常采用的手术方法有：

1．经皮穿刺二尖瓣球囊分离术　这是一种介入性心导管治疗技术，其适应证为单纯二尖瓣狭窄。此方法能使二尖瓣口面积扩大至 $2.0cm^2$ 以上，明显降低二尖瓣跨瓣压力阶差和左心房压力，提高心脏指数，有效地改善临床症状。经皮穿刺二尖瓣球囊分离术不损害瓣下结构，操作熟练者，亦可避免并发症的发生；并且不必开胸，较为安全，患者损伤小，康复快，近期疗效已肯定。

2．二尖瓣分离术　有闭式和直视式两种。闭式多采用经左心室进入使用扩张器方法，对隔膜型疗效最好。手术适应证为患者年龄不超过 55 岁，心功能在Ⅱ～Ⅲ级，近半年内无风湿活动或感染性心内膜炎，术前检查心房内无血栓，不伴有或仅有轻度二尖瓣关闭不全或主动脉瓣病变且左心室不大。合并妊娠而需手术者宜在孕期 6 个月以内进行。对中度或重度二尖瓣关闭不全、疑有心房内血栓形成、瓣膜重度钙化或腱索明显融合缩短的患者，应行直视式分离术。

3．人工瓣膜替换术　指征为：心功能在 3～4 级，伴有明显二尖瓣关闭不全和（或）主动脉瓣病变且左心室增大；瓣膜严重钙化以致不能分离修补。常用机械瓣或生物瓣。机械瓣经久耐用，不致钙化或感染，但须终身抗凝血治疗，伴有溃疡病或出血性疾病者忌用；生物瓣不需抗凝血治疗，但可因感染性心内膜炎或数年后瓣膜钙化或机械性损伤而失效。

二、二尖瓣关闭不全

【概述】

二尖瓣包括 4 个成分：瓣叶、瓣环、腱索和乳头肌，其中任何一个发生结构异常或功能失调，均可导致二尖瓣关闭不全（mitral insufficiency）。因二尖瓣关闭不全行手术治疗的最常见的病因是黏液退行性变，也称二尖瓣脱垂，占 29%～70%。风湿性心脏瓣膜病引起一部分瓣膜狭窄而另一部分关闭不全的原因至今尚不清楚。外伤也可能引起二尖瓣腱索断裂，二尖瓣关闭不全，二尖瓣单纯关闭不全与狭窄的病理改变不同，表现为瓣膜弥漫性纤维增生，伴少许钙化，交界多无融合改变，瓣下腱索常无明显增粗和融合，可伴腱索缩短，乳头肌浸润性改变和瓣环后正中不对称性扩大。

【病理生理】

二尖瓣关闭不全的主要病理生理改变是二尖瓣反流使得左心房负荷和左心室舒张期负荷加重。左心室收缩时，血流由左心室注入主动脉和阻力较小的左心房，流入左心房的反流量可达左心室排血量的 50%以上。左心房除接受肺静脉回流的血液外，还接受左心室反流的血液，因此左心房压力的升高可引起肺静脉和肺毛细血管压力的升高，继而扩张和淤血。同时左心室舒张期容量负荷增加，左心室扩大。慢性者早期通过代偿，心搏量和射血分数增加，左心室舒张末期容量和压力可不增加，此时可无临床症状；失代偿时，心搏量和射血分数下降，左心室舒张期末容量和压力明显增加，临床上出现肺淤血和体循环灌注低下等左侧心力衰竭的表现。晚期可出现肺动脉高压和全心衰竭。

急性二尖瓣关闭不全时，左心房突然增加大量反流的血液，可使左心房和肺静脉压力急剧上升，引起急性肺水肿。

慢性发病者中，由于风湿热造成的瓣叶损害所引起者最多见，占全部二尖瓣关闭不全患者的1/3，且多见于男性。病理变化主要是炎症和纤维化使瓣叶变硬、缩短、变形，粘连融合，腱索融合、缩短。约有50%患者合并二尖瓣狭窄。二尖瓣关闭不全还可见于：①冠状动脉粥样硬化性心脏病（冠心病）。心肌梗死后以及慢性心肌缺血累及乳头肌及其邻近室壁心肌，引起乳头肌纤维化伴功能障碍。②先天性畸形。二尖瓣裂缺，最常见于心内膜垫缺损或纠正型心脏转位、心内膜弹力纤维增生症、降落伞型二尖瓣畸形。③二尖瓣环钙化。为特发性退行性病变，多见于老年女性患者。此外，高血压病、马方综合征、慢性肾衰竭和继发性甲状腺功能亢进的患者，亦易发生二尖瓣环钙化。④左心室扩大。任何病因引起的明显左心室扩大，均可使二尖瓣环扩张和乳头肌侧移，影响瓣叶的闭合，从而导致二尖瓣关闭不全。⑤二尖瓣脱垂综合征。⑥其他少见病因。结缔组织病如系统性红斑狼疮、类风湿关节炎等，还有肥厚梗阻型心肌病、强直性脊椎炎。

急性二尖瓣关闭不全多因外伤后腱索断裂、瓣膜毁损或破裂，乳头肌坏死或断裂以及人工瓣膜替换术后开裂而引起，可见于感染性心内膜炎、急性心肌梗死、穿通性或闭合性胸外伤及自发性腱索断裂。

【临床表现】

(一)症状

通常情况下，从初次风湿性心脏炎到出现明显二尖瓣关闭不全的症状可长达20年，一旦发生心力衰竭，则进展迅速。轻度二尖瓣关闭不全者可无明显症状或仅有轻度不适感。严重二尖瓣关闭不全的常见症状有：劳力性呼吸困难、疲乏、端坐呼吸等，活动耐力显著下降。咯血和栓塞较少见。晚期右心衰竭时可出现肝淤血增大，有触痛，踝部水肿，胸腔积液或腹水。急性者可很快发生急性左侧心力衰竭或肺水肿。

(二)体征

1.*心脏听诊*　心尖区会收缩期吹风样杂音，响度在3/6级以上，多向左腋下传播，吸气时减弱，反流量小时音调高，瓣膜增厚者杂音粗糙。前叶损害为主时，杂音向左腋下或左肩胛下传导；后叶损害为主者，杂音向心底部传导。可伴有收缩期震颤。心尖区第一心音减弱，或被杂音掩盖。由于左心室射血期缩短，主动脉瓣关闭提前，导致第二心音分裂。严重二尖瓣关闭不全者可出现低调的第三心音。闻及二尖瓣开瓣音提示合并二尖瓣狭窄，但不能除外二尖瓣关闭不全。严重的二尖瓣关闭不全患者，由于舒张期大量血液通过，导致相对性二尖瓣狭窄，故心尖区可闻及低调、短促的舒张中期杂音。肺动脉高压时，肺动脉瓣区第二心音亢进。

2.*其他体征*　动脉血压正常而脉搏较细小。心界向左下扩大，心尖区此刻触及局限性收缩期抬举样搏动，说明左心室肥厚和扩大。肺动脉高压和右侧心力衰竭时，可有颈静脉怒张、肝大，下肢水肿。

【辅助检查】

1.*X线检查*　轻度二尖瓣关闭不全者，可无明显异常发现。严重者左心房和左心室明显增大，明显增大的左心房可推移和压迫食管。肺动脉高压或右侧心力衰竭时，右心室增大。可见肺静脉淤血，肺间质水肿和Kerley B线。常有二尖瓣叶和瓣环的钙化。左心室造影可对二尖瓣反流进行定量。

2.*心电图检查*　轻度二尖瓣关闭不全者心电图可正常。严重者可有左心室肥大和劳损；肺动脉高压时可出现左、右心室肥大的表现。慢性二尖瓣关闭不全伴左心房增大者多有心房颤动。窦性心律者P波增宽且呈双峰形，提示左心房增大。

3.*超声心动图检查*　是检测和定量二尖瓣反流的最准确的无创性诊断方法，二维超声心动图上可见二尖瓣前后叶反射增强、变厚，瓣口在收缩期关闭对合不佳；腱索断裂时，二尖瓣可呈连枷样改变，在左心室长轴面上可见瓣叶在收缩期呈鹅颈样钩向左心房，舒张期呈挥鞭样漂向左心室。M型超声可见舒张期二尖瓣前叶EF斜率增大，瓣叶活动幅度增大；左心房扩大，收缩期过度扩张；左心房扩大及室间隔活动过度。多普勒超声显示左心房收缩期反流。

4.*放射性核素检查*　放射性核素血池显像示左心房和左心室扩大，左心室舒张末期容积增加。肺动脉高压时，可见肺动脉主干和右心室扩大。

5.*右心导管检查*　右心室、肺动脉及肺毛细血管压力增高，肺循环阻力增大，左心导管检查左心房压力增高，压力曲线V波显著，而心排血量减低。

【诊断及鉴别诊断】

临床诊断主要是根据心尖区典型的吹风样收缩期杂音并有左心房和左心室扩大，超声心动图检查可明确诊断。

二尖瓣关闭不全的杂音应与下列情况的心尖

区收缩期杂音鉴别。

1.相对性二尖瓣关闭不全　可发生于高血压性心脏病，各种原因的引起的主动脉瓣关闭不全或心肌炎，扩张型心肌病，贫血性心脏病等。由于左心室或二尖瓣环明显扩大，造成二尖瓣相对关闭不全而出现心尖区收缩期杂音。

2.功能性心尖区收缩期杂音　50%左右的正常儿童和青少年可听到心前区收缩期杂音，响度在1～2级(6级分别法)，短促，性质柔和，不掩盖第一心音，无心房和心室的扩大。亦可见于发热、贫血、甲状腺功能亢进等高动力循环状态，原因消除后杂音即消失。

3.室间隔缺损　可在胸骨左缘第3～4肋间闻及粗糙的全收缩期杂音，常伴有收缩期震颤，杂音向心尖区传导，心尖搏动呈抬举样。心电图及X线检查表现为左、右心室增大。超声心动图显示心室间隔连续中断，声学造影可证实心室水平左向右分流存在。

4.三尖瓣关闭不全　胸骨左缘下端闻及局限性吹风样的全收缩杂音，吸气时因回心血量增加可使杂音增强，呼气时减弱。肺动脉高压时，肺动脉瓣第二心音亢进，颈静脉V波增大。可有肝搏动、肿大。心电图和X线检查可见右心室肥大。超声心动图可明确诊断。

5.主动脉瓣狭窄　心底部主动脉瓣区或心尖区可听到响亮粗糙的收缩期杂音，向颈部传导，伴有收缩期震颤。可有收缩早期喀喇音，心尖搏动呈抬举样。心电图和X线检查可见左心室肥厚和扩大。超声心动图可明确诊断。

【治疗】

(一)内科治疗

适当避免过度的体力劳动及剧烈运动，限制钠盐摄入，保护心功能；对风湿性心脏病积极预防链球菌感染与风湿活动以及感染性心内膜炎；适当使用利尿药、血管扩张药，特别是减轻后负荷的血管扩张药，通过降低左心室射血阻力，可减少反流量，增加心排血量，从而产生有益的血流动力学作用。慢性患者可用血管紧张素转化酶抑制药。急性者可用硝普钠、硝酸甘油或酚妥拉明静脉滴注。洋地黄类药物宜用于出现心力衰竭的患者，对伴有心房颤动者更有效。晚期的心力衰竭患者可用抗凝血药物防止血栓栓塞。

(二)手术治疗

长期随访研究表明，手术治疗后二尖瓣关闭不全患者心功能的改善明显优于药物治疗；即使在合并心力衰竭或心房颤动的患者中，手术治疗的疗效亦明显优于药物治疗。瓣膜修复术比人工瓣膜置换术的死亡率低，长期存活率较高，血栓栓塞发生率较小。

1.术前准备　手术治疗前，应行左，右心导管检查和左心室造影。这些检查对确诊二尖瓣反流，明确原发性心肌病变或功能性二尖瓣关闭不全均有很大的帮助；血流动力学检查有助于估价受累瓣叶的病变严重程度；冠状动脉造影可确定患者是否需要同时行冠状动脉旁路移植术。

2.手术指征　①急性二尖瓣关闭不全；②心功能3～4级，经内科积极治疗后；③无明显临床症状或心功能在2级或2级以下，辅助检查表明心脏进行性增大，左心室射血分数下降。超声心动图检查左心室收缩期末内径达50mm或舒张期末内径达70mm，射血分数≤50%时即应尽早手术治疗。

3.手术种类　①瓣膜修复术：能最大限度地保存天然瓣膜。适用于二尖瓣松弛所致的脱垂；腱索过长或断裂；风湿性二尖瓣病变局限，前叶柔软无皱缩且腱索虽有纤维化或钙化但无挛缩；感染性心内膜炎二尖瓣赘生物或穿孔病变局限，前叶无或仅轻微损害者。②人工瓣膜置换术：置换的瓣膜有机械瓣和生物瓣。机械瓣包括球瓣、浮动碟瓣和倾斜碟瓣，其优点为耐磨损性强，但血栓栓塞的发生率高，须终身抗凝血治疗，术后10年因抗凝血不足致血栓栓塞或抗凝血过度发生出血所致的病死和病残率可高达50%；其次，机械瓣的偏心性血流，对血流阻力较大，跨瓣压差较高。生物瓣包括猪主动脉瓣、牛心包瓣和同种硬脑膜瓣，其优点为发生血栓栓塞率低，不需终身抗凝血和具有与天然瓣相仿的中心血流，但不如机械瓣牢固。3～5年后可发生退行性钙化性变而破损，10年后约50%须再次换瓣。

年轻患者和有心房颤动或血栓栓塞高危需抗凝血治疗者，宜选用机械瓣；若瓣环小，则宜选用血流动力学效果较好的人工瓣；如有出血倾向或抗凝血禁忌者，以及年轻女性换瓣术后拟妊娠生育者，宜用生物瓣。

【并发症】

慢性患者的并发症与二尖瓣狭窄相似，但出现较晚。感染性心内膜炎较多见，栓塞少见。急性患者和慢性患者发生腱索断裂时，短期内发生急性左侧心力衰竭甚至急性肺水肿，预后较差。

三、主动脉瓣狭窄

【流行病学】

单纯的主动脉瓣狭窄多见于男性患者，常见的病因包括：退行性变、先天性畸形、风湿性病变较少见。在成年人中，风湿性主动脉瓣狭窄缩窄的比例最小，瓣膜的风湿性病理损害可引起瓣叶交界的融合，使瓣膜开口面积缩小，从而引起主动脉瓣狭窄。风湿性主动脉瓣狭窄很少单独发生，常伴有二尖瓣狭窄。

【临床表现】

(一)症状

主动脉瓣狭窄患者存在左心室射血受阻和压力负荷增大，但患者可在很长时间内无临床症状。在长期的流出道梗阻可是左心室代偿性肥厚，可出现下列与主动脉瓣狭窄相关的临床症状：①晕厥；②心绞痛；③胸闷和充血性心力衰竭。

眩晕或晕厥是由于心脏压力感受器反应失常导致的低血压和脑部供血减少，也可能与心律失常有关，如室性心动过速、短暂性室颤等。

约有2/3严重主动脉瓣狭窄患者出现活动性心绞痛，其中1/2本身存在潜在的冠状动脉病变，无冠状动脉病变的患者出现心绞痛不仅与心肌氧供需失衡有关，还与其他多个因素有关，如心室质量增加使心肌氧耗增加，收缩期延长使心肌内冠状动脉血管受压，心动过速使舒张期冠状动脉供血减少。

早期心力衰竭表现为活动耐量下降，随着时间的推移，出现胸闷，活动时舒张末压增高，到晚期可能出现左心室收缩功能下降，表现出低心排血量的症状。

(二)体征

体格检查是评价主动脉瓣狭窄程度的较有价值的方法。在心底部可以闻及收缩期粗糙有力的喷射样杂音，但其响度和瓣膜狭窄的程度无关。

【辅助检查】

1. 心电图　主动脉瓣狭窄患者心电图表现与其左心室肥厚程度有关，但无特异性，通常表现为电压增高，伴有ST段抬高，表示有心内膜下缺血，须强调的是，当心电图无左心室肥厚表现并不能排除主动脉瓣狭窄。

2. X线检查　大多数主动脉瓣狭窄患者的X线检查均正常，但有一些非特异性改变。左心室肥厚的X线征象为左心室变钝，在严重的主动脉瓣狭窄的成年人患者胸片上，有时可看到严重钙化的主动脉瓣。

3. 超声心动图　超声心动图是评价主动脉瓣狭窄程度的最常用的无创方法。多普勒超声通过测定流经瓣膜的血流速度评估瓣膜的狭窄程度。多普勒测定出的压力阶差与导管的测定值基本相同，偏差的狭窄喷射血流可引起测定值小于实际值。

【治疗】

正常成年人平均主动脉瓣瓣口面积为3.0～4.0cm^2，只有当瓣口面积小于正常的1/4时才会出现症状，目前常用的主动脉瓣狭窄分级标准如下：

1. 主动脉瓣轻度狭窄　面积＞1.5cm^2。

2. 主动脉瓣中度狭窄　面积1～1.5cm^2。

3. 主动脉瓣重度狭窄　面积＜1cm^2。

决定是否施行主动脉瓣置换手术常根据有无临床症状，有些严重的主动脉瓣狭窄的患者可以在很长时间内无症状，而部分中度狭窄的患者在早期就出现临床症状。最终患者出现晕厥、心力衰竭、胸痛等症状，一旦出现上述症状，如不及时接受瓣膜置换手术，患者的生存期通常在2～3年，出现心力衰竭的患者预后最差，其生存期常常在2年内。猝死是主动脉瓣狭窄患者最严重的后果，发生前患者常无先兆症状，大多数患者既往有临床症状，重度狭窄患者每年猝死发生率＜1%。

主动脉瓣置换手术是治疗成年人主动脉瓣狭窄唯一有效方法，凡出现临床症状同时无明显手术禁忌的主动脉瓣狭窄的患者都适于手术治疗，瓣膜替换手术治疗可以改善症状和延长生存时间。如果是由于心脏后负荷增大而导致的心功能减退，尽管射血分数低，但手术效果良好，而因为心肌收缩力降低的患者手术效果欠佳。随着血流动力学的改善，射血分数和室壁张力低下的患者可逐渐恢复。

对无症状的主动脉瓣狭窄，因为存在猝死风险，多数学者建议：主动脉瓣瓣口面积＜0.6cm^2，活动后出现异常低血压、左心室功能下降、室性心动过速和左心室肥厚明显的患者应该手术。

合并有冠状动脉病变须行冠状动脉旁路移植术，或须行其他瓣膜手术(如二尖瓣)和主动脉根部手术治疗的主动脉瓣中度狭窄的患者，需同期行主动脉瓣替换术。

四、主动脉瓣关闭不全

【概述】

主动脉瓣关闭不全是由舒张期瓣叶不能对合

或关闭不充分所致，由于瓣叶关闭不全，射出的血液又流回左心室，血液反流造成有效搏血量减少。与主动脉瓣狭窄不同。其左心室处于压力和容量双负荷，急性超负荷可能使左心室失代偿，出现心力衰竭。风湿性病变可能引起主动脉瓣关闭不全。其他的原因可能还有：退行性变、钙化性主动脉瓣病变、急性或慢性感染性心内膜炎等。

【临床表现】

主动脉瓣关闭不全的患者有很长的代偿期，处于代偿期的患者可以很长时间无临床症状，当大量反流导致左心室失代偿后可出现心悸、心尖部抬举样搏动和不典型胸痛综合征。与主动脉瓣狭窄不同，主动脉瓣关闭不全的患者很少出现胸痛症状。主动脉瓣关闭不全代偿性心肌肥厚的程度绝无主动脉瓣狭窄重，但主动脉瓣区涡流和舒张压的下降在某种程度上可能导致冠状动脉血流减少和心肌灌注不良。当左心室代偿，主动脉瓣关闭不全的主要症状是心力衰竭和肺淤血。

主动脉瓣关闭不全在不同时期的体征各不相同，由于总排血量增大，搏出的血流使外周血管扩张，但随着血液反流使血管床又迅速回缩，脉压增大。临床上出现许多典型体征。如水冲脉、毛细血管搏动征等周围血管征，其他表现有充血性心力衰竭。

【辅助检查】

（一）心电图检查

慢性关闭不全的心电图电轴左偏，左心室传导阻滞常伴有左心功能不全，QRS 波的宽度与左心室质量呈线性相关，如 QRS 波平坦且宽度较小表明射血分数和心肌收缩力严重下降。但心电图不能准确反映主动脉瓣关闭不全的严重程度。

（二）超声心动图

超声心动图检查是诊断主动脉瓣关闭不全和检测疾病进程最有效的方法。通过测量彩色血流可以判断瓣膜的反流杂音的性质，同时可以测量左心室舒张末和收缩末的容积及心室壁厚度，以确定左心室有无不可逆损伤，在急性主动脉瓣反流中还可发现二尖瓣的相对关闭不全。

【诊断】

一般情况下，根据体征和临床症状可诊断主动脉瓣关闭不全。心电图、超声心动图可有助于明确诊断和判断疾病严重程度。

【治疗】

急性主动脉瓣关闭不全须尽早进行瓣膜替换手术，因为左心室不能在短时间内代偿，很快出现了进行性充血性心力衰竭、心动过速和心排血量下降。

慢性主动脉瓣关闭不全患者可以很好地耐受。但一旦有心功能的下降，就需要性瓣膜替换术，一般来说 EF＜55％且左心室舒张末直径＞75mm 或左心室收缩末直径＞55mm。

主动脉瓣关闭不全手术的理想时机是心肌发生不可逆损伤前，尽管心功能受损患者手术治疗的围术期手术风险较大，但与药物治疗相比，手术可以延长生存时间，严重主动脉瓣关闭不全合并心功能低下的患者采用非手术治疗，其 1 年内病死率为 50％。

五、联合瓣膜病

在需要外科矫治的心脏多瓣膜病变，其瓣膜的病理性变化可能是风湿性改变、退行性变、感染性及其他原因引起的病变。瓣膜的功能障碍可以是原发性的（如病因直接作用于瓣膜的后果），或继发性的（心脏扩大或肺动脉高压）。外科治疗既要考虑瓣膜原发病变的影响，又要考虑成形或置换术后，继发受累瓣膜的反应，即是否可以不处理而自愈。

瓣膜反流可能是瓣膜本身病理改变直接引起，也可能激发与其他病变所致的心室形态的继发性改变。这种继发性或功能性反流可能影响房室瓣。对一些患者，继发性瓣膜反流可通过对原发病变瓣膜的修复或置换得到改善，而另一些患者可能需要同期外科治疗。

据文献报道，67％的严重主动脉瓣狭窄的患者伴有二尖瓣反流。如二尖瓣功能正常，解除左心室流出道梗阻将使二尖瓣反流得到改善，如二尖瓣反流严重，主动脉瓣置换术后仍有一定程度的反流存在，此时需同期行二尖瓣瓣环成形术。如果主动脉瓣狭窄合并二尖瓣结构异常的二尖瓣反流，则需同期行二尖瓣成形术或二尖瓣置换术。

继发性三尖瓣反流常常与风湿性二尖瓣狭窄有关，原因尚不清楚。可能是继发于肺动脉高压和侧心室扩张。三尖瓣瓣环的扩张是非对称性的，多数扩张发生在右心室游离壁对应的瓣环，三尖瓣隔瓣处的瓣环较少扩张性改变。

超声心动图检查诊断有明显反流但是没有症状或经内科治疗症状控制者，可定为中度三尖瓣关闭不全，可行 De Vega 成形或 Key′s 成形。严重继发性三尖瓣反流合并右侧心力衰竭，需同期性瓣环成形或三尖瓣置换术。

（王　维　孙寒松）

第二节　创伤性瓣膜病

因为创伤导致的瓣膜病变,多见于撞击后引起的腱索断裂导致二尖瓣关闭不全,或主动脉瓣关闭不全。其病理改变、诊断都与风湿性瓣膜病类似,此处不再赘述。下面主要介绍创伤瓣膜病的手术方法。

二尖瓣成形方法有很多,包括:矩形切除术、瓣叶移位成形术、前瓣叶脱垂处理技术、瓣环成形和双孔技术等。

1. *矩形切除术*　后瓣叶脱垂用矩形切除术处理。首先确定过长或断裂腱索附着在后瓣叶的位置,并标记。切除相应病变腱索附着的后瓣叶。瓣环上的缺口用5-0线缝闭。该方法是瓣膜成形术中最重要的步骤。

2. *瓣叶移位成形术*　瓣叶移位成形术是后瓣叶矩形切除术后的另一修补形式,由Carpentier设计,是为了防止二尖瓣收缩期前向运动(SAM)引起的左心室流出道梗阻。

3. *前瓣叶脱垂的处理*　包括腱索转移、腱索置换、腱索缩短、人工腱索等。

4. *瓣环成形*　瓣环成形可以有效地纠正瓣环扩张、改善瓣叶的对合、加固缝合线和防止瓣环的进一步扩大。成形环有多种类型。

5. *双孔技术*　又称缘对缘技术,较适用于前瓣叶脱垂为主,而后瓣叶钙化严重导致腱索转移困难的患者。

(孙寒松　王　维)

第三节　缺血性瓣膜病和退行性瓣膜病

随着社会经济的发展、人类寿命的延长,高龄人群日益增加,已成世界性的趋向。缺血性瓣膜病、退行性瓣膜病是60岁以上的老年人常见心血管疾病,据统计占老龄心血管外科手术的10%~20%。近10年来,由于心脏麻醉设备条件与技术的进步、外科各种手术的发展、心肌保护和围术期处理的精化,心脏瓣膜外科已经取得了显著的进步与发展。同时,缺血性瓣膜病、退行性瓣膜病患者合并高血压病、心肌梗死和脑血管疾病发病率高,冠心病和心脏瓣膜病可以互为因果并存,增加了其外科手术的复杂性与影响手术效果。

缺血性瓣膜病与退行性瓣膜病是一种特定的病因学范畴,没有特殊的分类。综合国际上近年来文献资料及欧美心血管外科数据库的相关定义,作者把本节所讲述的内容分类为缺血性二尖瓣关闭不全与乳头肌功能紊乱(ischemia mitral regurgitation and papillary muscle dysfunction);老年退行性心脏瓣膜病变(senile degenerative valvular heart disease)以及老年迟发性瓣膜病变。

一、二尖瓣缺血性病变与退行性病变

老年性二尖瓣病变的发病原因较多,GroSSi等报道纽约医科大学医学中心连续278例70岁以上的二尖瓣成形或置换术病人,其中退行性病变146例(52.5%),缺血性病变90例(32.4%),风湿性病变19例(6.8%),感染性病变15例(5.4%),其他8例(2.9%)。表现退行性与缺血性病变占老年二尖瓣病变的绝大多数。

(一)二尖瓣病变与瓣环钙化症

儿童时期,二尖瓣前叶与后叶呈半透明状,20岁以后由于纤维组织增生而变厚;50岁时伴有较多的脂质沉着;70岁左右,二尖瓣的前叶与后叶的闭合缘增厚呈小结节状,瓣环处常有局限性钙化。随着二尖瓣退行性的发展,瓣叶的胶原部分被黏多糖酸所代替,而且瓣叶、瓣环和腱索均被累及,表现为瓣叶变薄扩大,腱索延长变细,有的可发生断裂。二尖瓣环钙化为一种退行性病变,主要发生于60岁以上的老年病人,钙化的发生机制尚不清楚,可能是血流应力引起的一种表现。主动脉瓣钙化性狭窄的病人中50%合并严重的二尖瓣环钙化。钙化最初发生在后瓣环的中部,随着钙化的进展,瓣叶向上突起,腱索延长。钙化一般呈条状,以后逐渐扩大,严重者可侵犯全部瓣环,并可侵犯心肌累及传导系统,引起传导系统障碍。

退行性二尖瓣病变的临床表现,手术方法等内容可参考有关章节,本部分将重点介绍缺血性二尖瓣病变。

(二)缺血性二尖瓣关闭不全与乳头肌功能紊乱

缺血性二尖瓣关闭不全是由于1支或多支冠状动脉部分或完全阻塞.引起二尖瓣关闭不全,称为缺血性二尖瓣关闭不全。此病是冠心病和心肌梗死的表现，但必须把其他病因引起的二尖瓣关闭不全与合并冠心病区别开来，因为两者有时不是因果关系。所有缺血性二尖瓣关闭不全，均有急性和陈旧性的心肌梗死或有心肌缺血发作。因此，缺血性二尖瓣关闭不全不包括退行性、黏液性、结缔组织病变，以及腱索自发性断裂、感染、创伤、心肌炎、瓣环钙化症或创伤等原因引起的二尖瓣关闭不全，同时也应与先天性畸形区别开来。

缺血性二尖瓣关闭不全可发生于急性心肌梗死，或慢性心肌梗死，也可发生于可逆转的心绞痛病人。无论是急性或慢性的临床表现，主要决定于左心功能不全的严重性。缺血性二尖瓣关闭不全不同程度的表现，左心室的功能不全和冠心病的症状，产生了不同的临床表现。缺血性二尖瓣关闭不全是个复杂的病理表现，因此，在冠状动脉再血管化与瓣膜的处理上还存在复杂的未知因素。

继发于缺血性心脏病的慢性严重二尖瓣关闭不全预后不良。其发病机制为乳头肌功能紊乱或二尖瓣环扩张，或两者同时并存。常见的病理改变是1个或2个乳头肌存在愈合后梗死病灶；急性心肌梗死合并乳头肌梗死或断裂，可引起严重的急性二尖瓣关闭不全。后乳头肌由冠状动脉的后降支单支供血，血管堵塞时容易引起梗死；而前乳头肌则由前降支的对角支和回旋支的纯缘支动脉双重供血，因此发生梗死的机会较少。冠心病侵犯右冠状动脉和左冠状动脉回旋支，也可引起后乳头肌功能紊乱。二尖瓣关闭不全的严重程度一般与左心室心肌运动障碍或失去运动的区域是一致的。慢性缺血性心脏病可引起乳头肌纤维化和左心室扩大，因乳头肌排列紊乱引起二尖瓣关闭不全。心肌梗死引起乳头肌坏死，发生乳头肌断裂的机会很少见。乳头肌完全断裂可引起严重的二尖瓣关闭不全和左侧心力衰竭，常引起致命的后果，如仅有部分乳头肌断裂，而二尖瓣反流较轻；乳头肌完全断裂一般发生在心肌梗死后2～7d，如不施行急症手术，50%～75%的病人于24h内死亡。

【发病率】

在急性心肌梗死后17%～55%的病人有二尖瓣收缩期杂音，超声心动图检查显示有缺血性二尖瓣关闭不全，60%的后下壁心肌梗死病人和46%的前壁心肌梗死病人48h后，彩色多普勒血流频谱可显示缺血性二尖瓣关闭不全。心肌梗死发生后6h心导管检查，18.2%的病人存在缺血性二尖瓣关闭不全，其中3.4%的病人为严重二尖瓣关闭不全，但许多早期临床杂音只是短暂的，出院时即已消失。心肌梗死后早期缺血性二尖瓣关闭不全非常多见，但大部分病人是轻度的，而且可以完全消失。有症状冠心病的病人血管造影显示二尖瓣关闭不全的发生率为10.9%～19%。急性心肌梗死的病人经过一定的时间可以发展为慢性缺血性二尖瓣关闭不全。

【病理学】

缺血性二尖瓣关闭不全多在急性心肌梗死时突然出现，也可作为心肌梗死后的慢性晚期表现，或是心肌区域性缺血发作时短暂的表现。慢性二尖瓣关闭不全与冠心病的病人，施行冠状动脉与左心室造影，常常难以证明缺血性二尖瓣关闭不全与冠状动脉阻塞的特殊关系。单纯回旋支严重阻塞、左前降支加回旋支阻塞、左前降支加右冠状动脉阻塞、右冠状动脉加回旋支阻塞、或3支冠状动脉阻塞，其中19%～28%的病人发生中度或严重的二尖瓣关闭不全。

两个乳头肌的血液供血有多个来源，后乳头肌由右冠状动脉或回旋支终末的边缘支供血。右冠状动脉优势的病人，后乳头肌68%的病人由右冠状动脉供血；左冠状动脉优势的病人，后乳头肌由左回旋支的终末支供血。前乳头肌主要由回旋支动脉系统供血，但常有从前降支或侧支，以及对角支动脉系统供血，前乳头肌的侧部常由回旋支动脉供血。

缺血性二尖瓣关闭不全常发生于后壁心肌梗死，而且关闭不全的严重程度较大。心肌梗死后乳头肌断裂常引起致命性缺血性二尖瓣关闭不全，后乳头肌的发生率高于前乳头肌的3～6倍。不论乳头肌的主干或腱索连接处断裂都可发生，但常以部分断裂为常见。乳头肌完全断裂多发生在急性心肌梗死的1周内。部分断裂可延迟到3个月。急性心肌梗死可突然发生严重的二尖瓣关闭不全而没有乳头肌断裂，这些病人即通常所称的乳头肌功能紊乱(papillary muscle dysfunction)，表现为乳头肌不收缩。即在左心室基底部乳头肌梗死、出血与丧失收缩力。

【临床表现、分型与治疗】

1. 急性心肌梗死后二尖瓣关闭不全　急性心肌梗死后二尖瓣关闭不全相当常见，但多数病人不影响预后仅有轻度或中度的收缩期杂音，没有心力衰竭的症状和体征。少数病人发展到严重的关闭不全，出现心力衰竭的症状。这类病人由于梗死引起乳头肌的移位或断裂，引起严重的二尖瓣关闭不全合并急性肺水肿和心源性休克，需要迅速地处理。乳头肌尖端断裂，尚可生存较长的时间。如为乳头肌断裂，需要进行急症手术。

这类严重病人的临床表现是突然出现急性发作性胸痛和呼吸困难，特别常见于60岁左右的病人，常合并高血压病。由于急性心力衰竭，短期内即可发生心源性休克。典型的体征是在心尖部听到全收缩期高音调的杂音。心电图检查虽然均表现异常，但往往缺乏特征性的图像，常出现传导阻滞，ST段和T波缺血性改变。乳头肌断裂的病人往往显示下壁心肌梗死，超声心动图检查，显示二尖瓣叶连枷样活动，乳头肌移位，多普勒血流图显示二尖瓣大量反流。食管超声心动图检查可显示较为详细的二尖瓣结构的异常改变，心肌阶段性的活动异常和二尖瓣反流的程度，为手术提供较详细的依据。虽然病人的血流动力学不稳定，但多数病人仍应施行诊断性心导管检查，以确定冠状动脉的解剖改变。

(1)内科治疗：心源性休克和充血性心力衰竭的病人，应进行早期的积极治疗，为手术争取时机。并应充分准备严重心律失常或心搏骤停的处理。单纯用药无效时，可应用主动脉内囊反搏辅助循环。对于没有低血压的病人，应给予减轻后负荷的药物，如硝酸甘油、腺苷类药物，或硝普钠以增加心排血量。液体的输入量应严格按照中心静脉压与肺毛细血管楔压的标准进行。

大部分急性心肌梗死后二尖瓣关闭不全的病人，果断地外科治疗是提高成活率的最好机遇；对少数没有乳头肌断裂的病人，经过严格选择可施行急症经皮腔内冠状动脉介入术(PCI)和(或)溶栓治疗。

(2)外科治疗：急性(30d内)严重心肌梗死后二尖瓣关闭不全的手术方法为：二尖瓣成形或置换术，同期施行或不施行冠状动脉旁路移植术。但目前均主张施行同期冠状动脉旁路移植术，有利于心肌供血的重建。

急性心肌梗死后二尖瓣关闭不全，根据病人的情况，选择限期手术，如病情危急可作急症手术。缺血性二尖瓣关闭不全，不论病理改变如何，一般均主张做瓣膜置换术，尽力保留瓣下结构。停止体外循环后，经食管超声估测左心室功能，早期应用正性收缩能与冠状动脉扩张药物，如左心室不能维持适当的排血量，应立即建立机械辅助循环，如应用主动脉内囊反搏无效，则应改用左心房至主动脉或股动脉灌注进行左心转流，或应用其他暂时性左心室辅助装置，以迅速改善冠状动脉缺血，减轻左心室容量与压力负荷。

2.发作性缺血性二尖瓣关闭不全　这类病人有时出现发作性呼吸困难或突发性肺水肿，但不一定合并心绞痛；有些病人在有症状时出现二尖瓣反流性杂音，而在没有症状时杂音消失或变弱。病人先前有或没有心肌梗死的病史，但这类病人均有冠心病。

发作性缺血性二尖瓣反流的机制，是由于左心室心肌壁因为缺血引起暂时性节段运动障碍，这种运动障碍可因冠心病自行发生，或做PCI时因球囊阻塞引起。发作性二尖瓣反流在冠心病病人常见。节段性运动障碍有时增加左心室收缩末期和舒张末期容量，引起二尖瓣关闭线的移位发生关闭不全，在这种状态下瓣环并不扩大，瓣叶也不脱垂，但反流量可增多到左心房平均压升高，引起呼吸困难，甚或肺水肿。但随着心肌缺血改善，节段性室壁增厚重构，二尖瓣反流可减少，甚至消失。因此，应用动态心电图试验与彩色多普勒血流频谱检查，有助于了解二尖瓣发作的性质和心室节段性运动失调。因为此类二尖瓣关闭不全是可以恢复的。因此，只需冠脉旁路移植术，不需处理二尖瓣。

3.慢性缺血性二尖瓣关闭不全　冠状动脉旁路移植手术的病人有3.5%～7%合并缺血性二尖瓣关闭不全，其中大部分为慢性轻度的反流，没有心力衰竭的症状，不需要外科矫正手术。严重的二尖瓣关闭不全，合并心力衰竭的症状时，不论冠状动脉缺血是否需要旁路移植术，但必须考虑矫正关闭不全。左心功能不全的程度在合并二尖瓣关闭不全的病人，有时非常难以评价。心力衰竭的症状可以由二尖瓣关闭不全引起，也可以是冠心病引起的左心功能障碍，或两者兼而有之。

慢性缺血性二尖瓣关闭不全可因左心功能代偿而耐受多年，如左心收缩末期室壁应力降低，可增加心排血量而心肌的耗氧量维持正常，而且由于心肌的张力降低，左心室的顺应性增加。但是随着左心室的扩张，由于缺乏心肌的进一步代偿性肥厚和肌原纤维的丧失，使收缩力降低。特别是缺血性二尖瓣关闭不全，进一步使左心室的收缩功能降低，心肌进行性扩张和重构，加速了心力衰竭的发生。

慢性缺血性二尖瓣关闭不全的病人，左心室收缩末期容量和室壁张力增加，左心室的重量也显著增加，而舒张末期室壁厚度不增加。在心肌梗死区舒张期室壁张力增加，刺激心肌细胞肥厚和非栓塞区的心肌细胞移动，引起左心室扩张。这类病人仍然可保持正常的射血分数，但收缩期室壁张力增加，短轴缩短率降低，而收缩末期容量和室壁张力仍然正常。虽然心排血量降低，但由于前负荷增加（舒张末期室壁张力增加），病人仍然可以没有症状或轻微症状。由于射血分数降低，舒张末期和收缩末期以及室壁张力增加，心排血量降低。因此，左心房、左心室与舒张末期压力增加，肺毛细血管楔压上升至正常的2～3倍。

【临床表现与诊断】

因为缺血性二尖瓣关闭不全常为轻度或中度反流，一般没有心力衰竭，因此，心肌缺血性的表现较为突出。这类病人多施行冠状动脉旁路移植术，而不做二尖瓣手术。诊断的主要目的是冠状动脉病变的严重程度与解剖关系；二尖瓣关闭不全的严重程度；左心室的功能损害程度；以及冠状动脉旁路移植术后左心室改善的潜在可能性；同时，应力求确定二尖瓣关闭不全的病因。因为在有些冠状动脉疾病优势的病人，合并二尖瓣退行性或其他原因的病变，而缺血性二尖瓣病变只占少数病人。此外，对于这类老年病人也必须详细检查其他重要脏器的合并病变。

经胸超声心动图检查可有效的确定二尖瓣关闭不全的病因；二维超声心动图检查，可显示腱索断裂、瓣环钙化或黏液性退行性变。心导管检查可明确冠状动脉的病理改变，心室造影有助于了解心室节段性运动异常，心室扩大的情况，以及二尖瓣关闭不全的程度。

【手术适应证与禁忌证】

有症状的冠心病病人并不都需要外科治疗。但是发生二尖瓣关闭不全和（或）严重左心功能障碍，手术危险增加。经术中食管超声和多普勒血流频谱检查，轻度的二尖瓣关闭不全，一般不予施行二尖瓣手术。

严重的缺血性二尖瓣关闭不全（3级或4级）和（或）中度或重度的左心室功能障碍，需同时做二尖瓣手术与冠状动脉旁路移植术，以改善冠状动脉缺血的症状，但这类病人有时手术后不能改善，可能是区域性心肌冬眠或慢性顿抑（stunned myocardium）的结果。左心室室壁瘤或舒张末期容积接近200ml/m^{2}的病人手术效果不良。同时，心脏指数低于1.8L/(min·m^2)，射血分数＜30%合并严重二尖瓣关闭不全，左心室舒张末期压＞35mmHg，左心室收缩末期容量指数＞80ml/m^2，肺动脉高压（平均压＞60mmHg），合并三尖瓣关闭不全与右侧心力衰竭的病人，手术效果不良。老年病人合并病变如慢性肾衰竭、严重慢性肺部阻塞性病变，以前卒中遗留症状等手术疗效亦差。

【手术方法】

一般进行择期手术，但心肌缺血症状难以控制的病人，为了预防心肌梗死，须做急症或限期手术。决定施行二尖瓣成形或置换常常难以决定。对于老年病人合并严重左心室功能不全时，一般都主张做瓣膜置换手术，避免这类病人难以耐受较长时间的体外循环和心脏停搏。缩短手术时间，恢复瓣膜的关闭功能，手术成功的机遇较大。但是，缺血性二尖瓣关闭不全不像原发性病变，一般瓣膜无特殊的病变，通常修复手术可以恢复瓣膜的关闭功能。

由于二尖瓣成形术的进展，一般的瓣膜结构异常如腱索延长或断裂，瓣叶缺损与瓣环扩大等病变均可进行修复手术。但是心肌梗死后关闭不全的病人，由于心肌缺血性病变的原因，二尖瓣修复手术后由于梗死区的存在，心肌节段性运动异常等改变，修复成形的失败率较高，因此在选择手术术式时，应做全面的考虑。体外循环停止后，应用食管超声彩色多普勒检查，一方面观察二尖瓣的启闭功能；另一方面必须仔细监测左心室功能，其中包括室壁的运动。并且预先应用药物支持.维持左心室的正常收缩功能。如心室扩张或心室活动恶化，血压难以维持，而且应用药物支持无效时，应重新开始体外循环，必要时采用主动脉内囊反搏或暂时改用左心室辅助循环。

【小结】

缺血性二尖瓣关闭不全是心肌梗死极为常见的并发症，显著地降低了病人短期与长期生存率。该病包括3种病变：冠状动脉阻塞性疾病、二尖瓣关闭不全以及左心室功能障碍。因此，不同于非缺血性二尖瓣关闭不全合并冠心病。现代新的诊断方法可以区别缺血性与其他原因所致的关闭不全，以及所致的缺血性关闭不全合并二尖瓣脱垂，而且可以预测缺血性所致左心功能异常恢复的可能性。急性或慢性缺血性二尖瓣关闭不全的发病原因较为清楚，当前应该特别注意乳头肌移位与二尖瓣关闭不全的关系，以便选择正确的手术适应证与手术方法。

缺血性心脏病即使出现轻度的关闭不全，亦将降低长期生存率。与非缺血性慢性二尖瓣关闭不全相比，关闭不全矫正后心肌的收缩力可以恢复。而前者心肌梗死进一步使左心室舒张期室壁应力升高，促使左心室的扩张和收缩力的降低，对于合并轻度或中度缺血性二尖瓣关闭不全的病人，仅做冠状动脉旁路移植术，虽然改善了心肌的收缩功能，其中有些病人二尖瓣关闭不全可以减轻，但大部分病人无法改善。由于引起左心室重构的变化，使左心室逐渐扩大，心肌收缩力降低，进一步使二尖瓣关闭不全更趋严重。虽然由于诊断技术、麻醉方法、手术技术、心肌保护方法、术中与术后处理，以及左心机械辅助方法的改进，提高了手术的长期治疗效果。但是，现在的修复手术仍不能够矫正急性或慢性缺血性二尖瓣关闭不全的病理生理改变；难以改善心肌的重构。因此，必须继续研究和发展新的手术方法和治疗措施。

二、主动脉瓣膜退行性病变

主动脉瓣狭窄是一种常见的心脏瓣膜病，Acar等报道2 598例手术切除瓣膜的病理研究，主动脉瓣钙化性狭窄从前20年(1970－1989年)的27%上升至近20年的43%，其中风湿性心脏瓣膜病下降。随着人群寿命的增加，老年性退行性主动脉瓣狭窄显著增加。Farh等报道1965－1997年外科切除主动脉瓣狭窄的病理研究，风湿性病变从33%下降为13%；而退行性病变从0上升至49%。在发达国家70岁以上的病人中主动脉瓣钙化性狭窄占50%，而且老年性主动脉瓣钙化性狭窄的病人，50%可以侵犯或合并二尖瓣环钙化症。

【病因与病理】

引起主动脉瓣狭窄的疾病可分为先天性病变(如单叶瓣或二叶主动脉瓣)；炎症后瘢痕形成(典型为风湿性)；或退行性改变(如老年主动脉瓣钙化性狭窄)3种。临床症状出现的年龄一般与其病理学损害有关。继发于先天性二叶主动脉瓣狭窄的病人，常在50岁或60岁以后才出现临床症状。在年龄<70岁的成年病人中，二叶主动脉瓣约占瓣膜置换术的50%。而70岁以上的病人中三叶退行性主动脉瓣狭窄约占瓣膜置换术的50%。

三叶主动脉瓣退行性钙化这种退行性改变是单纯主动脉瓣置换术最常见的原因，钙化常位于瓣叶的基底部，逐渐向瓣叶中部延伸，但一般不累及瓣叶的游离缘，因此，一般不引起联合处的融合，同时合并冠状动脉狭窄的病例多见。

【临床表现与诊断】

超过60岁的病人，老年钙化性主动脉瓣狭窄约占90%。老年性主动脉瓣钙化的病理进程是渐进性的。正常的主动脉瓣口面积为2.5～3.5cm^{2}由于钙化始发于瓣叶基底部，向瓣叶中部延伸，而很少引起联合部的粘连与融合，主要影响瓣叶的活动度，使瓣膜的开口面积逐渐缩小，左心室的功能逐渐适应。因此，长期不引起异常的血流动力学改变，长期没有临床症状。Roberts等报道尽管主动脉瓣叶钙化增厚，却不出现明显的流出道狭窄。Stewart等也报道，即使65岁以上的病人，一般也不存在主动脉瓣的梗阻性表现。老年性钙化性主动脉瓣狭窄，由于其进展缓慢，左心室功能适应性较好，左心室逐渐肥大使左心排血量维持正常。因此，在此期间心肌压力负荷逐渐加重，而病人可长期代偿而没有症状。

正常成年人主动脉瓣口面积根据血流动力学的异常改变，将其狭窄的严重程度分为3级：轻度狭窄的瓣口面积>1.5 cm^2；中度为1.0～1.5 cm^2，重度为≤1.0 cm^2。当跨瓣压力阶差峰值超过50mmHg，主动脉瓣口<0.8～1.0 cm^{2}时，则可引起明显的左心室舒张末期压力升高，但这并不表示左心室扩张或心力衰竭，病人仍可没有症状。一般至60岁以后发生左心功能不全的症状，即心绞痛、晕厥或心力衰竭。因严重主动脉瓣狭窄的心排血量可维持正常或接近正常，一般自觉症状并不明显。但也可出现左侧心力衰竭的症状：疲劳乏力、咳嗽，以及劳力性呼吸困难。老年钙化性主动脉瓣狭窄的病人，合并冠心病的发病率较高，常有心绞痛的表现。

主动脉瓣狭窄的病人，在第2肋间胸骨旁或胸骨切迹处可触及收缩期震颤，并向颈动脉传导。在心底部可闻及收缩期杂音，并向颈部或心尖部传导。由于主动脉瓣钙化杂音较为粗糙，狭窄愈严重，杂音的持续时间愈长。

超声心动图可以观察瓣叶结构病变的性质，并可估计病变的严重程度，狭窄的三叶主动脉瓣显示瓣叶增厚钙化等病理改变，表现为多条致密的回声和瓣叶间距狭窄。二维超声心动图是确定主动脉瓣狭窄不同病理改变和病理生理表现的最佳无创方法。可探测瓣膜的钙化和狭窄的严重程度，同时，可以结合应用彩色多普勒探测心内血流的方向与速度，推算压力阶差和瓣口面积，从而作出准确的诊断。

【治疗】

轻度主动脉瓣钙化性狭窄的病人，跨瓣阶差不超过 30mmHg，心功能没有明显改变，而且没有临床症状的病人，一般不需要内科治疗。跨瓣阶差处于 30～50mmHg，病人有轻度的症状时，应限制剧烈的体力活动，预防感染性心内膜炎。因老年钙化性病变呈逐渐加重的趋势，应每年复查一次多普勒超声心动图，以了解狭窄病变的程度和跨瓣压力阶差的改变。文献报道退行性钙化性病变的进展比其他病因的病变较快，有些轻度或中度主动脉瓣钙化性狭窄的病人，随着年龄的老化在 2～5 年可发展为重度狭窄。如果出现新的症状，经定期超声多普勒心动图检查，发现主动脉瓣压力阶差加大，应及时外科治疗。

1. *手术适应证*　有症状的高龄钙化性主动脉瓣狭窄的病人，经皮球囊扩张成形术的效果不良，因此，应施行主动脉瓣置换术。钙化性主动脉瓣狭窄病人经血流动力学检查证实有严重的瓣膜梗阻（主动脉瓣口面积<0.8 cm^2/m^2或<0.5 cm^2/m^2），必须进行主动脉瓣置换术。有症状的主动脉瓣狭窄病人预后不良，根据报道 3 年的死亡率为 50%；10 年为 90%，如发生充血性心力衰竭、昏厥或心绞痛，更是不良的预兆。因此，主动脉瓣置换术对有症状的老年性主动脉瓣钙化性狭窄的病人，是有效的外科治疗方法。

对于无症状的病人，如有进行性左心功能不全，或运动时血流动力学异常，跨瓣压力阶差超过 50mmHg，或超声多普勒检查超过 70mmHg，并且主动脉瓣口面积<0.7 cm^2，应及时进行外科治疗。严重主动脉瓣钙化性狭窄左心功能不全的无症状病人，手术治疗的长期死亡率低于不做手术内科治疗的病人，而且随着人造瓣膜的发展，外科手术技术的不断改进，以及围术期处理的日益完善，凡是严重主动脉瓣钙化性狭窄的病人，以早期手术为宜。

2. *术前特殊准备*　老年性主动脉瓣钙化性病变病人的术前准备，除按常规的准备外，特别应注意以下几点。

（1）应用先进的检查技术，充分了解钙化瓣膜病变的进展程度，特别是合并冠状动脉梗阻病变血管的侵犯情况；主动脉瓣环及其周围的钙化范围，以详细制定手术方案和评估手术困难的程度。

（2）对各重要器官的合并病变，必须应用合理的治疗方案获得基本的控制，如高血压在术前必须降至正常范围；糖尿病应该把血糖维持在正常范围；肾衰竭应用透析方法使肌酐与尿素浓度维持在正常范围，消除体内液体潴留，电解质均在正常范围的病人，才可慎重考虑做瓣膜置换术。

（3）术前应用主动脉内囊反搏是常常采用的辅助装置，特别是血流动力学不稳定，低心排血量应用药物治疗无效，而又必须施行手术纠正瓣膜病变的病人，应用主动脉内囊反搏后可降低左心室的后负荷，改变冠状动脉的灌注，加强肥厚心肌内膜下的供血，为手术提供较为安全的条件。

3. *手术技术*　高龄主动脉瓣钙化性狭窄病人，随着年龄的老化各器官的功能均有退化，对手术的应激性降低。特别是应用体外循环对各脏器的应激功能产生很大的损害，特别是发生左侧心力衰竭的病人，预后不良。因此，必须从多学科综合权衡利弊，确定手术治疗方案。

关于老年性钙化性主动脉瓣狭窄的手术方法，因为病变范围和合并病变的不同而异，一般包括以下几种。主动脉瓣置换术，细小主动脉根部扩大成形手术，升主动脉与主动脉瓣同期置换术，主动脉瓣置换与同期冠脉旁路移植术。

4. *人造瓣膜的选择*　老年病人瓣膜置换术在国际上已广泛应用生物瓣膜，避免终身抗凝血治疗所引起的出血性并发症，而且高龄病人应用生物瓣膜结构衰坏的发生时间显著延迟。因此，应用生物瓣膜与机械瓣膜的血流动力学比较无明显差异，长期效果随访良好。

5. *术后处理*　老年主动脉瓣病变的病人术前的主要特点：心功能差，74%的病人心功能为Ⅲ或Ⅳ级，左心室收缩功能障碍，主要表现为左心室舒张末期压升高，射血分数降低，前者往往反映舒张功能不全；后者是因为心肌收缩力减弱所致。此外，老年病人主要脏器的合并病变，如高血压、冠心病、糖尿病、肾功能不全和慢性呼吸道疾病，成为围术期特别是术后早期处理的主要困难。根据上述特点，应重点强调下述的处理。

（1）心功能支持：老年性主动脉瓣病变特别是合并高血压与冠状动脉旁路移植术的病人，应维持心功能，控制血压与严重心律失常的出现。常规应用正性收缩能药物，针对不同的心功能改变，应用儿茶胺类与非儿茶酚胺类药物，以及钙剂。一旦循环功能稳定后，可应用慢性增加心肌的收缩药物地高辛，以增强心肌的收缩力，较为新型的药物如依诺昔酮(enoximone)，以及其他类型的磷酸二酯酶Ⅲ抑制药维司力农(vesnarinone)也可用于慢性心力衰竭，但作为术后早期的用药尚待进一步论证。

老年主动脉瓣置换术后，特别是合并冠状动脉旁路移植术的病人，术后早期发生低心排血量综合征，而且因为容量负荷过重，药物治疗难以奏效的病人，可及早应用主动脉内囊反搏作为辅助循环支持，效果较好，可以降低死亡率。

(2)呼吸支持：老年心脏手术的病人常伴有不同程度的肺功能损害。术后早期通气功能的设置，是调节呼吸机达到充分的氧气交换(PO_2为80～100mmHg)，二氧化碳降低(PO_2为35～45mmHg)和pH正常7.35～7.45。适当提高潮气量和降低呼吸频率，可减少肺不张和过度换气。

以前对于老年瓣膜置换术的病人，曾主张术后延长辅助呼吸时间。现在普遍主张病人离开手术室回监护室后，尽可能早的停止机械通气与拔除气管插管。但应根据麻醉方法，体外循环的时间，复温的程度，术前肺功能的状态，病人的年龄，主要脏器的合并病变，血流动力学的稳定情况，以及手术的复杂程度，综合考虑辅助呼吸的时间。但早期拔管可增加心脏的前负荷，改善肺功能，减少肺部并发症，更有利于老年病人的恢复。

(3)肾功能的维持：老年心脏瓣膜病手术后，特别是术前并存肾功能不全时，术后应监测尿量、尿素氮和肌酐的水平。关于心脏术后肾功能不全的含义较广，其中轻者只有轻度的氮质血症而无严重的后果；重者为少尿性肾衰竭，则需要肾替代治疗。主要脏器的合并病变随肾功能不全的程度而改变，低心排血量综合征可使其加重。术后早期急性肾衰竭常在48小时内发生。虽然心脏手术后常有高血压，而且被血管紧张素系统触发，但与术后急性肾功能不全无相关性。术后早期急性肾功能不全，约1d即可检出尿素氮和肌酐升高。高钾血症是重要的并发症，必须尽快纠正，避免发生严重的心律失常。进行性的少尿与氮质血症，接着发生明显的肾衰竭，其中多数病人需要暂时的肾功能支持。

心脏术后肾功能不全的原因主要是围术期心排血量降低，引起肾血流量降低引起肾小球滤过率低下，同时由于肾小管阻塞和上皮损害不能滤过所致。肾小管阻塞的程度决定无尿肾衰竭的发展，即使仅有少部肾小管开放，也能维持适当的尿量。急性肾衰竭的恢复，决定肾小管阻塞解决后，体内液体的滤过增多与肾浓缩能力的逐渐恢复。

术前高龄心脏病已有肾功能不全的病人，是术后肾衰竭的诱发因素，虽然体外循环可短时影响肾功能，但是良好的心脏手术和围术期的正确处理，可以避免术后发生肾功能不全。例如应用搏动性体外循环，提高灌注压，以及应用超滤排出体内潴留水分，减轻肾的负担；同时由于术后心功能的恢复，也可促进肾功能恢复。心脏病人特别是已有肾功能不全时，术后一旦发生肾衰竭和少尿或无尿的病人，应早期积极地应用肾替代治疗以降低死亡率。根据病情与心功能稳定的情况，选择血液透析、腹膜透析或持续动静脉血液过滤。透析目的是排出体内过多的水分，降低血浆钾的浓度，排出毒性的代谢产物如肾毒素，以纠正代谢性酸中毒。

(4)预防神经系统并发症：老年心脏瓣膜病的病人，合并高血压与神经系统血管病变的发生率高达50%以上，因此，术后神经系统并发症尤为多见。这种并发症可以分为3类。①中枢神经系统并发症；②神经精神并发症；③周围神经并发症。

中枢神经系统并发症：卒中综合征(cerebrovascular accident，CVAS)的发生率为2%～5%。常于麻醉后恢复病人清醒后，突然卒中发作，CT扫描检查发现有脑梗死，如果血流动力学不稳定，没有特殊的脑损害，不需特殊治疗。如发生昏迷，应寻找其他原因，做针对性治疗。颈动脉病变如果术前没有神经系统症状，难以确定是卒中的原因。对于老年病人最好进行颈动脉造影，如果两侧狭窄超过75%，应同时或提前做内膜剥离术，预防引起卒中发作。

术后卒中发作有多种因素，常温比中低温体外循环的发生率高，心内直视手术气栓、心内遗留碎屑、钙斑或异物均可引起脑栓塞。最常见的原因是从升主动脉或主动脉弓部脱落的粥样斑块。老龄病人因为主动脉粥样硬化发生率高，脑血管的栓塞率也高。高龄病人术前超声心动图检查证明有主动脉粥样硬化，手术时应予切除，预防手术操作时发生栓塞。

神经精神并发症：高龄病人心脏直视手术后大部分的神经系统并发症为神经精神异常，其中包括情绪、行为、定向或智力异常。术后神经抑制可持续2～3个月，可以严重到与家庭分离，甚至自杀；通常中度的抑制症状不需特殊治疗可以自行恢复。术后早期神志清楚后出现的谵妄和类妄想型或幻觉，这类精神错乱术后约有40%的病人发生，应用安定类药物如氟哌啶醇等治疗，1 周内即可消失。

智力功能缺损，如记忆力与识别能力障碍于老年心脏手术后早期也为多见。8 周后约 1/2 的病人可以恢复，1 年后几乎全部正常。

（王　巍）

第四节　感染性瓣膜病

感染性瓣膜病是指各种病原菌（如细菌、真菌、病毒、螺旋体等微生物）引起的心脏瓣膜（包括自体心脏瓣膜和人工心脏瓣膜）的炎症和病变，常常是感染性心内膜炎病变的主要部位。因此，临床上所说的感染性心内膜炎往往特指感染性瓣膜病。感染性心内膜炎从病程上可分为急性感染性心内膜炎和亚急性感染性心内膜炎。急性感染性心内膜炎多发生在正常的心脏瓣膜上，感染致病菌主要为金黄色葡萄球菌、草绿色链球菌、溶血性链球菌、革兰阴性杆菌、真菌等毒力较强的菌种。起病突然，病程多在 6 周以内，伴高热、寒战、全身毒血症明显，血培养常阳性。亚急性感染性心内膜炎起病缓慢、病程较长，一般为 1.5～3 个月，患者多有心脏病变的基础。感染性心内膜炎又可分为原发性感染性心内膜炎和继发性感染性心内膜炎（人工瓣膜性心内膜炎）。最新的欧美指南则根据感染的部位和心内是否有置入物将感染性心内膜炎分为左侧原发性感染性心内膜炎、左侧人工瓣膜性心内膜炎、右侧感染性心内膜炎和心内置入物感染性心内膜炎（device-related infective endocarditis）。

一、原发性感染性心内膜炎

【流行病学】

感染性心内膜炎的发病率一般随社会的发展和进步而变化。许多因素可影响感染性心内膜炎的流行病学，如风湿性心脏瓣膜病发病率下降、各种心脏病患者生存期延长、深静脉插管及静脉高营养的应用、抗生素的广泛应用和滥用、心脏外科的发展。特别是瓣膜外科及各种先天性心脏病外科治疗技术的进步、介入性诊疗技术的迅速发展、超声心动图的普及和病原学检查使早期诊断和治疗成为可能等。近年来，静脉使用毒品已成为感染性心内膜炎的一个常见的危险因素。感染性心内膜炎发病率在欧美国家为（3/10 万～10/10 万）/年，随年龄增长而增加，在 70—80 岁可达 14.5/10 万/年。从感染性心内膜炎患者占住院病人总数的比例来说，在美国为 0.16%～5.4%。男∶女＞2∶1。

国内大宗性病例的回顾性研究显示：按改变的 Duke 标准纳入病例，近十年的住院构成比 0.078%。感染性心内膜炎的住院构成比基本稳定。1996 年 7 月至 2006 年 6 月 10 年内后 5 年感染性心内膜炎发病年龄发生了显著变化，由前 5 年的 32.9±12.5 岁增至后 5 年的 38.7±14.4 岁（$P<0.01$）。60 岁以上患者由 3.3%增加至 10.9%（$P<0.05$）；30 岁以下患者由 46.7%减少至 28.8%（$P<0.05$）。无心脏基础疾病的感染性心内膜炎占 41.5%；在先天性心脏病基础上发生的感染性心内膜炎占 27.3%；在风湿性心瓣膜病基础上发生的感染性心内膜炎占 23.4%；在人工瓣膜基础上发生的感染性心内膜炎占 5.3%；在瓣膜退行性病变基础上发生的感染性心内膜炎占 2.6%。近 5 年在风湿性心瓣膜病基础上发生感染性心内膜炎的构成比明显减少（$P<0.05$）。

【病因】

感染性心内膜炎是否发生与患者的易感性和细菌毒力及数量有关。患者的易感性取决于自身免疫力的强弱以及有无瓣膜病等基础疾病。菌血症是导致感染性心内膜炎必不可少的因素。当瓣膜表面存在某种损伤时，将导致纤维蛋白以及血小板附着、聚集，从而成为细菌的附着点。当机体有免疫缺陷、不能迅速清除感染性病原菌，或病原菌持续进入血液中且毒力较强时，病原菌就可能附着在已有损害的瓣膜上，导致感染。

约有 1/4 的感染性瓣膜病发生于正常瓣膜。常见的原因包括严重的败血症、长期静脉内导管留置，静脉药物滥用，长期使用抗生素导致的真菌感染。医源性感染性瓣膜病常发生于接受血液透析治疗的患者。近年来，静脉使用毒品已成为急性感染性瓣膜病的一个常见危险因素。

在国内大宗病例回顾研究的统计资料中，血培养阳性致病菌以草绿色链球菌和金黄色葡萄球菌最常见，分别占 43.3%和 24.6%。近 5 年感染性心内膜炎致病菌中，草绿色链球菌和金黄色葡萄球菌所占比例没有明显变化，草绿色链球菌仍是感染性心内膜炎最常见的致病菌，这与亚洲学者的报道基本一致。但欧美学者报道则认为，金黄色葡萄球菌已超过草绿色链球菌成为感染性心内膜炎最常见的致病菌，占31%～34%，可能与西方由静脉药瘾、血管介入和血液透析诱发的感染性心内膜炎较多有关。

【病理生理】

赘生物形成是原发性感染性瓣膜病的最重要的病理改变。赘生物多呈菜花样，以瓣膜闭合缘和瓣叶处多见。由病原体、血小板、纤维蛋白和坏死瓣膜组织所组成。病原体埋藏于赘生物中不断繁殖，对瓣膜组织进行破坏，可造成瓣膜缺损或穿孔，导致急性瓣膜关闭不全。过大的赘生物还可致瓣口阻塞，赘生物脱落可致其他脏器或肢体栓塞。赘生物还可侵犯腱索和乳头肌，使其断裂，造成严重的瓣膜关闭不全。早期赘生物松脆，易脱落形成栓子，造成其他脏器或肢体细菌性栓塞或脓肿，以脑、肾、脾多见，亦可引起四肢动脉及黏膜、皮肤等处的小栓塞。晚期赘生物结构致密结实，不易脱落。赘生物一旦形成，感染病原菌即可能避开机体免疫系统和抗生素的作用，赘生物中的感染病原菌可以不断释放入血，从而形成持续感染的基础。

感染性心内膜炎多侵及左心瓣膜，依次为主动脉瓣、二尖瓣、主动脉瓣和二尖瓣、三尖瓣、肺动脉瓣。吸毒者中，50%的病例右心瓣膜受累。主动脉瓣感染可形成主动脉根部脓肿，造成心脏支架的破坏和重度房室传导阻滞。主动脉瓣感染扩散还可侵及主动脉窦主动脉壁和邻近心肌，侵及主动脉窦可形成主动脉窦瘤，并可破入邻近心腔；侵及主动脉壁可形成真性或假性主动脉瘤，侵及心肌可形成心肌脓肿。

【临床表现】

1. *发热及全身感染症状*　反复发热或持续发热是感染性瓣膜病最常见的症状，更多见于急性期。热型不规则，多见弛张热型，在急性期，发热可超过39℃，并可伴寒战；在亚急性期，发热常为低度弛张热。患者常有全身酸痛、乏力、食欲下降、体重减轻、面色苍白、贫血等感染中毒症状和体征。

2. *瓣膜关闭不全和充血性心力衰竭*　各种病原菌，特别是高毒力的病原菌，如金黄色葡萄球菌可致瓣膜损害，如腱索断裂、瓣膜基部脓肿侵蚀瓣环、瓣叶穿孔或脱垂可致急性瓣膜或瓣周反流，引起充血性心力衰竭，患者表现为心悸气促、咳嗽、咯血、不能平卧、尿少，下肢水肿及双肺底湿啰音等心功能不全的症状和体征。心力衰竭几乎都是由于急性瓣膜关闭不全所致，也可能是由于感染破坏心内结构造成。主动脉瓣反流是充血性心力衰竭最常见的原因，80%的感染性主动脉瓣病变和50%的感染性二尖瓣病变可发展为充血性心力衰竭。

3. *栓塞*　体循环、肺循环都可发生，以体循环多见。可发生于疾病的任何阶段，甚至有的病例以栓塞起病。栓塞可导致多个器官损害，因受累的器官不同而临床表现各异。脑、脾、肾为三大常见部位，其次为周围动脉、冠状动脉和眼动脉等。栓塞发生最主要的危险因素是赘生物大小及其活动度。其中中枢性栓塞最常见，在脑栓塞基础上可导致脑梗死和继发性脑出血，或细菌性和真菌性动脉瘤破裂导致脑出血。急性中枢神经系统症状，如偏瘫、共济失调、感觉缺失等。约有60%的左心感染性瓣膜病变可因肾动脉的栓塞发生肾梗死，常为无菌性，潜袭性的，有时可引起疼痛和血尿，但是，通常不引起肾衰竭。冠状动脉栓塞可致胸痛。视网膜动脉栓塞可突然出现单侧视盲。外周血管栓塞可影响肢体疼痛和功能障碍。体循环栓塞很少发生在有效抗生素治疗数月之后。左心感染性瓣膜病和赘生物>10mm的患者栓塞率可高达47%。体循环栓塞是感染性瓣膜病患者住院死亡的主要原因。右心系统感染性瓣膜病常见于静脉药瘾者，常伴三尖瓣或右心房血栓形成，可造成反复多发性肺梗塞，引起胸痛、咯血和呼吸功能障碍。

国内大宗病例报道的资料显示，感染性心内膜炎发病过程中极易在感染部位生长赘生物。381例感染性心内膜炎患者中，有364例进行了超声心动图检查，发现赘生物308例，发生率高达84.6%。发生栓塞仅占19.2%(59/308)。常见的栓塞血管依次为脑动脉、脾动脉、肺动脉、下肢动脉、冠状动脉和视网膜动脉等。栓塞好发于入院前后2周内，占全部栓塞的71.2%(42/59)，该组资料中发生栓塞59例，40例发生于入院前，其中9例以栓塞为首发症状入院，另外19例在内、外科治疗过程中发生栓塞。

4. *皮肤表现*　感染性瓣膜病少部分患者可出现典型的皮肤表现：瘀点、甲下出血、皮肤小结(osler结节)、手掌及足底出血点等，其原因可能是毛细血管脆性增加，破裂出血或微小栓塞。

5. *肾功能不全*　感染性瓣膜病由于持续性菌血症可导致肾小球基底膜的免疫反应，其产生的免疫复合物可引起局限性或弥漫性肾小球性肾炎。局限性肾小球性肾炎较常见，可致蛋白尿、血尿，但很少导致肾衰竭；而弥漫性肾小球肾炎所致的肾功能不全经过对感染的适当治疗后常可恢复。

【辅助检查】

1.*血培养*　阳性的血培养是诊断感染性瓣膜病最直接的证据。但因抗生素的广泛应用,在感染性瓣膜病的患者中,血培养的阳性率并不高。一般可行3次血培养,但血培养阴性者必须连续6次(间隔24h以上)才能作出阴性的诊断。细菌的分布是随机的,每次采血应取不同部位静脉抽血10ml,分别做需氧和厌氧菌培养,无细菌生长也应培养3周以上。培养阳性者,应做药物敏感试验,以指导临床用药。血培养最好在应用抗生素之前进行。抽血时机以患者出现寒战时最佳,必要时抽取动脉血或骨髓培养。菌血症并不一定伴有寒战和高热,故需多次血培养以明确诊断。对于多次血培养阴性,且长期应用大量广谱抗生素者,应警惕真菌感染,必要时可做真菌培养。

2.*超声心动图*　超声心动图在诊断感染瓣膜病中十分重要,诊断率可达80%～90%。如果高度怀疑本病,经胸心脏超声阴性,则应行经食管超声检查。经食管超声心动图的应用提高了发现赘生物的敏感性和特异性。如果食管超声仍为阴性,则应反复多次检查。超声心动图可了解,赘生物、瓣膜损伤程度、有无心肌脓肿形成和基础疾病及血流动力学改变,对明确诊断、判断预后、指导临床治疗均有重要意义。

3.*实验室检查*　常见贫血,白细胞计数常升高。绝大多数患者血沉增快,C反应蛋白升高。镜下血尿和蛋白尿较常见。

4.*其他*　心电图可能无改变或无特异性改变。当出现瓣周脓肿,心脏脓肿或心肌炎时,心电图可出现ST-T缺血性改变及各种传导阻滞或室性期前收缩。胸部X线检查或胸部CT检查时,可见心影增大,如两侧肺野或单侧肺野出现散在浸润性病变时,应警惕可能是肺栓塞所致。

【诊断及鉴别诊断】

任何年龄段的患者,如有发热和(或)心脏杂音、神经系统症状和体征,均应怀疑有感染性瓣膜病。如同时出现体循环或肺循环栓塞或新的瓣膜反流杂音,即可作出临床诊断。当血培养阳性和(或)心脏超声发现瓣膜穿孔或赘生物时,则可明确诊断。

美国心脏协会(AHA)和美国心脏病学院(ACC)指南采用的改良Duke诊断标准(表2-1)可供临床参考。感染性瓣膜病的临床表现可具有菌血症,器质性心脏病及栓塞现象的特点;尤其栓塞现象可涉及内脏或肢体的任何部位,故其临床表现多样化,常与多种疾病混淆,临床上应注意和其他疾病鉴别。

表2-1　感染性心内膜炎改良Duke诊断标准

主要标准	次要标准
1.血培养阳性 ——为感染性心内膜炎的典型致病菌 ——≥2次持续性阳性(采血间隔至少>12h)	1.有临床易患因素:反流性心脏杂音、人工瓣等
2.超声心动图 ——赘生物 ——脓肿 ——瓣周漏	2.心脏病变、静脉毒品成瘾者或过去患过感染性心内膜炎
3.新出现的瓣膜反流	3.发热≥38℃ 4.血管病变:败血性栓塞、Osler小结、球结膜瘀斑等 5.免疫学反应:肾小球肾炎、类风湿因子阳性与C反应蛋白增高 6.超声心动图异常,但不符合主要诊断标准条件 7.微生物学证据(仅1次血培养发现典型致病菌)
确诊:2项主要标准或1项主要标准与3项次要标准或5项次要标准 可能:1项主要标准加1项次要标准或3项次要标准	

注:典型致病菌包括草绿色链球菌、肠球菌、葡萄球菌或HACEK菌群(嗜血杆菌、放线杆菌)与埃肯菌菌属

以发热为主要表现，心脏体征不明显的患者常多与肿瘤相混淆。以心力衰竭为主要表现，偶有低热或无自觉的发热者，有时容易只考虑到单纯、器质性心脏病合并心力衰竭的诊断而遗漏了感染性瓣膜病的诊断。

感染性瓣膜病与活动性风湿病的鉴别诊断很重要，有时也比较困难。风湿病患者多为年轻人，其贫血不如感染性瓣膜病那样显著及进行性发展，心电图变化特别是P-R间期的延长为较为多见，水杨酸钠常能减轻风湿病症状，而瘀点、血尿、脾大、栓塞现象及阳性血培养等则见于感染性瓣膜病。感染性瓣膜病有时也可与风湿病同时存在。有时由于栓塞现象，使身体某一局部症状特别明显，则可能误诊为该器官的独立疾病。例如起病突然，以中枢神经系统症状为突出表现，患者无自觉发热或入院之初不发热者常诊断为脑血管意外；伴有高热或脑脊液有炎性变化者，则可误诊为脑膜炎。有时因继发弥湿性肾炎而有全身水肿及血氮质潴留，可误诊为原发性肾小球肾炎。以显著贫血、出血性特征及脾大为突出表现者，可误诊为再生障碍性贫血、血小板减少性紫癜和脾功能亢进等。特别是在显著贫血中，心脏部位的杂音有时会被误认为由贫血所引起，因为忽略了感染性瓣膜病的诊断。

【治疗】

(一)抗生素治疗

抗生素治疗是感染性瓣膜病基本和主要的治疗措施。一般应遵循以下原则：①用药早：对临床疑为感染性瓣膜病者，应在抽血做血培养后即开始抗生素治疗，不能等待血培养结果；②剂量足：维持血清抗生素浓度在杀菌水平的6～8倍，甚至更高；③疗程长：体温正常后，抗生素继续使用4～6周；④选择杀菌性抗生素：早期应选用能杀菌、穿透力强，无严重副作用的抗生素，以后则应根据血培养结果调整药物。

(二)手术治疗

1.手术目的　清除感染灶，去除瓣膜上赘生物，重建瓣膜的正常功能或以人工心脏瓣膜置换病变的瓣膜。

2.手术适应证

(1)如果血流动力学稳定，代偿功能好，可以使用抗生素治疗4～6周。其手术时机取决于受感染的瓣膜病变程度以及心功能不全的程度。

(2)就感染瓣膜的位置，一般来说，合并二尖瓣反流的预后要好一些，这种损害多由于腱索断裂或瓣膜穿孔，多发生于前瓣，最初可引起肺水肿，但随着左心室容积负荷的代偿，患者可以耐受一段时间，因此可内科治疗数周后再考虑手术。主动脉瓣反流的自然预后差，而外科手术效果好，应更积极采用手术治疗。

(3)病原菌的种类：金黄色葡萄球菌毒力强，破坏性大，可以导致严重的组织坏死和瓣周脓肿，如果不及时手术，死亡率明显上升，因此，这类病原菌引起的瓣膜病变，应更加积极地手术治疗；相反，对多数链球菌感染的瓣膜来说，药物治疗效果较好，因此，手术时机的选择应更保守一些。

(4)局部并发症：当感染引起各种局部并发症，如高度房室传导阻滞、瓣周脓肿、间隔穿孔、主动脉窦瘤破裂、假性主动脉瘤等，这些并发症在临床上并不多见，但一但发生，如不尽快手术，则预后不良。

(5)赘生物：最容易导致外周血管栓塞的是感染瓣膜上的赘生物。由于超声心动图的发展，尤其是经食管超声心动图的发展，现在可以发现以前可能发现不了的赘生物。但是对一个既往无栓塞史的患者，证实有赘生物的存在，或经过适当抗生素治疗后，临床栓塞症状没有发生，都不是急诊手术的绝对指征，通常也不影响手术时机的决定。一般而言，无症状的主动脉瓣赘生物或小的赘生物用药物就可取得满意疗效；对大的、活动度强的或经足量抗生素治疗后，赘生物持续增大或治疗期间反复发生栓塞，则不论赘生物的位置和大小，都应及时行瓣膜修复或置换。

(6)脑栓塞：一般来说，单纯的脑栓塞，如没有并发大的、可活动的赘生物，在感染控制之前，不能作为瓣膜手术的指征，否则手术将引起神经系统损害的加重。这类患者应该等待2～3周血流动力学稳定后再考虑手术，把加重中枢神经系统损害的危险性降到最低。出血性脑梗死的患者，手术应尽可能拖延，要等到抗生素治疗完全结束和患者的神经系统症状改善之后，或至少延迟1个月再考虑手术。

(7)进行性肾功能不全：肾功能不全代表器官对感染的一个终末反应，可由进行性心力衰竭、低心排出量、免疫复合物型肾小球肾炎或肾栓塞引起。适当抗生素治疗后出现肾功能不全意味着没有彻底消除致病菌，应不管任何原因尽早手术。

2006年美国心脏协会(AHA)关于感染性心内膜炎诊断、治疗和并发症管理指南中，关于感染性心内膜炎的手术指征可供参考：①合并充血性心力衰竭(CHF)；②真菌性心内膜炎；③由毒力强的耐药细菌或对抗生素治疗不敏感细菌引起的感染；④由革兰阴性细菌引起的左心感染；⑤正规抗生素治疗1周后，感染持续存在，伴血培养阳性；⑥在抗生素治疗的前2周内出现1次以上的栓塞事件；⑦超声心动图发现瓣膜穿孔、瓣膜破裂、瘘管形成和瓣周脓肿形成；⑧二尖瓣前瓣赘生物(直径>10mm)或体循环栓塞事件后赘生物持续存在；⑨敏感抗生素治疗过程中赘生物体积持续增大。

3.手术原则

(1)彻底清除感染组织：彻底清除感染组织是手术成功的关键所在，但感染性心内膜炎的外科治疗中，要达到这样的目的有时却十分困难，因为广泛的切除心内感染组织往往会导致心脏不可逆的损伤。手术中应尽可能地减少坏死组织、赘生物等的残留。

(2)关闭瘘管和异常空腔、纠正原发畸形：手术中应仔细探查有无瘘管、瓣周脓肿等严重损伤，可在彻底清除感染坏死组织后，利用自体心包片、牛心包片、Dacron补片和直接缝合等技术关闭异常空腔。

(3)重建瓣膜功能：一般来说，瓣膜功能的重建包括瓣膜置换术和瓣膜修补术，严重的瓣膜病变常需要进行瓣膜置换手术，无论使用机械瓣膜还是生物瓣膜，均是安全有效的治疗手段，均能降低病死率和并发症发生率。尤其是对合并有瓣周脓肿的患者。大多数学者认为由于同种瓣来源及保存困难且大小不易匹配、生物瓣使用期短、机械瓣方便易得等原因，机械瓣是感染性心内膜炎患者的理想选择。仅在60岁以上患者及PVE预期寿命有限患者使用生物瓣。在以前，瓣膜修补术在感染性心内膜炎的外科治疗中使用较少。近年来，欧美学者强调早期瓣膜修补术的潜在优势，特别针对二尖瓣前瓣病变的患者。因为这一操作有3个可能的好处：①由于感染性心内膜炎发病10～15年中，约有50%以上的患者需要进行瓣膜置换术，而瓣膜的修补术是避免瓣膜置换的早期干预措施；②瓣膜修补术可能会避免远期的瓣膜置换，从而避免了瓣膜置换术后须长期抗凝血的危险；③能更好地保持左心室功能。

4.手术方式　手术方式包括病灶清除＋瓣膜成形术和病灶清除术＋瓣膜置换术。应根据不同瓣膜及受损瓣膜的具体情况，选择相应的术式。

(1)感染性二尖瓣病变的手术

瓣膜修复术：在对感染病灶彻底清除后，根据瓣膜缺损的位置和大小选择不同的修复方法，包括用自体心包或者牛心包片修补瓣叶、前瓣叶楔形切除，后瓣的矩形切除。后瓣叶移动技术和腱索转移术。根据瓣环有无扩大决定是否行瓣环成形术。应用瓣膜修复术治疗感染性二尖瓣病变已越来越受到临床的重视。

瓣膜置换术：尽管二尖瓣修复术已成为感染性二尖瓣病变的重要治疗方法之一，但二尖瓣置换术仍是目前临床上治疗原发性感染性二尖瓣病变的主要方法。特别当患者病情危重，血流动力学不稳定时，多数主张进行瓣膜置换。对大多数患者，瓣膜置换快速、简便、有效。如为追求瓣膜修复而耗时过多，则可能大大增加手术的风险和并发症。

(2)感染性主动脉瓣的手术

病灶清除和主动脉瓣置换术：感染性主动脉瓣外科治疗的基础是完全清除感染和坏死组织及赘生物，当根部或瓣下形成脓肿时，应彻底清创并修补缺损，最后置入人工瓣膜。

主动脉根部置换术：当主动脉瓣环毁损超过50%或引起主动脉与心室分离的缺损直径超过5cm时，需行主动脉根部置换。先将感染的组织清除，重建心室-主动脉根部连续性，应用同种瓣或人工复合瓣置换主动脉瓣和主动脉根部，并行左、右冠状动脉开口的移植。

二尖瓣和主动脉瓣置换术：当主动脉瓣和二尖瓣同时受累，病变局限于瓣叶而无法修复时，则应行二尖瓣主动脉瓣置换术。当感染范围超出瓣膜时，如形成瓣周脓肿、根部脓肿或主动脉二尖瓣帘的缺损时，则应先进行脓肿清创、缺损的解剖重建后再按常规方法行二尖瓣主动脉瓣置换术。

(3)感染性三尖瓣病变的手术：三尖瓣心内膜炎多无既往的心脏病基础，常发生在静脉注射药品者，因此患者年龄较轻。感染性三尖瓣病变的手术指征相对更严。因为在静脉药瘾者中，感染性心内膜炎的复发很常见，因此，对于感染性三尖瓣病变的手术治疗应适当推迟或避免，而用非手术的治疗方法替代。感染性三尖瓣病变外科治疗方法包括切除、修补和置换。

可将二尖瓣修复的原则和方法应用到感染性三尖瓣病变的手术治疗中，在确保感染病灶彻底清除后，瓣膜修复可减少术后右侧心力衰竭的发生，改善长期的心功能状态，在大多数情况下，可避免行瓣膜置换，从而降低这类患者再感染的危险性。如无瓣膜修复的条件或修复失败，则应行瓣膜置换。

关于手术中人工瓣膜种类的选择，欧美的指南指出，当病变局限在二尖瓣瓣叶和三尖瓣时，应尽力修复，如无条件修复或修复失败，则可根据患者的年龄和预期寿命选择机械瓣或生物瓣；如病变已超出瓣叶范围，如瓣周脓肿，则直接选用机械瓣或生物瓣置换瓣膜。当病变局限在主动脉瓣瓣叶时，根据患者的年龄和预期寿命选择机械瓣或生物瓣置换瓣膜；当病变已超出主动脉瓣叶范围形成根部脓肿时，应使用同种瓣。

(三)术后抗生素治疗

术中切除的组织和赘生物应进行革兰染色、培养及病理学检查。其结果对于术后抗生素的使用具有指导作用。一般来说，如术中细菌培养阴性且术前已行全程正规的药物治疗，术后静脉应用抗生素1～2周即可。如术中细菌培养阴性，而术前未行全程正规的药物治疗，静脉应用抗生素应持续2～4周。如术中细菌培养阳性，则术后静脉应用抗生素应持续4～6周。

【并发症】

感染性瓣膜病变术后并发症与一般的瓣膜修复和瓣膜置换术后的并发症相似。

1.人工瓣膜性心内膜炎　与非感染性瓣膜手术相比，感染性瓣膜手术术后发生人工瓣膜性心内膜炎的概率增加(见下章)。

2.瓣周漏　主要见于术前瓣周感染重，致病菌毒力强，术中手术方式不当及术后感染未能很好控制所致。如感染控制，未影响血流动力学，心功稳定和心脏无继发性改变，可暂不处理，密切随访观察，否则应再次手术。

3.急性败血综合征(acate septic syndrome)　偶尔发生，主要表现为周围灌注压降低而心排血量正常或增加，即高排低阻性休克。此时应使用各种缩血管药物来增加周围灌注压。

【预后】

临床观察显示，当有充血性心力衰竭时，早期外科治疗效果较好，在充血性心力衰竭未发展到严重时手术效果最好。临床上充血性心力衰竭为轻度或无心力衰竭时死亡率为11%，重度或中度心力衰竭时死亡率为24%。手术治疗原发性心内膜炎的平均死亡率为12%。感染活动期行瓣膜置换手术，与非活动期行手术相比，死亡率有所升高(17%比7%)。

临床研究发现，瓣周脓肿是瓣膜置换术后影响生存率的一个不利因素。有瓣周脓肿时，平均手术死亡率为17%～30%，无瓣周脓肿时，平均手术死亡率为13%。有学者发现，有瓣周脓肿时，术后瓣周漏的发生可高达43%，再次手术率为19%。还有学者发现，手术中瓣膜细菌培养或革兰染色结果阳性也是影响晚期生存率的不利因素，在报道的108例患者中，手术时细菌培养阴性者，1年生存率＞90%，而培养阳性者，1年生存率＜70%。

国内报道大宗的381例感染性心内膜炎中，死亡53例，总住院病死率13.9%。其中，内科治疗197例，死亡43例，病死率21.8%，外科治疗184例，死亡10例，病死率5.4%，外科治疗病死率显著低于内科治疗死亡率，($P<0.001$)。内科治疗平均住院时间为24.0 ±15.9d明显长于外科治疗平均住院的17.8 ±10.0d，($P<0.05$)。从单因数比较分析可见，术前心力衰竭、术前发热、急性期手术和较大赘生物是影响手术预后的危险因素。通过Logistic多元回归分析，发现术前Ⅳ级心功能和急性期手术是影响手术预后的最强因素。

原发性心内膜炎患者的主动脉瓣与二尖瓣置换相比，平均手术死亡率无明显差异，主动脉瓣为15%，二尖瓣为14%，双瓣置换为18%。主动脉瓣和二尖瓣置换术后长期生存率相近；二尖瓣置换术后5年和10年生存率分别为83%和63%；主动脉瓣置换术后5年、10年生存率分别为81%和63%。总的来说，外科治疗原发性感染性瓣膜病变的10年生存率为44%～70%。

二、人工瓣膜心内膜炎

人工瓣膜心内膜炎是指人工瓣瓣膜置换术后发生的感染性心内膜炎，是人工瓣膜置换术后的最严重并发症，其病情往往危重，临床表现复杂，药物治疗和手术治疗均很棘手，死亡率很高。

【流行病学】

人工瓣膜性心内膜炎的发生率文献报道不一，术后一年的发病率在1%～3%。其中术后2个月发生概率最高，为0.7%～1.4%，术后12月以后的发病率以一个较低而稳定的速度逐年升高，每年增加0.8%～1%。二尖瓣和主动脉瓣置换术后的发病无明显差异，而两个或多个瓣膜置换术后的患者人工瓣膜性感染性心内膜炎的发病危险性高于单独主动脉瓣置换或二尖瓣置换术后患者。

【病因】

人工瓣膜心内膜炎一般分为早期人工瓣膜心内膜炎和晚期人工瓣膜心内膜炎。早期是指发生于手术后1年之内的，晚期是指术后1年以上发生的。

早期人工瓣膜心内膜炎的感染来源决定于诸多因素，包括患者的全身情况，术中消毒和无菌操作、体外循环时间、抗生素的预防应用、患者术前潜在的慢性感染灶等。术后早期许多有创侵入措施，如动脉测压管、静脉测压管、呼吸机、气管导管、主动脉球囊反搏、床旁透析管路等，都可成为感染途径，引起心内膜炎。

晚期人工瓣膜心内膜炎，感染多数与体内感染灶和各种手术操作相关。如牙科手术、泌尿生殖系统和消化系统、心血管系统的介入治疗和器械检查，以及各种小手术。滥用抗生素也是不可忽视的原因。少数毒力低的细菌在围术期可能侵入人工瓣膜，当患者免疫力低下时则出现感染症状。静脉药瘾也是感染的来源之一。

【病理生理】

人工瓣膜感染常累及人工瓣膜周围的心内膜，致瓣环糜烂、缝线脱落，引起瓣周漏和瓣周脓肿。赘生物可以脱落致栓塞，大的赘生物可以阻塞瓣口。人工生物瓣膜其病理改变与机械瓣不同，瓣周漏和瓣周脓肿少见，但瓣叶发生破坏和穿孔多见。部分患者的心内膜炎改变可以只局限于生物瓣的生物组织部分，而瓣架与瓣环可能无明显感染现象。赘生物多数发生于瓣膜的心室侧。还有一些患者血培养阴性，无赘生物，仅仅表现为严重的人工瓣缝合圈脱落。

【临床表现】

早期和晚期人工瓣膜心内膜炎的临床表现相似，所有患者均有发热，部分患者可听及瓣周漏反流性杂音，如瓣周漏较大时，患者可出现心功能不全的表现；全身栓塞现象较常见，以脑部多见，也可发生于冠状动脉、肾、脾或四肢动脉并产生相应部位的临床表现。栓塞与发热的同时存在，常提示心内膜炎的可能，少部分患者可出现皮肤瘀点、Osher结节、Janeway病灶或Roth斑。

【辅助检查】

心电图有时可显示心肌梗死和传导阻滞，发生肺梗死时，胸部X线检查可显示肺梗死阴影。血细胞数可以增加或正常，一般有贫血，血沉增快和C反应蛋白升高。血培养可以阳性，但阳性率不高。

超声心动图(经胸、经食管)在人工瓣膜心内膜炎的诊断中有非常重要的作用，可以反复多次地进行以发现人工瓣膜上的赘生物、瓣周脓肿、瓣周漏以及评价人工瓣膜的活动。

【诊断及鉴别诊断】

人工瓣膜心内膜炎的早期诊断较为困难，常与患者术后的反应或其他并发症相混淆，应根据患者的临床表现与辅助检查的结果进行综合分析。瓣膜置换术后患者如持续发热、食欲缺乏，特别是心脏增大、出现反流杂音或发生了脑卒中，均应疑为心内膜炎。心电图和胸部X线检查对诊断能提供部分的间接证据。血培养阳性和超声心动图检查发现瓣周漏、赘生物等即可明确人工瓣膜心内膜炎的诊断。

早期人工瓣膜心内膜炎应与心包积液、胸腔积液、肺炎、胸骨或纵隔感染、心包切开综合征等疾病鉴别。晚期心内膜炎则应详细询问病史，如皮肤疖肿、牙周炎、外科小手术及各种侵入性检查和治疗，结合临床表现和辅助检查结果综合分析明确诊断。

【治疗】

1. *药物治疗*　人工瓣膜性心内膜炎是瓣膜置换术后最严重的并发症之一，常常威胁患者生命。因此，一旦确诊或高度可疑病例应在正规采血送培养后即给予强有力的抗生素治疗。一般可按早期和晚期人工瓣膜性心内膜炎常见的病原体选用抗生素，或根据临床判断可能入侵的病原体种类选用。抗生素治疗的原则是剂量要足，即抗生素在血清中的浓度或效价应至少为1∶16；疗程要长，一般至少4～6周或以上；维持长时间高浓度才能使抗生素渗透入人工瓣膜赘生物内，达到杀菌的目的。

2. *手术治疗*　人工瓣膜性心内膜炎的单纯抗生素治疗的死亡率较高，为50%～60%，即使对抗生素敏感的感染，预后也欠佳，而且复发率较高。局部清创，切除感染灶及再次瓣膜置换术加有效正规的抗生素治疗，可以改善人工瓣膜性心内膜炎的临床效果。

(1)手术目的：①切除感染性组织，去除感染源；②再次瓣膜置换，恢复瓣膜功能；③纠正因感染造成的组织病变如室间隔穿孔、主动脉瘤等。

(2)手术指征与时机：人工瓣膜心内膜炎在抗生素治疗的基础上，应选择适当的时机行二次换瓣手术。随意或毫无限制地延长药物治疗时间，其造成对患者的损害可能远远超过外科治疗本身。心内膜炎最初阶段炎症病变多限于病灶局部，如果因为各种原因而拖延手术，则病变可扩展侵及瓣膜周围，此时希望手术切除感染源，恢复瓣膜功能，手术风险必然增加。因此，在患者血流动力学相对稳定和无明显手术禁忌证的情况下，二次手术应及早进行。

人工瓣膜切除及二次置换手术的指征：①应用药物治疗感染得到控制，但心功能、肾功能恶化；②瓣膜功能障碍发生严重心力衰竭；③抗生素使用正规合理，但菌血症持续存在；④在应用抗生素和抗凝血治疗的过程中，再次发生动脉栓塞；⑤出现心脏传导功能障碍或超声心动图动态检查证实瓣周漏或心内病变发展；⑥人工瓣膜严重功能障碍；⑦真菌性或耐药性病原体人工瓣膜性心内膜炎。

【并发症及预后】

再次换瓣术后死亡的主要原因是心力衰竭，其次才是感染。所以对有手术指征的患者应该重视选择合适的手术时机，如果等到明显心力衰竭时再手术，则手术风险极大，术后的死亡率也很高。术后人工瓣再感染是术后主要死亡原因之一，人工瓣膜心内膜炎术后的抗生素治疗应更加严格，一般来说，无论术中培养结果如何。或术前抗生素治疗时间长短，术后抗生素治疗都必须达到4～6周，以减少感染和复发的概率。

外科治疗人工瓣膜性心内膜炎的手术死亡率约为30%。晚期死亡率较高也是一个严重的问题。其5年生存率为54%～70%。人工瓣膜心内膜炎二次手术后约有5%的患者感染复发，甚至需多次手术，不但增加手术的复杂性，还增加手术的死亡率。晚期死亡率大多与心力衰竭或感染有关。

（石应康）

参考文献

[1] Lawrence,Cohn 成人心脏外科学.第2版.刘中民主译.北京:人民卫生出版社,2007:711-972

[2] 朱晓东.心脏外科学.北京:人民卫生出版社,2007

[3] 张宝仁.心脏瓣膜外科学.北京:人民卫生出版社,2007

[4] Aronson D,Goldsher N,Zukermann R,et al. Ischemic mitral regurgitation and risk of heart failure after myocardial infarction. Arch Intern Med,2006,166:2362-2368

[5] Perez de Isla L: Prognostic significance of functional mitral regurgitation after a first non-ST-segment elevation acute coronary syndrome. Eur Heart J,2006,27:2655

[6] Kaji S,Nasu M,Yamamuro A,et al. Annular geometry in patients with chronic ischemic mitral regurgitation. Three-dimensional magnetic resonance imaging study. Circulation,2005 (Suppl I)112:I-409-I-414

[7] Watanabe N,Ogasawara Y,Yamaura Y,et al. Mitral annulus flattens in ischemic mitral regurgitation: geometric differences between inferior and anterior myocardial infarction. A real-time 3-dimensional echocardiographic study. Circulation,2005 (Suppl I) 112:I-458-I-462

[8] American College of Cardiology/American Heart Association Task Force on Practice,G.,A. Society of Cardiovascular,I. Society for Cardiovascular Angiography,et al. ACC/AHA 2006 guidelines for the management of patients with valvular heart disease: a report of the American College of Cardiology/American Heart Association Task Force on Practice Guidelines (writing committee to revise the 1998 Guidelines for the Management of Patients With Valvular Heart Disease): developed in collaboration with the Society of Cardiovascular Anesthesiologists: endorsed by the Society for Cardiovascular Angiography and Interventions and the Society of Thoracic Surgeons. Circulation,2006,114:e84-e231

[9] Uemura S,Otsuji Y,Nakashiki K,et al. Papillary muscle dysfunction attenuates ischemic mitral regurgitation in patients with localized basal inferior left ventricular remodelling. J Am Coll Cardiol,2005,46:113-119

[10] Ypenburg C,Lancellotti P,Tops LF,et al. Acute effects of initiation and withdrawal of cardiac resynchronization therapy on papillary muscle dyssynchrony and mitral regurgitation. J Am Coll Cardiol,2007,50:2071-2077

[11] Giga V,Ostojic M,Vujisic-Tesic B,et al. Exerciseinduced changes in mitral regurgitation in patients with prior myocardial infarction and left ventricular dysfunction: relation to mitral deformation and left ventricular function and shape. Eur Heart J,2005,26:1860-1865

[12] Westenberg JJM,Doornbos J,Versteegh MIM,et al. Accurate quantification of regurgitant volume with MRI in patients selected for mitral valve repair. Eur J Cardio-Thorac Surg,2005,27:462-467

[13] Lancellotti P,Gerard PL,Pierard LA: Long-term outcome of patients with heart failure and dynamic functional mitral regurgitation. Eur Heart J,2005,26:1528-1532

[14] Abe Y,Imai T,Ohue K,et al. Relation between reduction in ischaemic mitral regurgitation and improvement in regional left ventricular contractility during low dose dobutamine stress echocardiography. Heart,2005,91:1092-1093

[15] Roshanali F,Mandegar MH,Yousefnia MA,et al. Lowdose dobutamine stress echocardiography to predict reversibility of mitral regurgitation with

CABG. Echocardiography,2006,23:31
[16] Bove CM, DiMaria JM, Voros S, et al. Dobutamine response and myocardial infarct transmurality: functional improvement after coronary artery bypass grafting-initial experience. Radiology,2006,240:835-841
[17] Bree D, Wollmuth JR, Cupps BP, et al. Low-dose dobutamine tissue tagged magnetic resonance imaging with 3 dimensional strain analysis allows assessment of myocardial viability in patients with ischemic cardiomyopathy. Circulation,2006 (Suppl I),114:I-33-I-36
[18] Kang DH, Kim M-J, Kang S-J, et al. Mitral valve repair versus revascularization alone in the treatment of ischemic mitral regurgitation. Circulation, 2006,114:1499
[19] Di Mauro M, Di Giammarco G, Vitolla G, et al. Impact of no-to-moderate mitral regurgitation on late results after isolated coronary artery bypass grafting in patients with ischemic cardiomyopathy. Ann Thorac Surg,2006,81: 2128
[20] Grossi EA, Crooke GA, Di Giorgi PL, et al. Impact of moderate functional mitral insufficiency in patients undergoing surgical revascularization. Circulation,2006,114: 1573
[21] Lam B-K, Gillinov AM, Blackstone EH, et al. Importance of moderate ischemic mitral regurgitation. Ann Thorac Surg,2005,79:462-470
[22] Bonacchi M, Prifti E, Maiani M, et al. Mitral valve surgery simultaneous to coronary revascularization in patients with end-stage ischemic cardiomyopathy. Heart and vessels,2006,21:20-27
[23] Campwala SZ, Bansal RC, Wang N, et al. Mitral regurgitation progression following isolated coronary artery bypass surgery: frequency, risk factors, and potential prevention strategies. Eur J Cardio-Thorac Surg, 2006, 29: 348
[24] Buja P, Tarantini G, Bianco FD, et al. Moderate-to-severe ischemic mitral regurgitation and multivessel coronary artery disease: impact of different treatment on survival and rehospitalization. Int J Cardiol,2006,111: 26-33
[25] Vaskelyte J, Stoskute N, Ereminiene E, et al. The impact of unrepaired versus repaired mitral regurgitation on functional status of patients with ischemic cardiomyopathy at one year after coronary artery bypass grafting. J Heart Valve Dis,2006,15:747
[26] Schroder JN, Williams ML, Hata JA, et al. Impact of mitral valve regurgitation evaluated by intraoperative transoesophageal echocardiography on long-term outcomes after coronary artery bypass grafting. Circulation,2005 (Suppl I),112:I-293-I-298
[27] Braun J, Bax JJ, Versteegh MIM, et al. Pre-operative left ventricular dimensions predict reverse remodeling following restrictive mitral annuloplasty in ischemic mitral regurgitation. Eur J Cardio-Thorac Surg, 2005, 27: 847-853
[28] Spoor MT, Geltz A, Bolling SF: Flexible fersus nonflexible mitral valve rings for congestive heart failure: differential durability of repair. Circulation,2006,114:I
[29] Daimon M, Fukuda S, Adams D, et al. Mitral valve repair with Carpentier-McCarthy-Adams IMR ETlogix annuloplasty ring for ischemic mitral regurgitation: early echocardiographic results from a multi-center study. Circulation,2006,114:I588
[30] Freeman RV, Otto CM. Spectrum of calcific aortic valve disease: pathogenesis, disease progression, and treatment strategies. Circulation, 2005,111:3316-3326
[31] Briand M, Dumesnil JG, Kadem L, et al. Reduced systemic arterial compliance impacts significantly on left ventricular afterload and function in aortic stenosis: implications for diagnosis and treatment. J Am Coll Cardiol, 2005,46:291-298
[32] Peterson KL. Severe calcific aortic stenosis left ventricular afterload and its quantification. J Am Coll Cardiol, 2005,46:299-301
[33] Kadem L, Dumesnil JG, Rieu R, Durand LG, Garcia D, Pibarot P. Impact of systemic hypertension on the assessment of aortic stenosis. Heart, 2005, 91: 354-361
[34] Lancellotti P, Lebois F, Simon M, Tombeux C, Chauvel C, Pierard LA. Prognostic importance of quantitative exercise Doppler echocardiography in asymptomatic valvular aortic stenosis. Circulation,2005, 112: I 377-382
[35] Das P, Rimington H, Chambers J. Exercise testing to stratify risk in aortic stenosis. Eur Heart J,2005,26:1309-1313
[36] Gerber IL, Legget ME, West TM, Richards AM, Stewart RA. Usefulness of serial measurement of N-terminal pro-brain natriuretic peptide plasma levels in asymptomatic patients with aortic stenosis to predict symptomatic deterioration. Am J Cardiol,2005,95:898-901
[37] Ambler G, Omar RZ, Royston P, Kinsman R, Keogh BE, Taylor KM. Generic, simple risk stratification model for heart valve surgery. Circulation,2005, 112:224-231
[38] Weber M, Arnold R, Rau M, et al. Relation of N-terminal pro B-type natriuretic peptide to progression of aortic valve disease. Eur Heart, J,2005,26: 1023-1030
[39] 张尔永，万峰. 心血管外科学. 北京：人民卫生出版社，2009
[40] 刘维永，易定华. 现代心脏外科治疗学. 西安：世界图书出版公司，2009
[41] 何东权，张尔永，肖锡俊，等. 感染性心内膜炎的流行病学变迁. 中国心血管病研究，2008，6(9)：647-649
[42] 杨思远，石应康. 感染性心内膜炎外科治疗研究进展. 心血管病学进展，2009，30(6)：1029-1033
[43] Sho T, Toshio N, Macoto NA. 28-year trend of infective endocarditis associated with congenital heart diseases: a single institute experience. Pediatrics International,2005,47: 392-396
[44] Hoen B. Epidemiology and antibiotic treatment of infective endocarditis: an update. Heart,2006,92: 1694-1770
[45] Winston LG, Bolger AF. Morden epide-

miology, prophlaxis, and diagnosis and therapy for infective endocarditis. Current Cardiology Reports, 2006, 8: 102-108

[46] Nishimura RA, Carabello BA, Faxon DP, et al. ACC /AHA 2008 guidelines update on valvular heart disease: Focused update on infective endocarditis: A report of the American College of Cardiology /American Heart Association Task Force on Practice Guidelines : Endorsed by the Society for Cardiovascular Anesthesiologists, Society for Cardiovascular Angiography and Interventions, and Society of Thoracic Surgeons. Circulation, 2008, 118: 887-896

[47] Tornos P, Gonzalez-Alujas T, Thuny F. et al. Infective Endocarditis: The European Viewpoint Curr Probl Cardiol, 2011, 36: 175-222

[48] Head SJ, Mokhles MM, Osnabrugge RLJ. et al. Surgery in current therapy for infective endocarditis. Vascular Health and Risk Management, 2011, 7: 255-263

[49] Byrne JG, Rezai K, Sanchez JA. et al. Surgical Management of Endocarditis: The Society of Thoracic Surgeons Clinical Practice Guideline. Ann Thorac Surg, 2011, 91: 2012-2019

[50] Habib G, Hoen B, Tornos P, et al. Guidelines on the prevention, diagnosis and treatment of infective endocarditis (new version 2009). Eur Heart J, 2009, 19: 2369-2413

[51] Aronson D, Goldsher N, Zukermann R, et al. Ischemic mitral regurgitation and risk of heart failure after myocardial infarction. Arch Intern Med, 2006, 166: 2362-2368

[52] Lamas GA, Mitchell GF, Flaker GC, et al. Clinical significance of mitral regurgitation after acute myocardial infarction. Circulation, 1997, 96: 827-833

[53] Perez de Isla L: Prognostic significance of functional mitral regurgitation after a first non-ST-segment elevation acute coronary syndrome. Eur Heart J, 2006, 27: 2655

[54] Grigioni F, Enriquez-Sarano M, Zehr KJ, et al. Ischemic mitral regurgitation. Long-term outcome and prognostic implications with quantitative doppler assessment. Circulation, 2001, 103: 1759-1764

[55] Tibayan FA, Rodriguez F, Zasio MK, et al. Geometric distortions of the mitral valvular-ventricular complex in chronic ischemic mitral regurgitation. Circulation, 2003, 108: II-116-II-121

[56] Kaji S, Nasu M, Yamamuro A, et al. Annular geometry in patients with chronic ischemic mitral regurgitation. Three-dimensional magnetic resonance imaging study. Circulation, 2005, 112: I-409-I-414

[57] Yiu SF, Enriquez-Sarano M, Tribouilloy C, et al. Determinants of the degree of functional mitral regurgitation in patients with systolic left ventricular dysfunction. Circulation, 2000, 102: 1400-1406

[58] Timek TA, Lai DT, Tibayan F, et al. Ischemia in three left ventricular regions: insights into the pathogenesis of acute ischemic mitral regurgitation. J Thorac Cardiovasc Surg, 2003, 125: 559-569

[59] Kumanohoso T, Otsuji Y, Yoshifuku S, et al. Mechanism of higher incidence of ischemic mitral regurgitation in patients with inferior myocardial infarction: quantitative analysis of left ventricular and mitral valve geometry in 103 patients with prior myocardial infarction. J Thorac Cardiovasc Surg, 2003, 125: 135-143

[60] Agricola E, Oppizzi M, Maisano F, et al. Echocardiographic classification of chronic ischemic mitral regurgitation caused by restricted motion according to tethering pattern. Eur J Echocardiography, 2004, 5: 326-334

[61] Yu H-Y, Su M-Y, Liao T-Y, et al. Functional mitral regurgitation in chronic ischemic coronary artery disease: analysis of geometric alterations of mitral apparatus with magnetic resonance imaging. J Thorac Cardiovasc Surg, 2004, 128: 543-551

[62] Ahmad RM, Gillinov M, McCarthy PM, et al. Annular geometry and motion in human ischemic mitral regurgitation: novel assessment with three-dimensional echocardiography and computer reconstruction. Ann Thorac Surg, 2004, 78: 2063-2068

[63] Hueb AC, Jatene FB, Moreira LFP, et al: Ventricular remodelling and mitral valve modifications in dilated cardiomyopathy: new insights from anatomic study. J Thorac Cardiovasc Surg, 2002: 124

[64] Watanabe N, Ogasawara Y, Yamaura Y, et al. Mitral annulus flattens in ischemic mitral regurgitation: geometric differences between inferior and anterior myocardial infarction. A real-time 3-dimensional echocardiographic study. Circulation, 2005: 112: I-458-I-462

[65] Carabello BA: Mitral regurgitation: basic pathophysiologic principles, part 1. Mod Concepts Cardiovasc Dis, 1988, 57: 53-58

[66] American College of Cardiology /American Heart Association Task Force on Practice, G., A. Society of Cardiovascular, I. Society for Cardiovascular Angiography, et al. ACC /AHA 2006 guidelines for the management of patients with valvular heart disease: a report of the American College of Cardiology /American Heart Association Task Force on Practice Guidelines (writing committee to revise the 1998 Guidelines for the Management of Patients With Valvular Heart Disease): developed in collaboration with the Society of Cardiovascular Anesthesiologists: endorsed by the Society for Cardiovascular Angiography and Interventions and the Society of Thoracic Surgeons. Circulation, 2006, 114: 84-231

[67] Kaul S, Spotnitz WD, Glasheen WP, et al. Mechanism of ischemic mitral regurgitation: an experimental evaluation. Circulation, 1991, 84: 2167-2180

[68] Uemura S, Otsuji Y, Nakashiki K, et al. Papillary muscle dysfunction attenuates ischemic mitral regurgitation in patients with localized basal inferior left ventricular remodelling. J Am Coll Cardiol, 2005, 46: 113-119

[69] Messas E, Guerrero JL, Handschumacher MD, et al. Paradoxical decrease in ischemic mitral regurgitation with papillary muscle dysfunction: insights from three dimensional and contrast echocardiography with strain rate measurement. Circulation, 2001, 104:844-850

[70] Ypenburg C, Lancellotti P, Tops LF, et al. Acute effects of initiation and withdrawal of cardiac resynchronization therapy on papillary muscle dyssynchrony and mitral regurgitation. J Am Coll Cardiol,2007, 50:2071-2077

[71] Kanzaki H, Bazaz R, Schwartzman D, et al. A mechanism for immediate reduction in mitral regurgitation after cardiac resynchronization therapy: insights from mechanical activation strain mapping. J Am Coll Cardiol, 2004, 44:1619-1625

[72] Aklog L, Filsoufi F, Flores KQ, et al: Does coronary artery bypass grafting alone correct moderate ischemic mitral regurgitation. Circulation, 2001, 104:I-68-I-75

[73] Grewal KS, Malkowski MJ, Piracha AR, et al. Effect of general anaesthesia on the severity of mitral regurgitation by transoesophageal echocardiography. Am J Cardiol,2000, 85:199-203

[74] Giga V, Ostojic M, Vujisic-Tesic B, et al. Exerciseinduced changes in mitral regurgitation in patients with prior myocardial infarction and left ventricular dysfunction: relation to mitral deformation and left ventricular function and shape. Eur Heart J, 2005, 26: 1860-1865

[75] Lancellotti P, Lebrun F, Pierard LA: Determinants of exercise-induced changes in mitral regurgitation in patients with coronary artery disease and left ventricular dysfunction. J Am Coll Cardiol, 2003, 42 (11): 1921-1928

[76] Levine RA, Hung J: Ischemic mitral regurgitation, the dynamic lesion: clues to the cure. J Am Coll Cardiol, 2003, 42:1329-1332

[77] Kon MWS, Myerson SG, Moat NE, et al. Quantification of regurgitant fraction in mitral regurgitation by cardiovascular magnetic resonance: comparison of techniques. J Heart Valve Dis,2004, 13:600-607

[78] Westenberg JJM, Doornbos J, Versteegh MIM, et al. Accurate quantification of regurgitant volume with MRI in patients selected for mitral valve repair. Eur J Cardio-Thorac Surg, 2005, 27:462-467

[79] Lancellotti P, Troisfontaines P, Toussaint A-C, et al. Prognostic importance of exercise-induced changes in mitral regurgitation in patients with chronic ischemic left ventricular dysfunction. Circulation, 2003, 108: 1713-1717

[80] Lancellotti P, Gerard PL, Pierard LA: Long-term outcome of patients with heart failure and dynamic functional mitral regurgitation. Eur Heart J, 2005, 26: 1528-1532

[81] Pu M, Thomas JD, Gillinov AM, et al. Importance of ischemic and viable myocardium for patients with chronic ischemic mitral regurgitation and left ventricular dysfunction. Am J Cardiol, 2003, 92:862-864

[82] Abe Y, Imai T, Ohue K, et al. Relation between reduction in ischaemic mitral regurgitation and improvement in regional left ventricular contractility during low dose dobutamine stress echocardiography. Heart, 2005, 91: 1092-1093

[83] Roshanali F, Mandegar MH, Yousefnia MA, et al: Lowdose dobutamine stress echocardiography to predict reversibility of mitral regurgitation with CABG. Echocardiography, 2006, 23: 31

[84] Selvanavagam JB, Kardos A, Francis JM, et al. Value of delayed-enhancement cardiovascular magnetic resonance imaging in predicting myocardial viability after surgical revascularisation. Circulation, 2004: 1535-1541

[85] Kim RJ, Wu E, Rafael A, et al, The use of contrastenhanced magnetic resonance imaging to identify reversible myocardial dysfunction. N Engl J Med,2000, 343: 1445-1453

[86] Bove CM, DiMaria JM, Voros S, et al. Dobutamine response and myocardial infarct transmurality: functional improvement after coronary artery bypass grafting-initial experience. Radiology,2006, 240:835-841

[87] Bree D, Wollmuth JR, Cupps BP, et al. Low-dose dobutamine tissue tagged magnetic resonance imaging with 3 dimensional strain analysis allows assessment of myocardial viability in patients with ischemic cardiomyopathy. Circulation,2006, 114:I-33-I-36

[88] Ellis SG, Whitlow PL, Raymond RE, et al. Impact of mitral regurgitation on long-term survival after percutaneous coronary intervention. Am J Cardiol, 2002,89: 315-318

[89] Kang DH, Kim M-J, Kang S-J, et al: Mitral valve repair versus revascularization alone in the treatment of ischemic mitral regurgitation. Circulation, 2006, 114:I499

[90] Di Mauro M, Di Giammarco G, Vitolla G, et al: Impact of no-to-moderate mitral regurgitation on late results after isolated coronary artery bypass grafting in patients with ischemic cardiomyopathy. Ann Thorac Surg,2006, 81;2128

[91] Grossi EA, Crooke GA, Di Giorgi PL, et al: Impact of moderate functional mitral insufficiency in patients undergoing surgical revascularization. Circulation,2006, 114: 1573

[92] Lam B-K, Gillinov AM, Blackstone EH, et al: Importance of moderate ischemic mitral regurgitation. Ann Thorac Surg,2005, 79:462-470

[93] Harris KM, Sundt TM, Aeppli D, et al. Can late survival of patients with moderate ischemic mitral regurgitation be impacted by intervention on the valve. Ann Thorac Surg, 2002, 74: 1468-1475

[94] Duarte IG, Shen Y, MacDonald MJ, et al. Treatment of moderate mitral regurgitation and coronary disease by coronary bypass alone: late results. Ann Thorac Surg,1999, 68:426-430

[95] Bonacchi M, Prifti E, Maiani M, et al: Mitral valve surgery simultaneous to coronary revascularization in patients with end-stage ischemic cardiomyopathy. Heart and vessels, 2006, 21: 20-27

[96] Tolis GA, Korkolis DP, Kopf GS, et al. Revascularization alone (without mitral valve repair) suffices in patients with advanced ischemic cardiomyopathy and mild-moderate mitral regurgitation. Ann Thorac Surg,2002, 74:1476-1481

[97] Campwala SZ, Bansal RC, Wang N, et al. Mitral regurgitation progression following isolated coronary artery bypass surgery: frequency, risk factors, and potential prevention strategies. Eur J Cardio-Thorac Surg,2006, 29: 348

[98] Buja P, Tarantini G, Bianco FD, et al. Moderate-to-severe ischemic mitral regurgitation and multivessel coronary artery disease: impact of different treatment on survival and rehospitalization. Int J Cardiol,2006, 111: 26-33

[99] Vaskelyte J, Stoskute N, Ereminiene E, et al. The impact of unrepaired versus repaired mitral regurgitation on functional status of patients with ischemic cardiomyopathy at one year after coronary artery bypass grafting. J Heart Valve Dis,2006, 15:747

[100] Mallidi HR, Pelletier MP, Jennifer L, et al. Late outcomes in patients with uncorrected mild to moderate mitral regurgitation at the time of isolated coronary artery bypass grafting. J Thorac Cardiovasc Surg,2004, 127: 636-644

[101] Schroder JN, Williams ML, Hata JA, et al. Impact of mitral valve regurgitation evaluated by intraoperative transoesophageal echocardiography on long-term outcomes after coronary artery bypass grafting. Circulation, 2005, 112:I-293-I-298

[102] Braun J, Bax JJ, Versteegh MIM, et al. Pre-operative left ventricular dimensions predict reverse remodeling following restrictive mitral annuloplasty in ischemic mitral regurgitation. Eur J Cardio-Thorac Surg, 2005, 27: 847-853

[103] Spoor MT, Geltz A, Bolling SF: Flexible fersus nonflexible mitral valve rings for congestive heart failure: differential durability of repair. Circulation,2006, 114:I

[104] Daimon M, Fukuda S, Adams D, et al. Mitral valve repair with Carpentier-McCarthy-Adams IMR ETlogix annuloplasty ring for ischemic mitral regurgitation: early echocardiographic results from a multi-center study. Circulation,2006, 114:I588

[105] Bax J, Braun J, Somer S, et al. Restrictive annuloplasty and coronary revascularization in ischemic mitral regurgitation results in reverse left ventricular remodelling. Circulation, 2004, 110:II-103-II-108

[106] Tahta SA, Oury JH, Maxwell JM, et al. Outcome after mitral valve repair for functional ischemic mitral regurgitation. J Heart Valve Dis,2002, 11: 11

[107] Hung J, Papakostas L, Tahta SA, et al. Mechanism of recurrent ischemic mitral regurgitation after annuloplasty. Continued LV remodelling as a moving target. Circulation, 2004, 110:II-85-II-90

[108] Bhudia SK, McCarthy PM, Smedira NG, et al. Edge-toedge (Alfieri) mitral repair: results in diverse clinical settings. Ann Thorac Surg, 2004, 77:1598-1606

[109] Garcia D, Pibarot P, Dumesnil JG, Sakr F, Durand LG. Assessment of aortic valve stenosis severity: a new index based on the energy loss concept. Circulation, 2000, 101: 765-771

[110] Bermejo J, Odreman R, Feijoo J, Moreno MM, Gomez-Moreno P, Garcia-Fernandez MA. Clinical efficacy of Doppler-echocardiographic indices of aortic valve stenosis: a comparative test-based analysis of outcome. J Am Coll Cardiol, 2003,41:142-151

[111] Freeman RV, Otto CM. Spectrum of calcific aortic valve disease: pathogenesis, disease progression, and treatment strategies. Circulation, 2005,111:3316-3326

[112] Briand M, Dumesnil JG, Kadem L, et al. Reduced systemic arterial compliance impacts significantly on left ventricular afterload and function in aortic stenosis: implications for diagnosis and treatment. J Am Coll Cardiol, 2005,46:291-298

[113] Burwash IG, Pearlman AS, Kraft CD, Miyake-Hull C, Healy NL, Otto CM. Flow dependence of measures of aortic stenosis severity during exercise. J Am Coll Cardiol, 1994,24: 1342-1350

[114] Lester SJ, McElhinney DB, Miller JP, Lutz JT, Otto CM, Redberg RF. Rate of change in aortic valve area during a cardiac cycle can predict the rate of hemodynamic progression of aortic stenosis. Circulation, 2000,101:1947-1952

[115] Bermejo J, Antoranz JC, Burwash IG, et al. In-vivo analysis of the instantaneous transvalvular pressure difference-flow relationship in aortic valve stenosis: implications of unsteady fluid-dynamics for the clinical assessment of disease severity. J Heart Valve Dis, 2002,11: 557-566

[116] Peterson KL. Severe calcific aortic stenosis left ventricular afterload and its quantification. J Am Coll Cardiol, 2005,46:299-301

[117] Legget ME. Usefulness of parameters of left ventricular wall stress and systolic function in the evaluation of patients with aortic stenosis. Echocardiography, 1999,16:701-10

[118] Nichols WW, Conti CR, Walker WE, Milnor WR. Input impedance of the systemic circulation in man. Circ Res, 1977,40:451-458

[119] Kadem L, Dumesnil JG, Rieu R, Durand LG, Garcia D, Pibarot P. Impact of systemic hypertension on the assessment of aortic stenosis. Heart, 2005,91:354-361

[120] Bonow RO, Carabello BA, deLeon AC, et al. ACC/AHA guidelines for the management of patients with val-

vular heart disease: a report of the American College of Cardiology/American Heart Association Task Force on Practice Guidelines (Committee on Management of Patients with Valvular Heart Disease). J Am Coll Cardiol, 1998,32:1486-1588

[121] Iung B, Gohlke-Barwolf C, Tornos P, et al. Recommendations on the management of the asymptomatic patient with valvular heart disease. Eur Heart J, 2002,23:1252-66

[122] Otto CM, Pearlman AS, Kraft CD, Miyake Hull CY, Burwash IG, Gardner CJ. Physiologic changes with maximal exercise in asymptomatic valvular aortic stenosis assessed by Doppler echocardiography. J Am Coll Cardiol, 1992,20:1160-1167

[123] Lancellotti P, Lebois F, Simon M, Tombeux C, Chauvel C, Pierard LA. Prognostic importance of quantitative exercise Doppler echocardiography in asymptomatic valvular aortic stenosis. Circulation, 2005, 112:1377-1382

[124] Das P, Rimington H, Chambers J. Exercise testing to stratify risk in aortic stenosis. Eur Heart J, 2005, 26:1309-1313

[125] Gerber IL, Legget ME, West TM, Richards AM, Stewart RA. Usefulness of serial measurement of N-terminal pro-brain natriuretic peptide plasma levels in asymptomatic patients with aortic stenosis to predict symptomatic deterioration. Am J Cardiol, 2005, 95:898-901

[126] Lim P, Monin JL, Monchi M, et al. Predictors of outcome in patients with severe aortic stenosis and normal left ventricular function: role of B-type natriuretic peptide. Eur Heart J, 2004,25:2048-2053

[127] Ambler G, Omar RZ, Royston P, Kinsman R, Keogh BE, Taylor KM. Generic, simple risk stratification model for heart valve surgery. Circulation, 2005,112:224-231

[128] Bergler-Klein J, Klaar U, Heger M, et al. Natriuretic peptides predict symptom-free survival and postoperative outcome in severe aortic stenosis. Circulation, 2004, 109: 2302-2308

[129] Weber M, Arnold R, Rau M, et al. Relation of N-terminal pro B-type natriuretic peptide to progression of aortic valve disease. Eur Heart J, 2005,26:1023-1030

第3章

冠状动脉粥样硬化性心脏病

第一节　冠状动脉狭窄

冠状动脉狭窄的最常见病因是冠状动脉粥样硬化，另外，冠状动脉肌桥也是导致冠状动脉狭窄的较为常见的病因。

【流行病学】

冠状动脉粥样硬化是指由于动脉粥样硬化斑块在冠状动脉内积聚导致冠状动脉壁弹性降低和管腔的狭窄或闭塞，心肌供血量无法满足心肌需求从而导致的心肌损害。冠状动脉粥样硬化性心脏病是危害人类健康甚至导致人类死亡的常见疾病，欧美发达国家患病率高于我国，但随着我国生活水平的提高及人口的老龄化，其患病率也在逐渐升高。

心肌桥是一种先天性异常，一段冠状动脉走行于心肌内，这束心肌纤维称为心肌桥，心肌收缩时，心肌桥压迫冠状动脉导致冠状动脉狭窄。冠状动脉造影检出率为0.5%～2.5%，尸检率为15%～85%，大部分心肌桥无临床意义。

【病因和发病机制】

(一)动脉粥样硬化

动脉粥样硬化是导致冠状动脉狭窄的最常见原因。粥样硬化的发生主要包括以下几个方面的内容：内皮细胞的损伤，血液内脂质胆固醇等进入内皮下，血管中层的平滑肌细胞和血液内单核巨噬细胞也迁移到内皮下，吞噬脂质和胆固醇，形成泡沫细胞。泡沫细胞进一步坏死崩解，连同脂质和胆固醇形成粥样物质，长时间钙质沉积会使粥样物质进一步发生钙化。粥样硬化可以发生于冠状动脉的任何分支血管，但最为常见的病变血管为前降支。粥样斑块使冠状动脉狭窄的同时还使血管管壁弹性下降而失去正常的舒缩功能。因此，当患者由于活动、饱食等原因出现心率增快或心脏收缩增强等心肌耗氧量增加的因素时，心肌供血不足，缺血、缺氧情况下的代谢产物在局部蓄积，从而出现心绞痛症状。这种情况所导致的临床表现与心肌耗氧量有明显的量效关系，临床上称为稳定型心绞痛。发生粥样硬化的冠状动脉容易在体液因素的作用下发生痉挛收缩，从而使管腔进一步狭窄而无法满足心肌供血需求，这也会导致心肌缺血而出现心绞痛症状。冠状动脉有一定的储备能力，即轻度狭窄并不会导致心肌缺血。通常认为，当管腔横截面积损失50%～75%或以上，或者管腔内径狭窄超过50%以上，才会出现临床症状。慢性的血管狭窄会导致侧支血管的生成，即在无明显狭窄的冠状动脉血管与有明显狭窄的冠状动脉血管之间形成新的血管通路供应，所以在临床上有部分患者出现冠状动脉某分支血管的完全堵塞，但其供血部位并无心肌梗死。

多种因素能够促进动脉粥样硬化的发生发展，脂质在动脉粥样硬化发生过程中发挥重要作用，因此高血脂患者发生动脉粥样硬化的可能性明显高于无高血脂者。高血压本身导致血流对血管内皮的剪切力增加从而容易导致内皮损伤，长期的高血压导致动脉血管中层平滑肌细胞增生，动脉血管管壁增厚，弹性降低，管腔狭窄。高血糖可导致血管内皮细胞的损伤，同时高血糖还可以促进脂质代谢异常，上述3个方面是动脉粥样硬化发生发展的主要机制。肥胖者则容易出现高血压、高血脂和高血糖，遗传因素在冠心病发病中也扮演着重要角色。父母患有冠心病者其子女罹患冠心病的可能性要比其他人大。其他如吸烟、酗酒、生活及社会压力大、过度劳累、A 型性格等也会促进冠状动脉粥样硬化的发生。

粥样斑块的稳定性是另一个影响冠心病临床症状的重要因素。粥样斑块可能在某些因素作用下突然发生破裂，破裂的斑块成为激发凝血的诱因，局部急性血栓形成导致管腔的明显狭窄甚至堵塞。上述病理所对应的临床表现是急性冠状动脉综合征和心肌梗死。

按照时间变化的顺序，心肌梗死表现心肌细胞的充血、水肿，炎性细胞浸润，坏死心肌的溶解、吸收、肉芽组织形成和纤维化。心肌梗死局部组织变薄，早期可发生室壁瘤甚至心脏破裂，梗死部位内壁可形成附壁血栓。心肌梗死可分为透壁性心肌梗死和非透壁性心肌梗死，前者累及心室肌全层，后者仅累及心内膜及心肌中层而未累及心外膜。

（二）冠状动脉肌桥

冠状动脉某一段走行于肌肉中，当肌肉收缩时导致血管壁受压，管腔狭窄，从而出现心肌供血不足。这种情况通常出现于前降支中段，其次是钝缘支。由于心肌桥的存在，还导致心肌桥近端的收缩期前向血流逆转导致该处血管内膜损伤，易有动脉粥样硬化斑块形成。心肌桥内冠状动脉外部长期受压易发生斑块破裂、血栓形成及冠状动脉痉挛，从而导致心绞痛，甚至急性冠状动脉综合征。

【临床表现】

（一）稳定型心绞痛

疼痛的诱发因素、性质、部位和程度有很大的个体差异。多在活动后、受冷、饱餐、饮酒、情绪激动等导致心肌耗氧量增加的情况下发生，停下休息即可缓解，因此称劳力型心绞痛。舌下含服硝酸甘油可在 2～5min 迅速缓解。疼痛性质可为紧缩感、绞榨感、压迫感、烧灼感、胸憋、胸闷或有窒息感、沉重感，有的患者只述胸部不适，主观感觉个体差异较大。常位于胸骨后或左前胸，范围常不局限，并向颈部、咽部、颌部、上腹部、肩背部、左臂、左手指侧，以及其他部位放射。每次心绞痛发作部位往往是相似的，患者常伴有紧张焦虑感，一般持续3～5min，不会超过 10min，休息或服用硝酸甘油可缓解。还有些患者的疼痛部位不典型，被误认为牙痛、胃痛、腹痛、颈肩疼痛等。慢性稳定型心绞痛时，疼痛发作的诱因、次数、程度、持续时间及缓解方式一般在较长时间内（>3 个月）大致不变。

（二）急性冠状动脉综合征

急性冠状动脉综合征临床分为不稳定型心绞痛和非 ST 段抬高型心肌梗死。前者症状表现为多种情况。有些患者胸痛发作与心肌需氧量的增加无明显关系，心绞痛在静息状态下发作，其疼痛一般持续时间较长，程度较重，持续时间通常在 20min 以上，且不易为硝酸甘油所缓解，无心肌酶检查改变，心电图常出现某些暂时的 ST 段压低或 T 波改变，这种情况称为自发性心绞痛。1 个月内新出现的心绞痛，可表现为自发性发作与劳力性发作并存，称初发心绞痛，也属于不稳定型心绞痛的范畴。既往有心绞痛病史，近 1 个月内心绞痛恶化加重，发作次数频繁、时间延长或痛阈降低，称为恶化劳力型心绞痛。变异性心绞痛也是不稳定型心绞痛的一种，通常是自发性。其特点是一过性 ST 段抬高，多数自行缓解，不演变为心肌梗死，但少数可演变成心肌梗死。不稳定型心绞痛可进一步发展为非 ST 段抬高型心肌梗死或 ST 段抬高型心肌梗死。非 ST 段抬高型心肌梗死的临床表现与不稳定型心绞痛相似，但症状更严重，持续时间更长。

（三）心肌梗死

当心肌缺血持续存在得不到缓解时则会演变为心肌梗死，疼痛常是最先出现的症状，疼痛部位和性质与心绞痛相同，心绞痛症状的持续存在且不缓解。诱因多不明显，常于安静时发生，程度较重，持续时间可长达数小时，休息和含用硝酸甘油多不缓解。因此患者会有明显的焦躁不安、恐惧甚至濒死感。部分患者疼痛可位于上腹部，或放射至颈部、咽部、颌部、肩背部、左臂、左手指侧，以及其他部位。少数患者无疼痛，一开始即表现为休克或急性心力衰竭。可有发热等全身症状，部分患者可伴有恶心、呕吐和腹胀等消化道症状。

冠状动脉肌桥患者很多可没有或无明显临床症状。当有心肌缺血时可表现为稳定型心绞痛，个别也可出现急性冠状动脉综合征、严重心律失常，甚至猝死。与冠心病的症状相区别的是冠状动脉肌桥胸痛时硝酸甘油疗效欠佳，甚至加重症状。

体格检查常无明显异常，心绞痛发作时可有心率增快、血压升高、焦虑、出汗，有时可闻及第四心音、第三心音或奔马律，或出现心尖部收缩期杂音，第二心音逆分裂，偶闻及双肺底啰音。体检尚能发现其他相关情况，如心脏瓣膜病、心肌病等非冠状动脉粥样硬化性疾病，也可发现高血压、肥胖、脂质代谢障碍所致的黄色瘤等危险因素，颈动脉杂音或周围血管病变。

【辅助检查】

1. *实验室检查* 空腹血糖、血脂检查，必要时检查糖耐量。了解贫血、甲状腺功能。胸痛较明显患者，查血肌钙蛋白、肌酸激酶。无症状患者或者心绞痛患者仅可发现血脂、血糖等的升高，在出现心肌梗死时还会出现心肌酶学的变化及心肌特有蛋白的变化。

2. *心电图及运动试验* 没有心肌梗死的患者，静息心电图可能无阳性表现。因此24h动态心电图可以捕捉到1d当中患者发作时的心电图从而协助诊断。也可通过增加心脏耗氧量同时行心电图检查也就是心脏负荷试验(这其中包括运动和药物等方式)，但这种检查会增加患者的风险。对于已经有陈旧性心肌梗死的患者则通常普通心电图就会有特征性的变化，易于诊断。

3. *超声心动图检查* 可以发现心肌梗死部位的室壁变薄、运动异常以及瓣膜的异常表现，了解心功能状况，对于一些没有心肌梗死的冠心病患者，在无症状时进行的心脏超声检查，其结果往往并无阳性发现。外周血管超声检查，可以发现伴发的颈动脉狭窄，以采取措施减少围术期脑并发症的发生。

4. *核素心肌显像* 心肌对核素的摄取能力取决于局部的心肌血流量，因此，当冠状动脉狭窄或堵塞导致心肌缺血或坏死时，心肌对核素的摄取会减少或不摄取，主要表现为病变冠状动脉供血区域的放射性核素摄取减低。核素检查对于心肌梗死患者存活心肌的评判有重要意义。

5. *CT和磁共振显像* 冠状动脉螺旋CT(MDCT)是近年来在国内兴起的检查方法，提供冠状动脉血管的狭窄程度及狭窄部位的三维重建后的影像学资料，其准确度和精确度仅次于冠状动脉造影，能较清晰地显示冠状动脉近段的解剖，对冠状动脉病变的阴性预测价值较高，但对狭窄病变及程度的判断仍有一定的局限。磁共振显像(MRI)可以识别心肌状态，清楚地显示心肌梗死范围，显示心肌梗死所导致的并发症，确定心功能状态。

6. *冠状动脉造影* 冠状动脉造影可以明确冠状动脉病变的存在及严重程度，也有利于治疗决策的选择和预后的判断。对糖尿病、＞65岁老年患者、＞55岁女性的胸痛患者冠状动脉造影更有价值，也可用于肾功能不全或合并其他严重疾病的患者。冠状动脉肌桥时冠状动脉造影可以发现心脏收缩时冠脉阶段性狭窄而舒张期则狭窄消失。可同时行心室造影，这有助于了解心功能状况，也可同期进行颈动脉的造影检查，以发现可能的颈动脉狭窄。冠状动脉造影目前仍是诊断冠心病的最有力手段。由于该检查有一定的创伤性，过去只有当患者被高度怀疑有冠心病，需要进一步明确病变严重程度以便决定进一步的治疗措施时才使用。目前随着技术水平和安全性的提高，其应用的指征也越来越宽。

【诊断及鉴别诊断】

根据心绞痛的典型表现，加上心电图等辅助检查的结果，诊断冠心病一般不难，但也要与其他疾病引起的心绞痛相鉴别。

但心绞痛症状也可发生于瓣膜性心脏病、肥厚型心肌病和未控制的高血压以及甲状腺功能亢进、严重贫血等患者。冠状动脉痉挛、微血管病变以及某些非心脏性疾病也可引起类似心绞痛的症状，临床上须注意鉴别。

【治疗】

(一)一般治疗

低盐、低脂饮食，忌烟和避免酗酒，控制体重，适当锻炼，保持健康的生活习惯，防止高血压、高血糖、高血脂的出现。

(二)药物治疗

多数患者需要联合应用以下多种药物，对于冠状动脉肌桥的患者尤其如此，通过减慢心率，减少心肌氧耗，增加舒张期的心肌供血是治疗冠状动脉肌桥的关键。

1. *β受体阻滞药* 此类药物如阿替洛尔、美托洛尔等能够不同程度地减慢心率，降低心肌收缩强度和降低血压，从而明显减少心肌耗氧量，缓解心肌缺血症状。

2. *抗血小板药物和抗凝血药物* 抗血小板药物如阿司匹林和硫酸氢氯吡格雷(波立维)等能够抑制血小板的聚集，防止急性血栓形成，稳定斑块从而减少急性冠状动脉综合征的出现。另外在冠状动脉内支架术后，必须服用抗血小板药物，以防止支架内急性血栓的形成和支架内再狭窄。其中波立维的抗血小板作用更为强大，对于某些高凝血危险的患者，甚至需要联合应用这两种抗血小板药物。抗凝血药物主要是指肝素，此类药物能够抑制血液凝固，也能够起到抗凝血作用，因可以被迅速中和，因此主要用于围术期以避免术中难以止血。

3. *硝酸酯类药物* 能扩张冠状动脉血管增加心肌供血量，对缓解心肌缺血有帮助。心绞痛发作时，可舌下含服硝酸甘油，每次0.5mg，必要时每间隔 5min 可以连用 3 次，或使用硝酸甘油喷雾剂，还可以静脉滴注硝酸甘油。对于冠状动脉肌桥患者有可能加重症状，应予注意。

4. 钙拮抗药　钙离子是心肌细胞及血管平滑肌细胞收缩所必需的离子成分，使用钙拮抗药可以降低心肌收缩力、减慢心率、松弛血管平滑肌、降低血压从而减少心肌耗氧量。对于平滑肌的抑制作用还可以防止冠状动脉痉挛，因此对于不稳定型心绞痛尤其适用。钙离子是血小板聚集过程中必需的物质，因此，钙拮抗药还可以抑制血小板的聚集，有助于防止急性血栓的形成。

5. 降脂降糖降压药物　对于已经出现高血压、高血糖及高血脂的患者应尽可能服用相应药物将血压、血脂、血糖控制于理想范围。

(三)介入治疗

通过外周血管送入带球囊导管，到达冠状动脉狭窄部位后扩张狭窄冠状动脉及放入支撑支架的一种治疗技术。自 20 世纪 90 年代在中国兴起，该项治疗无论是在技术改进方面还是在临床应用范围方面都发展得越来越快，由于技术的不断改进，其疗效也逐渐得到提高。作为冠状动脉造影检查的一个延伸，目前越来越多的诊断冠心病的患者选择在冠状动脉造影同时接受冠心病的介入治疗。

(四)外科治疗

主要是冠状动脉旁路移植术(CABG)，包括体外循环下的冠状动脉旁路移植术、不停搏常温下冠状动脉旁路移植术、小切口冠状动脉旁路移植术、胸腔镜辅助下冠状动脉旁路移植术及机器人辅助下的冠状动脉旁路移植术。

1. 手术适应证　CABG 手术的目标血管是冠状动脉造影显示狭窄＞50%，远端通畅，血管直径＞1mm 的主要冠状动脉血管。CABG 适应证的涵盖范围广泛，不仅包括可以接受经皮冠状动脉介入治疗(PTCA)的患者，还包括因病变较重而无法接受 PTCA 治疗的患者。目前公认在以下情况下行 CABG 手术的效果可以优于介入治疗。因此，对手术适应证的选择是基于患者预期获益与其所面临风险之间的平衡而决定的。

(1)左冠状动脉主干或类似左主干，即左前降支和左回旋支起始端明显狭窄(≥70%)以及易于发生大面积心肌梗死的病变，无论其有无症状或轻微心绞痛均应手术治疗。

(2)慢性稳定型心绞痛：充分药物治疗不能满意控制心绞痛或造影资料显示病变特征经血管重建后可改善预后，如：三支血管病变伴有左前降支狭窄＞50%；左主干狭窄＞50%；左前降支近端(如第一间隔支之前)狭窄＞70%；与冠心病相关的心室功能中度以上受损患者。

(3)不稳定型心绞痛/无 Q 波心肌梗死：对不稳定型心绞痛患者不进行血供重建，10%～15%的患者将在心绞痛发作后 3 周内出现急性心肌梗死。

(4)ST 段抬高(有 Q 波)的急性心肌梗死：在心肌梗死后 6～12h，疼痛持续或复发性心肌缺血，且有较大范围心肌受到威胁；同时，药物无效又无法接受溶栓或 PCI 治疗并且冠状动脉适合手术者。

(5)冠状动脉病变引起的致命性的室性心律失常。

(6)经皮冠状动脉腔内成形术(PTCA)可引起冠状动脉的血管破裂，急性血管壁夹层、血肿和急性血管闭塞等并发症，导致血流动力学急剧恶化，应急诊手术。

(7)曾行 CABG 术的患者再次发生明显的心肌缺血现象，冠状动脉造影显示患者自身冠状动脉或者原旁路移植血管狭窄＞50%。

(8)合并糖尿病多支病变患者，PTCA 无法治疗者，接受手术患者存活率明显优于介入治疗。

(9)严重三支病变、合并左主干狭窄、相关瓣膜病变以及复杂的解剖情况不适于其他治疗者。

2. 手术禁忌证　冠状动脉病变弥漫，狭窄远端血管腔内径＜1mm；陈旧性大面积心肌梗死，核素及超声心动图检查提示病变冠状动脉供血区域已无存活心肌或存活心肌极少，手术对改善心功能帮助不大；长期慢性心力衰竭，心脏显著扩大，心胸比＞75%，左心室射血分数＜25%，左心室舒张末径＞70mmHg，合并重度肺动脉高压；若发展为弥漫性心肌纤维化和形成缺血性心肌病及全身情况和重要脏器功能不全无法耐受手术，均列为手术禁忌。

3. 手术技术

(1)桥血管的选择：是指应用于冠状动脉旁路移植术中的移植血管。常用的桥血管有内乳动脉、桡动脉、大隐静脉、小隐静脉、胃网膜动脉、腹壁下动脉等。一般来说，动脉血管桥的远期通畅率要高于静脉桥的远期通畅率。胸廓内动脉也称乳内动脉，是最常应用的动脉血管，10～15 年的通畅率为 85%～92%。因此，左胸廓内动脉到前降支的吻合已作为冠状动脉旁路移植术的金标准而广泛应用。临床上有时还可同时应用右侧胸廓内动脉作为桥血管。

大隐静脉由于其长度长、易于获取与缝合，因此应用较为普遍。术后 1 年闭塞率 10%～26%，10 年后仍算通畅的血管中，50% 以上有明显粥样硬化。术后 15 年 50% 以上血管发生闭塞。静脉桥血管的闭塞，早期多表现为血栓的堵塞和吻合口的狭窄，中期为内膜增生及中膜向内膜迁移，晚期则表现为明显的粥样硬化。桥静脉内皮在高血压及高血流影响下的损伤所引起的血小板黏附及内膜增生，为其主要原因。桡动脉比乳内动脉更易于发生痉挛；桡动脉血管易痉挛特性会引起早期狭窄及闭塞。随着钙拮抗药的使用及安全的桡动脉获取技术，桡动脉的通畅率得到增加。小隐静脉对于再次冠状动脉旁路移植的患者。其乳内动脉、大隐静脉、甚至桡动脉已被获取使用，有些患者的大隐静脉因为静脉曲张、过分粗大、静脉炎、输液、硬化或合并下肢其他病变等原因无法使用者可选择小隐静脉作为桥血管。

(2)体外循环下的冠状动脉旁路移植术（ONCAB）：能满意地显露各部位的冠状动脉，通过心包悬吊牵引或借助于纱布旋转固定心尖的方向和位置可以获得安静无血的手术视野以达到精确的吻合效果。建立体外循环前应注意先探查升主动脉的长度、管径、管壁有无钙化等，如果主动脉钙化严重，无法下动脉阻断钳或侧壁钳则不得不行 Off-pump 搭桥，近端可采用专门的近端吻合辅助装置。空间狭小或管壁局部钙化不均则应减少近端吻合口数目仅做一个吻合口，其余旁路再与之连接。冠状动脉狭窄使心肌保护液灌注不足，因此可结合冠状动脉窦逆行灌注和桥灌以及心脏表面降温的方式来增加心肌保护效果。通常先将将血管材料与冠状动脉远端吻合，然后再将桥血管材料的近端与主动脉吻合，但也有个别医生的选择正好相反。一般将左胸廓内动脉远端和前降支狭窄远端切口进行端-侧吻合，根据动脉造影结果，确定冠状动脉走行及狭窄位置，先用小圆刀划开冠状动脉表面的心外膜和脂肪，用专用冠状动脉尖刀纵行切开冠状动脉，避免尖刀扎得过深，伤及冠状动脉后壁。再用冠状动脉剪刀延长切口至 4～5mm。冠状动脉切口尽量位于其表面中线部位，避免向两侧偏移，切口偏移易导致吻合口出血或扭曲成角。乳内动脉末端需纵行切开，采用 7-0 线或 8-0 线与冠状动脉切口进行连续缝合，个别医生采用间断缝合。缝合时注意吻合口边缘吃针不宜过多，脚跟脚尖的针距跨度应相对小一些可以避免缝线的环缩效应。冠状动脉切口与材料切口大小匹配，一般后者较前者略大。针距均匀可避免出现“猫耳朵”漏血，缝合时将切口周围的外膜缝合少许有利于避免出血，但缝合过多则反而不易收紧缝线而出血或者过度牵拉而致吻合口狭窄。补针时应注意看准出血部位，准确缝合吻合口边缘。多数情况下缝合漏血部位的外膜即可使边缘对合达到止血的目的，盲目过深的补针易导致吻合口狭窄。根据患者血管条件，有时需要进行侧-侧吻合：通常在静脉桥材料上行侧-侧吻合。方法为在已经进行端-侧吻合的血管桥在心脏表面进行比对，确定静脉桥侧-侧吻合部位，在静脉桥材料上用冠状动脉尖刀纵行切开静脉，用冠状动脉尖刀进行延长，此切口与切开的冠状动脉进行吻合，方法同前。近端吻合结束后排气打结，静脉针扎排气，松开远端桥血管阻断钳。

(3)常温不停搏冠状动脉旁路移植术（OPCAB）：目前认为对几乎所有单纯 CABG 的患者均可采用 OPCAB 技术，尤其是对高龄、合并肾功能不全或者肾衰竭、慢性阻塞性肺疾病、神经系统合并症、周围血管疾病、多脏器功能不全不能耐受体外循环而又需要 CABG 的患者。OPCAB 技术有固有的优势，对于升主动脉严重钙化的患者，OPCAB 由于不需要在主动脉上插管建立体外循环，所以相对于 ONCAB 有绝对的优势。现在可以通过双侧乳内动脉做全动脉化旁路移植，避免在主动脉上操作。Off-pump 冠状动脉旁路移植术对外科医师的手术技术要求相对于 on-pump 冠状动脉旁路移植术要更高一些。以下是一些相对禁忌证：①靶血管直径<1.25mm；②靶血管的条件较差，如弥漫病变、钙化严重等；③靶血管位置差，如肌内桥等。而这些相对禁忌证随着手术组整体水平的提高可能都不再是禁忌。

麻醉过程中要降低心率，减少氧耗，同时提高主动脉压力，提高冠状动脉灌注压力，使患者生命体征平稳以便手术顺利进行。通过在心脏的左后侧缝合两条深部牵引线、不同的体位的变化和冠状动脉稳定器的使用达到显露和稳定心脏目的。通过分流栓的应用可以减少心肌在远端吻合过程中因暂时性缺血所造成的损伤。吹雾器的使用能提供良好的无血或少血术野，同时气雾又使靶血管切口张开方便了吻合。吻合顺序一般遵循两个原则：①心脏前方的血管，然后是下壁或侧壁，最后是心脏后方；②先吻合狭窄严重的血管然后吻合狭窄较轻的血管或者提供侧支循环的血管。

(4)小切口冠状动脉旁路移植术(MIDCAB)　根据手术径路的不同分为左前外侧和右前外侧切口、左后外侧小切口、胸骨下段小切口和剑突下小切口等。此手术适应证主要用于左前降支或右冠状动脉主干的单支病变。因多在心脏不停搏的情况下进行手术，尽管 MIDCAB 技术中，采用不同的手术经路有各自的特点及优点，但靶血管显露、固定、无血术野的获得等基本技术是一样的，并且与 OPCAB 大致也一样。因此 OPCAB 的熟练掌握和成熟经验对顺利开展 MIDCAB 有一定帮助。

左前外侧和右前外侧切口：可选择在左前外胸骨第 3、第 4 肋间或第 5 肋间，或右前外第 4 肋间，也可选择胸骨旁第 3 或第 4 肋间，但以前外第 4 肋间最常用。切口位置选择不当，会给靶血管的显露和手术操作带来困难。如远端吻合必须在右前降支上第二对角支开口以远时，就不能选择第 3 肋间切口。

经左后外小切口：患者取右侧卧位通常左后外胸壁上切口长 8～10cm，切口位置一般在第 4 肋间。于左膈神经下 1cm 处切开心包，需向上延长心包切口时需要充分游离膈神经，避免损伤。根据边缘支的解剖位置或原旁路血管及吻合部位来确定靶血管及吻合部位。远端吻合的完成如前所述。近端吻合在胸主动脉。

胸骨下段小切口：胸骨角下 3cm 左右至剑突基部，长 9～12cm。正中锯开胸骨从剑突基部至第 2 肋间并横断左或右侧胸骨，横断左侧还是右侧胸骨取决于手术需要。左侧横断胸骨便于左乳内动脉的游离和左冠状动脉上远端吻合口的完成；而右侧横断胸骨则便于右冠状动脉主干及后降支上吻合口的完成，尤其是便于升主动脉根部的显露和主动脉上近端吻合口的完成。

(5)胸腔镜辅助下冠状动脉旁路移植术(VACAB)　病人的选择和评估类似于 MIDCAB，术前评估对手术的顺利进行有很重要的意义。通常情况下影响 MIDCAB 手术的因素如胸壁的弯曲度、胸壁的长度等并不影响 VACAB 的进行。VACAB 的主要禁忌证和 MIDCAB 一样，术中要单肺通气，因此不能耐受单肺通气或有广泛胸膜粘连的患者应当排除。

对施行 VACAB 不利的因素还有：①目标冠状动脉远端内径<1.5mm；②冠状动脉弥漫性钙化；③左前降支行走于心肌内；④左锁骨下动脉狭窄或闭塞；⑤肥胖，肥胖患者可能会因为过多的脂肪影响胸廓内动脉的解剖，肥大的心脏会影响胸腔镜下的操作；⑥肺高压至心脏左旋，使左心室转向后方。

术式和选择策略。①单支左前降支或对角支病变：电视胸腔镜辅助下游离左胸廓内动脉，左胸前外小切口下完成旁路移植术。②单支右冠状动脉主干病变：电视胸腔镜辅助下游离右胸廓内动脉，右胸前外小切口下完成旁路移植术。③两支病变：左前降支或对角支病变和右冠状动脉病变，电视胸腔镜辅助下游离双侧胸廓内动脉，双侧胸壁分别做前外小切口完成旁路移植术；左前降支和对角支或高位钝缘支，左侧胸廓内动脉加大隐静脉或桡动脉的 T 形桥。④三支病变：联合 VACAB 和 PCI 手术，或者并行体外循环下采用近端吻合器完成近端吻合的多支血管旁路移植技术，或者闭式体外循环下心脏停搏，小切口或完全内镜下完成多支血管旁路移植技术。

(6)冠状动脉内膜剥脱术：目前通常作为冠状动脉旁路移植术的辅助手段来运用。需要行动脉内膜剥脱的冠状动脉直径一般应大于或等于 1.5mm。若其直径<1.5mm，完全摘除动脉内膜比较困难，而且术后血管内血流较慢极易闭塞，因而不太适合行该手术。右冠状动脉比左冠状动脉更适合行冠状动脉内膜剥脱术，因为其近端分支较少，供应左心室的分支均发自右冠状动脉远端；而左冠状动脉近端分支较多，在行内膜剥脱的时候有可能引起大的间隔支或对角支的闭塞，常用的内膜剥离方法有两种：闭式(pull-out method)和开放式(on-lay patch method)冠状动脉内膜剥脱术。

闭式冠状动脉内膜剥脱术只在预计搭桥的部位行一个小的切口(5～10mm)，用剥离子将切口近端和远端的内膜与外膜全周剥离，然后再将栓芯拉出来。若在内膜剥脱过程中，栓芯不慎被拉断或剥离不完全，应在冠状动脉远端的相应部位，另做一个切口取出残留在血管腔内的栓芯。冠状动脉内膜剥脱后，冠状动脉的管腔常是不平整的，应仔细探查远端血管的通畅情况，血管腔内残留的内膜片应细心清除，以减少血栓形成的机会。冠状动脉上的两个切口，可以将近端切口闭合或用静脉片扩大补片，单独运用远端切口与移植物吻合；也可以运用两个切口行冠状动脉序贯吻合。开放式冠状动脉内膜剥脱术是在需要行冠状动脉内膜剥脱的动脉段做一个长的切口，在直视下剥离内膜。该方法多应用于冠状动脉前降支。然后运用动脉或静脉血管片行冠状动脉扩大补片，若冠状动脉粗大也可直接缝合切口，随后在血管片上做一切口而行移植物的吻合。也可直接将静脉或动脉移植物剖开，长度为冠状动脉切口的长度，将剖开后的移植物与冠状动脉的行端-侧吻合。这两种方法常结合使用。

(7)机器人辅助冠状动脉旁路移植术：不破坏胸腔骨性结构，仅通过胸壁锁眼大小的小孔将特制的机器人所带机械臂上的特制的精细手术器械送入手术部位来进行手术，因此具有切口小、创伤轻、痛苦少、疗效满意和恢复快等特点，同时通过远程操纵机器人可以实现特殊情况下的遥控手术。目前应用最广泛也是首个通过美国 FDA 市场认证的机器人系统是 Intuitive Surgical 公司的“达芬奇”系统，主要应用于前降支单支血管病变。对于多支血管病变或合并左主干病变，病变部位难以显露的患者，多数单位采用 TECAB 和经皮冠脉介入术(PCI)相结合的杂交手术方法。手术禁忌证与下切口冠状动脉旁路术相当，除了冠脉旁路移植术的固有禁忌证外还有既往胸部手术导致的纵隔或心包重度粘连以及肺功能储备无法承受单肺通气。

(8)杂交技术(hybrid technique)：杂交技术是将传统外科手术与现代介入手段相结合治疗相应疾病的方法。杂交技术治疗冠心病多支病变则是将微创冠状动脉旁路移植术与经皮冠状动脉介入治疗相结合治疗冠状动脉多支病变。“一站式”杂交手术可以使患者在杂交手术室内同期接受外科手术和介入操作，缩短治疗时间，减少治疗费用，降低了患者的多次麻醉和转运可能带来的风险。

前降支严重病变(如开口病变、分叉病变、长段病变、严重钙化、严重成角等)不适合行 PCI 治疗，而非前降支(多是右冠状动脉、左回旋支)病变适宜行介入治疗的多支病变患者是杂交技术再血管化的最佳适应证。尤其是常规 CABG 后并发症发生率高的高危患者，如高龄、肾功能不全、升主动脉或二尖瓣瓣环钙化、慢性阻塞性肺疾病、神经系统疾病或恶性肿瘤等，则收益更大。杂交技术也可用于动脉粥样硬化进行性进展，将来可能需要再次再血管化的年轻冠心病患者，以及 PCI 后再狭窄或再次手术的患者。另外，随着“一站式”杂交手术室的出现，杂交技术也可在左乳内动脉-左前降支旁路移植保护下安全有效治疗左主干合并多支病变。冠状动脉旁路移植的方法可以根据患者具体情况选择采用小切口冠状动脉旁路移植术、胸腔镜辅助下 MIDCAB、机器人辅助下完全内镜冠状动脉旁路移植术等完成前降支的吻合，采用 PCI 技术完成其他冠状动脉血管的支架置入。

(9)冠状动脉肌桥的外科治疗：应用 β 受体阻滞药和钙拮抗药是冠状动脉肌桥的首选治疗，但当在应用上述药物症状仍不能控制时，冠状动脉造影明确收缩期冠状动脉受压引起狭窄程度超过冠状动脉直径的 75%，或者合并心肌梗死的表现，则应考虑外科治疗。对于肌桥合并其他心脏病(如瓣膜病、冠心病等)时，心肌缺血症状会被所合并疾病的症状所掩盖，在术中和围术期可能加重心肌缺血损害，术前应明确诊断，在冠状动脉受压超过 50%时，应同期积极手术治疗。支架介入治疗目前仍有争议，主要是支架介入治疗有血栓形成和再狭窄的危险，远期疗效不肯定，且有时支架也可能因为肌桥压迫形成再狭窄。手术方式包括冠状动脉旁路移植术和肌桥松解术，后者是指彻底切断冠状动脉表面的心肌组织，将冠状动脉血管游离出来，避免肌肉形成的瘢痕再次导致血管受压。

(胡盛寿)

第二节　心肌梗死及其并发症

【概述】

任何原因导致的心肌供氧量和需氧量的失衡均可引起心肌缺血，持续的心肌缺血并且不能得到及时的改善便可最终导致心肌细胞的坏死，也就是心肌梗死。在引起心肌梗死的诸多原因中，由于冠状动脉粥样硬化进而导致的冠状动脉狭窄是心肌梗死的最主要致病原因和病理基础。急性心肌梗死(AMI)有可能导致一系列严重的机械并发症，包括二尖瓣关闭不全、室间隔穿孔、左心室游离壁破裂、室壁瘤形成以及恶性心律失常等。由于 AMI 多以急性胸痛或心力衰竭为初发表现，易与其他疾病混淆，而且病情进展迅速，后果严重，因此早期诊断与治疗对于该病的转归及预后极为重要。尽管近 40 年来对 AMI 的诊断和治疗已取得较大的进展，但无论在发达国家还是发展中国家，AMI 仍是严重威胁公众生命安全的重要健康问题。鉴于此，全面系统地掌握 AMI 及其并发症的病因、病理、临床特点、转归及治疗原则并在临床工作中熟练应用是衡量当代心血管内外科高级医师专业技术水平的重要依据和考核标准。本章节在系统论述心肌梗死及其并发症的基本理论与临床表现基础上，结合近年来美国及欧洲颁布的相关指南性文件，重点从外科诊断、手术指征、手术技术、围术期处理及手术疗效等方面进行讲解，以提高心血管外科高级医师对该类疾病的诊治水平和能力。需要指出的是，目前临床上一般将心肌梗死分为 ST 段抬高型心肌梗死（STEMI）与非 ST 段抬高型心肌梗死（NSTEMI），由于 NSTEMI 在病理基础、临床表现、治疗策略及预后等方面与不稳定型心绞痛极为相似，通常不会导致严重的机械并发症或心源性休克，因此不作为本章节重点讨论的内容，本章所指的心肌梗死为 ST 段抬高型心肌梗死。

【流行病学】

冠状动脉粥样硬化性心脏病（冠心病）是当今世界威胁人类健康的主要疾病之一，美国 2001 年的统计资料显示冠心病占总心血管疾病死亡人数的 54%，是美国男性及女性最主要的死亡原因，占美国总死亡人数的 1/5 以上。据估计美国有 1 320 万人患有冠心病，其中有 680 万人有心绞痛，780 万人曾患心肌梗死。1994 年美国 AMI 的患病率约为 244/100 000，2000 年日本工人（35－64 岁）的 AMI 患病率为 40.2/100 000，我国 1997 年 16 省市心血管病人群检查（Sino-MONICA）显示中国人 AMI 的患病率为 47/100 000。近年来，随着我国经济水平的提高和国人生活习惯的改变，我国冠心病及 AMI 发病率逐年增高，但欧美国家通过对冠心病危险因素的控制及提倡转变生活方式，其冠心病及 AMI 发病率呈现逐步下降的趋势。病死率方面，随着治疗技术与经验的提高，AMI 的病死率近年来在欧美国家已呈现下降趋势，1995 年美国 AMI 住院病死率为 11.7%，目前已降至 6.5%～7%，国内大样本资料 AMI 住院病死率为 8%左右。

【病理解剖】

冠状动脉是供应心脏的血管，一般分为左、右两支，分别开口于主动脉的左、右冠状动脉窦。左冠状动脉内径 3～4mm，主干长度 0.5～1cm，多在左房室沟处分为前降支和回旋支，前降支为主干的延续，在分叉处或起点分出室间隔支，主要负责左右心室前壁、室间隔及心尖等处的血液供应。回旋支沿左房室沟至后室间沟，向左达膈面，分布区域常与右冠状动脉互补，在左心室分出数支钝缘支。右冠状动脉内径 2mm，沿右冠状沟至心脏膈面的后室间沟形成后降支，在右心边缘分出锐缘支供应右心室前后面的血液，后降支则供应邻近左右心室和室间隔的血液。房室结动脉大多来自右冠状动脉，是在心脏膈面房室交界区以垂直方向发出的一支动脉。窦房结动脉是一条细长分支，大多来自右冠状动脉也可来自左冠状动脉的回旋支。

冠状动脉的各主支分布于心肌表面，其分支沿心肌肌肉纤维分出属支，随心肌的深度而递减，期间的交通支愈在深层愈少见，一旦分支发生阻塞，其供应区域的心肌即缺血甚至坏死，这是心肌梗死发生的解剖学基础。

（一）心肌梗死的大体解剖

大体观察时心肌梗死区分为两大类型：透壁性心肌梗死，累及室壁全层或接近全层；心内膜下心肌梗死（非透壁性），坏死区仅累及心内膜下或室壁内的心肌，但不延伸到心外膜下心肌或全层室壁。心肌梗死后 6～12h 肉眼检查还难以确定心肌改变，仅可通过多种组织化学染色方法辨别坏死区。18～36h 后由于红细胞的进入心肌变为棕色或紫红色，在透壁性心肌梗死的心外膜有浆液纤维蛋白性渗出物。上述改变持续约 48h，然后心肌梗死区转为灰色，梗死区边缘有继发于中性粒细胞浸润形成的黄色细线条，上述改变继续增宽并延伸到整个梗死区。心肌梗死后 8～10d 单核细胞清除坏死心肌，梗死区心室壁变薄，这时梗死区切面呈黄色，周围有红紫色肉芽组织带，到 3～4 周时肉芽组织伸展如坏死组织。从 3～4 周起至以后 2～3 个月心肌坏死区逐步形成明胶状，呈毛玻璃样灰色，再逐步变白，质地变硬，最后成为缩小的薄而硬的瘢痕。这一过程由梗死区边缘开始，逐步进入中心区，梗死心肌瘢痕处的心内膜增厚，成为灰色不透明的组织。

（二）组织学改变

光学显微镜下观察，心肌梗死后 1～3h 即可出现波纹状的心肌纤维，尤其是在坏死区的周边。8h 后间质水肿开始明显，心肌纤维中沿中性粒细胞和红细胞浸润部位脂质沉积增多，心肌细胞核固缩，然后发生细胞核溶解和小血管坏死。24h 后病变细胞胞质成团块状聚集，横纹消失，出现局灶样玻璃样变和不规则带状条纹。第 4 天开始，巨噬细胞有梗死区周边开始清除坏死纤维，随后淋巴细胞、巨噬细胞合成纤维细胞在心肌纤维间浸润，心肌纤维断裂。第 8 天时坏死的心肌纤维开始溶解，第 10 天时中性多形核细胞数量减少，在病灶周边开始出现肉芽组织。至梗死 4～6 周时，大部分坏死心肌组织被清除，梗死区胶原纤维增加，通常在第 6 周时梗死区已成为牢固的结缔组织瘢痕，其间散在着个别心肌纤维。

根据光镜下组织变化特点可将心肌梗死分为 3 类，凝固性坏死、伴收缩带的坏死和心肌细胞溶解。凝固性坏死多位于梗死区中心部位，是由于长时间心肌缺血所致，其特征为心肌纤维伸长，核固缩，血管充血和坏死纤维被吞噬而愈合，同时可见线粒体破坏后形成的无结构絮状密度增高物，但不出现钙化。伴收缩带的坏死见于大的梗死灶的边缘部位，非透壁性梗死比透壁性梗死多见，是由于重度心肌缺血后血流再通造成。其特征为心肌纤维过度收缩和线粒体损伤，常伴有钙化，同时可见显著的血管充血和心肌细胞溶解后愈合。心肌细胞溶解是由于持久的重度心肌缺血所导致的心肌细胞内空泡形成，常见于梗死区边缘部位和慢性缺血性心脏病的散在斑片状梗死区，其特征为细胞肿胀，肌纤维和细胞核溶解，不伴中性粒细胞反应，坏死的心肌细胞被巨噬细胞清除而愈合，最终形成瘢痕。

（三）心肌梗死与冠状动脉解剖及斑块结构的关系

几乎全部心肌梗死都是由冠状动脉粥样硬化引起，但冠状动脉的狭窄程度及粥样硬化斑块的性质可导致不同的心肌梗死结局。心肌梗死相关冠状动脉闭塞前病变较重者以及慢性闭塞者，由于侧支循环的建立以及心肌代谢水平等其他因素的影响，往往不发生透壁性心肌梗死，而是以心内膜下心肌梗死多见。相反，相当一部分在数月或数年前造影检查显示冠状动脉狭窄程度＜50％的患者却发生严重的透壁性心肌梗死，其原因可能是冠状动脉内富含脂质的粥样硬化斑块突然破裂，其上血栓形成导致血管的急性闭塞。尸检发现粥样硬化斑块主要包含不同密度的纤维组织和细胞，其上覆盖血栓，血栓大多 1cm 长，附着于管腔表面，由血小板、纤维蛋白、红细胞和白细胞组成，斑块糜烂和破裂处可见激活的巨噬细胞和肥大细胞聚集。斑块破裂往往发生在其纤维帽与邻近的无斑块的冠状动脉血管壁边缘处（斑块的肩部）。

（四）右心室心肌梗死

右心室心肌梗死大多数合并于左心室梗死，或由左心室心肌梗死扩展而来，单独的右心室心肌梗死少见。右心室心肌梗死的病理形态与左心室心肌梗死基本相同，但发生心室破裂和室壁瘤的极为少见。因右心室壁薄，单纯的心内膜下心肌梗死也极少见。

（五）陈旧性心肌梗死

急性心肌梗死组织经过炎症反应，坏死心肌逐渐被清除，同时梗死组织被结缔组织替代，形成以瘢痕为主的陈旧性心肌梗死。其瘢痕组织质地致密，灰白色，较不规则，周围与心肌间常无清晰的界限，两者间的组织成分常有相互交织。瘢痕组织对心肌正常的电活动及电传导均有影响，因此陈旧性心肌梗死常伴有不同程度的心律失常，严重者可致死亡。

（六）常见并发症

1. *室壁瘤*　较大范围的急性心肌梗死后，梗死心肌组织不但失去收缩能力，而且在心室收缩时在腔内压力的作用下还会使心壁被动的形成囊状或半球状，向外膨出，心壁变薄，成为室壁瘤。室壁瘤占心肌梗死并发症的 15％～20％，80％好发于左心室前壁、侧壁、心尖部和正后壁。病理上室壁瘤可分为真性室壁瘤及假性室壁瘤。前者是心室全层厚度轮廓清楚的外凸囊带，其壁菲薄纤维化，且常有钙化，通常有大的开口或基底，大约 50％有附壁血栓。真性室壁瘤很少发生破裂，但与此相反，假性室壁瘤是由于心肌梗死后心室破裂所致，心室穿破处局部因心包炎症而形成了致密局限的心包粘连（Dressler 综合征）。假性室壁瘤通常有一个狭窄的基底，随着再内膜化而与心室腔自由通连。随着时间延长，假性室壁瘤继续长大并会向粘连的心包瘢痕内发生致死性的破裂。

2. *心脏破裂*　多发生于透壁性心肌梗死，发生率为 5％～10％。心脏破裂好发于左心室前壁和侧壁的近心尖处，少数在室间隔形成穿孔。破裂口大多在梗死区的中部，少数在梗死区与正常区的交界处。破裂口一般纵行，内外口间以纡曲的窦道相连接，周围心肌常有出血。

3. *乳头肌梗死*　多发生在左心室乳头肌，单独的乳头肌梗死少见，多数伴有乳头肌基底部相应部位的心肌梗死。梗死可累及整个乳头肌甚至两组乳头肌。急性或慢性乳头肌梗死可导致乳头肌功能不全，急性乳头肌梗死还可发生断裂，多见于乳头肌尖端近腱索处，常导致二尖瓣急性关闭不全、急性左侧心力衰竭和急性肺水肿。

4. *室间隔穿孔*　心肌梗死后室间隔穿孔通常位于室间隔前壁或心尖部（60％），它是由于前间隔穿支支配的心肌梗死所致。另有 20％～40％的患者因下壁心肌梗死出现室间隔后部穿孔。伴有室间隔穿孔的心肌梗死通常是大面积透壁性心肌梗死。室间隔穿孔的大小从数毫米到数厘米，从形态学上分为单纯型和复合型。单纯型指室间隔上出现一个直接通道，穿孔两侧处于室间隔同一水平，多发于前壁心肌梗死；复合型指室间隔上有不规则的匍行通道，常致大量出血，多见于下壁心肌梗死患者。

【病理生理】

(一)左心室功能

1. *收缩功能* 心肌梗死发生后，由梗死相关动脉供血的心肌立即丧失收缩能力，不能完成收缩做功，结果出现 4 种收缩异常的类型：①同步异常，即病变心肌与其邻近心肌的收缩时间不一致；②收缩运动减弱，即心肌纤维缩短的幅度减小；③无收缩活动，心肌纤维不收缩；④反常收缩，即收缩期病变区心肌反常膨出，而其余正常心肌收缩增强。与此同时未梗死区心肌也可能出现收缩功能减退，其原因可能是既往曾有冠状动脉闭塞，未梗死区心肌供血依赖侧支循环，而新闭塞的冠状动脉使侧支循环供血丧失，这种情况称为“远距离缺血”。

心肌梗死后若有相当数量的心肌发生缺血性损害，左心室泵功能减退，心排血量、心搏量、血压和 dp/dt 峰值都降低，而收缩末容量增加。收缩末容量增加的程度可能是预测心肌梗死后病死率的最有力指标。梗死区心肌收缩期反常膨出可进一步减少心搏量，特别是在大范围的左心室前壁心肌梗死发生时。起病后数天按照 Laplace 定律，局部和心室整体的室壁应激增加，而由于坏死心肌相互滑动等因素导致梗死区心肌变薄拉长，梗死区膨出引起左心室扩张，室壁张力增大。室壁应激增加与张力增大相互作用导致左心室进一步扩张，形成恶性循环。心室扩大的程度与梗死范围和梗死相关的动脉通畅程度密切相关，与心室非梗死区局部的肾素-血管紧张素系统激活也相关。此时即使无交感神经功能障碍，血管紧张素转化酶抑制药(ACEI)等药物也可提供有益的治疗效果。

临床出现胸闷气急或休克样状态与某些左心室功能指标相关。造影图上显示心肌异常收缩节段占整个左心室的 8%就可出现左心室舒张期顺应性减退；超过 15%时出现射血分数减少，左心室舒张末压和容积增加；超过 25%时临床出现心力衰竭表现；超过 40%时会发生心源性休克，致死率极高。

2. *舒张功能* 梗死和缺血也可导致心肌舒张功能出现改变，表现为左心室压力峰值减低，舒张期左心室压力降低所需时间延长和左心室舒张末压力增高。数周后左心室舒张末容积增加，舒张末压力降到接近正常。与收缩功能受损相似，舒张功能异常的程度也与梗死范围相关。

3. *循环调节* 心肌梗死后可诱发全身性炎症反应，大量细胞因子可促进一氧化氮等介质的合成增加，一方面可导致血管扩张及体循环阻力下降，降低体循环灌注压，另一方面可直接抑制心肌功能。同时由于心肌梗死直接导致的心肌收缩及舒张功能减退，出现心排血量减少，收缩压下降，冠状动脉灌注不足，舒张末压增高引起肺充血及低氧血症，最终都进一步加重心肌缺血缺氧。在此恶性循环作用下，心功能呈现进行性加重的趋势，由于左心室不能正常排空导致前负荷增加，使功能正常灌注良好的心室肌被动扩张。尽管这一代偿机制可使心搏量恢复到正常水平，但代价是降低了射血分数，而且其代偿效果取决于梗死心肌的范围，如果心肌梗死范围不大，剩余左心室心肌功能正常，则代偿机制可维持总的左心室功能；如果左心室有较大部分心肌坏死，则总体左心室功能受到抑制，尽管存活心肌能使左心室扩张，但总的循环功能难以维持，最终发生泵功能衰竭。

(二)心室重构

心室重构是指心肌梗死后左心室的梗死区与非梗死区在容积、形态和厚度等方面发生的各种变化导致左心室的整体形态和结构发生改变，主要表现为梗死区膨出及非梗死区扩张肥厚。梗死区膨出的原因包括①心肌束间互相滑行，减少跨心室壁的心肌细胞数量；②正常心肌细胞破裂；③心肌坏死区组织丧失。其特征是在形成牢固的纤维性瘢痕之前，梗死区不成比例地左心室变薄和扩张。梗死区膨出的程度与梗死前室壁厚度相关，梗死前存在心室肥厚有可能防止梗死区变薄。心尖部作为室壁最薄的区域，最容易发生梗死后膨出。梗死区膨出时患者的病死率增加，心力衰竭与室壁瘤等致死性并发症也增多，据统计死于透壁性心肌梗死的患者中 3/4 以上有梗死区膨出。在超声心动图上梗死区膨出容易识别，表现为心室的无收缩区变长。膨出严重时临床可表现出心力衰竭的症状与体征，如新出现的奔马律及肺淤血等，重度膨出可导致心室破裂。与梗死区膨出同时发生的心室重构还包括非梗死区心室的扩张与肥厚。非梗死区心室扩张可在透壁性心肌梗死后立即开始，并在此后的数月至数年内持续进展。尽管这一改变可看作是大面积心肌梗死时心脏为维持足够的心搏量而采取的代偿措施，但是心室扩张所引起的心肌不均一极化容易诱发威胁生命的室性心律失常。非梗死区心肌肥厚是与心室扩张伴随的另一代偿机制，心肌肥厚有助于代偿梗死引起的心功能损害，部分患者在心肌梗死后数月通过心肌肥厚使得一些血流动力学指标得到改善。

梗死范围大小及梗死区瘢痕形成是影响左心室重构的重要因素，因此，针对这两个因素采取的治疗措施能够有效改变心室重构的进程。研究显示，即使在冠状动脉闭塞后较晚的时间使血管开通，仍然能够有效限制心肌梗死的范围和左心室增大的程度。此外，心肌梗死后早期应用非甾体类抗炎药物和糖皮质激素能够引起瘢痕变薄和梗死区膨出，而ACEI类药物能减轻心室扩大。

（三）其他器官系统的病理生理

心肌梗死发生后除了可导致心脏自身出现一系列的病理生理变化，而且全身多器官系统（肺、肾、内分泌及血液系统）也可出现相应改变以应对这一急性应激反应。肺组织在心肌梗死后主要的病理生理改变为肺间质水肿及肺组织内血流量再分布，两者均由于左心室充盈压升高进而肺静脉压力增高所致。肺间质水肿时肺总容量及肺活量等通气指标均明显降低，弥散功能也相应下降，肺组织内血流量再分布则改变了通气和灌注的比例关系，最终导致低氧血症。肾功能的改变通常在心肌梗死并发心源性休克时发生，此时由于心排血量的减少可并发肾前性氮质血症和急性肾衰竭。内分泌系统的变化主要累及胰腺、肾上腺、甲状腺等内分泌器官，心肌梗死通过兴奋交感神经系统促进儿茶酚胺以及肾上腺皮质激素分泌，儿茶酚胺可抑制胰岛素分泌并增加糖原分解，同时由于胰腺灌注减少胰岛素分泌相对不足，均可导致高血糖及糖耐量下降。儿茶酚胺浓度增高可诱发严重心律失常并增加心肌耗氧，同时增加血小板凝集性，对心肌梗死的进一步发展有不利影响。甲状腺功能多数情况下保持正常，但部分患者可在心肌梗死后出现血清三碘甲状腺原胺酸（T_3）降低，以第3天最为明显。心肌梗死还可激活肾素-血管紧张素系统并刺激血管紧张素Ⅱ合成增多，心房利钠肽（BNP）的释放也增多。血液系统的改变主要表现为血小板凝集性增高、血液黏度增高以及各种凝血标志物如纤维蛋白原降解产物、纤维蛋白肽A等浓度增高，白细胞增多与心肌梗死诱发的全身性炎症反应以及心肌坏死的范围、皮质激素浓度等相关，其升高幅度与心肌梗死的住院病死率呈相关性。

（四）机械并发症

1. *室壁瘤*　室壁瘤形成后主要的病理生理改变与其病理特点紧密相关。第一，由于有收缩力的心肌组织被薄层坏死肌肉和纤维组织代替，收缩期的反常运动降低了左心室的每搏量，因而使心排血量降低，同时室壁张力增加导致心脏进一步扩大，最后引起充血性心力衰竭。第二，透壁或心内膜下心肌梗死使光滑有活力的心内膜表面变得粗糙不平，有利于血栓形成。内膜损伤还可促使血栓生成素的释放，诱导血小板聚集。第三，室壁瘤瘤壁及其相邻的受损边缘部分是由纤维组织、坏死的肌肉和有生命力的心肌混合物所构成，心电信号在这些完全不同的组织中传导极易形成折返，从而易出现各种室性快速性心律失常。

2. *乳头肌梗死后二尖瓣关闭不全*　急性心肌梗死乳头肌断裂常造成急性重度二尖瓣关闭不全，引起左心室容量负荷急剧增加，由于急性期左心室顺应性小，不能产生相应的扩张，因而造成左心室舒张末压增加，同时左心房容量负荷的压力也明显增加，导致肺静脉压力增高，肺血管阻力增加，出现急性肺水肿和左心室功能衰竭。由于肺血管阻力急剧增加，常常引起右侧心力衰竭。急性二尖瓣关闭不全早期，由于每搏量代偿性增加，心排血量可无明显改变，当反流量明显增加或伴左心室收缩功能降低时，心排血量则降低。

AMI后慢性二尖瓣反流主要是由于腱索、乳头肌的延长和纤维化，二尖瓣环扩大，局部室壁运动异常等造成的。在此过程中，左心房容量负荷明显增加，左心室发生代偿性肥厚和扩大，以维持足够的心排血量而不引起症状。当病变逐渐发展至左心室功能失代偿时，即会产生左右心功能不全的病理生理改变。

3. *室间隔穿孔*　AMI后室间隔穿孔早期可能很快发生充血性心力衰竭和心源性休克，其发展速度取决于穿孔的大小和左向右分流的量。由于左右心室的明显压力阶差，使血液从左心室向右心室分流，从而加重了右心室的容量负荷，使肺内血流量增加，进而加重了左心室容量负荷，引起肺淤血。左向右分流量大小取决于破口大小、左右心室的功能以及肺循环血管阻力和体循环血管阻力的大小及两者之间的比值。但当发生心力衰竭时，由于收缩压的下降，可使左向右分流的分流速度下降，分流量也相应减少。在一些后室间隔穿孔伴右心功能不全的患者，可能有因右心室舒张末压高于左心室舒张压而出现右向左分流。室间隔穿孔引起的持续低心排血量最终可导致外周器官的功能衰竭。

【临床表现】

(一)诱因及发病规律

STEMI病人中有50%能确定诱发因素，常见诱因包括超过日常负荷的重体力劳动、非心脏手术、各种原因引起的低血压或心肌耗氧量增加，如失血性休克、发热、心动过速以及情绪激动等，其他诱因包括呼吸道感染、各种原因的低氧血症、低血糖、应用麦角制剂或服用可卡因等。最为罕见的情况是军需品工人平时暴露于硝酸甘油，当脱离接触时会发生心肌梗死，可能是由于冠状动脉痉挛所致。

多项临床研究及观察发现STEMI起病有明显的昼夜周期性，事件发生率的高峰在上午9时到中午12时，这可能与很多生理性和生化性参数受昼夜节律的影响有关，清晨时血浆儿茶酚胺和氢化可的松浓度升高，血小板凝集性增加。与此相反，长期服用β受体阻滞药或阿司匹林的患者其STEMI发作则没有特征性的昼夜节律性。

(二)症状

STEMI前出现的胸部不适或全身无力等表现是患者经常主诉的先兆症状，描述类似于不稳定型心绞痛，可以在静息或活动量很小的情况下发生。这类症状常使患者感到不适而需要去医院就诊，但因缺乏明确的证据可能不被收住院。真正的STEMI症状是强度不等的胸痛，多数疼痛较重难以忍受，持续时间可在半小时至数小时，疼痛性质表现为收缩性或压榨性闷痛，但也有刺痛、刀割样痛、钻痛或烧灼样痛等。疼痛部位多位于胸骨后，常向前胸两侧尤其是左侧放射，如向左臂尺侧放射可产生左腕部、左手掌及手指的刺痛样感觉。有些STEMI患者的疼痛从上腹部开始，类似于各种腹部疾病，容易被误诊为“消化不良”。也有些患者胸痛不适放射到肩胛部、下颌和肩胛间区，通常也是左侧较多。如果是在心绞痛的基础上发生心肌梗死，则疼痛部位常与心绞痛部位相似，但程度更重，持续时间更长，而且不能经休息和服用硝酸甘油缓解，但阿片类药物通常能缓解该类疼痛。

STEMI患者的胸痛以及心绞痛被认为是从缺血受损的心肌区域的神经末梢产生，而不是来自于坏死心肌，因此该类疼痛通常代表还在持续的心肌缺血。临床上经常能够观察到因STEMI剧烈胸痛的患者在梗死相关动脉恢复血流后疼痛常突然消失，而恢复血流后的血管再次闭塞后，如果初次再灌注后留有存活心肌，则胸痛会再次发生。认识到疼痛是心肌缺血而不是心肌梗死对于强化临床工作中尽快解除心肌缺血的观念和意识极为重要，临床医师在任何情况下对于持续的胸痛都不能掉以轻心。某些患者尤其是老年人，STEMI的临床表现不是胸痛而是急性左侧心力衰竭症状，或只有胸部发紧感或明显的无力，或直接产生晕厥，对此也应该保持足够的警惕。

(三)体格检查

1.全身情况　STEMI患者常显得焦虑和痛苦，表现为坐立不安，来回走动，试图找到一个舒适的体位。患者常按摩或抓紧胸部，用握紧的拳头放在胸骨前来描述疼痛(Levine征)。并发左侧心力衰竭和交感神经兴奋的患者常有冷汗和皮肤苍白，患者常取坐位或支撑在床上，同时气喘，诉胸部不适和窒息感，咳嗽伴粉红色泡沫痰常见。如已出现心源性休克，则患者表情淡漠，卧床不能活动，皮肤湿冷，脸色苍白，口唇和甲床重度发绀。

无机械并发症的STEMI患者大多数保持其正常血压，发病前无高血压的患者在发病早期可能因交感神经系统兴奋出现短暂的高血压，但随着疼痛、焦虑等因素的消失血压很快恢复正常。发病前有高血压的患者在STEMI后3～6个月血压可不经治疗变为正常，尽管最后仍恢复高血压。大面积心肌梗死的患者由于左侧心力衰竭以及治疗药物如硝酸甘油等的影响，动脉血压可急剧下降，待病情稳定后血压可恢复梗死前水平。值得注意的是下壁心肌梗死的患者随不同的自主神经过度激活可表现出不同的血压和脉搏变化，将近一半的下壁心肌梗死患者在初期表现为副交感神经系统的过度激活，由于Bezold-Jarisch反射，患者出现低血压和心动过缓；而另一半患者表现为交感神经过度激活，临床上出现高血压和心动过速。

大面积STEMI患者中多数会在梗死后24～48h出现发热，这是对组织坏死的非特异性反应。梗死后4～5h体温开始升高，肛温常在38.3～38.9℃，梗死后4～5d发热常消退。呼吸频率在STEMI早期因交感神经兴奋常轻度增加，此后随焦虑与疼痛解除而解除，但合并左心功能不全或肺水肿的患者呼吸频率可超过40/min。

2.胸部情况　出现左侧心力衰竭和(或)左心室顺应性减低的患者胸部检查可闻及湿啰音，弥漫性哮鸣音可发生于重度左心功能不全的患者。1967 年 Killip 根据 STEMI 患者肺部啰音及严重程度提出预后分类。Ⅰ级为肺部无啰音和第三心音；Ⅱ级患者有轻中度湿啰音（<50%肺野），可有或无第三心音；Ⅲ级患者为两肺啰音各占 50%以上肺野，常有肺水肿；Ⅳ级患者是心源性休克。

即使 STEMI 患者有严重的症状和广泛的心肌损害，心脏检查的特异性结果也不是很常见。较为多见的阳性发现包括第一心音低钝和第三心音，第三心音通常反映左心室功能减退伴心室充盈压增高。第三心音是由于舒张期经二尖瓣流入左心室的血流速度迅速减慢，心脏血流系统震荡引起，通常在大面积心肌梗死患者中可听到，患者取左侧卧位时心尖部最易听清。第三心音不仅由左侧心力衰竭引起，在 STEMI 并发二尖瓣反流或室间隔穿孔导致经二尖瓣流入左心室的血流量增多时也可出现。

STEMI 患者出现短暂或持久的收缩期杂音或是新发明显的伴震颤的全收缩期杂音时须要高度注意心肌梗死机械并发症的问题，这时往往是 STEMI 并发二尖瓣装置功能异常或室间隔穿孔。大面积 STEMI 患者有时可听到心包摩擦音，以胸骨左缘或最大心尖搏动处的内侧最明显，多数在心肌梗死后 2～3d 听到，延迟出现的心包摩擦音伴心包炎引起的不适症状（可迟至梗死后 3 个月）是心肌梗死后综合征（Dressler 综合征）的特征性表现，现在已经罕见。

（四）并发症

1. *左心室室壁瘤*　心绞痛、心力衰竭、心律失常及血栓栓塞是室壁瘤患者典型的四大临床表现。其中心绞痛最为常见，部分患者表现为顽固性心绞痛，药物治疗效果差。这是由于多数患者合并三支血管病变，且室壁瘤形成后左心室扩张，室壁张力及心肌氧耗较无室壁瘤者明显增高所致。心力衰竭导致的呼吸困难是室壁瘤患者第二常见的临床症状，常发生于心肌梗死超过 20%的患者，常合并左心室收缩和舒张功能不全。约 1/3 的室壁瘤患者有房性或室性心律失常，可导致心悸、晕厥、猝死或使心绞痛及呼吸困难症状加重。临床发现约 10%的室壁瘤患者有血栓栓塞表现，而尸检或手术发现近 50%左心室室壁瘤患者存在附壁血栓。许多栓塞症状表现隐匿或无临床证据。

2. *心脏破裂*　心脏破裂多发生于老年人，女性比男性更多见，占急性心肌梗死院内死亡患者的 1/10左右，发生时间多在急性透壁性心肌梗死后 3～6d，以前壁心肌梗死常见，患者既往多无心肌梗死病史，临床表现包括心肌梗死后突发死亡以及恶心、低血压和心包疾病样不适等症状。

3. *梗死后乳头肌断裂*　梗死后乳头肌断裂患者因急性缺血性二尖瓣反流而表现为急性心前区疼痛和呼吸困难，咳粉红色泡沫痰，出现急性肺水肿伴外周动脉血压下降，许多患者迅速出现心排血量下降和充血性心力衰竭，甚至出现心源性休克及心搏骤停等临床表现。大多数患者在心前区可闻及响亮的全收缩期杂音，或是收缩中晚期杂音或收缩期喀喇音。部分患者由于心功能极差或肺底部湿啰音掩盖而听不到杂音。

4. *室间隔穿孔*　心肌梗死后室间隔穿孔多发生于心肌梗死后 3～5d 病情已恢复但突发血流动力学恶化，其先兆多为梗死后持续或反复发作的剧烈胸痛、恶心、呕吐，随后病情恶化，出现充血性心力衰竭和心源性休克。体征方面包括心前区出现新发收缩期杂音，多位于低位胸骨左缘，杂音粗糙，全收缩期，常伴震颤，有的杂音可向左腋下传导，类似二尖瓣关闭不全。

【辅助检查】

（一）血清学检查

世界卫生组织（WHO）制订的经典的心肌梗死诊断依据要求有下列 3 项条件中至少 2 项：缺血性胸部不适的病史，系列心电图的演变和血清标志物的升降。在因胸痛而可疑心肌梗死到急诊室就诊的患者中，将近 50%的患者其心电图没有 ST 段抬高和 Q 波这两个高度提示心肌梗死的指标，因此，临床医师必须给大多数患者进行连续血清心脏标志物检测以确定心肌梗死诊断，现有的血清学心脏标志物能将心肌梗死的诊断率提高 1/3 左右，详见表 3-1。

需要强调的是，无论采用 CK-MB 或是肌钙蛋白，临床医师都不能仅依靠某一时刻的单次测量结果进行诊断，而应该评估系列测定结果的升降情况，而且系列测定（每 6～8h）可以增加诊断灵敏度。目前普遍认为肌钙蛋白是最可靠的诊断心肌梗死的血清生物标志物，原因在于 CK-MB 同时存在于骨骼肌和心肌中，在某些特殊情况下如合并骨骼肌损伤或慢性骨骼肌疾病时，该项检查难以区别损伤来自于心肌还是骨骼肌，降低了诊断敏感度。而肌钙蛋白虽然也同时存在于骨骼肌与心肌，但由于两者肌钙蛋白的基因编码不同，因此可利用针对心脏肌钙蛋白的特异抗体进行检测来明确心肌梗死的诊断。

表 3-1　评估 ST 段抬高型心肌梗死患者的分子生物标志

生物标志物	分子量(D)	开始升高时间范围(h)	平均峰值时间(无再灌注)	恢复正常范围时间
临床常用标志				
CK-MB	86 000	3～12	24h	48～72h
cTnI	23 500	3～12	24h	5～10d
cTnT	33 000	3～12	12h 至 2d	5～14d
临床不常用标志				
肌红蛋白	17 800	1～4	6～7h	24h
CK-MB 组织异型体	86 000	2～6	18h	未知
CK-MM 组织异型体	86 000	1～6	12h	38h

其他非特异性血清学变化包括血脂水平、白细胞计数及分类、红细胞沉降率及 C 反应蛋白等。入院后 24～48h 总胆固醇和高密度脂蛋白胆固醇(HDL)继续保持或接近基线水平，但以后急剧降低且 HDL 降低幅度大于总胆固醇降低幅度。白细胞计数增多出现于心肌梗死后 2h，峰值在梗死后 2～4d，1 周后恢复正常。白细胞计数通常在(12～15)$\times 10^9$/L，常伴有中性粒细胞比例增加和杆状核粒细胞增多。红细胞沉降率在心肌梗死后 1～2d 保持正常，4～5d 时达到峰值并在高位维持数周。C 反应蛋白水平在心肌梗死后也相应增高。

(二)心电图

尽管心电图上 ST 段和 T 波改变为非特异性的，可见于包括急慢性心包炎、电解质紊乱、休克代谢异常和使用洋地黄药物等多种情况，但系列 12 导联心电图仍是临床用于心肌梗死诊断和定位的有效方法。分析心电图有 ST 段抬高的导联组合，对判断梗死相关动脉的定位有用。ST 段抬高的幅度、心肌梗死部位的定位以及 QRS 波群的持续时间，都与不良转归的危险相关。甚至心电图存在左束支传导阻滞时，显著的 ST 段抬高幅度超过了传导阻滞能解释的范围，心肌梗死也能够诊断。需要指出的是，体表心电图上是否存在 Q 波并不能可靠的区分透壁性还是非透壁性心肌梗死。心电图上的 Q 波只是标志电活动异常，并不与不可逆的心肌损害有相同意义。尸检资料显示，真正的病理性心内膜下心肌梗死只有 50%病例有 ST 段压低和(或)T 波改变。此外，在一个区域有新出现的 Q 波和 ST 段抬高的 STEMI 患者，常在另一个区域有 ST 段压低，这些附加的 ST 段变化是由梗死区外的另一个区域的心肌缺血引起，称为远距离缺血或是镜面电现象，这种心电图改变是提示患者预后较差的临床信号。

右侧心前区导联 ST 段抬高(V_1，V_3R～V_6R)是相对敏感和特异的右心室梗死改变。而心房梗死最常见的心电图类型是 PR 段压低或抬高，P 波形态改变和房性心律失常，包括心房扑动、心房颤动、心房起搏点游走和房室结性心律。

(三)胸部 X 线检查

STEMI 患者由于左心室充盈压增高和肺水肿可出现肺血管影增强，但从左心室充盈压增高到肺水肿出现有可能长达 12h，即所谓的“诊断延迟”；经治疗左心室充盈压恢复正常但 X 线胸片上肺水肿和肺充血消退需要长达 2d 的时间，称为“治疗后延迟”。X 线胸片肺充血的程度和左心室大小对确定急性心脏事件后 STEMI 患者的死亡危险有参考意义。

(四)超声心动图

超声心动图对于急性心肌梗死的诊断和鉴别诊断有着重要的作用。对心肌梗死患者超声心动图检查可提供如下信息：室壁活动异常的范围和程度，有存活力但顿抑的心肌以及可激活的缺血心肌，左右心室整体功能，心内结构是否异常(合并急性二尖瓣关闭不全或室间隔穿孔)，通过多普勒技术还可判断二尖瓣、三尖瓣反流程度以及室间隔穿孔的部位及分流量大小，是否存在急性心脏压塞等。此外对于部分因剧烈胸痛就诊的患者，超声心动图有助于鉴别可疑主动脉夹层撕裂的患者，此时超声可发现漂浮的主动脉内膜碎片，主动脉夹层是溶栓治疗的重要禁忌证。

(五)其他影像学检查

尽管磁共振和核医学等显像技术也能够帮助确定 STEMI 心肌梗死部位及范围并判断预后，但由于两者均耗时较长而且需要将患者从重症监护病房转运到相应检查室，因此限制了其在临床的应用，这些检查更多用于心绞痛或陈旧性心肌梗死患者。

【诊断及鉴别诊断】

理论上，心肌梗死的诊断应包括病理和临床两方面的内容。心肌梗死的病理诊断要求有心肌细胞持续性缺血导致坏死的证据，其特征性表现包括凝固性坏死和收缩带坏死，常伴有梗死灶周围的斑片状心肌细胞溶解区。临床诊断要求有病史和客观检查获得的心肌组织坏死的间接证据。20 世纪 50 年代，世界卫生组织和美国心脏学会根据流行病学研究结果要求诊断心肌梗死必须具备以下诊断依据中的两项，即特征性的症状、心电图改变和典型的生化指标的升高和回落，这一定义或流行病学诊断标准随即在临床实践中被长期普遍采用。此后，随着心电图和特异性生化标志物等技术的进展，尤其是诊断心肌梗死特异性极高的肌钙蛋白的出现，促使欧洲心脏学会和美国心脏学会在 2000 年对心肌梗死的定义进行了全面的修订，具体如下。

1. 急性、演变期或近期心肌梗死的诊断依据，(1)(2)两项满足一项即可。

(1)典型的心肌坏死生物标志物浓度升高和逐步下降(肌钙蛋白)或快速升高和下降(CK-MB)伴下列条件中至少一项。

①心肌缺血的症状。

②心电图出现病理性 Q 波。

③心电图示心肌缺血(ST 段抬高或压低)。

④冠状动脉介入(冠状动脉造影)。

(2)急性心肌梗死的病理结果。

2. 陈旧性心肌梗死的诊断依据，(1)(2)两项满足一项即可。

(1)系列心电图上出现新的病理性 Q 波。患者可回忆起或不能回忆以前的症状。心肌梗死的生物标志可能已恢复正常，取决于梗死出现后经过的时间。

(2)病理检查结果又已愈合的或正在愈合过程中的心肌梗死。

临床工作中 AMI 患者常常以急性胸痛为主要症状就诊，由于除了 AMI 外还有多种原因可引起胸痛，如血管性疾病(主动脉夹层动脉瘤、肺栓塞)，胃肠道疾病(反流性食管炎、消化性溃疡)，肺源性疾病(气胸、胸膜炎)，肌肉骨骼(肋软骨炎)，感染(带状疱疹)以及心理(焦虑)等，因此如何快速对胸痛患者进行分类筛查并尽快明确心肌梗死诊断以便及时治疗极为重要。目前普遍主张按急性冠状动脉综合征(ACS)这一大类对 STEMI、NSTEMI 及不稳定型心绞痛患者进行统一处理，这一理念已在 ACC/AHA 的最新指南中得到体现。表 3-2 为引起胸痛的常见原因及临床表现，图 3-1 为可疑 ACS 患者的诊断与处理流程。

表 3-2　引起胸痛的常见原因及临床表现

系统	疾病	临床表现	主要特征
心脏	稳定型心绞痛	胸骨后压榨感、烧灼感、胸闷感，可向颈部、下颌、上腹部、双肩及左臂放射	体力活动、寒冷或情绪激动时诱发，持续时间<2～10min
	不稳定型心绞痛	与心绞痛相同，但疼痛可能更剧烈	通常持续时间<20min，劳累耐受力差
	急性心肌梗死	与心绞痛相同，但疼痛可能更剧烈	突然发生，通常持续 30min 或更长时间，经常伴气短、乏力、恶心、呕吐
	心包炎	刺痛，胸膜疼痛可随体位改变而加剧，疼痛时间长短区别很大	心包摩擦音
血管	夹层动脉瘤	前胸剧烈的撕裂性突发疼痛，通常向背部放射	持续性的剧烈疼痛，通常发生在有高血压或潜在结缔组织病(如马方综合征)
	肺栓塞	突发呼吸困难、胸痛，通常会有因肺梗死引起的胸膜炎疼痛	伴呼吸困难、呼吸急促、心动过速及右侧心力衰竭体征
	肺动脉高压	胸骨下端压迫性疼痛，劳累时疼痛加剧	伴呼吸困难和肺动脉高压的体征
肺	胸膜炎和肺炎	短时间胸痛，部位局限	位于胸部中线两侧，随呼吸加重
	自发性气胸	单侧突发胸痛伴呼吸困难	突发胸痛伴呼吸困难
胃肠道	反流性食管炎，消化道溃疡，胆囊及胰腺等	持续的上腹部、剑突下或右季肋部疼痛	通常发生在空腹或进食后，与进食种类等有关
肌肉骨骼	肋软骨炎	突发剧烈的局限性疼痛	疼痛局限，与按压位置一致
感染	带状疱疹	持续的胸部皮肤上有灼痛	胸部皮肤上有小疱疹
心理	焦虑症	胸闷或胸痛，持续 30min 或更长时间，与劳累或活动无关	有其他情感异常的表现

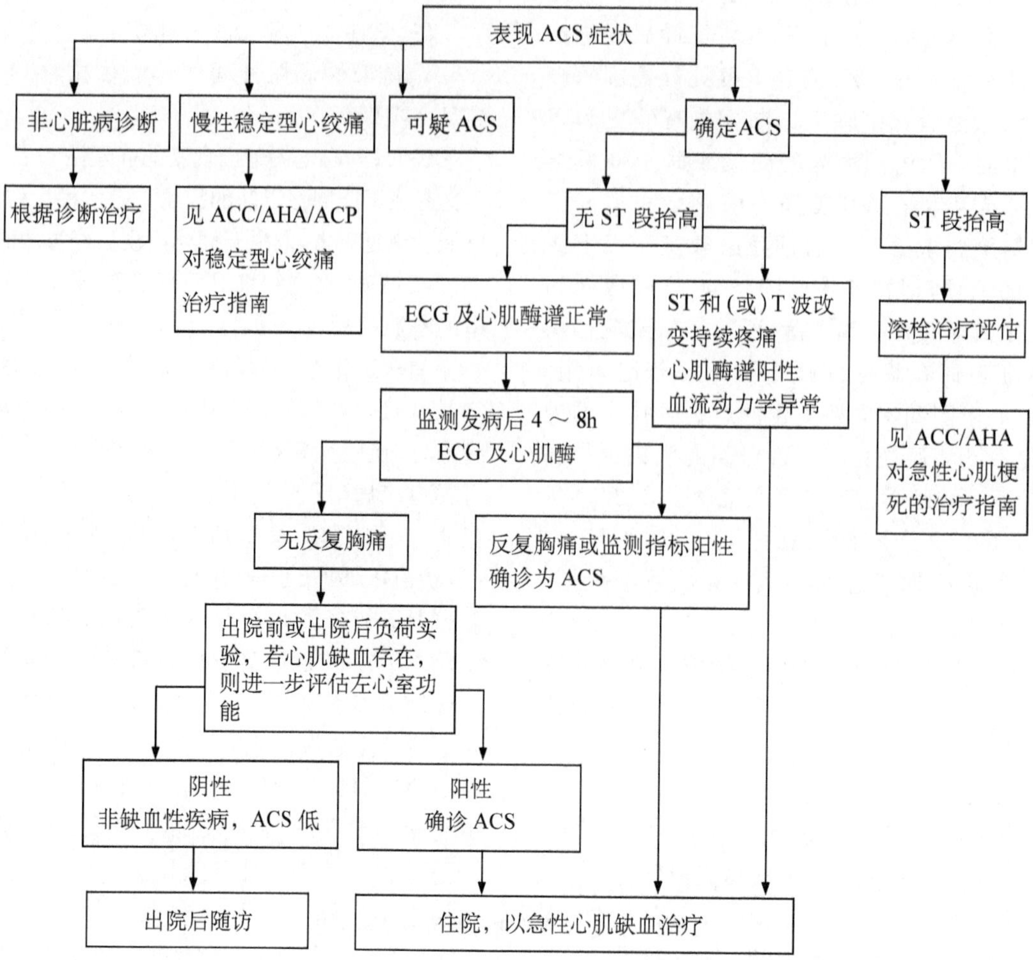

图3-1　可疑ACS患者的诊断与处理流程

【治疗】

(一)院前治疗

流行病学调查发现，急性STEMI死亡患者中，约50%在发病后1h内死于院外，多由于可救治的致命性心律失常如心室颤动(室颤)所致，因此时间对于STEMI患者的治疗及预后至关重要。已经证明，发病12h内持续ST段抬高或新发生左束支传导阻滞者，早期药物或机械性再灌注治疗获益明确。对有适应证的STEMI患者，院前溶栓效果优于入院后溶栓。对发病3h内的患者，溶栓治疗的即刻疗效与直接PCI基本相似，有条件时可在救护车上开始溶栓治疗。对于不能急诊PCI的医院，应将适于转运的高危STEMI患者，溶栓治疗出血风险高、症状发作4h后就诊的患者，低危但溶栓后症状持续、怀疑溶栓失败的患者，在静脉溶栓后应尽快转运至可行急诊PCI的医院，必要时行PCI或采取相应的药物治疗。在转运至导管室之前，可进行抗血小板和抗凝血治疗。也可请有资质的医生到有PCI硬件设备但不能独立进行PCI的医院，进行直接PCI。急救人员要掌握急救处理方法，包括持续心电图和血压监测、吸氧、建立静脉通道和使用急救药物，必要时给予除颤和心肺复苏。

STEMI患者到达医院后应力争在10min内完成首份心电图，30min内开始溶栓治疗，90min内完成球囊扩张(即从就诊至球囊扩张时间<90 min)。不具备PCI条件且不能在90min内完成转运的医院，应立刻进行溶栓治疗。对怀疑心肌梗死的患者，不管是否接受直接PCI，建议院前使用抗栓治疗，包括强化抗血小板药物(水溶性阿司匹林150～300mg，氯吡格雷300mg)和抗凝血药物(普通肝素或低分子肝素)。对计划进行CABG者，不用抗血小板药物。

(二)院内治疗

1. *住院后初始处理*　所有 STEMI 患者到院后应立即给予吸氧和心电图、血压和血氧饱和度监测，及时发现和处理心律失常、血流动力学异常和低氧血症，纠正因肺淤血和肺通气和(或)血流比例失调所致的中度缺氧。严重左侧心力衰竭、肺水肿或有机械并发症的患者常伴有严重低氧血症，需面罩加压给氧或气管内插管并机械通气。对血流动力学稳定且无并发症的患者可根据病情卧床休息 1～3d，一般第 2 天可允许患者坐在床旁大便，病情不稳定及高危患者卧床时间可适当延长。

STEMI 时，剧烈胸痛使患者交感神经过度兴奋，产生心动过速、血压升高和心肌收缩功能增强，从而增加心肌耗氧量，并易诱发快速室性心律失常。因此，应迅速给予有效镇痛药，例如静脉注射吗啡 3mg，必要时 5min 重复 1 次，总量不宜超过 15mg。吗啡的不良反应有恶心、呕吐、低血压和呼吸抑制。一旦出现呼吸抑制，可每隔 3min 静脉注射纳洛酮 0.4mg 拮抗(最多 3 次)。

急性 STEMI 患者须禁食至胸痛消失，然后给予流质、半流质饮食，逐步过渡到普通饮食。必要时使用缓泻药，以防止便秘产生排使用力，导致心律失常或心力衰竭，甚或心脏破裂。

2. *溶栓治疗*　虽然近年来 STEMI 急性期行直接 PCI 已成为首选方法，但由于能开展直接 PCI 的医院不多，当前尚难以普遍应用。溶栓治疗具有快速、简便、经济、易操作的特点，特别当因各种原因使就诊至血管开通时间延长致获益降低时，静脉溶栓仍然是较好的选择。溶栓治疗是通过溶解动脉中的新鲜血栓使血管再通，从而部分或完全恢复组织和器官的血流灌注。STEMI 时，不论选用何种溶栓剂，也不论性别、糖尿病、血压、心率或既往心肌梗死病史，获益大小主要取决于治疗时间和达到的 TIMI 血流。若能迅速完全恢复梗死相关动脉血流和梗死区心肌灌注，则溶栓治疗获益最大。在发病 3h 内行溶栓治疗，梗死相关血管的开通率增高，病死率明显降低，其临床疗效与直接 PCI 相当。发病 3～12h 行溶栓治疗，其疗效不如直接 PCI，但仍能获益。发病 12～24h，如果仍有持续或间断的缺血症状和持续 ST 段抬高，溶栓治疗仍然有效。溶栓的生存获益可维持长达 5 年。左束支传导阻滞和大面积梗死(前壁心肌梗死、下壁心肌梗死合并右心室梗死)患者，溶栓获益最大。

STEMI 发生后，血管开通时间越早，则挽救的心肌越多。为此，一旦确诊，在救护车上进行溶栓治疗能挽救更多的生命。但院前溶栓须要具备以下条件：急救车上有内科医生；良好的医疗急救系统，配备有传送心电图的设备，能够解读心电图的全天候一线医务人员；有能负责远程医疗指挥的医生。目标是在救护车到达的 30min 内开始溶栓。目前国内大部分地区尚难以达到上述要求，溶栓治疗多是在医院内进行。

3. *PCI 治疗*

(1)直接 PCI：适用于以下几类患者。①发病 12h 内的 STEMI(包括正后壁心肌梗死)或伴有新出现或可能新出现左束支传导阻滞的患者，只要就诊至球囊扩张时间＜90 min；②年龄＜75 岁，在发病 36h 内出现休克，病变适合血管重建，并能在休克发生 18h 内完成者；③症状发作＜12h，伴有严重心功能不全和(或)肺水肿(killip Ⅲ级)的患者应行直接 PCI(证据水平 B)；④常规支架置入(证据水平 A)。

(2)转运 PCI：高危 STEMI 患者就诊于无直接 PCI 条件的医院，尤其是有溶栓禁忌证或虽无溶栓禁忌证但已发病＞3h 的患者，可在抗栓(抗血小板或抗凝血)治疗同时，尽快转运患者至可行 PCI 的医院。根据我国国情，也可尽快请有资质的医生到有 PCI 硬件条件的医院行直接 PCI。

(3)溶栓后紧急 PCI：接受溶栓治疗的患者具备以下任何一项，推荐其接受冠状动脉造影及 PCI 治疗。①年龄＜75 岁、发病 36h 内的心源性休克、适合接受再血管化治疗；②发病 12h 内严重心力衰竭和(或)肺水肿(killip Ⅲ级)；③有血流动力学障碍的严重心律失常。

(4)早期溶栓成功或未溶栓患者(＞24h)PCI：在对此类患者详细临床评估后，择期 PCI 的推荐指征为病变适宜 PCI 且有再发心肌梗死表现；病变适宜 PCI 且有自发或诱发心肌缺血表现；病变适宜 PCI 且有心源性休克或血流动力学不稳定；左心室射血分数＜0.4、心力衰竭、严重室性心律失常，常规行 PCI；急性发作时有临床心力衰竭的证据，尽管发作后左心室功能尚可(LVEF＞0.4)，也应考虑行 PCI 治疗。

4. *抗栓治疗*

(1)抗血小板治疗：冠状动脉内斑块破裂诱发局部血栓形成，是导致 STEMI 的主要原因。在急性血栓形成中血小板活化起着十分重要的作用，抗血小板治疗已成为急性 STEMI 常规治疗，溶栓前即应使用。常用药物包括阿司匹林和氯吡格雷，更强效药物为GPⅡb/Ⅲa类受体拮抗药如阿昔单抗、依替非巴肽和替罗非班。在当前双重抗血小板治疗及有效抗凝血治疗的情况下，GPⅡb/Ⅲa受体拮抗药不推荐常规应用，可选择性用于血栓负荷重的患者和氯吡格雷未给予适当负荷量的患者，可能获益更多。

(2)抗凝血治疗：凝血酶是使纤维蛋白原转变为纤维蛋白最终形成血栓的关键环节，因此抑制凝血酶至关重要，目前主张所有STEMI患者急性期均进行抗凝血治疗。常用药物包括普通肝素、低分子量肝素、比伐卢定以及口服抗凝血药如华法林。

5.抗心肌缺血和其他治疗

(1)硝酸酯类：STEMI最初24～48h静脉滴注硝酸酯类药物用于缓解持续缺血性胸痛、控制高血压或减轻肺水肿。发病48h后，为控制心绞痛复发或心功能不全，如不妨碍β受体阻滞药和血管紧张素转化酶抑制药的使用，仍可静脉或口服应用。虽然硝酸酯类药物改善STEMI患者病死率的作用有限，但是其通过扩张周围血管降低心脏前、后负荷，扩张冠状动脉改善血流，增加侧支血管开放，提高心内膜下与心外膜的血流比率，从而实现控制血压、减轻肺水肿和缓解缺血性胸痛的作用。常用硝酸酯类药物包括硝酸甘油、硝酸异山梨酯和5-单硝山梨醇酯。

(2)β受体阻滞药：通过降低交感神经张力、减慢心率，降低体循环血压和减弱心肌收缩力，以减少心肌耗氧量和改善缺血区的氧供需失衡，缩小心肌梗死面积，减少复发性心肌缺血、再梗死、室颤及其他恶性心律失常，对降低急性期病死率有肯定的疗效。无该药禁忌证时，应于发病后24h内常规口服应用。

(3)血管紧张素转化酶抑制药(ACEI)和血管紧张素受体阻滞药(ARB)：ACEI主要通过影响心肌重构、减轻心室过度扩张而减少充盈性心力衰竭的发生，降低病死率。对于合并LVEF≤0.4或肺淤血，以及高血压、糖尿病和慢性肾病的STEMI患者，只要无使用此药禁忌证，应尽早使用。在发病24h后，如无禁忌证，所有STEMI患者均应给予ACEI长期治疗。如果患者不能耐受ACEI，ARB可作为替代药物使用。

(4)醛固酮受体拮抗药：通常在ACEI治疗的基础上使用。对STEMI后LVEF≤0.4、有心功能不全或糖尿病，无明显肾功能不全[血肌酐男性≤221μmol/L(2.5mg/dl)，女性≤177μmol/L(2.0mg/dl)、血钾≤5mmol/L]的患者，应给予醛固酮受体拮抗药。ACEI和螺内酯联合应用较ACEI和ARB联合应用有更好的价效比，一般不建议三者联合应用。

(5)钙拮抗药：STEMI患者不推荐使用短效二氢吡啶类钙拮抗药；对无左心室收缩功能不全或AVB的STEMI患者，为了缓解心肌缺血、控制心房颤动或心房扑动的快速心室率，如果β受体阻滞药无效或禁忌使用(如支气管哮喘)，则可应用非二氢吡啶类钙拮抗药，STEMI后合并难以控制的心绞痛时，在使用β受体阻滞药的基础上可应用地尔硫䓬，STEMI合并难以控制的高血压时，在使用ACEI和β受体阻滞药的基础上，应用长效二氢吡啶类钙拮抗药。

(6)他汀类药物：除调脂作用外，他汀类药物还具有抗感染、改善内皮功能、抑制血小板聚集的多效性，因此，所有无禁忌证的STEMI患者入院后应尽早开始他汀类药物治疗，且无需考虑胆固醇水平(Ⅰ,A)。他汀类治疗的益处不仅见于胆固醇升高患者，也见于胆固醇正常的冠心病患者。所有心肌梗死后患者都应该使用他汀类药物将低密度脂蛋白胆固醇水平控制在2.6mmol/L(100mg/dl)以下。现有的资料证实，心肌梗死后及早开始强化他汀类药物治疗可以改善临床预后。

6.外科手术

(1)手术指征：参照2004年ACC/AHA冠状动脉旁路移植手术的最新指南，STEMI患者接受外科手术的指征包括以下几条。

①患者PCI治疗失败且疼痛症状持续或者血流动力学不稳定，冠状动脉造影显示有合适靶血管进行CABG手术。

②药物治疗后心肌缺血症状仍持续发展或反复，心肌缺血范围大，患者不适合PCI治疗，冠状动脉造影显示有合适靶血管进行CABG手术。

③合并心梗后二尖瓣关闭不全或室间隔穿孔；

④合并心源性休克，患者年龄<75岁，伴有ST段抬高或左束支传导阻滞或下壁心肌梗死，心肌梗死后36h内出现休克而且休克后18h内能够完成再血管化，除非患者拒绝治疗或有手术禁忌证。

⑤冠状动脉造影显示超过50%的左主干病变或三支病变，存在致命的室性心律失常。

(2)手术禁忌证

①远端无可供吻合的靶血管。

②严重多器官系统疾病。

③严重出血倾向。

④严重活动性感染。

⑤心搏骤停后无法复苏或复苏后已造成不可逆性脑损害。

(3)围术期处理

①术前准备：STEMI 患者一旦确定须行急诊 CABG 手术，须迅速由导管室转运至心外科 ICU，在严密监护生命体征的条件下尽快完成导尿、备皮、配血等常规准备。由于大多数 STEMI 患者术前长期口服阿司匹林、氯吡格雷(波立维)等抗血小板药物，因此术前应常规准备足量血制品。尽快完成术前常规检验及心电图、心脏超声等常规检查，明确心肌梗死部位和范围，有无急性心肌梗死机械并发症并对心功能状况及相关并发症程度进行评估。检查同时积极应用镇静、扩张冠状动脉等药物控制症状，适当使用血管活性药物辅助心脏功能，通过吸氧或机械通气等方式维持动脉血氧饱和度在 90%以上以保证心肌氧供。对于合并心源性休克、心肌梗死机械并发症、血流动力学不稳定或最大药物治疗缺血症状仍难以缓解者，应积极使用主动脉球囊反搏(IABP)或心室辅助装置(VAD)。以上治疗的核心目的是稳定病情、防止心肌损害进一步发展和心肌梗死面积进一步扩大，尽可能地为手术的顺利进行创造有利条件。

②手术：快速平稳的麻醉对接受手术的 STEMI 患者极为重要，麻醉期间体外循环及手术医生要同时在场做好准备，以防麻醉诱导后可能出现的严重的低血压或心搏骤停。如具备相应条件，麻醉后要尽可能放置经食管超声探头及 Swan-Ganz 导管，以便术中及术后监测心脏功能及血流动力学指标。标准的手术方法为体外循环下冠状动脉旁路移植术(CCABG)，但随着非体外循环心脏不停搏冠状动脉旁路移植术(OPCAB)的广泛开展，OPCAB 手术在 STEMI 患者的治疗中也不断得到应用。CCABG 的优点是心脏停搏情况下，各冠状动脉解剖部位显露充分，外科医生能够在安静无血的环境下完成精细的血管吻合，有利于实现完全再血管化，但是在手术过程中心脏要经历缺血再灌注损伤，体外循环还可导致血液破坏、全身性炎性反应、凝血机制紊乱等一系列并发症，增加了手术风险。与之相比，OPCAB 在技术上实现了大幅度的跨越，在不使用体外循环的情况下完成心肌再血管化，不仅缩短了心肌缺血时间使心肌灌注及时恢复，而且避免了心肌再灌注损伤与体外循环对患者的不利影响，减少了围术期重要脏器功能不全等并发症，但在心脏搏动的条件下完成准确的血管吻合对外科医生具有极大的挑战性，尤其是在病变弥漫靶血管质量较差的情况下，而且在心脏搏动下对心脏进行搬动以显露不同的解剖部位容易引起血流动力学不稳定，有可能导致再血管化不完全甚至室性心动过速、心室颤动等严重后果。就急诊条件下而言，两种手术方式各有利弊，需根据医院的技术条件及患者的病情灵活掌握。在两种技术都具备的医疗单位，如果患者血流动力学在血管活性药物或主动脉球囊反搏(IABP)的辅助下能保持相对平稳，靶血管位置及质量均较为满意，那么采用 OPCAB 为理想的选择。但在血流动力学不稳定或靶血管位置及质量不理想时，迅速建立体外循环采用 CCABG 则是明智之举。体外循环下心脏处于“空跳”状态，室壁张力下降，心肌氧耗可减少 60%左右，在此基础上应用心肌保护液灌注心脏使其在舒张期停搏，心肌处于充分松弛状态，可进一步减少心肌氧耗的 30%，这两点是体外循环对急性缺血心肌最有利的保护之处。

无论采用何种术式，桥血管材料都以乳内动脉与大隐静脉最为常用。乳内动脉以其优异的长期通畅率(10 年达 90%以上)成为 CABG 手术的第一选择，研究结果已证明使用乳内动脉能够显著提高择期手术的近期及远期疗效。大隐静脉尽管长期通畅率偏低(10 年在 50%～60%)，但其质量可靠，获取方便迅速，因此两者成为最常用的移植材料。桡动脉及其他动脉材料存在易痉挛、获取费时及长期通畅率不确定等缺陷，在临床应用相对较少。目前较为公认的是，在急诊条件下桥血管材料的选择应等同于择期手术，与静脉桥相比使用乳内动脉并不增加并发症发生率及手术死亡率。

良好的心肌保护对于 CABG 手术的成败至关重要，CCABG 手术通常采用高钾 4∶1含血停搏液经以下 3 种途径进行灌注：主动脉根部顺行灌注、冠状静脉窦逆行灌注、经静脉桥血管灌注。3 种方式可单独进行也可相互结合，一般认为联合使用效果更佳，但相对费时。急诊条件下强调一次阻断完成近端吻合是有意义的，因为该方式有利于缺血心肌完全恢复灌注。OPCAB 时经吻合口放置冠状动脉分流栓是非常重要的心肌保护方式，它可保证吻合期间远端血管的持续灌注，避免心肌缺血的进一步恶化。此外 OPCAB 时合理的安排吻合顺序也是重要的心肌保护措施。前降支作为最重要的冠状动脉分支，其血供恢复可迅速改善心肌血供及心脏功能，使心脏能够耐受进一步的搬动与操作，而且其位置易与显露，对该部位的操作不需要过度搬动心脏，对血流动力学影响较小，因此应该首先完成。随后根据血流动力学情况应尽可能完成梗死相关血管的再血管化，只要这一部位能够安全显露。尽管多数术者习惯于先远端后近端的吻合顺序，但部分医生认为先近端后远端可在每完成1支桥血管后相应区域心肌即可恢复灌注，在急诊条件下对患者更为有利。

手术期间注意IABP的管理，体外循环时要关闭IABP，心脏复搏后要及时使用以辅助心功能。常规留置心外膜起搏导线防止术后心律失常，心包及纵隔留置引流管保证引流通畅。体外循环停机前及关胸前常规使用即时血流测量仪判断血管桥的流量及吻合口的质量，及时发现吻合口狭窄，并根据其波形及数据的变化采取相应的措施。

③术后处理：患者由手术室转运至ICU后需常规监测生命体征及血流动力学指标，定时进行血气分析及生化检查。IABP辅助的患者需监测IABP的工作状态，行床旁胸部X线检查了解球囊位置有无移位，定时测定激活全血凝固时间(ACT)，维持ACT在150～200s以防止血栓形成。充分的镇静镇痛对于维持血流动力学平稳极为重要，常用的药物为吗啡和异泊酚。吗啡镇痛效果好，小剂量持续应用对呼吸抑制小。异泊酚为短效镇静药，停药后患者可迅速恢复清醒状态，不影响气管内插管的拔除。

STEMI患者由于术前缺乏充分的心肺功能准备且多数存在心肺功能不全，因此术后有可能需要较长时间的呼吸循环支持。但需要强调的是，对此类患者只要符合拔管条件，就应尽早拔除气管内插管，老年患者与左心功能受损患者也不例外。早拔管可以减轻患者带管的痛苦、减少镇静药物使用及液体输入，同时减少肺部感染的机会，有利于术后早期康复。循环支持的原则是优化前后负荷及心肌收缩力，维持心指数＞$2.2L/(min \cdot m^2)$。通过补充胶体，使用多巴胺、硝酸甘油等血管活性药物通常可以实现。对于术前或术中使用IABP的患者，术后根据循环恢复情况仍需要24～72h的辅助，以利于患者平稳度过围术期心肌梗死及低心排血量的高发阶段。

术后早期积极保温促进体温恢复至正常水平非常重要。充分补液纠正血容量不足、适当使用扩血管药物以及使用充气复温毯等方法可以帮助患者缩短术后低温时间，降低寒战和机体氧耗，有助于凝血机制的恢复及早期拔除气管内插管。多数STEMI患者术前长期服用阿司匹林、氯吡格雷等强效抗血小板药物，再加上体外循环对血液成分的破坏，使出血成为术后严重的并发症之一。大量输注血制品和体外循环均可诱导细胞因子及血栓素A_2的释放，引起肺动脉高压，这对于右心缺血的患者来说有可能带来灾难性的结果，患者往往因右心功能不全而死亡。鉴于此，围术期应积极采取各种措施尽可能减少出血及输血并发症，如术前足量准备新鲜血制品，术中严密止血，术后定时监测凝血功能及ACT时间，根据检查结果给予鱼精蛋白和各种凝血物质控制出血。原则上CABG手术患者不使用止血药物，因为这可增加心脏压塞和桥血管堵塞的风险。在引流量达到如下标准时应考虑二次开胸止血：1h出血量超过400ml或连续2～3h出血量超过300ml/h，或持续4h出血量超过200ml/h。

E-CABG术后常见的心律失常包括心房颤动、频发室性期前收缩、室性心动过速等，这与心肌保护、缺血再灌注损伤、术前心功能低下、停用美托洛尔等因素有关。快速房颤有可能影响血流动力学，而且增加脑并发症的风险。室性心律失常则有可能导致心室颤动等严重后果，因此，围术期对此类心律失常必须积极纠正。大量证据证明，β受体阻滞药能够有效预防术后心房颤动的发生，合并使用地高辛和硫酸镁等可进一步降低房颤的发生率。因此多数心脏外科中心主张在术后尽早恢复β受体阻滞药的使用，而在房颤发生后阿米达隆是转复心房颤动的最有效药物。室性心律失常的常用药物为利多卡因和阿米达隆，对于室性心动过速的患者，除药物治疗外，体外自动除颤器甚至心内自动除颤器应考虑安置，以防止心室颤动或心搏骤停等严重后果。

【并发症】

(一)心力衰竭和心源性休克

1. *心力衰竭*

(1)诊断：STEMI急性期心力衰竭通常由心肌损害、心律失常或机械性并发症引起，患者临床上出现程度不等的呼吸困难(严重时可端坐呼吸，咳粉红色泡沫痰)、窦性心动过速、第三心音、肺底部或全肺野湿啰音及末梢灌注不良表现。

对 STEMI 合并心力衰竭的患者必要时需行血流动力学监测，以评价左心功能的变化、指导治疗及监测疗效。血流动力学监测指标包括肺毛细血管楔压(PCWP)、心排血量和动脉血压。当 PCWP >18mmHg、心指数(CI)< 2.5 时表现为左心功能不全，PCWP>18～20mmHg、CI<1.8、收缩压<90mmHg 时，为心源性休克。

(2)处理：吸氧、连续监测氧饱和度及定时血气测定、心电图监护、X 线胸片估价肺淤血情况、超声心动图了解心肌损害的范围和可能存在的并发症(例如二尖瓣反流或室间隔穿孔)。

轻度心力衰竭(killip Ⅱ级)时，利尿药治疗通常有效。合并肾衰竭或长期应用利尿药者，可能需较大的剂量。如无低血压，可静脉应用硝酸酯但需避免低血压产生。如无低血压、低血容量或明显的肾衰竭，则应在 24h 内开始应用 ACEI，如不能耐受 ACEI 则改为 ARB。

严重心力衰竭(killip Ⅲ级)或急性肺水肿患者，尽早使用机械辅助通气治疗。除非合并低血压，均应给予静脉滴注硝酸酯类。肺水肿合并高血压是静脉滴注硝普钠的最佳适应证。利尿药须适量。当血压明显降低时，可静脉滴注多巴胺[5～15μg/(kg・min)]和(或)多巴酚丁胺。如存在肾灌注不良时，可使用小剂量多巴胺[<3μg/(kg・min)]并考虑早期血供重建治疗。

在 STEMI 发病的 24h 内使用洋地黄制剂有增加室性心律失常的危险，不主张使用。在合并快速房颤时，可选用胺碘酮治疗。

2. 心源性休克

(1)诊断：心源性休克的临床表现为四肢湿冷、尿量减少和(或)精神状态改变。其血流动力学特征为严重持续低血压(收缩压<90mmHg 或平均动脉压较基础值下降≥30mmHg)伴心室充盈压增高(PCWP> 18 ～ 20mmHg，右心室舒张末期压> 10mmHg)，CI 明显降低(无循环支持时<1.8，辅助循环支持时为 2.0～2.2)。血流动力学异常可在临床上表现为轻度低灌注状态至严重休克，其严重程度与短期预后有直接的关系。

STEMI 合并心源性休克通常由于大面积心肌坏死(占左心室心肌 35%～40%)、合并右心室梗死或严重机械性并发症(例如室间隔穿孔、游离壁破裂、乳头肌断裂致严重急性二尖瓣关闭不全等)所致。应在排除其他引起低血压的原因(例如低血容量、血管迷走反应、电解质紊乱、药物不良反应、心脏压塞、心律失常等)和升主动脉夹层伴主动脉瓣关闭不全后方可诊断。心源性休克可突然发生，作为 STEMI 发病时的主要表现，但也可在入院后逐渐发生。迟发性心源性休克时，血压下降前可有心排血量降低和外周阻力增高的临床证据，例如窦性心动过速、尿量减少和一过性血压升高、脉压减小等。临床上当肺淤血和低血压同时存在时，可诊断心源性休克。

(2)治疗：下壁心肌梗死合并右心室梗死时常出现低血压，扩容治疗是关键。若补液 1 000～2 000ml后心排血量仍不增加，应静脉滴注正性肌力药[例如多巴酚丁胺 3～5μg/(kg・min)]。并进行血流动力学监测，指导治疗。对大面积心肌梗死或高龄患者应避免过度扩容诱发左侧心力衰竭。静脉滴注正性肌力药物可稳定患者的血流动力学。多巴胺<3μg/(kg・min)可增加肾血流量。严重低血压时，应静脉滴注多巴胺 5～15μg/(kg・min)，必要时可同时静脉滴注多巴酚丁胺 3～10μg/(kg・min)。大剂量多巴胺无效时，也可静脉滴注去甲肾上腺素 2～8μg/min。

STEMI 合并心源性休克时，IABP 能有效逆转组织低灌注，但需联合冠状动脉血供重建治疗，迅速开通梗死相关动脉，恢复心肌再灌注，以降低病死率。STEMI 合并心源性休克时，溶栓治疗的血管开通率明显降低，住院期病死率增高，因此提倡行机械性再灌注治疗。非随机和回顾性研究表明，PCI 或 CABG 再灌注治疗可提高 STEMI 合并心源性休克的生存率。若 PCI 失败或不适用者(例如多支病变或左主干病变)，应急诊 CABG。无条件行血管重建术的医院应在积极升压后，迅速将患者转运至有条件的医院做进一步治疗。在升压药和 IABP 治疗的基础上，谨慎、少量应用血管扩张药(如硝普钠)对减轻心脏前后负荷可能有益。

IABP 是目前 STEMI 并发心源性休克治疗时最常用的辅助循环装置。IABP 使左心室收缩期后负荷降低，减少心肌需氧量；同时，心脏舒张压增高，增加冠状动脉血流灌注和微循环功能，减轻心肌缺血。IABP 阻断和延缓血流动力学进一步恶化，为 STEMI 合并心源性休克患者接受冠状动脉造影和机械性再灌注治疗(PCI 或 CABG)提供重要的时间过渡和机会。IABP 是 STEMI 合并低血压、低心排血量及对药物治疗无效的心源性休克患者的Ⅰ类推荐指征。对大面积 STEMI 或高危患者应考虑预防性应用 IABP。年龄>75 岁、以往有心力衰竭史、左主干或三支血管病变、持续低血压、killip Ⅲ～Ⅳ级、收缩压＜120mmHg且持续性心动过速等STEMI患者，应用IABP对改善预后有重要的临床意义。对入院时已处于心源性休克状态的STEMI患者，应用IABP越早越好，联合快速血供重建治疗有望改善其预后。STEMI并发机械性并发症（例如乳头肌断裂或室间隔穿孔）时，IABP已成为冠状动脉造影和修补手术及血管重建术前的一项稳定性治疗手段。IABP也是顽固性室速伴血流动力学不稳定、梗死后难治性心绞痛患者冠状动脉血供重建前的一种治疗措施。但是，IABP对血压及冠状动脉血流的影响依赖于左心室功能状态，对完全血流动力学“崩溃”的患者，仅能提供很小的循环支持。

经皮左心室辅助装置通过辅助泵将左心房或左心室的氧合血液引流至泵内，然后再注入主动脉系统，部分或完全替代心脏的泵血功能，从而减轻左心室负担，保证全身组织、器官的血液供应。可用于IABP无效的严重患者。

（二）机械并发症

1．室壁瘤

（1）诊断

①透壁性前壁心肌梗死病史。

②心绞痛、心力衰竭、心律失常或血栓栓塞症状。

③心电图：前壁导联Q波形成同时ST段持续抬高。

④X线胸片：左心室扩大或新增增大，但无特异性。

⑤心脏超声：有极高的诊断价值。可明确室壁瘤大小，鉴别真性或假性室壁瘤，有无附壁血栓，有无二尖瓣反流及反流程度，评价总体心功能并显示室壁瘤反常运动等。

⑥磁共振：可明确室壁瘤大小、形状，评价整体心功能，同时是估价左心室容量的最可靠手段，也可明确附壁血栓的存在。

⑦左心室造影：是诊断左心室室壁瘤的金标准，造影常显示前间壁反常运动、不运动或低运动，偶尔可显示附壁血栓。

（2）治疗

①手术指征：有室壁瘤四大典型症状之一者；无症状慢性室壁瘤合并重度左主干病变；反常运动或无运动室壁瘤合并收缩末容积指数＞60～80ml/m^2和舒张末容积指数＞120ml/m^2；假性室壁瘤或先天性室壁瘤诊断明确者。

②相对禁忌证：除缺血外尚有其他原因的心肌病，手术预后差；收缩段EF值＜25%；右心室功能不全，平均肺动脉压＞40mmHg；永久性二尖瓣关闭不全；静息心指数＜2.0L/(min·m^2)；功能性室壁瘤，左心室腔增大不明显；靶血管差难以再血管化。

③手术方法：常用以下4种。

闭式折叠技术：是使用侧壁钳从室壁瘤外面水平折叠，适用于无严重心功能不全和左心室舒张末压力增高的小室壁瘤患者。其缺点是容易引起附壁血栓脱落导致栓塞或折叠缝合产生栓塞。

Cooley技术：也称为标准线性修补术，其优点是术式简单，避免在心腔内使用人工材料；缺点是将室壁瘤的侧壁和室间隔缝在一起，造成左心室几何结构扭曲，而且不能消除室间隔反常运动。

Jatene技术：包括室壁瘤切除及左心室重建两部分，通过左心室重建将心室扩张扭曲的正常肌束的方向尽可能恢复到它的原始的方向和位置，以减小心腔直径和收缩期的缩短。其基本步骤包括：切开室壁瘤前确定其界线，仔细清除血栓，确定切除范围，消除室间隔反常运动，完成左心室重建，必要时使用补片技术。

Dor标准术式：采用心内补片技术旷置完全无运动但又不能切除的心梗区并重建左心室成梗死前的形状，全部同期行冠状动脉旁路移植术。

2．急性心肌梗死后室间隔穿孔

（1）诊断

①1周内AMI病史。

②突然出现胸骨左缘全收缩期响亮粗糙的杂音，或胸痛复发伴随血流动力学急剧恶化。

③临床出现充血性心力衰竭、心源性休克和急性肺水肿表现。

④X线胸片显示肺血增多，肺动脉高压。

⑤心电图显示与穿孔位置相关的前壁、下壁和间隔的心肌梗死。

⑥经胸或经食管超声心动图有很强的诊断价值，可确定穿孔位置、大小，测定左右心室功能，了解有无室壁瘤形成及是否合并二尖瓣关闭不全。

⑦冠状动脉造影及左心导管造影：是否作为术前常规检查项目存在争议，但目前多数学者主张在病情允许条件下术前尽可能完成冠状动脉及左心室造影，对于确定合并的冠状动脉病变及进一步明确穿孔的位置及大小有重要意义。尽管室间隔穿

孔修补同期冠状动脉旁路移植不能提高患者院内生存率，但可以显著增加其长期生存率。

（2）治疗

①手术指征：据统计 25％的室间隔穿孔患者死于心肌梗死后 24h，50％死于心肌梗死后 1 周，80％死于心肌梗死后 1 个月，因此尽管有少数穿孔较小血流动力学稳定的患者可以经内科治疗度过急性期，但绝大多数患者需要积极的外科治疗才能有恢复的希望。尽管过去由于急诊手术的高死亡率使得手术时机的选择存在争议，但目前被广泛接受的观点是心肌梗死后室间隔穿孔的诊断成立就是手术适应证，ACC/AHA 指南中也明确建议：无论患者处于何种状态只要诊断明确均应立即手术治疗。

②手术措施：a. 尽快建立体外循环进行低温心肌保护；b. 术中切除室间隔及室壁上所有坏死易碎的边缘组织，以防止术后出血和发生残余漏；c. 修复材料应当接近室间隔和心室壁组织，以尽可能地保持心室构型和心脏功能；d. 合并二尖瓣关闭不全者应尽可能同时行二尖瓣修复或置换；e. 除合并多支病变患者需同时行冠状动脉旁路移植术，单纯供应梗死室间隔的动脉无须再血管化。

3. *急性乳头肌梗死后二尖瓣关闭不全*

（1）诊断

①近期（1 个月内）AMI 病史。

②临床出现急性肺水肿和充血性心力衰竭甚至心源性休克的表现，大多数患者在心前区可闻及响亮的全收缩期杂音或是收缩中晚期杂音。

③X 线胸片可发现肺充血、肺间质水肿，心影通常正常大小。

④心电图可发现 ST 段抬高及下壁心肌梗死，左束支或右束支传导阻滞。

⑤心脏超声检查有确诊价值，可了解瓣膜结构及反流程度，测量房室内径、瓣环大小及射血分数。Johnson 根据二尖瓣反流束面积与左心房面积的平均比值分将二尖瓣反流分为 0～4 级：0 级，无反流；1 级，反流局限于二尖瓣口；2 级，反流面积与左心房面积的平均比值＜30％；3 级，反流面积与左心房面积的平均比值为 30％～50％；4 级，反流面积与左心房面积的平均比值＞50％。

⑥冠状动脉＋左心室造影：可明确冠状动脉堵塞情况并可定量检查二尖瓣反流情况，判断心功能状态，同时可与心肌梗死后室间隔穿孔相鉴别。

（2）治疗

①手术指征：与心肌梗死后室间隔穿孔的治疗原则类似。由于急性乳头肌梗死后二尖瓣关闭不全病情进展迅速，自然死亡率极高，因此诊断明确后尽早手术是提高患者生存率的最佳治疗方法。但具体手术方法根据患者二尖瓣反流程度及血流动力学状态可有所区别。

②手术方法：主要有下面 3 种。

单纯冠状动脉旁路移植术：适用于急性心肌梗死合并＋～++二尖瓣反流的患者，通过缩小心肌梗死范围并改善乳头肌供血而恢复二尖瓣功能。

冠状动脉旁路移植＋二尖瓣成形术：适用于急性心肌梗死合并+++～++++二尖瓣反流且瓣膜结构有成形条件的患者，但需要强调由于此类患者心功能极差且血流动力学不稳定，因此对成形手术必须有极大的把握才建议选择，否则该类患者很难耐受成形失败后的换瓣手术。

冠状动脉旁路移植＋二尖瓣置换术：适用于急性心肌梗死合并+++～++++二尖瓣反流且瓣膜结构没有成形条件或成形手术把握不大的患者，由于该类患者远期存活率低，因此选择生物瓣较为明智，对该类患者来说，避免抗凝血治疗比考虑人工瓣膜的寿命显得更为重要。

4. *左心室游离壁破裂*　临床表现为循环“崩溃”伴电机械分离（即持续电活动但无心排血量和脉搏），患者对常规心肺复苏无反应，且常在数分钟内死亡。外科手术治疗的机会极少。约 25％的患者表现为亚急性左心室游离壁破裂（即血栓后粘连封闭破裂口），临床表现为心绞痛复发、ST 段再次抬高（与再梗死相似），但常常发生突然血流动力学恶化伴一过性或持续性低血压，同时存在典型的心脏压塞体征，超声心动图检查发现心包积液和心包腔血栓性超声致密阴影（心包出血）。亚急性左心室游离壁破裂宜立即手术治疗。

【预后】

STEMI 患者的预后在发病的不同阶段受不同因素的影响。在发病初期，女性、高龄（70 岁以上）、糖尿病病史以及心绞痛或心肌梗死病史对患者预后有一定的影响，尤其是糖尿病增加了 3～4 倍的危险性。此外，前壁心肌梗死患者死亡率高于下壁心肌梗死患者，下壁心肌梗死合并右心室梗死患者死亡率高于单纯下壁心肌梗死患者。STEMI 发生过程中，心电图出现持久严重的传导阻滞或新发生的室内传导异常的患者比没有这些异常症状的患者预后更差。

在住院期间，左心室功能是决定患者早期存活率的重要因素。STEMI患者的院内存活率直接取决于左心室功能异常的严重性。通过临床发现、梗死面积的估计以及对血流动力学的观察进行的危险分层可预估患者住院时间的长短并发现重要的异常情况,例如血流动力学显示有意义的二尖瓣反流、梗死后心绞痛或再发心肌梗死等通常均提示预后不良。

出院后的短期及长期存活率取决于以下3个因素:静息状态下左心室功能、残余缺血心肌的范围以及是否合并严重的室性心律失常。通过系统检查对患者进行出院前危险性评估对于其预后评价及指导后期治疗具有重要意义。左心室功能评价可通过经胸或经食管超声心动图及磁共振检查进行,通常在STEMI发生后2～4周复查。心肌缺血性评估可在STEMI后4～6周进行,检查方法包括运动心电图(踏车或平板运动试验)、动态心电图、运动或药物负荷放射性核素心肌灌注显像、运动或药物负荷超声心动图等。心肌存活性的评价对STEMI后左心室功能持续异常的患者至关重要,放射性核素心肌灌注显像或小剂量多巴酚丁胺负荷超声心动图是目前检测心肌存活性最常用的技术。室性心律失常评价可采用动态心电图监测和心脏电生理检查进行,无症状性心律失常和LVEF≥0.4的患者属低危患者,无须进一步检查和预防性治疗。LVEF<0.40、非持续性室速、有症状的心力衰竭、电生理检查可诱发的持续性单形性室性心动过速是STEMI患者发生心脏性猝死的危险因素,须要引起高度重视。

STEMI患者出院后的二级预防与康复治疗对改善其预后至关重要,二级预防措施包括非药物干预(即治疗性生活方式改善)与药物治疗以及心血管危险因素的综合防控。非药物干预包括戒烟、运动、控制体重;药物治疗包括抗血小板药物、ACEI/ARB类药物、β受体阻滞药以及醛固酮拮抗药;心血管危险因素防控包括控制血压、调脂以及血糖管理等。

(高长青　王　嵘)

参考文献

[1] 胡盛寿.临床微创心脏外科技术.安徽:科学技术出版社,2005

[2] 朱晓东.心脏外科学.北京:人民卫生出版社,2007

[3] 张宝仁.心脏瓣膜外科学.北京:人民卫生出版社,2007

[4] Lawrence H. Cohn,Cardiac Surgery in the Adult-3rd Edition,The McGraw-Hill Companies,Inc,2008:753-803

[5] Braunwald.心脏病学.第7版.陈灏珠译.北京:人民卫生出版社,2007:1068-1087

[6] 中华医学会心血管病学分会,中华心血管病杂志编辑委员会.2010年急性ST段抬高型心肌梗死诊断和治疗指南,北京:2010

[7] 高长青.室壁瘤外科治疗学.北京:科学出版社,2006:57-92

第4章

主动脉疾病

第一节　主动脉假性动脉瘤

【概述】

主动脉假性动脉瘤是由于创伤、感染或医源性因素等导致主动脉血管壁破裂或穿破，血液外溢并被周围纤维组织包裹而形成的搏动性肿块。它与真性主动脉瘤的区别在于瘤壁不具有内膜、中层弹力纤维和外膜3层完整结构，是主动脉损伤后的常见慢性并发症之一。

胸主动脉假性动脉瘤最常见的病因包括外伤、食管异物感染及医源性因素。其中不同部位的常见病因有所差异，升主动脉假性动脉瘤多为医源性或外伤性，主动脉弓部假性动脉瘤多为食管异物感染穿透主动脉引起，主动脉弓降部假性动脉瘤多为车祸或坠落等钝性创伤所致，降主动脉假性动脉瘤往往由食管异物或手术医源性因素引起。

创伤性因素包括减速伤、火器伤及胸部钝性伤等。创伤性假性胸主动脉动脉瘤主要发生于主动脉峡部(90%)和升主动脉根部，其他部位亦有报道，主要是因为这两处较为固定，受血流冲击较为集中，因而血流造成的剪切力较大。在创伤1～3个月后包裹组织及血栓逐渐形成纤维瘤壁。

医源性因素：多发生于主动脉手术或心脏手术后人工血管吻合处愈合不良、主动脉根部插管处或切口缝合部位愈合不良、纵隔感染累及主动脉造成主动脉腔内血液逐渐溢出形成假性动脉瘤。

感染性因素：除心血管术后感染造成医源性假性动脉瘤外，临床上多见食管异物(鱼刺、鸡骨等)穿透食管壁，另一端穿入或不穿入胸主动脉，合并感染但食管创伤部位愈合封闭，临近主动脉部位逐渐溃烂与主动脉腔相通。可见于主动脉弓或降主动脉紧邻食管的部位。此外，有晚期梅毒性感染、白塞病引起的假性动脉瘤，但目前极为少见。

【临床表现】

(一)症状

患者多有明确的车祸外伤、心脏大血管手术或者食管异物史可追溯。胸主动脉假性动脉瘤患者早期可无症状，临床上多见为持续发热、胸痛、声嘶、呕血或咯血等症状。

感染性因素导致假性主动脉瘤多有发热，表现为持续高热，迁延难以控制。

疼痛：与主动脉夹层不同，胸主动脉假性动脉瘤的疼痛性质多为持续性钝痛，可随呼吸运动而加剧，这主要是由于瘤体增大后动脉壁内神经受牵拉或压迫周围脏器而产生。

压迫症状：压迫气管可产生咳嗽、呼吸困难，甚或导致节段性肺不张、肺部感染等。压迫、牵拉左侧喉返神经可导致声嘶或失声。压迫食管可产生不同程度的吞咽困难。瘤体侵犯食管、气管亦可造成气管瘘、食管瘘而发生呕血、大咯血等。其他症状还有瘤体血栓脱落造成脏器栓塞等。

(二)体征

早期胸主动脉假性动脉瘤多无特殊体征，随瘤体增大，少数可有阳性体征，如胸前区叩诊浊音界增大。胸主动脉假性动脉瘤因胸廓阻挡，较少能扪及波动性肿块，少数可在胸骨上窝处扪及，或仅在瘤体巨大累及胸壁时扪及，甚或胸廓表面可见波动性隆起。降主动脉假性动脉瘤可在胸背区闻及因湍流而产生的血管杂音。压迫上腔静脉时可出现面部及上肢水肿、颈静脉怒张等。

【辅助检查】

CTA或MRI：随着三维重建技术的发展，CT

及MRI不仅可以精确提供假性主动脉瘤的具体形态学信息，更可以直观立体提供影像，与血管造影相比较更具有无创和低风险的优势，对于血流不稳定的患者实用价值更大。同时，CT及MRI还能提供瘤体周围组织、器官的信息，对于假性动脉瘤的早期诊断以及复合伤的鉴别诊断提供依据，是目前最常用、最有效的诊断手段。

超声心动图是诊断胸主动脉疾病的常用方法之一，可判定主动脉破口位置发现瘤内收缩期或双期湍流。由于其无创、易操作的特点，更兼能反映心脏各瓣膜及血流动力学的优势，是诊断胸主动脉假性动脉瘤，尤其是升主动脉及根部假性动脉瘤的可靠方法之一。

血管造影：血管造影可以清晰地显示假性动脉瘤的位置及与胸主动脉的关系，但对于瘤体大小的评估具有一定的局限性，尤其当瘤囊内完全充满血栓或已经机化无血流进入时，血管造影的诊断价值减小，同时血管造影不能提供假性动脉瘤瘤壁与周围组织器官的关系，对于术前评估的价值较小。

X线片：假性动脉瘤患者常规X线胸片检查可见纵隔内阴影增宽或局限性肿块影，边界清晰，与主动脉关系密切，有时可见瘤壁钙化。透视检查可见搏动性肿块影，但不能明确瘤体的大小及具体位置，因此并非诊断的最有效手段。

【诊断及鉴别诊断】

早期胸主动脉假性动脉瘤的诊断往往是在体检时意外发现，典型病例尤其是外伤性假性动脉瘤的诊断需要结合病史及影像学的检查。随着影像学技术的不断发展，假性动脉瘤的诊断变得简单，需要外科医师在临床的工作中提高警惕，避免漏诊。

【治疗】

假性动脉瘤自愈者很少，首选的治疗方法是手术治疗，包括假性动脉瘤切除人工血管置换术、主动脉壁修补术、主动脉腔内修复术(腔内支架置入术)等。

假性动脉瘤位于升主动脉，需要开胸手术，行主动脉置换或修补。如假性动脉瘤位于降主动脉并不伴感染，可采用主动脉腔内修复术，相比开胸手术，创伤很小；若位于降主动脉并存感染或食管瘘需开胸主动脉置换或修补。如果假性动脉瘤位于主动脉弓，有两种方法：一种为开胸手术，行主动脉弓部置换或修补，创伤较大；一种为先行升主动脉至头臂血管的转流手术，再行腔内修复术。升主动脉、主动脉弓或复杂降主动脉假性动脉瘤开放手术，由于在开胸分离粘连游离瘤体的过程中极易引起破裂大出血，因此在手术开始即需要经股动脉、股静脉或右腋动脉、股静脉插管建立体外循环，并做好深低温停循环准备。

【并发症】

术后并发症的发生率在11%左右，包括出血、声音嘶哑、肾衰竭、心肌缺血、膈神经麻痹、脑血管意外和切口感染等，其中截瘫的患病率是1.4%。

【预后】

手术及介入治疗是胸主动脉假性动脉瘤的有效手段，手术风险较大，目前报道的手术死亡率多为5%以下，但在医源性因素合并感染所致的假性动脉瘤患者中，死亡率可能更高。手术死亡的主要原因是出血、心肌缺血及肾衰竭。对于创伤性假性动脉瘤，效果较好，单纯性创伤性假性动脉瘤术后5年生存率约为79%。

（王春生　杨守国）

第二节　主动脉真性动脉瘤

【概述】

主动脉瘤是指由于各种原因造成主动脉壁正常结构的损害，在血流压力的作用下主动脉局部或多处向外扩张或膨出，形成的“瘤样”包块，动脉管径超过正常的50%以上者即为动脉瘤(在升主动脉直径＞5cm，降主动脉直径＞4cm)。瘤壁包含动脉内膜、中膜和外膜在内的主动脉壁全层结构。

按病变部位不同，可分为升主动脉瘤、主动脉弓部瘤、降主动脉瘤以及胸-腹主动脉瘤。其中升主动脉瘤占主动脉瘤的45%～50%，弓部动脉瘤约占10%，降主动脉瘤约占35%，胸-腹主动脉瘤约占10%。动脉瘤病变常呈局限性，按形态可分为梭形动脉瘤和囊性动脉瘤，以前者为多见。主动脉瘤确切的发病率目前还无准确的统计。美国研究报道，胸主动脉瘤人群发病率为5.9/(10万·年)，且随着年龄的增长而增加，男女比例为(2～4)∶1。据欧洲一组尸检统计，动脉瘤男性的患病率为489/10万，女性为437/10万。国内尚无统计数据。其自然预后不良，已确诊的胸主动脉瘤未经治疗常因破裂大出血致死，平均破裂时间仅 2 年，生存时间少于 3 年。

【病因】

胸主动脉瘤病因以动脉中层囊性坏死或退行性变最为常见。某些先天性疾病或遗传性疾病（马方综合征、Ehlers-Danlos 综合征为其典型）及动脉粥样硬化也是主动脉瘤常见的原因之一。其他的病因还包括细菌性感染、梅毒、主动脉创伤、主动脉特异性炎症等。近年来，随着老龄化人口比例增加，主动脉粥样硬化引起的动脉瘤比例明显上升。

【临床表现】

（一）症状

多数胸主动脉瘤早期无任何症状，常在体格检查、X 线或 CT 检查时被偶然发现。当瘤体扩张压迫或侵犯邻近器官和组织后才出现疼痛和压迫两类临床症状。胸痛多见于肋骨、胸骨、脊椎受侵蚀以及脊椎神经受压迫的病例。升主动脉瘤疼痛位于胸骨后，弓部瘤可引起颈部、喉及颌面部痛，降主动脉瘤疼痛位于背部肩胛间区、腰背部及腹部。主动脉弓部瘤的压迫症状可出现较早。瘤体压迫气管、支气管，可引起刺激性咳嗽和上呼吸道部分梗阻；喉返神经受压时可产生声音嘶哑；膈神经受压时可产生膈肌麻痹；胸交感神经节受压产生 Horner 综合征。腹主动脉瘤常因自己在腹部触及搏动性肿块而就医。若突然出现疼痛或疼痛加剧，则多为瘤体破裂的前兆。主动脉根部瘤常并发主动脉瓣关闭不全并累及冠状动脉，可出现心功能不全和心绞痛的症状。当动脉瘤壁内血栓脱落可出现脑和四肢动脉栓塞的表现。

（二）体征

主动脉瘤早期体征并不典型，待瘤体发展到一定程度，可出现相应体征。当升主动脉瘤累及主动脉窦导致主动脉瓣反流，可有相应心功能受损表现，可发现舒张期杂音和脉压增宽等体征。上腹部搏动性肿块常被视作是腹主动脉瘤存在的一大体征。

【辅助检查】

超声心动图（包括经食管超声）对胸主动脉瘤诊断有较大帮助，能显示瘤体的大小、部位、范围及并发症等，并可动态观察瘤体进展及术后随访，是目前临床上最常用的无创性检查方法。腹部 B 超检查则有助于显示腹主动脉瘤的病变情况。

螺旋 CT 扫描技术是目前用于诊断主动脉瘤的最可靠的影像学诊断手段，结合注射造影剂，其影像诊断效果具有高清晰度和特征性，经轴向二维图像重建显示的主动脉三维成像，不仅有助于诊断，且可据此制订手术方案。

磁共振成像（MRI）能清晰显示动脉瘤的大体及内部结构，但检查时间较长，费用高。

主动脉造影属于有创性检查，具有潜在危险性。主动脉造影不但可明确诊断动脉瘤，而且还可进一步明确脊髓血供情况。若为单纯降主动脉瘤可直接进行腔内支架治疗。临床上怀疑合并冠心病时，选择做心血管造影检查。

【诊断及鉴别诊断】

根据动脉瘤的临床表现，结合超声、CT 和 MRI 等影像学检查，基本可明确诊断。主动脉瘤引起的胸痛，可与心绞痛、急性心肌梗死、肺动脉栓塞、肺癌等相鉴别。腹痛须与急腹症相鉴别；腹主动脉瘤形成的腹部肿块，可与腹膜后肿瘤、胰腺肿瘤、肠道肿瘤及腹主动脉延伸屈曲等相鉴别。此外，胸主动脉瘤由于 X 线检查时显示纵隔影增宽，尚须与纵隔肿瘤相鉴别。

【治疗】

主动脉瘤自然病程预后很差，若不予治疗，90％的患者可于 5 年内因瘤体破裂而死亡。所以，如果患者症状持续存在，主动脉瘤进行性发展或瘤体较大者，只要无手术禁忌证，均应手术治疗。应用主动脉腔内支架介入治疗是近年来主动脉瘤治疗上的一大进展，由于创伤较小，特别是对高危、高龄或对手术耐受性较差的患者提供了一种的新的治疗方法。

（一）升主动脉瘤治疗方法和选择

1．手术适应证

（1）升主动脉瘤直径＞5.0cm，不论有无症状，均应手术治疗。

（2）动脉瘤直径在 4～5cm，随访半年内瘤体直径增加超过 0.5cm 者应手术治疗。

（3）马方综合征或有遗传家族史患者，升主动脉瘤直径＞4.5cm，应手术治疗。

（4）主动脉瓣病变须行主动脉瓣置换者，升主动脉直径＞4.5cm，须同期置换升主动脉。

2．手术禁忌证

（1）高龄合并重要脏器（肝、肾及肺）功能不全，不能耐受手术者。

（2）恶性肿瘤晚期或恶病质患者。

（3）不可逆性脑损害患者。

3. 手术方法选择　升主动脉瘤手术治疗前应根据动脉瘤远端累及的范围、主动脉根部和主动脉瓣的情况，并结合病因、病理改变以及患者的预期寿命，制订详细的手术方案。

(1)升主动脉置换术：适用于冠状动脉开口远侧的升主动脉瘤，主动脉瓣环和主动脉窦部均无病变者。不宜用于囊性中层坏死和 Marfan 综合征患者。在体外循环下进行升主动脉瘤切除、人工血管重建术。

(2) Wheat 手术（升主动脉和主动脉瓣置换术）：适用于升主动脉瘤合并主动脉瓣关闭不全，主动脉窦部扩大不明显且主动脉根部近瓣环血管质地尚正常，左右冠状动脉开口无明显上移患者（非 Marfan 综合征患者）。术中同时行升主动脉人工血管替换和主动脉瓣置换术。Wheat 手术由于遗留了冠状动脉开口以下扩张的动脉壁，因此，此处具有潜在继续扩张形成动脉瘤甚至破裂的风险。

(3) Bentall 手术（升主动脉、主动脉瓣置换和冠状动脉开口移植术）：适用于主动脉根部瘤病变导致主动脉瓣环扩大而产生主动脉瓣关闭不全，同时左右冠状动脉开口上移者，尤多见于囊性中层坏死和 Marfan 综合征患者。术中应用带人工瓣的复合人工血管替换升主动脉和主动脉瓣，并进行冠状动脉开口移植。此种术式已成为 Marfan 综合征根部瘤首选的治疗方法。

(4)Cabrol 手术：与 Bentall 手术的差别在于将一段小管径的人工血管的两端与左右冠状动脉开口吻合，最后再将此段人工血管吻合于升主动脉代用物上。适用于冠状动脉开口位置较低，与带瓣管道的直接吻合较困难者，或者以前做过手术有瘢痕形成，需要避免过多游离的患者。如 Marfan 综合征巨大根部瘤和二次手术的患者。不足之处为小管径人工血管内易形成血栓，也存在扭曲或形成折角的危险，影响冠状动脉血液供应。

(5)David 手术：由于部分升主动脉瘤患者主动脉瓣叶结构和功能均是良好的，为了减少带瓣人工血管替换术后的抗凝血并发症，保留主动脉瓣的根部替换术（David 手术）作为一种较为理想的手术方案，同时也能获得较好的血流动力学效果。但术后存在主动脉瓣反流可能，并有再次手术的潜在危险。

(二)主动脉弓部动脉瘤治疗方法和选择

1. 主动脉弓部瘤手术适应证

(1)有症状的弓部主动脉瘤。

(2)弓部主动脉瘤直径＞6cm。

(3)弓部主动脉瘤增长率每年＞1cm，应手术治疗。

(4)弓部囊性或偏心性动脉瘤易破裂，应尽早手术。

(5)并发升主动脉、主动脉瓣病变或降主动脉瘤需手术治疗者，即使弓部瘤无症状或直径＜6cm，也需同期手术治疗。

2. 手术禁忌证　有重要脏器（肝、肾、脑等）功能损害，不能耐受手术为手术禁忌证。

3. 手术方法　主动脉弓部瘤位于常累及头臂血管，手术操作比较复杂，术中常采用体外循环合并深低温停循环技术，并通过顺行或逆行灌注进行脑保护。单纯主动脉弓部瘤少见，大部分是升主动脉瘤累及右半弓或全弓，升主动脉、主动脉弓及降主动脉均有瘤样病变（全胸主动脉瘤）或降主动脉瘤累及左半弓也占一定比例。因此，术前应根据主动脉弓的病理和主动脉弓近端或远端的累及情况，制订相应的手术方案。

(1)升主动脉瘤合并动脉弓近心端（右半弓）受累，须行 Bentall、Wheat 或升主动脉置换加右半弓置换术。心脏停搏后，可先处理主动脉根部及升主动脉病变。待鼻咽温降至 18～20℃时，停循环并进行选择性脑灌注，开放状态下进行右半弓与人工血管吻合。弓部吻合完成后，恢复动脉灌注并复温，完成手术。

(2)单纯巨大主动脉弓部瘤，可行主动脉全弓置换。主动脉全弓替换术中须分别游离无名动脉、左颈总动脉及左锁骨下动脉，同时阻断弓部三分支后，经右腋动脉进行选择性脑灌注。根据头臂动脉是否受累，分别采用四分支人工血管分别吻合或头臂动脉“岛状”吻合技术进行弓部重建。

(3)升主动脉和主动脉弓部均有瘤样病变，则须根据主动脉根部和主动脉瓣病变的情况选择 Bentall、Wheat 或升主动脉置换合并全弓置换术。手术在深低温停循环及脑保护下进行。一般在降温阶段先行升主动脉或根部手术操作，当鼻咽温降至 18～20℃时停循环，进行弓部替换手术。升主动脉和主动脉弓头臂血管均受累，宜采用四分支人工血管进行全弓替换和升主动脉置换术。

(4)左半主动脉弓合并降主动脉瘤。①左心转流下左半弓联合降主动脉置换术。主动脉弓部钙化不严重，能在左颈总动脉和左锁骨下动脉之间进行阻断，选择在股动脉和左心耳插管建立左心转流下进行左半弓联合降主动脉人工血管置换手术。②深低温停循环下左半弓联合降主动脉置换术。对于无法左心转流或弓部显露较差的患者，则需在深低温停循环下进行弓部及降主动脉替换手术。术中多采用股动脉-股静脉插管建立体外循环。

(5)升主动脉、主动脉弓及降主动脉均有瘤样病变，可行传统的主动脉弓部替换术合并象鼻手术(经典象鼻手术)、弓部替换合并支架象鼻干手术(支架象鼻手术)或全胸主动脉替换术。

①经典象鼻手术：在深低温停循环的条件下，将人工血管的远端在直视下经降主动脉近端开口置入降主动脉，并进行弓部重建，人工血管的近端与替换升主动脉的人工血管相吻合。Ⅱ期手术则将人工血管与"象鼻"人工血管远端行端-端吻合，再行降主动脉或胸腹主动脉置换。为减少手术间隔期内降主动脉瘤破裂危险，在患者可耐受的前提下，Ⅱ期手术应在Ⅰ期手术后3～6个月完成。

②支架象鼻手术：与经典象鼻在降主动脉腔内置入人工血管不同，支架象鼻手术置入带膜支架的人工血管，再完成主动脉弓及升主动脉置换术。

③全胸主动脉置换术：为减少象鼻手术间隔期内降主动脉瘤破裂风险，可采用双侧前外开胸切口(蛤壳式切口)一期置换升主动脉、主动脉弓和降主动脉瘤。但这一术式范围广，创伤大，手术时间长。目前，临床上应用较少。

④杂交手术：应用外科手术与介入技术完成复杂的主动脉疾病的治疗，称为主动脉杂交手术。Ⅰ期手术进行主动脉弓替换和降主动脉内置入象鼻人工血管。Ⅱ期手术通过介入技术置入降主动脉内覆膜支架，完成象鼻人工血管远端固定，同时隔绝降主动脉瘤。由于其创伤小，恢复快，已成为主动脉外科发展的一个新趋势。

4.脑保护技术　主动脉弓部瘤手术唯一值得考虑的是脑保护问题。近年来，应用深低温停循环结合选择性顺行性脑灌注能够协同获得较好的脑保护效果。脑保护的其他措施还包括在停循环期间尽量减少缺血以及防止气栓、血栓以及动脉粥样硬化斑块碎屑导致的脑栓塞。

(1)深低温停循环(deep hypothermic circulatory arrest，DHCA)：温度每降低1℃，大脑氧代谢率下降6%～7%。利用体表和血流降温的方法将鼻咽温降至15℃，肛温降至20℃以下，停止全身血液循环，为主动脉弓部手术提供一个无血的操作环境。弓部手术过程中还可采用戴冰帽等方式进行脑部局部物理降温。

(2)选择性脑灌注：以前采用双侧颈动脉插管进行灌注。近年来多采用右腋动脉插管行选择性脑灌注，脑保护效果良好。

(3)上腔静脉逆行性脑灌注：在深低温停循环下间断经上腔静脉逆行灌注脑保护性弓部瘤手术，也是一种确切、有效的脑保护方法。

(4)脑保护相关药物的使用：糖皮质激素、甘露醇、呋塞米、胰岛素、巴比妥类等药物。

(三)降主动脉和胸-腹主动脉瘤治疗方法和选择

根据动脉瘤累及的范围，Crawford将胸-腹主动脉瘤分为4型(即Crawford分型)，见图4-1。该分型与动脉瘤的手术处理和手术并发症的发生有关，尤其与脊髓缺血性损伤有直接关系。

Ⅰ型：从降主动脉起始部开始至肾动脉上方的动脉瘤，可累及腹腔干动脉，但通常不累及肾动脉。

Ⅱ型：从降主动脉起始部至全部腹主动脉，甚至可以达到髂动脉。

Ⅲ型：从降主动脉中部开始到全部腹主动脉。

Ⅳ型：从膈肌下腹主动脉开始的大部分腹主动脉，有时可累及髂动脉。

1.降主动脉和胸-腹主动脉瘤手术适应证　降主动脉瘤和胸-腹主动脉动脉瘤一旦确诊，直径>5cm，不论有无症状，均应及早进行手术治疗。

2.手术禁忌证　有严重的重要脏器功能障碍(心、肺、肝、肾、脑等疾病)，不能耐受手术为手术禁忌证。高龄或部分手术高危患者可选择支架介入治疗。

3.手术方法　降主动脉瘤，特别是胸-腹主动脉瘤手术时间长，牵涉到脊髓和腹腔器官的缺血和保护，术中可采用左心转流、股动脉-股静脉部分体外循环技术等方法保护脊髓和肾等器官。对于复杂的降主动脉瘤或胸-腹主动脉瘤也可用深低温停循环或上、下半身分别灌注体外循环技术。

(1)介入治疗：应用主动脉内支架血管介入治疗是近年来胸主动脉瘤治疗上的一大进展，特别是针对一些高龄患者或不适宜手术治疗的患者，提供了一种新的治疗方法。介入治疗主动脉瘤基本条件是：动脉瘤两端要有瘤颈(其直径应与两端正常的动脉管径相当)，瘤颈≤40mm，且要有足够长度，一般要1.5～2.0cm长，以利于支架锚定。

(2)降主动脉瘤切除人工血管替换术：根据瘤体的位置选择做第4肋间或第5肋床切口。当远

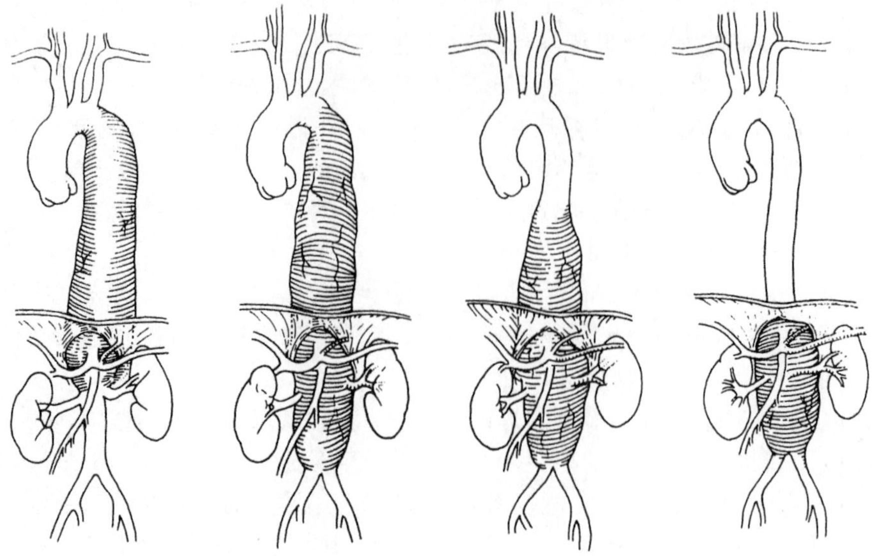

图 4-1 胸-腹主动脉瘤分型

端显露较差或拟行全降主动脉置换，可在皮下游离胸壁至第 7 肋间另做切口。行全降主动脉置换术应尽可能保留胸$_6$以下肋间动脉。

(3)胸-腹主动脉瘤切除人工血管替换术：此类手术范围大，须阻断胸、腹主动脉，对脊髓，腹腔脏器(肝、肾、肠道)等供血都将产生严重影响，手术风险大，术后并发症多，死亡率较高。

【并发症及防治】

(一)升主动脉手术主要并发症及防治

1. 出血　主动脉瘤手术吻合口出血和广泛渗血是最常见的并发症，也是术后死亡的主要原因。动脉瘤血管壁薄、缝合技术不当、体外时间过长引起凝血功能障碍等均是导致术后出血重要原因。主动脉根部瘤手术时冠状动脉吻合口有张力存在也是造成吻合口出血的一个常见原因。正确掌握主动脉吻合的技巧，缝合严密、可靠，尽可能缩短体外循环时间，减少凝血机制紊乱，均能有效预防术中出血。冠状动脉口移植若有张力存在，可选用 Cabrol 手术或者间置人工血管。对于术中凝血功能异常致广泛渗血患者，可给予凝血酶原复合物、血小板及凝血因子等药物，促进凝血功能恢复。

2. 心律失常　主要指室性心律失常，是导致术后死亡的重要原因。与术中心肌保护不完善，术后机体代谢及电解质紊乱，围术期心肌缺血、梗死有关。重视术中心肌保护、维持水电解质和酸碱平衡以及术前排除潜在心脏疾病，均可有效预防此并发症的发生。当出现顽固性室性心律失常，首选电击除颤，复律后用抗心律失常药物维持，同时尽快纠正导致心律失常的原因。

3. 冠状动脉供血不足　主要因冠状动脉口损伤、游离不充分致张力过大，吻合口扭曲或心外膜血肿压迫所致。术中须尽可能充分游离冠状动脉开口，进行无张力吻合，同时避免冠状动脉扭曲和成角。若发现冠状动脉扭曲或开口损伤，则需重新吻合或行冠状动脉旁路移植术。

(二)主动脉弓部手术主要并发症及防治

1. 中枢神经系统并发症　主动脉弓部瘤术后神经系统损害仍然是主要的并发症和死亡的重要原因。由于主动脉弓部瘤手术过程中气栓、血栓或动脉硬化斑块脱落，停循环时间过长，脑保护措施不力，以及患者合并颈动脉或脑血管病变均是术后造成中枢神经系统并发症的原因。对于年龄＞65 岁、伴有周围血管疾病或有相关病史的患者，术前应行颈动脉检查。术中应采用深低温联合脑灌注技术进行脑保护，同时尽可能缩短停循环时间，注意术中排气和清除血栓，必要时可用甘露醇脱水以减轻脑细胞水肿及加用营养神经细胞药物。

2. 肺损伤　术后急性呼吸衰竭也是比较常见的并发症。主要与深低温停循环时间过长造成肺表面活性物质的破坏、气栓或血栓造成肺毛细血管微栓栓塞以及原发心肺疾病有关。术前应重视呼吸道准备，加强呼吸功能锻炼。术中注意预防气栓、血栓并减少体外循环的时间。术后加强呼吸支持并有效控制肺部感染。

(三)主动脉弓部手术主要并发症及防治

1.脊髓缺血性损伤及瘫痪　是降主动脉术后最严重的并发症。主要与术中主动脉阻断时间过长，脊髓保护措施不当，超过了脊髓对缺血的耐受时间造成脊髓缺血有关。此外，术中损伤了向脊髓供血的主要血管，如根大动脉，造成脊髓永久性缺血也是重要的原因。预防脊髓损伤的措施包括①限制主动脉阻断时间，在脊髓缺血耐受的安全时限内完成手术；②采取全身中低温、深低温或硬膜外低温，延长脊髓对缺血的耐受时间；③脑脊液引流，增加脊髓灌注压；④术中注重保护重要的脊髓供血血管；⑤应用保护性药物：皮质激素、脱水药、自由基清除剂等。

2.急性肾衰竭　急性肾衰竭是主动脉瘤术后常见的并发症，术前有肾功能不全或肾病史，术后患病率更高。主要原因包括①主动脉阻断时间过长，超过了肾脏缺血的耐受时间；②肾缺血再灌注损伤；③主动脉重建后肾动脉扭曲、成角造成肾供血障碍。因此，术中应尽量缩短肾脏缺血时间，术后维持血流动力学稳定，应用利尿药，对于急性肾衰竭应尽早进行血液透析。

【预后】

影响主动脉瘤治疗效果的因素十分复杂。患者本身的情况(年龄、病变部位及病因，重要器官功能和全身状况等)，手术医师的能力和经验，手术方案和术中决策是否得当，以及围术期处理水平高低均与手术治疗结果密切相关。近年来，由于心血管外科技术的发展和人工血管、缝线的改进以及麻醉、体外循环技术的进步，主动脉瘤手术并发症的发生率和死亡率较前明显下降。据国外报道，主动脉瘤手术死亡率为5%～20%，其中以升主动脉瘤手术死亡率最低，弓部瘤手术死亡率最高。手术死亡的主要原因是出血、休克、心肺功能障碍、脑损伤和肾衰竭。胸-腹主动脉瘤手术不仅有高达3%～15%的死亡率，而且还存在发生截瘫的可能。对动脉瘤手术患者应加强长期随访。术后随访中，大部分患者手术效果较满意，恢复正常生活和工作。升主动脉瘤术后5年生存率为86%，10年生存率可达到80%；主动脉弓部瘤5年生存率可达到79%，7年为77%；降主动脉瘤5年生存率为60%，10年生存率为38%；胸-腹主动脉瘤5年生存率为60%，10年生存率为32%。病因不同，术后远期效果尚有差异，特别是Marfan综合征患者的再次手术问题应引起重视。主动脉瘤介入治疗近期疗效甚好，但远期疗效尚有待观察。

(王春生　杨兆华)

第三节　主动脉夹层

主动脉夹层(aortic dissection)是主动脉疾病中潜在危险性高，甚至危及生命的一种严重病变。主动脉夹层指在主动脉中层发生撕裂后，使血液在撕裂形成的腔隙(假腔)中流动，原有的主动脉腔称为真腔。真假腔之间由内膜与部分中层分隔，并有一个或数个破口相通。该病常用的名称有主动脉夹层、主动脉夹层形成、主动脉夹层剥离和夹层动脉瘤等。近年来，国内外学者多认可并统一使用“主动脉夹层”这个概念。主动脉夹层有别于主动脉壁的自发破裂以及内膜撕裂。主动脉夹层很少累及主动脉全周。

【流行病学】

主动脉夹层年发病率为5～30/100万，男性发病率高于女性。

我国主动脉夹层患者发病有如下特点。

1.我国青壮年病例居多，这是因为青壮年高血压的人群比例较大，对疾病的知晓率和高血压的有效控制率很低。

2.动脉瘤基础之上的夹层发生率高：马方综合征患者在主动脉根部瘤基础之上形成的Stanford A型夹层和并发Stanford B型夹层的比例较发达国家高，无症状的单纯主动脉根部瘤患者的确诊率很低，很多患者是在出现了症状或有了并发症后才就诊。

3.国人主动脉夹层的病因多数为高血压和动脉中层发育异常，因此主动脉夹层患者的平均年龄较发达国家年轻15—20岁，这些患者如果能得到及时、有效的治疗，总体预期寿命较发达国家患者要长得多。

4.由于我国医疗资源有限，主动脉夹层的诊断和治疗技术水平较发达国家低得多，急性主动脉夹层往往得不到及时、有效的治疗，多数有并发症的患者往往死于医院外或者是住院早期，临床上见到的慢性主动脉夹层或合并有巨大广泛动脉瘤形成的病例，明显高于西方发达国家。

【病因】

主动脉夹层的患者多数合并有高血压，其他致病因素包括马方综合征、主动脉瓣狭窄、主动脉缩窄、二瓣型主动脉瓣、Ehler-Danlos 综合征、吸食可卡因、妊娠、医源性等。

【病理解剖】

主动脉夹层患者的血液通过内膜撕裂口进入主动脉壁内，导致血管壁分层，形成由内膜片分隔的真假"双腔"主动脉。原发内膜撕裂口在升主动脉多位于主动脉窦管交界远端 1～2cm 处升主动脉前壁，在降主动脉多位于左锁骨下动脉开口远端。仅有少数主动脉夹层为单一破口（原发破口），夹层呈盲袋状，其中大量附壁血栓及少量流动血液随心动周期在破口出入。绝大多数主动脉夹层有一个或多个继发破口，血液自原发破口进入假腔经继发破口重入真腔，继发破口可位于主动脉弓、胸主动脉、肾动脉开口附近或髂动脉。主动脉夹层在急性期少有血栓，而在慢性期因假腔大血流速度慢可有大量附壁血栓。

主动脉夹层沿血管走向顺行及逆行剥离，可累及升弓部、主动脉全段。原发破口位于升主动脉逆行剥离累及主动脉窦者为 90%～95%；累及主动脉瓣交界引起主动脉瓣关闭不全者为 60%～70%；累及冠状动脉开口者为 60%。顺行剥离仅累及升主动脉或部分主动脉弓的占 10%～15%，大多数累及主动脉全长。原发破口位于左锁骨下动脉开口以远的主动脉夹层绝大多数为顺行剥离，累及胸主动脉及腹主动脉。

夹层在升主动脉位于右前侧；在弓部约 2/3 位于头侧，同时累及头臂血管，约 1/3 累及主动脉弓前壁；在降主动脉均位于左侧及前壁。所以，头臂血管、腹腔动脉、左肾动脉以及肠系膜上动脉受夹层累及。

肉眼观察，急性夹层的外膜菲薄呈紫蓝色，水肿，并有充血及出血，少数可从表面观察到搏动血流，80%以上有血液渗液甚至凝血块，渗出量不等。除发生在主动脉瘤基础上的急性夹层外，急性夹层的主动脉直径略粗或正常。慢性夹层的外膜增厚、瘢痕化，主动脉直径增粗，且与周围组织多有粘连，假腔较大，其内多有附壁血栓，真腔受压变细。

镜下观察，可见主动脉壁中层原有的基本病理改变。如长期高血压引起的中层弹力纤维变性，血管平滑肌退变、减少；马方综合征患者主动脉壁中层退变所表现的弹力纤维退变、黏液性变、平滑肌细胞排列紊乱等。此外在急性期，主动脉壁可见灶性出血及大量炎性细胞浸润，局灶性坏死。慢性期主动脉壁可见纤维瘢痕组织增生，夹层腔内血栓机化，新生血管内皮覆盖。

【病理生理】

主动脉夹层可引起主动脉破裂、主动脉瓣关闭不全以及重要脏器供血障碍三方面病理生理改变。

（一）主动脉破裂

主动脉破裂是主动脉夹层致死的首要原因。有报道约 80%的急性夹层患者死于主动脉破裂，且多发生于起病的 48h 以内。慢性主动脉夹层有 40%～50%死于主动脉破裂。

主动脉夹层破裂的部位多位于内膜原发破口处，即血流剪切力最大部位。升主动脉破裂时造成急性心脏压塞，常引起患者猝死。主动脉弓部夹层破裂时可引起纵隔血肿，胸主动脉夹层破裂则引起大量胸腔积血，腹主动脉破裂时造成腹膜后血肿。

（二）主动脉瓣关闭不全

主动脉夹层可累及主动脉瓣结构，引起主动脉瓣关闭不全。造成主动脉关闭不全的原因有两种：夹层累及主动脉瓣交界，使其原有位置剥离引起主动脉瓣脱垂；夹层逆行剥离，累及无冠状动脉窦及右冠状动脉窦形成盲袋并产生附壁血栓，压迫推挤瓣环及窦管交界，造成主动脉瓣关闭不全。严重者可引起急性左侧心力衰竭。

（三）重要脏器供血障碍

主动脉夹层可累及主动脉分支血管的开口造成相应脏器的供血障碍，如冠状动脉、头臂干、肋间动脉、肾动脉、腹腔动脉、肠系膜动脉、髂动脉等。严重者可引起脏器缺血坏死，造成脏器功能衰竭。

【临床分期】

目前多认可并临床采用的分期标准是：发病 14d 之内为急性期，14～60d 为亚急性期，60d 以后为慢性期。这种分期方法对临床上决定治疗方案和确定手术或介入治疗的时机有一定的指导作用。也有学者提出发病 72h 内夹层没有稳定，病情极易突然变化，并发症和死亡率极高，应定为急性期；

72h 至 14d 为亚急性期，此间多数患者病情趋于稳定，但组织水肿严重，少数急性期有并发症但还幸存的患者有可能在此期间死亡；将 14d 以后定为慢性期，此期间病情基本稳定，无论是手术治疗还是介入治疗，均是比较安全的时期。各种如何改进临床分期并指导临床治疗的分期方案尚无定论。

【临床表现】

急性主动脉夹层发病非常突然，临床表现为胸、背或腹部刀割样或撕裂样锐痛。剧烈疼痛者往往出现休克，吗啡类药物亦常难制止疼痛。病变起始于升主动脉时，症状类似心绞痛。当血流在高压下向中层剥离时，刀割样疼痛能自胸部传至腹部。夹层内膜剥离或管腔内较高血压作用，可造成主动脉瓣关闭不全，出现急性左侧心力衰竭；压迫头臂分支、冠状动脉及肾动脉和肋间动脉的开口则可造成脑缺氧、心绞痛或心肌梗死、无尿及下肢瘫痪。

【辅助检查】

临床上一旦疑诊主动脉夹层，就须尽快通过影像学检查确诊夹层的存在及获得下列重要的资料：夹层类型累及范围、破口位置、重要分支血管及主动脉瓣累及情况，是否有心包积液以及假腔是否血栓化，在此基础上决定采取的治疗措施。随着影像学技术的发展，诸多影像检查手段可用来诊断主动脉夹层，每一种技术在准确性、特异性、诊断速度、获取方便性、安全性以及价格方面都有自身的优点与不足，因此需要根据具体情况决定加以优选。

1. *X 线胸片*　诊断主动脉夹层为非特异性，主要表现为纵隔影或主动脉影增宽。结合病史和临床表现，对诊断有一定帮助，有研究表明突发胸痛呈撕裂样或刀割样，脉搏或者血压不对称以及 X 线胸片纵隔或主动脉影的增宽，三者结合起来可以诊断大约 96％急性主动脉夹层，因此 X 线胸片可以作为主动脉夹层筛选、初步诊断的手段。

2. CT　CT 作为大多数医院拥有的设备，往往作为急性主动脉夹层的首选检查手段，敏感性为 83％～94％，特异性为 97％～100％，但对于升主动脉夹层的敏感性却＜80％。主要不足是需要应用造影剂，难以评估升主动脉分支血管累及和正确辨认内膜撕裂口，以及不能提供主动脉瓣是否存在反流的信息。近年来，随着螺旋 CT 多排 CT 和电子束 CT 的应用，不仅诊断主动脉夹层敏感性和特异性有很大提高，而获得的三维图像重建能够较全面显示内膜片和真假腔的形态学特点，有助于评价动脉分支血管受累的情况及其真假腔。因此 CT 快速、简便、无创、准确率高等优点可以作为主动脉夹层的诊断首选和治疗后的随访评价的检查技术。

3. MRI　MRI 成为诊断主动脉夹层成熟而有效的无创性技术，Nienber 等系列研究，其敏感性和特异性均为 98％，目前被认为诊断主动脉夹层的金标准。MRI 利用大视野、多体位、多平面、无须对比增强成像，可以准确提供夹层主动脉形态结构变化、破口的位置、受累血管分支和血流动态等方面资料，主要应用于慢性夹层或病情稳定的患者以及随访中并发症的评估。虽然 MRI 技术的发展进一步缩短了检查时间，但对于不能耐受较长时间检查的急性期病例，检查速度仍然限制了 MRI 的使用；MRI 还不适用于安置起搏器等带有金属物体的患者；另外效价比也是其不足之处。

4. TTE　经胸超声心动图诊断夹层的敏感性与特异性主要取决于夹层的位置，对近端夹层诊断率较高，但对降主动脉探查明显受限，而且诊断效果容易受肺气肿、肋间隙狭窄、肥胖、机械通气等方面影响。

5. TEE　经食管超声心动图已经得到广泛使用，其简便、安全、快速的特点可用于诊断大部分的主动脉夹层，敏感性为 98％～99％，特异性为 77％～97％。可以显示内膜撕裂口、假腔内血栓、异常血流、冠状动脉与主动脉弓分支是否受累及、有无心包积液、主动脉瓣反流等特征，一定程度上可用于真假腔的鉴别。TEE 主要不足是具有一定的假阳性率，诊断依赖于检查者的经验，在随访中难以客观地进行评估。

6. IVUS　血管内超声实时显示主动脉及血管的形态结构变化，对内膜片和内膜撕裂口的显示，假腔扩张的程度，夹层累及的范围以及分支血管与真假腔的关系等方面具有优良价值。由于主动脉夹层腔内治疗的开展，IVUS 对支架的精确定位及放置起着重要辅助作用。

7. *主动脉造影*　主动脉造影属于有创性，具有潜在危险性，且准备和操作费时的检查，随着无创影像诊断技术的发展，已很少作为主动脉夹层的初始检查。然而主动脉造影与 DSA 是应用于带膜血管内支架置入治疗的重要技术。

综上所述的影像学检查方法，尚无某一种技术能够高效益地提供所有的诊断信息，因此在选择检查方法时要兼顾诊断作用与实用性的统一，以满足各种治疗方法的需要。

【诊断及鉴别诊断】

根据主动脉夹层的解剖学形态结构，临床上有Debakey分型和Stanford分型等分型方法。

(一)Debakey分型

根据原发内破口起源与夹层累及范围分类：Ⅰ型内破口位于升主动脉，而夹层范围广泛；Ⅱ型内破口位于升主动脉，夹层范围局限于升主动脉；Ⅲ型内破口位于降部上段(左锁骨下动脉远端)，夹层范围局限者为Ⅲa，广泛者为Ⅲb。

(二)Stanford分型

凡是累及升主动脉的夹层均为A型，其余为B型。根据主动脉根部病变情况，可将Stanford A型主动脉夹层分为A_1、A_2型和A_3型。

(三)Crawford分型

主要为远端慢性主动脉夹层的分型，共分4型。

Ⅰ型：夹层累及全部胸降主动脉及部分腹主动脉。

Ⅱ型：夹层累及全部胸降主动脉及全部腹主动脉。

Ⅲ型：夹层累及远端胸降主动脉及全部腹主动脉。

Ⅳ型：夹层累及膈肌以下全部腹主动脉。

(四)不典型夹层

不典型夹层包括①无内膜破口与真腔不相交通的主动脉壁间血肿；②无血肿的内膜撕裂，形成膨出的局限性夹层；③穿壁粥样硬化性溃疡，溃疡通常侵入外膜形成局限性的血肿；④医源性或创伤后夹层。

(五)主动脉夹层的鉴别诊断

急性主动脉夹层发病时多存在剧烈胸痛，须与急性冠状动脉综合征相鉴别。心电图及心肌酶学检查可有助于鉴别诊断，必要时可考虑进一步行冠状动脉CT或根据病情选择冠状动脉造影检查。

依据病理形态，扩张性主动脉疾病可分为3大类：第1类是主动脉瘤，指各个部位的真性动脉瘤；第2类是假性动脉瘤，指感染、外伤、手术、溃疡破裂等导致的主动脉周围血肿；第3类是主动脉夹层，包括Stanford A型夹层和Stanford B型夹层。因此主动脉夹层尤其是慢性夹层须与其他扩张性主动脉疾病相鉴别。

【治疗】

(一)治疗原则

急性主动脉夹层的治疗目的应以挽救生命为原则，控制临床症状并积极预防和治疗并发症，尽最大可能消灭主动脉夹层，处理好主动脉根部和弓部，努力减少再次手术的可能性。慢性期夹层的治疗应针对形成的动脉瘤、主动脉瓣关闭不全和重要脏器缺血。

(二)内科治疗

主动脉夹层的内科治疗是基础，目的是降低血压，减少对主动脉壁的压力；其次是减少左心室搏动性张力。因此需要联合应用降压、扩血管和抑制心肌收缩的药物。血压升高的患者可静脉应用降压药联合静脉应用β受体阻滞药，直到口服药物开始平稳起效。血压正常的患者可静脉应用β受体阻滞药或口服β受体阻滞药治疗。

对症治疗包括镇静镇痛，镇咳，控制左侧心力衰竭等。

一般支持治疗包括卧床，保持大便通畅，纠正水、电解质失衡及调整营养。

治疗中须对患者进行持续监护，包括神志、四肢动脉压和脉搏、中心静脉压、尿量、心电图及胸腹部体征。

(三)外科治疗

适用于近端夹层(除了伴有严重并发症不耐手术的患者)，以及远端夹层合并夹层主动脉明显扩张，或合并主动脉破裂、心脏压塞、重要系统受累缺血、夹层主动脉迅速扩张或有局部隆起等并发症，目的是应用人工血管部分或完全置换被切除的主动脉(包含内破口部分)，阻断真假腔之间的血流交通。随着麻醉体外和外科技术的进展，外科治疗夹层效果有了很大的提高。

对患者进行分型后选择不同方案的外科治疗。

1. *Stanford A型主动脉夹层*　Stanford A型夹层的病变范围广泛，牵扯多脏器的供血。一旦确诊，原则上应按急诊手术治疗，尤其是对有并发症的患者应行紧急手术。在我国受地域、技术和经济条件的制约，手术时机均偏晚，应努力尽早手术，减少术前死亡率。手术方式应根据不同病理类型来确定，主动脉窦部正常型主动脉夹层不需要替换主动脉窦部，手术比较简单，预后比较好；主动脉窦部轻度受累型手术比较复杂，须进行主动脉窦部成形、保留自身主动脉瓣的根部替换或冠状动脉开口的移植，围术期风险比较大，但术后生活质量较主动脉窦部重度受累型高；主动脉窦部重度受累型手术比较简单，行主动脉根部替换术，术后需要终生抗凝血，易出现凝血方面的并发症，A_2型和A_3型夹层易出现急性左侧心力衰竭和冠状动脉受累导致的急性心肌供血障碍等并发症，更应急诊手术治疗。

(1)主动脉夹层近端的处理方法

①主动脉窦部正常型：在主动脉窦管交界上方约 1.0 cm 处横行切断，直接与相应直径的人工血管吻合(必要时行主动脉瓣交界悬吊成形)，远端在深低温停循环下开放吻合，手术方式根据主动脉弓部情况选择。

②主动脉窦部轻度受累型：此型的处理难度最大，技术操作复杂。根据病变程度的不同，手术方式应根据主动脉窦、主动脉瓣和冠状动脉受累情况以及外科医生的经验个性化地选择。如果窦部病变较轻，主动脉瓣少量反流可以行窦部成形＋主动脉瓣交界悬吊术。如果窦部病变偏重，主动脉瓣有少到中量反流，外科医生有丰富的手术经验，可以行部分主动脉窦部替换＋主动脉瓣成形术或保留主动脉瓣的根部替换术(David 手术)。如果主动脉瓣有中到大量反流，医生的经验有限，手术应采用 Bentall 手术。可能因冠状动脉受累行冠状动脉旁路移植术。合并马方综合征的急性 A_2 型夹层病例行 David 手术的指征尚存在很多争议。有学者认为马方综合征的病例应行 Bentall 手术。有的学者认为马方综合征行 David 手术后的早、中期病死率和再手术率与 Bentall 手术比较无显著性差异，且可以得到与其他方法近似的近期效果，还可以减少二次手术的可能，避免抗凝血和机械瓣相关的并发症的发生。

③主动脉窦部重度受累型：此型病理改变较为严重，无法行主动脉瓣成形，行传统的带瓣人工管道的主动脉根部替换术(Bentall 手术)。

(2)主动脉弓部的处理方法

①主动脉弓部病变复杂型主动脉夹层：可能包括①原发内膜破口在弓部或其远端，夹层逆行剥离至升主动脉或近端主动脉弓部；②弓部或其远端有动脉瘤形成(直径＞5.0 cm)；③头臂动脉有夹层剥离；④病因为马方综合征。

此型主动脉夹层病变复杂，如果单纯行升主动脉或部分弓部的人工血管替换术，假腔闭合率低，有可能出现夹层剥离导致的脑供血障碍，或再次手术的可能。对于此类患者常规采用全主动脉弓部替换术＋象鼻术的术式。全主动脉弓部替换术可以完全切除病变的升主动脉和主动脉弓部，二次手术的可能性降低，但是手术操作复杂、手术时间较长，手术的并发症发生率和病死率较高。马方综合征患者在主动脉根部替换术后再出现夹层和瘤样扩张的可能远远高于其他疾病，是主动脉夹层二次手术的主要危险因素。所以应争取在首次手术时行全主动脉弓部替换术，这样可以降低再手术率，也可以降低二次手术的难度，减少因再次正中开胸导致的并发症。象鼻术可以避免远端吻合的针孔漏血，提高远端假腔闭合率，降低再手术率。

②主动脉弓部病变非复杂型主动脉夹层：可考虑行升主动脉及部分主动脉弓部替换，升主动脉＋部分主动脉弓部替换术操作相对简单，手术时间短，术后并发症发生率和病死率相对较低，体外循环下鼻咽温度降到 18～20℃时，全身停循环＋选择性脑灌注，人工血管在开放下与无名动脉近端的主动脉相吻合。手术的要点：尽量切除病变和被钳夹损伤的主动脉壁。也有学者主张选择全主动脉弓部替换术＋象鼻术的术式。

2. *Stanford B 型主动脉夹层*　Stanford B 型主动脉夹层在治疗上争议比较大。在急性期，多主张非手术治疗。随着主动脉夹层介入治疗的广泛开展和外科手术技术的提高，无论介入治疗还是手术治疗均取得了良好效果，但是在急性期主动脉夹层还不稳定，介入治疗和手术治疗的并发症发生率均很高，建议对没有并发症的病例应尽量在 3d 以后进行介入或手术治疗。积极的干预治疗可以预防动脉瘤的形成，减轻或者预防主动脉夹层造成的脏器缺血，尤其是肾性高血压、肾萎缩和肾衰竭。

(1)无论是在急性期还是在慢性期，只有夹层内膜撕裂未累及到左锁骨下动脉及远端主动脉弓部以及胸降主动脉和腹主动脉扩张不明显的病例才适合介入行腔内带膜支架主动脉腔内修复术治疗。详见介入治疗部分。

(2)Stanford B 型主动脉夹层根据分型也可能须选择手术治疗：我国的 B 型夹层患者青壮年居多，预期寿命长，诊断明确后应积极治疗。早期手术可以避免降主动脉的广泛扩张，缩小手术的范围。脊髓的缺血损伤和术后截瘫是降主动脉手术后的灾难性并发症。文献报道在高危病例中神经系统并发症发生率高达 30％～40％。深低温停循环(DHCA)被认为是可以有效降低神经系统和内脏缺血损伤的方法。在深低温停循环下行降主动脉的手术不仅可以避免游离主动脉的近心端和在正常主动脉上阻断，还可以在无血的视野中辨认和切除主动脉的真假腔间的内膜，适用于主动脉近端无法阻断，或广泛的胸降主动脉、胸腹主动脉病变，或术后有可能发生脊髓缺血损伤的病例。虽然深低温停循环可以降低术后各器官缺血损伤的可能，但是需要延长体外循环时间，术后肺部和凝血相关的并发症发生率明显升高。夹层内膜撕裂累及左锁骨下动脉及远端主动脉弓部以及胸降主动脉和腹主动脉扩张明显的病例需在深低温停循环下手术治疗。

①夹层累及降主动脉近端，主动脉无扩张或仅有降主动脉近端扩张，中、远段直径接近正常的B型夹层：体外技术可采用常温阻断＋血泵法血液回收股动脉或股静脉输入技术，也可采用股动脉一股静脉转流(股-股转流)，股-股转流和左心转流可以降低循环血的温度。必要时采用深低温停循环，经股动静脉建立体外循环，股静脉插入二阶梯静脉引流管，使其尖端达右心房水平，鼻咽温降至18～20℃时，停循环下完成降主动脉近心端的吻合，之后在人工血管上插动脉管恢复循环并开始复温，再进行远心端的吻合。手术方式可选择部分胸主动脉替换术或部分胸主动脉替换术＋远端支架象鼻术。

②夹层累及全胸降主动脉，整个胸降主动脉均扩张，腹主动脉直径接近正常的B型夹层：体外技术可采用常温阻断＋血泵法血液回收股动脉或股静脉输入技术，也可采用股-股转流。必要时采用深低温停循环。手术方式可选择部分胸主动脉替换术＋主动脉成形术，全胸降主动脉替换术。

③夹层累及全胸降主动脉、腹主动脉，胸降主动脉和腹主动脉均扩张的B型夹层：胸腹联合切口，行全胸降主动脉及腹主动脉人工血管替换术。经左侧胸腔和腹膜外游离胸腹主动脉全程，深低温停循环，鼻咽温度降至18℃时全身停循环，在左锁骨下动脉附近切断降主动脉与四分支人工血管主干端-端吻合，后将备用的动脉灌注管与分支人工血管连接恢复上半身循环。将右肾动脉、腹腔干动脉和肠系膜上动脉的开口修剪为一血管片与人工血管主干的远心端吻合。保留肋间动脉开口附近的主动脉瘤壁，将其成形为一直径为1～2cm的直桶形组织与其中一8mm直径的分支人工血管吻合，恢复脊髓的血供。再分别将左侧肾动脉、左右髂动脉和肠系膜下动脉与人工血管分支吻合。常温阻断下行全胸降主动脉及腹主动脉人工血管替换术，安全时限短，技术要求较高。

(四)介入治疗

近年来，国际上针对主动脉夹层的复杂临床治疗问题，陆续将一系列介入治疗技术引进到主动脉夹层的治疗领域，希望借助介入治疗的创伤小、恢复快等特点能给主动脉夹层在治疗方面的棘手问题带来新的希望。主动脉夹层的介入治疗最初采用的技术主要为经皮主动脉内膜开窗术(fenestration of intimal flap，FIF)及裸支架置入术(endovascular stent，ES)；受腹主动脉瘤和胸主动脉瘤等扩张性疾病腔内治疗的影响，经股动脉带膜血管内支架置入术(transfemoral stent-graft implantation，TSGI)又被应用于主动脉夹层的治疗中。

1991年Parodi等开始开展应用支架治疗腹主动脉瘤，1994年Dake等将这一技术应用于胸降主动脉瘤。此后进一步开展了支架治疗主动脉夹层的临床应用，自从1999年Nienaber等及Dake等报道应用支架治疗夹层以来，随着支架的改进与技术的完善，这一微创技术得到更广泛使用，近中期结果令人满意，取得了较好的临床效果，成为部分夹层患者替代手术治疗的选择。其原理是封闭内膜撕裂口，阻断真假腔之间血流的交通，从而使假腔血栓化，压缩假腔，扩张真腔。带膜支架主动脉腔内修复术是治疗有并发症的B型夹层非常有效的手段，对于术前状况很差的夹层病例，介入治疗可以得到比单纯非手术治疗和外科手术更好的中期随访结果。

关于主动脉夹层介入治疗的名称有血管腔内修复治疗、腔内支架治疗、腔内支架人工血管治疗、主动脉腔内修复术、腔内隔绝术、带膜血管内支架置入治疗等。如能统一使用“带膜支架主动脉腔内修复术”，将更有利于开展临床及科研工作。

介入治疗的时机和适应证的掌握是很重要的。发病早期进行介入治疗的严重并发症发生率很高，主要是夹层逆行剥离所引起的主动脉急性破裂。夹层逆行剥离可能发生在介入手术当时，也可能发生在介入手术之后。

1.介入治疗的适应证

(1)Stanford B型夹层，主动脉破裂或接近破裂，置入支架急诊抢救。

(2)急性发作期胸主动脉最大直径＞4cm或者慢性期胸主动脉最大直径＞5cm。

(3)Stanford B型夹层合并重要脏器缺血，顽固性高血压药物不能控制及持续性疼痛药物无法缓解等。

(4)Stanford A型夹层中的逆行性夹层破口位于降主动脉的一部分患者。

(5)主动脉穿通性溃疡。

2.介入治疗的相对禁忌证

(1)髂-股动脉严重狭窄或扭曲不适合于导载系统的进入。

(2)并发心脏压塞、升主动脉和主动脉弓分支血管受累、严重的主动脉瓣反流。

(3)锚定区严重粥样硬化病变或者锚定区直径＞4cm。

(4)主动脉弓与降主动脉的夹层呈锐角。

关于B型夹层介入治疗近端锚定区的问题,主动脉原发内膜破口的位置和大小以及与左锁骨下动脉开口的距离是决定治疗效果的关键因素,内膜破口位于小弯侧的相对较小,但封闭比较困难,容易形成内漏,治疗效果较差;内膜破口位于大弯侧的往往较大,假腔扩展速度快,容易形成动脉瘤,但是介入治疗时内膜破口容易被封闭,治疗效果相对较好。如果破口与左锁骨下动脉的距离过近＜1.5cm,使近端锚定区太小,带膜支架主动脉腔内修复术后出现椎动脉缺血的可能性增加,严重的可能威胁生命,需要进行附加的转流手术,增加了手术风险、难度和医疗费用,近端内漏的发生率也会随之增高。

【并发症】

近年来,随着对主动脉夹层在认识上的不断深入,外科技术的提高和临床经验的积累,神经系统保护技术的应用,主动脉夹层术后并发症的发生率不断降低。

(一)出血

大出血是主动脉外科常见而且最危险的并发症,在早年也是手术死亡的最主要原因,因此,出血的防治是主动脉手术,特别是主动脉夹层手术成功的关键。应注意以下几点:选择适宜的体外循环方法及脑保护方法,以便有良好的术野及充足的操作时间;手术操作轻柔精确,吻合口平顺,对位准确,避免夹层动脉壁撕裂、扭曲造成出血;出血时不应依赖人造止血材料填塞止血,因为动脉出血填塞效果不佳,且易感染或在局部形成假性动脉瘤。近端吻合口出血时,可用残余瘤壁包裹并与右心房分流,止血效果满意。出血量较小时,分流逐渐闭合,不致影响循环状态。

(二)神经系统并发症

神经系统并发症包括昏迷、苏醒延迟、定向力障碍、抽搐、偏瘫、双下肢肌力障碍等。发生上述情况与以下因素有关:①术前原因,夹层累及头臂血管,高龄病人伴有颈动脉或脑血管病变;②术中因素,气栓、血栓和动脉硬化斑块脱落引起栓塞,神经系统保护措施不当,术中灌注压过低过高;③术后原因,术后血压因各种原因过高过低,头臂血管吻合口狭窄或血栓形成,夹层术后剥离累及头臂血管或加重头臂血管病变。在诸多因素中,神经系统保护措施不当和气栓造成神经系统并发症者最为常见。高龄和血压不稳是重要的危险因素。因此,选择适当的神经系统保护措施十分重要,如条件允许,尽量采用选择性脑灌注技术。术中注意排气和清除血栓,远端吻合时采用开放吻合技术,防止阻断段以远血栓或斑块脱落。围术期注意控制血压,避免较大范围波动。胸主动脉人造血管替换时要注意重建肋间动脉供血。神经系统并发症治疗目前主要为脱水,提高胶体渗透压,维持血压平稳,应用神经细胞营养药物。如果患者情况允许,可行高压氧治疗。

(三)急性肾衰竭

急性肾衰竭主要原因为:围术期血压过低造成肾供血障碍;术中肾缺血时间过长;体外循环时间过长、血红蛋白尿对肾脏的影响;以及术前长期高血压,夹层累及肾动脉造成的肾功能不全。预防措施主要有选择适当的基本方法,在行升弓部手术或“象鼻子”手术时,在右锁骨下动脉和股动脉插动脉灌注管;必要时上下半身分别灌注;胸主动脉人造血管替换术时采用血泵法全血回收动脉输入技术或股动脉-股静脉转流以缩短肾缺血时间;围术期防止血压过低;尽量缩短体外循环时间;术后应用利尿药,碱化尿液,使游离血红蛋白尽快排出等。急性肾衰竭预后较差,处理原则是维持良好血流动力学状况;纠正水、电解质失衡,特别是高钾血症;采用血液滤过或血液透析;因夹层累及双肾动脉造成肾供血障碍,导致急性肾衰竭者,如果患者一般情况允许,可行“自体”肾移植,将肾动静脉与未被夹层累及的髂内动静脉吻合。

(四)急性呼吸衰竭

急性呼吸衰竭多为Ⅱ型急性呼吸衰竭,深低温停循环和体外时间过长是引起肺损伤的最常见原因。此外输入大量库血引起肺毛细血管微栓;左心引流不畅造成肺循环压力增高导致的肺水肿;左侧开胸、肝素化后,手术过程中翻动肺组织,造成机械损伤等,都是引起急性呼吸衰竭的重要因素。术前伴有慢性阻塞性肺疾病也是诱因。针对以上原因,采用相应的处理是预防急性呼吸衰竭的关键。主动脉夹层术后急性呼吸衰竭的处理原则与一般急性呼吸衰竭的处理原则相同。

（五）远期并发症

1. *吻合口假性动脉瘤形成*　多由感染与局部血肿有关。临床表现不明显，偶有压迫症状，多在术后复查CT、MRI时发现。术中注意无菌操作及术后合理应用抗生素，可减少感染的发生。吻合口出血时尽量避免使用人造止血材料充填压迫止血，以减少局部血肿的产生。假性动脉瘤应采用手术治疗，行破口修补或人造血管替换术。有学者报道采用经皮腔内带膜支架治疗吻合口假性动脉瘤，效果较好。

2. *吻合口狭窄*　多发生于头臂血管吻合口，由吻合技术不当、血栓形成以及头臂血管夹层内血栓压迫造成。如症状明显，应考虑手术治疗。

（六）其他

包括喉返神经损伤、乳糜胸、心包积液、胸腔积液和肺不张等。

Stanford A型夹层手术治疗并发症发生率为14.5%。急诊手术并发症发生率21.7%。Stanford B型主动脉夹层介入治疗并发症发生率为2.9%，外科手术并发症发生率为18.8%，神经系统并发症发生率为10.9%，其中脊髓并发症发生率为7.8%，永久截瘫发生率为1.6%。

【预后】

急性主动脉夹层发生后，若不进行治疗48h死亡率为36%～72%，1周内死亡率达到62%～91%，即使在院内治疗平均死亡率也高达27%，夹层若累及重要血管分支引起脏器缺血，死亡率会更高。

早期主动脉夹层的外科治疗效果并不理想，并发症多，死亡率高。随着CT、MRI等检查在临床普遍应用，诊断水平不断提高。外科技术在近来也有很大的进展。特别是神经系统保护技术和新型人造外科手术材料，如人造血管、缝线等在临床上的应用使手术死亡率不断降低。

大组资料表明，急性Stanford A型主动脉夹层的早期手术死亡率为10%～20%，慢性Stanford A型主动脉夹层早期手术死亡率为10%～15%，主动脉窦部正常的A型夹层近期病死率和并发症发生率低，长期预后较好，术后无须服用抗凝血药物。主动脉窦部受累的A型夹层的治疗较复杂，操作难度大，对外科医生的技术要求高，绝大多数病例可以保留自身主动脉瓣，术后无须服用抗凝血药，无抗凝血相关并发症的发生，患者的生活质量明显提高。如果病例选择不合理，有因主动脉根部和瓣膜的病变而二次手术的可能。Bentall手术需长期抗凝血，生存质量相对较差，但可以避免针对近端主动脉病变的二次手术。

Stanford B型主动脉夹层内科非手术治疗无并发症的B型夹层的早期病死率为10%，发病后第1年的病死率为20%，长期随访中因主动脉扩张形成动脉瘤需要外科手术的比例达20%。急性Stanford B型主动脉夹层的手术死亡率为20%～35%，慢性Stanford B型主动脉夹层的手术死亡率为15%。死亡原因：Stanford A型主动脉夹层主要是神经系统并发症、急性肾衰竭和出血。而Stanford B型主动脉夹层为出血、急性肾衰竭和夹层破裂。主动脉夹层外科治疗的远期效果受诸多因素影响，难以评价，如手术时患者的状况能够耐受何种手术，就诊医院的综合技术能力，术后药物治疗的效果，术后复查的诊断水平，患者的经济条件等。

（常　谦　高　爽）

第四节　主动脉炎性疾病

【概述】

主动脉炎性疾病是多种原因引起的主动脉壁炎性病变，如巨细胞动脉炎、大动脉炎（takayasu arteritis，TA）、主动脉感染等，其中以大动脉炎最为常见。本文将主要对大动脉炎进行阐述。大动脉炎是主动脉及其主要分支慢性非特异性血管炎性疾病，可引起不同部位的狭窄或闭塞，少数病例因动脉壁中层遭破坏而引起动脉瘤样扩张。大动脉炎在全世界均有发病，但主要见于年轻的东方女性。女性与男性之比为8∶1，典型的起病年龄为15—30岁。病因迄今尚不明确，可能与感染（链球菌、结核菌、病毒等），遗传和自身免疫损伤等因素有关。

【病理及分型】

大动脉炎早期血管壁为淋巴细胞、浆细胞浸润，偶见多形核中性粒细胞及多核巨细胞。病理变化以动脉中膜受累为主，后期可引起血管内外膜纤维性增生，形成全层性动脉炎。全层动脉广泛不规则性增厚，弥漫性纤维结缔组织增生致管腔狭窄，呈节段性，伴有狭窄后扩张，外形表现为串珠样。少数患者因炎症破坏动脉壁中层，弹力纤维及平滑肌纤维坏死，而致动脉扩张、假性动脉瘤或夹层动脉瘤。组织学检查可见心肌和大血管中有非特异性炎细胞浸润和纤维化。另外，由于动脉管腔狭窄可出现相应组织器官的缺血性改变，继而产生广泛性的侧支循环。病变多见于主动脉弓及其分支，其次为降主动脉、腹主动脉和肾动脉，肺动脉、冠状动脉也可受累。

大动脉炎的分类方法较多，根据临床发生部位不同，中华医学会风湿病学分会 2011 年大动脉炎诊断及治疗指南中分为 4 种类型。

Ⅰ型：头臂动脉型，即主动脉弓综合征，主要引起颈动脉和椎动脉等头臂血管狭窄和闭塞，约占 50%。

Ⅱ型：胸-腹主动脉型，又称主-肾动脉型，即中主动脉综合征，主要侵犯降主动脉，又以发生位置不同，分为①膈上型中主动脉综合征，主要发生于胸主动脉；②膈下型中主动脉综合征，主要侵犯腹主动脉及其分支。

Ⅲ型：广泛型，病变范围广泛，多个部位动脉受累，波及两型以上。

Ⅳ型：肺动脉型，多为上述 3 种类型合并肺动脉受累，约占 50%，单纯肺动脉受累者罕见。

Numano 等根据血管造影结果分为 6 型。①Ⅰ型：病变只累及主动脉的分支；②Ⅱa 型：病变只累及升主动脉和（或）主动脉弓，主动脉弓分支可同时受累，主动脉的其余部分没有受累；③Ⅱb 型：病变累及降主动脉，升主动脉、主动脉弓及主动脉分支可同时受累，但腹主动脉没有受累；④Ⅲ型：病变累及降主动脉、腹主动脉和（或）肾动脉，但升主动脉、主动脉弓及主动脉分支没有受累；⑤Ⅳ型：病变只累及腹主动脉和（或）肾动脉；⑥Ⅴ型：混合型，具有上述两种或多种病变特征。

Yongquan 等根据临床表现分为 5 型。①Ⅰ型：脑缺血型；②Ⅱ型：高血压型；③Ⅲ型：肢体缺血型；④Ⅳ型：动脉瘤型；⑤Ⅴ型：心肺血管和内脏血管受累型。

【临床表现】

多见于青年女性，临床表现一般分为早期和晚期两个阶段。早期主要表现为非特异性全身症状，晚期主要为局部症状或体征。

（一）全身症状

全身不适、易疲劳、发热、食欲缺乏、恶心、出汗、体质下降、肌痛、关节炎和结节红斑等症状，可急性发作，也可隐匿起病，由于缺乏特异性的表现，所以早期诊断较为困难。

（二）局部症状与体征

按受累血管不同，出现相应器官缺血的症状与体征。

1. 头臂动脉型（Ⅰ型），患者常表现有头晕、头痛、眩晕，记忆力减退，视觉障碍，面肌萎缩等症状，严重者可出现反复晕厥、抽搐、偏瘫、失语，甚至昏迷。个别病例由于颈动脉窦应激性增高及颈动脉体周围组织粘连，头部位置突然改变时，常可引起反应性晕厥。狭窄部位远端可闻及收缩期血管杂音，偶有细震颤。

2. 胸-腹主动脉型（Ⅱ型），患者可有头痛，头晕，下肢麻木，四肢末梢发凉和间歇性跛行。多数患者伴有持续性高血压，且下肢血压低于上肢。可于背部、腹部听到血管杂音，甚至可触及细震颤。

3. 混合型（Ⅲ型），病变波及范围涉及两型以上，具有上述两型的临床特征。

4. 肺动脉型（Ⅳ型），患者表现心慌、气短，肺动脉瓣区可闻及收缩期吹风性杂音，第二心音增强。

5. 非特异性主动脉炎累及心脏时临床表现有窦性心动过速，心脏扩大，心脏功能下降，也可引起冠状动脉狭窄，造成心肌缺血症状。

【辅助检查】

（一）实验室检查

1. 红细胞沉降率（ESR）：是反映本病疾病活动的一项重要指标。疾病活动时 ESR 可增快，病情稳定后 ESR 恢复正常。

2. C 反应蛋白：其临床意义与 ESR 相同，为本病疾病活动的指标之一。

3. 抗结核菌素试验：如发现活动性结核灶应抗结核治疗。对结核菌素强阳性反应的患者，在经过仔细检查后，仍不能除外结核感染者，可试验性抗结核治疗。

4. 其他：少数患者在疾病活动期白细胞增多或血小板增多，也为炎症活动的一种反应。

（二）影像学检查

1. *彩色多普勒超声检查*　可探查主动脉及其主要分支狭窄或闭塞（颈动脉、锁骨下动脉、肾动脉等），但对其远端分支探查较困难。

2. 造影检查　①血管造影:可直接显示受累血管管腔变化、管径大小、管壁是否光滑、受累血管的范围和长度,但不能观察血管壁厚度的改变。②数字减影血管造影(DSA):对头颅部动脉、颈动脉、胸腹主动脉、肾动脉、四肢动脉、肺动脉及心腔等均可进行此项检查。缺点是对脏器内小动脉,如肾内小动脉分支显示不清。

3. CT 和磁共振成像(MRI)　可显示部分受累血管的病变,发现管壁强化和环状低密度影提示为病变活动期,MRI 还能显示出受累血管壁的水肿情况,有助于判断疾病是否活动。

【诊断】

凡青年人,尤其青少年女性患者,有下列 1 种以上表现者,应怀疑或诊断本病:①单侧或双侧肢体出现缺血症状,并伴有脉搏减弱或消失;②单侧或双侧颈动脉搏动减弱或消失,伴有脑动脉缺血症状;③近期发生持续性高血压且四肢血压相差悬殊;④不明原因发热,四肢脉搏异常;⑤有无脉症眼底改变者。二维超声心动图、磁共振、高速 CT 和心血管造影检查,可作出比较明确的定性和定位诊断,可显示出狭窄部位、范围及累及血管其分支情况。

1990 年美国风湿病协会制定了大动脉炎的诊断标准,符合以下 3 项者可作出诊断:①发病年龄 40 岁以下;②间歇性跛行;③上臂动脉搏动减弱;④两上肢收缩压差>10mmHg;⑤锁骨下动脉与主动脉连接区有血管杂音;⑥动脉造影异常。

【鉴别诊断】

1. 先天性主动脉缩窄　多见于男性,血管杂音位置较高,限于心前区及背部,全身无炎症活动表现,胸主动脉造影见特定部位狭窄。

2. 动脉粥样硬化　常在 50 岁后发病,伴动脉硬化的其他临床表现,血管造影有助于鉴别。

3. 肾动脉纤维肌发育不良　多见于女性,肾动脉造影显示其远端 2/3 及分支狭窄,无大动脉炎的表现,病理检查显示血管壁中层发育不良。

4. 血栓闭塞性脉管炎(Buerger 病)　好发于有吸烟史的年轻男性,为周围慢性血管闭塞性炎症。主要累及四肢中小动脉和静脉,下肢较常见。表现为肢体缺血、剧痛、间歇性跛行,足背动脉搏动减弱或消失,游走性浅表静脉炎,重症可有肢端溃疡或坏死等,与大动脉炎鉴别一般并不难。

5. 白塞病　可出现主动脉瓣及其他大血管的病变,但白塞病常有口腔溃疡、外阴溃疡、葡萄膜炎、结节红斑等,针刺反应阳性。

6. 结节性多动脉炎　主要累及内脏中小动脉,与大动脉炎表现不同。

【治疗】

(一)药物治疗

1. 糖皮质激素　激素是本病主要的治疗药物,及时用药可有效改善症状,缓解病情。

2. 免疫抑制药　免疫抑制药联合糖皮质激素能增强疗效。常用的免疫抑制药为环磷酰胺、甲氨蝶呤和硫唑嘌呤等。

3. 生物制剂　近年来有报道使用抗肿瘤坏死因子(TNF)拮抗药可使大动脉炎患者症状改善、炎症指标好转,但缺乏大样本的临床验证资料。

4. 扩血管、抗凝血,改善血液循环　使用扩血管、抗凝血药物治疗,能部分改善因血管狭窄较明显所致的一些临床症状。对高血压患者应积极控制血压。

(二)经皮腔内血管成形术

血管成形术为大动脉炎的治疗开辟了一条新的途径,目前已应用治疗肾动脉狭窄及腹主动脉、锁骨下动脉狭窄等,获得较好的疗效。

(三)手术治疗

1. 原则和目的　术前应予以系统的激素及抗感染治疗,一般在病变稳定 6 个月后手术为宜,除病变严重危及患者生命,应避免在活动期手术,因血管壁有炎症、水肿,可导致吻合口出血、假性动脉瘤和吻合口再狭窄。病变稳定的标志为:体温、红细胞沉降率和白细胞等指标正常。手术目的是重建狭窄远端血供,改善症状。

2. 手术适应证及禁忌证

(1)适应证:①累及血管狭窄后扩张,形成动脉瘤者。②头臂血管狭窄闭塞引起大脑缺血性障碍,后期死亡率高。颈动脉狭窄>50%,或锁骨下动脉狭窄伴椎动脉窃血和上肢缺血表现者。③胸-腹主动脉狭窄引起胸腹腔脏器缺血性改变、药物难以控制的高血压或下肢明显供血不足者。④累及肾动脉,致肾供血不足,影响肾功能,引起高血压者。⑤累及主动脉根部任一部位者,包括主动脉瓣中度以上反流并左心室扩大,升主动脉扩张(直径≥5cm),或冠状动脉开口和主干狭窄≥50%。

(2)禁忌证:①在不危及患者生命的情况下,病变活动期不宜手术治疗;②合并严重心、肝、肾等脏器功能衰竭,不能耐受手术者。

3. 手术方法　手术方法以狭窄段血管补片成

形，人工血管移植和旁路移植术为主，依发生部位不同，而有多种手术方法，传统的血栓内膜切除术应用已越来越少。

(1)头臂动脉狭窄：锁骨下动脉-颈总动脉转流术适于一侧锁骨下动脉或颈总动脉起始部狭窄或闭塞；腋动脉-腋动脉转流术适于一侧锁骨下动脉起始部狭窄或闭塞，特别是合并椎动脉窃血综合征者；股动脉-腋动脉转流适于头臂血管均有病变，且股动脉与腋动脉压差明显高于两者间的静水压者。以上 3 种术式均在胸外实施。主动脉-颈总、锁骨下或腋动脉转流术适于头-臂血管均有病变，特别是同期需经胸实施其他操作者。

(2)胸、腹主动脉狭窄：局部切除人工血管置换适于病变局限者。胸主动脉-腹主动脉转流术适于胸腹病变虽广泛，但在弓降部主动脉仍有足够正常管壁用于旁路血管吻合者，须采用左侧胸腹联合切口。升主动脉-腹主动脉转流术适于病变广泛，特别是合并升主动脉、冠状动脉病变需同期处理者，采用正中胸腹联合切口。

(3)肾动脉狭窄：可施行介入治疗或主动脉-肾动脉转流术，严重者施行自体肾移植术。

(4)冠状动脉狭窄：行冠状动脉旁路移植术或支架置入术。

(5)累及主动脉根部：对主动脉扩张并主动脉瓣关闭不全者首选人工血管带瓣管道或同种带瓣管道行主动脉根部置换术。对升主动脉扩张不明显或无扩张的主动脉瓣关闭不全，是否同期行升主动脉人工血管置换存在争议。

4. 注意事项　在重建器官血供时，临时阻闭狭窄血管远端时，充分考虑是否要建立临时外转流，确保器官供血。多发性大动脉炎周围往往有组织粘连，术中分离时勿损伤周围组织和器官。

5. 主要并发症

(1)人造血管对周围组织的压迫，手术中应注意避免，一旦出现应再手术纠正。

(2)吻合口假性动脉瘤，多与炎症活动、感染、吻合不确实等因素有关，一旦出现需再次手术治疗。

(3)移植血管或吻合口再狭窄，与病变持续进展，吻合口部位、大小不当等因素有关。

(4)主动脉及其分支出现新狭窄，原因为病变持续进展，应尽量不在炎症活动期手术，术前、术后使用激素等药物治疗。

【疗效】

多发性大动脉炎手术后效果基本良好，有少数病例可出现血管再狭窄及假性动脉瘤形成。有报道手术后 10 年通畅率分别为：颈动脉为 88%，锁骨下动脉为 64%，主动脉为 100%，肾动脉为 68%，20 年吻合口动脉瘤发生率为 13.8%。腔内支架介入技术的应用取得了良好的近期效果，远期效果与外科手术尚有一定差距。

（易定华　朱海龙）

第五节　主动脉及其第一级分支狭窄和(或)动脉瘤

【概述】

主动脉及其第一级分支狭窄和(或)动脉瘤是一类主动脉及其第一级分支同时受累的血管疾病，特点是病变复杂、治疗困难、死亡率高。其中最常受累的一级分支是头臂动脉和肾动脉。该类疾病未经治疗预后一般较差，例如直径＞5cm 的主动脉弓部主动脉瘤，破裂发生率为 42%～70%，平均时间约 2 年。

【病因和病理】

病理变化以动脉中层受累为主，弹力纤维及平滑肌纤维变性、坏死，丧失弹性，在高压血流冲击下致动脉扩张，形成动脉瘤，部分因动脉壁纤维结缔组织增生致管腔狭窄。

病因与主动脉瘤相似，主要有以下几种。

1. 囊性中层坏死或退行性变　是胸主动脉瘤最常见的原因，具体病因不明，与遗传(马方综合征、Ehlers-Danlos 综合征等)，感染，年龄等因素有关，男性较多见。

2. 动脉粥样硬化　管壁因粥样硬化而增厚，使滋养血管受压，发生营养障碍，破坏中层成分，弹力纤维发生退行性变。多见于老年男性。

3. 感染　包括细菌、真菌等。病菌可以经血流到达主动脉，或经主动脉邻近的脓肿直接蔓延，亦可在粥样硬化性溃疡的基础上继发感染，都可形成细菌性动脉瘤。

4. 先天性　以主动脉缩窄并缩窄后扩张多见。

5. 其他　包括巨细胞性主动脉炎、白塞病、多发生大动脉炎等。病变多见于主动脉弓及其分支，其次为降主动脉、腹主动脉和肾动脉。组织学检查可见心肌和大血管中有非特异性炎细胞浸润和纤维化。

【临床表现】

(一)症状

根据病变部位和病理改变不同,可表现不同症状。动脉瘤样病变早期可无症状,仅在压迫周围组织或器官时方出现相应症状,如压迫上腔静脉或无名静脉可出现颜面肿胀和颈静脉怒张等;压迫膈神经和喉返神经可出现膈肌麻痹和声音嘶哑。狭窄性病变可出现头晕、头痛、眩晕等相应器官缺血的症状,与大动脉炎局部症状相似。

(二)体征

动脉瘤样病变早期无明显体征,仅在压迫周围组织或器官时出现相应体征。狭窄性病变可出现血压变化,如双侧肢体血压不对称或上下肢压差等,狭窄部位远端可闻及收缩期血管杂音,偶有细震颤。

【辅助检查】

1. *心电图*　一般心电图正常,合并主动脉瓣关闭不全或高血压动脉粥样硬化,可有相应的心电图表现。

2. *胸部X线检查*　是动脉瘤患者常规检查的手段,表现为纵隔影增宽,动脉瘤钙化斑块影,心底部阴影扩大。

3. *多普勒超声心动图检查*　是主动脉及其分支狭窄或动脉瘤最常用的无创诊断方法,可明确狭窄或动脉瘤部位和程度。

4. *CT检查*　是最广泛使用的诊断方法,快速、简便、无创且准确率高。可显示狭窄或动脉瘤的大小、性质、范围,三维图像重建使显示更直观。

5. *磁共振成像(MRI)检查*　与CT检查类似,血管成像重建技术可以估价动脉血流的方向与流速。

6. *主动脉造影*　是最可靠的诊断方法,可明确狭窄或动脉瘤部位、范围和程度,由于是有创检查,且存在一定危险,目前应用逐渐减少。

【鉴别诊断】

1. *纵隔肿瘤*　早期无症状,胸部X线检查显示纵隔影增宽。多普勒超声心动图、CT、MRI等影像学检查可明确诊断。

2. *主动脉及其分支夹层*　主动脉夹层可累及其分支血管开口造成相应器官供血障碍,出现与主动脉及其分支狭窄相似症状,多存在前胸、后背或腹部剧烈疼痛。多普勒超声心动图、CT、MRI等影像学检查可明确诊断。

【治疗】

(一)手术适应证及禁忌证

1. *适应证*

(1)有症状的主动脉瘤需择期手术,动脉瘤出血或破裂者需急诊手术。

(2)动脉瘤直径>5.0cm,无论有无症状,应择期手术。有家族史的患者,瘤体直径达>4.5cm时应手术治疗。

(3)主动脉内径进行性扩大,扩张率每年>1cm者。

(4)主动脉及其第一级分支狭窄后扩张,形成动脉瘤者。

(5)主动脉及其第一级分支狭窄引起相应器官缺血性改变、药物难以控制的高血压或下肢明显供血不足者。

(6)颈动脉狭窄>50%,或锁骨下动脉狭窄伴椎动脉窃血和上肢缺血表现者。

2. *禁忌证*　严重肝、肾、肺、脑功能不全者和不能耐受手术者。

(二)术前处理

1. 了解术前脏器功能:包括心、肺、肝、肾功能,明确各脏器功能情况。常规行胸部X线、心脏超声及CT或MRI检查,明确动脉瘤的诊断、性质、大小和部位,了解主动脉瘤毗邻关系及相关瓣膜病变情况。

2. 高龄尤其是动脉粥样硬化的患者应做颈动脉多普勒超声检查,了解与及时处理颈部血管病变,以降低脑血管意外的发生率。术前高血压患者要控制血压,适量应用镇静、镇痛等药物缓解患者紧张情绪。

(三)手术方法

1. *麻醉和脑灌注*　手术在全身麻醉体外循环下进行。术中注意脑组织保护,这是手术成功的关键之一。目前主要有3种保护脑组织技术:深低温停循环技术,选择性脑灌注技术与逆行脑灌注技术。

(1)深低温停循环(hypothermic circulatory arrest,HCT):该方法的理论基础是脑组织温度降低时,其代谢率显著降低,有报道称脑组织温度降至18℃时,停循环30min,甚至时间更长,不会引起脑组织永久性损害。实际临床工作经验,温度降至12~15℃,停循环30min能确保脑功能的安全,如超过40~50min,有可能出现脑损害的危险,受到停循环时间的限制,复杂的弓部动脉瘤手术不适合应用此技术。

(2)选择性脑灌注(selective cerebral perfusion,SCP):DeBakey等于1957年首次成功应用于临床。但在深低温停循环应用后,此方法应用较少,最近应用右腋动脉插管,在全身深低温停循环情况下,以顺性低流量下10～20ml/(kg·min)进行脑灌注,可维持比低温停循环或逆行灌注更好的脑组织保护。

(3)逆行脑灌注(retrograde cerebral perfusion,RCP):该方法开始用于治疗脑血管空气栓塞,随后应用到主动脉弓部动脉瘤脑灌注技术上,此方法可以保证停循环的安全时间达到90min,脑保护效果明显,实际应用中是在停循环后,上腔静脉逆行脑灌注,初始流量为800～1 000ml/min后改为100～500ml/min,保证上腔静脉压力维持在15～20mmHg即可。

2. *主动脉弓部并头臂动脉病变*　应用带分支人工血管行全弓置换。切除病变血管,先将人工血管远端与降主动脉吻合,经分支人工血管任一分支进行远端动脉灌注,然后分别将头臂动脉与人工血管分支吻合,并开放进行脑部灌注,最后人工血管近端与升主动脉吻合。

3. *升主动脉、主动脉弓部并头臂动脉病变*　应用带分支人工血管行全弓置换和升主动脉置换。

4. *主动脉弓部、降主动脉并头臂动脉病变*　①应用带分支人工血管行全弓置换和"象鼻"手术。②应用带分支人工血管行全弓置换和支架"象鼻"手术。术中在降主动脉放置特制的血管内支架,血管内支架代替传统人工血管的优点在于血管内支架不易受压变形、扭曲,同时也不需行二期手术处理人工血管远端的过程。放置内支架后,连同内支架近端和主动脉壁全层与带分支人工血管吻合,吻合完毕后即可恢复下半身灌注,然后吻合头臂血管。③"杂交"手术,先经胸部正中切口行升主动脉-病变头臂动脉或头臂动脉间人工血管转流,然后应用介入技术于降主动脉和主动脉弓部置入带膜支架。

5. *腹主动脉及其第一级分支病变*　①腹主动脉置换并分支动脉-主动脉吻合或人工血管转流。②开窗型或分支型覆膜支架介入治疗。③"杂交"手术:先建立分支动脉与主动脉转流,再应用介入技术于降主动脉置入带膜支架。

(四)主要并发症及处理

1. *出血*　出血是动脉瘤手术后最常见并发症,各吻合口缝合仔细、确实,缝线对血管壁组织无割裂、损伤,是预防出血的关键。在无活动性出血的前提下,应用血小板、冷沉淀等血液成分和应用血液净化装置,对减少出血有防治作用。应用瘤壁组织包裹人工血管以及必要时应缝一小管道与右心耳相连,可有效减少吻合口出血。

2. *神经系统的损害*　主动脉瘤手术后神经系统并发症比较常见。原因主要为缺血性损伤,包括手术中对中枢神经和脊髓血流阻闭,以及血栓、气栓、血小板聚集等因素,应以预防为主,注意加强术中对大脑和脊髓的保护等。

3. *肺功能障碍*　发生肺功能障碍的原因有非心源性的肺水肿、血液稀释、输血等。

【疗效】

由于病变部位、范围、程度及病因等不同,主动脉及其第一级分支狭窄和(或)动脉瘤外科治疗的手术死亡率、并发症及远期疗效亦有差异,总体疗效满意。Kaoru M等报道21例累及主动脉弓及其分支的大动脉炎病例,无手术死亡,住院死亡1例,远期死亡2例。近年杂交技术的应用使手术死亡率、并发症进一步降低。Antoniou G. A. 等总结1995—2009年文献报道的195例主动脉弓部杂交手术,围术期并发症和死亡率分别是21%和9%,与动脉瘤相关的远期死亡率为2%。

(易定华　朱海龙)

参考文献

[1] 刘维永,易定华. 现代心脏外科治疗学. 西安:世界图书出版公司,2009:1075-1083

[2] 中华医学会风湿病学分会. 大动脉炎诊断及治疗指南. 中华风湿病学杂志,2011,15(2):119-120

[3] 张国飞,倪一鸣. 大动脉炎累及主动脉根部的治疗进展. 中华胸心血管外科杂志,2010,26(6):426-428

[4] 熊一频,胡国富. 混合型多发性大动脉炎的外科治疗. 中国普通外科杂志,2010,19(6):634-637

[5] 廖传军,张　建,谷涌泉,等. 多发性大动脉炎的研究进展. 国际外科学杂志,2006,33(2):106-108

[6] Charles E. F, Thomas C. Ba Leslie T. C, et al. Takayasu's arteritis: Operative results and influence of disease activity. J Vasc Surg, 2006, 43: 64-71

[7] Kaoru M, Hitoshi O, Hitoshi M., et al. Surgical Outcome of Aortic Arch Repair for Patients With Takayasu Arteritis. Ann Thorac Surg, 2006, 81: 178-182

[8] 刘维永,易定华.现代心脏外科治疗学,西安,世界图书出版公司,2009:1035-1045

[9] Timothy A. M., Chuter, DM. Branched Stent-Grafts for Endovascular Repair of Aortic and Iliac Aneurysms. Tech Vasc Interventional Rad, 2005, 8: 56-60

[10] Roberto C., Germano M., Luca B., et ai. Hybrid repair of an aortic arch aneurysm with complex anatomy: Right aortic arch and anomalous origin of supra-aortic vessels. J Vasc Surg, 2007, 46: 128-130

[11] G. A. Antoniou, K. ElSakka, M. Hamady. Hybrid Treatmentof ComplexAortic Arch Disease with Supra-aorticDebranchingand Endovascular Stent Graft Repair. Eur JVasc EndovascSurg, 2010, 39: 683-690

[12] Wilson Y. S., Joseph E. B. Hybrid Repair of Aortic Arch Aneurysms: Combined Open Arch Reconstruction and Endovascular Repair. Semin Thorac Cardiovasc Surg, 2009, 21: 347-354

[13] Kaoru M., Hitoshi O., Hitoshi M., et al. Surgical Outcome of Aortic Arch Repair for Patients With Takayasu Arteritis. Ann Thorac Surg, 2006, 81: 178-182

第5章

体静脉疾病

第一节　上腔静脉梗阻

一、概　　论

上腔静脉梗阻(SVCS)是指因各种原因所引起的上腔静脉阻塞或狭窄,导致上腔静脉系统血液回流障碍的一系列临床综合征。其特点为上腔静脉系统的静脉压升高和颈胸部代偿性的侧支循环形成。此外,对于继发性上腔静脉梗阻尚有引起上腔静脉阻塞的原发疾病的多种表现。由于病因不同,预后也各有差异。

【流行病学】

早在1757年William Hunter首次报道由梅毒性升主动脉瘤压迫所致的SVCS。经历了200多年的发展,尤其是21世纪以来,人们对此综合征的研究进展很快。1949年McIntire报道了502例SVCS,1981年Schrauf-angel报道了107例小儿病例;随着人们对此病认识的深入,在治疗方法上也在进行不断地探讨。1917年Skillen首先应用上腔静脉旁路分流术治疗SVCS,以后各种旁路分流术得到广泛的应用。1961年Shramel等开始利用大隐静脉转流术治疗SVCS获得成功。在我国此病也不少见,而且治疗方法不断改进。1962年、1964年陆林及尹良培等先后应用人造血管治疗SVCS均获得成功。1962年张振湘等开始应用大隐静脉治疗4例SVCS,获得了满意的疗效;1981年顾恺时等报道了28例SVCS,并对其中4例由慢性静脉炎所致SVCS行手术治疗,用带不锈钢环人造血管替代上腔静脉,术后随访10年以上,发现远期疗效满意。1988年孙金星等报道了应用大隐静脉、人造血管与经戊二醛处理后的新生儿脐带静脉,分别为5例SVCS进行6次转流或上腔静脉重建术,疗效满意。1992年汪忠镐等报道了37例SVCS患者,并对其中23例施行了手术治疗,首创用大网膜静脉与颈部静脉转流术,使淤滞血液经大网膜静脉、经门静脉回流至右心房,行2例手术均获成功,并结合自己的经验,提出了较完整的手术原则。随着医学不断发展,诊断技术的不断提高,对本类疾病的治疗手段也将更加完善。

【解剖与生理特点】

上腔静脉管壁较薄,且压力较低,它位于胸骨与脊柱之间,垂直于胸部正中线的右侧,其长度不定,变动在4～6.5cm,它可分为心包外部(上段)和心包内部(下段):在第1胸肋关节后方由左右无名静脉汇合而成,至第3肋软骨后方注入右心房;上腔静脉位于升主动脉的右侧稍后方,与其紧邻;气管与支气管紧靠上腔静脉的后方,上腔静脉在奇静脉汇入处的下面与右肺门相邻。左无名静脉的前面为胸腺所遮盖,胸腺的大小与患者的年龄有关,且接触面有显著的差异;后面与无名动脉相接触,同时部分与颈总动脉相接触,其下面直接贴邻于心包。右无名静脉的后方紧贴于自无名动脉发出的颈总动脉和锁骨下动脉的分叉部,同时也与迷走神经干相贴邻;纵隔胸膜以及位于该处的心包膈血管及右膈神经直接贴邻于无名静脉及上腔静脉干的外侧面。奇静脉位于脊柱的右侧,沿脊柱的右前方上行,绕过肺门上方,进入上腔静脉再汇入右心房。

纵隔淋巴结与上腔静脉及无名静脉关系较密切且很重要,上纵隔有两条重要的淋巴结链:右前纵隔及右气管侧链,围绕在上腔静脉及无名静脉的周围;在奇静脉的周围也有淋巴结包绕,其中最重要的一个淋巴结称为奇静脉淋巴结,位于奇静脉弓的上方。

上腔静脉主要收集膈以上静脉系统的血液回流；因此，当上腔静脉阻塞时，会引起上半身血液回流障碍，导致一系列临床症候群。围绕上腔静脉及其主要属支的纵隔淋巴结主要收集右肺、气管下段及近侧支气管、食管胸段和左肺下部淋巴液及横膈、纵隔胸膜、心脏(包括心包)及胸腺的淋巴液，故这些部位的肿瘤或炎性疾病常可波及这些淋巴结，肿大的淋巴结会压迫或侵袭上腔静脉及其主要分支，导致上腔静脉系统的狭窄或阻塞。

【病因病理】

(一)病因

从上腔静脉的解剖及生理特点我们知道，当上腔静脉及其主要属支的周围有肿瘤生长或周围淋巴结肿大时，均可挤压上腔静脉造成静脉血液回流受阻。不同原因所致的上腔静脉管腔阻塞同样引起此种病变。人们习惯于将 SVCS 病因分良性、恶性两大类；但又因年龄及地区的不同而有差异。就成年人来说，恶性肿瘤是最常见的原因，所占比例各家报道不一致，为 30%～97%。肺癌占 65%～75%；淋巴瘤占 15%；实体瘤的纵隔淋巴结转移 7%。良性病变占 3%～70%，主要为前上纵隔的病变，包括各种急慢性纵隔炎、梅毒、结核、胸内甲状腺肿、胸腺瘤、畸胎瘤、囊状淋巴瘤、皮样囊肿、升主动脉瘤等。心脏疾病，如心脏黏液瘤、缩窄性心包炎及心脏外科手术后；肺部疾病及外伤。产褥感染并发盆腔静脉血栓，可通过椎静脉丛到达上腔静脉所形成的栓塞也可导致上腔静脉阻塞。在儿童及青少年中，先天性心脏病，心血管疾病术后粘连是主要原因。在西方发达国家，由于心导管的广泛使用，使上腔静脉血栓形成的并发症明显增多；在我国此种原因近年来也有增加的趋势。

此外，我们在临床上发现有些患者既没有恶性肿瘤，或没有纵隔炎症，也没有上述其他原因，而是不明原因造成上腔静脉系统管壁纤维性增生，患者伴有或不伴有血栓形成，因而我们称之为原发性上腔静脉梗阻；而将由其他各种原因压迫上腔静脉，或由其他原因损伤上腔静脉壁致血栓形成，或各种原因造成上腔静脉梗阻所致的上腔静脉梗阻或狭窄，称为继发性上腔静脉梗阻。前者系由上腔静脉系统管壁本身病变，造成管腔闭塞或狭窄。由于原发性上腔静脉梗阻与继发性上腔静脉梗阻在治疗原则上和预后均有差异，因而有必要将它们区别对待。

(二)病理

无论何种原因引起的上腔静脉阻塞，均可造成上半身静脉性充血而出现一系列病理生理变化；而且静脉性充血的结局与影响视淤血持续时间的长短、发生快慢，以及侧支循环能否及时建立而不同。短暂的淤血在引起淤血的原因除去后，淤血可以消退，水肿可被吸收，淤血组织可以恢复正常。若淤血时间持续过长，则局部组织的结构和功能可有不同程度的损害，如实质性器官的主要细胞可以发生萎缩、变形，甚至坏死消失，并逐渐为纤维组织所代替，淤血器官因而变硬变小。所以，对上腔静脉梗阻的治疗要认真对待，积极处理。

侧支循环的建立对静脉性充血的结局和预后有密切关系，而侧支循环是否充分要根据静脉梗阻发生的缓急来决定。原发性上腔静脉梗阻由于起病隐匿，病程长，阻塞速度慢，因而侧支建立较充分，症状也相对轻些，故在临床上经常发现：当患者出现经胸壁静脉曲张时，头颈部及上肢肿胀有减轻的感觉；继发性上腔静脉梗阻病程短、起病急，侧支建立不充分，有的患者在未完全建立侧支循环之前即因呼吸困难或脏器功能衰竭而死亡；因此这也为我们手术治疗的必要性提供了依据。

当上腔静脉阻塞后上腔静脉系统血液回流主要通过以下 4 条途径进入心脏。

1. *胸廓内静脉通路*　由胸廓内静脉与腹壁上、下静脉、膈肌静脉、肋间静脉、胸腔前后静脉等沟通，向奇静脉和髂外静脉回流，从而沟通上、下腔静脉。

2. *椎静脉通路*　椎静脉丛与肋间静脉及腰、骶静脉沟通，部分血流引入胸廓内静脉通路，另一部分则引入奇静脉通路。当奇静脉阻塞时，此通路显得特别重要。

3. *奇静脉通路*　奇静脉、半奇静脉、副半奇静脉、腰升静脉和腰静脉等，沟通上、下腔静脉；部分血液来自胸廓内静脉，另一部分来自椎静脉部分。当阻塞平面位于奇静脉开口以上的上腔静脉时，则表浅侧支循环血流方向正常，可经此回流至右心房，此时奇静脉扩张，成为上腔静脉血液回流的重要途径。当阻塞平而位于奇静脉开口处或以下时，血液方向倒流，通过侧支循环，经腰静脉回流至下腔静脉；此时奇静脉变细，成为一条相对不重要的侧支通路。

4. *胸腹壁静脉通路*　由胸外侧静脉、胸腹壁静脉、腹壁浅静脉及旋髂浅静脉组成，血液经大隐静脉流入股静脉。此通路的静脉大多是浅表的，当其曲张时易被发现，故具有重要的临床意义。

尽管 SVCS 存在着上述的侧支循环，使上腔静脉系统的血液可部分地回到心脏，但是这些通路远远达不到上半身静脉回流的要求，因而就出现了静脉性充血，引起颜面部及上肢水肿，颈部变粗，静脉压上升，并代偿性地出现颈胸部浅静脉曲张；即使这样，仍不能缓解头颈部静脉的压力，造成脑血管淤血，脑压升高，轻者可仅有头晕，重者则会出现昏迷；患者无法平卧，更不能低头弯腰，并可出现呼吸困难，端坐呼吸；有时可伴有球结膜水肿等一系列上腔静脉系统病理变化。如伴有下腔静脉病变者，则症状更加严重，且伴有下腔静脉系统的病理变化，如双下肢静脉血液回流受限，静脉压升高、水肿，严重者可出现肝门静脉压高症状，腹水、肝脾大等。

【临床分期】

根据病情的严重程度，Soler 将 SVCS 分为三度：Ⅰ度，颜面部和（或）上肢轻度水肿；Ⅱ度，颜面部和（或）上肢水肿，活动时有呼吸困难，无神经系统症状；Ⅲ度，明显的颜面部和（或）上肢水肿，休息时也有呼吸困难和（或）伴有神经系统症状。

根据静脉梗阻的程度，结合 Standford 的分型和临床资料将 SVCS 分为 5 型：Ⅰ型，上腔静脉部分梗阻（$<90\%$），伴有奇静脉与右心房通路开放；Ⅱ型，上腔静脉几乎完全梗阻（$>90\%$），伴有奇静脉顺行向右心房血流；Ⅲ型，上腔静脉几乎完全梗阻，伴奇静脉逆流；Ⅳ型，上腔静脉完全梗阻，伴有一个或多个大的上腔静脉分支及奇静脉系统阻塞；Ⅴ型，上、下腔静脉均有阻塞。

二、继发性上腔静脉综合征

凡因各种原因压迫上腔静脉及其主要分支，或使其闭塞、血栓形成所致的狭窄或阻塞，使上半身静脉血液回流受阻所出现的临床症候群，即为继发性 SVCS。此病特点：起病急，病程短，可见于任何年龄，与性别关系不大，以中老年男性多见；且多伴有其他相应的症状和体征，也就是说，SVCS 的症状系因其他病变而继发出现。

【临床表现】

本病临床表现分两大组。

（一）上腔静脉受压的表现（共有特点）

1. 早期可出现头面、颈部潮红，颜面部和（或）上肢轻度肿胀、胸闷、头晕；上肢静脉压升高（通常可高达 30～50cmH_2O），而下肢静脉压多正常；随之可出现颈静脉怒张，颈胸部浅静脉曲张，严重者可出现胸腔积液。

2. 晚期患者不能平卧或睡眠困难、呼吸困难、端坐呼吸、球结膜水肿，甚至昏迷死亡。

3. 静脉压试验阳性。患者握拳 1min 后放松，测其前后静脉压的变化，正常人无变化，而此类患者握拳时肘正中静脉压可上升 10cmH_2O 以上；若阻塞部位在奇静脉入口以下时，多数患者出现吸气时静脉压升高，呼气时下降的现象。

（二）原发病的临床表现

1. 恶性肿瘤如肺癌（主要为右侧）或纵隔恶性肿瘤晚期常伴有膈肌麻痹（肿瘤侵及膈神经），声音嘶哑（累及喉返神经），眼裂变窄、上睑下垂、一侧瞳孔缩小等 Horner 综合征（侵及胸颈交感神经），上肢疼痛（压迫臂丛神经）；并可出现肺不张、肺部感染等症状与体征。恶性淋巴瘤多伴有颈部淋巴结肿大；霍奇金病常有间歇发热；胸腺瘤除合并重症肌无力外，还可伴有红细胞发育不全；库欣综合征。嗜铬细胞瘤及神经节瘤时可有高血压及腹泻症状。

2. 良性病变也往往表现出自身的特点，如畸胎瘤与肺、支气管相通时会咳出毛发和皮脂分泌物，甲状腺肿瘤可合并甲状腺功能亢进症。先天性心脏病也有相关的症状与体征。

【诊断和鉴别诊断】

根据上述的症状及体征，多考虑本病的存在。为明确诊断，确定上腔静脉阻塞的部位、程度、范围、侧支循环建立的情况以及病因学诊断，则须要进行辅助检查。

（一）胸部 X 线检查

1. X 线胸片　可提示肺部有无肿块，右上纵隔影是否增宽；对肺癌、纵隔肿瘤及某些心脏病的诊断有一定意义。对于肺癌可见肺上叶浓密块影或肺不张，如发现合并有气管旁纵隔淋巴结肿大，更支持支气管肺癌的诊断，必要时可行断层检查有助于病因诊断。恶性淋巴瘤在胸部可见上纵隔呈现双侧行边缘光滑的分叶状或结节状致密圆形包块，也可仅见纵隔孤立性包块。胸腺癌可发现上纵隔增宽，有质均且边缘清楚、形态不规则的阴影向左或向右浸润。主动脉瘤可发现在升主动脉部位有局限性边缘清楚的梭状或囊状块影，具有膨胀性搏动。纵隔炎症可显示右上纵隔上腔静脉影增宽，有时可见奇静脉淋巴结肿大而未见其包块。缩窄性心包炎可显示上纵隔阴影增宽，有时可见心包钙化影。

2. CT和MRI检查　CT和MRI检查可以清楚地显示SVC管腔，详细了解上腔静脉系受压部位，程度、范围和腔内有无血栓形成、侧支循环情况以及可能病因等。同静脉造影相比，CT和MRI既能观察上腔静脉内情况，又能明确上腔静脉阻塞为外部或内部原因。近年来，CT血管造影三维成像技术(CTA)、磁共振三维成像技术(MRA)已广泛应用于临床，可以更加精确和直观地显示上腔静脉、无名静脉和颈静脉，甚至颅内静脉的情况，对确定治疗方案具有指导意义。

3. 食管钡剂造影　食管造影能了解纵隔内有无肿块；且能清楚地看到食管下端的静脉有无曲张及其程度，从而间接了解有无肝门静脉压力增高。

(二)彩色多普勒血管检查仪

是一种无创检查方法。它主要是用多普勒超声探头从上肢正中静脉开始向上沿肱静脉、腋静脉、锁骨下静脉、无名静脉直到上腔静脉或从颈内静脉向下经无名静脉到上腔静脉，通过出现的波形可分析出血管的通畅情况、侧支情况，对身体无创伤、安全、简单，但有时受检查者技术因素影响较大。

(三)放射性核素静脉造影

此法安全而简单，也是一种无创检查方法。通常用2～5mei^{99m}Tc注入肘静脉，可以了解上腔静脉阻塞部位、程度和侧支循环情况，此方法诊断上腔静脉阻塞的准确率很高。

(四)静脉造影及数字减影(DSA)

为有创检查，是诊断SVCS的最有效方法。常用单侧或双侧上肢肘正中静脉穿刺插管向上腔静脉方向前进至梗阻部位应用高压注射器，注入76%复方泛影葡胺或60%优微显(Ultravist)或60%康瑞(Conray)20～40ml，以一定的程序连续摄片，可清楚显示阻塞部位和侧支循环情况；对于第Ⅴ型伴有下腔静脉梗阻患者，可同时行股静脉穿刺插管下腔静脉造影，或采用经皮经肝穿刺肝静脉插管造影，可了解上腔静脉阻塞部位、程度及侧支情况。而DSA检查可动态观察上腔静脉及分支的阻塞以及侧支循环的情况，准确率较高；但此两种方法对于有新鲜血栓者要谨慎使用。

(五)活组织细胞学检查

可用痰细胞检查、骨髓涂片、支气管镜、纵隔镜、食管镜、淋巴结活检，胸腔穿刺活检以及开胸探查或甲状腺、胸腺活检，可以进一步明确原因。

(六)实验室检查

对于结核、梅毒或纵隔炎症的诊断有一定意义，如炎症者血象增高，红细胞沉降率增快；结核者可出现OT试验阳性，其分泌物直接涂片染色镜下可查找到结核杆菌，活动期红细胞沉降率增快；梅毒患者其分泌物镜检可查到梅毒螺旋体，血清学检查：康氏或华氏试验阳性。

【治疗】

继发性SVCS是一种急性或亚急性的临床综合征，治疗手段有一般辅助治疗、放疗、化疗、介入治疗以及手术治疗。现分别介绍如下。

(一)一般辅助治疗

1. 溶栓治疗　适用于上腔静脉有新鲜血栓形成的患者。往往因中心静脉导管插管后引起的SVCS，由于此型疾病多由于插管留置时间过长，或插管过程中未及时应用肝素盐水冲洗管腔，造成血栓形成；因此，对于血栓形成少于7d者可用尿激酶10万～16万U＋低分子右旋糖酐500ml，静脉滴注，每天1次，从患肢输入，连续1周，一般可以缓解症状；如果效果欠佳，可改行大剂量突击疗法，即20万～30万U/d，再连用3d，如果血栓形成＞7d且＜1个月，也可试行大剂量突击疗法；或者从上肢静脉插管直接到血栓处以微滴泵持续灌注尿激酶，20万～30万U/次，连用3d。

2. 抗凝血治疗　抗凝血药物如肝素可与溶栓药物一起使用，以加强溶栓效果。

3. 中药治疗　中药作为一种辅助治疗手段，具有其固有的特性，它主要是通过"祛邪扶正"治疗肿瘤；而用活血化瘀的方法达到溶解上腔静脉内血栓，解除其梗阻的治疗目的。

4. 其他　如低盐饮食、利尿药以及皮质类固醇的使用可减轻水肿和炎症，缓解症状。结核患者要抗结核治疗；梅毒患者可应用青霉素治疗。

(二)放疗

由于引起继发性SVCS的原因多为恶性肿瘤，故对于恶性肿瘤，如不能切除的肿瘤，或患者不能耐受手术时应以放疗为主。临床上常用两种治疗方式，即慢性小剂量疗法和快速大剂量疗法。

1. 慢速小剂量疗法　50～100rad/d，根据病情的改善及患者的耐受情况逐渐加量，50rad/次，2～3周使剂量达150～200rad/d，总量为4 000～6 000rad/6～7周。

2. 快速大剂量疗法　400rad/d，连续3～4d，然后改用150～200 rad/d，随着肿瘤的缩小而缩小照射野，以减少放疗反应，总剂量为4 000～6 000rad/5～7周，一般放疗后72h症状开始缓解，第7天时症状、体征可能基本消失，缓解率可达90%。

照射范围包括原发肿瘤及周围5～10mm的正常组织、同侧肺门、隆突及肿瘤附近的纵隔区；对于淋巴瘤，应包括颈部、纵隔及腋窝等淋巴引流区；对于肺上叶及上纵隔的病变，应照射双侧锁骨上区。一般剂量：淋巴瘤4 000 rad/3～4周，肺的鳞状细胞癌或腺癌应给予5 000～6 000 rad/5～6周。

注意事项如下。

(1)严格控制照射范围，过大会损伤其他组织，过小则达不到应有的治疗目的。

(2)若治疗后临床症状无改善，应考虑上腔静脉内有血栓形成，因而必要时可试用少量尿激酶(10万～25万U/d+低分子右旋糖酐500ml，静脉滴注)。

(3)个别患者可出现“放射性水肿”，可停用数天或减少剂量。

(三)化疗

化疗作为综合治疗因恶性肿瘤引起的SVCS手段之一，有一定疗效，尤其对小细胞肺癌，化疗可为首选；对此，临床上常用环磷酰胺、MTX、CCNU进行联合化疗。而对非小细胞肺癌治疗可用博来霉素、MTX、长春新碱、5-FU、顺铂联合化疗。化疗方案和剂量的选择根据恶性肿瘤类型不同而有差异。具体应用可参阅肿瘤治疗学。

(四)介入治疗

随着介入放射学的发展，球囊扩张和腔内支架置入是近年来迅速兴起的姑息治疗SVCS的崭新方法。适用于无新鲜血栓形成而管腔未完全闭塞的病例。此法具有操作简单易行，手术创伤小，不会破坏侧支循环，能迅速、有效地改善上腔静脉血液回流，术后恢复快，并发症少等优点。但强行治疗仍可发生并发症。可经肘正中静脉或股静脉穿刺置管到病变部位，前提是能通过阻塞节段，然后进行球囊扩张，将静脉扩张到满意的直径后，再视具体情况决定是否放置内支架。目前临床上常用的支架主要有：Gianturco，Wallstent和Palamz等。症状复发的主要原因是早期支架内血栓形成及肿瘤进展引起的管腔阻塞，前者可以通过溶栓而改善，后者往往需要再置入支架使之再通。支架置入后一般需要抗凝血和抑制血小板聚集治疗，防止继发血栓形成。

(五)手术治疗

手术治疗的优点是能迅速解除SVCS的梗阻，还可获得可靠的病理诊断，缺点是创伤较大，部分患者不能耐受。

1.手术适应证

(1)胸部良性肿瘤病变所致的SVCS原则上要求手术治疗，彻底切除肿瘤，解除梗阻，若肿块难以切除，可考虑行腔静脉血流重建术。

(2)非肿瘤疾病导致的SVCS，经严格的内科非手术治疗无效者。

(3)由恶性肿瘤引起SVCS，且可能切除原发病灶，保存和重建上腔静脉者。

(4)由恶性肿瘤引起的SVCS，虽无法切除原发病灶，但患者体质尚好，能耐受手术者。

(5)无法切除恶性肿瘤，患者有Ⅲ度SVCS表现，但尚可耐受不开胸手术，且估计患者能存活半年以上者。

2.手术禁忌证

(1)恶性肿瘤所致的SVCS，有恶病质，且不能耐受手术者。

(2)全身其他重要脏器，如心、肺、肝、脑、肾等功能不良，而不能耐受手术者。

(3)伴有其他出血倾向的血液性疾病，不适于手术者。

3.术前准备

(1)一般准备：主要了解患者身体状况及有无手术禁忌证。

化验检查：血液方面包括血常规、血型、出凝血时间、血小板计数、凝血酶原时间及活动度、红细胞沉降率、血气、血生化、肝肾功能、HBsAg、血糖及血液流变学检查等。尿、粪常规检查，包括尿量、蛋白、管型、尿糖、尿三胆等。

辅助检查：心电图检查，必要时行动态心电图观察，以了解心脏的功能。胸部X线检查，以了解肺部功能，必要时行肺功能测定，尤其是老年患者均要行此检查。必要时行头颅CT，以了解脑组织受损情况。必要时可行视力、听力功能的检查，以了解其受损情况。

(2)手术准备：①术前组织有关医师进行讨论，确定手术方案、术中及术后注意事项。②做好患者、家属或组织单位的解释工作，包括疾病性质、手术意图、手术可能发生的并发症和危险性，应向家属和组织加以说明，使他们理解和配合。③恶性肿瘤患者多有营养差、贫血、水及电解质紊乱，故应给予纠正，使其正常或基本正常。④肺癌患者多有肺部感染，故应行抗感染治疗。⑤伴发病的处理，有急性心肌梗死者半年内不能进行手术；心律失常和心力衰竭者先内科治疗；高血压患者要术前用降压药，使其尽可能接近正常；糖尿病患者应用饮食控制和药物治疗，使病情基本被控制，血糖<200mg/dl(11.1mmol/L)。⑥手术区域备皮。⑦术前备血，数量要合理；术前1d行青霉素皮试，需用人造血管者，术前1d开始使用抗生素；术晨禁食、禁水，并留置胃管和尿管。

4.*手术方式*　手术方式应根据病因，病变程度和范围加以考虑。①根据手术入径的不同可分为经胸手术和不经胸手术两种，其中经胸手术创伤大，破坏侧支循环较多，难度大，技术要求高，适用于年轻体质好，能耐受开胸手术且经济条件较好者，此类手术由于人工血管管径粗，距离相对短，故手术后通畅率较高；不经胸手术创伤小，对胸部侧支破坏少，适用于胸腔内有严重感染者，或开胸手术失败，或难以承受开胸手术的患者，但由于人工血管或大隐静脉走行距离长，故术后远期通畅率较低。②根据手术的形式不同可分为上腔静脉外肿瘤切除术、上腔静脉血栓摘除术、肿瘤切除＋上腔静脉重建术、各种血管移植术4种类型。现分别介绍如下。

(1)上腔静脉外肿瘤切除术：适用于单纯由肿瘤压迫引起的SVCS，上腔静脉内尚无血栓形成，且肿瘤能够切除者。方法为：患者平卧位，经胸正中切口，在直视下仔细辨认肿瘤与上腔静脉之间的关系，用手术刀或剪刀小心在两者之间切除肿瘤，切除肿瘤后在仔细检查上腔静脉是否畅通，彻底止血后逐层关胸。

(2)上腔静脉血栓摘除术：适用于由心血管导管插管所形成的陈旧性血栓，或新鲜血栓经溶栓无效，且血栓仅限于上腔静脉内的患者。方法如下。

患者仰卧，后背部垫高，行胸正中切口，进入纵隔，打开心包并找到病变部位，用无创血管阻断钳阻断上腔静脉病变的两侧，纵行切开上腔静脉，仔细剥离和摘除血栓，慎防损伤静脉壁，取净后用肝素盐水冲洗管腔，用3-0无创缝线连续缝合静脉切口，打结前须排气；如发现狭窄可用大隐静脉或心包片修补。

(3)肿瘤切除＋上腔静脉重建术：适用于良性肿瘤或恶性肿瘤较小，与周围组织粘连严重，且患者体质好，能耐受开胸手术者；而对恶性肿瘤较大的晚期患者，且体质差者一般不用此术。步骤同上，开胸后探查肺及纵隔内肿瘤，能切除可先行肿瘤切除，切除前可先游离上腔静脉，并用布带子缠绕；然后将上腔静脉阻塞病变切除，切除后用心包补片或大隐静脉或人工血管补片重建上腔静脉。

(4)各种血管移植术：由于病变压迫上腔静脉或无名静脉，肿瘤大且与周围组织粘连严重而无法切除，因而可用血管旁路移植术。临床上常用人工血管、大隐静脉、股浅静脉、大网膜静脉以及经戊二醛处理过的脐静脉等，以前两种最常用。

①无名静脉-右心房人工血管移植术：适用于上腔静脉受压造成长段阻塞，且肿瘤无法切除者。其步骤如下(以右侧为例)。

显露右无名静脉和右心房：患者仰卧，肩背部垫高，头向后仰，胸部正中切口，劈开胸骨进入纵隔，止血后，打开心包，找到右心房，在其上方外侧找到上腔静脉及右无名静脉并游离探查之，在正常的无名静脉上绕以阻断带备用。

旁路移植：用无创血管钳阻断右无名静脉两端，在其间做一小纵形切口，长约2.0cm。用14mm或16mm人工血管，一段剪成斜面与其吻合，用5-0无损伤不吸收聚丙烯线，做连续外翻缝合，吻合完成后松开远心端阻断钳，用血管钳夹在人工血管上阻断血流，向阻断血管内注入稀释肝素液；人工血管下端与右心房吻合，方法是用心耳钳夹住右心房前外侧壁，在钳夹的心房壁上用剪刀做一小口，长约2cm，与人工血管下端吻合，方法同上，但缝合的最后一针不打结，此时松开人工血管上的阻断钳，待人工血管内气体排净，必要时用7号或8号注射针头插入人工血管内，帮助排气，再结扎缝合线、放开心耳钳，血管移植完成。仔细检查人工血管吻合及胸腔内其他部位有无出血，止血彻底后可逐层关胸。

也可用Y形人造血管行双侧无名静脉-右心房搭桥术，方法同上。

②颈内静脉-右心房人工血管移植术：此术适用上腔静脉、双侧无名静脉均已有长段阻塞，与周围粘连严重无法分离的患者。此术的理论依据是，当无名静脉、上腔静脉被肿瘤侵犯或纤维组织包裹时，其内血栓严重，无名静脉无法利用时，双侧颈内静脉形成侧支交通，故一侧颈内静脉通畅，可使头部大量血液回流，以减轻静脉性充血所引起的症状，并通过降低侧支循环的压力来缓解上腔静脉系

统的淤血。以右侧为例操作步骤如下。

显露静脉静脉与右心房：患者仰卧，头向后仰，且偏向左侧，行右颈部横行切口，长约5cm，及胸部正中切口，长约15cm。先在颈动脉鞘内颈总动脉外侧，找到颈内静脉，注意勿损伤鞘内的迷走神经，游离出颈内静脉并用套带缠绕备用；然后用胸骨锯锯开胸骨，止血后进入纵隔，打开心包，显露右心房。

旁路移植术：用两把无创钳阻断颈内静脉，在其中间做一小纵切口，长约1.5cm，用10/12/14mm人工血管与颈内静脉吻合，用5-0聚丙烯线（无损伤不吸收）缝合，松开远侧阻断钳，以两个针头排气后，最后松开近心侧阻断钳，完成近端吻合。用心耳钳夹住右心房壁，切一小口与人工血管下端吻合，方法同上。

③颈内静脉-上腔静脉人工血管移植术：此术适用于上腔静脉上段和无名静脉阻塞者。以右侧为例，操作步骤如下。

显露颈内静脉及上腔静脉：先在颈部行一横行切口长约5cm，在颈动脉鞘内颈总动脉外侧游离出颈内静脉备用；再在胸部正中劈开胸骨，进入纵隔，切开心包，游离出上腔静脉备用。

旁路移植：用两把无创钳阻断颈内静脉，在其中间做一小纵切口，长约1.5cm，用13～16mm的人工血管与颈内静脉吻合，用5-0聚丙烯线缝合，人工血管的另一端与上腔静脉吻合，方法同上。

④无名静脉-右心耳人工血管移植术：此术适用于心房与周围组织有严重的粘连，不易显露，可将人工血管下端吻合在右心耳上，方法与第一种术式相似。

⑤颈内静脉-右心耳人工血管移植术：此术适用于右心房不易显露，而且上腔静脉与无名静脉均已阻塞的患者，方法与第二种术式相似。

⑥上腔静脉-右心房人工血管移植术：此术适用于上腔静脉近心端阻塞，而远心端通畅的患者。由于人工血管距离短，故术后通畅率较高。其方法如下。

显露上腔静脉及右心房：患者仰卧，行胸部正中切口，进入纵隔，切开心包，即可显露上腔静脉下段及右心房，向上探查上腔静脉上段，并用套带缠绕备用。

旁路移植：用人工血管上段与上腔静脉的远心端吻合，下端与右心房吻合，方法同上。

⑦大隐静脉颈内静脉旁路移植术：此术适于a.年老体弱不能耐受开胸大手术者；b.开胸手术失败者；c.对恶性肿瘤晚期肿瘤侵入纵隔，上腔静脉粘连严重者；d.胸腔有严重感染者。以右侧为例，其操作方法如下。

显露颈内静脉和剥离大隐静脉：先在颈部游离出颈内静脉备用；从踝部至腹股沟区沿大隐静脉行径多个小切口，分离大隐静脉；仔细结扎其分支，但需保留旋髂浅静脉、腹壁浅静脉和阴部外静脉；切断大隐静脉远心端后，将大隐静脉从腹股沟部拉出。在右侧胸腹壁上做一个皮下隧道备用。

旁路移植：将大隐静脉沿隧道向颈部与颈内静脉吻合，若大隐静脉不能用，又不能承受开胸手术者，可用人工血管代替，术中皮下隧道止血彻底，防止人工血管或大隐静脉扭曲、成角；术后屈曲术侧下肢，以减少吻合口的张力否则导致手术失败。

⑧颈内静脉-下腔静脉人工血管转流术：此术适用于上腔静脉全程阻塞，心房粘连严重，或开胸手术失败者，可用人工血管行颈内静脉与下腔静脉移植；此术开腹，不开胸，损伤相对小，对手术技术要求较低。但合并下腔静脉上段阻塞者不适宜。以右侧为例，其操作方法如下。

显露颈内静脉及下腔静脉：在右颈部行横切口及腹部行正中切口；分别游离出右颈内静脉及在腹主动脉右侧的下腔静脉备用；并在胸骨后做一隧道备用。

人工血管上段在颈部与颈内静脉吻合，通过胸骨后隧道进入腹腔与下腔静脉吻合，方法是：用无创钳夹住下腔静脉，在下腔静脉上切一小口与人工血管下端吻合，用5-0无损伤聚丙烯缝线做全层外翻缝合。并注意排尽人工血管内气体。

【并发症及防治】

1. *上腔静脉血栓形成*　术后再次出现上肢水肿，颜面部水肿等，应考虑到上腔静脉血栓形成可能，通过超声检查，大血管CTA等检查可以明确诊断。由于术后上腔静脉系统压力变低，移植的血管和修补后的静脉壁均易激发血栓，故术后必须预防其血栓的形成，除在术中移植的血管两端均做端-端吻合，且手术操作要仔细，以降低血栓的发生率外，术后常用方法有3种。

(1)抗凝血疗法：术后必要的抗凝血至关重要。临床上常用抗凝血疗法有两种，第一种对于轻型患者，由于移植血管两端压力差较小，故手术中要肝素化（1mg/kg），但根据我们的经验，1mg/kg量偏大，出血较多，而我们常减量（0.8mg/kg左右）即可达到预期的目的；术后应用同剂量肝素，8h/次，皮下注射，3d 后改为口服抗凝血药（如阿司匹林 0.1～0.3g/d 或隔天，或华法林 125mg/d）半年。第二种对于重度患者，由于移植血管两端的压力差较大，如使用低分子右旋糖酐则可明显减少出血并发症。可考虑术后不用肝素而用低分子右旋糖酐 1 周，继以口服或抗血小板抗凝血疗法 3 个月。

(2)增加上腔静脉系统血流量及血流速度。过去有人曾用暂时性颈外动脉和颈内静脉瘘，以增加上腔静脉的血流量，一般在术后 2～3 周后再次手术关闭瘘口；由于暂时性动静脉瘘需要二次手术，较为复杂，目前罕见应用。在临床上应用上肢血液循环驱动器，取得了较为满意疗效，其主要机制是增加了上腔静脉系统的血流速度。

(3)适当应用肾上腺皮质激素，可能促进静脉内膜的修复，防止血栓形成，尤其是对行上腔静脉切开血栓摘除术的患者，可酌情应用。

2. *心力衰竭*　手术后由于上半身血液回流心脏，造成回心血流量增多，增加了心脏负荷，导致患者出现心悸、气促、咳泡沫样痰等，应考虑心力衰竭可能，可用利尿药使一部分水分排出，减轻心脏负荷；同时应用洋地黄（如毛花苷 C 1 次 0.2～0.4mg，1～2/d，待患者能口服时，改服地高辛，且与毛花苷 C 交叉一天，并及时检测其血中的浓度，防止洋地黄中毒），以增加心肌收缩力。此类患者术后要严格限制液体入量。

3. *感染*　术后出现发热、寒战等表现，可能出现感染。由于人工血管一旦感染，可导致手术失败，处理非常棘手，甚至可造成患者死亡。因而除在术中严格无菌操作外，术后加强抗感染治疗是至关重要的。

【预后】

本症的预后与病因病理类型和病情轻重有直接的关系，其中良性肿瘤压迫引起的预后最好，恶性肿瘤侵犯导致的预后不良。

三、原发性上腔静脉综合征

我们在临床上发现，SVCS 中有不少患者发病原因不明确，在上腔静脉及其主要分支的大静脉外未发现肿瘤或炎症压迫，而且既无心脏病、肺部疾病，也无外伤或静脉插管，因而我们将此类病变称为原发性 SVCS。原发性 SVCS 是指由于不明原因的血管本身病变，造成上腔静脉和(或)其主要属支阻塞或狭窄，而出现的一系列临床症候群。

【病因】

原发性 SVCS 的病因目前尚不十分清楚，可能与静脉慢性炎症有关系。1981 年，上海胸科医院外科顾恺时等报道了 4 例慢性静脉炎所致的 SVCS；而此种慢性静脉炎与血栓性静脉炎不同；它主要由慢性感染等全身因素引起，是否有免疫因素，尚未发现这方面的证据。此种静脉炎主要发生在大静脉，有明显静脉回流障碍等，且有可能并发肺栓塞。慢性静脉炎与深静脉血栓形成全然不同，前者首先是炎症，破坏光滑的内膜，才可能并发血栓，而后者是因其他原因使血栓在局部形成，随之并发静脉炎，而且不是必须发生。

【病理】

慢性静脉炎的静脉壁全层均有病理改变，内膜上可见淋巴细胞、单核细胞浸润，还有少量嗜酸性粒细胞，整个内膜有纤维性增生，变厚；中膜平滑肌变薄，被结缔组织取代；外膜纤维组织增生，有时也会出现慢性炎症的表现，有淋巴细胞、单核细胞、嗜酸性粒细胞浸润，外膜增厚。整个管壁增厚，管腔变窄，管腔内有机化的血栓，而且血栓有再通现象。

【临床表现】

原发性 SVCS 的临床特点是：起病隐匿，病程长，多发于青壮年，老年人少见；且多见于男性，女性少见。临床表现主要是上腔静脉和(或)其主要属支梗阻，上半身静脉回流不畅所造成的症状、体征。患者常出现下列症状和体征。

1. 颜面部、颈部及上肢轻重不等的水肿，部分患者开始时感觉衣领紧迫即颈部肿胀，继之胸壁、颜面及上肢出现进行性水肿，而且每日起床时最重，活动后减轻；以后可出现颈部、胸壁浅静脉曲张，且一旦出现此现象，患者有颈部肿胀减轻之感觉。

2. 胸闷、气短，严重者可出现呼吸困难，端坐呼吸，甚至不能平卧入睡。

3. 由于静脉压力增高，颈静脉怒张，伴发头晕、头痛，眼易疲劳、视物模糊，嗜睡，随着病情的发展，还会出现晕厥，球结膜水肿，甚至昏迷死亡。

4. 有的患者可有听力减退，还有的出现面瘫（颈静脉孔处压力升高，压迫面神经所致）。

5. 常伴有下腔静脉阻塞，出现一系列下腔静脉高压的表现，有的伴有肝门静脉高压的表现。

6. 静脉压试验阳性。

7. Horner 征较少见。

【诊断】

(一)胸部X线检查

如胸部X线平片、CT、及食管钡剂造影等可以进一步排除继发性SVCS;食管钡剂造影可以了解肝门静脉是否受累。

(二)血管的无创检查

1. *超声心动图彩色多普勒血管检查*　特别适用于由新鲜血栓者。①超声可了解上腔静脉、无名静脉、锁骨下静脉、颈内静脉管壁有无增厚,有无纤维性增生,管腔狭窄或阻塞的部位、程度,管腔内有无血栓形成。②声学造影,多从肘正中静脉注入一种特殊造影剂,可通过造影剂到达心脏时间了解阻塞情况,还可了解静脉腔内血栓形态、新旧、有无机化等,左右对照血流量可了解病变情况。

2. *连续波多普勒血管检查仪*　此项检查虽然无创伤,但有时可出现假阳性或假阴性,要注意鉴别。

3. *放射性核素静脉造影*　此方法对SVCS的诊断率较高,属微创检查方法,是一种比较有前途的方法。

(三)有创检查

主要为上腔静脉造影及数字减影(DSA),它是最重要的检查,其准确性最高。

(四)磁共振血流成像(MRA)

磁共振血流成像是近年来兴起的一种诊断血管疾病的方法,是一种无损伤检查技术,它主要通过选择血流信号来获得血管图像,无需插管或注入造影剂,无X线,安全可靠,是一种很有前途的检查方法。

(五)实验室检查

无特异性,患者血象不一定升高,红细胞沉降率也可正常,而免疫方面尚待进一步探讨。

【治疗】

原发性SVCS的治疗,与继发性SVCS有所不同。继发性SVCS时,其上腔静脉管壁本身在早期并无病变,而是受外来因素的压迫,或外来的刺激激发上腔静脉阻塞,只要这些因素得到及时解除,上腔静脉就有可能恢复通畅,因而有的患者只行上腔静脉外肿块切除即可解除阻塞;而且,有的继发性SVCS大多是可以预防的,如在静脉插管过程中注意抗凝血就能避免继发性血栓形成。原发性SVCS则是血管本身有病变,必须行病变血管的切除和人工血管的转流术,或单纯人工血管旁路移植术,或者应用血管内成形术,而且目前本病尚无法预防。所以,目前对原发性SVCS的治疗,除活动期要抗感染治疗外,手术则可能是唯一有效的方法。

(一)手术适应证

适用于所有能耐受手术的原发性SVCS患者。

(二)手术禁忌证

1. 慢性静脉炎的活动期。

2. 伴有其他重要脏器,如心、肺、肝、脑、肾等功能不全,不能耐受手术者。

3. 伴有其他出血倾向的血液性疾病,不适合手术者。

(三)术前准备

原发性SVCS术前准备,基本同继发性SVCS,但要注意以下几点。

1. 在其活动期,红细胞沉降率增快,可先消炎降红细胞沉降率治疗,待其正常或基本正常,方可手术。

2. 为提高远期血管通畅率,可应用带外支持环的人工血管(如PTFE),以减少因人工血管受压而导致手术失败的可能。

3. 为防止人工血管血栓形成,除术中、术后抗凝血;或行暂时性动静脉瘘,或术后应用四肢循环驱动器以提高血流速度外,还可应用经内皮细胞种植的人工血管,因而术前要做好制作内皮细胞的准备。

(四)麻醉

主要采用全身麻醉或硬膜外麻醉,也可用静脉复合麻醉。血管介入治疗则可应用局部麻醉。

(五)手术方式

由于此类患者的上腔静脉和(或)无名静脉大多都受炎症的影响,甚至颈内静脉也会受累,管腔多已闭塞或狭窄,已无法继续使用,因而手术转流的远心端一般在颈内静脉或无名静脉上,有的患者只能找到扩张的颈前浅静脉,这同继发性SVCS的手术不同。其手术方式也可分为经胸手术和不经胸手术两种;其中经胸手术中的无名静脉-右心房人工血管转流术、颈内静脉-右心房人工血管转流术和不经胸手术中的大隐静脉-颈内静脉转流术、颈内静脉-下腔静脉人工血管转流术的操作步骤与继发性SVCS手术相同,现将其他手术的方式分别介绍如下。

1. *经胸手术方式*　常用颈前浅静脉-右心房人工血管转流术。此术主要适用于上腔静脉、双侧无名静脉及双侧颈内静脉均已闭锁的患者。一般是在术前已发现双侧无名静脉已闭塞,而术中探查双侧颈内静脉也已闭塞时才行此手术；其操作步骤如下(以右侧为例)。

(1)显露颈前浅静脉及右心房：患者平卧，头稍向后仰，先行颈部切口，游离出颈前浅静脉，用套带缠绕备用；后行胸部正中切口，进入纵隔，切开心包，游离出右心房备用。

(2)旁路移植：先测量颈前浅静脉的压力，后用无创血管钳阻断其两端，在其中间做一长 1.0～1.2cm 的切口，用 5-0 Prolene 缝线与人工血管的一端做连续外翻缝合，人工血管的另一端与右心房吻合，吻合完成后先放开静脉上的阻断钳，待排尽人工血管内的气体后在松开右心房的阻断钳，吻合完毕；检查胸腔内有无出血，彻底止血后，逐层关胸。

如果颈外静脉扩张明显，压力高也可应用，其手术方法同上。但上述手术难以远期通畅，不提倡使用。

2. *不经胸手术方式*　常用颈内静脉-股静脉人工血管转流术。此术适用于体弱不能接受开胸手术，且伴有大隐静脉血栓性静脉炎，或大隐静脉有曲张，或大隐静脉过细无法应用的患者。操作步骤如下(以右侧为例)。

(1)显露颈内静脉及股静脉：患者平卧，右侧稍垫高，行右颈部横切口及右腹股沟区纵切口，并在右侧胸腹壁上做一皮下隧道。在颈动脉鞘内颈总动脉的外侧找到颈内静脉，游离后用套带缠绕备用；在右腹股沟切口内，找到并游离出股静脉，用套带缠绕备用。

(2)用 10/20mm 直径的人工血管，上端与颈内静脉吻合，用 5-0 Prolene 缝线连续缝合，下端经皮下隧道到右腹股沟区，与右股静脉吻合，注意要排尽人工血管内的气体。

如果颈内静脉闭塞，可应用颈外静脉或颈前浅静脉与股静脉行人工血管转流，方法同上。

颈静脉-大网膜静脉流转术：对于第Ⅴ型患者，即合并下腔静脉阻塞时，上述手术方式不起作用，1992 年，汪忠镐首先报道采用颈静脉与大网膜静脉流转术，其方法是在进入腹腔后，将大网膜裁剪成条状，在腹胸壁外正中做一皮下隧道至颈部，使大网膜经其隧道至颈部，用大网膜静脉与颈内静脉或其属支，或颈外静脉，或颈前浅静脉吻合；使淤滞的血液经大网膜静脉回流到肝门静脉，最终回到心脏。但不适合下腔静脉阻塞平面位于肝静脉开口以上者。

血管介入治疗：1982 年 Rocchini 及 1985 年 Bensen 先后应用带球囊导管行血管成形术治疗大血管转位术后的 SVCS 获得成功，标志着血管介入技术开始应用于上腔静脉梗阻。随后人们应用腔内血管技术，如经上肢肘正中静脉穿刺插管到上腔静脉系统行管腔的扩张＋内支架、激光等使原狭窄或闭塞的血管通畅，笔者认为这种方法很快会得到进一步的发展和不断地完善。

【并发症及防治】

基本同继发性 SVCS，但要注意以下几点：此类患者有复发的可能，因而长期口服小剂量抗凝血药可能会有好处。

由于此类患者的静脉有慢性炎性改变，因而术后在加强抗生素应用的前提下，要使用肾上腺皮质激素治疗一个时期，一般为 3～6 个月。

【预后】

本病预后较继发性 SVCS 更差，原因为血管本身出现病变，治疗效果较一般。

(肖荣冬　翁国星)

第二节　下腔静脉梗阻

【流行病学】

下腔静脉梗阻是由肝静脉和(或)其开口以上段下腔静脉阻塞性病变引起的一种肝后性门脉高压症。1845 年和 1899 年 Budd 和 Chiari 分别描述了本病，故称 Budd-Chiari 综合征。在西方国家，布加综合征多因血流高凝血状态导致肝静脉血栓形成而致，常不涉及下腔静脉，或由明显增大的肝压迫下腔静脉而继发下腔静脉高压。而在东方国家，如我国、印度、日本和韩国，则以下腔静脉病变或发育异常为多见。在胚胎发育过程中，下腔静脉上段由心、肝、肾诸段相连接和再通而成。若发育到一定阶段而停止，即可导致下腔静脉发育异常，多为膈膜型，可呈蹼状或筛状或膜状。部分患者为肝静脉内血栓形成，血栓也可延伸至肝后下腔静脉，形成肝静脉-下腔静脉阻塞。其他原因如真性红细胞增多症、阵发性夜间血红蛋白尿、口服避孕药。白塞综合征、非特异性血管炎症、血液高凝血状态等引起的下腔静脉血栓形成；腔外压迫如肿瘤、肥大的肝尾叶或妊娠等均可导致本病的发生。

【解剖与生理特点】

肝静脉开口以上的下腔静脉及肝静脉本身在本病的发病中起到重要作用。当肝静脉流出道受阻，肝静脉压力便明显升高导致肝中央静脉和肝窦明显扩张、淤血，进而导致肝门静脉高压。如果累及下腔静脉则导致下腔静脉高压。血流不断通过肝动脉和肝门静脉进入肝，而肝静脉血又难以回流入右心，必然引起肝门静脉压力不断升高，在肝静脉血无出路、侧支循环又明显不足的情况下，血浆流入肝淋巴间隙，超负荷的肝淋巴液不仅在肝表面形成无数淋巴小泡，同时还通过肝纤维囊漏入腹腔，形成顽固的、难以消退的腹水。术中常可见到淋巴液自肝面渗出。由于肝充血，压力增高，导致肝脾大、食管和胃底静脉曲张。同时，小肠静脉淤血，引起消化不良。此时如肝静脉回流得以解决，病变尚可回逆。若此种病理状态未予解决，日久后纤维组织不断增生，最终也可继发肝硬化，少数甚至形成肝癌。下腔静脉阻塞大多引起明显的双下肢、会阴部肿胀和胸、腰背部静脉曲张，但"水母头"形成的现象罕见。这是一种与一般肝门静脉高压明显不同点。此外尚可致肾静脉回流受阻和不同程度的肾功能不全。由于血液淤滞在下半躯体，回心血量明显减少，心脏缩小。称这类患者的心脏为"鼠心"。因心排血量减少，患者常有心悸，甚至轻微活动即可引起心慌、气短等心功能不全症状。

【病因与病理】

(一)病因

1.先天性因素：主要的是下腔静脉膈膜，其可能原因包括下腔静脉内 Eustachian 瓣的发育异常，下腔静脉发育异常以及连接异常。

2.高凝血和高黏状态：除先天性病例外，本病患者与高凝血和高黏滞度状态有明显关系，包括口服避孕药、血小板增多症、妊娠，产后、骨髓增生性疾病，阵发性夜间血红蛋白尿，抗凝血因子减少，异型的凝血酶原遗传因子突变等。高凝血与高黏为何作用于肝静脉及其以上段下腔静脉则值得探讨。

3.毒素：内源性疾病包括溃疡性结肠炎、溃疡病、局限性回结肠炎、盆腔脓肿、克罗恩病、伤寒、猩红热、丹毒等，均曾被认为与本病有一点的关系。

4.腔内非血栓性阻塞。

5.外源性压迫如肝内病变，腹膜后肿物，胰腺肿物及肿大的肝以及胃癌、肾癌、肾上腺肿瘤的压迫均可引起本病。

6.血管壁病变。

7.横膈因素：横膈抬高可导致肝静脉梗阻。

8.腹部创伤。

9.其他病因不明的下腔静脉梗阻。

(二)病理

下腔静脉梗阻的主要病理生理变化为肝静脉回流障碍，压力明显升高，致肝中央静脉和肝静脉窦扩张、淤血。在肝静脉回流受阻而侧支代偿不足的情况下血浆渗入肝淋巴间隙，淋巴液通过肝包膜漏入腹腔，形成顽固性腹水。由于肝充血，压力增高，导致肝和脾大，食管和胃底静脉曲张等门脉高压的表现。同时，胃肠道淤血肿胀，遂引起腹胀，消化不良，贫血和低蛋白血症。本病特点是：患者的肝功能常相对较好，与其由充血肿胀而非肝实质受损有关，因而如在早期恢复肝静脉回流可使病变回逆。但若不予解决，日久后肝内纤维组织不断增生，最终也可继发至严重的肝硬化，少数可形成肝癌。下腔静脉阻塞引起双下肢，会阴部肿胀和胸、腰背部静脉曲张，这种静脉曲张既明显且范围广泛。此外尚可致肾静脉回流受阻，导致肾功能不全。由于血液淤滞在下半躯体，回心血量明显减少，心脏缩小，有的可冠以"鼠心"两字。患者常有心悸，稍活动即可引起心慌、气短等心功能不全症状。

本病分为3种类型，即以下腔静脉膈膜为主的局限性狭窄或阻塞的Ⅰ型、弥漫性狭窄或阻塞的Ⅱ型及肝静脉阻塞的Ⅲ型。Ⅰ型约占57%；Ⅱ型约占38%；Ⅲ型仅占5%。

【临床表现】

本病以男性多见，约为2∶1。国内所见，90%以上为农民。发病年龄则视病因而异，因先天性发育异常者，发病较早。发病的早晚与参加重体力劳动及其劳动程度和时间长短有关。因后天原因引起者，则发病年龄较晚。单纯的肝静脉阻塞者，以肝门静脉高压症状为主，合并下腔静脉阻塞者，则有下腔静脉高压的临床表现，包括双下肢静脉曲张，色素沉着，甚至形成经久不愈的溃疡。胸、腹壁及腰背部静脉曲张、扭曲。腰背部静脉曲张和脐下曲张静脉向上，是本病的特征之一。晚期患者由于腹水严重，蛋白质不断丢失，更兼消化吸收功能低下，形成消耗状态。患者常死于严重消化不良、上消化道出血或肝、肾衰竭。

【诊断及鉴别诊断】

有肝门静脉高压表现并伴有胸、腹壁，特别是背部及腰部及双侧下肢静脉曲张者，应高度怀疑为布加综合征。B型超声是简单、可靠且方便的无创性筛选手段。诊断准确率达90%以上。B型超声也可在健康检查时发现早期布加综合征。诊断本病的最好方法为下腔静脉造影。造影时，采用Seldinger技术经股静脉插管，将导管经导丝导入下腔静脉，在高压注射器注射造影剂的同时施行连续摄片。也可同时经颈静脉或贵要静脉途径，插入另一导管经上腔静脉和右心房导入下腔静脉上端，两根导管同时注入造影时，以便清除地显示病变的部位、梗阻的程度、类型及范围，对治疗具有指导意义。经皮肝穿刺行肝静脉造影，可显示肝静脉有无阻塞，除具有上述方法同样的意义外，在适当病例，可做扩张和支架治疗，还可帮助预测手术效果及预后。CT及MRI也可采用，但不如上述方法准确。

下腔静脉梗阻为一症候群，只要是由肝静脉流出道障碍而引起肝后性门脉高压症者均成立诊断。因而鉴别诊断不是个问题。主要问题在于明确本病的病因。是否属于在东方国家最常见的下腔静脉膈膜型病变，或是患者存在由各种原因引起的高凝状态，或是存在自身免疫性疾病，或是由于摄入特殊食物或是由C蛋白、S蛋白、抗凝血酶Ⅲ缺乏或是由于高磷脂综合征等所引起，必须给予澄清，以争取得到全面的治疗。

【治疗】

布加综合征的治疗法分为非手术治疗和手术治疗两种。目前微创治疗成为治疗局限性或早期病变的主流。

非手术治疗对急性血栓形成病例及对某些病因所致者治疗有效，包括溶栓，类固醇，针对病因的治疗，中医中药和对症治疗（如保肝、利尿）。经股静脉插管行下腔静脉造影后保留导管，由此行溶栓疗法5～7d，在急性期常能达到溶化下腔静脉或肝静脉血栓的目的。

手术治疗分为传统的手术治疗和微创的介入治疗，根据不同病型采用不同的方法。目前首选介入法或介入与手术联合法。根治性治疗后实现了肝静脉的向心性血流显然为最佳治疗方法，否则应同时缓解门脉和下腔静脉高压，当不能兼顾两者时，则首先治疗针对威胁生命的门脉高压及由其引起的并发症。

手术方法大致分为6类：①根治性矫治术；②间接减压术；③断流术（包括经食管镜硬化剂治疗食管静脉曲张及出血）；④各种促进侧支循环的手术；⑤直接减压术，包括各型肠系膜上静脉和（或）下腔静脉与右心房或颈内或无名静脉之间的转流术；⑥肝移植术。

（一）局限性下腔静脉阻塞的治疗

1．经皮经下腔静脉成形与支架术

（1）适应证：①局限性即Ⅰ型病变，肝静脉通畅者更好；②局限性下腔静脉狭窄，肝静脉通畅者更好；③下腔静脉阻塞性病变，肝静脉开口阻塞，应与患者交代很可能要做二期腔房转流术，如此可避免开胸；④选择性的下腔静脉中段以至长段狭窄病例，术前应说明不成功的可能性较大。

（2）禁忌证：①病变远侧继发新鲜血栓形成者忌立即行直接破膜扩张；②长段下腔静脉阻塞和涉及双髂静脉阻塞者。

（3）术前准备：腹股沟区备皮。造影剂过敏试验。酌情应用镇静药。

（4）麻醉和体位：局部麻醉。仰卧于X线机操作台上或以超声替代X线监测。

（5）步骤：按Seldinger方法在腹股沟韧带下方股动脉搏动内侧皮肤上戳一小口，以针穿刺股静脉成功后，插入导丝，退出穿刺针，经导丝插入带阀鞘管，从侧管注入稀释肝素液（10U/ml）。从阀内插入猪尾式导管进行下腔静脉造影和测压。如发现为完全性阻塞，对其实现穿破为第一步，须在正侧位下同时进行观察，有时带金属芯的球囊扩张导管本身就能将其穿破，否则可用塑料制成的硬质导管或Bronkenbrough房间隔穿刺针（此针太锐利，能穿破任何软组织，须谨慎使用）或以质硬而头端圆钝的下腔静脉破膜器或激光光导纤维进行穿破。如为狭窄性病变，则可直接施行扩张。将球囊导管（囊经20～30mm）的球囊段置于病变部，以20ml塑料注射器抽吸约15ml稀释造影剂，以压力控制器在4个大气压下，球囊缓缓充起，两端先被扩大，腰部为狭窄最明显部。维持扩张约半分钟，然后吸出囊内液体，反复数次。待造影证实扩张效果稳定，测量下腔静脉压力明显下降和复查造影后，可撤出导管，局部加压10min后完成操作。扩张欠理想者以支架加强，采用内径25mm×30mm的联体Z形支架及导送器为首选，到位后将支架送入其头端保持推动器不动，将外鞘徐徐退出，支架便被固定在病变的部位。如在扩张到一定程度后不放支架而发生复发，届时可重复扩张。注意将支架连接处置于最狭窄处，重复造影，测压。撤出导送器，局部加压10min，证明穿刺点无出血后加压包扎。

(6)操作中可能发生的危险、错误及其预防

①造影剂过敏。事前应做过敏试验,阳性者改用非碘离子型造影剂,如优维显、碘海醇等。

②一旦支架逸出管鞘后便难以改变其位置,因而释放支架前的定位至关重要。

③对于很局限而牢固的狭窄性病变,虽经良好的扩张,置支架后仍可发生回缩,使支架不是滑向前就是退向后,追加支架后情况可依旧发生回缩。故应选联体支架,并使交界处恰恰被置于病变所在,以免支架移位。

④释放支架动作要缓而稳,支架弹入右心房将导致严重并发症。

⑤穿破心包时可致急性心脏压塞,患者立即大汗淋漓、呼吸困难和休克,应立即将患者转送至手术室,打开心包,修补下腔静脉损伤,同时治愈原发病变。无此可能时,应立即行心包穿刺减压。要牢记:锐利的 Bronkenbrough 房间隔穿刺针可以穿透任何软组织。再是扩张过程应缓,可反复逐渐使其扩张,强力操作可致下腔静脉破裂和患者死亡。

⑥肺栓塞。膈膜下的静脉血总是处于淤滞状态,因而容易形成血栓。在决定施行扩张术时必须明确病变远侧并无新鲜血栓,否则扩张疗效越好越容易发生致命性肺栓塞。

⑦强力扩张可能撕裂腔静脉,严重时导致患者死亡。

⑧心功能不全。成功的扩张导致下半躯体的大量淤滞血液回流,心脏前负荷骤增,患者突然感到心慌气短,以至发生急性心力衰竭。强心、利尿、半坐位,以橡皮带暂时阻止双下肢静脉回流和应用镇静药为紧急之举。

⑨穿刺部股动脉假性动脉瘤瘘的预防在于撤管后确切而有效地对穿刺点施压,也可在血管超声观察到瘘口的血流情况。

(7)术后处理:主要如下。

一般处理:①穿刺部加压包扎,卧床休息 24h;②术后静脉输液 500ml;③给予强心、利尿药;④观察肝脾大、腹水、腹围和胸腹壁浅静脉曲张以及双下肢肿胀消退情况;⑤抗血小板疗法 3 个月;⑥定期以 B 超或复查造影。

经皮经肝肝静脉穿刺、扩张与支架术:除入径(右第 10、第 11 肋间,透视下明确在膈下)与前法不同、所用装置较小外,余者与前法相似。观察有无出血的发生。

颈静脉肝内门静脉分流术(TIPSS):颈静脉入路行肝内门体分流,在一定程度上能有效地降低肝门静脉压力,缓解肝门静脉高压,但是 TIPSS 术后再阻塞率较高,明显限制了该技术的发展。但对于重症的不适于手术治疗的布加综合征患者,仍不失为一种较好的抢救性治疗手段。待病情稳定后再采用有效术式。但本病多数患者的肝静脉以上下腔静脉已阻塞而使此法无用武之地。

2. *经右心房手指破膜术*　当阻塞不能被穿破时不应强行突破,而可择期采用本法。一般经右第 4 肋间前外侧切口(女性病例皮肤切口应在乳腺下缘)开胸,推开右肺,切断下肺韧带。在右膈神经前方纵切心包,显露右心房。以血管带绕过下腔静脉。在右心房侧壁置荷包缝合,2 根线尾通过一段细橡胶管,以备收紧时用。在适当侧壁钳阻断下切开荷包内的心房,左、右各置牵引线 1 根,在左手示指或戴球囊的示指逐渐伸入右心房的同时逐渐放开阻断钳,手指通过下腔静脉套带便能确切地到达阻塞病变所在,经其中心部使之穿破,并以手指或同时充起球囊施行环状扩张,继续伸入手指,多可摸到肝静脉开口,有膜状阻塞时可同时将其穿破与扩张,当不能对阻塞部施行穿破时,可用特制的血管扩张器经置于股静脉的带阀导管鞘插入至阻塞部,以施行"会师"式穿破;也可自右心房另做荷包,插入血管探条自上方增加穿破力。穿破后以手指或自股静脉插入的球囊做进一步扩张以增加疗效。最后在逐渐退出示指的同时缓缓收紧右心房荷包,并打结。充分止血,做胸腔引流后关胸。但此术 5 年通畅率仅约 60%。

3. *经右心房破膜与经股静脉会师式破膜、扩张和内支架术*　即在上述"会师"性穿破、扩张术后,在伸入右心房的指尖定位下,将 20～30mm 直径的内支架置于合适的位置。此法不仅有继续扩张的作用,且可将残余病变压向管壁。

4. *下腔静脉-右心房人工血管转流术*　当采用上述方法阻塞病变仍不能被穿破时采用。加做上腹正中或右侧腹直肌切口,探查腹腔,提起横结肠,测门脉压后,自小肠系膜右侧切开后腹膜,在十二指肠水平部下方;或经升结肠外侧切口或小肠系膜左侧切口,显露下腔静脉前壁达 4cm 长。取带外支撑环的聚四氟乙烯或涤纶人工血管 1 根,长 30cm 以上,内径 14～16mm。涤纶人工血管需先做预凝(外预凝法)。在右膈前缘适当位置戳口约 2cm 直径,以供人工血管通过。以侧壁或 C 形钳阻断下腔静脉后,做人工血管-下腔静脉端-侧吻合,使吻合口

受到外支持环的扩张作用，一般4-0聚丙烯或其他种类的非吸收线，取连续缝合法。人工血管另一端经结肠后、胃和肝前，通过膈戳孔至右侧胸腔，做恰当裁剪后施人工血管-右房端-侧吻合术。如未用全身肝素化，则此时自腹腔侧人工血管注入适量肝素盐水(10U/ml)，在胸腔侧插入针头以排出人工血管内的气体。先后松开下腔静脉和右心房阻断钳，转流血管遂运行血流，逐个撤去针头，漏血点稍加钳夹便可止血。重复肝门静脉测压和肝、脾探查。部分缝合心包，置胸腔引流后关胸腹切口。

5. 根治性矫正术　由于扩张和支架法的问世，适于此术者已明显减少。局限性阻塞，伴新鲜血栓形成，且纤溶药溶栓无效时，或阻塞段达1～6cm时(如为血栓病例，也适于长段病变)，或在肝静脉开口阻塞必须解决的场合，或局部异物(如纤维激光头端折断)，或小儿病例均为手术指征。置患者于左侧卧位，取右第6肋间或肋床切口，推开右肺，切断下肺韧带，游离右膈神经，向后牵引。在相当膈神经位置纵切心包，游离并置带套过心包内段下腔静脉，沿其行径切开膈肌，在肝裸区显露下静脉5～8cm长，酌情而定。此时可用股-股或髂-髂部分性体外循环或用自身输血法或细胞回收器，使术中术野得到清晰的显露，在直视下将病变彻底切除，并将可能发生的大量失血得以回输。不用体外循环时可首先尽量高位地阻断下腔静脉的心房侧，在阻断和病变间纵切下腔静脉，以自制带囊内转流管的球囊侧(另一端先钳夹住)通过阻塞性病变插向远心侧下腔静脉，充起球囊，必要时可略向病变侧牵引，旨在阻断肝静脉和下腔静脉出血。自制带球囊管的另一端排气后经下腔静脉的近心侧插入右心房，松开转流管上的阻断钳，以实现阻塞远侧的减压，有助于减少术中出血和缓解肝的淤血状态，因而也利于显露和操作，但须注意发生空气栓塞。此时向远侧扩大下腔静脉切口，将腔内病变彻底切除。另一有效的止血方法为以自制的球囊导管自右房荷包缝合插至下腔静脉阻塞部，在彻底切除病变后并可容易地修复下腔静脉。

(二)下腔静脉长段阻塞或狭窄的治疗

此时尽管患者存在双下肢静脉回流障碍，但在绝大多数患者，食管静脉曲张出血和顽固性腹水为患者致死的主要原因。此时以缓解肝门静脉高压的方法常可明显缓解病情和恢复轻体力劳动。至于由下腔静脉阻塞引起的下肢肿胀等表现，压力差型医用弹力袜可起到良好的作用。所用手术方法如下。

1. 肠系膜上静脉-右心房人工血管转流术　首先分离出肠系膜上静脉约4cm后，转流法则与上述下腔静脉与右心房转流相似，已述于前。转流成功后肝多立即发生皱缩。

2. 脾静脉-右心房人工血管转流术　当肠系膜上静脉因以往手术或其他原因不能施行时采用。

3. 肝门静脉-右心房人工血管转流术　除上述原因外，对曾做脾切除者只好应用此术。但对肝明显肿大者也难完成此术。

4. 肠系膜上静脉-颈内静脉经胸骨后人工血管转流术　在严重顽固性腹水、胸腔积液、恶病质和高危患者，仅在颈部和腹部做切口，避免开胸手术，明显减少了手术的危险性。此术必须采用带外支持环及弹性好的人工血管，使之在胸骨和心脏之间的人工血管受到由心脏搏动引起的节律性唧筒样泵作用，有助于推进血流和提高通畅率。

5. 肝静脉流出道成形术　对下腔静脉长段或全程以至涉及双髂静脉的阻塞或狭窄性患者，虽不可能完全解决上述病变，但前述的根治性切除术也可以采用。患者取左侧卧位法，取右后外侧切口入胸腔，切开心包，分离出下腔静脉，如根治性切除法，显露肝后段下腔静脉，准备好自身输血对策后，阻断心房侧下腔静脉，纵切下腔静脉阻塞的上段，将其内的阻塞物、血栓及纤维化物一并切除，以至包括部分肝组织切除，达到肝静脉良好回血，远心段下腔静脉阻塞，则不予处理，此时可取直接缝合或补片或置内支架后缝合下腔静脉。此法的结果是以顺肝血流法缓解了肝门静脉高压症。

(三)下腔静脉通畅而肝静脉阻塞(Ⅲ型)的治疗

急性患者应先试用纤溶疗法，取经皮经肝穿刺途径则更好。慢性病例应先做经皮经肝穿刺肝静脉造影，如属主肝静脉开口阻塞，可先试用扩张和内支架术。当以上方法无效时，可取肠-腔、脾-肾、门-腔静脉转流术中的一种方法进行治疗。

(四)其他

肝衰竭、肝性脑病发作或继发严重肝硬化病例，肝移植可能为唯一有效的治疗途径。

只有对那些全身情况异常衰弱、不能耐受手术的晚期患者或拒绝手术的患者才采取非手术治疗。主要包括对症治疗、急性期尿激酶溶栓及中药治疗。

【并发症及防治】

1. 心功能不全　为本症术后常见的并发症。

主要是由于术前血液淤滞在身体的下半部，回心血量明显减少，心脏缩小。心排血量减少，甚至轻微活动即可引起心慌、气短等心功能不良症状。肝静脉和(或)下腔静脉梗阻解除后，回心血量突然增加，加重了原本功能不良的心脏负担，发生心力衰竭。为防止心力衰竭，在梗阻解除后，立即给予强心、利尿处理，包括毛花苷 C 0.4mg，呋塞米 10～40mg，静脉注射，将有助于减少心力衰竭的发生。

2. 腹水或乳糜腹　手术前因下腔静脉回流受阻，在肝静脉血无出路的情况下，血浆流入肝淋巴间隙，导致超负荷的肝淋巴液通过肝包膜漏出进入腹腔，成为顽固的、难以消退的腹水，少数患者因扩张高压淋巴管的破裂而形成乳糜腹。术中更易损伤扩张的淋巴管而致乳糜腹。若无乳糜池损伤，原有的腹水或乳糜腹术后可多逐渐自行消退。若有乳糜池损伤，可通过静脉营养，经非手术治疗后可逐渐闭合。经手术缝合乳糜瘘者也有报道。

3. 血胸　与开胸手术有直接关系，多为术中止血不彻底、吻合口瘘、胸腔闭式引流置放不当或术后抗凝血治疗所致。少量血胸可严密观察，若出血量较大，应及时开胸止血，行胸腔闭式引流。若因抗凝血治疗所致，应注意各有关的监测指标，及时调整抗凝血药物及剂量。

4. 肝性脑病　为门静脉-右心房或肠系膜上静脉-右心房转流或肠腔分流术后，未经肝处理的门静脉血直接入体循环后所致。惟布加综合征病例的肝功能常较肝硬化病例为好，致肠房转流后发生肝性脑病的比例并不高(＜15%)，且在注意饮食后多可防止发作。

5. 其他　包括纵隔积水、肺脓肿、乳糜胸等，均较少见，发生后经对症处理，多能治愈。

【预后】

本症的预后与病理类型和病情轻重有直接关系，其中膈膜型效果最好，肝内型效果最差。1989 年统计，Ⅰ、Ⅱ期患者较好，可无手术死亡，Ⅲ期患者手术死亡率 9%，Ⅳ期患者的预后较差，术后死亡率可达 21%。若就诊较晚，非手术治疗者，半年内的死亡率可高达 87%。

(肖荣冬　翁国星)

参考文献

[1] Wang ZG, Zhagn FJ, Meng QY, et al. Evolution of Management of Budd-Chiari syndrome. ANZ JS, 2005, 75: 55-63

第6章

心血管外科其他疾病

第一节　心脏肿瘤

心脏肿瘤是起源于心肌组织，生长位于心脏腔室内或心肌组织内的肿瘤，分为良性肿瘤和恶性肿瘤。转移至心脏的肿瘤不包括在其中。约70%的心脏肿瘤为良性肿瘤，约30%的心脏肿瘤为具有潜在性生长和转移能力的恶性肿瘤。心脏良性肿瘤最多见的是心脏黏液瘤；心脏恶性肿瘤中最多见的是心脏肉瘤。

一、心脏黏液瘤

【流行病学】

国外大型尸检数据显示，原发性心脏肿瘤的患病率约为0.02%（即每百万尸检中有200例肿瘤）。约75%的原发性肿瘤为良性，50%的良性肿瘤为黏液瘤，即每百万尸检中有75例黏液瘤。

由心脏黏液瘤所致的猝死可在15%的患者中发生。死亡是冠状动脉或全身性栓塞及二尖瓣或三尖瓣血流障碍所致的典型结果。

患病率与肿瘤表现的症状有关，如栓塞、心力衰竭、瓣膜机械性障碍以及各式的原发性症状。

约75%的散发黏液瘤发生在女性。老年女性发病率是男性的2～3倍，而女性性别优势在家族遗传性黏液瘤中就不显著了。儿童发病少见，未见婴儿发病。

已报道的黏液瘤患者年龄在3－83岁。散发病例的平均年龄为56岁。在印度，一项针对171例患者的回顾性研究中，平均年龄为37.1岁。大部分的这类患者是有症状的，呼吸困难是其最常见的症状。家族患者的平均年龄为25岁。

【病因病理】

（一）病因

绝大多数心脏黏液瘤病例为散发的，并且其确切病因学不明。

家族遗传性心脏黏液瘤为常染色体显性遗传。

Carney综合征是基因异常因素，它是由一个以上的基因缺陷造成的。其2号染色体（Carney）短臂和12号染色体（Ki-ras癌基因）上的变异导致该病。在一份新近报道的案例中，一种编码突变在Carney综合征causative基因的2号外显子中被找到，即蛋白激酶A调控的α1亚基（PRKAR1A）。

（二）病理生理学

黏液瘤占原发性心脏肿瘤的40%～50%。约90%为单发有蒂的，75%～85%存在于左心房腔内。有多达25%的病例在右心房被找到。大多数病例是散发的。大概有10%的病例有家族史并为常染色体显性遗传。在多发性肿瘤中发现约50%的病例存在遗传史并且更常位于心室内（在散发病例中为13%对2%）。

黏液瘤为息肉样，圆形或椭圆形。其表面为光滑或分叶凝胶状的，通常为白色、淡黄色或褐色。虽然黏液瘤也能起源于心房壁后部、心房壁前面或心房附属物，但最常见的附着位置为左心房卵圆窝边缘。肿瘤的移动度取决于其在房间隔上的附着程度和蒂的长度。

虽然心脏黏液瘤是以良性为代表的，但是局限性复发取决于不完全性切除或有报道为恶性病变。偶尔，心房黏液瘤在远位复发是由于血管内肿瘤栓塞造成的。在家族遗传性黏液瘤综合征中复发率是较高的。

症状的产生源于心脏功能机械性干扰或栓塞。黏液瘤存在于血管内并且易碎，它占肿瘤栓塞病例的很大部分。栓塞出现在30%～40%的患者中。栓塞位置取决于肿瘤位置（左心房还是右心房）和心脏内分流情况。

Jong-Won Ha 及其同事报道的息肉样与圆形肿瘤相比较发生全身性栓塞更多见(58%比 0)。并且,息肉样肿瘤脱垂进入心室更常见。肿瘤脱垂穿过二尖瓣或三尖瓣可以导致瓣环或瓣叶的损坏。在一项研究中,19%的患者有心房颤动并与巨大的心脏黏液瘤有关。左心房黏液瘤当达到 70g 时就会产生症状。右心房黏液瘤在产生症状前要生长到约 2 倍这样的大小。肿瘤大小变化广泛,直径可在 1～15cm 延伸。其生长速度更是未知的。在一个案报道中,右心房黏液瘤每月以 1.36cm × 0.03cm 的速度生长。

黏液瘤被证明是由多种生长因子和细胞刺激造成的,包括血管内皮生长因子,血管再生和肿瘤生长以及炎症细胞因子表达增强的结果,白介素-6。

病理学检查肿瘤组织以脂质细胞和毛细血管嵌入黏液基质现象为特征。

肿瘤细胞外形为多边形或呈星状的细胞,细胞质内缺乏嗜酸颗粒。

约 8%的患者存在肿瘤坏死;存在钙化的为 10%～20%。

可能存在不同程度的出血,有丝分裂不存在是典型的表现。

在 37 例系列样本研究中,74%的肿瘤显示白介素-6 的免疫组化表达,同时 17%有异常的 DNA 含量。

【临床表现】

临床表现从无体质上的特异表现到心源性猝死。在 20%的病例中,黏液瘤可能是无症状的或偶然检查发现的。心房黏液瘤的症状和体征与二尖瓣狭窄、心内膜炎、二尖瓣反流和胶原血管病等相似。

(一)左侧心力衰竭症状(肿物位于左侧心腔者多见)

1. 劳力性呼吸困难(75%)能被观察到,可以进展为端坐呼吸、阵发性夜间呼吸困难及肺水肿。

2. 症状可由二尖瓣口梗阻造成。瓣膜损坏可造成二尖瓣反流。

(二)右侧心力衰竭的症状(肿物位于右侧心腔者多见)

1. 患者有疲劳和外周水肿的表现。

2. 由腹水造成的腹部膨隆是罕见的。然而,缓慢生长在心脏右侧肿瘤中是较常见的。

(三)严重的头晕或晕厥

1. 约 20%的患者有头晕或晕厥的经历。

2. 在患者中最常见的,是由于左心房黏液瘤阻塞二尖瓣造成的。

3. 这些症状可随着体位的改变而变化。

(四)与栓塞形成有关的症状

1. 全身的或肺部的栓塞可以发生于来自左侧或右侧的肿瘤。

2. 生长于心脏左侧的肿瘤主要造成脏器的梗死或出血。

3. 中枢神经系统的梗死可造成短暂缺血性发作、卒中或癫痫发作。在一项 113 例神经病学心房黏液瘤病例分析中显示,83%的患者出现了缺血性卒中,最常见于多位置的缺血(43%)。12%的患者呈现癫痫发作。在一份 74 例心房黏液瘤患者的回顾性研究中,12%的患者有中枢系统的症状。其他的并发症包括黏液瘤诱导的脑动脉瘤和黏液瘤转移病变即类血管炎或心内膜炎。

4. 累及视网膜动脉可导致视力丧失。

5. 全身性栓塞可引起任何动脉的阻塞,包括冠状动脉、主动脉、肾动脉和内脏的或外周的动脉阻塞,可造成相应器官的梗死或缺血。

6. 心脏右侧肿瘤的栓塞导致肺栓塞和梗死。

7. 多处栓塞,反复发作的小栓子引起肺动脉高压和肺源性心脏病。

8. 存在心内分流(房间隔缺损或卵圆孔未闭)可造成交叉性栓塞。

全身症状可在 50%的患者中观察到,包括发热、体重减轻、关节痛和雷诺现象。这些症状可能与过度产生的白介素-6 有关。

由于肺水肿或肺梗死引起的咯血可在多达 15%的病人中见到。胸痛是不常见的。如果出现,其可能由冠状动脉栓塞引起的。

【辅助检查】

(一)实验室检查

实验室检查是非特异性的和非明确诊断性的。如果存在异常可能包括如下结果。

红细胞沉降率升高(ESR),C 反应蛋白和血清丙球蛋白升高,白细胞增多。贫血可能是正色素的或血红蛋白低的。溶血性贫血可能因为肿瘤对红细胞的机械性破坏造成的。

血清白介素-6 水平升高,也被视为肿瘤复发的标记。

(二)影像学检查

1. X线胸片

(1)异常心脏影,类似二尖瓣狭窄。

(2)异常的心内肿瘤钙化。

(3)肺水肿。

2. *超声心动图*　虽然经食管的超声心动图更敏感,但二维超声心动图常常胜任诊断。这项技术能对肿瘤的位置、大小、附着情况和移动性进行评估。因为肿瘤可能位置多发,所有心脏四腔都应该被观察到。心房黏液瘤必须与左心房血栓区别开来。血栓常位于心房的后部并且成层样外观。蒂和移动性的存在支持心房黏液瘤。

多普勒超声心动检查能显示心房黏液瘤的血流动力学改变。结果与二尖瓣狭窄或反流一致。

3. *经食管超声心动图*　与经胸廓的超声心动图相比,有更好的特异性和100%的敏感性,对心房和房间隔都有好的分辨率,对肿瘤和其蒂在解剖细节上更形象化,能发现较小(直径在1～3mm)的赘生物和肿瘤。对心耳能很好地观察,可察觉心内分流。

4. MRI　MRI可在T_1加权像上提供大小、形状和表面特征的有用信息。磁共振电影梯度回波(GRE)图像能展示肿瘤的移动性。MRI能更直观的呈现附着点且术后相关系数达到83%。在小样本研究中显示,MRI优于CT扫描,CT附着点的位置显示与术后相关系数仅有30%。

组织构成信息能用来区分肿瘤和血栓。

5. CT *扫描*　CT扫描能用来将特殊的黏液瘤从心内血栓中区分出来。黏液瘤要比血栓更大并且有典型的起始点、形态、移动性和脱垂现象。

衰减程度或钙化的存在使心脏黏液瘤不能用CT检查将其与心房血栓区分开来。

6. *其他检查*　如果患者出现瘀斑,皮肤活组织检查可以显示有圆形或椭圆形胞核和显著核仁的细长或梭状细胞、黏液瘤样细胞、内皮样细胞的存在。

心电图可以显示左心房扩大、心房纤颤、心房扑动及传导障碍。

【诊断及鉴别诊断】

(一)诊断

影像学提示心腔内占位,多数患者首先考虑心脏黏液瘤,作出诊断并不困难。

(二)鉴别诊断

1. *二尖瓣狭窄和(或)二尖瓣反流*　心脏黏液瘤应与二尖瓣狭窄和(或)二尖瓣反流等二尖瓣病变的疾病相鉴别,两者临床表现都可能有气短、呼吸困难、疲劳和外周水肿的表现;查体心脏黏液瘤可有或无心脏杂音,二尖瓣病变的患者多数可听到心脏杂音,还有患者可有二尖瓣面容等体征;影像学检查(超声心动、CT、MRI等)心脏黏液瘤患者可在其心腔发现明确的占位,而单纯二尖瓣病变的患者则无心腔内占位表现。

2. *心房血栓*　部分二尖瓣狭窄的患者可同时存在心房血栓,有时需要与心房黏液瘤相鉴别;有经验的超声心动检查师,从患者的声学信号可以作出较明确的判断,另外,心脏黏液瘤瘤体组织多松软,可随血流摆动,肿瘤组织多数通过长蒂与心房相连;而血栓组织多致密,位置固定不随血流运动,血栓组织基底部直接与心房相连,位置多位于左心耳,同时患者多伴发二尖瓣狭窄。

3. *肺栓塞*　心脏黏液瘤与肺栓塞相鉴别有时稍困难,特别是当肺栓塞的栓子是来自右心房的黏液瘤组织时。当肺栓塞为慢性肺栓塞时,特别是由肺动脉血栓造成的肺栓塞时,其发病表现可以与心房黏液瘤相类似,出现逐渐加重的呼吸困难,在心脏黏液瘤的患者(多数是右心房黏液瘤),可同时有心力衰竭的表现;影像学检查同样对两者的鉴别有决定意义;心房黏液瘤的患者超声心动图、CT、MRI等影像检查存在心房内占位;肺栓塞患者CT、MRI等影像检查肺内可有栓塞灶,当有肺动脉血栓存在时可出现肺动脉内充盈缺损,提示血栓的存在。当肺栓塞有外周血栓脱落造成时,患者往往右下肢静脉曲张等疾病存在。

4. *原发性肺动脉高压*　心脏黏液瘤患者如果表现为逐渐加重的呼吸困难,有时临床表现与原发性肺动脉高压相似,但当进行了必要的辅助检查,如超声心动图、CT、MRI等相关检查后,结果提示心腔内占位,多数可以与原发性肺动脉高压明确鉴别开来。

【治疗】

(一)药物治疗

一般患者在门诊可以得出诊断。栓塞卒中的患者需要住院治疗。对心房黏液瘤有治疗作用的药物目前没有。药物治疗仅用在对并发症,如充血性心力衰竭或心律失常的治疗。

(二)外科手术治疗

手术切除是黏液瘤的首选治疗方法。手术是安全的,术后患者早期死亡率为2.2%。一些权威人士认为切除术应该在作出诊断后立即实施。因为有肿瘤破裂和栓塞的风险,术中扪诊和操作应该在心脏停搏后进行。

对肿瘤蒂部附着点心内膜的广泛切除可减少、消除瘤前体细胞,减少复发。可用心包补片或自体心包关闭手术缺损。

位于蒂周的瘤前体细胞应该用激光凝固术破坏掉。瘤前体细胞的消除需要广泛的手术切除术。

为了达到心脏两侧的完全暴露,一些外科医师推荐双房入路。受损的瓣膜需要行瓣环成形术或瓣膜替换术。1年2次的超声心动图检查对早期发现复发的肿瘤是有用的。

(三)内镜心脏肿瘤切除术

Deshpande 等报道了 27 例(23 例为黏液瘤)内镜心脏肿瘤切除术的病例。随访没有发现任何的残余或复发的肿瘤。这种手术方式有美容方面的优势,有 92 名病人有意愿试图通过该方法手术。

【并发症】

自然情况下,心脏黏液瘤所出现的并发症,主要是肿瘤本身组织脱落造成体循环栓塞或肺栓塞,以及肿瘤堵塞二尖瓣或三尖瓣口,致使患者出现心力衰竭甚至猝死。

心脏黏液瘤术后最常见的并发症为①心律失常和房室束传导阻滞:一般来说均为短暂性通过利多卡因静脉滴注治疗室性期前收缩。②体循环栓塞:常为瘤体碎片脱落所致,脑部主要血管栓塞可引起脑组织缺氧水肿和坏死,病人昏迷不醒甚至死亡。身体其他重要脏器血管栓塞在扩张血管药和抗凝血治疗无效情况下应采取切开血管取栓手术。③部分患者术后出现肿瘤复发。

其他手术并发症同体外循环手术。

【预后】

心脏黏液瘤患者中有 15%的发生猝死。死亡是由于冠状动脉或体循环栓塞以及肿瘤阻塞二尖瓣或三尖瓣血流所致的典型结果。

手术对于散发的心脏黏液瘤常是有效的。其远期预后良好。在一个 112 例患者的系列研究中,在超过 3 年的中位随访中,只发生了 4 例死亡病例。其复发率为 1%~5%。4 年后的复发是罕见的。在家族遗传性患者中的复发率为 20%。复发常与不完全的肿瘤切除有关,第二点生长或心内种植来自于原发肿瘤。

二、其他良性心脏肿瘤

【流行病学】

通常,原发心脏肿瘤是罕见的。在尸解研究中,总体患病率波动于 0.002%~0.25%。

良性心脏肿瘤在总体人群中非常罕见。在所有的心脏肿瘤中,75%为组织学良性。黏液瘤代表约 75%的良性肿瘤,而骨骼肌瘤(5%~10%)和纤维瘤(4%~6%)的发生少见。

全身栓塞是最常见的并发症。其在 25%~50%的病例中呈现的典型症状。栓塞可以随之而来的缺血和可能的梗死形成,发生于任何远端器官包括大脑、下肢、肾和心脏(冠状动脉)。当查找任何产生栓塞原因时,心脏肿瘤应包含在其鉴别诊断中。骨骼肌瘤常在其早期表现出流入/输出道梗阻(即心力衰竭)或心律失常,并且是切除术的典型指征。

黏液瘤好发于女性,由于患病率低,无男女比例的精确报道。

黏液瘤是成年人中最常见的心脏肿瘤,骨骼肌瘤儿童中最常见(其次是总体最常见的良性心脏肿瘤),纤维瘤罕见并且易发生于儿童中。

【病因病理】

心脏肿瘤的病因目前不明,有些与临床上一些综合征相关或相伴发。这些综合征包括 Gorlin 综合征、Carney 综合征等。

Gorlin 综合征由以下情况组成。

1. 多发性痣样基底细胞癌、下颌部囊肿和纤维肉瘤及骨骼畸形。

2. 各种皮肤异常,包括粟粒疹、表皮样囊肿、睑板腺囊肿(霰粒肿)及粉刺。

3. 与髓母细胞瘤、脑脊髓膜瘤、卵巢纤维瘤/纤维腺瘤、心脏纤维瘤、胎儿骨骼肌瘤及肠系膜淋巴管或乳糜囊肿有关。

当患者被怀疑诊断 Gorlin 综合征时,应警惕该患者可能伴发心脏肿瘤。

Carney 综合征:Carney 综合征是一个由心脏黏液瘤、内分泌功能亢进和局部皮肤色素沉着组成的综合征。与 Carney 综合征有关的黏液瘤在切除术后存在高复发风险。

【临床表现】

任何患者以栓塞并发症,或者以流入或输出道梗阻(即左侧心力衰竭或右侧心力衰竭)的症状、体征就诊,应该考虑有心脏肿瘤的存在。

下面为常见症状及相关产生的机理:

(一)心力衰竭症状

1. 由肿瘤累及或异常心肌功能所致。也可因肿物生长于心腔室致使心腔相对闭塞，心排血量减少所致。

2. 亦可因肿瘤生长能造成左心室流出道梗阻导致心力衰竭。

3. 舒张期杂音可能表示由于肿瘤压迫或生长所致的瓣膜功能损害。

(二)心悸

肿瘤累及传导系统可造成心悸或晕厥发作。

(三)猝死

这一症状可在多达33%的患者中发生。

(四)晕厥

晕厥发作可能与心律失常有关。

(五)其他相关表现

黏液瘤的发生常来自于心内膜，并且其大小在1～20cm波动。绝大多数发生于左心房(86%)，其余的生长于右心房。它们趋向生长于卵圆窝，但是发现其可以出现在心房的任何位置。心室或瓣膜的位置罕见。

骨骼肌瘤是壁内肿瘤，其代表性为体积较小，最常牵涉左心室(80%)或右心室(15%)。

纤维瘤最常累及室间隔或左心室游离壁。只有<10%的病例报道有心房或大血管牵连。不同于黏液瘤，肿瘤栓塞不常见。肿瘤生长能取代或直接累及二尖瓣和主动脉瓣，并导致血流动力学上显著的瓣膜狭窄或关闭不全。

症状与肿瘤对左心室几何形态、灌注和射血方面的影响直接相关。此外，心律失常，特别是猝死和房室传导异常是常见的症状，这是由于肿瘤对房室结和传导系统的破坏造成的。良性肿瘤的存在可以没有症状，在偶尔的查体时被发现。

【辅助检查】

(一)实验室检查

血培养可以确诊或除外心内膜炎的诊断。

(二)影像学检查

1. *X线胸片*　放射线检查结果常是无异常的。可能存在心脏轮廓扩大或纵隔增宽。常提示心脏局灶性钙化和纤维瘤的典型特征，尤其在儿童中。

2. *超声心动图检查*　在对有栓塞并发症、无法解释的心脏杂音，以及心力衰竭体征和症状患者的评价中扮演着主要的角色。

心脏超声心动图检查对病史和(或)体格检查提示瓣膜功能不全或有心内膜团块的患者是最好的诊断性检查。具有鉴别组织特性、位置、形态学和移动性的能力，以及其非侵入的、快捷的、没有电离辐射作用的特点，使超声心动图检查成为了标准的诊断性方法。

经胸超声心动图检查结果模棱两可时，经食管超声心动图检查是需要的，因其在对心房和大血管观察可得到较好的图像。

3. MRI　患者心脏团块一旦明确，MRI在确定肿瘤累及程度和细胞特征上是非常有用的。T_1和T_2加权像可提供有关组织学特性的有价值的线索。自旋回声相强度有助于辨别心脏肿瘤。MRI不能明确用来辨别良性和恶性肿瘤。鉴别肿瘤的良性和恶性需要组织学诊断。

某些小型研究表明MRI对原发性心脏肿瘤比超声心动图更具敏感性和特异性，但是没有大型研究证明MRI的收益高于超声心动图。

对于含糊的超声心动图结果，MRI可用来鉴别腔内肿瘤是来自于血栓还是肥大的乳头肌。

4. CT *扫描*　CT扫描常应用在评价可能存在的胸廓恶性肿瘤中，但其结果可能提示为原发性心脏肿瘤。CT扫描结果可提供有关组织学特性的线索，对于中心钙化提示心脏纤维瘤。即使在心电门控技术上的发展，对心脏肿瘤的诊断，CT扫描的价值也不会高于超声心动图的检查价值。

5. *心导管心血管造影*　对于已知的心腔内肿物患者，由于存在显著地导管诱发的肿瘤栓塞风险，心室造影术是相对禁忌的。对于可能存在冠状动脉疾病高危风险又要接受外科手术治疗的患者，单纯的冠状动脉造影是必要的。如果在心血管造影期间偶然发现的肿物，操作时要特别小心，将导管致使肿块破裂的情况降到最低，以防止产生全身栓塞的并发症。心室造影术显示灌注不足时提示心腔内肿块。

6. *心电图检查*　没有特异性改变和(或)存在电轴左偏。复极异常，与心肌梗死或缺血患者的结果相似。

【诊断及鉴别诊断】

(一)诊断

通过患者有典型的症状，如心力衰竭表现、头晕或晕厥、栓塞表现等；体征：肿物位于左心房者可有类似二尖瓣狭窄的舒张期杂音，位于左心室者可有收缩期杂音或者收缩期喀啦音，肿物位于右侧心腔者三尖瓣听诊区可出现杂音。上述症状、体征结合影像学检查，如超声心动图、CTA、MRI等，多能够作出心脏肿瘤的诊断。但是有关良性与恶性肿瘤的诊断,则需要等待病理的最终诊断。

(二)鉴别诊断

1. 心房血栓　参见心脏黏液瘤。

2. 肥厚型梗阻性心肌病　肿瘤生长于左心室流出道的患者需要与肥厚型梗阻性心肌病相鉴别。患者同样可出现呼吸困难、心悸等症状,查体心前区可发现杂音、心率加快等表现。超声心动图检查对于心脏肿瘤的患者可发现心腔内占位;而肥厚型梗阻性心肌病的患者则提示左心室流出道有梗阻的表现,如可见增厚的室间隔突入左心室流出道,同时左心室流出道血流速度加快。对于肥厚型梗阻性心肌病的患者,心导管检查左心室与左心室流出道之间出现压力阶差,左心室舒张末期压力增高,压力阶差与左心室流出道梗阻程度呈正相关。对于心脏有占位的患者,则不宜进行心导管检查。

3. 感染性心内膜炎　部分心内膜炎患者,特别是心脏检查有明确赘生物的患者,在患者体温正常时如发现心内有占位时需要与心脏肿瘤相鉴别。心内膜炎患者的赘生物多位于主动脉瓣或二尖瓣等瓣膜组织,造成不同程度的瓣膜功能异常,甚至腱索断裂,超声心动图检查出现相关瓣膜关闭不全的表现;查体时出现心前区杂音;赘生物组织的体积多数小于被发现时的肿瘤组织;心内膜炎患者多数会有较长时间的高热病史,血液培养(患者有发热时)有时会找到致病细菌。而心脏肿瘤患者,多没有较长时间的高热病史,心脏查体出现杂音的患者也少于心内膜炎患者,超声心动图检查一般只存在心腔内占位,仅个别患者瓣膜组织变型后出现关闭不全等表现。

4. 原因不明的其他部位转移癌　有时心脏内的占位可能是其他部位恶性肿瘤转移所致,需要与良性肿瘤鉴别。恶性肿瘤心脏转移瘤患者经过其他检查,如X线胸片、相关器官超声检查可能会发现肿瘤的原发部位。从肿瘤的生长方式可有一定鉴别价值,如心内良性肿瘤多突入心腔,肿瘤附着的蒂较长,而恶性肿瘤多呈浸润生长,附着部位基底宽,不呈蒂状表现。心脏的CT检查以及超声心动图检查可提示肿瘤生长方式的不同。另外,心脏右侧房、室占位的患者,恶性肿瘤的可能大于左侧,应格外注意鉴别。

5. 肺栓塞　参见心脏黏液瘤的鉴别诊断。

【治疗】

目前对心脏良性肿瘤,内科治疗无效。

对于典型良性肿瘤来说完全外科手术切除术是可治愈的。

由于黏液瘤有栓塞的高危风险,所以推荐尽快地治疗。而致命的心律失常则不能作出这样的决定。典型的切除术是在心脏停搏下的肿瘤切除术。有在巨大的不能被切除的肿瘤患者中进行心脏移植的报道。

如果可能的话,应该切除纤维瘤,因为其有造成心脏血流阻抗、心室异常收缩和异常传导的可能。在心脏纤维瘤中,致命性的心律失常也是一种风险,基于以上原因,即使在无症状的患者中,为保证心室功能、瓣膜功能及传导系统功能正常,心室肿瘤也应该切除。

【并发症】

并发症同心脏黏液瘤。

三、心脏肉瘤

【流行病学】

原发性心脏恶性肿瘤是罕见的,来自尸解的患病率为0.001%～0.28%。最常见的心脏和心包的原发性恶性肿瘤为肉瘤。

原发性心脏肉瘤患者资料显示,其中位存活时间为确诊后6个月。

在心脏肉瘤中没有性别差异。心脏肉瘤可发生在任何年龄,然而,心脏骨骼肌肉瘤在儿童中有较高的比例。

【病因病理】

(一)病因

心脏肉瘤无特殊病因。细胞遗传学分析,其肿瘤细胞可有染色体数量和结构上的改变。免疫组织化学分析显示,就心脏血管肉瘤来说,为突变的p53基因高表达产物。

(二)病理生理学

心脏肉瘤的诊断在外科手术前或甚至临终前常常也作不出来。由于病变罕见及症状和体征非特异性的本质,常被忽视。肿瘤起源于心外膜或心包膜,并导致心脏包裹可以引起胸痛、低血压、心动过速和身体不适。心音低钝并可闻及摩擦音。

心脏压塞(常见为持久的血性心包渗出)可最终导致难以控制的心力衰竭。心肌的累及可能导致难治的心律失常、传导阻滞、心力衰竭、心绞痛或心肌梗死。心内膜心肌包块能造成瓣膜障碍或功能不全。罕有带蒂肿瘤的瘤体脱垂穿过瓣膜造成可闻及的扑落音。心脏右侧的肿瘤破裂,可以造成栓塞肺引起呼吸困难或咯血。左侧的栓塞可导致脑血管意外、外周脏器的栓塞、癫痫和远位转移。肿瘤局部扩散可以引起相应的症状和体征，例如上腔静脉综合征、咯血和发声困难。

原发性心脏肉瘤存在的几个亚型（即血管肉瘤、骨骼肌肉瘤、间皮瘤、纤维肉瘤、恶性神经鞘瘤），在成年人中的发生率递减。

1. *血管肉瘤*　接近80%的心脏血管肉瘤起源于右心房的壁部团块。有代表性的是其可完全替代心房壁并充满整个心腔。可以侵犯毗邻的结构（例如腔静脉、三尖瓣）。

这些肿瘤都是有症状和迅速致命的。常出现广泛的心包蔓延和心脏包裹。心包的血管肉瘤（没有心肌累及的）发生罕见。

2. *骨骼肌肉瘤*　骨骼肌肉瘤是第二常见的心脏肉瘤。它在所有年龄段都有描述。特别庆幸的是没有心腔侵犯。不常见弥漫性心包蔓延。几乎总是存在心肌成分，偶发瓣膜障碍。骨骼肌肉瘤是儿童中最常见的心脏肉瘤形式。

3. *间皮瘤*　这类肿瘤典型出现于内脏或壁层心包上，并且能蔓延压迫心脏。它们多不侵袭基底心肌。局部播散可导致胸膜、横膈或腹膜的受累。

大体上瘤体为质韧、白色，而且有结节样和片样两种生长方式。这类肿瘤中，没有特发年龄段。心包间皮瘤与存在石棉暴露没有病理学联系，与大多数典型的胸壁间皮瘤形成对照。

4. *纤维肉瘤和恶性纤维性组织细胞瘤*　这些白色病变质地坚韧并显示浸润性生长。有记录的病变中，没有年龄或心腔偏好。然而，在多达50%的病例中，发现有心脏瓣膜受累。心包侵犯少见发生。

5. *恶性神经鞘瘤*　这种肿瘤来源于周围神经鞘组织。这类肿瘤多存在一个与迷走神经贴近心脏位置。

6. *转移性心脏肉瘤*　心脏和心包的转移瘤比原发性心脏肿瘤更常见，是其40倍。事实上，估计25%的有心脏转移瘤的患者死于转移性的软组织肉瘤。没有详细总的心肌扩散存在（即扩散的、结节性的）的样本。在儿童中，骨骼肌肉瘤是最常见的肉瘤类型，但在作出原发性肉瘤的诊断前，应排除其他部位的肉瘤。

【临床表现】

心脏肉瘤没有特征性的临床表现，因为常见的症状和体征都是非特异性的。患者可能有呼吸困难、胸痛和（或）全身疲乏的主诉。

【辅助检查】

（一）影像学检查

诊断技术的进步，对心脏肉瘤有了精确地非有创性的检查。

超声心动图是心脏肿瘤首要的非有创性成像诊断方法（二维和经食管的超声心动图是互补的）。

CT扫描在检查心脏病变上是实用的，证明毗邻结构和肿瘤局限侵袭，明确肺和肝转移是否存在。

MRI有明确肿瘤位置和其周围解剖及了解患者对化疗是否敏感。

血管造影术能帮助评估冠状动脉管腔状态，并能通过充盈缺损证明心内和血管内肿瘤。

X线胸片可以显示广泛的心脏扩大或右心扩大，纵隔变宽，肺门淋巴结增大，肺充血或胸膜腔渗出。

（二）其他检查

超过75%的心脏肿瘤病人在ECG上存在一般的非特异性的异常改变。心肌肿瘤能引起心律失常或各种程度的传导阻滞。可观察到非特异的ST波和T波改变。心包损害可造成心动过速和低电压。

【诊断及鉴别诊断】

（一）诊断

心脏恶性肿瘤的诊断，多数在最初诊断心脏肿瘤占位的基础上，依赖手术后对肿物标本病理分析作出确诊。仅个别患者可根据肿瘤呈浸润性生长，生长速度快等恶性肿瘤特点，术前高度怀疑为恶性肿瘤。最终确诊仍需要病理诊断。

（二）鉴别诊断

1. *限制型心肌病*　心脏恶性肿瘤患者出现胸闷气短、心力衰竭等症状，部分患者有心内肿物钙化的阴影，需要与限制型心肌病（部分该疾病患者心内膜心肌钙化）相鉴别。限制型心肌病患者以心脏舒张功能受损为主要表现，超声心动图检查可有心内膜钙化，心腔狭小、心尖部闭塞、心内膜增厚和心室舒张功能严重受损，但无心腔占位表现；其他影像学检查如CT、MRI等，都不会发现心脏内肿物，可将两病鉴别开来。

2. *缩窄性心包炎*　缩窄性心包炎患者同样可有胸闷气短、呼吸困难等类似心脏肿瘤的症状，部分患者可有急性心包炎的病史，也可有低热等心脏肿瘤的表现，但发展到缩窄性心包炎者病史较心脏肿瘤患者更加长，患者出现肝大、腹水等右侧心力衰竭者较心脏肿瘤患者更加多见。影像学检查（超声心动图、CT、MRI等）两者鉴别相对容易，心脏肿瘤患者表现为心腔内实质占位，而缩窄性心包炎患者仅表现为心包的增厚、钙化等，部分患者胸部X线片可有明显的钙化表现。

其他鉴别诊断参见心脏黏液瘤和心脏良性肿瘤。

【治疗】

心脏肉瘤是很少能被治愈的，但外科手术切除可能延长患者存活时间或显著缓解其痛苦。

正位心脏移植的作用对于恶性心脏肿瘤来说仍然是有争议的。

原发性或转移性心脏肉瘤的完整或部分切除能提供血流动力学的改善，并缓解充血性心力衰竭。

心包开窗或心包切开术可缓解症状，可以作为另一种选择。

术后辅助的放射治疗和化疗没有一致的证据证明有益。然而，辅助的放疗和化疗有利于改善症状和生活质量。

【预后】

手术对绝大多数心脏恶性肿瘤无效，未经处理的心脏恶性肿瘤预期寿命为数月。

来自原发性心脏肉瘤患者的数据显示中位生存时间约为6个月。组织学类型不影响预后。然而，超过10个有丝分裂/高倍视野或肿瘤组织伴有坏死预后较差。长期存活的患者，其肿瘤多位于左侧心脏。

（刘　苏　梁宜武）

第二节　心包疾病

心包的先天性异常包括心包囊肿和心包壁层缺如。心包囊肿多发生于心包与横膈胸膜的连接处，右侧多见。壁层心包缺如通常耐受良好，但X线胸片心影左移类似肺动脉段增大。少数情况下，心包的左侧壁层部分缺如，由于心脏经缺损处形成疝致使血液循环障碍。

心包的获得性异常大多导致心包炎（如感染、炎症、损伤、新生物）。

心　包　炎

心脏外面有脏层和壁层两层心包膜，如它们发生炎症改变即为心包炎，可使心脏受压而舒张受限制。心包炎可分为急性和慢性两类，并可导致心包渗出，慢性心包炎较严重的类型是缩窄性心包炎。

【流行病学】

尽管急性心包炎的临床表现在很多的疾病中有体现，但是该疾病患病率的流行病学数据资料目前仍然很缺乏，这也可能是因为其临床表现通常是隐匿的。国外（Lorell）关于急性心包炎的诊断在约1/1 000的住院患者中得到确诊。缩窄性心包炎的患病率在住院患者中的诊断低于1/10 000。此外，包括1%急症观察室的急性心包炎患者表现为ST段的抬高。实际上，有报道的急性心脏压塞中锐器伤所致的发病率约为2%，然而，因胸部钝挫伤出现心脏压塞的患者在临床上是很少见的。

未接受过透析治疗的进行性肾衰竭的患者中有6%～10%的患者可发生尿毒症性心包炎。当患者被检查出有大量渗出的时候，在系列病例中尿毒症患者会上升到20%。而大量有效地透析治疗减少了尿毒症性心包炎的患病率。

因恶性肿瘤导致的心包渗出造成的心脏压塞在发达国家是最常见的，而结核病则被认为是特定地方的常见病因。

急性心包炎患病率在性别上没有差异。缩窄性心包炎患病率男性倾向于好发，男女比例约3∶1。各年龄段均可发病，在成年人中的患病率要高于儿童，但青少年受累程度要高于青、壮年者。然而，有研究显示中等和大量心包渗出患者中老年人和年轻人在病因学、临床病程和预后上没有明显差异。

【病理生理】

心包有3种主要的生理功能：①从力学上来说，心包有限制心脏急剧伸缩的功能，维持心肌在Starling曲线范围内的顺应性和静水压分布。心包同时也构成了一个低于大气压的闭合腔隙，它能协助心房充盈同时维持一个低度的心脏透壁压力。②从膜功能上来说，心包可以保护心脏减少外部摩擦，也更像一个能阻止感染和恶性肿瘤扩散的屏障。③从韧带功能上来说，心包在结构上起着固定心脏的作用。

在大多数情况下，急性心包炎的心包膜出现一种急性的炎症反应伴随着多核粒细胞（PMN）浸润和心包血管化。通常，心包表现为渗出和粘连的纤维素性的生理反应，亦可能进展为一种浆液性或血性的渗出反应。而肉芽肿性的心包炎多由结核病、真菌感染、风湿和结节病引起。尿毒症性心包炎也被认为是由于肾衰竭堆积在体内的毒素而造成脏层和壁层心包炎症的原因。然而，另外一些机制可能是比较复杂的，心包炎亦可发生在某些曾接受过透析治疗的慢性肾衰竭患者中。

慢性心包炎可为浆液性、乳糜性、血性(渗出)，或纤维性、粘连或钙化，可为缩窄性或不产生临床症状。心包纤维化可随感染、损伤或心包积血而产生，或伴结缔组织疾病，包括风湿热，但有时原因不明。纤维化可呈斑点状或广泛性，带有钙质沉着。心包纤维化可无血流动力学效应，亦可逐渐产生慢性缩窄性心包炎，使体循环静脉压和肝静脉压慢性增高，导致心源性肝硬化。

【病因病理】

造成心包炎的病因多种多样，与心包炎的类型有一定关系，下面分别以急性心包炎、慢性心包炎及少数特殊类型心包炎分别论述。

(一)急性心包炎

纤维素性和浆液纤维素性心包炎表现为相同的基本过程，同时它们又是最常见的两种心包炎类型。

急性心包炎可因感染、结缔组织异常、代谢异常、损伤、心肌梗死、恶性肿瘤或某些药物引起，或可为非特异性。感染可由细菌、寄生虫、原虫、病毒或真菌引起。细菌感染以链球菌、葡萄球菌和革兰阴性杆菌为多见。在小儿流感嗜血杆菌为常见原因。化脓性心包炎可发生于感染性心内膜炎、肺炎、败血症及贯穿性损伤、心脏手术后和免疫功能受损的患者。病毒感染以艾柯病毒、流感病毒和柯萨奇B病毒为常见。国外有报道通过超声心动图辨认艾滋病为心包积液的最常见原因。在发达国家结核性心包炎只占急性和亚急性心包炎的少数，但在我国和非洲的某些地区则占大多数。

除去感染因素，常见病因还包括心肌梗死(MI)、梗死后综合征(包括Dressler综合征)、尿毒症、辐射、类风湿关节炎(RA)、系统性红斑狼疮(SLE)和外伤。某些传染性疾病也可以引起纤维素性反应，另外常规的心脏外科手术也可以引发该疾病。

出血性心包炎包含纤维素性和化脓性血性渗出，多见于结核病或肿瘤直接种植。也可发生于某些细菌感染或病人的特殊出血体质。出血性心包炎亦常见于心脏外科手术后和可能因此造成的心脏压塞。其临床意义与化脓性心包炎相似。

另外以下因素亦可引起急性心包炎：干燥综合征、混合型结缔组织病、莱特综合征、强直性脊柱炎、炎性肠病、韦格纳肉芽肿病、血管炎(如巨细胞动脉炎、多动脉炎)、多肌炎、白塞综合征、肠脂肪肉芽肿症(Whipple病)、家族性地中海热、血清病等。

心脏压塞是急性心包炎的重症表现，多需要紧急处理，以下稍作特殊论述。

在急性心包炎发展迅速的患者多可出现心脏压塞。恶性肿瘤的渗出物有时进展很快(如肿瘤组织破裂)，会出现心脏压塞，肿瘤性渗出物多为血性渗出物。血液淤积通常比渗出液或漏出液引起心脏压塞症状的速度要快。

胸部或上腹部的贯穿伤时，任何情况的心包积液都需要积极的治疗，例如心包积血是心脏贯穿伤最常见的特异性表现。在急性大量心包积血中，发生去纤维蛋白的时间是不充足的，心包内的积血出现凝固并且可能出现局部的血凝块。心包积血表现出强回声而非液性暗区。

潜在的医源性的心脏穿孔包括中心静脉管的置入、心脏起搏器置入、心导管检查术、胸骨骨髓穿刺检查术和心包穿刺术。在导管置入式中右心房的穿孔是最常见的。除直视导管向外穿出心脏亦能引起急性心脏压塞。事实上，数小时或数天后出现的迟发性心脏压塞也可见于导管检查的并发症中。

(二)慢性心包炎

慢性缩窄性心包炎通常为非特异性的，但几乎任何急性心包炎均可成为其原因。常见的原因为结核或其他感染，新生物、射线的辐射、类风湿关节炎、创伤和心脏手术。风湿热之后极少有缩窄性心包炎。慢性渗出性心包炎通常为非特异性的，但也可因结核杆菌、真菌或新生物引起。住院患者中大量心包渗出的最常见原因为转移性肿瘤，如癌肿(特别是肺癌或乳腺癌)、肉瘤(特别是黑色素瘤)、白血病、淋巴瘤。胸腔肿瘤直接扩散亦可发生；心包的原发性间皮瘤少见。肿瘤侵犯心包时可有浆液性或血性渗出，可为局限性或广泛性，如为广泛性可发生心脏压塞而妨碍心脏功能。

缩窄性心包炎的病因多见于化脓性心包炎、干酪性心包炎以及出血性心包炎。心脏被包裹在一个0.5～1.0cm厚度的由瘢痕或钙化(心包腔粘连)形成的壳里，就像一个石膏模型。

不断增厚的纤维素性心包组织最终导致缩窄性心包炎，但不论何种病因都会阻止正常的心脏舒张期充盈。虽然大多数情况包含壁层心包但脏层心包也可以被累及。(有或没有症状的)急性和亚急性心包炎科出现纤维素沉积，反过来又会引起心包渗出。一系列的反应有会导致心包机化、慢性纤维素瘢痕、钙化及心脏充盈受限。

(三)特殊病因型的心包炎

感染性因素:例如病毒、细菌以及结核菌感染。

免疫性因素:例如RA、SLE、硬皮病、风湿热。

代谢性因素:例如肾衰竭、甲状腺功能减退症、高胆固醇血症。

心血管因素:例如急性心肌梗死、Dressler综合征、主动脉夹层动脉瘤。

其他因素:例如医源性、肿瘤性、药物性、放射性、心血管操作和外伤。

无明显临床症状的特发性病例多见于病毒性心包炎,大部分不能被明确诊断的特发性病例很可能是病毒感染。季节性的高发期出现在春、秋两季。

【临床表现】

(一)症状

1.胸痛是急性心包炎最主要症状,多见于急性特发性心包炎及感染性心包炎的纤维蛋白渗出阶段。疼痛的性质和部位是易变的,常位于胸骨后或心前区,可放射至颈部和背部,呈锐痛,偶可位于上腹部,类似"急腹症";或与心肌梗死缺血性疼痛相似,呈钝痛或压榨性痛并放射至左上肢;或随每次心脏搏动而发生刺痛。疼痛可因心包和胸膜炎症受累两个因素引起,也可能与心包腔积液时心包牵张因素有关。疼痛多在卧位、咳嗽、深吸气时加重,前倾位时减轻。

2.呼吸困难是心包渗液出现心脏压塞时最突出的症状,多数患者出现端坐呼吸,为避免心包和胸膜疼痛而产生呼吸变浅、变速。

呼吸困难也可因发热、大量心包积液导致心脏压塞,邻近支气管、肺组织受压而加重,表现为面色苍白、烦躁不安、胸闷、大汗淋漓等。患者常采取坐位,身体前倾,使心包积液向下、向前移位以减轻其对心脏及邻近脏器的压迫,从而缓解症状。气管受压可产生咳嗽和声音嘶哑。食管受压可出现咽下困难症状。

3.下肢水肿、腹部肿胀和不适是其他常见症状。如果出现恶心、呕吐及右上腹疼痛应该考虑到是由于肝淤血、肠道淤血或都存在。

4.全身症状可伴有潜在的全身疾病如结核、肿瘤、尿毒症所致的咳嗽、咳痰、贫血、体重减轻等症状。

(二)体征

常见体征包括低血压、颈静脉怒张和心音低钝(即典型的Beck三联征)。

其他共存体征还包括奇脉、颈静脉搏动、心动过速、呼吸急促、肝大、腹水、周围水肿、胸膜渗出(在左侧充血体征缺乏时)、肾功能不全、肝功能不全和(或)听诊心包摩擦音。

【辅助检查】

(一)实验室检查

心包炎没有特征性的实验室检查数据。然而,伴随长期不断增加的右心房压力和肝、肾及胃肠道的被动充血等现象,实验室检查的异常结果会逐渐表现出来。这些包括结合性和非结合性胆红素水平的上升,以及升高的肝细胞功能异常检测结果。

随着心室壁的扩张,BNP的水平开始升高,在缩窄性心包炎中也会出现轻度的上升(通常<150ng/L)。BNP在扩张性心肌病中的水平一般比较高(如果>650ng/L即可被诊断),同时BNP水平在鉴别某些疾病时也很有价值。

在慢性缩窄性心包炎患者中,化验室检查可有蛋白质丢失,同时有患者伴有腹水,一些患者存在严重的低蛋白血症。低蛋白血症随患者上下腔静脉压力逐渐增加,其血浆蛋白水平进行性降低。血清蛋白减少是蛋白丢失性胃肠病和能达到肾病水平的蛋白尿升高所造成的结果。

如果出现急性或慢性炎症,诸如不断升高的红细胞沉降率和正细胞正色素性贫血非特异性症状就会表现出来。

如果伴有胶原血管病的出现,抗核抗体或风湿性因素也会存在。

PPT(结核菌素)试验阳性就可以明确的诊断为结核性心包炎(除非患者无细胞免疫反应)。

在细菌性心包炎病例中会出现白细胞计数增多并伴随核左移。

心包积液的细胞学检查能协助诊断恶性肿瘤(如果没有其他肿瘤征象表现)。

(二)影像学检查

1. *胸部X线检查*　约有1/3的患者胸部X线检查有心影增大的表现,心包钙化在约40%的患者中有表现。在60%的患者中有不同程度的胸部X线表现。然而,没有特异性也不能证明是非心包缩窄。

如果不存在显著地心包渗出,心脏轮廓是正常的。上腔静脉和奇静脉可能都是扩张的。胸膜渗出是常见的通常胸部两侧都存在。肺水肿少见但它提示可能其他的心脏疾病或肺疾病同时存在。

2. *超声心动图检查*　超声心动图检查应用于缩窄性心包炎的辅助诊断上已经有若干年了,尤其是用于鉴别扩张型心肌炎和其他类型的心肌炎上。

但尚无缩窄性心包炎的特征性超声心动图检查的研究结果报道。然而，当与临床结合的过程中将所有超声数据汇集在一起的时候，准确地对缩窄可能进行评估变得很常见。

作为一项基础检查，超声心动图心包成像是不灵敏的，并且不能认定其是心包显影的可靠检查技术。必须承认的是，心包的回声致密不出现在所有病例中。CT扫描和MRI认为是心包显影的更精确手段。

经食管超声要比经胸廓超声在帮助发现增厚的心包方面更可靠，特别是出现致密的或强回声时，但它仍然与CT和MRI的精确度相差很远。

不同于正常的室间隔运动涉及可顺从的心室壁（被心包嵌入的）更少，听诊有相关的心包叩击音（亦能在M超声和二维超声上见到舒张早期的中隔切记或称为"中隔反跳"）。

二维超声能显示右侧压力超负荷的证据，如吸气时房间隔左移或上、下腔静脉和肝静脉扩张。这些都是不典型的体征，也可以发生在其他原因造成的右侧心力衰竭时。

多普勒心脏超声可以提供重要的血流动力学资料。在快速舒张充盈的早期能准确地探及到二尖瓣、三尖瓣水平的正向血流。把随之产生的波形称为E波（充盈早期）和A波（房充盈）。跨三尖瓣和跨二尖瓣流速表现出相反的图形（跨三尖瓣流速在吸气时增加，呼气时减少；跨二尖瓣流速在吸气时减少，呼气时增多）。出现在E峰流速初期的短暂降低，被认为是心脏舒张早期被限制，产生的血流动力学表现。肺静脉多普勒血流模型也存在呼吸变化，其在舒张期的流入量要大于收缩期的流入量。这些多普勒研究结果在其出现的时候是敏感的，但是与很多超声心动图的检查指标一样，它的缺乏并不能排除缩窄性的血流动力学障碍。

3. CT　常规的CT扫描不能充分显示壁层心包影像。然而，壁层心包能在高分辨率CT扫描中清晰显影。心包厚度、钙化程度及部位分别能容易地测量出来。

正常的心包为1～2mm厚。不正常的心包增厚认定为3～4mm或更厚。当心包增厚超过4mm有助于鉴别限制型心肌病中的缩窄性疾病，当增厚超过6mm更增加了缩窄的特异性。

研究结果表明支持右心室充盈受损的症状包括腔静脉、肝静脉、右心房扩张及腹水或肝脾大。

可能会在一个存在时间很长，而又出现隐性增厚的薄层心包瘢痕中出现假阴性结果。也就是说，即使是正常增厚的心包也不能除外心包缩窄，并根据临床情况对其进行解释。因此，如果血流动力学和临床表现能共存，即使心包显影不明显也要作出诊断。

4. MRI　实时高分辨率并在50ms或更短时间捕捉图像能力的MRI的出现，使MRI成为心包显影的敏感检查方法。

像CT显影一样，MRI也能用来测量心包厚度、钙化程度和异常分布。

门控MRI有探测心包积液是否血性的优势。

获得性CT扫描影像与MRI的相比更有优势，尤其是当心包钙化特别显著时。

5. *心电图*　慢性心包炎与传统的ECG检查是不相关的，而在急性心包炎中则能表现出来。

对急性心包炎的检查中心电图包括弥漫性凹陷的ST段抬高，相比其他原因造成的伴随PR凹陷的ST段抬高更显著。在大多数的急性心包炎中，ST段抬高的大小要高于侧壁胸导联上T波高度的1/4。总之，如果这些结果存在于一个病例中，根据最新的发展应该考虑缩窄性心包炎。

总之，即使慢性心包炎出现进展，也不会出现特异性的ECG改变。T波倒置可以持续存在，但所有的ECG结果分析是正常的。

在年久的病例中，可以发生心房颤动，但它也是非特异性的。

如果心包渗出出现进展，肢体导联和胸导联上的QRS波表现出低电压。它要比其他原因造成的低电压（例如陈旧性心肌梗死、胸腔积液、术后状态或其他类型的心肌疾病）更显著。

当电交替（存在P波和T波在QRS中轴线上出现的beat-to-beat的周期性漂移）的出现，必须考虑心脏压塞。

6. *右心导管置入术*　有时，即使有病史、体格检查、实验室结果和非侵入性的检查也并不能对缩窄性心包炎作出准确的诊断。有时侵入性操作，特别是右心导管置入术和（或）心内膜心肌活检均能帮助作出或排除诊断。

右心导管置入术：传统的缩窄性心包炎的血流动力学标准如下。

（1）升高的左、右心室的舒张压≥5mmHg。

（2）右心室收缩压低于55mmHg。

（3）平均右心房高于15mmHg。

（4）右心室舒张末压高于1/3的右心室收缩压

(脉压狭窄)。

这些标准的存在,对限制型心包炎的诊断是有利的。

同步的左心室压和右心室压描记显示,在缩窄性心包炎的患者中,左、右两个心室的舒张压力是均等的。另外,在右心房压力波形(W波)中,缩窄性心包炎的患者中,会有一个明显的x波跟随着一个陡峭的y波。除此之外,在左心室和右心室的描记中会出现的方根征(也称为dip-and-plateau图形),此图形可以与心脏压塞相鉴别。另一个血流动力学参数是可观察到Kussmaul征,即在吸气时右心房压力不下降,但在右侧心力衰竭、重度三尖瓣反流和全身静脉淤血中也能见到。

在缩窄性心包炎的患者中右心房压力描记出现显著地y型下降波。存在缩窄时胸廓内压呼吸变异不能传递到各心腔,其导致吸气时心脏左侧灌注较右侧减少。在最新的研究中,充分利用这种方法观察在吸气相和呼气相之间左心室和右心室曲线下面积,其研究发现,对应收缩期面积指数>1.1的缩窄者阳性预计精度为100%,灵敏度97%,特异性100%。它不是随机对照临床研究,并且存在选择偏倚。无论如何,它可以证明在将来为其他标准性的诊断标准。

虽然这些标准在实践中是实用的,但在尝试诊断缩窄性心包炎时其不确定因素总是存在的。Fluid-filled导管提供的缺乏精确度的描记,能造成对血流动力学数据的误解。不规整节律,如心房颤动,能改变建立在R-R间期变化基础上的心室灌注压。呼吸模式的变化可以影响血流动力,所以,必须告诉患者在血流动力学描记期间要进行均匀规整的呼吸。患者的舒张期灌注压能影响血流动力学的测量结果,所以,有些研究者倡导当有患者的左心室舒张末压<15mmHg时注入等渗氯化钠溶液用以暴露隐匿的缩窄性心包炎。相反,如果灌注压太高,会丢失压力中的微妙呼吸变化。

舒张压均化的重要病因还包括:限制型心包炎、心脏压塞、COPD、气胸(肺过度通气)、扩张型心肌病(严重者灌注压可以升高)、房间隔缺损以及血容量不足(当灌注压低时),须鉴别。

7. *心包和心内膜心肌活组织检查*　在诊断缩窄时也可能会需要直接性检查和心包活组织检查。如果缩窄症状非常支持临床,尽管心包在影像学上表现很薄,在慎重考虑后,为了得到最可靠的诊断或除外诊断仍需要直接外科手术探查,活组织检查和心包切除术。

【鉴别诊断】

急性心包炎几乎总是以胸痛为主诉,胸痛的鉴别诊断很广。最易与之混淆的有肺炎或局限性肺炎伴胸膜炎、肺栓塞、肋软骨炎和反流性食管炎等。心肌缺血或心肌梗死是主要的鉴别诊断注意点。其他考虑主动脉夹层、腹腔内疾病和带状疱疹。需要指出的是:急性心包炎可为以往隐性心肌梗死的首发症状。

(一)缩窄性心包炎的鉴别诊断

1. *限制型原发性心肌病*　心肌病患者起病比较缓慢,早期可有发热,逐渐出现乏力,头晕,气急,病变以左心室为主者有左侧心力衰竭和肺动脉高压的表现,如气急、咳嗽、咯血、肺基底部啰音,肺动脉瓣区第二心音亢进等;病变以右心室为主者有左心室回血受阻的表现,如颈静脉怒张、肝大、下肢水肿、腹水等,心脏搏动常减弱,浊音界轻度增大,心音轻,心率快,可有舒张期奔马律及心律失常,心包积液也可存在,有部分心肌病患者心腔扩大后,心腔内可有血栓形成,因此内脏栓塞不少见。

心包炎外科治疗常可得到良好的效果,而心肌病则预后不佳,因此,个别鉴别困难的病例应进行血流动力学和影像学(CT或MRI)检查,必要时做心内膜活检,如影像学显示心包增厚,除非3项血流动力学检查全部符合限制型心肌病,应考虑开胸探查;如心内膜活检显示心内膜心肌病变,则不必开胸探查。此外,如果患者伴有腹水,还需与肝硬化、结核性腹膜炎及其他心脏病变引起的心力衰竭相鉴别。

2. *心房黏液瘤与原发性心脏肿瘤*　心房黏液瘤或原发性心脏肿瘤多数患者亦起病缓慢,同样可有胸闷、气短症状,有部分患者有强制体位,在某一固定体位时症状会稍缓解,致使患者常保持某一固定体位。患者查体可同样有肺水肿的表现,如听诊两肺可闻及水泡音。另外,部分患者有心力衰竭表现,如双下肢水肿,甚至端坐呼吸等,行超声心动图检查可于心房或心室内显示占位病变(右侧心腔肿物多为原发性心脏肿瘤),从而诊断黏液瘤或原发性心脏肿瘤,而心包炎只存在心包增厚表现,超声心动图检查可以将上述疾病鉴别开来。另外,部分心脏肿瘤患者,可因为心腔内肿瘤组织脱落,出现栓塞症状,个别患者栓塞症状为首发症状,因此临床上出现栓塞表现的患者,不要忽略心脏肿瘤的诊断。

3. *上腔静脉综合征*　临床上有部分患者因不

同原因上腔静脉受压迫，患者出现急性或亚急性呼吸困难和面、颈肿胀等上腔静脉综合征的表现。此类患者要与缩窄性心包炎相鉴别。缩窄性心包炎的患者也可因上腔静脉汇入右心房入口处，心包缩窄造成患者面、颈肿胀等表现，但多数患者同时伴有全身肿胀的表现，如肝大、腹水、下肢水肿等，患者一般起病缓慢；而上腔静脉综合征的患者，多数起病较快，尤其是肿瘤患者，上腔静脉产生压迫进展较快，行胸部 CT 或 MRI 检查，多数可见到异常组织致使上腔静脉外部受压的影像；而缩窄性心包炎的患者无该表现，仅存在心包增厚的表现，可将两种疾病鉴别开来。

4. *尿毒症* 尿毒症是肾功能严重受损的表现，患者因肾排水和电解质能力差，临床上可有水、钠潴留致水肿的表现；患者尿液检查提示肾浓缩机制受损，多有尿比重低、尿少、无尿等，同时伴有其他系统如消化系统症状，如厌食、恶心、呕吐或腹泻；血液系统症状，如贫血现象；心血管系统症状，如高血压、心力衰竭、水肿等；皮肤表现，如皮肤瘙痒、尿臊味等；神经系统症状，如头晕、头痛、乏力、理解力及记忆力减退等。尿毒症患者，另外多有肾功能受损的病因，或长期肾病史，影像学检查一般不存在心包增厚的表现。缩窄性心包炎的患者肾功能检查一般正常，尿液检查多没有肾浓缩机制受损，如尿比重低等表现。

(二)心脏压塞的鉴别诊断

1. *心源性休克* 心源性休克是由于心脏收缩功能受损，在短时间内心排血量急剧且明显降低，从而导致各器官严重灌注不足引起全身微循环功能障碍；心脏压塞同样是由于心包内压力过大，心脏不能充分舒张、心排血量下降所导致的全身循环功能障碍。心源性休克多因心肌梗死、心律失常、心脏肿瘤堵塞瓣膜口、手术后低心排血量等因素造成；心脏压塞往往因为外伤或心包内血管损伤所造成。两种疾病的超声心动图检查表现不同，前者提示心肌收缩功能下降，而后者提示心包内存在大量积液，通过分析病因以及超声心动图检查，多能够鉴别。

2. *肺栓塞* 急性肺栓塞患者多数亦存在呼吸困难和胸痛，循环系统同样可有心动过速甚至休克表现，但从临床表现难以与急性心脏压塞相鉴别，但心脏压塞多有外伤史或患者近期内行导管检查等情况，及时地心脏超声检查是较快捷方便的、可明确将两者区分的检查手段。

3. *张力性气胸* 张力性气胸与心脏压塞同样属外科急症，两者一般都有外伤病史，同样会有呼吸困难、循环不稳定、心率快等呼吸、循环衰竭表现；胸部 X 线检查，透视下张力性气胸可有纵隔摆动、肺被明显压缩等表现；而心脏压塞则无上述表现。超声心动图检查心脏压塞存在大量心包积液，而张力性气胸则不存在心包积液。但当外伤造成两者同时存在时，上述检查结果会同时存在。

【治疗】

(一)急性心包炎

急性心包炎的治疗包括对原发疾病的病因治疗、解除心脏压塞和对症治疗。患者宜卧床休息。胸痛时给予镇静药，必要时使用吗啡类药物或左侧星状神经节封闭。风湿性心包炎时应加强抗风湿治疗，肾上腺皮质激素较好；结核性心包炎时应尽早开始抗结核治疗，并给予足够的剂量和较长的疗程，直至结核活动停止后 1 年左右再停药，如出现心脏压塞症状，应进行心包穿刺放液；如渗液继续产生或有心包缩窄表现，应及时做心包切除，以防止发展为缩窄性心包炎；化脓性心包炎时应选用足量对致病菌有效的抗生素，并反复心包穿刺抽脓和心包腔内注入抗生素，如疗效不著，即应及早考虑心包切开引流，如引流发现心包增厚，则可做广泛心包切除；非特异性心包炎时肾上腺皮质激素可能有效，如反复发作亦可考虑心包切除。心包渗液引起心脏压塞时应做心包穿刺抽液，可先做超声波检查确定穿刺的部位和方向。并将穿刺针与绝缘可靠的心电图机的胸导联电极相连结进行监护。还应预防性地使用阿托品，避免迷走性低血压反应。

(二)慢性缩窄性心包炎

1. *药物治疗* 缩窄性心包炎药物治疗一般在大多数病例中是无效的，除非在有明显感染因素存在的患者中。

非甾体类抗炎药物、COX-2 抑制药、秋水仙素、皮质激素或联合治疗可使部分患者受益。然而，对急性心包炎进行相对理想的治疗后，随着时间的推移，患者仍有可能病情进展并发展为缩窄性心包炎，因此，部分患者在急性期过后，其他药物的应用是适当的，可能应用的其他药物如下。

甾体类药物作用在亚急性缩窄性心包炎的心包纤维化发生前期是有效的。

利尿药常常被用来缓解心室灌注压。然而，这也能降低心排血量，须密切地监护。

其他的直接作用于病因的治疗方法能得到更

好的疗效，例如抗结核治疗。

一般来说，β受体阻滞药和钙通道阻滞药是禁忌，因为窦性心动过速在缩窄性心包炎中是一种常见的自身代偿现象，因多数患者心脏存在固定的每搏量（继发于固定的舒张期心室充盈量）。

2. *手术治疗*　完全性心包切除术是最可靠的治疗手段，同时也是一种可能完全治愈的治疗方法。

在病情发展早期即钙化程度不明显，心肌出现异常可能或心力衰竭前期实行心包剥脱术，预后一般是比较好的。

在无症状的（NYHAⅠ级）或有早期NYHAⅡ级症状的患者中其病史一般较长，对他们进行诊断需要一定的判断力。

心包剥脱术应尽量做到广泛彻底，特别是在膈肌一心室交界区。其手术操作可能时间长并且过程复杂。手术并发症包括大出血、房性和室性心律失常及心室壁破裂。两种标准术式即前外侧开胸术和正中胸骨切开术。另外，准分子激光能用来切除存在于心包和心外膜之间的严重粘连物。

有报道，其外科手术死亡率波动在5%～15%，最新大宗研究显示，心包剥脱术后死亡率（30d内）为6.1%。造成死亡的原因包括进行性心力衰竭、败血症、肾衰竭、呼吸衰竭和心律失常。大量研究表明，80%～90%接受过心包切除术的患者心功能可恢复到术后NYHAⅠ级或Ⅱ级。

虽然伴随症状在术后也同样得到了改善，但舒张期心室充盈异常（与临床症状是相关的）时有存在。仅有60%的患者能恢复完全正常的心脏血流动力学。虽然某些功能随着时间得到改善，但持续舒张期心室充盈异常在手术前病史长的患者中更易发生，此研究支持有症状的患者应尽早接受治疗。

在58例因为缩窄而接受过全心包切除术的患者中，有30%的患者在术后4年仍然存在某些显著地症状。这类患者通过超声多普勒检查显示，他们的二尖瓣和三尖瓣仍存在持续性的限制和缩窄现象。

手术的死亡率似乎与术前心肌萎缩或纤维化有关，心肌的这些改变可以通过CT检查而发现。

术后低心排血量通过常规的方式治疗，多数可以治愈，这些方法包括血管升压药物和主动脉内球囊反搏术（IABP）。

（三）心脏压塞

心脏压塞是一种医疗急症事件。病人应进入ICU监护。所有的患者应接受如下治疗。

1. 吸氧。

2. 补充血容量用全血。血浆、右旋糖酐-70或等渗氯化钠溶液来扩充容量，同时维持足够的循环血量。Sagrista、Saauleda等记录到，在血容量得到扩充后心排血量显著增加。取腿部抬高的卧床姿势有助于增加静脉回流。

3. 变力性药物。如多巴酚丁胺，其实有效地因为这些药物增加心脏排血时不增加全身血管阻力。

4. 心包穿刺术。心包积液的移除是最具决定性的治疗方法，可通过如下3种方法进行。

（1）紧急情况剑突下经皮引流：这是一种床旁挽救生命的操作。剑突下入路是胸膜外的途径，因此是最安全的盲性心包穿刺术。用16号或18号穿刺针在左剑突左肋骨角处对准左肩方向与皮肤呈30°～45°刺入。当紧急情况下进行这一处理时，与这一操作有关的死亡率约为4%和并发症发生率为17%。

（2）超声心动引导的心包穿刺术（常在心脏导管室内完成）：在左肋间区域操作。首先，在最大积液区最靠近探头的位置标记进针位置。然后，测量皮肤到心包腔的距离。探头的焦点应是操作过程中的进针轨道。避开肋骨下缘同时在进针的过程中防止神经、血管的损伤。放置16号导管用于持续引流。

（3）经皮球囊心包切开引流术：其能达到超声介导的心包穿刺术相似的效果，而在此操作中球囊用来为心包开窗。

患者应该接受最根本的原发因素的治疗以防止心脏压塞复发。

【预后】

（一）急性心包炎的预后

急性心包炎的个体的预后既取决于发病病因，也受心包渗出情况以及有无心脏压塞的影响。原发性和病毒因素往往是一个自限性的过程，几乎没有发展成缩窄性心包炎的风险。虽然说大部分的陈旧性心肌梗死病例的发展是一个温和的过程，但是心包炎与大面积心肌梗死相伴发的患者其远期死亡率是高的。

硬皮病患者或风湿热患儿同时并发心包炎者其预后不佳，化脓性、结核性及肿瘤性心包疾病多伴有更复杂的过程，预后较差。化脓性心包炎不治疗的病死率接近100%，而接受治疗的患者中的病死率是12%～40%。在结核性心包炎中的病死率可达到50%。

尿毒症性心包炎随病情的进展其显著发病率逐渐增加，但其死亡患者是偶发。尿毒症性心包炎患者中，有3%～5%的患者可发展为出血性心包炎。

贯穿伤所致的急性心包炎的预后取决于与对心脏压塞症状的判断是否准确和迅速。在这些病例中有3%～5%的死亡率是因为心脏压塞或心律失常所导致的。较小的穿孔，位于右心室的创伤，收缩压在50mmHg以上者及存在心脏压塞症状的都是对患者预后有利因素。

(二)缩窄性心包炎的预后

疾病的起因往往决定着其预后。较差的预后与恶性病和心功能Ⅲ级或Ⅳ级(NYHA)有关。

心包切除术后的长期生存率取决于其根本病因。常见的病因，如原发性心包缩窄的预后最好(7年生存率为88%)，其次是由于心脏外科手术导致的缩窄(7年生存率为66%)。放射性心包缩窄的患者的预后最差(7年生存率为27%)。在接受过心包切除术的患者中，影响其预后的因素包括有放射史、肾功能恶化史、肺动脉高压史、收缩性心力衰竭史、低钠血症史以及高龄。

(三)心脏压塞的预后

心脏压塞属于紧急医疗事件。早期的诊断和治疗是降低死亡率和发病率至关重要的决定因素。如不及时处理，患者将迅速死亡。

（刘　苏　梁宜武）

第三节　心房纤颤

心房颤动(房颤)是一种室上性心动过速，以心房活动不协调为特征伴有心房收缩和舒张功能进行性恶化，心电图表现为规律的P波消失代之以快速、颤动样心房波(f波)，f波在形状、振幅、时上的变异明显而且不规律。

房颤可以分为以下几类：初次发现的房颤、复发的房颤、阵发性房颤、持续性房颤、长久性房颤。主要特点如下。

1. *初次发现的房颤*　不管房颤有无症状或者是否能够自限，第1次被确诊的房颤为初次发现的房颤。初次发现的房颤可以是阵发性房颤也可能是持续性房颤。

2. *复发的房颤*　患者有2次或2次以上房颤发生时，房颤被认为是复发的。

3. *阵发性房颤*　复发的房颤如果能够自发终止，则定义为阵发性房颤。

4. *持续性房颤*　当房颤持续超过7d时，则定义为持续性房颤。持续性房颤可以被药物和直流电转复。

5. *长久性房颤*　电转复失败的或者不愿尝试转复的房颤定义为长久性房颤。

【病理生理】

房颤时在窦房结功能完整的情况下通常伴有快速不规则的心室反应；而在房室传导阻滞或室性、房室结性心动过速时可能出现规律的R-R间期。因此，心功能受损、心室律(率)紊乱和心房附壁血栓形成是房颤患者的主要病理生理特点。

【流行病学】

房颤是人类最常见的心律失常，国际上对房颤的流行病学调查表明，普通人群中有0.5%～1%患有房颤，房颤男性多于女性。根据Framingham研究，房颤人群中男女年龄校正后的比率为1.7∶1。中国的房颤总患病率为0.61%，和国际上相关研究结果类似，中国男性房颤总患病率约为0.9%，稍高于女性的0.7%。中国房颤患病率同样呈现出随年龄增长显著增高的趋势，80岁年龄组房颤患者患病率为7.5%。房颤发病率随年龄增长而迅速升高，80岁时每年接近10%预期发生房颤。房颤的最重要也是危害最大的并发症之一是脑卒中。胡大一等对中国房颤住院病例多中心对照研究结果显示，住院患者房颤的脑卒中患病率达24.8%。

【发生机制】

理论上，房颤的发生机制涉及两个主要特征：1个或多个自律性增高的快速除极灶以及存在1个或多个折返回路。也就是常说的触发机制与维持机制。目前较为一致的观点认为，阵发性房颤的机制主要是触发机制，而在瓣膜病等心房基础病变的持续性房颤的机制则主要是折返机制起作用。频繁发作的阵发性房颤由于心房重构的作用，会转变为持续性房颤。尽管传统上认为房颤时心房不规律电活动的触发方式是紊乱的或随机的，但有证据表明，房颤在空间上来说还是有规律可循的。

【治疗】

(一)药物治疗

房颤的药物治疗有3个方面的目的：控制心室率、恢复窦性心律和抗凝血治疗。

1. *控制心室率是房颤药物治疗的第一步*　大多数房室传导功能正常的患者，控制心室率是必要的手段。一般来说，当临床情况决定紧急处理时，可静脉应用快速起作用的钙通道阻滞药或β受体阻滞药，但只有少数患者会出现如此紧急的血流动力学改变。在多数患者，口服短效的钙通道阻滞药或β受体阻滞药就足够了，长效药物用于长期的临床应用。较弱的房室结阻滞药物地高辛主要用于房室结功能病变患者、单一药物不能有效控制房颤的或合并心力衰竭的辅助治疗。心率需要控制的范围较难确定，但临床上，静息心率<80/min，活动时心率增加小于静息心率的90%是可以接受的。有些患者对经典的钙通道阻滞药或β受体阻滞药无反应，可以选用胺碘酮。不管选择何种药物，控制心室率是最重要的，因为长时间的快速心率不但导致严重症状，还会使部分患者的左心室功能受损。

2.节律控制是药物治疗的重要策略 它有两方面的内容：恢复窦性心律和防止复发。可以通过直流电或药物的方法来转复房颤心律。选择性电转复的成功率可达95%以上。由于电转复时患者房颤的基础仍然存在，故其近期和远期复发率均较高。药物转复虽然成功率较低，但患者容易接受，应用广泛。经典的Ⅰa类和Ⅰc类抗心律失常药物口服和静脉应用都有良好的效果。Ⅰc类药物对于终止近期发生的房颤效果更佳，并可经过口服或其他途径应用，静脉ibutilide(伊布利特)和口服dofetilide(多非利特)作为其代表。ibutilide控制新近发生的房颤效果良好，并对心房扑动高度有效。其最主要的不良反应是尖端扭转性室性心动过速。dofetilide宜用于住院期间需口服药物控制的房颤患者。其对持续性房颤的转复率为30%，同ibutilide一样，其主要的不良反应也是尖端扭转性室性心动过速，主要发生于用药早期。胺碘酮在房颤的急性期转复方面得到较广泛的应用，尤其是大剂量静脉使用胺碘酮常在数小时内转复。房颤非发作期间的窦性心律维持方面是药物治疗的最大问题，至今没有任何药物能在大样本人群中安全有效地应用。在充血性心力衰竭患者的安全有效的药物为dofetilide和胺碘酮，在冠心病患者中索他洛尔、dofetilide和胺碘酮可供选择。

3.抗凝血治疗是房颤治疗中的最重要的问题 因为栓塞可造成患者灾难性的后果。不管是何种房颤类型或选择何种治疗方案，只要没有禁忌就应该考虑抗凝血治疗。在药物或电转复之前亦需要抗凝血治疗一段时间。华法林是最常用和有效的抗凝血药物，对于低中度风险或高危患者又不能使用华法林时，可以选择阿司匹林治疗。

(二)非药物治疗

1.经典的迷宫手术 Cox迷宫手术始于1987年9月。在迷宫手术之前有几种外科治疗手段，包括左心房隔离、希氏束消融及回廊手术。这几种手段并不能消除房颤，不能降低血栓形成的风险。

Cox等通过对房颤犬心外膜标测发现，①在双心房游离壁有大面积的不连续区域。右心房：上、下腔静脉、右心耳；左心房：4个肺静脉口和左心耳。围绕这些不连续区域可以形成大的折返环。②打断这些心房不连续区域潜在的传导途径可以消融房颤。

基于此电生理研究成果Cox等认为，理想的房颤治疗手段应是：①打断所有导致房颤维持和发展的潜在折返环；②恢复窦性心律；③允许心房来源的冲动激活全部心房肌保持心房功能。

为实现上述目的Cox等设想：①切口环绕窦房结，只在其一侧留有出口，这样可以保持窦房结血供不受损害，同时保证窦房结冲动只从一个方向传出；②切口设置保证冲动波阵到达所有心房并最终到达房室结；③切口设置窦房结发出的冲动波阵不会折返。基于此理念，Cox等通过多次动物实验设计了Cox迷宫手术。

手术成功率各中心报道有所不同，成功率在79%～99%。Mayo心脏中心随访了从1993年3月至2002年12月行迷宫手术的335例患者，其中慢性房颤175例、阵发性房颤160例。术前为孤立性阵发性房颤的患者术后5年为非房颤心律的为90%，术后10年为64%；术前为孤立性慢性房颤患者术后5年为非房颤心律80%，术后10年为60%，而房颤合并二尖瓣手术的患者术后5年为非房颤心律的为68%，术后10年为41%。但由于迷宫手术操作复杂，出血和起搏器并发症较高，体外循环时间较长，因此世界上仅有少数医疗单位病例报道。

2.新型房颤消融术的能源选择 目前已有的心脏外科手术消融能源包括射频、微波、冷冻、超声、激光。除冷冻能量外，其他绝大多数的能量都是通过热能来进行消融的。这些方法的侵入性伤害明显少于Cox迷宫手术，操作简便，降低了并发症率。但这些能量源及其装置具有各自的特点(表6-1)。现时在评价能量源效能时需要考虑的标准：是否能够制造有效阻断心房组织的电传导；能否有效穿透心外膜脂肪；消融是否迅速是否会造成并发损伤；能否应用于任何所需要消融的解剖部位等。

表 6-1　新型房颤消融术的不同能源应用特点对比

能量 能式	心内膜 消融	心外膜 消融	不停搏 消融	微创 消融	消融 速度	透壁性 的判定	对心外膜脂 肪垫的穿透性
单极射频	+	−	−	+	慢	−	−
双极射频	+	+	+	+	快	+	+
微波	+	+	+	+	慢	−	−
冷冻	+	+	+	−	慢	+	−
激光	+	+	+	+	慢	−	+
HIFU	−	+	+	+	快	+	+

(1)射频消融(radiofrequency):射频能量最早应用于导管介入治疗心律失常,但目前已为外科消融手术的最主要的能量源。热能消融的最佳温度在 50～100℃,射频能量通过细胞和细胞间隙,造成组织产生热阻力并导致细胞破裂,造成永久性的组织损伤和电传导的阻滞,其所达成的温度一般为 60～80℃,试验表明,在心房组织表面以 70～80℃消融 1min,可以达到 3～6mm 的消融深度,通常情况下能够满足透壁和阻断电传导的要求。

(2)微波消融(microwave):微波能量通过探头传递到组织中,组织中的水分吸收了这些能量会发生自旋、振动,并且由于摩擦产生热量(将电磁能转换为热能),组织温度将升到 50℃以上,发生热损伤不像射频和冷冻能量,微波在心肌中好的渗透性使得心内膜下得到直接照射,克服了心内血液的冷却作用,从而产生一条永久性的透壁消融线。

(3)冷冻消融(cryoablation):冷冻消融在心律失常的外科治疗中应用历史最悠久。早期即在 Cox 迷宫手术中起着重要的作用,典型用途是在三尖瓣、二尖瓣环以及冠状窦处进行点状消融(spot lesions),罕有导致冠状动脉旋支狭窄的报道。在目前所有的能量源中,只有冷冻能量得到 FDA 的批准,应用于所有心律失常的治疗(不仅仅是房颤)。

冷冻消融的优点在于:能够较好地保存心房肌组织结构;能够较好保存心内膜的光滑性;在介入治疗时患者的疼痛较轻;目前在心脏直视手术中经常作为心房消融径线的补充消融;也有研究应用冷冻能量完成整个手术消融径线。

(4)激光消融(Laser):激光消融的原理在于引起组织细胞内水分子的谐波振动,从而产生动能和热能,达到细胞损伤的目的。此装置适用于心内膜和心外膜的消融。其技术核心在于光纤传导装置,而不是激光本身,该装置有一个有发散作用的尖端,包含有聚硅酮颗粒,这些颗粒可以使激光与光纤呈垂直的角度发散,并且同时有光镜装置对光束进行反射,使得能量只在一个方向对房壁进行消融,保证了消融的精确性。该系统一般选择波长为 980nm,原因在于此波长能够有效地穿透心肌组织,同时不会使组织变色,但同时由于房壁消融线的颜色改变不明显,故需要在操作时对消融路线的位置加以细心把握。目前全球范围内激光消融的治疗例数并不多,但应用范围较广无论开胸直视手术,或胸腔镜下微创消融均已有报道,但仍需要更多的临床实践证明其有效性。

(5)高强度聚焦超声(high-intensity focused ultrasound,HIFU):HIFU 是目前全球最先进的外科手术消融能源。高强度聚焦超声的工作原理在于超声能量引起组织细胞振动,或摩擦而产生热量,导致细胞破坏,并且该能量同时消融心肌组织和心外膜脂肪组织;但对于血管系统,由于流动的红细胞相邻距离较大,使得无法摩擦产热,从而保证了血管壁的无损伤性。其主要优势体现在:消融线的一致性、透壁性和连续性最佳。原因在于超声能量高度聚焦广泛目标组织,首先穿透心外膜脂肪聚集于心内膜层,聚集点远端能量立即分散,不会损伤额外组织,并且瞬间高强度能量聚焦定位,分点分层消融,这样可以将血液冷却作用降低到最小;而且该系统的一大特点是频率、能量、时间控制的能量定位,由心内膜至外膜分层递减,进行性完成透壁损伤,从而保证了消融线的一致性、连续性和透壁性。并且组织学观察显示,该能量不会对重要的组织结构,特别是冠状动脉血管造成损伤,因此,可以理想完成左心房峡部的心外膜消融(其他任何能量源都无法达到)。在临床经验中,HIFU 的平均消融时间 2.2min,全部在不停搏下完成。

(6)β-射线(β-radiation):近年来又有一种新型的消融能源——β-射线显示了在房颤外科消融中的应用潜力。该能源首先应用于治疗冠状动脉支架置入后存在的狭窄,但由于在介入治疗中显示了其出色的安全性,故已有研究探讨能否将该能源应用于房颤的外科消融：Guerra 等在犬实验中使用 β-射线进行了心房的线性损伤观察，结果发现，其制造的消融线连续性极佳且无血栓形成的风险，表明 β-射线可能会成为未来房颤消融治疗的一种新型能源。

3.心脏直视手术中的房颤射频消融术　单极消融技术的代表主要是射频单极系统为细长的可塑性笔式结构，其能量集中于射频笔尖端，可以集中快速地向心房组织发散射频热能，辅以盐水冲洗，能够有效地穿透心房壁，达到理想的透壁消融效果。单极笔式消融系统的优势在于操作的方便性，技术的易掌握性，学习曲线短，更重要的是能够达到任何需要消融的心房解剖及电生理位点，即消融线的连续性好，不容易形成消融裂隙。同时对二次心脏手术、心外膜粘连严重的患者，单极系统是首选的消融工具。此外还有应用加长单极（20cm）进行微创停搏消融手术的研究报道。

但是对于风湿性心脏病合并的房颤治疗，由于心房组织的病变通常较重，尤其在合并心房血栓的情况下，心房壁的厚度明显增加，甚至合并钙化，此时单极射频消融系统的穿透性受到影响，同时该系统没有消融透壁性的客观检测功能，因此消融的透壁性会受到明显的局限，从而对心房组织病变严重的长久性房颤患者，治疗欠佳。

笔者从 2004 年开始，创新性地采用心房内、外膜联合消融技术，可以有效地改善上述单极射频消融系统的缺陷。该技术使用单极射频笔，对同一道消融线采用心房内、外膜两侧消融，方法简单可行，同时对于提高透壁性有着重要意义。相关的病理研究证实：在进行盐水灌洗的条件下，内、外膜联合消融技术在一定程度上可以达到完全透壁的效果。

双极射频消融系统与单极射频消融系统不同，双极系统为钳式结构，正负电极分别嵌于消融钳的钳头，使用时将目标心房组织钳夹于正负电极之间，然后发放射频能量，在双极系统特有的透壁性监测系统提示下，平均约 10s 便可完成一道透壁消融，操作方便、快捷，效果可靠。利用该系统实行射频 Cox-Ⅲ型迷宫术，平均耗时仅 6min 左右，明显缩短了心肌缺血的时间，而且总体疗效约较单极射频系统提高 10%左右。

双极射频系统有着阻抗感应装置，根据组织阻抗的变化来进行透壁反馈，从而精确判定消融的时间；同时在应用双极射频钳进行操作时，该系统仅消融钳夹的心房组织，消融线精细度达到 1～2mm，对周围组织无明显影响，在相当大的程度上避免了左右心房组织的广泛损伤和瘢痕化，这些都是窦性心律转复后心房有效收缩恢复的基础。

但是在操作过程中，双极钳不能达到所有的消融部位，最好需要结合单极消融或冷冻消融等共同完成整个操作。

4.微创胸腔镜房颤射频消融术　从治疗原则及其所适应患者的角度来讲，房颤总体上可分为两大类：①为阵发性和孤立性房颤，即不合并严重器质性心脏疾病的房颤患者；②为在器质性心脏疾病基础上并发的房颤。以上述分类为基础，目前房颤的治疗方法可分为两大类，一为导管介入消融技术，其适应人群主要为第一类，即阵发性、孤立性房颤。二为心脏外科手术消融技术，其适应人群为第二类，即合并需手术解决心脏疾病，如瓣膜病、冠心病、先天性心脏病等患者合并的房颤。

长期以来，由于适应人群的不同，上述两种房颤治疗手段一直并行发展。而对于后者来讲，随着微创心脏外科技术的发展，目前外科治疗房颤的范围正突破原有的适应证，而向着导管介入的主要对象，即孤立性和阵发性房颤的治疗领域进行扩展。目前全球范围内报道的微创消融技术已有：Wolf mini-maze 消融手术（干式射频，dry radiofrequency）、机器人辅助的冲洗式射频消融手术、微波消融手术、高强度聚焦超声消融手术等，这些技术的总体特点是手术切口小，应用先进的消融能源装置，在心脏不停搏的状态下进行心外膜的消融，优势为对患者的损伤小，操作精准而快速，并发症少且疗效高等。

目前就治疗理念、技术难度、临床开展时间、治疗例数、中长期疗效，以及推广应用的可行性等方面来评价，微创消融治疗房颤的代表性技术应当为胸腔镜辅助下的 Wolf mini-maze 微创手术。

Wolf mini-maze 微创手术是于 2002 年开始的临床施行并逐渐完善的心脏外科手术，其主要适应人群为孤立性房颤和阵发性房颤患者。主要特点为快速、有效、方便且安全。主要操作包括 4 项：双侧肺静脉的广泛隔离、左心房的线性消融、心外膜部分去神经化以及左心耳的切除操作。

Wolf mini-maze 微创手术治疗房颤的特点：①以阵发性房颤的关键机制为治疗基础，例如双侧肺静脉隔离、左心房线性消融、迷走神经消融等；而这些操作均较导管消融更直观、简便而有效。②切除了左心耳，从根本上消除了因房颤而导致的血栓形成和栓塞风险。③患者无须经历导管消融中长时间的X线暴露，无放射性损伤。④患者无须经历传统心脏手术中正中胸骨劈开的痛苦。⑤在治疗过程中，安全性好，心脏处于正常的搏动状态，无需心肺转流，因此对患者的损伤很小。⑥在直视或监视下进行，消融线路清晰，准确，并且完全可以避免如肺静脉狭窄等并发症的发生，并且与导管消融相比，术后出现房速等心律失常的概率极低。⑦操作时间整体为1.5～4h，手术室内便可拔出气管内插管，患者恢复清醒。⑧术后几乎无疼痛，恢复快，手术感染的发生率极低，平均住院时间仅为3～5d。⑨有效性高，根据国际上的报道，以阵发性房颤为主要的治疗对象，并且也包括严格选择的持续性房颤患者，6个月时，总体治愈率可达到90%左右，并且患者无服用抗心律失常药物及抗凝血药物；术后2年的总体治愈率为80%。⑩费用低，总体住院费用约为导管消融的70%～80%。

根据保守估计，目前中国大陆的阵发性和孤立性房颤患者有800余万，这无疑是需要重点干预的房颤人群之一。然而在我国，微创心脏外科手术治疗房颤还处于刚刚起步阶段，无论是理论基础、治疗观念、手术适应证、手术疗效，以及该技术可能对房颤治疗格局产生的影响等仍有待于通过技术推广和临床试验来深化。目前就国外已有的经验来看，与导管消融技术相比，Wolf mini-maze微创手术高达90%的单纯房颤治愈率、低并发症率，较低的治疗费用使其有着令人振奋的应用前景。无论是从理论层面还是技术角度，该技术可能带给我们的不仅是一种新型有效的治疗方法，更是治疗理念的更新和提高。

（孟　旭）

第四节　肥厚型心肌病

【病因】

肥厚型心肌病，可能与基因变异有关，常有家族遗传性的特征。这种基因变异多发生在14对染色体的长臂，与β肌球蛋白重链的基因变异有关。此外，还有其他肌蛋白基因变异，如肌钙蛋白T、肌钙蛋白I、α原肌球蛋白以及肌球蛋白的结合物、蛋白C等的变异。到目前为止，已发现大约有8种基因变异与肥厚型心肌病有关。对一些散发的、无家族性的肥厚型心肌病尚未明了其发病的原因。

此外，在肥厚型心肌患者中，还发现某些血管活性物质有异常增高的表现，如在肥厚型心肌病有异常的儿茶酚胺受体。体内儿茶酚胺增多或内分泌紊乱可使心肌增厚，出现与肥厚型心肌病相似的心脏病理改变。

【临床表现】

（一）症状

1.肥厚型心肌病可发生于任何年龄段，多在30—40岁出现，表现差异较大，有的患者虽然有心肌病，但无症状，可持续数年之久。

2.猝死常发生于年轻患者，猝死前无任何征兆，多为突发性，有可能与恶性心律失常有关，常有家族猝死史。

3.呼吸困难可发生于多数肥厚型心肌病患者中，与活动有关。心力衰竭发生，呼吸困难的症状明显并经常出现，特别是在舒张期功能明显降低的患者中。

4.心绞痛及晕厥的症状常发生在左心室流出道梗阻及二尖瓣反流的患者。静息时这些患者的左心室流出道压力阶差很小，一旦活动此压力阶差可迅速上升达到100mmHg，严重影响了左心室的射血，导致上述症状产生。心绞痛的发生要注意与冠心病的鉴别。晕厥与脑供血不足有关。

（二）体格检查

在有左心室流出道梗阻的患者中，常有明显阳性特征。其表现为心尖搏动有明显抬举感，心尖部第一心音增强，在胸骨右或左缘2～4肋间可听到全收缩期，喷射样杂音，向心尖及心底部放散。如有二尖瓣反流，还可听到二尖瓣反流的杂音，杂音表现在心尖部收缩期呈吹风样。

心律失常，肥厚型心肌病患者可出现舒张期奔马律，此外还常见房颤和室性期前收缩、室上性心动过速、室性心动过速等心律失常。一旦发生心律失常，这些患者的心室舒张功能迅速变坏，是发生心脏猝死的重要原因。

（三）特殊检查

1.*心电图*　常见的改变有ST段及T波的改变，左心室肥厚的心电图改变。单纯室间隔肥厚的患者，则肥厚性心电图改变不明显。有时心电图的改变较难与冠心病区别。

2.*超声心动图*　这是诊断肥厚型心肌病的主要检查方法，可以明确指出心室肥厚的部位，并定量估测左心室流出道梗阻、流速、阶差等。其特征有：①心室肥厚的不对称性，室间隔与左心室后壁心肌厚度比值≥1.5∶1；②室间隔的厚度≥15mm，运动幅度降低＜5mm；③左心室流出道狭窄＜20mm；④二尖瓣前叶收缩期前向移动可以同时存在瓣叶关闭不全；⑤左心室腔正常或向心性变小。

在超声心动图检查时，还应确定其分型，梗阻性或非梗阻性十分重要。有时诱发手段如 Valsava 动作或吸入亚硝酸异戊酯的方法，有助于左心室流出道梗阻的判断。

3. 心导管检查　一般可不选用，如需冠状动脉造影或心肌活检，或需要导管测压时方可采用。

4. 核素检查　包括 MRI 检查，可提供心脏肥厚状态、心功能、心血池心肌扫描的资料。可了解心室腔大小，进行心功能计算等。

5. 基因检查　近年来有证据表明，该病病因与 14 号染色体长臂及 13 号染色体的外显子变异错位有关。基因诊断可能是从分子生物学水平面进行诊断分析，对基因治疗有否帮助尚需研究证明。

【诊断】

对所有怀疑肥厚型心肌病的患者都要详细问病史及查体包括心电图、X 线胸片、超声心动图检查。这样做是为了明确诊断及分组以评估患者病情，在计算流出道压力阶差和二尖瓣反流程度以及评估左心室舒张功能方面，多普勒超声心动很有必要。而造影对评估左心室舒张及收缩功能很有帮助，对准备行手术治疗，非侵入检查不能明确诊断以及评估药物作用时，血流动力学及造影检查是必需的。

【非手术治疗预后】

(一)死亡

每年死亡的患者主要为猝死，这在未成年和年轻患者中最常见，且随时有可能发生。充血性心力衰竭可导致死亡，在 50 岁以下的患者中，主要是那些有房颤和或左心室功能不全的年龄较大的患者。

(二)猝死

猝死的高危因素是年纪轻，有晕厥病史，血流动力学状态不稳定，有家族猝死史和室性心律失常等。快速心律失常发生猝死的危险是其他情况的 8 倍。心律失常常见于以下情况：肥厚较重，流入和流出道梗阻，左心室肥厚或劳损，晕厥病史。这些患者应该接受适当的抗心律失常治疗。尽管一般认为，室性心律失常是晕厥、心搏骤停、猝死的原因，但不是唯一的，其他因素还包括左心室流出道完全梗阻，非同步收缩，心脏阻滞，无旁道的房性心律失常和心肌梗死。若由于左心室压力感受器激活而引起外周血管不适当的舒张会给静息梗阻的患者带来更严重后果，因为血管舒张会加重左心室流出道梗阻。一些患者在剧烈运动时出现晕厥或晕厥前症状，若是以上原因，引起的晕厥最终会导致室颤和死亡。研究表明，非侵入性电生理检查对明确心脏停搏的机制很重要，程序电刺激应在治疗中应用。

(三)充血性心力衰竭

充血性心力衰竭经常出现在房颤、有或无左心室功能恶化的患者中。肥厚型心肌病患者早期左心室功能是超乎寻常的，而后期恶化并很少与舒张相关，这可能是由于进行性心肌纤维化或因冠脉情况引起的心肌梗死。这类患者的死亡可以是突然发生或因房颤而发生。在无流出道梗阻时，应对患者进行常规抗心力衰竭治疗。我们认为应尽一切努力恢复正常窦性心律。

(四)感染性心内膜炎

静息梗阻的患者可能发生感染性心内膜炎，有学者报道，其发生率为 5%～10%，感染累及二尖瓣和主动脉瓣，导致二尖瓣和主动脉瓣反流。肥厚型心肌病发生的感染性心内膜炎与其他心脏病并发的感染性心内膜炎治疗相同，若能行手术治疗，术前应弄清哪个瓣膜受累。因为不知道感染性心内膜炎是否也发生于隐性梗阻或非梗阻的肥厚型心肌病中，所以建议只在静息梗阻的患者中预防性应用抗生素。

【治疗】

以下 3 种情况需药物和外科治疗：①收缩期左心室流出道梗阻；②舒张功能受损；③房性和室性心律失常（非持续性室性心动过速）。肥厚型心肌病由于病变类型和功能影响不同，其治疗方法亦各异：①非梗阻或隐匿型梗阻均宜采用药物治疗，包括钙拮抗药或 β 受体阻滞药等。②梗阻性患者，首先可试用药物治疗，无效时或不能耐受药物不良反应者，则应手术治疗。也有人认为，对梗阻性肥厚型心肌病应以手术治疗为首选。

1. 静息性梗阻　由于肥厚程度重，这类患者常表现为舒张功能受损，房性或室性心律失常，左心室流出道梗阻，治疗包括负性肌力药物减少射血早期流速，减少漏斗效应或减轻梗阻和二尖瓣反流。

β 受体阻滞药用于治疗静息梗阻已有 20 年历史，在梗阻及症状较轻时这些药物的应用可产生最大效果，而有明显梗阻的患者获益有限。

钙离子通道阻滞药用于治疗梗阻性及非梗阻性肥厚型心肌病已有 10～15 年历史。这些药物的负性肌力作用可降低左心室流出道梗阻，但是它们的血管扩张作用在一定程度上削弱了上述作用。

当静息梗阻患者已服用足量药物仍有明显症状，或当药物治疗不耐受或不满意时，可考虑行外科"肥厚心肌切除术"。

2. *隐性梗阻*　大多数隐性梗阻的患者心肌肥厚有限，因此舒张受损较轻，心律失常较少。但是，此类患者的肥厚心肌沿肌性主动脉分布，有潜在梗阻危险。这类患者治疗以β受体阻滞药。丙吡胺或钙离子通道阻滞药也可用于隐性梗阻的患者，但是应该注意，丙吡胺有使舒张受限的不良反应，而钙离子通道阻滞药有潜在诱发梗阻危险。

3. *非梗阻性肥厚型心肌病*　钙离子通道阻滞药用于治疗该型肥厚型心肌病，是通过降低肌质网内 Ca^{2+} 的浓度，改进收缩舒张不同步性，增加冠状动脉灌注而改善左心室舒张功能。左心室收缩改善是通过后负荷降低来实现。然而，这些应该注意药物的负性肌力作用可以降低左心室收缩功能。

4. *心律失常治疗*　静息梗阻患者更易出现房性或室性心律失常，发生房颤的患者均与左心房扩大有关，这常见于静息梗阻而其他肥厚型心肌病亚组很少见。房颤使血流动力学发生很大变化，并使临床情况恶化，必须采取措施恢复窦性心律。静息梗阻的患者发生房颤是手术治疗的指征。治疗房性心律失常的一线药物包括奎尼丁、普鲁卡因胺，还有丙吡胺。Ⅰ类抗心律失常的药物可以减少恶性室性心律失常的发生，如果效果不好，则可选用胺碘酮。研究表明，应用胺碘酮的患者临床症状可得到缓解，这与抗心律失常作用无关，具体机制尚不清楚。

5. *其他治疗*

(1)肥厚型心肌病的外科手术治疗：在左心室流出道梗阻的患者中，有明显室间隔的肥厚者，可选择外科手术的方法，将肥厚并引起流出道梗阻的室间隔心肌切除。手术可达到降低流出道阶差，使症状改善和降低死亡率，减少二尖瓣反流的目的。手术应在有经验的心脏外科中心进行，其总手术死亡率＜2%，而药物治疗组在3%～4%。

(2)预防高危患者的猝死仍然是治疗的重要问题，对于有频发室性心律失常，晕厥史或心源性猝死的患者应安装自动除颤起搏器(ACID)，应用电生理检查可对患者进行评估。

(3)双腔起搏：应用双心室起搏是一种较新的方法，其治疗原理是使压力阶差下降，使心室发生缓慢重塑，保持房室同步收缩，使收缩期的室间隔减少对流出道的阻力，增加流出道的宽度。双腔起搏还可改变心室起搏的顺序，收缩力降低等益处。

(4)室间隔消融术：经皮穿刺腔内间隔心肌消融术(percutaneous transluminal septal myocardial ablation，PTSMA)是一种介入治疗手段，其原理是通过导管注入无水乙醇，闭塞冠状动脉的间隔支，使其支配的肥厚室间隔心肌缺血、坏死、变薄、收缩力下降，使心室流出道梗阻消失或减轻，从而改善梗阻性肥厚型心肌病患者的临床症状。

2010年，Leonardi等荟萃分析了19个PTSMA研究，涉及患者2 207例，8个外科间隔心肌切除术(myocardial myectomy，MM)研究，涉及患者1 887例。发现两者术后全因死亡率和猝死率均降低，无差异。校正患者基线后，PTSMA与MM比较，发生全因死亡和猝死的可能性更低。

【手术治疗】

(一)手术适应证

自1960年Cleland报道采用手术治疗梗阻性肥厚型心肌病以来，目前使用最普遍的手术方法是心室间隔部分肌肉切除术。对此类肥厚型心肌病的外科治疗，所采用的手术方法包括经主动脉室间隔肥厚心肌切除术及心尖-主动脉分流术；手术的目的均为解除左心室流出道梗阻。流出道梗阻解除后减轻二尖瓣前瓣收缩期前向运动，减轻二尖瓣的反流。

临床症状明显，内科治疗无效，左心室流出道收缩期压差＞6.7kPa(50mmHg)，二维超声心动图或选择性左心室造影显示室间隔明显突入心腔，以及心功能Ⅱ级以上者，均为手术指征。左心室流出道压差在10.7kPa或13.3kPa(80mmHg或100mmHg)以上，无症状的儿童也应考虑手术治疗。

(二)术前准备与术后处理

术前需进行超声心动图、心导管和心血管造影检查，充分了解左心室流出道梗阻类型和程度，同时了解二尖瓣关闭不全程度，以便正确选择手术方式。40岁以上患者如有明显心绞痛症状，应行冠状动脉造影术，以了解有无冠心病。

肥厚型心肌病由于左心室明显肥厚，降低了心室的顺应性，在术后监护时必须注意将左心房压力维持在2.1～2.4kPa(16～18mmHg)，以保证手术后早期有足够的前负荷。

（三）手术方式

经主动脉行室间隔部分肌肉切除术已成为治疗梗阻性肥厚型心肌病的标准手术方法。对无合并症病例经主动脉做室间隔肥厚心肌切除术能很好地缓解左心室流出道压差，较经左心室、经左心房或经右心室行室间隔肥厚心肌切除术更为简单和方便。少数病变特殊的病例也可选择应用左心尖-主动脉分流术或二尖瓣置换术。

1.心室间隔部分心肌切除术　一般在中度低温体外循环和心脏停搏下进行手术，左心尖插管引流，加强心肌保护。

（1）经主动脉室间隔肥厚心肌切除术：这是目前常用的一种手术方法。在升主动脉前壁做一斜切口，下端延伸至无冠窦。将安装于成角刀柄的10号刀片尖端对准左、右冠状动脉瓣交界下方，即距右冠状动脉瓣瓣环下2～3mm处切入肥厚的室间隔组织。切割深度应控制在15～20mm，刀片插入室间隔并伸向心尖40mm，向心腔方向切割，第1切口完成后，在第1切口右方或顺时针方向10mm处即右冠状动脉开口下方，应用同样方式做与第1切口平行的第2个切口，将示指伸入触扪此两切口情况，必要时可用手指加压以加深切口。然后可用刀片或剪刀从右冠状动脉瓣下方切除两切口间的肥厚室间隔组织。

（2）经主动脉和左心室切口室间隔肥厚心肌切除术：先做主动脉根部斜切口，如上所述将右冠状动脉瓣牵向前方，显露肥厚的室间隔组织，应用小圆刀片在右冠状动脉瓣下方的室间隔肥厚肌肉上做两平行切口，直接向下方延伸，注意不要向右下，以避免损伤His束或左束支。向下方延伸切口时，应在直视下进行，如肥厚的室间隔无法显露或显露不清，不要盲目将切口向心室深部延伸。特别是经主动脉切口扪诊发现左心室流出道肌性梗阻较深，或当切除肥厚肌块后下方仍有残余的梗阻，或须切除乳头肌基部至心尖的肥厚肌块时，都应加左心室切口。

应用主动脉和左心室切口的优点是能在直视下切除足够的肥厚心肌组织，特别是解除室间隔下方的梗阻更为方便。但左心室切口对术后心功能有一定影响。所以能经主动脉切口充分解除左心室流出道梗阻时，尽可能不加用左心室切口。

（3）经右心室室间隔肥厚心肌切除术：升主动脉根部做一横切口，术者以示指伸入左心室流出道探查，扪清狭窄情况。然后于右心室流出道前壁做一纵切口，显露肥厚的室间隔。在左心室腔内的示指指引和帮助下，由室间隔右心室面均匀地切除肥厚的心肌组织块。操作中注意勿损伤三尖瓣、腱索和乳头肌。室间隔肥厚肌块切除后，室间隔游离度增大，心室收缩时可被推向右心室侧，从而使左心室流出道梗阻得到改善。该手术方法疗效不如经左心切除确切，目前已基本弃用，但对术前有严重右束支传导阻滞和（或）右心室流出道也有明显梗阻的病例，仍有一定价值。

2.心尖-主动脉分流术　该手术适用于左心室流出道弥漫性梗阻或呈管状狭窄者，或同时合并主动脉瓣环狭窄时。从心尖分流入主动脉部位有4处可供选择：①升主动脉；②降主动脉；③腹腔动脉上方腹主动脉；④肾动脉下腹主动脉。其中以腹腔动脉上方腹主动脉为首选。其优点是：①延长胸部正中切口至上腹部即可显露此段腹主动脉，且不必进入胸膜腔；②一旦心尖-主动脉分流导管内的生物瓣衰坏需要再次换瓣时，不必开胸。手术步骤如下。

做胸部正中切口延伸至上腹部，将心包与腹腔切口相连。切断肝三角韧带，将肝左叶向右牵开，在膈肌和腹腔动脉间显露腹主动脉。用无损伤血管钳部分钳闭腹主动脉，在动脉前壁上做纵行切口，长约3cm，选择口径与长度适当的带瓣导管与腹主动脉做端-侧吻合，一般用4-0无创缝线做连续缝合。

建立体外循环，诱导心脏停搏。用圆筒刀于左心室尖部少血管处切除1块心肌。3-0带小垫片的双针缝线沿切口周边做一圈间断褥式缝合，缝线由心外穿过全层心肌，由心尖切口引出，然后分别穿过心尖接管的缝合环相应部分，将心尖插管插入左心室，予以结扎固定。将心尖放回心包腔，开放升主动脉阻断钳。心脏复搏后，用电刀将正对心尖接管部位的膈肌切开，将心尖接管远端穿过膈肌切口，同移植于腹主动脉上的带瓣导管近端对合，用3-0无创缝线做端-端吻合。排除导管内积气，开放心尖-主动脉分流。逐步停止体外循环，按常规缝合胸腹部切口。

3.二尖瓣置换术　Cooley首先介绍了应用二尖瓣置换术治疗梗阻性肥厚型心肌病，认为切除二尖瓣前叶可解除流出道梗阻，有人曾尝试此方法进行40例二尖瓣置换术治疗肥厚型心肌病，平均年龄（40±12）岁，室间隔厚度（23±5）mm，均合并中或重度二尖瓣反流，全组无死亡，远期随访无SAM征，无传导异常。对肥厚型心肌病选用二尖瓣置换手术应持慎重态度。具有以下情况时，可考虑置换二尖瓣：①由于严重二尖瓣关闭不全而导致充血性心力衰竭，应用室间隔肥厚心肌切除术未能改善或无法改善其功能；②二尖瓣有器质性病变，包括细菌性瓣膜炎等。此外，由于此类患者瓣膜未增厚，缝合时要特别注意防止瓣周漏的发生。另外，近年来还有进行二尖瓣成形技术，包括缘对缘等技术进行治疗，可以在治疗二尖瓣反流的同时，减轻左心室流出道的狭窄。

（四）手术时特殊情况的处理

1. 要记住肥厚的室间隔位于前方和流出道右壁，术中予以充分显露为保障手术成功的先决条件。为此主动脉切口要够大，在向前拉开右冠状动脉瓣的同时，要应用带光源的压板保护二尖瓣前叶。从右心室外侧压迫心脏可使室间隔更易进入手术野。

2. 在左右冠状动脉瓣交界下方做肥厚心肌切口时不宜过分偏左，否则可能切穿左心室侧壁和引起大出血。在判断不清时，可用手指在心腔内外进行探查有助于定位。

3. 经主动脉切口进行手术之病例有发生医源性室间隔穿孔的报道，由在非直视下切除过多的室间隔心肌所引起。故当切口向下延伸时要避免盲目切割，必要时可加用左心室切口来完成。

4. 手术时发生完全性房室阻滞并不多见。但当术前有完全性右束支传导阻滞，术中又损伤左束支时，亦会产生心脏完全性传导阻滞。因此，手术必须牢记希氏束之行径，其位于膜部室间隔后下缘且紧靠无冠和右冠状动脉瓣交界下方分出左、右分支。故切除肥厚心肌最安全的部位应在左、右冠状动脉瓣交界处下方和右冠状动脉口之间，切口适当偏左，以防损伤传导束。

5. 体外循环前后应常规测量主动脉和左心室压力，以了解左心室流出道梗阻解除程度。术前有二尖瓣关闭不全病例，手术时同时应用经食管超声多普勒检测二尖瓣闭合功能。

（五）术后并发症

1. 心脏传导阻滞　完全性房室传导阻滞为一种严重并发症，发生率为 3％～5％。应以预防为主。一旦发生，应及时安置心脏起搏器。至于束支传导阻滞的发生率虽较高，一般对预后无甚影响，不须处理。

2. 医源性室间隔缺损　发生率约为 3％，多见于主动脉切口组，一旦发生应及时应用补片进行修补。

3. 创伤性主动脉瓣和二尖瓣关闭不全　发生率约 5％。手术中注意牵开和加保护，此类瓣膜损伤即易避免；对严重者须进行心脏瓣膜置换术。

4. 围术期心肌梗死　可偶发于心肌切除部位，患者可无冠心病史。现已很少发生。

（六）手术结果

手术可使左心室流出道压差迅速得到解除，二尖瓣收缩期前向运动消失或减轻，原有二尖瓣关闭不全消失或好转。据 Mohr 对 115 例观察，左心室流出道收缩压差可由术前（9.3±5.1）kPa[（70±38）mmHg]下降到术后（1.2±1.5）kPa[（9±11）mmHg]，合并的二尖瓣关闭不全有 75％随着肥厚心肌切除得到明显改善或消失。随着上述血流动力学的改善，90％病例症状消失或得到不同程度的改善，心功能由术前的（2.3±0.9）级提高到（1.4±1.2）级。

Mayo Clinic 报道手术治疗 115 例，随访 16 年，亦取得满意的效果，手术死亡率为 5.2％，晚期死亡率为 11％，5 年存活率为 84％±5％。10 年手术存活率为 76％，16 年约为 53％。手术死亡率的高低与术后左心室流出道残余压差＞2.0kPa（15mmHg）和年龄（＞65 岁）有关，但与术前症状、心功能分级、术前压力阶差或是否合并二尖瓣关闭不全等无关。

死亡原因：早期低心排血量约占 67％，残余二尖瓣关闭不全和慢性充血性心力衰竭各占 17％左右。晚期死亡中有 42％为猝死，其原因不明；25％可能为卒中。

（孟　旭）

第五节　肺动脉血栓栓塞

肺血栓栓塞症（pulmonary thromboembolism，PTE）是指来自静脉系统或右心的血栓阻塞肺动脉或其分支所致疾病，以肺循环和呼吸功能障碍为主要临床表现和病理生理特征，占肺栓塞的绝大多数，是最常见的肺栓塞类型。PTE 是一种相对常见的心血管疾病，当肺血管床发生严重阻塞时，可危及生命。由于没有特异性临床症状，PTE 易漏诊，因早期治疗可以明显改善预后，故须早期明确诊断。PTE 包括慢性血栓栓塞性肺动脉高压（chronic thromboembolic pulmonary hypertension，

CTEPH)。由于CTEPH病理生理有其特点,并主要通过手术治疗,即肺动脉内膜剥脱术(pulmonary thromboendarterectomy,PEA),本节将对CTEPH进行分述。

一、肺血栓栓塞症

【概述】

在大多数情况下,深静脉血栓形成是引起PTE的主要血栓来源,近端深静脉血栓形成者,大约50%合并无症状的PTE。70%的PTE患者存在下肢深静脉血栓。美国估计每年PTE的发病率为0.05%。法国PTE的年发病率为0.06%。我国目前缺乏PTE准确的流行病学资料。由于缺乏特异的临床症状,PTE实际发病率很难准确评估。

PTE与深静脉血栓形成在发病机制上相互关联,是同一种疾病两个不同病程阶段的不同临床表现,统称为静脉血栓栓塞症。静脉血栓栓塞症危险因素包括易栓倾向和获得性危险因素(表6-2)。

表6-2 静脉血栓栓塞症危险因素

遗传性易栓倾向	获得性危险因素
factor V leiden导致蛋白C活化抵抗	高龄
凝血酶原20210A基因突变	动脉疾病包括颈动脉和冠状动脉病变
抗凝血酶Ⅲ缺乏	肥胖
蛋白C缺乏	真性红细胞增多症
蛋白S缺乏	管状石膏固定患肢
	静脉血栓栓塞症病史
	近期手术史、创伤或活动受限,如卒中
	急性感染
	抗磷脂抗体综合征
	长时间旅行
	肿瘤
	妊娠、口服避孕药或激素替代治疗
	起搏器置入、置入型心律转复除颤器置入和中心静脉置管

【病理生理】

(一)血流动力学

当30%~50%的肺血管床被血栓阻塞后,PTE患者出现血流动力学异常。大面积的急性PTE可使肺血管阻力急剧增高,增加右心室后负荷,严重可出现电机械分离引发猝死。部分患者由于右心功能障碍出现低血压、晕厥,甚至进一步发展为休克,引起死亡。急性期后,体循环感受器刺激交感神经系统,通过变时、变力作用及Frank-Starling机制导致肺动脉压力升高,一定程度上有助于恢复静息下肺血流和左心室充盈,改善心排血量,同时伴随体循环血管收缩,这些代偿机制可以帮助维持血压,从而保证心肌灌注,特别是右心室。在发病的24~48h,可以发生继发性的血流动力学不稳定,原因包括再发栓塞;代偿机制不足以长期维持右心室功能;右心室心肌氧耗供需失衡。

(二)呼吸功能不全

呼吸功能不全往往是血流动力学不稳定造成的。低心排血量引起去饱和的混合静脉血进入肺循环,以及肺通气/灌注不匹配可导致低氧血症。当右心房压力明显高于左心房时,部分患者通过未闭卵圆孔产生右向左分流,可使患者出现严重的低氧血症,甚至发生卒中。

(三)肺梗死

当血栓栓塞部位位于远端肺血管时,可以发生肺梗死,导致咯血、胸膜炎、少量胸腔积液。

【临床分类】

目前主要分为3类:①大块肺栓塞,收缩压≤90mmHg或组织灌注差或多器官功能衰竭+左或右或双侧肺动脉栓子;②次大块肺栓塞,血流动力学稳定但合并中-重度右心室功能不全或扩张;③轻-中度肺栓塞,血流动力学稳定右心室大小和功能正常。

【临床表现】

(一)症状

急性PTE临床症状差异性大,可以完全没有症状,而严重时可出现低血压和休克。患者可表现为多个症状,也可仅表现为单一症状。远端血管栓塞往往表现为胸痛、咯血等肺梗死症状,中心肺动脉栓塞往往表现为血流动力学不稳定、呼吸困难、晕厥,可因为右心室缺血出现心绞痛。

(二)体征

主要包括呼吸系统和循环系统体征，如呼吸频率增加、心率加快、血压下降及发绀。心脏听诊肺动脉瓣听诊区可闻及第二心音亢进。肺梗死时肺部可闻及湿啰音。右心室功能障碍时可出现肝大、肝颈静脉反流征和下肢水肿。

【辅助检查】

(一)血浆 D-二聚体

血浆 D-二聚体是交联纤维蛋白在纤溶系统作用下产生的可溶性降解产物。在血栓栓塞时，因血栓纤维蛋白溶解使其血中浓度升高。通过定量酶联免疫吸附试验测量 D-二聚体，诊断 PTE 敏感度>95%，特异性在 40%左右。由于特异性低，不能通过 D-二聚体测定直接诊断 PTE。但是通过高敏感度的方法测定 D-二聚体若为阴性，可排除临床可能性不大的急性 PTE。

(二)动脉血气分析

动脉血气分析应以患者就诊时卧位、未吸氧、首次动脉血气分析的测量值为准，急性 PTE 特点为低氧血症、低碳酸血症、肺泡动脉血氧分压差增大及呼吸性碱中毒。

(三)心电图

心电图早期常表现为胸导联 $V_1 \sim V_4$ 及肢体导联Ⅱ、Ⅲ、aVF 的 ST 段压低和 T 波倒置，部分患者可出现具有一定特异性的 $S_{Ⅰ}Q_{Ⅲ}T_{Ⅲ}$(即Ⅰ导联 S 波加深，Ⅲ导联出现 Q/q 波及 T 波倒置)，这是由于急性肺动脉阻塞、肺动脉高压、右心负荷增加、右心扩张引起。

(四)胸部 X 线检查

由于肺动脉压力升高，胸部 X 线片可见肺动脉高压征象：肺动脉段突出，肺门动脉扩张，外周动脉分支纤细，呈截断现象，当右心房、右心室增大，侧位片可见心前间隙消失。同时可见区域性肺血管纹理稀疏、纤细等 PTE 胸部 X 线征象。当胸腔积液、胸膜增厚预示发生肺梗死。

(五)超声心动图

超声心动图在提示诊断、预后评估及除外其他心血管疾病方面有重要价值，对于低血压、休克症状严重的急性 PTE 患者，床旁超声可以为进一步处理提供信息。经食管超声可帮助发现肺动脉近端或右心腔血栓。经胸超声心动图可通过对三尖瓣反流进行多普勒分析估测肺动脉收缩压，评估是否存在肺动脉高压，可同时了解右心腔有无扩大、右心室收缩功能，室间隔运动状态，以及扩大的右心室对左心室充盈的影响。而且，心脏超声检查可以排除有无左心室功能障碍、心脏瓣膜疾病及其他一些可能导致肺动脉高压的心脏结构异常。

(六)肺通气-灌注显像

肺通气显像是将放射性惰性气体或气溶胶吸入气道和肺泡内，用放射性显像装置体外探测双肺内放射性分布。由于放射性物质在肺内的分布与局部通气量成正比，因此，通过体外显像可以评估双肺的通气功能，了解气道的通畅性和肺泡气体的交换功能。肺灌注现象是将 ^{99m}Tc 标记的蛋白微粒静脉注射，这种蛋白微粒可一过性嵌顿在肺毛细血管和肺小动脉内，而嵌顿的微粒数量与局部的肺血流量成正比，通过体外测定肺局部放射性分布，即可反映局部肺血流量。PTE 患者经常表现为一个或多个肺段出现灌注缺损或者更大范围的灌注缺损，而肺通气大致正常。该检查在诊断亚段以下 PTE 中具有特殊意义。肺灌注缺损并非 PTE 特异性表现，肺静脉闭塞性疾病、肺多发性毛细血管瘤、肺结节性脉管炎、肺动脉肉瘤也可有类似显像。

(七)CT 肺血管造影(computed tomography pulmonary angiography，CTPA)

CTPA 是诊断 PTE 的重要无创检查技术，敏感性为 83%，特异性为 96%。PTE 的 CTPA 直接征象为肺动脉内低密度充盈缺损，部分或完全包围在不透光血流内(轨道征)，或者呈完全充盈缺损，远端血管不显影；间接征象包括肺野楔形带状的高密度区或盘状肺不张，中心肺动脉扩张及远端血管分布减少或消失等。其局限性主要在于对亚段及以远端肺动脉内血栓的敏感性较差。须注意鉴别肺动脉原位肿瘤与 PTE 的 CT 表现。临床可能性不大的患者多排螺旋 CTPA 显示阴性基本可以排除 PTE。

(八)肺血管造影

肺血管造影是一种有创的检查，存在一定风险，死亡率为 0.2%。尽管肺血管造影是诊断肺栓塞的“金标准”，但随着不断发展的 CT 技术能提供类似或者更好的信息，这一观念受到挑战，特别在诊断急性 PTE 时。急性 PTE 肺血管造影直接征象有肺动脉内造影剂充盈缺损，伴或不伴轨道征的血流阻断；间接征象有肺动脉造影剂充盈缓慢，局部低灌注，静脉回流延迟。

(九)磁共振血管造影(magnetic resonance imaging angiography，MRA)

MRA 可以用来诊断 PTE，特别用来鉴别肺血管肿瘤性疾病。目前不作为常规检查。

【诊断】

急性 PTE 的诊断须结合临床症状、体征、辅助检查进行综合评估。欧洲心脏协会首先根据危险分层(表 6-3)对患者进行分类，然后根据临床可疑性进一步评估确定诊断。临床评估评分系统包括 Wells 评分和 Geneva 评分(表 6-4)，急性 PTE 诊断流程见图 6-1 和图 6-2。

表 6-3　急性 PTE 危险度分层

PTE 死亡危险	休克或低血压	右心室功能不全	心肌损伤	推荐治疗
高危(>15%)	+	+	+	溶栓或肺动脉血栓摘除术
	−	+	+	
中危(3%~15%)	−	+	−	住院治疗
	−	−	+	
低危(<1%)	−	−	−	早期出院或门诊治疗

表 6-4　临床诊断评价评分表

Geneva 评分		Wells 评分	
诱病因素		诱病因素	
年龄>65 岁	+1	深静脉血栓和 PTE 病史	+1.5
深静脉血栓形成或 PTE 病史	+3	最近手术史和限制活动史	+1.5
1 个月内手术或骨折	+2	肿瘤	+1
恶性肿瘤活跃期	+2		
症状		症状	
单侧下肢疼痛	+3	咯血	+1
咯血	+2		
临床体征		临床体征	
心率		心率	
75~94/min	+3	>100/min	+1.5
≥95/min	+5	深静脉血栓临床体征	+3
下肢静脉触诊疼痛、单侧水肿	+4		
		临床判断	
		肺栓塞较其他诊断可能性大	+3
临床可能性	总分	临床可能性(三级水平)	总分
低	0~3	低	0~1
中度	4~10	中度	2~6
高	≥11	高	≥7
		临床可能性(二级水平)	总分
		不可能	0~4
		可能	>4

【鉴别诊断】

(一)急性心肌梗死或冠状动脉供血不足

大面积急性 PTE 常出现类似冠心病特别是心肌梗死的表现，须要仔细鉴别，鉴别要点见表 6-5。

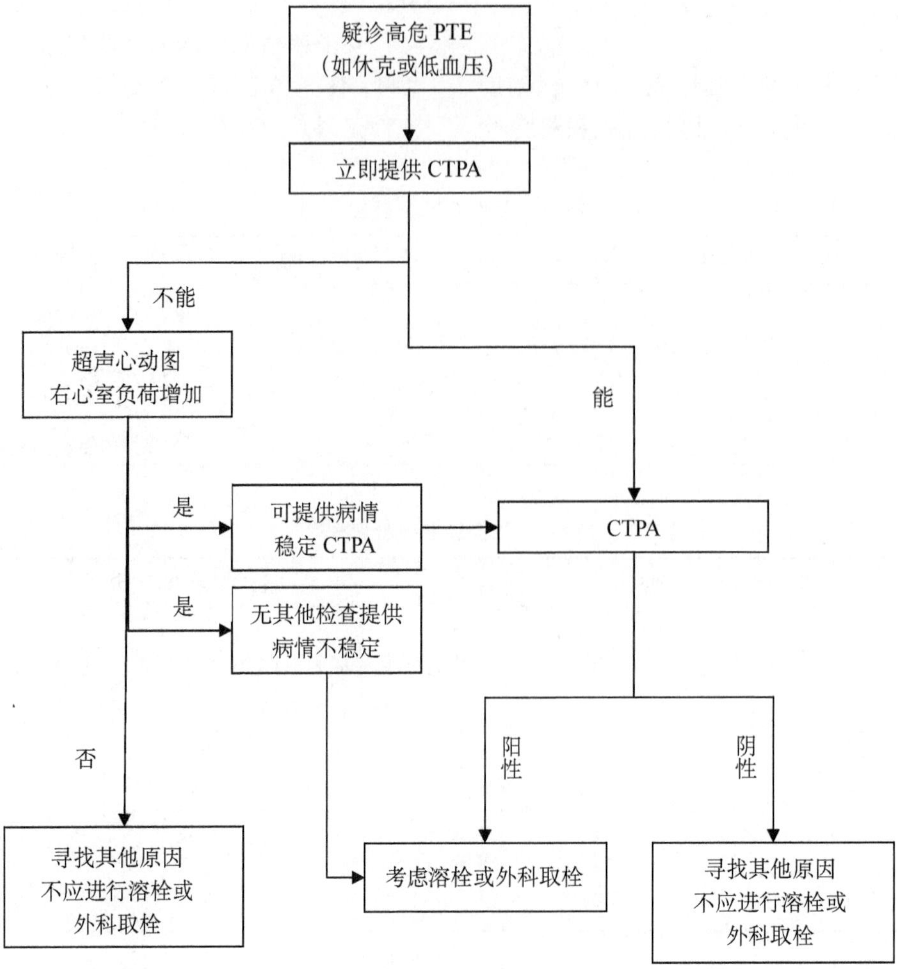

图 6-1　疑诊高危急性 PTE 患者诊断流程

注：如果患者临床状况差不宜行 CTPA，床旁食管超声可以在部分患者肺动脉发现血栓，但确诊须得到 CTPA 证实

表 6-5　急性 PTE 与急性心肌梗死鉴别

	急性 PTE	急性心肌梗死
危险因素	见表 6-2	高血压、高血脂、糖尿病、肥胖、吸烟、家族史、有心绞痛或心肌梗死病史
症状	胸痛与呼吸有关	胸痛部位主要位于心前区或胸骨后，呈压榨紧缩性，呈持久性
心脏听诊	肺动脉瓣听诊区第二心音亢进，部分可闻及三尖瓣关闭不全杂音	部分心尖部可闻及收缩期杂音
心电图	心动过速，非特异性 ST-T 改变，常位于Ⅱ、Ⅲ、aVF 导联和 $V_1 \sim V_4$ 导联，可见 $S_{Ⅰ}Q_{Ⅲ}T_{Ⅲ}$ 特异性改变，部分可出现电轴右偏，右束支传导阻滞	心动过速或过缓，室性心律失常较多见，特异性 ST-T 改变
实验室检查	氧分压下降多见，肌钙蛋白升高少见	氧分压下降少见，肌钙蛋白明显升高
胸部 X 线	肺动脉段突出，盘状肺不张	肺纹理增粗
超声心动图	右心室扩张，估测肺动脉收缩压升高，部分可发现中心肺动脉内血栓	室壁运动异常

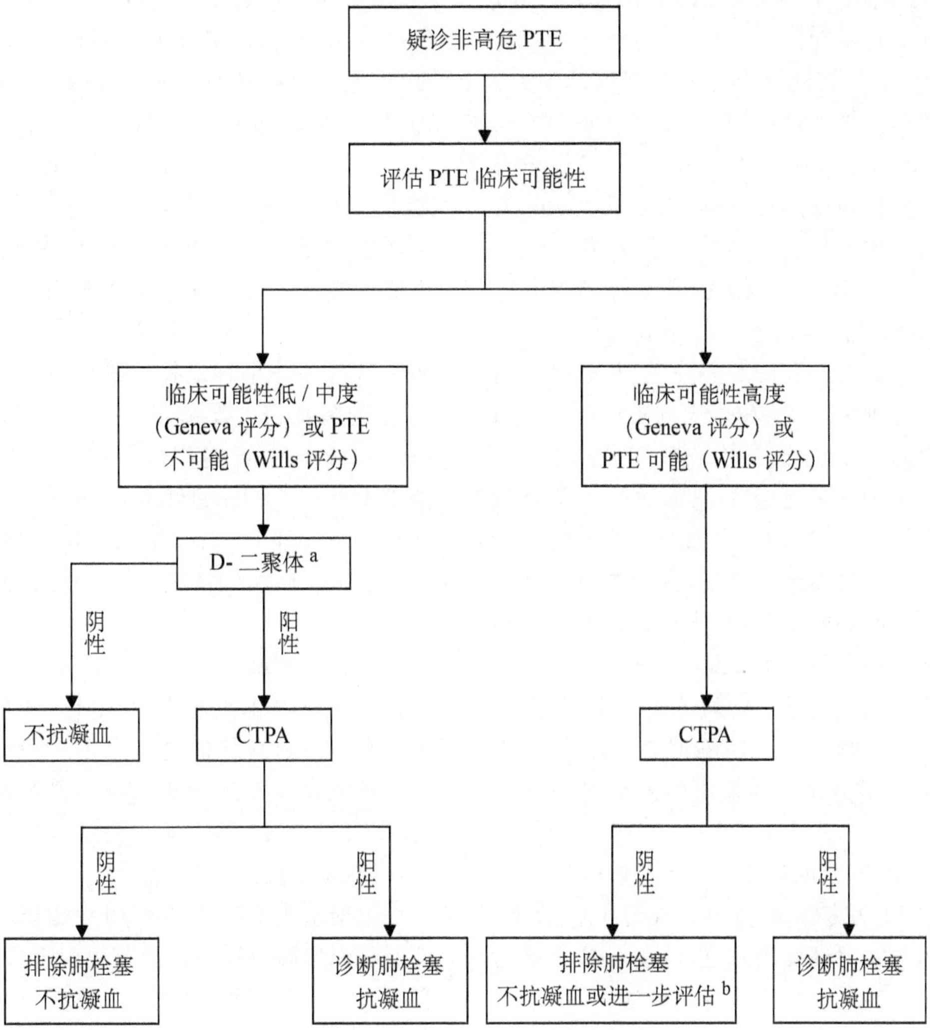

图 6-2　疑诊非高危 PTE 诊断流程

注：a. 当使用非高敏测定方法时，D-二聚体测定主要限于临床可能性低或者肺栓塞不可能的患者。当使用高敏测定方法时，D-二聚体测定可用于评估临床可能性低或者中度患者；b. 临床高度可疑者 CTPA 若正常，是否须要进一步检查，目前尚存争议

如果仍无法鉴别，可行肺通气-灌注显像、TPA、冠状动脉 CT 帮助鉴别。当急性 PTE 症状不严重时，需要与心绞痛相鉴别，主要通过易患因素、症状特点、影像学检查帮助鉴别。

（二）肺炎

当急性 PTE 表现为发热、轻度胸痛胸闷、咳嗽咳痰，并且血常规化验白细胞增多，胸部 X 线片示浸润阴影时，很容易误诊为肺炎。但 PTE 患者往往呼吸困难、胸闷程度与 X 线胸片病变程度不相称，症状较重。当 X 线胸片提示区域性肺纹理减少，并有 PTE 易患因素时，须进一步检查以明确诊断。

（三）胸膜炎

部分 PTE 患者出现胸腔积液，易被误诊为胸膜炎。PTE 患者出现胸腔积液时可合并咯血，并且积液量不多，为血性，影像学和胸腔积液生化及细胞学检查可帮助鉴别。

（四）夹层动脉瘤

当急性 PTE 患者出现剧烈胸痛、胸腔积液伴休克时须与夹层动脉瘤鉴别，后者多有高血压病史，疼痛为撕裂样，超声心动图和主动脉 CT 可帮助鉴别。

【治疗】

（一）呼吸循环支持治疗

急性右侧心力衰竭导致低心排血量是高危 PTE

患者死亡的主要原因，对于此类患者，早期应积极进行呼吸循环支持治疗。

1. *扩容治疗*　大量的补充容量需谨慎，因为右心室前负荷明显增加，可导致右心室收缩功能反而下降，进一步恶化右侧心力衰竭。当 PTE 患者虽然低心排血量但血压正常时，少量给予 500ml 右旋糖酐可改善心排血量。

2. *血管活性药物*　异丙肾上腺素可增加心肌收缩力，扩张肺血管，但由于同时引起外周血管扩张，可能引起低血压，导致右心室心肌缺血。当 PTE 患者出现低血压时，去甲肾上腺素通过正性肌力作用可改善右心室功能，同时作用于外周血管 α 受体，升高血压，改善右心室心肌灌注。对于血压正常而心排血量下降的患者，多巴酚丁胺和(或)多巴胺可用来改善心排血量。但是，在正常的心排血量基础上再提高心脏射血量，可能导致血流在肺动脉阻塞区域和未阻塞区域间发生再分布，通气/灌注不匹配更严重。目前对于前列环素类似物、内皮素受体拮抗药和 5 型磷酸二酯酶抑制药降低 PTE 急性期的肺动脉压力尚无大规模的随机对照研究结果支持。

3. *呼吸支持*　对低氧血症患者，采用鼻导管或面罩吸氧，同时积极控制体温和稳定患者情绪，减少氧耗。当合并呼吸衰竭时，可使用经鼻面罩无创性机械通气或经气管内插管行机械通气，由于呼吸末正压通气可减少回心血量，对于严重右侧心力衰竭的 PTE 患者应谨慎使用。

(二)抗凝血治疗

PTE 临床可能性为中高度或确诊急性 PTE 的患者应立即给予抗凝血治疗，最常用的药物包括普通肝素、低分子肝素和磺达肝素。除了严重的出血风险和肾功能障碍患者给予静脉用普通肝素外，其他患者首选低分子肝素皮下注射和磺达肝素。患者需要长期抗凝血应首选华法林。

(三)溶栓治疗

溶栓治疗是心源性休克和(或)持续性低血压高危 PTE 患者的一线治疗方法。对于非高危患者不推荐常规使用，但在充分评估出血风险后，对于部分中危患者可以溶栓，低危患者不应接受溶栓治疗。我国临床上常用的溶栓药物有尿激酶和重组组织型纤溶酶原激活药两种。

适应证：①2 个肺叶以上的大块 PTE 者；②不论肺动脉血栓栓塞部位及面积大小，只要血流动力学有改变者；③并发休克和体动脉低灌注(如低血压、乳酸酸中毒或心排血量下降)者；④原有心肺疾病的次大块 PTE 引起循环衰竭者；⑤有呼吸窘迫症状(包括呼吸频率增加、动脉血氧饱和度下降等)的 PTE 患者；⑥PTE 出现窦性心动过速的患者。

禁忌证包括绝对禁忌证和相对禁忌证。绝对禁忌证：①活动性内出血；②近期自发性颅内出血。相对禁忌证：①2 周内的大手术、分娩、器官活检或不能压迫止血部位的血管穿刺；②2 个月内的缺血性卒中；③10d 内的胃肠道出血；④15d 内的严重创伤；⑤1 个月内的神经外科或眼科手术；⑥难以控制的重度高血压(收缩压＞180mmHg，舒张压＞110mmHg)；⑦近期曾行心肺复苏；⑧血小板计数少于 100×10^9/L；⑨妊娠；⑩细菌性心内膜炎；⑪严重肝肾功能不全；⑫糖尿病出血性视网膜病变；⑬出血性疾病；⑭动脉瘤；⑮左心房血栓；⑯年龄＞75 岁。

(四)介入治疗

包括经静脉导管碎栓、溶栓、血栓切除。对血栓栓塞中心肺动脉的高危急性 PTE 患者，当有溶栓禁忌证或溶栓治疗及积极内科治疗无效时可应用。

(五)腔静脉滤器

包括永久型滤器和可回收滤器。主要用于防止下肢深静脉血栓再次脱落引起 PTE，主要适应证有：①下肢近端静脉血栓，但抗凝血治疗禁忌或抗凝血治疗出现并发症者；②下肢近端静脉大块血栓溶栓治疗前；③经充分抗凝血治疗后 PTE 复发者；④伴有血流动力学不稳定的大块 PTE；⑤行导管介入治疗或 PEA 者；⑥伴严重肺动脉高压或肺源性心脏病患者。

(六)肺动脉血栓摘除术

在 PTE 溶栓治疗期间，患者症状可逐渐加重，甚至出现心脏停搏，此时，可以考虑外科手术治疗，即血栓摘除术。手术适应证包括以下几种。

1. 危及生命伴休克的急性大块 PTE，或肺动脉主干、主要分支完全堵塞，溶栓等内科治疗无效的患者。

2. 无休克患者出现如下情况可考虑手术治疗：①无低血压，但心动过速，并且药物治疗无效；②心力衰竭和呼吸衰竭快速进展，血栓位于主肺动脉或者左、右肺动脉；③有溶栓治疗禁忌证；④右心房和(或)右心室存在游离血栓。

手术方法：手术在全身麻醉、常温、体外循环下进行，采用胸骨正中切口，经上、下腔静脉和升主动脉插管常规建立体外循环。如果心脏内无血栓、无卵圆孔未闭，可以在并行循环下进行取栓。一般切开主肺动脉和右肺动脉，术者可见柔软、杆状的新鲜血栓，用镊子或吸引器取出栓子。术中尽可能取尽栓子，有时远端血栓不易取出，此时可以降温、心脏停搏后取栓。其次，当近端血栓取出后，远端血管的小血栓可通过术后溶栓消除，但须预防出血。对于严重右心室功能障碍，术后可以适当延长心脏辅助时间，直到右心室功能有所恢复后再脱离体外循环机。

手术结果：文献报道，1985—2006 年，1 300 例急性肺栓塞接受外科治疗的手术死亡率为 20%，但随着近来外科取栓的手术适应证被适当放宽，目前手术死亡率已降至 6%～8%。

二、慢性血栓栓塞性肺动脉高压

CTEPH 机化血栓引起肺动脉发生慢性阻塞，使肺动脉血流分布异常，是导致严重肺动脉高压的一个重要因素，CTEPH 定义为肺动脉发生血栓栓塞 6 个月后，肺动脉平均压≥25mmHg，出现肺动脉高压。在临床过程中，仅仅部分 CTEPH 患者有急性 PTE 病史。轻度 CTEPH 可以通过抗凝血等药物治疗防止病情进展，而重度 CTEPH 可能出现右心功能衰竭而预后不良。尽管如此，CTEPH 是唯一一种可不进行肺移植而通过手术治愈的肺动脉高压。PEA 是目前治疗 CTEPH 的首选治疗方法。

【流行病学】

由于部分患者没有急性 PTE 病史，而且缺乏特异症状，CTEPH 漏诊率较高，其流行病学很难准确描述。部分急性 PTE 患者尽管经过合理治疗，但血栓并不能完全溶解，从而存在进展为 CTEPH 的风险。最近的前瞻性研究结果显示没有静脉血栓栓塞的急性 PTE 患者，6 个月后 CTEPH 发生率为 1.0%，1 年后发生率为 3.1%，2 年后发生率为 3.8%，随后发生率无明显改变。从急性 PTE 发展到 CTEPH 存在“蜜月期”，在此期间，尽管患者已经出现肺动脉高压，但患者并无明显症状。CTEPH 的自然病史尚不明确。一些 PTE 相关因素、某些疾病、血栓形成因素等增加 CTEPH 发生风险(表 6-6)。

表 6-6　CTEPH 相关风险因素

1. 肺栓塞因素	3. 基因因素
(1)再发 PTE 或无诱因 PTE	(1)除了 O 型的其他 ABO 血型
(2)大面积灌注缺损 PTE	(2)人类白细胞抗原多态性
(3)年轻或老年 PTE 患者	(3)内源性纤维蛋白溶解异常
(4)早期肺动脉收缩压>50mmHg	4. 其他因素
(5)急性 PTE 后 6 个月超声显示持续性肺高压	(1)感染性心内分流、起搏器或体内除颤器电极
2. 血栓形成因素	(2)脾切除术后
(1)狼疮抗凝物或抗磷脂抗体	(3)慢性炎症
(2)Ⅷ因子高水平	(4)甲状腺素替代治疗
(3)血纤维蛋白原异常	(5)肿瘤

【病因】

CTEPH 的病因目前尚不明确。传统理论认为 CTEPH 主要由于静脉血栓形成导致 PTE 逐渐发展而成，即血栓栓塞假说。当引起 PTE 的静脉血栓未得到充分溶解时，肺血流出现分布异常，阻塞区域肺血流减少，未阻塞区域血流增多，血管壁剪切应力增加，肺小血管发生重构，出现进行性肺动脉高压。尽管如此，研究发现静脉血栓栓塞存在的一些危险因素并未出现在 CTEPH 患者，并且大约 50%以上的患者没有深静脉血栓形成或 PTE 病史，虽然深静脉血栓或 PTE 没有症状比较常见，但是，血栓栓塞假说还是受到了质疑。相对于传统的血栓栓塞假说，血栓形成假说认为原发性肺血管病和内皮系统功能障碍导致肺动脉原位血栓形成，并且血栓未得到充分溶解。该假说认为原发性肺血管病是 CTEPH 的起病因素，而血栓栓塞只是临床结果。目前的主要观念还是支持血栓栓塞假说，而原位血栓形成可能作为一个促进因素参与疾病的进展(图 6-3)。

【病理】

CTEPH 病理特征主要包括机化血栓和肺小血管病变。血栓机化反应使其牢固地粘连在肺动脉壁上。机化的血栓呈偏心性纤维化斑块，或完全纤维化闭塞，或肺动脉内膜纤维化增厚。肺小血管病

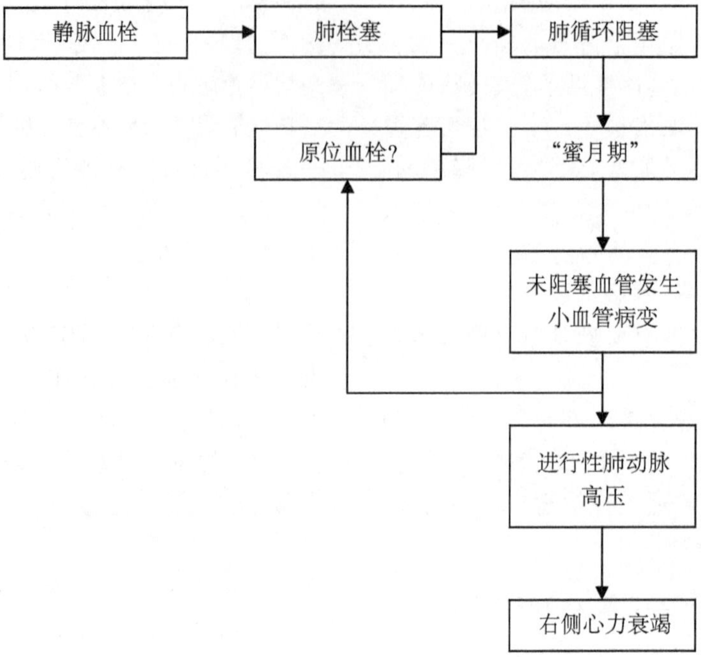

图 6-3 CTEPH 疾病进展

变包括阻塞或未阻塞肺弹性动脉远端的肌小动脉和小动脉出现中层肥厚、内膜增殖及丛状损害。文献报道 CTEPH 发生的内膜增厚和丛状损害与 Takayasu's 动脉炎类似，CTEPH 病变血管直径大小为 149.5μm±11.4μm，介于 Eisenmenger's 综合征（209μm±17.6μm）与原发性肺动脉高压（79μm±6.1μm）之间。

【临床表现】

（一）症状

在急性 PTE 发生后，CTEPH 出现临床症状之前往往存在一段"蜜月期"，在此期间患者没有临床症状，"蜜月期"可能持续几个月到几年不等。尽管如此，大约 63％的患者可能并没有明确的急性 PTE 史。由于肺通气/灌注不匹配，在临床症状中劳力性呼吸困难、活动耐量下降最常见。当肺动脉压力、肺血管阻力明显升高时，随着右侧心力衰竭及室间隔左移发生，患者可能出现乏力、心悸、水肿、胸部不适、晕厥、咯血等症状。

（二）体征

右侧心力衰竭时，患者可以出现颈动脉怒张、肝大、腹水、下肢水肿。当右心室明显增大时可以出现胸骨旁抬举性搏动，由于三尖瓣关闭不全和肺动脉高压，心脏听诊胸骨左缘 3、4 肋间可闻及收缩期吹风样杂音，肺动脉瓣听诊区第二心音亢进。部分患者由于肺血管未完全阻塞，血流发生湍流，在肺下叶周边区域可能会闻及血管杂音。

【辅助检查】

CTEPH 与急性 PTE 部分辅助检查结果类似，在此仅叙述在急性 PTE 基础上的其他结果或与急性 PTE 表现不同的辅助检查结果。

（一）心电图

由于右心室肥厚，CTEPH 患者心电图可表现为电轴右偏、右束支传导阻滞。当右心房增大时，可见"肺型 P 波"。

（二）肺通气-灌注显像

CTEPH 由于血栓机化，近端的血栓栓塞可能发生再通或者仅仅使管腔变窄，这样核素标记的蛋白微粒可以通过，使肺灌注显像表现为"苍白区"或低灌注，相比血管造影可能低估实际的血管阻塞程度。肺通气-灌注显像正常，几乎可以排除 CTEPH。

（三）CTPA

CTEPH 患者 CTPA 可见机化血栓沿着较大的肺动脉呈同心型或偏心型排列，或者肺动脉突然中断、逐渐变细、网状狭窄、带状缺损以及其他内膜不规则表现，但是当血栓机化和内皮化后，可能 CTPA 表现不明显。CTPA 同时可见中心肺动脉扩张、右心房及右心室扩大、纵隔侧支循环。需要注意的是，当中心肺动脉未见附壁血栓时不能排除 CTEPH，由于其他类型肺高压和终末期肺疾病中心肺动脉也可能出现血栓，所以在选择是否手术治疗时须综合评估。CT 可以了解有无合并肺气肿、限制性肺疾病以及导致肺门肺动脉受压的纵隔疾病。

（四）肺血管造影

对于手术治疗的 CTEPH 患者，由于肺血管造影能提供更直观的影像，绝大多数中心，肺血管造影仍是必行的检查。CTEPH 肺血管造影可表现为：血管网状或带状狭窄、内膜不规则、带状缺损、主肺动脉突然成角狭窄以及肺血管近端阻塞。

【诊断】

由于 CTEPH 缺乏特异性症状，以及部分患者并没有静脉血栓和 PTE 病史，给诊断造成了困难，很多患者被漏诊或延误诊断。尽管 CTEPH 可以通过手术治疗取得良好的效果，但多数患者首诊医生是内科医生，所以需要内科医生对该病具备一定的警惕性。特别对于有深静脉血栓和急性 PTE 病史的患者应定期随访。鉴于劳力性呼吸困难、活动耐量下降是最常见的临床症状，首诊医生须通过详细了解病史、体检及相关辅助检查分析患者症状的根本原因。对于此类患者往往超声心动图和胸部 X 线检查可作为门诊常规检查，肺动脉高压不难诊断。若发现肺动脉高压，须要进一步明确肺动脉高压的病因。CTEPH 诊断流程见图 6-4。

【鉴别诊断】

（一）特发性肺动脉高压

作为肺动脉高压的不同类型，症状与 CTEPH 有相似之处，如劳力性呼吸困难、乏力、咯血等，都可出现右心功能衰竭，须进行鉴别。特发性肺动脉高压好发于年轻患者，肺通气-灌注显像经常表现为正常灌注或者亚段水平斑片样缺损。肺血管造影显示外周肺血管纤细，呈“残根”样改变。当 CTEPH 仅仅表现为远端血管机化血栓、内膜增厚及严重继发性肺血管病时须仔细鉴别。

（二）慢性阻塞性肺疾病

慢性阻塞性肺疾病发展为肺源性心脏病时表现为右侧心力衰竭、右心室肥厚、肺动脉高压，与 CTEPH 症状类似。特别合并 PTE 时需要与 CTEPH 鉴别。慢性阻塞性肺疾病往往有长期咳嗽、咳痰和进行性加重的呼吸困难病史，X 线胸片可有肺气肿表现。必要时须做 CTPA 帮助鉴别。

（三）肺动脉内肿瘤

当纵隔、肺部肿瘤侵及肺动脉或肺动脉肉瘤可导致肺动脉狭窄或阻塞引起肺动脉高压，肺通气-

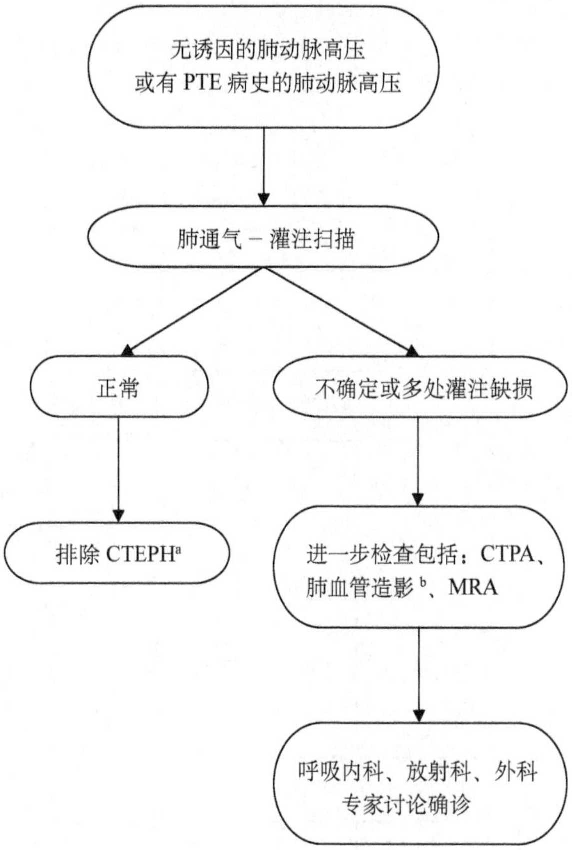

图 6-4　CTEPH 诊断流程

注：a. 极少 CTEPH 患者肺通气-灌注扫描灌注显像可正常或接近正常，对于高度怀疑 CTEPH 者，尚需进一步检查；b. 肺血管造影主要用于可以进行 PEA 手术治疗的患者

灌注显像也表现肺灌注缺损。但仔细分析临床症状、纵隔及肺部影像学检查可与 CTEPH 相鉴别。

（四）肺血管炎

肺血管炎是坏死性血管炎累及肺血管一类疾病的总称。该病可导致肺血管广泛狭窄或闭塞，从而引起肺动脉高压。临床可表现为胸闷、气短等 CTEPH 症状。肺通气-灌注显像呈肺段灌注缺损，须与 CTEPH 相鉴别。肺血管炎往往有其他全身表现，如发热、厌食、体重减轻、乏力、关节痛或关节炎、肌痛及外周神经病变。实验室检查常出现红细胞沉降率增快、C 反应蛋白增高，类风湿因子阳性。肺血管造影表现为肺血管多发狭窄，扩张与闭塞并存。

【治疗】

CTEPH 的治疗方法主要包括 PEA、药物治疗、球囊扩张、肺移植。PEA 目前是 CTEPH 的首选治疗方法，治疗策略见图 6-5。

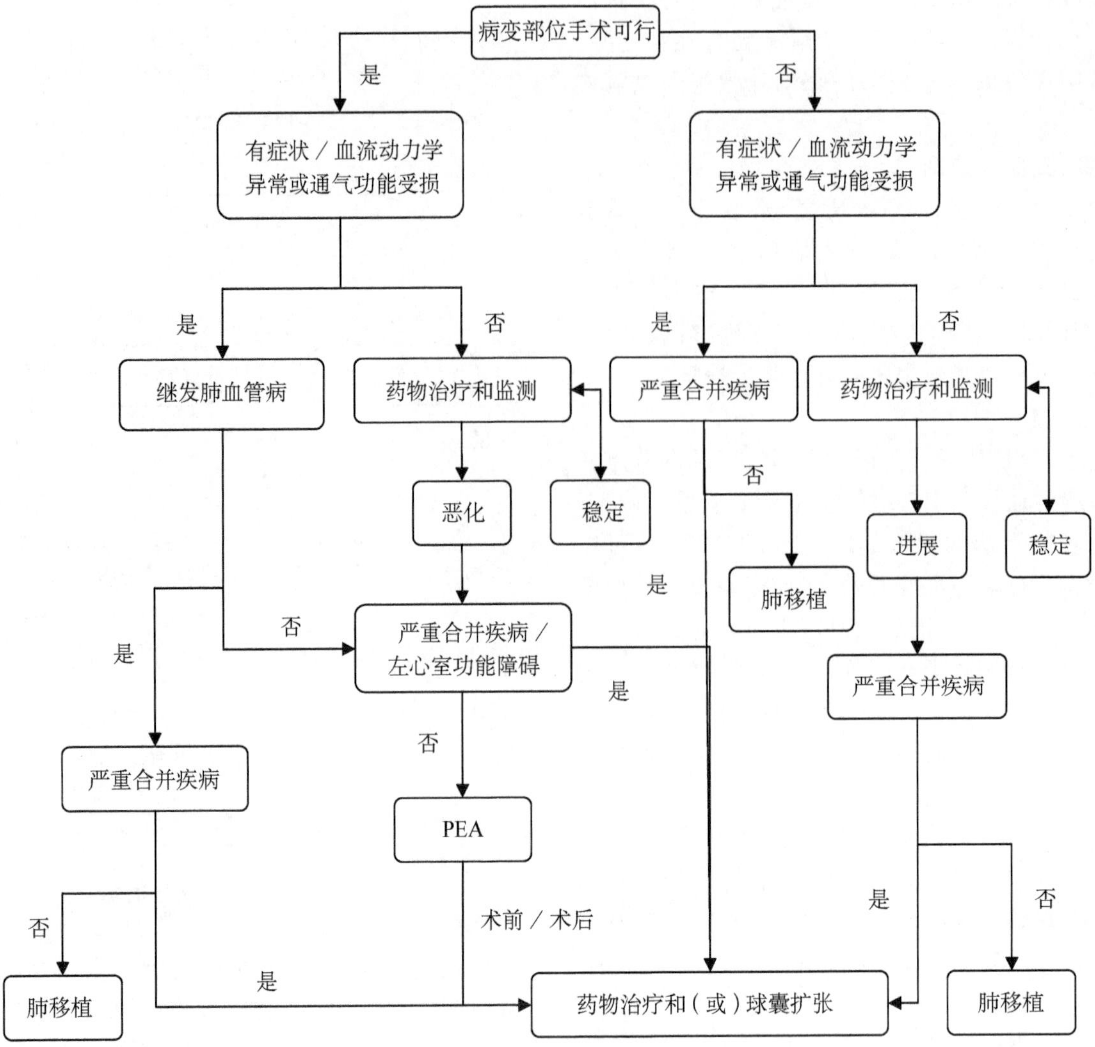

图 6-5　CTEPH 治疗策略

注：药物治疗包括前列环素类似物、内皮素受体拮抗药或5型磷酸二酯酶抑制药；严重合并疾病指慢性肺部疾病

（一）PEA

PEA作为一种真正的内膜剥脱术，目的是移除机化的血栓及内膜恢复肺血流灌注，使通气/灌注恢复平衡，减轻右心室后负荷，及避免发生继发性肺血管病。

1. 手术适应证　①纽约心功能分级Ⅲ～Ⅳ级；②术前肺血管阻力＞300dyn/(s·cm^{-5})；③血栓位于肺叶动脉主干或段动脉手术可及的部位；④没有严重的合并疾病。对于那些肺高压不是很严重的患者，是否选择手术应根据患者的具体情况而定。对生活质量要求高者、运动员、高原居住者，可以考虑手术，手术目的是减少高残气量和分钟通气量导致的运动受限。对于正常血流动力学、静息时轻度肺高压，运动时肺动脉压力进一步升高的患者也可采用手术，此类患者如果不进行手术，肺动脉压力会继续升高。对于轻度肺高压、轻度临床损害、正常右心室功能的患者可以选择抗凝血治疗，同时进行定期的临床评估和心脏彩超监测。

2. 手术禁忌证　严重左侧心力衰竭和明显的阻塞限制性肺疾病是手术禁忌证，病态肥胖、年老、严重右侧心力衰竭增加围术期死亡率，另外一些因素（脾切除术后、脑室右心房脑脊液分流手术、永久性中心静脉导线放置、肠炎性疾病、骨髓炎）的出现可增加手术风险和恶化远期效果。

3. 手术原则　双侧肺动脉都须探查、避免进入胸腔、进行体外循环、降温、间断停循环或低流量维持循环。

4. 手术方法　胸骨正中切口开胸，经升主动脉，上、下腔静脉插管建立体外循环，降温，充分游离上腔静脉、体温降至20℃，阻断升主动脉，开始心肌保护。暴露右肺动脉，并从升主动脉和上腔静脉间的右肺动脉做切口，切口位于右肺动脉中央，切口至右肺下叶动脉水平。此时，术中病变可分为4种类型：Ⅰ型大约占20%，为大的血管内血凝块，易在动脉切口范围内看见，在进行PEA前这些血凝块必须被移除；Ⅱ型大约占70%，未见大的血栓，仅可见内膜增厚，此型内膜剥离范围涉及主肺动脉、叶动脉、段动脉；Ⅲ型大约占10%，是最具有手术挑战性的一种类型，病变位于远端，在段动脉和亚段动脉水平，起初看不见有血管阻塞，由于病变处血管壁薄，确定剥离层面及进行剥离时必须非常小心；Ⅳ型很少见，未见血栓栓塞性病变，存在小血管疾病，此型PEA手术治疗预后差。当手术中寻找剥离层面时，如果手术视野布满血，影响手术操作，开始减流量，必要时停循环，每次停循环时间不超过20min。正确的剥离层面特点是呈珍珠白、柔滑，紫红色表示层面过深，微红色、略带桃红色代表层面已达外膜，立即进行调整。剥离面确定后，进行剥离，直到剥离范围顺延至每个亚段分支，并且每个分支以尾巴形式自然的脱离，完成后恢复循环，缝合右肺动脉切口。左侧手术同右侧一样，完成后恢复循环并开始复温，其他手术（冠状动脉旁路移植术、心脏瓣膜置换）可在复温过程中进行，虽然患者都存在不同程度的三尖瓣关闭不全，但一般不需要特殊处理。

5. *术后处理*　术后应对患者的病情进行严密的监护。监护的基本目的是维护右心室功能，保证足够的氧合，维护肾功能，保证重要器官的灌注。术后早期处理的主要原则是充分机械通气、合理使用血管活性药物、充分利尿及早期使用抗凝血药。

6. *术后并发症*　PEA术后常见并发症包括术后肺动脉高压和灌注肺，其他包括出血、肺部感染等。术后肺动脉高压分为持续性或残留性肺高压和反应性肺高压。

（1）持续性肺高压：主要由于手术不彻底或者继发肺血管病导致。5%的患者术后出现持续性肺高压。1/3以上的围术期死亡和将近50%的后期死亡是因为术后持续性肺高压。目前的治疗包括球囊扩张和（或）药物治疗，但效果不理想。术前仔细评估、保持清晰的手术视野、选择正确的剥离层面、耐心的操作可以一定程度预防持续性肺动脉高压的发生。

（2）反应性肺高压：患者手术成功后，有时可能出现肺动脉压力和肺血管阻力暂时性的升高，甚至超过术前水平，但一般在12～72h逐渐下降，它并不由继发性肺血管病变导致，而是术后肺血管暂时性的收缩。原因有：①手术中肺血管的刺激；②缺血再灌注损伤；③体外循环时血管收缩介质释放及暂时性的血管内皮细胞功能障碍。它可以引起右侧心力衰竭、肺动脉切口裂开、灌注肺。术后早期吸入伊洛前列环素可以减少反应性肺高压的发生。

（3）灌注肺：PEA术后常见的并发症之一，一般在体外循环停机后至术后72h内发生，发生部位在血栓内膜剥脱的远端区域。原因包括“窃血”现象、缺血再灌注损伤、体外循环、手术操作及其他因素。严重程度不等，轻者低氧血症，重者咯血、死亡。治疗上主要使用激素、低潮气量呼气末正压机械通气、反比呼吸、保持体液平衡、避免不必要的正性肌力药物使用、体外膜肺氧合。术后不使用正性肌力药物和血管扩张药，采用低潮气量机械通气，可能会减少灌注肺的发生。而术后吸入NO并不能降低灌注肺的发生率。

7. *手术结果*　圣地亚哥中心的报道PEA术后早期肺动脉压力和肺血管阻力一般可降至正常水平，同时肺血流量和心排血量得到改善，并且这种手术效果能继续维持。尽管如此，PEA在世界范围内大多数中心仍有较高的死亡率。文献报道PEA围术期死亡率为4%～24%。值得提出的是，PEA手术技术的掌握呈现明显的学习曲线，手术开展早期死亡率较高，随着经验的增加，手术死亡率逐渐地下降。目前，圣地亚哥中心手术死亡率接近4%。阜外医院目前完成了国内最大的一组病例，手术死亡率接近7%。

（二）药物治疗

尽管PEA具备良好的手术效果，但大部分CTEPH患者就诊时已处于中晚期，其中有10%～50%的患者因为肺远端血管存在血栓、继发性肺小血管病及其他严重疾病不适合手术。药物治疗可作为部分CTEPH患者的治疗选择。

药物治疗的主要适应证包括①无法行手术治疗的患者；②为适当地改善血流动力学而行术前准备治疗；③PEA后症状性残余/复发的肺动脉高压。多个非对照临床试验结果证实：无论患者能否行手术治疗，前列环素类似物、内皮素受体拮抗药和5型磷酸二酯酶抑制药治疗均可使CTEPH患者临床受益。到目前为止，BENEFiT研究是惟一发表的关于内科治疗安全性和有效性的随机、安慰剂对照临床研究。该研究对不能手术的CTEPH患者给予为期16周波生坦治疗，结果显示波生坦组的肺血管阻力明显下降，但6min步行距离、心功能分级和对照组比较并无明显改变。对于术前用药目前仍存在一定争论，药物治疗可能延误手术时机。但文献报道对于高风险和因为缺乏医疗资源而无法立即手术的中心型CTEPH患者可以从药物治疗中获得益处。

（三）其他治疗

经皮肺动脉内球囊扩张和支架置入术对于部分无法进行PEA的患者可作为一种治疗选择。目前的长期随访研究显示其可改善患者的血流动力学指标、运动耐量和心功能状态。但目前尚未建立起标准的操作规范和技术方法，长期疗效需要在更大的患者人群中进行验证。对于不能接受PEA而没有严重合并症的患者，肺移植也是一种治疗选择。www.unos.org最新数据显示单肺移植1年、3年、5年生存率分别为84.1%、60.7%、44.1%；双肺移植1年、3年、5年生存率分别为82.6%、64.9%、50.3%。

【预后】

CTEPH是一种自然预后极差的疾病，发病机制不够明确，PEA手术治疗是目前的首选治疗方案。为了获得良好的预后，要尽量做到早诊断、早治疗。一旦患者确诊为CTEPH，外科医生需要和内科医生、放射科医生一起对CTEPH患者进行仔细地术前评估，决定是否手术治疗。成功的手术治疗可以明显改善患者预后，但对于合并严重继发性肺血管病患者术后预后差。

（宋云虎）

第六节　心血管外伤及心脏压塞

一、心血管外伤

【流行病学】

创伤是15－40岁人群中最常见的死亡原因，其中有25%的患者直接由心脏创伤引起，25%的患者因有心脏伤的存在而促进了死亡。当前由于建筑业的繁荣及交通事故的发生率升高，使得心脏创伤的发生率显著增加。此外由于介入检查及治疗的广泛开展，医源性心脏创伤的发生率也逐年增多。对心脏创伤的治疗原则是尽早密切注意病情变化，早期诊断，早期处理。

【病理学】

（一）心脏损伤

心脏是一个空腔脏器，心肌张力在心动周期内处于动态变化过程。外力一方面可以从不同方向作用于心脏，另一方面还可以通过血液的压力传导作用于心脏的各个部位，造成心脏不同部位和程度损伤或撕裂。一般分为穿透性心脏伤和非穿透性心脏伤两类（表6-7）。

表6-7　心脏损伤

部位	类型及特点
心包	心包撕裂伤：单纯破裂、心脏疝、心包内膈疝
	外伤性缩窄性心包炎
心肌	挫伤、撕裂伤
	心脏破裂
	室壁瘤
	室间隔穿孔
	心脏介入检查治疗导致心房壁穿孔
心腔	腱索乳头肌断裂
	瓣膜破裂
	心脏介入治疗导致腱索断裂或瓣膜受压
冠状动脉	血栓形成
	撕裂或断裂
	动静脉瘘或心腔瘘

(二)大血管损伤

胸内大血管伤主要分为闭合伤及穿透伤两种。大血管闭合性损伤常为外力挤压、加速或减速伤引起，以主动脉峡部撕裂多见。主要见于交通肇事中驾驶员胸部受到方向盘急速撞击，胸内压急剧升高，因主动脉峡部位置固定，压力传导常导致此处血管壁损伤。穿透伤则可发生在主动脉任何部位。腔静脉损伤和肺门血管伤亦多发生在穿透伤中。

【临床表现】

(一)心脏损伤

心脏贯穿伤或心房、心室壁破裂，常出现急性心脏压塞，表现为全身湿冷、面唇发绀、呼吸急促、颈部浅表静脉怒张、血压降低、脉搏细速，心前区浊音界扩大等。其他部位损伤表现为心前区疼痛，出现病理性杂音等。

(二)大血管损伤

心包内大血管贯穿伤在急性期的主要表现是心脏压塞。若破裂口小，有血块堵塞，手术及时缝合或穿刺减压后，伤员可获救。若裂口大，持续大量出血，心脏舒张功能受阻，形成急性循环衰竭，可致伤员迅速死亡。较少情况下，在非手术治疗或心包穿刺减压后，伤情趋于稳定。一般于数小时至数日后，出现连续性震颤、水冲脉、连续性杂音等心脏、肺动脉或体静脉间动静脉瘘症状，部分患者在受伤后数天至数月出现充血性心力衰竭症状。

心包外大血管钝性伤主要症状为胸痛，血肿剥离后胸膜可引起后背肩胛部疼痛，其次是呼吸困难和不同程度的休克。较少见的症状有血肿压迫食管引起的吞咽困难以及因纵隔血肿压迫导致上肢、头部或脊髓供血障碍而出现的缺血症状。慢性期可因假性动脉瘤压迫左喉返神经、左总支气管或食管，而分别引起声音嘶哑、咳嗽、咯血或吞咽困难。

【诊断及鉴别诊断】

(一)心脏损伤

通常典型的 Beck 三联症：心音遥远、收缩压下降、静脉压升高存在时，对急性心脏压塞的诊断有帮助。关于其他心脏部位的损伤，常需心脏多普勒超声、心血管造影、CT 及 MRI 等辅助检查手段。

(二)大血管损伤

诊断主动脉贯穿伤，须要参照受伤部位和枪弹径路，尤其是致伤物穿越纵隔者。当这类创伤伴持续性大量血胸或出现心脏压塞症状时，诊断常在紧急开胸止血时证实。

胸部钝性伤或减速损伤引起的主动脉破裂，因伤员常伴多发伤、复合伤，容易将胸痛、血胸、少尿或无尿归咎于肋骨骨折、休克、血容量不足、脊髓损伤等，早期诊断要有很高的警惕性。

胸部放射线纵隔影增宽是早期重要征象，也是主动脉破裂的主要诊断依据。常表现为上纵隔阴影增宽，主动脉圆锥轮廓不清，主动脉边缘模糊，左总支气管凹陷，气管向右移位等。此外纵隔血肿亦可由纵隔小血管破裂出血，胸骨或胸椎骨折等引起。若连续多次摄片显示纵隔阴影继续扩大，宜尽快行 CT、MRI 或主动脉造影检查明确诊断。

此外，患者在受伤数天或数周后出现新的杂音或动脉瘤，应疑及主动脉损伤。如临床症状提示可能为主动脉-心腔、肺动脉或体静脉瘘时，需行 MRI 或心导管检查和主动脉造影。

【治疗】

(一)心脏损伤

除急性心脏压塞需紧急处理外，其他心脏结构损伤一般不会立即威胁生命，一般选择明确诊断后择期手术治疗或非手术治疗。

(二)大血管损伤

根据病情临床大致可分为 3 类：①严重出血性休克，濒死状态，需紧急手术止血和复苏；②急诊复苏抢救后，情况仍不稳定，大量出血不止，须送手术室急诊手术；③病情基本稳定，可进行一般检查，包括 MRI、CT、主动脉造影等，并可在有准备的情况下实施择期手术。

紧急措施包括迅速积极的复苏术，如气管内插管辅助呼吸，心脏压塞的迅速穿刺减压，及时的输血、补液，胸腔引流等。手术方法根据破口部位、大小等采取不同方案。一般小破裂口出血量小，常行直接缝合、补片修补。如果是涉及主动脉弓降部，破裂口较大，显露困难，常采用部分或全流量体外循环甚至深低温停循环，行主动脉修补或人工血管置换手术。

（王辉山）

二、心脏压塞

【病因及病理】

涉及心包内的心脏及大血管伤均可导致心脏压塞。由于正常心包是一层坚韧缺乏弹性的包膜，少量急性出血 150～200ml 在心包腔积聚（血心包），即可使心包内压力立即上升，而阻碍心脏正常的舒张，产生急性心脏压塞征。最先受压的是腔静脉和心房，可引起中心静脉压和舒张末期压力升高，而使周围静脉压逐渐上升。起初收缩压尚无影响，当心脏舒张容量严重受损时，每搏排血量下降，从而使动脉压异常下降。心排血量减少，继而影响冠状动脉的血液供应，导致心肌缺氧，心脏功能失代偿而发生衰竭。心包腔内压力升至 $17cmH_2O$ 足以使心排血受阻，除非迅速补液增高腔静脉压。静脉压升高至 $20cmH_2O$ 为一危险临界水平。在此临界压力，心包内再有少量血液（30ml），即可产生血流动力学代偿功能失调。另一方面，心脏压塞在早期能延迟致死性大出血而使心脏、血管裂口暂停出血，提供进行抢救的一段极短暂的宝贵时间。如心包内急性出血不止，将危及生命。

【临床表现】

患者有心脏大血管损伤的可疑病史，同时出现全身湿冷、面唇发绀、呼吸急促、颈部浅表静脉怒张、血压降低、脉搏细速，心前区浊音界扩大和奇脉等，应高度合并急性心脏压塞。通常典型的 Beck 三联征：心音遥远、收缩压下降、静脉压升高存在时，对急性心脏压塞的诊断有帮助。血压常降低，甚至不能测得，而心音仍可响亮。奇脉也可在后期出现。

【诊断及鉴别诊断】

任何损伤前胸壁心脏危险区的贯穿伤，应高度警惕心脏大血管损伤的可能。已有明显心脏压塞或内、外出血症状的患者，较易作出临床诊断，及时给予紧急处理。但也有患者初期情况良好，在数分钟或数小时内，突然出现情况恶化，迅速陷入重度休克状态。故对任何胸部贯穿伤患者入院后应仔细观察，严密注意病情变化，及时进行紧急处理。

任何胸腹部外伤患者，估计失血量与休克程度不符，或经足量输血而无迅速反应者，应高度怀疑有心脏压塞征。此外，临床上初期低血压经补充血容量后迅速改善，但不久又再度出现，甚至发生心搏骤停者，亦应疑及心脏压塞所致，须立即救治。

【辅助检查】

1. *放射线检查*　对诊断急性心脏损伤的帮助不大。但 X 线胸片能显示有无血胸、气胸、金属异物或其他脏器的合并伤存在，如 X 线胸片示心包腔内有液体平面，则有诊断意义。

2. *心电图检查*　如有电压下降，ST 段改变，可协助诊断，但一般帮助不大。

3. *静脉测压*　如有升高是心脏压塞特征之一。但在胸内大量出血，血容量未纠正前，静脉压升高、颈静脉怒张和奇脉都可不明显。迅速补充血容量后，中心静脉压可见异常升高，$>15cmH_2O$ 时，有诊断价值。

4. *心脏多普勒超声及 CT*　均可明确诊断是否存在心包腔积液，并可对积液量进行估算，是诊断心脏压塞的重要手段。但部分急诊患者由于血流动力学不稳定，上述检查有时受到限制。

5. *心包穿刺*　对急性心脏压塞的诊断和治疗都有价值，但心包腔内血块凝结时，可出现假阴性，值得注意。

对于诊断明确的胸内大出血，怀疑心脏损伤者，应紧急剖胸探查，无须进行上述各项检查以免坐失良机。

【治疗】

（一）抢救

1. 首先进行抗休克治疗。立即建立静脉输液通道。快速静脉输血和补液，补充血容量，支持血液循环。

2. 如伴有大量血胸或气胸，即做胸腔插管闭式引流，改善呼吸及氧供。如呼吸道欠通畅或神志昏迷，迅速行气管内插管人工呼吸。

3. 心包穿刺或开窗术，解除急性心脏压塞。心包穿刺点一般选择左侧肋缘下近剑突处，患者取半坐位较为方便，如情况不允许可取平卧位。局部麻醉下剑突下心包开窗于剑突处做一小正中切口，切开白线，去除剑突，显露心包，在心包上开一小窗，放入减压引流管。

4. 术前准备。以快速大量输血为主，给予血管活性药物维持血压。刺入心脏的致伤物进入手术室前不宜急于拔除。若发生心搏骤停，须紧急开胸解除心脏压塞，进行心脏按压，并以手指暂时控制出血。需要注意的是体外心脏按压有时不仅无效，而且有加重压塞之虞。

（二）手术方法

1. *麻醉*　以气管内插管全身麻醉为宜。麻醉诱导期由于麻醉药的扩血管作用，易发生心搏骤停，要准备紧急进胸。

2. *切口选择*　根据贯穿伤的径路与伤情并能良好显露心脏伤口。常用切口为左胸前外侧切口，经第 4 肋间进胸，必要时可切断相邻肋骨增加显露。创伤位于右侧，则行右胸前外侧切口。如一侧显露不佳，可延长切口至对侧胸腔。

3. *心脏修补方法*　如裂口较小，手指按住裂口直接缝合。裂口较大，手指堵塞裂口暂时止血。裂口周围行荷包缝合或采用毛毡片褥式缝合，逐渐退出手指，收紧缝线结扎打结。心肌裂口较大，难以直接缝合时，立刻建立体外循环进行修补。心房裂口采用无创伤血管钳钳夹后连续缝合。冠状动脉裂伤，用6-0无创伤缝线直接修补，如损伤面积较大，须建立体外循环行主动脉冠状动脉旁路移植术。

（三）术后处理

术后给予破伤风血清、抗生素等常规治疗，严密监护心、肺、中心静脉压及输血补液。严密观察有无贯穿性心脏损伤后遗症或迟发并发症，如损伤性心包炎、室间隔缺损、瓣膜损伤、室壁瘤和延迟性心脏压塞等。

（王辉山）

参考文献

[1] Imai Y, Taketani T, Maemura K, Takeda N, Harada T, Nojiri T. Genetic analysis in a patient with recurrent cardiac myxoma and endocrinopathy. Circ J, Aug 2005, 69(8): 994-995

[2] Scheffel H, Baumueller S, Stolzmann P, Leschka S, Plass A, Alkadhi H. Atrial myxomas and thrombi: comparison of imaging features on CT. AJR Am J Roentgenol, Mar 2009, 192(3): 639-645

[3] Deshpande RP, Casselman F, Bakir I, Cammu G, Wellens F, De Geest R. Endoscopic cardiac tumor resection. Ann Thorac Surg, Jun 2007, 83(6): 2142-2146

[4] Aggarwal SK, Barik R, Sarma TC, Iyer VR, Sai V, Mishra J. Clinical presentation and investigation findings in cardiac myxomas: new insights from the developing world. Am Heart J, Dec 2007, 154(6): 1102-1107

[5] Lee VH, Connolly HM, Brown RD Jr. Central nervous system manifestations of cardiac myxoma. Arch Neurol, Aug 2007, 64(8): 1115-1120

[6] Ryou KS, Lee SH, Park SH, Park J, Hwang SK, Hamm IS. Multiple fusiform myxomatous cerebral aneurysms in a patient with Carney complex. J Neurosurg, Aug 2008, 109(2): 318-320

[7] Imai Y, Taketani T, Maemura K, Takeda N, Harada T, Nojiri T. Genetic analysis in a patient with recurrent cardiac myxoma and endocrinopathy. Circ J. Aug 2005, 69(8): 994-995

[8] Tseng JR, Lee MJ, Yen KC, Weng CH, Liang CC, Wang IK, et al. Course and outcome of dialysis pericarditis in diabetic patients treated with maintenance hemodialysis. Kidney Blood Press Res, 2009, 32(1): 17-23

[9] Murthy SC, Rozas MS, Adelstein DJ, Mason DP, Calhoun R, Rybicki LA, et al. Induction chemoradiotherapy increases pleural and pericardial complications after esophagectomy for cancer. J Thorac Oncol, Mar 2009, 4(3): 395-403

[10] Machado S, Roubille F, Gahide G, Vernhet-Kovacsik H, Cornillet L, Cung TT, et al. Can troponin elevation predict worse prognosis in patients with acute pericarditis?. Ann Cardiol Angeiol (Paris), Feb 2010, 59(1): 1-7

[11] Imazio M, Negro A, Belli R, Beqaraj F, Forno D, Giammaria M, et al. Frequency and prognostic significance of pericarditis following acute myocardial infarction treated by primary percutaneous coronary intervention. Am J Cardiol. Jun, 1 2009, 103(11): 1525-1529

[12] Kim SH, Song JM, Jung IH, Kim MJ, Kang DH, Song JK. Initial echocardiographic characteristics of pericardial effusion determine the pericardial complications. Int J Cardiol, Aug 14 2009, 136(2): 151-155

[13] Yared K, Baggish AL, Picard MH, Hoffmann U, Hung J. Multimodality imaging of pericardial diseases. JACC Cardiovasc Imaging, Jun 2010, 3(6): 650-660

[14] Imazio M, Trinchero R, Brucato A, Rovere ME, Gandino A, Cemin R, et al. COlchicine for the Prevention of the Post-pericardiotomy Syndrome (COPPS): a multicentre, randomized, double-blind, placebo-controlled trial. Eur Heart J, Nov 2010; 31(22): 2749-2754

[15] Imazio M, Brucato A, Adler Y, Brambilla G, Artom G, Cecchi E, et al. Prognosis of idiopathic recurrent pericarditis as determined from previously published reports. Am J Cardiol, Sep 15 2007, 100(6): 1026-1028

[16] 中国医师协会心血管内科医师分会，中国老年学学会心脑血管病专业委员会，中国医师协会循证医学专业委员会.心血管疾病防治指南和共识2009. 北京：人民卫生出版社，2009: 30-69

[17] Chairperson AT, Perrier A, Konstantinides S, et al. Guidelines on the diagnosis and management of acute pulmonary embolism. European Heart Journal, 2008, 29: 2276-2315

[18] Agnelli G, Becattini C. Acute pulmonary embolism. N Engl J Med. 2010, 363 (3): 266-274

[19] Stein PD, Alnas M, Beemath A, Patel NR. Outcome of pulmonary embolectomy. Am J Cardiol, 2007, 99: 421-423

[20] Reesink HJ, Surie S, Kloek JJ, et al. Bosentan as a bridge to pulmonary endarterectomy for chronic thromboembolic pulmonary hypertension. J Thorac Cardiovasc Surg, 2010, 139: 85-91

[21] Auger WR, Kim NH, Kerr KM, et al. Chronic thromboembolic pulmonary hypertension. Clin Chest Med, 2007, 28: 255-269

[22] Hoeper MM, Mayer E, Simonneau G, et al. Chronic thromboembolic pulmonary hypertension. Circulation, 2006, 113: 2011-2020

[23] Peacock A, Simonneau G, Rubin LJ. Controversies, uncertainties and future research on the treatment of chronic thromboembolic pulmonary hypertension. Proc Am Thorac Soc, 2006, 3: 608-614

[24] Rubin LJ, Hoeper MM, Klepetko W, et al. Current and future management of chronic thromboembolic pulmonary hypertension-

sion. Proc Am Thorac Soc, 2006, 3: 601-607

[25] Wray CJ, Auger WR. Evaluation of patients for pulmonary endarterectomy. Semin Thorac Cardiovasc Surg. 2006, 18: 223-229

[26] Jais X, D'Armini AM, Jansa P, et al. Bosentan for treatment of inoperable chronic thromboembolic pulmonary hypertension: BENEFiT (Bosentan Effects in iNopErable Forms of chronIc Thromboembolic pulmonary hypertension), a randomized, placebo controlled trial. J Am Coll Cardiol, 2008, 52: 2127-2134

[27] Piazza G, Goldhaber SZ. Chronic thromboembolic pulmonary hypertension. N Engl J Med. 2011, 364 (4): 351-360

[28] 汪曾炜，刘维永，张宝仁. 心血管外科手术学. 第 2 版. 北京：人民军医出版社，2005：176-217

下篇 普胸外科

第7章

胸部损伤

第一节 肋骨骨折

肋骨骨折(rib fracture)无论战时或平时都比较常见。在战时有40%～60%的胸部伤病人伴有肋骨骨折。在胸部闭合性创伤中约占85%。在平时肋骨骨折常发生于中年人和老年人,很少见于儿童,这与骨质疏松,脆性随年龄增长而增加有关;已有恶性肿瘤转移灶的肋骨,也容易发生病理性骨折。另外,随着车祸的增多,导致肋骨骨折的发病率较高。

【病因】

直接或间接暴力是肋骨骨折的主要致伤原因,如钝物打击、摔倒、坠落和撞击,车祸挤压胸部,以及子弹、弹片打击均可引起肋骨骨折。直接暴力作用于胸壁时。肋骨的骨折端向内移动,易刺破胸壁及脏层胸膜,使空气进入胸膜腔或皮下,产生气胸,如刺破血管则可产生血胸或血气胸;间接暴力如挤压或坠落伤,使胸廓前后方向受挤压,压力则传递到胸骨中部使其发生骨折,骨折端常向外移位。肋骨骨折以第4～7肋骨最容易发生,因其前后固定,长而薄,又暴露最广。第1～3肋骨粗短,且有上肢带骨锁骨和肩胛骨保护,不易发生骨折;一旦骨折说明致伤暴力巨大,常合并锁骨、肩胛骨骨折和颈部腋部血管神经损伤。第8～10肋骨前端肋软骨形成肋弓与胸骨相连,第11～12肋骨前端游离,弹性都较大,故不常发生骨折;若发生骨折,应警惕腹内脏器和膈肌同时受损伤。

根据肋骨骨折的数目、程度及病理生理的改变,临床上分为单纯性肋骨骨折和多根多处肋骨骨折(包括连枷胸)。

1. *单纯肋骨骨折* 一般指单根单处或多根单处肋骨骨折。它对呼吸功能的影响与骨折累及范围及胸内合并损伤的严重程度有关。如第1～2肋骨骨折,常合并锁骨骨折,应注意有无颈部血管神经伤,下胸部肋骨骨折,应注意有无腹内脏器损伤。

2. *多根多处肋骨骨折* 1根肋骨同时有2处或2处以上的骨折,称为多处骨折。如3根以上相邻的肋骨有多处骨折,或者多根肋骨骨折的同时又有肋骨与肋软骨交界分离时;或多根肋骨骨折合并胸骨骨折时,将使局部胸壁失去支撑而软化,出现反常呼吸运动,即吸气时软化区胸壁内陷,呼气时外突,又称为“连枷胸”(flail chest)。一般表现有两种类型。

(1)前壁型:表现为胸骨旁肋软骨部的多发骨折,可同时伴有胸骨骨折。

(2)侧壁型:浮动胸壁区发生在胸壁的前外侧或后外侧部位,是临床上最常见的类型。

【病理生理】

单纯肋骨骨折主要为肋骨骨折断端可刺激肋间神经产生局部疼痛,在深呼吸、咳嗽或转动体位时加剧。胸痛使呼吸变浅、咳嗽无力,呼吸道分泌物增多、潴留,易导致肺不张和肺部感染。

多根多处肋骨骨折造成的连枷胸则可引起反常呼吸运动,表现为吸气时,胸廓扩张肋骨抬举,胸腔内负压增加，软化的浮动胸壁向内凹陷。呼气时，肋骨下降，胸廓缩小，胸内负压减小，用力呼气时甚至可形成正压，软化的胸壁回复原位或向外凸出，与正常呼吸运动呈相反的运动。反常呼吸运动的严重程度是由吸气和呼气的深度决定的，在伤后早期24h内往往由于胸壁疼痛肌肉痉挛、肺顺应性相对正常而不明显，而当胸壁肌肉松弛、呼吸运动加大时而越来越明显。反常呼吸运动使有效肺通气减少，气体交换率减低，同时使两侧胸膜腔内压力失去平衡，纵隔随呼吸运动来回摆动，使下腔静脉不同程度扭曲而影响静脉血向心回流，加重呼吸、循环功能紊乱。连枷胸造成的这些病理生理变化和连枷胸面积的大小及连枷胸形成后呼吸道分泌物潴留，小气道阻塞造成的呼吸道阻力升高有密切关系，呼吸作功越大，反常呼吸越严重。

连枷胸常合并肺挫伤是另一个重要的病理生理改变，据报道几乎所有连枷胸患者均有肺挫伤，表现为浮动胸壁下得肺组织伴有不同程度的血浆和细胞成分进入肺间质，肺泡毛细血管损伤，间质及肺组织内有血液浸润和间质水肿。近年来研究表明，肺挫伤后磷脂酶A2被激活、升高，它可直接分解破坏肺毛细血管内皮基底膜、Ⅰ型肺泡上皮细胞及肺表面活性物质，增加血管通透性，造成肺水肿。重者肺实变，它使肺顺应性降低，呼吸道阻力增加，弥散功能减退，肺内动静脉分流明显增加，引起全身低氧血症和二氧化碳潴留。

胸部创伤后，呼吸道分泌物增加，肺泡内出血。肋骨骨折引起的胸痛使患者不敢深呼吸和咳嗽，呼吸浅快，在大面积的胸壁软化时，反常呼吸运动更使呼吸受限，咳嗽无力，肺活量和功能残气量(FRC)减少，肺顺应性和潮气量降低，如不及时治疗就易发生急性呼吸窘迫综合征(ARDS)或不同程度的肺不张、肺部感染。

【临床表现】

肋骨骨折的主要变现为胸壁疼痛，尤其在深呼吸、咳嗽时加重，骨折刺破胸膜和肺组织可发生气胸、血胸、皮下气肿、患者有时咯血，体检时受伤部位有明显的局部压痛，称直接压痛；挤压前后胸时，骨折处出现剧痛称间接压痛。浮动胸壁区可见胸廓反常呼吸运动，患者呼吸困难，如累及胸廓范围较大，则可严重影响呼吸循环功能。

【诊断】

根据受伤史及上述临床表现肋骨骨折不难诊断，但重要的是合并伤的诊断。

X线胸部平片和X线肋骨数字双能减影检查对肋骨骨折可作出明确诊断，同时发现合并的血气胸，尤其是深曝光片对骨折的显示有利。CT扫描对肺挫伤的存在和挫伤的严重程度及范围大小有特殊诊断价值，常发现肺内血肿和肺撕裂伤。如果仍怀疑骨折，但是X线片未能确定，或者不能明确肋骨骨折的具体骨折形式，需要有三维构象，可行肋骨3D-CT检查，明确诊断和骨折后改变。

动脉血气分析对了解病情的严重程度的帮助，对患者的呼吸循环功能的监测及决定治疗方针均有重要的参考价值。

【治疗】

对有呼吸功能不全，反常呼吸运动严重的连枷胸患者现场急救应采用暂时加压法减轻反常运动的度，如用手加压、患者向伤侧侧卧或用敷料、沙袋加压包扎，再紧急后送；对呼吸道有分泌物阻塞的患者应采用手指按压刺激气管等方法使其排出。

肋骨骨折的治疗主要是镇痛、保持呼吸道通畅、固定浮动胸壁，纠正呼吸和循环功能障碍，预防和治疗肺部并发症。

1. 镇痛　充分镇痛有利于连枷胸患者咳嗽、排痰，保持呼吸道通畅，预防肺功能不全。镇痛方法包括药物镇痛、肋间神经封闭、骨折痛点封闭及骨折固定等。其中以用1%普鲁卡因或0.5%布比卡因做骨折痛点或肋间神经封闭效果最佳。也可采用持续硬膜外麻醉治疗严重多根多处肋骨骨折，但必须有监测呼吸状态的条件及做气管内插管或器官切开人工呼吸的准备。现在还可以使用静脉或硬膜外途径的患者自控镇痛装置，既安全，镇痛效果也好。

保持呼吸道通畅极为重要，必要时行鼻导管插管，气管内吸痰或气管切开术。对严重胸部挤压伤者，气管切开可减少呼气时的阻力，改善反常呼吸，减少呼吸道无效腔，利于呼吸道管理。

2. 固定浮动胸壁纠正反常呼吸

(1)胸带固定法：采用半环状胶布固定是以往常用的方法，但镇痛效果不理想，常易发生皮肤水泡，且限制呼吸运动，基本废弃使用，现主张仅用于暂时性急救后送。闭合性多根单处肋骨骨折或多根多处肋骨骨折胸壁反常呼吸运动范围局限者，可采用多带条胸部或弹性绷带，在呼气末由下至上包扎固定胸廓。对小面积的连枷胸患者亦可采用尼龙搭钩弹性胸带包扎，使用方便，患者感觉舒适。

(2)巾钳牵引固定法：用毛巾钳夹住浮动胸壁

中心部的肋骨，加重力牵引，牵引重量为2～3kg，牵引2周左右。其缺点为患者必须卧床，不能活动。

(3)胸壁牵引固定板架外固定法：用不锈钢丝穿越受伤肋骨，并将钢丝固定在一块与胸壁相称的多孔有机玻璃板或塑料板或特制得牵引支架上，呼气时，固定板挡住浮动胸壁，吸气时，被固定在固定板上，不会下陷，从而纠正反常呼吸。但对面积较大的连枷胸患者这种外固定治疗均不能达到完全纠正的目的。目前有采用电视胸腔镜下(VATS)行浮动胸壁牵引外固定术的报道，此法固定确实，外型及功能恢复较好。

(4)Judet固定架肋骨固定术：该手术操作简单，效果甚佳，特别是对斜形肋骨骨折的固定牢固，是一种比较理想的固定方法。Judet固定架是由不锈钢或者钛合金材料制成，手术时用专用钳固定。最好在受伤后3d内施行，固定作用牢靠，一般不需要再次手术取出。

(5)手术固定法：近来此种固定法受到较多学者推荐，及采用开放手术固定肋骨。除剖胸探查的患者在剖胸手术的同时固定骨折之肋骨外，对大面积的连枷胸患者也是一种有效的治疗手段，可使患者早期下床活动，减轻痛苦，提高潮气量，恢复胸廓容量，并降低肺部感染的发生率，缩短住院时间。手术方法：如用金属条插入胸骨后，固定多发性胸骨旁软骨骨折所致的前壁型连枷胸伤员，效果满意。对局限性的胸外侧部肋骨骨折可以选用钢板螺丝钉及抱合器固定，现不太主张用克氏针或钢丝固定法。

(6)控制性机械通气(呼吸机内固定)法：在气管内插管或气管切开后，插入带气囊导管，连接人工呼吸器行控制性辅助通气，从胸内纠正反常呼吸，称"内固定法"，适用于双侧反常呼吸伴严重肺挫伤，呼吸明显窘迫，低氧血症。连枷胸患者出现明显的呼吸困难，呼吸频率>35/min或<8/min，$SpO_2 < 90\%$ 或 $PaO_2 < 60mmHg$，$PaCO_2 > 55mmHg$，应气管内插管机械通气支持呼吸。合并血气胸者应先做闭式引流，应注意张力性气胸、气管损伤等并发症发生，一旦血气分析基本恢复正常，逐渐使用人工呼吸器。

"内固定"法治疗连枷胸在20世纪60年代中期曾得到广泛应用，但由于人工机械通气带来的并发症如院内严重感染等发生率高，死亡率增加，费用多，目前主张严格掌握其适应证。对低氧血症、呼吸窘迫；伴有休克及颅脑外伤；呼吸道阻塞者是机械通气的适应证。而单纯为纠正反常呼吸运动则不是机械通气适应证。

(7)开放性肋骨骨折的胸壁伤口需要彻底清创，固定肋骨断端。如胸膜已破，需要放置胸腔闭式引流管。手术后应用抗生素预防感染。

(张　林　张曙光)

第二节　创伤性气胸

胸膜腔内积气称为气胸(pneumothorax)。气胸的形成多由于肺组织、气管、支气管、食管破裂，空气逸入胸膜腔，或因胸壁伤口穿破胸膜腔，胸膜腔与外界相通，外界空气进入所致。根据引起气胸的原因分类，可分为创伤性、医源性、继发性以及自发性气胸；根据胸膜腔压力情况，可分为闭合性、开放性和张力性气胸；根据胸膜腔内情况不同，游离胸膜腔内积气一般位于不同体位时的胸腔上部，当胸膜腔因炎症、手术等原因发生粘连，胸膜腔积气则会局限于某些区域，出现局限性气胸。本节主要讲述创伤性气胸。

创伤引起的气胸常与血胸同时存在，称为血气胸，单纯的气胸或单纯的血胸并不多见，因为胸壁及胸膜腔的任何脏器的损伤均有可能发生气胸和(或)血胸。创伤性气胸多见于战时，平时多见于车祸外伤；多发于男性青、壮年，可能与男性冒险活动的机会多于女性所致。

一、闭合性气胸

【病因】

闭合性气胸(closed pneumothorax)多见于胸部闭合伤，空气经肺裂伤的破口或胸壁小的窗口进入胸膜腔，由于破口迅速闭合，气体不再增多，胸膜腔的压力仍然低于大气压。

【病理生理】

小量气胸多无呼吸困难，大量气胸可引起肺萎陷，除因呼吸面积减少外，急发期由于萎陷肺组织的无效灌流，引起右到左的分流，也是造成患者缺氧的重要原因；但由于萎陷肺内血管阻力增加，血流也明显减少，如健侧肺功能基本正常，所造成的缺氧仍可代偿。

【临床表现及诊断】

患者的临床表现主要取决于肺受压萎陷的程度及患者伤前肺功能的情况。小量气胸指肺萎陷在 30%以下，患者可无明显的呼吸和循环功能障碍。左侧少量气胸，有时可在左心缘处听到特殊的破裂音，破裂音与心搏频率一致，左侧卧位呼气时听得更明显，明显时患者自己也能觉察到，称 Hamman 征。中量气胸指肺萎陷在 30%～50%，超过 50%则为大量气胸。中量或大量气胸最长出现的症状是胸痛及气急，检查时气管微向健侧偏移，伤侧胸部叩诊呈鼓音，呼吸音明显减弱或消失。少数患者可出现皮下气肿。X 线胸部检查是诊断闭合性气胸的重要手段。中量或大量气胸诊断多无困难，但小量气胸容易漏诊，若伤情允许，行胸部 X 线检查，更能显示气胸的程度，若病情较为复杂，建议行胸部 CT 检查。注意气胸的量，亦有学者认为少量为肺萎陷＜20%，大量气胸为肺萎陷超过 60%，具体处置要根据患者具体情况决定。

【治疗】

小量闭合性气胸一般无须特殊治疗，胸膜腔内气体可逐渐吸收，萎陷肺随之复张。对中量及大量闭合性气胸应特别注意，随时警惕张力性气胸的发生，对这种患者采取胸膜腔穿刺治疗或放置闭式引流。胸腔闭式引流的适应证如下：①中、大量气胸，开放性气胸，张力性气胸；②胸腔穿刺术治疗下肺无法复张者；③需使用机械通气或人工通气的气胸或血气胸者；④拔除胸腔引流管后气胸或血胸复发者；⑤剖胸手术。

肺复张后可能发生患侧的急性肺水肿。其发生机制可能由于肺长时间受压萎陷、缺氧等使得萎陷肺泡壁的渗透性改变，肺泡表面活性物质减少，引流时迅速形成的胸腔负压可使患侧肺毛细血管压力增高，血流增加，从而促使发生肺水肿，这种情况多见于自发性气胸，而创伤性气胸罕见，但仍应注意，如遇到这种情况，可按急性肺水肿处理，必要时可行呼气末正压通气(PEEP)治疗。

二、开放性气胸

【病因】

开放性气胸(open pneumothorax)由枪弹、爆炸物或锐器造成的胸壁缺损，使胸膜腔与外界大气相通，空气可随呼吸自由进入胸膜腔，遂引起一系列严重的病理生理变化，使病人的呼吸与循环功能迅速发生严重的紊乱。

【病理生理】

1. 胸膜腔负压消失、肺受压萎陷，使呼吸面积减少，于吸气时空气从胸壁伤口进入胸腔，更加重肺受压萎缩。由于两侧胸膜腔压力不平衡，使纵隔推向健侧，健侧肺也受到一定压缩，严重影响通气功能。呼、吸气时，两侧胸膜腔压力不均衡并出现周期变化，使纵隔在吸气时移向健侧，呼气时移向伤侧，称为纵隔扑动(mediastinal flutter)。纵隔扑动和移动会影响腔静脉回心血流，引起循环障碍。

2. 吸气时纵隔移向健侧，呼气时伤侧胸膜腔内气体从伤口溢出，纵隔随之向伤侧移动，这种纵隔随呼吸来回移动，称为纵隔扑动。纵隔摆动刺激膈和肺门神经丛，可加重或引起休克。

3. 残气的对流(亦称气摆动)，加重了缺氧。吸气时将伤侧肺内的残气亦吸入健侧肺内，呼气时健肺从气管排出部分残气的同时，也有不少残气被送入伤侧肺内，造成残气在两肺间来回流动。这部分残气二氧化碳含量高，影响气体交换，加重了缺氧。

4. 由于胸膜腔失去正常负压，以及因纵隔摆动引起心脏大血管时而移位，影响静脉血回流，可导致循环功能紊乱。

5. 通过胸壁创口，使大量体温及体液散失，还可通过创口带入大量细菌，加之受伤时可能有异物残留，都有增加感染的机会，容易并发感染。

【临床表现及诊断】

患者表现有烦躁不安、呼吸严重困难、脉搏细弱而频数，血压下降等。检查时可见胸壁创口通向胸腔，可听到空气随呼吸进出创口引起的“嘶-嘶”声音，伤侧胸壁可见伴有进出胸腔发出吸吮样声音的伤口，称为胸部吸吮伤口，伤侧呼吸音消失或减低，并可听到纵隔摆动声。

【治疗】

开发性气胸一经发现，必须实施如下紧急处理。

1. 立即封闭创口，使开放性气胸变成闭合性气胸。在患者转运途中，应密切注意包扎是否严密，敷料有无松动及脱滑，并时刻警惕张力性气胸发生。

2. 氧气吸入。

3. 纠正休克。立即给予补液及输血，在呼吸循环功能紊乱尚未得到纠正或稳定之前揭开敷料检查创口是危险的。

4. 清创缝合。如无其他需要紧急手术适应证，清创手术应待患者全身情况得到改善后在气管内插管麻醉下施行。如疑有胸腔内脏器严重损伤或进行性出血，则需开胸探查。

清创术后应放置闭式引流，鼓励患者咳嗽排痰及早期活动，促使肺及早复张。

5. 应用抗生素防治感染。

三、张力性气胸

【病因】

张力性气胸(tension pneumothorax)闭合性或穿透性损伤均可引起张力性气胸。由于肺损伤、支气管或食管破裂，创口呈单向活瓣，与胸膜腔相交通，胸膜腔压力逐渐增高，压迫肺和纵隔，迅速引起呼吸和循环功能紊乱，若未及时诊断和处理，可很快导致病人死亡。

【病理生理】

张力性气胸系因损伤肺组织形成一单向活瓣，当吸气时空气推开活瓣进入胸腔。呼气时活瓣闭合，因而随呼吸使空气源源不断进入胸腔，胸腔内压力不断增高，高度压缩肺组织，并将纵隔推向健侧，使健侧肺亦受挤压，呼吸通气面积减少，但血流仍灌注不张的肺泡所产生的分流，可引起严重呼吸功能障碍，低氧血症。另外，纵隔移位使心脏大血管扭曲及胸内高压，使回心静脉血流受阻，心排血量减少，将迅速导致呼吸与循环功能衰竭。

高于大气压的胸内压，驱使气体经支气管、气管周围疏松结缔组织或壁层胸膜裂伤处，进入纵隔或胸壁软组织，形成纵隔气肿(mediastinal emphysema)或面、颈、胸部的皮下气肿(subcutaneous emphysema)。

【临床表现及诊断】

患者躁动不安、大汗淋漓、高度呼吸困难、发绀，所有胸颈呼吸肌均参与剧烈动作，脉快而细弱，血压下降，并常伴有纵隔及皮下气肿。若胸壁有创口，吸气时可听到“吸吮声(sucking wound)”。检查时可见伤侧胸壁饱满，肋间隙变平，胸廓活动幅度明显减低，气管显著向健侧偏移。叩伤侧胸部呈鼓音，呼吸音消失。胸腔穿刺测压，腔内压力正压，有高压气体排出，应当注意对张力性气胸千万不可因要求X线检查耽误抢救时间而致不良后果。

【治疗】

张力性气胸的病情发展迅速，如救治不及时，可迅速因呼吸、循环衰竭而死亡。如及时正确处理，可使患者迅速转危为安。

1. *急救* 在紧急情况下可在第2肋间或第3肋间用粗针穿入排气减压。然后将穿刺针用消毒乳胶管连接于水封瓶。如系胸部创口引起的张力性气胸，创口应立即封闭包扎及固定，再行穿刺排气等处理。

2. *闭式引流* 患者经急救处理，一般情况有所改善。若张力性气胸仍不能控制，应于局部麻醉下在锁骨中线第2肋间隙或第3肋间隙行胸腔闭式引流，漏气停止及肺充分膨胀后24～48h即可拔管。

若胸腔闭式引流有重度漏气，呼吸困难改善不显著，肺未能复张，疑有严重的肺裂伤或支气管断裂时，应行开胸探查，修复漏气的破裂口。

(张　林　张曙光)

第三节　创伤性血胸

胸膜腔积血称为血胸(hemothorax)，与气胸同时存在称为血气胸(hemopneumothorax)。胸膜腔内任何组织的损伤均可导致血胸。

【病因】

1. *心脏或大血管出血* 包括主动脉及其分支，上、下腔静脉和肺动脉、静脉出血。量多而猛，大多数患者死于现场，仅少数得以后送救治。

2. *胸壁血管出血* 多来自肋间动脉、静脉和胸廓内动脉、静脉，因其来源于体循环，压力较高，出血常为持续性，不易自然停止，往往需开胸手术止血。

3. *肺组织破裂出血* 因肺动脉压明显低于体循环压，而且受压萎陷的肺血管通过的循环血量比正常时明显减少，因而，肺实质破裂的出血可在短期内自然停止。需行开胸者不多。

【病理生理及临床表现】

血胸按胸膜腔积血的多少、速度和个人体质的不同，而引起不同的病理生理变化及临床表现。

1. *小量血胸* 指胸腔积血量在500ml以下，X线胸片可见肋膈角变钝，液面不超过膈顶，临床多无内出血的症状和体征。

2. *中量血胸* 指胸腔积血在500～1 000ml，X线胸片见积液达肺门平面，由于失血引起的血容量减少，心排血量减低，患者可有内出血的症状，面色苍白，呼吸困难，脉细而弱，血压下降，检查发现伤侧呼吸运动减弱，下胸部叩诊呈浊音，呼吸音明显减弱。

3. *大量血胸*　指胸腔积血量在1 000ml以上，X线胸片可见胸腔积液超过肺门平面，除因大量失血引起血容量迅速减少，产生失血性休克外，尚因大量积血压迫肺使肺萎陷而引起呼吸、循环功能障碍，患者有较严重的呼吸与循环功能紊乱表现，检查可见伤侧呼吸运动减弱，肋间隙变平，气管往健侧移位，呼吸音明显减弱或消失。

血液积聚于胸腔，易于细菌生长繁殖，特别是穿透伤或有异物存留者，如不及时排除积血，则可导致脓胸发生。此外，一般血液流入胸膜腔内，由于膈肌、心脏、肺组织的运动而起着去纤维蛋白作用，经3～5h，胸内积血的纤维蛋白可被脱出而失去凝固性，但如果出血较快而且较多，去纤维蛋白作用不完全，则血液可发生凝固称为凝固性血胸(coagulating hemothorax)。持续大量出血所致胸膜腔积血称为进行性血胸(progressive hemothorax)；少数伤员因肋骨断端活动刺破肋间血管或血管破裂处血凝块脱落，发生延迟出现的胸腔内积血，称为迟发性血胸(delayed hemothorax)。

【临床表现及诊断】

开放性或闭合性胸部创伤患者，如果出现呼吸循环功能障碍和内出血表现，应考虑血胸的可能。在开放性胸伤，尚可见到有血液随呼吸自创口涌出。X线胸部检查可见伤侧有积液阴影，纵隔向对侧移位。血气胸时可见液平面，肺萎陷更为清楚。超声波检查可显示胸膜腔积液或液平段征象，对积血的多少，穿刺部位的选择均有帮助。若胸腔经穿刺抽出积血即可确诊血胸，但对凝固性血胸则不易抽出，或抽出的量很少。

1. *继续出血征象*　对于早期出血的患者，除明确血胸的诊断外，还必须判明胸腔内出血是否停止或仍在继续，有下列情况应考虑到出血仍在继续。其中前3条提示存在进行性血胸。

(1)脉搏加速、血压下降，经输血、补液等抗休克措施不见好转，或情况暂时好转不久又恶化。

(2)血红蛋白和红细胞进行性持续下降，或虽经补充血容量血压仍不稳定。

(3)放置胸腔闭式引流，每小时引流量超过200ml，持续3h以上。

(4)胸膜腔穿刺抽出的血液很快凝固，提示仍有继续活动性出血。若抽出血液不凝固，至少可认为在8h内已无活动性出血。

(5)胸腔穿刺抽出胸内积血后，很快又见积血增多。

(6)流出血液色鲜红、温度较高、其血红蛋白测定及红细胞计数与周围血相似；或24h引流量超过1 000ml。

2. *血胸感染征象*　胸腔内积血可引起中等体温增高及白细胞增多，需与血胸是否感染鉴别。血胸若发生感染表现如下。

(1)畏寒、高热、白细胞明显增多，并伴有其他全身中毒症状。

(2)将胸膜腔抽出液1ml，放于试管内，加蒸馏水5ml(自来水亦可)，混合后放置3min，如果溶液为淡红色而透明，表示抽出液无感染，如果呈浑浊或出现絮状物，则多已感染。

(3)将抽出之血涂片检查红细胞、白细胞之比例，正常情况红细胞、白细胞之比例为500∶1，有感染时白细胞数量增多，红细胞、白细胞之比达100∶1，即可定为已有感染。

(4)将抽出的积血进行涂片及细菌培养，并做抗菌药物敏感试验，为选择抗生素作参考。

3. *迟发性血胸*　无论是闭合性或开放性胸部创伤，都应警惕迟发性血胸的发生，这类患者于伤后并无血胸表现，但数月后证实有血胸，甚至大量血胸存在。其原因可能因肋骨骨折断端活动时刺破肋间血管，或已封闭的血管破口处凝血块脱落引起，亦可能与肺挫裂伤、胸壁小血管损伤等因素有关。因此，在胸部创伤后3周内应重复多次行胸部X线检查。

【治疗】

血胸的治疗主要是防治休克；对活动性出血进行止血；及早清除胸膜腔内积血，防治感染，以及处理血胸引起的并发症及合并症。

1. *出血已停止的血胸*　主要采取胸膜穿刺，抽出胸腔内的积血，使肺及时复张。穿刺后可在胸内注入抗生素以防治感染。对中等量以上的血胸，现多主张采用闭式引流。其优点是使血及气尽快排出，肺及时复张，并有监测漏气及继续出血的作用。而且积血所致的胸腔感染也明显减少。

2. *活动性出血*　已明确的活动性出血，应在输血、输液及抗休克治疗下，及时进行开胸探查，清除胸腔内积血和进行止血。

3. *凝固性血胸*　应待患者情况稳定后，争取早期手术，一般在2周左右，此时手术比较简单，做较小的开胸切口，清除凝血块及附着于肺表面之纤维蛋白膜；若为纤维胸亦应争取早期剥除纤维板。术后放置闭式引流，必要时还以用负压吸引，嘱患者吹气球，促使肺及早膨胀。

4. *感染性血胸*(infective hemothorax) 若血胸已继发感染，会发展为脓血胸(pyohemothroax)甚至脓胸(empyema)，应及时放置闭式引流排除积脓。如果发现脓胸粘连形成多房性，或凝固性血胸，纤维胸发生感染，应早期行开胸手术，清除脓性纤维素块及肺皮层剥离。采用经肋床切口或粗管闭式引流或用冲洗引流管冲洗引流，使肺及早膨胀。

(张 林 张曙光)

第四节 肺爆震伤

肺爆震伤是恐怖袭击后最主要的死亡原因，并且在世界范围内有增加的趋势，常会使多人同时受伤，而且是多系统致命的损伤；但是许多医生在治疗肺爆震伤上的经验并不丰富，因此，参与及治疗的人员需要对爆炸的原理、损伤的种类有基本的认识。同时，要深入了解其独特的表现、诊断依据及目前的治疗措施。

【概念和分类】

肺爆震伤(blast injury of lung，BLI)是由爆炸产生的高压气浪或水波浪直接冲击，形成高压力从而损伤肺组织，是肺损伤[包括肺裂伤、肺挫伤和肺爆震伤(冲击伤)]的一种。常常合并有其他含气器官的损伤，比如鼓膜破裂(ruptured of tympanic membranes，RTM)和肠道破裂。

分为原发性损伤、继发性损伤、第三级损伤及第四级损伤。原发爆震伤是高压震动和并发的冲击波。冲击波传以压迫、震动、剪切的方式作用在机体。冲击波的速度与声波类似，但有更大的振幅。冲击波较声波有更大的压力和振幅，剪切波的速度较低作用时间长以相反的方向传播，对组织和器官产生巨大的损伤。原发爆震伤发生在震动发生及冲击波经过身体时，损伤的程度取决于机体所承受的压力大小。人体解剖部位密度的差异(尤其是含有气液时)使之容易受到撕裂、破裂、惯性不匹配以及压力差的损害。碎裂指的是液体强有力的膨胀性地从高密度组织向低密度组织运动，比如肺组织。内爆裂指在接触冲击波使含气区域迅速压缩，并在其通过之后又立刻膨胀，导致反弹膨胀，造成剪切损伤。加速和减速可以造成器官蒂部和肠系膜的撕裂，尤其是器官内部结构有密度差异时。

继发性损伤来源于爆炸时飞行物所致的钝器伤和穿透伤。碎裂可能是爆炸物本身包括的(比如钉子，螺丝钉等)也可能是爆炸导致附近的物体的碎裂(最常见的是玻璃)。

第三级的损伤是指受害者身体被冲击波抛向墙面或地面，导致骨折、头部损伤及其他钝伤。继发性损伤和第三级的损伤是幸存者中最常见的损伤。

第四级的损伤是其他各种各样的爆炸相关的损伤，包括烧伤、开放性损伤、挫伤、外伤性截肢、骨筋膜室综合征，以及烟雾、粉尘、化学性或生物性有害气体的吸入。

【流行病学】

肺爆震伤是冲击波直接作用于身体后的直接后果，是受害者发病和死亡的首要原因。爆炸后立刻死亡的受害者中47%有肺爆震伤(Fryberg and Tepas)，幸存者中有38%的诊断为肺爆震伤(katz et al)，严重受伤而收入ICU的患者中有63%诊断为肺爆震伤。

【病理学】

爆炸后是一种物理反应，是能量的快速释放过程，可以源于化学、机械或核反应。分为低级别和高级别两种，低级别是一种亚音速的爆燃过程，高级别则是引爆后爆炸物质的能量瞬间转变为高度压缩的气体，并以超音速的速度释放能量。高压瞬间达到高峰，并以指数级别迅速下降，伴有长时间的负压相，最后回归大气压力。压力升高后导致周围介质(气体或液体)压缩并以辐射状向外传播，称为冲击波，可以在途经中损坏物体，随着冲击波面积的扩大压力逐渐下降并形成负压。若在密闭的空间中爆炸，由于冲击波的反射使得正压相压力和时间均增加(图7-1)。

冲击波分为两类，即Friedlander波(经典的free-field波)和复合波。前者的特点是压力突然升高达到一定高度后迅速以指数级别下降至环境压力以下而后回升至环境压力，这往往是理想的无限制的球形爆炸或地面半球形爆炸所造成的。复合波是单个中级波组合及重叠而造成的。冲击波的

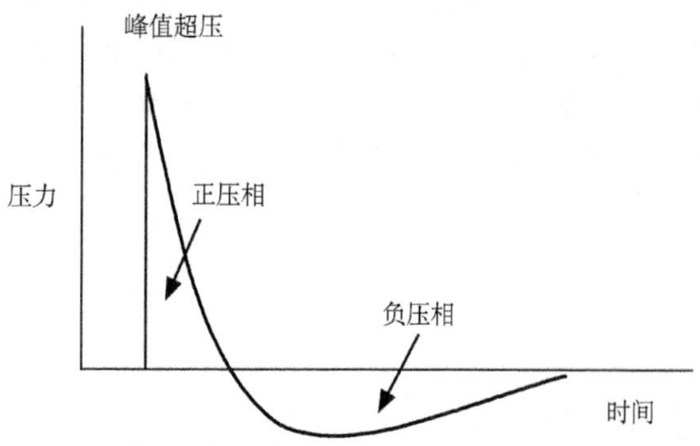

图 7-1 冲击波压力变化与时间关系

压力测定有两种方式：一是沿着爆炸的方向，称为入射压力或侧面压力。二是反射波。

爆炸后损伤的机制：传统认为压力是通过气管支气管传递的理论是错误的，冲击波作用于胸壁，压力迫使胸壁向脊柱方向移位，导致胸腔内瞬间压力升高，向肺组织、肺血管传导，不同密度的组织受到冲击波的压力不同，加速或减速的位移速度不同，从而在气体-液体交界处造成肺组织受到剪切力而撕裂，肺泡内气体被压缩后瞬间膨胀使肺泡内爆裂；同时影响了胸廓的完整性以及呼吸的规律性。损伤的程度取决于爆炸的种类，冲击波的强度、振幅，上升的速度、持续时间、受害者的位置以及爆炸时周围的环境（开放式或密闭式），一般而言当冲击波的压力为 70Ib/in^2（1Ib＝0.453592kg，1in＝0.0254m）时肺爆震伤的发生概率为 50％。密闭环境中发生肺爆震伤的比例会更大。爆炸时患者胸腔内压力瞬间增大，肺泡损伤和组织液渗出，呼吸道上皮损伤、水肿、出血，气道狭窄，纤毛摆动清除能力下降，肺泡腔塌陷，肺泡间隔破坏，造成严重的肺挫伤、出血、水肿，通气-灌注比失调，血红蛋白的氧化和抗氧化导致炎性损伤，肺部检查可以发现有瘀斑、瘀点、裂伤，重量增加。常伴有气胸、血胸、支气管胸膜瘘、脂肪栓塞、肺泡静脉瘘、空气栓塞。使得肺泡间隔撕裂，气道上皮脱落，肺泡破裂，继而肺泡内出血，水肿以及肺泡静脉瘘。爆炸源与患者的距离决定了冲击波的作用。患者距离爆炸源越近，损伤越大。与在开放的环境（比如公园）中相比，密闭环境（比如汽车）中肺爆震伤更为常见。另外，还包括飞出的碎片，烧伤以及后继周边支撑物的倒塌所造成的损害。

【临床表现】

1. *症状* 呼吸困难，呼吸频率加快或过慢，窒息，发绀，喘憋，咳嗽，咯血，有些患者仅表现为缺氧或脑血管空气栓塞后导致的神经系统症状：昏迷、逐渐加重的意识障碍、惊厥、双眼凝视偏斜。往往发生在爆炸后的 2h 内。

2. *体格检查* 血压下降，源于合并有出血或其他损伤，对于单纯的肺爆震伤而言机制是冲击波作用于胸廓后导致迷走神经通过肺部向心性 C 纤维介导的心源性休克。缺氧，皮下气肿，呼吸音减弱，叩诊音浊，可闻及肺泡湿啰音，以及对侧鼓膜的单独破裂。检查是否有胸壁的穿透伤及钝伤，体表有无烧伤。

同时，要做眼部、听觉和脑部检查。空气栓塞源于肺泡损伤，进入动脉系统后是致命的。包括中枢神经系统，视网膜动脉、冠状动脉，出现聚焦视觉问题、视力减退，心肌缺血，肢体出现瘀斑。

3. *并发症* 气胸和罕见的空气栓塞是肺爆震伤患者机械通气后可能出现的并发症。空气栓塞的原因是继发与肺泡-静脉瘘。常常导致患者突然死亡，这常是脑血管过冠状动脉发生气栓，前期症状通常是胸痛，心电图异常，心律失常，聚焦功能丧失，昏迷。其他包括听力损伤，鼓膜破裂；视觉损伤，创伤性视神经萎缩，玻璃体破裂，前房积脓，角膜溃疡或穿孔；开放性损伤和感染。

【辅助检查】

1. *胸部 X 线* 对于每一个受伤者是必须要做的，用于评价受伤的程度并且可以全程监控疾病的发展情况，特征的表现是两侧肺门呈斑片样渗出影，形似“蝴蝶”或“蝙蝠”，常在伤后的数小时内进展。另外，胸部 X 线片中可以发现血胸、气胸、异物、心包积液、骨折、皮下气肿以及验证治疗性措施是否准确，比如查看气管内插管的位置，胸腔引流管的位置（图 7-2）。Shaham 等报道胸部 X 线片上肺门渗出的影像通常会在 5～7d 消失。

2. *胸部 CT* 有助于判断气胸、异物、裂伤、挫伤的程度以及是否需要机械通气（图 7-3）。

3. *动脉血氧饱和度以及动脉血气分析* 可以判定缺氧的程度，并用于判定损伤的程度，从而指导下一步治疗，包括是否使用呼吸机。

4. *血管超声* 可以探测到心室内或大血管内有无气体栓塞。

5. *生化指标* 凝血酶 A2，前列腺环素，白细胞介素-3，这些指标都可以作为观察肺爆裂伤进展以及预后的指标。

6. *眼底检查* 看视网膜血管内有无气泡。

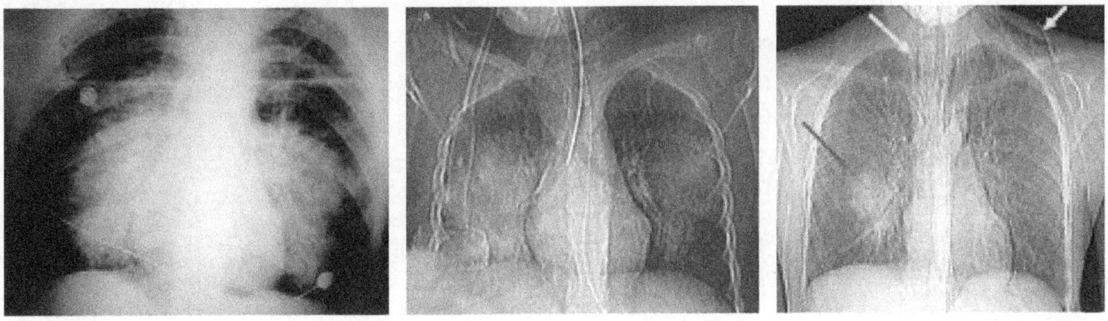

A B C

图 7-2 肺爆震伤的胸部X线表现

A. 两侧肺门斑片样渗出影，形似“蝴蝶”或“蝙蝠”；B. 气管内插管的“蝴蝶”肺；C. 伴随“蝴蝶”肺出现的纵隔气肿及皮下气肿

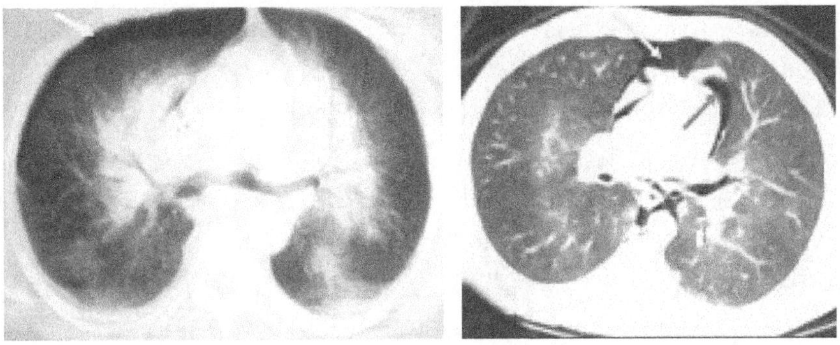

A B

图 7-3 肺爆震伤的胸部CT表现

A. 两侧肺门斑片样渗出影，形似“蝴蝶”或“蝙蝠”；B. 纵隔气肿

7. 鼓膜检查 检查单侧鼓膜是否有破裂。

【诊断及鉴别诊断】

大多数实验室和诊断性的检测可以在常规复苏计划中以及后续的直接治疗中实施。其基础是源于爆炸的性质：询问爆炸装置的类型、重量，组装的还是成型的、自杀性的及爆炸时间。爆炸装置的位置，开放还是密闭的环境，周围是城市还是农村；伤者距离爆炸中心的距离，是否佩戴有头盔，身体移动的方向和周围物体的关系以及自我保护装置；是否有火，是否有长时间的压迫和救助时间；其他伤者的状况，现场死亡的原因，原发性损伤的部位；是否存在可疑的化学性、放射性或生物性事件。

表现出呼吸困难，呼吸频率加快或过慢，窒息，发绀、喘憋、咳嗽、咯血；低氧血症（大气下血氧饱和度＜90％，PaO_2/FiO_2＜60）。胸部X线片提示“蝴蝶”或“蝙蝠”样的肺渗出表现。即可诊断为BLI。

【治疗】

肺爆震伤的患者常合并有多器官的损伤，医生常会在爆炸后遇到各种各样的患者。现场最初的筛选分类、创伤后基本复苏措施以及转运均应按照标准计划进行。并要认识到在事发现场诊治条件有限，在转运过程中要对患者进行反复检查、评估。总之，肺爆震伤与肺挫裂伤的处理大致相同。相对特别之处在于以下几点。

1. 进展较为迅速的气道狭窄，继发性肺水肿、损伤，咯血需要立即采取措施保持气道的通畅，对于大咯血以及大量漏气的患者最好采用双腔插管。

2. 对于可疑或确诊的肺爆震伤者，需要补充高流量的氧气来维持氧合，具体措施包括面罩给氧，持续正压通气或气管内插管。

3. 临床怀疑或确诊发生气胸或血胸时，需要立刻行胸腔闭式引流术减少胸腔内压力。对于需要机械通气或病情异常严重无法进一步评估的患者，推荐预防行地放置胸腔闭式引流管。对于需要空中转运的患者一定先放置胸腔引流管。Leibovici等报道胸腔闭式引流术，对于15例没有气胸的肺爆震伤患者起到了积极的治疗作用。由于肺后期可能发生支气管胸膜瘘和张力性气胸，胸管应选用短而粗的，已达到充分引流的目的。

4.在受伤的前数小时内缺氧程度会逐渐加重，通常在2h内需要气管内插管呼吸机辅助呼吸，在机械通气的病人中 PaO_2/FiO_2 最差值往往在24h内发生。呼吸衰竭一旦发生或即将发生则需要气管内插管，有统计在2004年马德里爆炸中有87%的患者需要机械通气。但要警惕正压通气可能加重肺泡破裂，气胸以及诱发空气栓塞的可能，气体通过肺泡静脉瘘进入循环。肺爆震伤的特点之一是顺应性在不同的部位表现不同，这就造成了为确保损伤最大肺段通气时造成了对其他损伤相对较小肺段的气压伤。肺爆震伤需要气管内插管的比例较高。因此，如果插管，在许可范围之内的高碳酸血症、肺泡低通气量、低通气压力可以减少肺组织的进一步损伤。Vered Avidan等报道76%在入院后2h内需要机械通气，时间为4d(11.4±19.7，范围1-78)，PEEP：7.5cmH_2O，(0-15)。Pizov等制定了肺爆震伤的评分系统，气肿有3个关键因素：①缺氧；②胸部X线的表现；③是否存在支气管胸膜瘘。若患者 $PaO_2/FiO_2<60$，胸部X线片出现两侧弥漫性的斑片影及支气管胸膜瘘，则需要高PEEP的机械通气模式或使用高频喷射通气模式、吸入NO或使用体外膜肺氧合(extracorporeal membrane oxygenation，ECMO)。若 $PaO_2/FiO_2>200$，胸部X线片未见明显异常无支气管胸膜瘘则常不需要机械通气。

5.对于肺爆震伤患者，补液需要谨慎小心，既要维持组织的灌注又不能太多，以免造成液体经过损伤的肺泡膜进入肺泡影响氧合。由于其他合并伤(如烧伤、挫伤、出血)的存在使得对补液种类和速度选择更为复杂。尽管临床上推荐使用血液制品或胶体而非晶体溶液，但这并没用数据的支持。另外，在ICU中留置深静脉管检测中心静脉压(CVP)从而监控补液是否得当。

6.若临床怀疑空气栓塞，需要提供高流量的氧气，患者需要俯卧、半左侧卧位或左侧卧位，若确诊则需要高压氧舱继续治疗。

7.若鼓膜破裂<1/3则可以自行愈合，受伤者尽快远离现场的噪声。

8.角膜溃疡或穿孔，1/3的需要眼球切除。

9.开放性损伤应清创缝合，皮瓣转移，内固定等。

【预后】

爆炸后幸存者患有BLI的预后相对较好，大多数患者需要机械通气，后期恶化的概率很小。在爆炸中的幸存者死于肺爆震伤的很少，及时诊断和正确治疗后效果满意，76%无长期后遗症。死亡率为3%，死因常为合并症：头部或大面积烧伤，败血症和多器官功能衰竭。

【总结】

目前世界时局并不稳定，恐怖袭击有增加趋势，肺爆震伤越来越多，并成为一种较为特殊病种，所以，院前及院内救治人员需要熟练掌握肺爆震伤的特点，临床表现以及治疗措施。

(刘德若　马千里)

第五节　肺挫裂伤

【流行病学】

胸部受伤严重的患者中30%～75%的合并肺挫伤，使其成为最常见的并发症。在损伤严重程度评分超过15分的多发复合伤中，肺挫伤在约17%的患者中存在。因为单独的肺挫伤本身很少发生，因此其死亡率难以确定。肺挫伤死亡率为14%～40%，取决于本身和合并伤的严重程度。当挫伤较小时，通常不会增加死亡率。然而，另一项研究发现，约35%的严重胸外伤患者伴肺挫伤并最终导致死亡。在另一项研究中，有11%的患者仅因单独的肺挫伤死亡，而如果合并其他胸部损伤，其死亡率则上升至了22%。肺挫伤伴连枷胸的患者，其死亡率是单独肺挫伤患者的2倍以上。肺挫裂伤被认为是增加胸外伤患者死亡率的一个直接原因。我国谈永飞等2004年统计的1 173例胸部外伤患者中，肺挫裂伤(包括肺挫伤、肺裂伤、肺爆震伤)共计91例，占总患者的7.8%。

【病因】

严重创伤，如车祸、钝器伤、高空坠落、爆炸气浪伤、烟雾烧伤或骨折脂肪颗粒肺栓塞等均可造成肺挫裂伤，钝性伤最常见。肺挫伤既可以是局部性的，也可以是弥漫性的(一叶或一侧全肺)，既可以单侧挫伤，也可以发生在双侧。

【发病机制和病理改变】

肺挫伤的发病机制是因胸部剧烈损伤造成肺部微血管内膜伤害，致血管壁的通透性增加，水分和胶体成分渗出到血管外，造成肺间质水肿和肺泡内水肿，继发肺泡萎缩，肺内动静脉分流增加，通气/灌注比例失调。

1. 出血和水肿　在挫伤部位，肺泡和毛细血管膜被撕裂，损坏本毛细血管和肺泡膜小血管，导致血液和液体泄漏到肺泡和肺间质的空间处。随着创伤的程度加重，还有更严重的水肿、出血及肺泡的撕裂。因此，毛细血管出血、肺水肿是两个连续的过程。

2. 肺实变和肺萎缩　肺挫伤可引起肺部分实变、肺泡塌陷、肺不张(部分或全部肺塌陷)的发生。最常见肺实变的原因是肺损伤后毛细血管结构破坏，肺泡内皮细胞间隙增大，原来正常的肺泡间隙被毛细血管渗出的水分和胶体成分填塞。受伤后1h内，在受伤部位就可以见到肺泡增厚，并可能实变；另外肺挫伤导致肺泡表面活性物质减少，也加速了肺泡的萎缩和实变，这属于继发性损伤。

肺部损伤继发的炎性过程是指血液中的巨噬细胞、中性粒细胞等炎症细胞和血液成分可以进入肺组织，释放的炎性介质导致炎症，增大了呼吸衰竭发生的可能性。在炎性反应中，产生过量的黏液，可能堵塞肺的小气道，导致小气道的萎缩。即使只是局部的损伤，炎症也可能影响到其他肺部，因此，未受伤的肺组织也可能发生水肿、肺泡间隔增厚以及其他变化。如果这种炎症致使肺交换气体严重不足，它可导致类似急性呼吸窘迫综合征一样的肺功能衰竭。

3. 通气血流比例失调　一般情况下，通气灌注比例约1:1；进入肺泡内的通气量约等于在他们周围的毛细血管(灌注)血液量。肺挫裂伤时这个比例是减少的，原因是充满液体的肺泡无法与空气充分交换，氧气无法进入血液，血液没有被充分氧合就离开了肺。另一种情况是受伤后，肺通气功能也明显下降，从而导致机械通气不足，如合并连枷胸时，没有足够的通气膨胀也导致了通气/灌注的失调。由于长时间的通气和灌注不匹配，将会导致血氧饱和度的降低。

肺挫裂伤的主要病理改变是肺泡破裂和肺泡内出血，其次是肺水肿和气肿，有时伴肺破裂。肺出血可由斑点状至弥漫性不等，肺实质内血管破裂可形成血肿，甚至可出现血凝块堵塞气管导致窒息死亡。肺水肿轻者为间质性或肺泡腔内含有少量积液，重者可见大量的水肿液外溢至支气管以至气管内，因常混有血液，故呈血性泡沫痰。肺出血和水肿可致肺不张。肺气肿可为间质性或肺泡性，重者在胸膜下出现含有血和气的肺大疱，发生肺破裂时可引起血胸或血气胸。

以上病理生理改变引起肺的顺应性下降，潮气量降低，最终导致低氧血症。严重的肺挫伤可以造成急性呼吸衰竭，继而导致多器官功能衰竭而死亡。

【临床表现】

肺挫裂伤的临床表现因伤情轻重不同而有所差异。轻者仅有短暂的胸痛、胸闷或憋气感，其症状还往往被其他合并伤所掩盖，只是在做胸部X线片或胸部CT时被发现。稍重者伤后1～3d出现咳嗽、咯血或血丝痰，少数有呼吸困难，体格检查听诊可闻及变化不定的散在性湿啰音或捻发音。严重者可发生ARDS，出现明显的呼吸困难、发绀、血性泡沫痰等，常伴休克。查体除肺内啰音外可有肺实变体征和血气胸体征。此外，常伴有其他脏器损伤的表现。

【辅助检查】

肺挫裂伤的辅助检查主要包括影像学检查和实验室检查。

1. 影像学检查

(1)X线检查：胸部X线是最常用的诊断方法，可用来帮助已经有明确临床病史、症状体征的患者的肺挫裂伤的诊断。肺内可见肺纹理增粗、斑片状阴影、透光度减低、以至大片状密度影，亦可有肺不张和血气胸的表现。

肺挫裂伤导致的肺实变区域在胸部X线片上呈白色，由于挫伤通常不限制于肺叶或肺段的解剖界限，因此，它可以表现为局限性或弥漫性的斑片状或团块状影，血胸或气胸的存在可能掩盖了X线片上的这种肺挫伤表现。

虽然胸部X线片是诊断的重要组成部分，但因为它敏感度较低的缺点，尤其是在损伤的早期，这时的肺部病变不明显，往往容易漏诊。胸部X线片上出现肺部渗出性病变的特征，一般在肺挫裂伤后6h开始，并且此特征出现的时间与创伤的严重程度并无直接联系，48h后再出现的肺部类似损伤往往与肺挫裂伤不直接相关，需要考虑肺炎及其他肺疾病。

(2)胸部CT检查：若表现为密度增高的云絮状阴影，提示肺泡及肺间质出血(图7-4)。

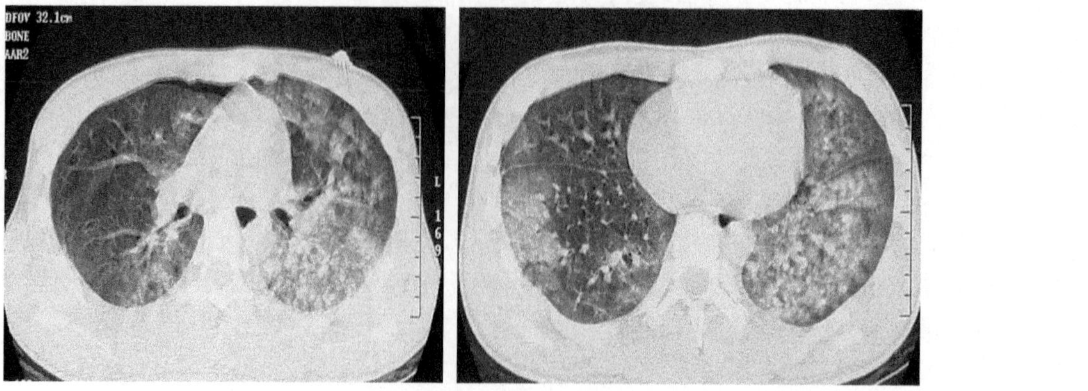

图 7-4　肺挫伤的胸部 CT 表现

计算机断层扫描（CT 扫描）是肺挫伤较为敏感的检查方法，它可以在识别腹部、胸部或其他伤害的同时判别是否伴有肺挫伤。一项研究表明，X 线片检测胸部损伤的患者中，检出伴随肺挫裂伤的发生率约为 16.3%，而 CT 则发现其中 31.2%的患者伴有肺挫裂伤。不同于 X 线，CT 扫描可以检测几乎立即受伤后的肺挫伤。当然，肺组织损伤后 24～48h 的出血及水肿表现在 X 线片和 CT 上均可见。另外，CT 扫描还可以帮助确定挫伤程度，帮助评估患者是否需要机械通气，CT 扫描肺挫伤范围较大的患者，增加通气是必要的；CT 扫描也有助于区分肺挫伤和肺出血，这可能是其他检查难以实现的。

2. 实验室检查　动脉血气检查：此项检查早于 X 线发现异常之前，可出现轻重不等的异常结果，一般呈持续性低氧血症。若通气功能受损严重，可出现低氧、高碳酸血症，表现为动脉血氧分压＜60mmHg，动脉血二氧化碳分压＞50mmHg。

【诊断及鉴别诊断】

要诊断肺挫裂伤，需要通过了解造成肺部损伤的病史、体格检查及相关影像学资料和实验室检查综合判断。根据创伤史、临床表现和影像学检查，肺挫裂伤容易确诊，因此一般不需要进行鉴别诊断。但应注意其外轻内重、始轻末重、迅速发展和常有合并伤的特点。临床上肺挫裂伤的症状表现最容易被其他外部损伤所掩盖，如烧伤、骨折等更易诊断的损伤。故对本病的诊断最重要的是要分析临床资料，且对这一类病人要充分考虑到肺爆震伤的存在，及时地预防处理。

【治疗】

没有已知的治疗方法可以加速肺挫裂伤愈合，主要治疗方法是维护呼吸和循环功能，包括保持呼吸道通畅、给氧、必要时行气管切开和人工呼吸器辅助呼吸以及输血补液抗休克。有血、气胸者尽早做胸腔闭式引流。注意给予止血药物；合理应用抗生素预防感染。对合并其他器官损伤进行相应的处理。支持治疗也非常重要。一定注意受伤部位和可能同期受到损伤的部位，防止更多的继发伤害，并提供支持性护理，同时等待肺部的挫伤愈合。

此类患者的各种监测非常重要，包括保持体液平衡、维护呼吸功能、血氧饱和度和脉搏血氧仪的监测使用，为预防患者病情恶化，及时建立静脉通道和呼吸通道非常必要，特别是对并发肺炎和急性呼吸窘迫综合征（ARDS）患者的监测至关重要。治疗的目的是保证氧合、防止呼吸衰竭。

1. 单纯肺挫伤无需特殊治疗，只需吸氧、镇痛、鼓励咳痰、预防并发症。但在早期需密切观察，复查胸部 X 线片及血气分析，监测是否会转变为呼吸功能不全的肺挫伤。

2. 通气。当创伤引起肺通气异常或肺换气功能无法维持正常血氧浓度时，机械通气是最行之有效的治疗手段。持续正压通气（CPAP）是最常见的选择模式。

BiPAP 的无创正压通气模式在较轻的患者中应该推荐使用，可以更好地促进患者康复，避免机械通气带来的各种问题。需要注意的是，由于肺挫裂伤患者肺部损伤在不同阶段的主要矛盾不同，必须注意调整呼吸机压力、氧气浓度及湿度，在保证足够通气的情况下尽量降低呼吸条件，创造有利于肺组织愈合的条件。在恢复后期，部分患者由于重度肺水肿、肺部感染会引起肺实变、肺萎缩和肺间质纤维化。

根据伤情轻重分类，个性化治疗，对于呼吸困难不见改善、低氧血症持续存在的患者，即动脉血气分析示 PaO_2＜60mmHg，$PaCO_2$＞50mmHg 时，应行气管内插管、呼吸机辅助呼吸，以高频通气或呼吸末正压通气模式辅助呼吸，尽量使 PaO_2＞80mmHg，SaO_2＞90％；给予超声雾化吸入湿化气道，促进痰液排出，去除异物刺激，减少各种炎性介质的作用。对于痰液不能有效清除、且预计需长期呼吸机辅助的患者，可考虑行气管切开，建立人工气道，保持呼吸道通畅。疑有痰痂阻塞气道时应立即进行纤维支气管镜检查，去除痰痂并做冲洗，对呼吸道内的出血点给予电凝止血。呼吸机的使用应遵循“早上机、早撤机、个性化”的原则。当患者自主呼吸恢复好，咳嗽有力，监测血气分析正常且稳定，即可考虑脱机，应争取早日脱机，避免呼吸机依赖。

当挫伤严重到各种常规支持治疗无效时，体外膜肺氧合（ECMO）可以使用，在体外完成肺换气，为患者争取挫裂伤所致肺部炎症水肿消退的时间，增加存活希望。

3．液体治疗。肺挫伤补液治疗的管理策略目前是有争议的。在体循环系统存在过多的液体会加重缺氧，因为它可能会导致体液从受伤的毛细血管渗漏至肺间质引起肺水肿。然而，低血容量对患者有更直接及更危险的影响，可能造成低血容量性休克，因此，对体液丢失严重的患者，液体复苏是必要的。目前的推荐是，在需要扩容治疗低血容量休克的患者，给予静脉补液的同时，需要监测中心静脉压，限制过多晶体液入量，必要时适当应用利尿药。

4．支持治疗。呼吸道分泌物会加重缺氧，导致感染。因此，胸部物理治疗，如促进呼吸运动、咳嗽刺激、吸痰、敲击、移动、振动来清除分泌物，增加氧合，使得肺萎缩实变部分复张非常重要。中度至重度患者应该预防性给予抗生素治疗，虽然目前没有研究显示使用抗生素作为预防性措施预防感染发生的明确获益，但部分医生建议即使没有科学证据，也应该预防性使用抗生素。然而，持反对观点的医生认为这可能会导致细菌耐药菌株的产生，所以，除非临床已经出现明确的肺部感染情况，否则通常不鼓励预防使用抗生素。

5．糖皮质醇激素的应用。激素本身有抗感染、减轻水肿、降低毛细血管通透性和血管阻力的作用，使肺组织内分泌减少，可抑制血小板凝聚、防止微血栓形成，减少白细胞聚集、减轻肺纤维化。应用激素要求早期、足量、短疗程。

6．疼痛控制。疼痛控制是另一种非常重要的改善患者病情的手段。胸壁损伤导致的痛苦可使患者咳嗽无力、分泌物增加，痰液将积存在呼吸道，引起肺部感染、肺不张、肺实变。胸部扩张不足可能导致肺不张，从而进一步降低血液氧合。合理的镇痛药物可使患者减轻疼痛，同时要防止患者产生呼吸抑制，促进患者排痰和功能锻炼有利于患者恢复。因此，不能简单地认为镇痛就是缓解患者疼痛，而是综合治疗的重要一环。

【并发症的诊断、治疗和预防】

本病最常见且最严重的并发症包括肺部感染、急性呼吸窘迫症候群（ARDS）和多器官功能不全综合征（MODS）。

1．*肺炎*　肺部爆震伤致肺部感染常见，这与肺爆震伤后弥散性肺泡膜受损，肺泡通透性升高，肺泡表面活性物质减少或失活有关，从而易导致肺部感染。

2．*急性呼吸窘迫症候群（ARDS）*　ARDS 的肺部病变源于广泛性的肺泡微血管受损，使得内皮细胞间通透性增加，引发肺泡出血及水肿等现象，最后导致肺内无效腔及分流增大，肺顺应性与氧合状况变差，从而造成临床上的呼吸窘迫。病理变化大致包含 3 期：渗出期（exudates）、增升期（proliferative）和纤维期（fibrosis）。目前急性呼吸窘迫症候群患者死于呼吸衰竭的概率不高（＜5％），而大多死于败血症或多重器官衰竭，病死率约 50％。对患者而言肺纤维化的程度也决定了日后的肺功能。

3．*多器官功能不全综合征（MODS）*　MODS 是严重创伤、烧伤、大腹腔手术、休克和感染等过程中，同时或相继出现 2 个以上的器官损害以至衰竭，多在上述病因作用后经复苏病情平稳后发生。MODS 包括器官损害由轻到重的过程，轻者发生器官的生理功能异常，重者达到多个器官、系统衰竭的程度，称为多器官衰竭。在肺挫裂伤的患者中，常常是创伤、烧伤、肺部伤并存，休克和感染也很常见，故存在着非常大的并发 MODS 的风险性。

【预后】

肺挫伤通常可以自愈好转而不会造成永久性损伤，但它本身及其并发症也可能对呼吸功能产生长期不良影响。大多数轻微肺挫伤 5～7d 可以明显缓解，胸部 X 线片上 7～10d 可以看到肺损伤明显好转。最常见的并发症是肺炎，大多数肺炎将会随着抗生素的应用和各种支持治疗在 2～4 周好转。但如果肺挫伤或挫裂伤的面积较大，就会引起肺炎、肺实变、肺萎缩等比较严重的并发症，需要长时间治疗才能好转，很多都会引起慢性肺功能不全，在受伤后 4 年仍然可以检测到。部分患者由于病情较重和各种并发症的影响，可能形成肺间质纤维化，将影响患者终身。但这种肺间质病变一般不会进行性加重，因此症状不会迅速进展。

（李单青）

第六节　创伤性窒息

创伤性窒息是一种较为少见的源于胸部、上腹部受到剧烈压迫后的综合征，常常合并有胸部、中枢神经系统、眼部及肝、脾脏器的损伤，发生于车祸、战争、恐怖袭击、工厂或农场的意外伤害、自然灾害、房屋坍塌、故意伤害等。

【概念】

创伤性窒息（traumatic asphyxia）即 Perte 综合征，是瞬间或严重的钝性暴力作用于胸部和（或）上腹部所致的上半身广泛皮肤、黏膜、末梢毛细血管扩张、淤血及出血性损害。当胸部与上腹部受到暴力挤压，同时患者由于恐惧反应声门紧闭来抵抗来自胸壁的压力，从而导致胸内压骤然剧增，右心房血液经无静脉瓣的上腔静脉系统逆流，造成末梢静脉以及毛细血管过度充盈扩张并破裂出血。该症状首次由 Tardieu 在 1866 年描述。

【临床表现】

1. 症状及体征　表现为面、颈、上胸部皮肤出现针尖大小的紫蓝色瘀斑、水肿，颈部、口唇发绀，颜色可为蓝红色到蓝黑色之间，以面部与眶部最为明显。口腔、球结膜、鼻黏膜瘀斑，甚至出血。视网膜或视神经水肿或出血可产生暂时性或永久性视觉障碍。鼓膜破裂可致外耳道出血、耳鸣，甚至听觉障碍。见图 7-5 至图 7-9。

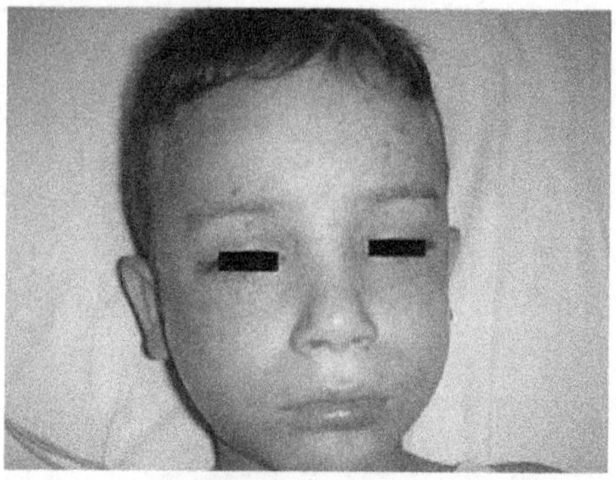

图 7-5　面部及眼睑弥漫性瘀斑青紫，唇黏膜下出血

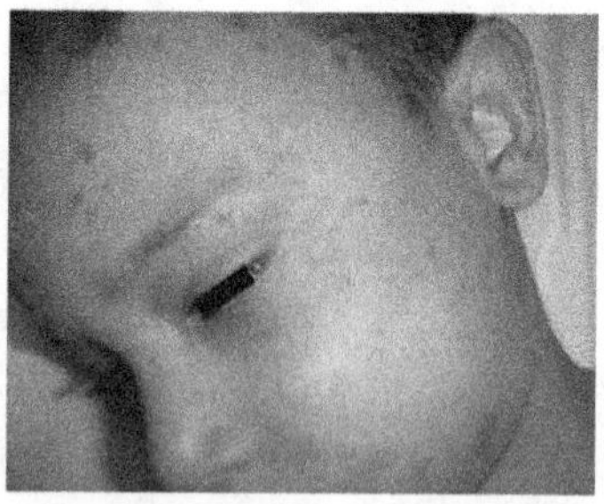

图 7-6　面部左侧瘀点、瘀斑、皮肤发绀

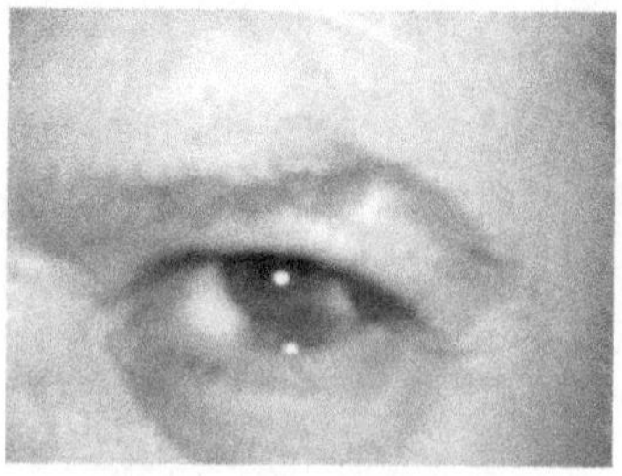

图 7-7　结膜下出血

伤后多数患者有暂时性意识障碍、烦躁不安、头晕、谵妄，甚至四肢痉挛抽搐，瞳孔可扩大或极度缩小，上述表现与脑内轻微点状出血和脑水肿有关。若有颅内静脉破裂，患者可发生昏迷或死亡。

患者下肢无临床表现的原因是由于下肢静脉系统存在静脉瓣，静脉压力相对较高；另外，气道压力增高会压迫下腔静脉从而保护身体的下半部分。

2. 合并伤　创伤性窒息患者最为常见的合并伤是胸壁软组织挫伤、胸骨骨折、锁骨骨折、多发肋骨骨折、血胸、气胸及肺挫伤。若暴力力量大，作用时间长，则会导致肝、脾破裂，意识障碍、昏迷，眼球突出，视网膜出血，甚至失明。Jongewaard 等报道 14 例创伤性窒息患者中，有 11 例合并胸壁及胸腔内的损伤，8 例出现意识障碍，5 例昏迷，2 例惊厥，2 例视觉障碍。

【辅助检查】

1. 胸部X线检查　肋骨、胸骨骨折、气胸、血

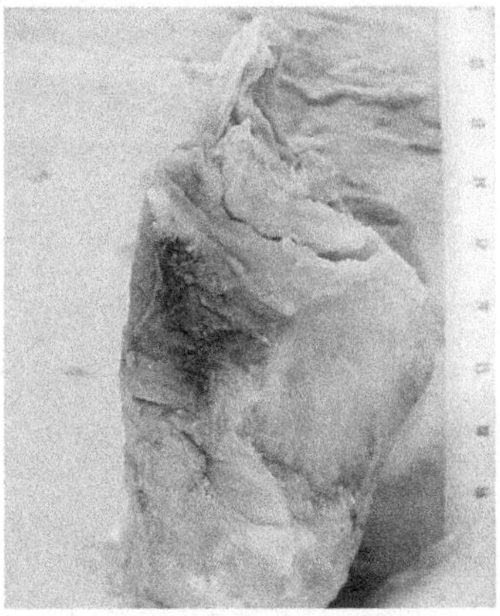

图 7-8 喉部黏膜广泛淤血伴有局部出血位于甲状软骨右上角之下

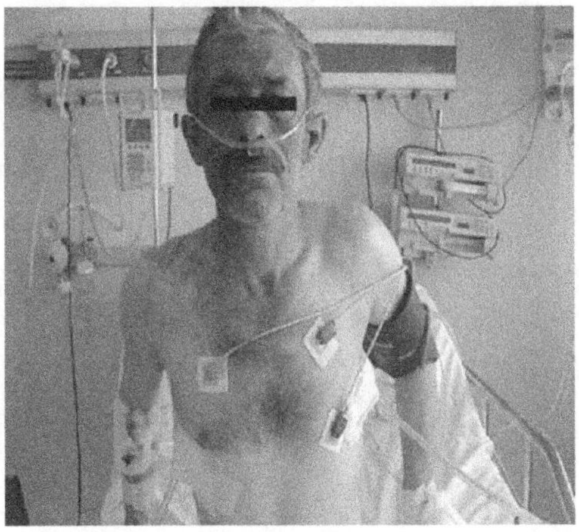

图 7-9 头、颈、上胸部明显青紫水肿，多处瘀斑，双侧血胸

胸。

2.CT 胸部可见肋骨骨折、胸骨骨折、气胸、血胸；头颅：脑水肿，脑出血；腹部：肝、脾破裂。

3. 实验室检查 肌酸激酶(CK)、乳酸脱氢酶(LDH)、天冬氨酸氨基转移酶(AST)、丙氨酸氨基转移酶(ALT)水平升高。

4. 动脉血气分析监测 分析是否存在呼吸衰竭，有无顽固性的低氧血症和二氧化碳潴留，指导是否需要气管内插管呼吸机支持治疗。

【诊断及鉴别诊断】

依据典型的临床症状和体征，常常可以迅速作出诊断，但在临床工作中要特别注意的是在考虑到创伤性窒息后应该立刻推测并通过客观辅助检查证实暴力所致的胸腔、颅内及腹腔内气管的损伤程度。视觉障碍常提示视网膜出血或水肿，前者往往是永久性的失明，而后者则是暂时性的损伤。约有1/3的患者损伤时伴有意识障碍，应通过头颅CT检查，明确有无颅内出血，一般而言，创伤性窒息所致的中枢神经系统症状往往在24～48h缓解，若能长期生存后遗症较为罕见；极少部分患者伴有颅内出血，其原因为颅内静脉窦有吸震的特性，当吸收剧烈震动时会破裂出血。

【治疗】

创伤性窒息临床变现颇为明显，但病程往往是自限性的，其所致的出血点及瘀斑，一般于2～3周自行吸收消退。治疗措施包括：迅速解除胸部及上腹部的压迫，头侧抬高30°，吸氧；动脉血气分析提示顽固性的低氧血症或二氧化碳潴留时需要迅速给予支持治疗；气管内插管，呼吸机辅助呼吸；重新建立良好的氧合和血流灌注后，患者预后一般较好。值得注意的是有些伤员在压力移除后可发生心搏呼吸停止，应做好充分抢救准备。一般病人在严密观察下对症处理，有并发症者应针对具体伤情给予积极处理。

病人预后取决于原始肺功能状态和承受压力大小，持续时间的长短以及合并有无合并伤。长时间的压迫会导致大脑缺氧产生神经系统的后遗症。

【总结】

创伤性窒息有着典型的临床症状和体征，明确的受伤原因，病理机制较为明确，在提供基础治疗之后预后相对较好。对于胸腹部外伤的病人，若观察到有头、面、颈部皮肤发绀，出现瘀点、瘀斑，口腔、球结膜、鼻腔黏膜淤血或出血时，应考虑创伤性窒息，同时完善颈静脉回流系统包括颅内大脑、面颅内器官(眼、耳、鼻)及喉部的详细检查，做出相应正确的处理。

预防创伤性窒息发生的措施包括系好安全带，鼓励在工厂或农场机械操作室内使用附加的固定装置，同时配有助手配合、监督安全操作，制定严格的安全操作规程，教育＜5岁儿童的父母注意较重家具的摆放和加固。

(刘德若 马千里)

第七节　气管支气管损伤

本节所涉及的气管、支气管损伤主要指气管、支气管破裂或断裂。气管、支气管破裂或断裂属于严重的气道损伤,受损部位介于环状软骨和段支气管之间,是因颈、胸部的暴力或医源性因素导致,如交通事故意外、矿山事故、锐器切刺、火器伤等,包括穿通伤及钝性伤。

【解剖】

气管于第6颈椎平面上接环状软骨下缘,经颈部正中下行入胸腔,终止于左、右主支气管的外缘,在胸骨角处约平第5胸椎平面分为左、右支气管。分叉处称为气管叉,叉内面有一向上凸起的纵峙,呈半月形,称气管隆嵴(又称隆凸),是纤维支气管镜和放射线检查的定位标志。成年人气管平均长度约11cm,且随身高不同有较大变化,每两个气管软骨环约为1cm,气管软骨环总数18～22个。气管由C形软骨环以及连接各环之间的结缔组织和平滑肌构成。其后壁缺少软骨,由纤维组织膜封闭,称为膜部。气管内面衬以黏膜,环状软骨可作为向下检查气管软骨环的标志。气管可分为颈部和胸部气管,胸骨切迹以上为颈部气管,但气管在颈部过伸和屈曲时有较大的活动度,如在年轻非肥胖者颈部过伸时,气管的50%以上可上移到颈部,而在肥胖者和老年人其活动度相对较小。上段气管前方可有甲状腺贴壁,后方则有食管倚靠。胸段气管上部的前方则有无名动脉由下内向外上斜形越过,再前方则为无名静脉。在下部气管与左主支气管分分叉处,主动脉弓由其前方跨过。

支气管是指由气管分出的各级分支。支气管呈"树状",其一级分支为左、右主支气管,进入肺门后分出二级支气管称叶支气管,随后分出三级支气管肺段支气管。右主支气管与气管中线的延长线成25°～30°,左主支气管与气管中线的延长线成40°～50°,左右主支气管之间的夹角为60°～80°。右主支气管则短而粗,一般长为2～3cm,左主支气管平均长则细而长,一般长为4～5cm。因右主支气管粗而直,故右主支气管的气流量较大且经气管坠入的异物多进入右侧,左主支气管较为细长,则易受到心脏压迫引致左侧气道分泌物潴留而继发感染。

【病因及发病机制】

气管、支气管穿通伤可由气道管腔外和管腔内锐性暴力所引起。腔外暴力导致的气管、支气管穿通伤大多同时合并颈部及纵隔内大血管和其他邻近脏器的损伤,病情危重,伤者多在入院前死亡。临床中遇到的气管、支气管穿通伤者多为腔内型暴力所致,这些伤者多无其他脏器损伤发生。

与穿通伤者相比,钝性暴力导致的气管、支气管破裂或断裂伤者在临床中更为常见。钝性暴力导致的气管、支气管破裂或断裂伤的机制有以下学说。

1. *压力学说*　胸部受伤时,患者屏气,声门紧闭,膈肌固定,气管、支气管内压力突然升高,当压力超过管壁的耐受能力时,则发生气道破裂。此学说得到许多学者的支持。

2. *牵拉学说*　胸部受突然暴力时,胸廓前后径变小,横径增大,两肺向左、右分离移位,这种内外分离的拉力超过一定的限度时,主支气管可发生破裂。

3. *剪力学说*　环状软骨和气管隆嵴相对固定,当胸部受按压时,肺被压向两后外侧,气管及主支气则受到脊柱的阻挡,对隆嵴部附近内压力很高的主支气管产生一种剪切力而使其折断。

在实际情况中,气管及主支气管破裂可能是上述诸因素综合作用的结果。不同的患者,暴力的大小,作用部位及方式不同,主要损伤机制有所不同,功能以其中某一种因素为主,其他因素参与共同作用。钝性损伤部位常见于距隆嵴3cm范围以内的气管下段及左、右主支气管,常为纵行撕裂膜部,早期的统计数据认为左、右两侧发生率几乎相等,近年来的统计数据则显示右主支气管损伤者更多。主支气管损伤少数延至肺叶支气管。

气管支气管损伤后1周以内为早期,此时伤者气道损伤处出现不同程度的出血、水肿及纤维素渗出。小的裂伤和小通道可因此被封闭;完全断裂者,远端肺出现萎陷不张,都分性断裂者肺可持续通气。伤后1周至1个月为迁延期,此时气道损伤处肉芽生长、血肿机化,发生气道狭窄、梗阻及继发细菌感染。远端肺仍持续萎陷不张,或因气道狭窄引流不畅而继发肺感染。伤后1个月以后即进入慢性期,此时气道伤处的肉芽组织转化为瘢痕组织,形成瘢痕狭窄及梗阻。伤者远端的肺感染进一步加重,可形成支气管扩张及肺纤维化、实变等,肺功能永久性丧失。

【临床表现】

根据伤处有无与胸膜腔相通，通常可将气管支气管断裂分为两型。Ⅰ型，气管支气管伤处与胸膜腔相通，伤后立即出现气胸症状，并迅速发展为张力性气胸；Ⅱ型，气管支气管伤处与胸膜腔不相通或仅有极小的通道，即断裂处于纵隔内而纵隔胸膜完整，或断裂处被周围组织封闭，此时伤者无气胸或仅少量气胸。在此两型基础上又提出第3种类型（Ⅲ型），即支气管虽断裂，但两断端由周围的组织相连而维持通气，后因肉芽遇伤而阻塞气道形成迟发性肺不张，此型易被漏诊。

气管支气管损伤的症状取决于破裂的程度、有无与外界相通以及邻近组织的损伤情况。其主要表现如下。

1. 呼吸困难　呼吸困难是气管支气管损伤的主要的症状之一。其原因包括损伤后发生的单侧或双侧气胸、气道阻塞以及肺挫伤等因素造成的缺氧。患者表现为呼吸困难、气急、发绀、烦躁不安等。

2. 气胸　Ⅰ型气管支气管损伤的伤处与胸膜腔相通，伤后立即出现气胸症状，并且迅速发展为张力性气胸，呼吸困难显著。气胸可只发生在一侧，也可出现双侧气胸。支气管损伤的伤处与胸膜腔不相通者，因纵隔胸膜完整，主要表现为皮下气肿及纵隔气肿，这部分患者多属于Ⅱ型气管支气管损伤。

3. 咯血　伤后患者可出现中度、轻度咯血，或为血痰或痰中带血丝。其原因多为气道断端出血，少有大咯血的表现。

4. 皮下及纵隔气肿　下段气管与主支气管处于纵隔内，当气管支气管发生裂伤时可出现纵隔气肿，进而发展为皮下气肿。皮下气肿往往开始出现于颈前胸骨切迹上方，呈进行性加重，可迅速扩展到前胸，然后上可达颜面，下可至腹部乃至会阴部。

5. 其他症状　当合并其他脏器损伤时，可出现相应症状。

【辅助检查】

1. X线检查　是诊断气管支气管损伤最常用且非常有价值的检查方法。在胸部X线平片上可见：气胸表现，多为张力性气胸；纵隔气肿；广泛皮下气肿。肺下垂征（伤侧肺组织萎陷、下垂于心膈角处而不是向肺门收缩）是胸内支气管断裂的特征性表现。支气管断裂者尚可见到大支气管行程突然中断的支气管断端阴影。

2. 纤维支气管检查　是早期诊断气管支气管损伤最重要和最可靠的手段。只要伤者无大出血、休克或极度呼吸困难等危重情况，诊断性的支气管镜检查应放宽指征。对于伤后早期，纤维支气管镜检查可直接明确是否存在气管支气管损伤以及损伤的部位和程度等，而对于晚期的伤者，除了可以明确诊断外，还可以了解气道狭窄或阻塞的情况。

3. CT扫描　对气管支气管损伤具有一定的诊断价值。薄层CT的分辨率高，结合三维重建技术清楚可以显示气管、主支气管腔的狭窄及连续中断，但对于裂口小者，则不一定能明确诊断。CT扫描还可以同时了解气管支气管周围组织的情况，例如有无胸内其他伴随伤，如心包积液、膈肌破裂等，从而可以更为全面地评估伤情，利于确定治疗方案。

4. 其他检查　以往采用气管支气管碘油造影检查以显示气道断裂、狭窄或梗阻的部位、程度以及远端肺有无支气管扩张等。但近年来，由于纤维支气管镜和CT扫描的广泛应用，支气管碘油造影已很少用于诊断本病。

【诊断】

对于存在以下情况者应高度怀疑气管支气管损伤的可能。

1. 症状显著　胸部遭受突然而剧烈的撞击或挤压伤后，短时间内出现显著的呼吸困难、气胸、皮下气肿及咯血症状，并呈进行性进展。

2. 气胸漏气明显　气胸明显，行闭式引流后胸管内持续大量排气，但呼吸困难改善不明显，肺复张仍不良。

3. 影像学表现　胸部X线片发现上胸部第1至第3肋骨骨折，张力性气胸、纵隔气肿及肺下垂征。

侧位X线片中脊椎前缘呈现透光带是颈纵隔气肿的表现，是气管支气管损伤最早、最可靠的X线征象。CT扫描确定气管断裂的灵敏度有报道达85%。纤维支气管镜检查是最重要和最可靠的早期诊断手段。

【治疗】

1. 合并创伤处理　气管、支气管损伤的病人常伴其他严重创伤或复合伤，因而对此类病人应迅速评估伤情，按轻重缓急确定合理的治疗程序，其顺序为：①保持气道通畅，清除气道内的分泌物或血块，解除气道压迫，给氧，必要时纵隔切开、气管切开或气管内插管;②处理气胸,特别是张力性气胸应及早行胸腔闭式引流;③纠正休克,输血、输液纠正失血及创伤性休克;④处理合并伤,如颅脑伤、骨折、胸壁软化所引起的反常呼吸,腹腔脏器损伤等。

2. 气管支气管损伤的外科处理

(1)非手术治疗的适应证:小的裂伤有可能自行愈合。若裂伤不足 1cm,可行闭式引流及气管切开,并积极控制感染等,1 周左右拔管观察。

(2)手术适应证:①气管、支气管裂伤超过 1cm 以上或完全断裂者;②裂伤虽不足 1cm,但非手术治疗效果欠佳者。

若气管支气管创伤处已合并感染,应待感染控制后再行修补手术。当远端肺感染形成肺脓肿,应行肺切除术。如远端肺无感染,则应尽可能做气道重建。若气管支气管创伤严重伴肺组织裂伤而无法行直接缝合修复时,可考虑做肺叶切除或全肺切除。对于晚期支气管创伤的患者,手术充分游离支气管两侧断端后,手术台上插管膨胀远端肺,若膨胀良好则吻合支气管断端,若远端肺已纤维化而无法再膨胀,则需切除肺。气道缝合或吻合处可用胸膜或周围组织包埋覆盖。

【术后处理】

术后常规应用抗生素,留置胸腔闭式引流管,适量的液体入量,控制疼痛,鼓励指导或行物理治疗协助患者咳嗽、咳痰。有效清除气道分泌物、保持气道引流通畅是术后气道管理的关键。湿化气道应充分,舒张小气道,使用化痰药物降低痰液的黏稠度以利于排出。鼓励患者术后深呼吸及咳嗽、咳痰,可按压气管诱发咳嗽,也可以经鼻用导管刺激咳嗽排痰及吸痰。患者自主排痰不佳时可出现阻塞性肺不张,此时要及时使用纤维支气管镜吸痰,保证有效清除气道分泌物。气道修补及吻合术后,还应加强患者的营养状况以利于愈合,重点监测血清蛋白水平。清蛋白水平过低,不利于减轻支气管吻合口水肿,应及时补充。

手术后早期并发症有感染和气道吻合口漏。气道吻合口漏可表现为胸管引流出的气体增多,或者新出现血痰。曾有术后发生暂时性喉返神经麻痹的报道。气道吻合口处的肉芽组织增生是手术后晚期并发症,可发展成为气道狭窄。肉芽组织增生与缝线的材质、吻合口的张力以及血供有关。部分术后气道狭窄患者需要再次接受气道重建手术。

【预后】

气管支气管损伤的死亡率约 30%,但大部分存活者恢复良好。单纯就气管支气管损伤而言,对于可以接受手术的伤者其治疗令人满意。能够在早期诊断并治疗者,以后的肺功能更好。而如果患者能在 3 个月接受手术治疗,通常肺功能的恢复也令人满意。中、青、壮年伤者,无严重合并伤者,治疗效果更好。部分患者术后可出现吻合口狭窄,需要再进一步处理。

(何建行)

参考文献

[1] 吴在德,吴肇汉.外科学.第 7 版.北京:人民卫生出版社,2009

[2] 陈孝平,石应康,邱贵兴.外科学.北京:人民卫生出版社,2006

[3] 中华医学会.临床诊疗指南(胸外科分册).北京:人民卫生出版社,2009

[4] 蒋耀光,刘维永.胸部创伤.长春:吉林科学技术出版社,1999

[5] 何 鹏.重症胸部创伤救治.北京:人民军医出版社,2002

[6] G. Alexander Patterson, F. Griffith Pearson, Joel D. Cooper, et al. Pearson's Thoracic and Esophageal Surgery (third edition). Churchill Livingstone, 2008

[7] Thomas W. Shields, Joseph LoCicero, Carolyn E. Reed, et al. General Thoracic Surgery (seventh edition). Lippincott Williams & Wilkins, 2009

[8] J. E. Smith. The epidemiology of blast lung injury during recent military conflicts: a retrospective database review of cases presenting to deployed military hospitals, 2003-2009. Phil. Trans. R. Soc. B, 2011, 366: 291-294

[9] Fryberg ER, Tepas JJ. Terrorist bombings. Lessons learned from Belfast to Beirut, Ann Surg. 1988, 208(5): 569-576

[10] Katz E, Ofek B, Adler J, Abramowitz HB, Krausz MM. Primary blast injury after a bomb explosion in a civilian bus, Ann Surg. 1989, 209(4): 484-488

[11] Shields, Thomas W. General Thoracic Surgery. 6th Edition. Philadelphia: Lippincott Williams & Wilkins, 2004, 952-954

[12] Courtney M. Townsend Jr. Sabiston Texbook of Surgery [M]. 18th ed. Philadelphia: Saunders, 2007: 497-499

[13] Bruce D. Browner. Skeletal Trauma [M]. 4th ed. Edinburgh: Saunders, 2009: 227-230

[14] Vered Avidan. Blast lung injury: clinical manifestations, treatment, and outcome. J The American Journal of Surgery, 2005, 190: 927-931

[15] Bruce D. Browner. Skeletal Trauma [M]. 4th ed. Edinburgh: Saunders, 2009: 231

[16] Vered Avidan. Blast lung injury: clinical manifestations, treatment, and outcome. J The American Journal of Sur-

gery,2005,190: 927-931
[17] Collins J,Stern EJ (2007). Chest Radiology: The Essentials. Lippincott Williams & Wilkins. p. 120. ISBN 0781763142
[18] Miller DL,Mansour KA (2007). "Blunt traumatic lung injuries". Thoracic Surgery Clinics 17 (1): 57-61. doi: 10. 1016/j. thorsurg. 2007. 03. 017. PMID 17650697
[19] Mick NW, Peters JR, Egan D, Nadel ES,Walls R,Silvers S (2006). "Chest trauma". Blueprints Emergency Medicine. Second edition. Philadelphia, PA: Lippincott Williams & Wilkins. pp. 76. ISBN 1-4051-0461-9
[20] Yamamoto L,Schroeder C,Morley D, Beliveau C. "Thoracic trauma: The deadly dozen". Critical Care Nursing Quarterly,2005,28 (1): 22-40. PMID 15732422
[21] Tovar JA (2008). "The lung and pediatric trauma". Seminars in Pediatric Surgery 17 (1): 53-59. doi: 10. 1053/j. sempedsurg. 2007. 10. 008. PMID 18158142
[22] Peitzman AB, Rhoades M, Schwab CW, Yealy DM, Fabian TC (2007). The Trauma Manual: Trauma and Acute Care Surgery (Spiral Manual Series). Third Edition. Hagerstown, MD: Lippincott Williams & Wilkins. pp. 223. ISBN 0-7817-6275-8
[23] Moloney JT,Fowler SJ,Chang W (February 2008). "Anesthetic management of thoracic trauma". Current Opinion in Anaesthesiology 21 (1): 41-46. doi: 10. 1097/ACO. 0b013e3282f2aadc. PMID 18195608
[24] Sasser SM,Sattin RW,Hunt RC,Krohmer J (2006). "Blast lung injury". Prehospital Emergency Care 10 (2): 165-172. doi: 10. 1080/10903120500540912. PMID 16531371
[25] Bridges EJ (September 2006). "Blast injuries: From triage to critical care". Critical Care Nursing Clinics of North America 18 (3): 333-348. doi: 10. 1016/j. ccell. 2006. 05. 005. PMID 16962455
[26] Fleisher GR, Ludwig S, Henretig FM, Ruddy RM,Silverman BK,ed (2006). "Thoracic trauma". Textbook of Pediatric Emergency Medicine. Hagerstown, MD: Lippincott Williams & Wilkins. pp. 1434-1441. ISBN 0-781-75074-1
[27] ^ Bailey BJ,Johnson JT,Newlands SD, Calhoun KS,Deskin RW (2006). Head and Neck Surgery-Otolaryngology. Hagerstown, MD: Lippincott Williams & Wilkins. p. 929. ISBN 0-7817-5561-1
[28] Bastos R, Calhoon JH, Baisden CE (2008). "Flail chest and pulmonary contusion". Seminars in Thoracic and Cardiovascular Surgery 20 (1): 39-45. doi: 10. 1053/j. semtcvs. 2008. 01. 004. PMID 18420125
[29] Sutyak JP, Wohltmann CD, Larson J (2007). Pulmonary contusions and critical care management in thoracic trauma. Thoracic Surgical Clinics 17 (1): 11-23. doi: 10. 1016/j. thorsurg. 2007. 02. 001. PMID 17650693
[30] Johnson SB (2008). Tracheobronchial injury. Seminars in Thoracic and Cardiovascular Surgery 20 (1): 52-57. doi: 10. 1053/j. semtcvs. 2007. 09. 001. PMID 18420127
[31] Keel M, Meier C (December 2007). Chest injuries-what is new?. Current Opinion in Critical Care 13 (6): 674-679. doi: 10. 1097/MCC. 0b013e3282f1fe71. PMID 17975389
[32] Miller LA (March 2006). Chest wall, lung, and pleural space trauma. Radiologic Clinics of North America 44 (2): 213-224, viii. doi: 10. 1016/j. rcl. 2005. 10. 006. PMID 16500204
[33] Soldati G, Testa A, Silva F. Chest Ultrasonography in Pulmonary Contusion. Chest (2006), 130 (2): 533-538. doi: 10. 1378/chest. 130. 2. 533. PMID 16899855. http://www. chestjournal. org/cgi/content/full/130/2/533
[34] Caudle JM, Hawkes R, Howes DW, Brison RJ (November). Airbag pneumonitis: A report and discussion of a new clinical entity. CJEM 2007,9 (6): 470-473. PMID 18072996
[35] Pfeiffer RP, Mangus BC (2007). Concepts of Athletic Training. Boston: Jones and Bartlett Publishers. pp. 200. ISBN 0-7637-4949-4
[36] Pettiford BL,Luketich JD,Landreneau RJ (February). The management of flail chest. Thoracic Surgery Clinics 2007,17 (1): 25-33. doi: 10. 1016/j. thorsurg. 2007. 02. 005. PMID 17650694
[37] Dueck R (December). Alveolar recruitment versus hyperinflation: A balancing act. Current Opinion in Anaesthesiology, 2006,19 (6): 650-654. doi: 10. 1097/ACO. 0b013e328011015d. PMID 17093370
[38] Dolich MO,Chipman JG (2006). Trauma. In Lawrence P, Bell, RH, Dayton MT, Mohammed MAA. Essentials of General Surgery. Hagerstown, MD: Lippincott Williams & Wilkins. pp. 191-192. ISBN 0-7817-5003-2
[39] Heck HA, Levitzky MG (2007). The respiratory system. In O'Leary JP, Tabuenca A,Capote LR. The Physiologic Basis of Surgery. Hagerstown, MD: Lippincott Williams & Wilkins. pp. 463. ISBN 0-7817-7138-2
[40] ^ Fry DE (2007). Surgical infection. In O'Leary JP, Tabuenca A, Capote LR. The Physiologic Basis of Surgery. Hagerstown, MD: Lippincott Williams & Wilkins. pp. 241. ISBN 0-7817-7138-2
[41] Koni jn AJ, Egbers PH, Kuiper MA. Pneumopericardium should be considered with electrocardiogram changes after blunt chest trauma: a case report. J Med Case Rep, 2008, 2: 100 [alectronil publication ahead of print]
[42] 刘维永. 论当前严重胸部创伤早期救治中的几个问题[J]. 中华创伤杂志,2005,21(1):53-56
[43] 孔令文,都定元,谭远康,张为民,苏泓洁,马丁,赵兴吉. 损害控制在严重胸部创伤救治中的应用. [J]创伤外科杂志,2009,11(1):8-10
[44] 谈永飞,蒋国军,王洪敏,龚泽刚. 1 173例胸部创伤救治分析. [J]中华创伤杂志,2004,20(10):625-626
[45] 单佑安,蒋建新,杨志焕,等. 大剂量地塞米松对犬严重肺冲击伤的治疗作用[J]. 第三军医大学学报,2003,25(11):935-937
[46] 单佑安,蒋建新,杨志焕,等. 高压氧对犬严重肺冲击伤的治疗研究[J]. 创伤外科杂志,2003,25(05):333-

335
[47] 张岫竹,周继红,蒋建新,等.水下冲击伤后肺与血气的变化及其意义[J] 解放军医学杂志,2004,(02)
[48] Ely SF,Hirsch CS. Asphyxial deaths and petechiae: a review. J Forensic Sci,2000,45:1274-1277
[49] Nunn CR,Bass JG,Nastanski F,et al. Traumatic asphyxia syndrome. Tenn Med,1997,90:144-146
[50] Williams JS, Minken SL, Adams JT Traumatic asphyxia-reappraised. Ann Surg, 1968,167:384
[51] Nishiyama T,Hanaoka K A traumatic asphyxia in a child. Can J Anaesth, 2000,47:1196-1201
[52] Ghali GE,Ellis E 3rd Traumatic asphyxia: report of a case. J Oral Maxillofac Surg, 1989,47:867-870
[53] Sklar DP,Baack B,McFeeley P,Osler T, Marder E, Demarest G Traumatic asphyxia in New Mexico: a five-year experience. Am J Emerg Med 1988,6: 219-223
[54] Jongewaard WR,Cogbill TH,Landercasper J Neurologic consequences of traumatic asphyxia. J Trauma, 1992, 32(1):28-31
[55] Balci AE,Kazez A,Eren S,et al:Blunt thoracic trauma in children: Review of 137 cases. Eur J Cardiothorac Surg 2004,26:387
[56] Chu CP,Chen PP. Tracheobronchial injury secondary to blunt chest trauma: diagnosis and manage. Anaesth Intensive Care,2002,30(2):145-152
[57] Schneider T,Volz K,Dienemann H,et al. Incidence and treatment modalities of tracheobronchial injuries in Germany. Interact Cardiovasc Thorac Surg, 2009,8(5):571-576
[58] 张国良.实用胸部外科学.北京:中国医药科技出版社,2007:35-40
[59] 钟世镇.临床应用解剖学.北京:人民军医出版社,1998:201-214

第8章

胸壁、胸膜疾病

第一节 鸡　　胸

【概念和分类】

1. 概念　鸡胸(pectus carinatum)是一种与漏斗胸相反的，胸骨向前凸起的畸形，为前胸壁第2种常见的胸廓畸形，50%以上在11岁以后发现，男童较女童多见。

2. 分类　根据解剖及不同畸形鸡胸可以分为3类。

(1)对称型鸡胸(Ⅰ型)：最常见，占90%。表现为中下部胸骨向前隆起，两侧肋软骨对称性凹陷，剑突尖指向背部，亦称龙骨胸(keel chest)(图8-1)。

(2)不对称型鸡胸(Ⅱ型)：不常见，占9%。单侧肋软骨隆起突出，胸骨在正常部位，但胸骨纵轴向对侧方向扭转，对侧肋软骨正常或凹陷。亦有一根至数根肋骨与肋软骨交界处隆起，胸骨正常。称为混合型鸡胸(图8-2)。

(3)胸骨柄肋软骨突出型(Ⅲ型)：在胸骨柄与体交界处，相当于第2前肋软骨水平，胸骨向前隆起突出，胸骨中下方体部凹陷，剑突指向前面，胸骨侧面呈弓形。该畸形常伴先天性心脏病、杵状指(趾)或躯体过小畸形，甚为少见(图8-3)。

【病因和发病机制】

鸡胸畸形的原理目前尚未明确，可能与遗传有关。大多认为是肋软骨生长较其他骨更快，挤压胸骨向外凸出形成鸡胸。

膈肌附着胸骨的中央腱发育不全是次要原因。由于胸廓下内壁有膈肌附着，如膈肌的前部发育不全，不是附着在剑突及肋弓上，而是附着在腹直肌鞘的背侧，深吸气使腹直肌上部向内牵拉，过度生长的膈肌外侧部的肌肉收缩，使郝氏沟加深，而胸骨下部因无膈肌支持而前移，致形成鸡胸畸形。

另一可能原因是与反复慢性呼吸道感染有关，长期慢性呼吸道感染使肺组织顺应性减低，呼吸功能减弱，为满足呼吸需要，膈肌运动加强，牵拉郝氏沟内陷，逐渐形成鸡胸畸形。

【临床表现】

婴儿时期腹部饱满隆起，待儿童成长后，腹部外形退缩，胸骨隆起凸出，因而鸡胸出现较晚，常在少年和青年时期表现出来。

鸡胸一般很少发生压迫心肺的症状，主要是胸骨前突和脊椎背凸，胸廓前后径增加，肺组织弹性减退，导致呼吸幅度减弱。重症鸡胸常出现反复上呼吸道感染及哮喘，活动耐力较差，易疲劳。Ⅲ型鸡胸常伴先天性心脏病、杵状指(趾)或躯体过小畸形。更主要的是患者因畸形而在精神上有极大的负担，因此，行走或端坐时上身前屈，双肩下垂，更加重畸形特殊外形。

【诊断】

鸡胸是一种与漏斗胸相反的、胸骨向前凸起的畸形，但鸡胸较漏斗胸发生率低，临床症状也较轻，因此不太受患者及家属的重视。轻微的鸡胸往往不就诊，较重的鸡胸畸形明显，临床上很容易确诊，侧位X线胸片能清楚显示胸骨的畸形状况，其他检查方法常无异常发现。详细检查胸部及心血管等系统和脏器有无合并多发畸形。

【治疗】

严重鸡胸病例，即使症状不重，从健康和美观考虑也应当手术治疗。一般认为3岁以后即可接受手术。

1. *治疗原则*　手术矫形是治疗严重鸡胸惟一有效的方法。严重的鸡胸除了对患者呼吸功能产

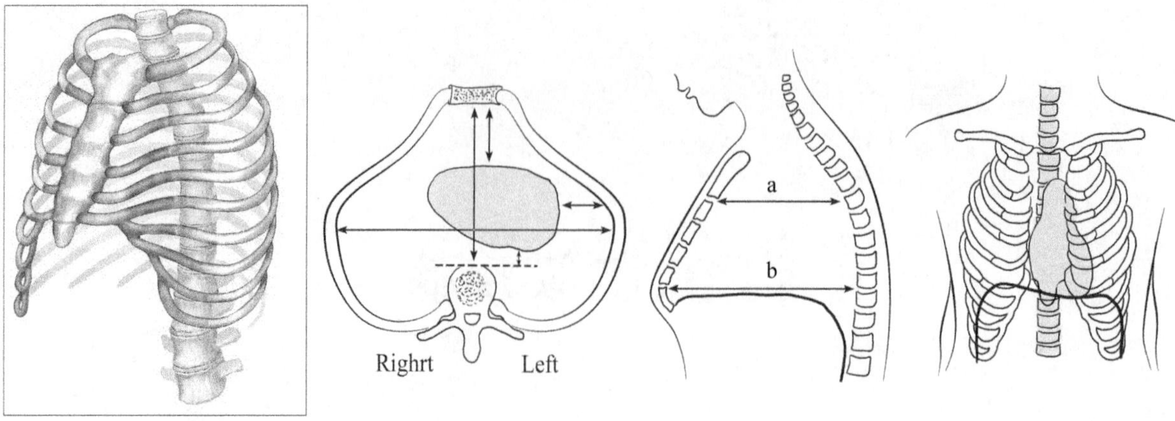

①　②　③　④

图 8-1　对称型鸡胸(Ⅰ型)

①三维观示胸骨向前明显突出而两侧肋软骨凹陷；②横截面观示胸廓呈锥形，两侧肋软骨凹陷；③侧面观示胸骨剑突关节明显向前突出；④前面观示心脏位于中心位

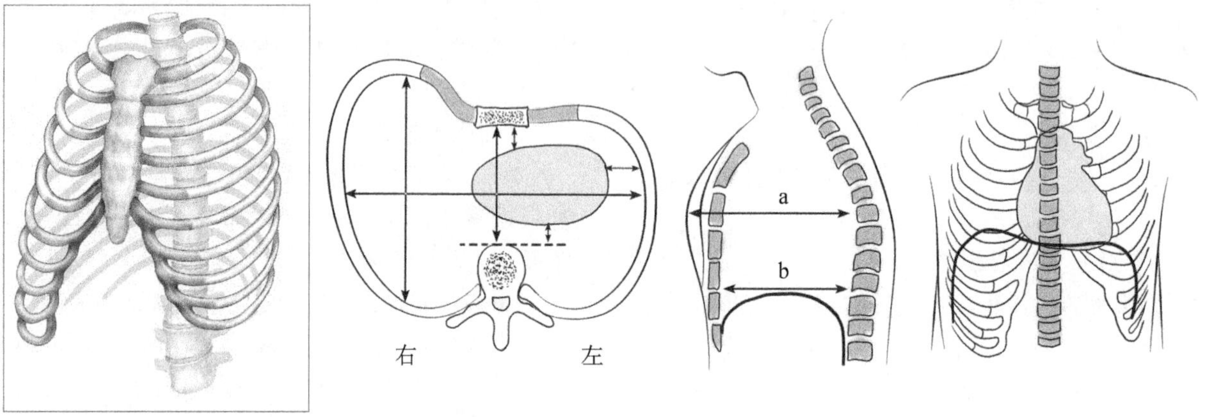

①　②　③　④

图 8-2　不对称型鸡胸(Ⅱ型)

①三维观示胸廓两侧不对称；②横截面观示单侧肋骨突出及可能存在的胸骨扭转；③侧面观示单侧胸廓不对称性突出；④前面观示心脏移位

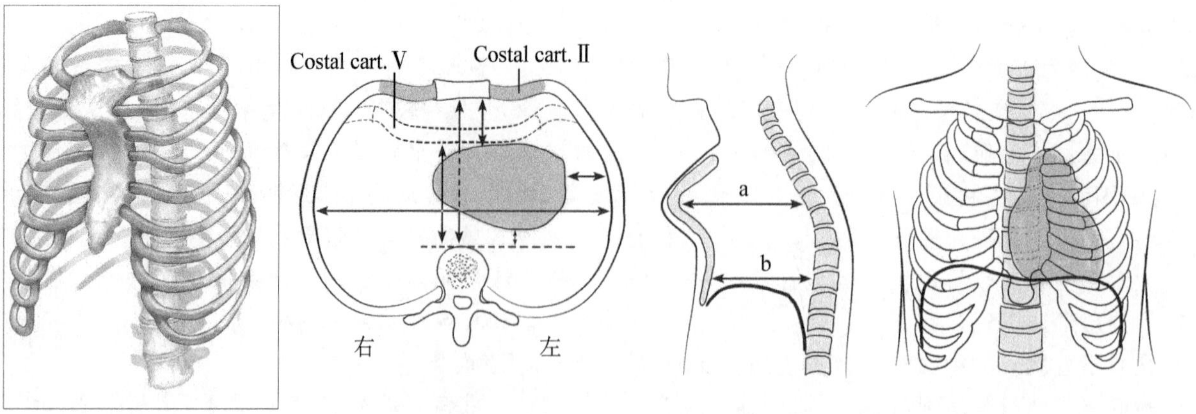

①　②　③　④

图 8-3　胸骨柄肋软骨突出型(Ⅲ型)

①三维观示胸骨柄关节及邻近肋骨骨化；②横截面观示第 2、第 5 肋软骨移位于不同平面；③侧面观示胸骨中下方体部凹陷；④前面观示“冰冻”胸腔(frozen chest)

生影响外，同时造成患者巨大的心理压力，故应及早进行手术治疗。

2. 手术方式　术前详细检查胸部及心血管等系统和脏器有无合并多发畸形。体表畸形拍照作为术后疗效比较。

标准的鸡胸矫正术是切除骨膜下畸形肋软骨，取前胸正中切口或横切口，首先分离两侧胸大肌至畸形的两侧肋软骨，在腹直肌附着点离断与剑突相连的腹直肌，将其翻向下方，切开畸形的肋软骨骨膜，将过长部分肋软骨行软骨骨膜下切除，并将过长的软骨膜纵向缝缩，如果胸肌畸形严重也需做横断楔形截骨，使胸骨变平，然后用钢丝固定，拉拢缝合胸大肌并将腹直肌缝合于胸骨下端或胸大肌下缘(图 8-4)。

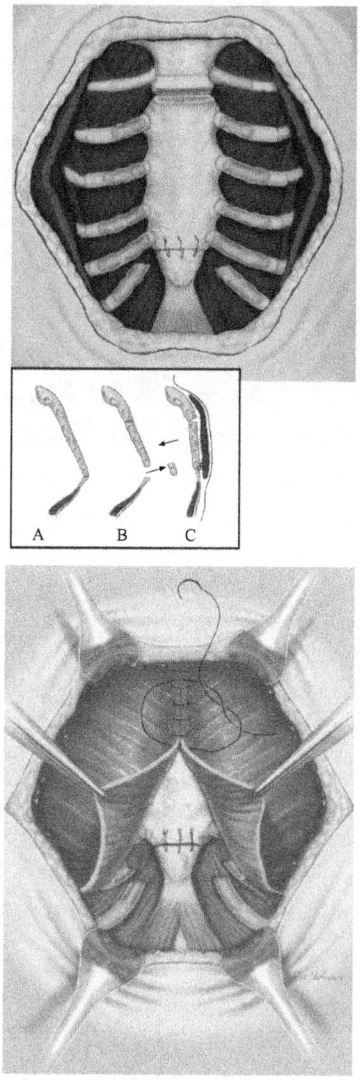

图 8-4　鸡胸的手术方式

上图：鸡胸的外科修复(A. 异位的胸骨；B. 胸骨下端截骨，纠正胸骨轴线，分离剑突；C. 重新缝合剑突)；下图：胸大肌缝合覆盖胸骨

Ⅲ型鸡胸胸骨呈弓形弯曲，需采用不同的手术方案。在两侧肋软骨骨膜下去除一短段受累肋软骨，将剑突从宽大的胸骨体下段分离。胸骨的两处成角畸形需行骨切开术矫正：近端成角畸形凸面向前，可做一楔形骨切开矫正，当胸骨柄抬起向前时，楔形骨切开的间隙即闭合，用粗线缝固。远端成角畸形的凹面向前，在前面做线状骨切开将胸骨撑开，再将从近端胸骨切下的骨块镶入此骨切开处，用粗线缝固，使骨切开处保持张力，以恢复胸骨的正常形状(图 8-5)。

术后处理与漏斗胸处理相同。一般畸形矫正效果满意，无严重并发症及死亡，总的术后并发症低于 4%。

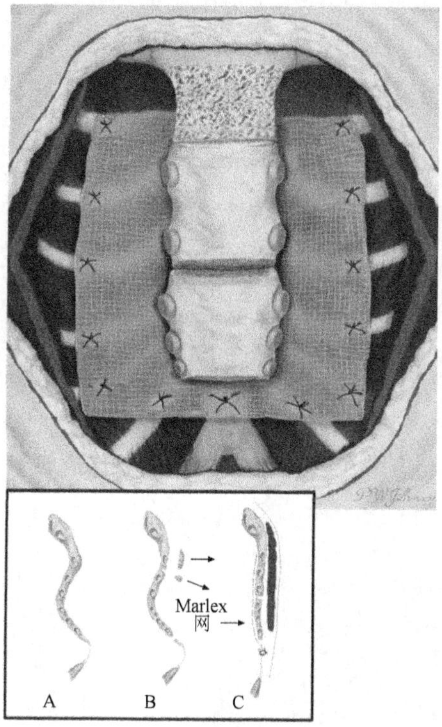

图 8-5　Ⅲ型鸡胸的外科修复

A. 异位的胸骨；B. 胸骨柄、中段截骨，纠正胸骨轴线，分离剑突；C. 重新缝合胸骨及剑突，Marlex 网缝合支撑胸骨

(赵　珩)

第二节　漏　斗　胸

漏斗胸(Pectus Excavatum)是前胸壁胸骨中下部及其两侧肋骨异常向后凹陷呈漏斗样胸廓畸形,最深处位于胸骨剑突根部(图 8-6)。

胸骨下端与脊椎的距离缩小,严重者凹陷最深处可达脊柱。心脏受压移位,肺也因胸廓运动受限,影响气体交换,结果引起心、肺功能紊乱和减退。本症有家族倾向,可合并其他畸形。男性较女性多见,有报道男女之比为 4∶1。某些婴幼儿前胸壁在 2—3 岁时,呈凹陷并伴反常呼吸,以后自行消失,称之假性漏斗胸。

【病因和发病机制】

漏斗胸畸形的原理尚未明确,大多数人认为漏斗胸是由于下胸部肋软骨及肋骨发育、生长过度,挤压胸骨移位,使其代偿性向内凹陷形成漏斗胸。并由于膈肌的胸骨部发育过短,使胸骨代偿性地向后移位,这也是漏斗胸形成的可能原因之一。年龄小的漏斗胸患者畸形往往是对称性的,随着年龄的增长,漏斗胸逐渐不对称,胸骨往往向右侧旋转,右侧肋软骨的凹陷往往较左侧深,右侧乳腺发育较左侧差。后胸部多为平背或圆背,脊柱侧弯随年龄增长逐渐加重,婴幼儿脊柱侧弯可不明显,青春期以后脊柱侧弯较明显。漏斗胸患者因胸椎前空隙减小,心脏受压,肺运动受限,影响气体交换,严重者可致心、肺功能减退。

【病理生理】

漏斗胸是胸骨体及其剑突的畸形,胸骨体纵轴和横轴均向后方凹陷,双侧肋软骨由于生长过长,也随之从一侧乳头线到另一侧乳头线,以对称或不对称的各种深度向后弯曲。如有胸骨旋转,多弯向右侧,影响右侧乳腺发育。漏斗为一极深的胸骨中央凹陷,其最深点多在剑突稍上部位,最严重时胸骨可接触胸椎内面,将心脏推向左胸腔,漏斗深处可放入患者的拳头大小,甚至可容纳 500ml 液体。但是,左、右侧胸腔的前后径通常正常。另一种漏斗胸畸形是从一侧乳头线到另一侧乳头线为浅而宽的盘状凹陷,向后凹陷不深,但占据较多的胸腔空间。心脏可无移位,只是受压达脊椎腹面。畸形的胸骨及其肋软骨凹陷入胸腔内的实际体积比中央凹陷畸形更多,因此,可引起更为严重的病理生理改变。

由于心脏左移或前后径受压变小,X 线胸片显示心脏右侧部有一明显的放射线半透明区,胸部 CT 以及心血管造影显示右心受压及右心室流出道受阻。此种患者在直立运动时,不能增加心排血量,严重影响患者的运动量及耐力。心导管检查描记右心室压力,可发现舒张期斜坡或平坦,类似缩

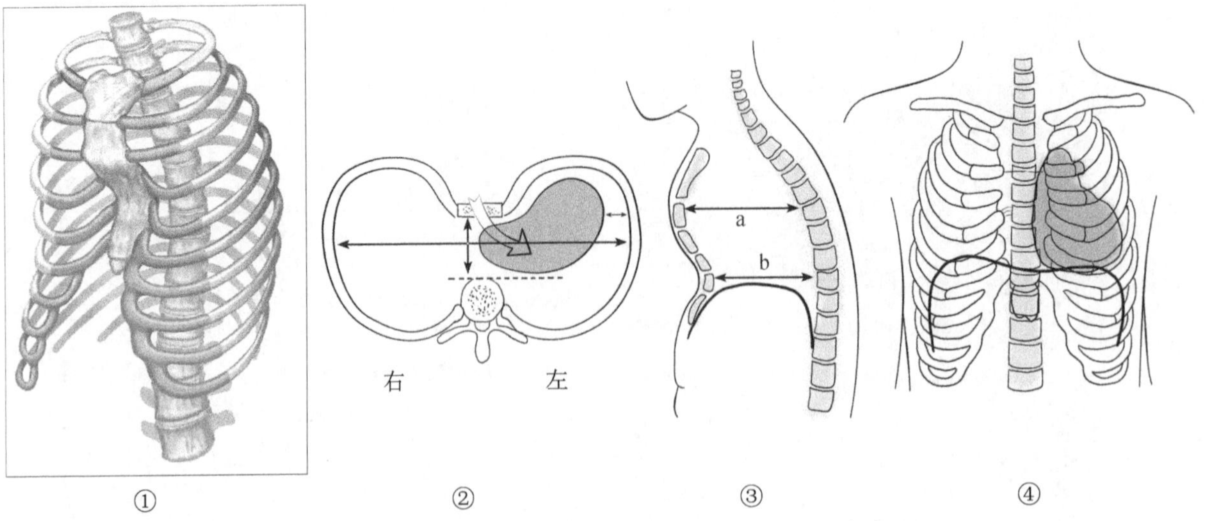

图 8-6　漏斗胸

①三维观示典型的漏斗胸;②横截面观示前胸壁对称性凹陷,呈杯状中央凹陷,心脏向左移位、旋转;③侧面观示胸骨中段凹陷,胸腔前后径缩短;④前面观示心脏向左侧移位

窄性心包炎的指征。漏斗胸患者可合并左肺发育不良或缺如，也可合并左侧缺肢畸形。

【临床表现】

学龄前儿童漏斗胸大多为对称性凹陷，心肺等脏器受压尚可耐受，无明显症状，但是容易发生上呼吸道感染。随年龄增长，畸形和症状逐渐明显。12—15 岁患者多为不对称性凹陷，严重者出现胸椎右凸和腰椎左凸的脊柱侧弯。除前胸壁凹陷畸形外还可伴有上腹部凸出、颈肩部前冲、驼背等体形，年轻人常因此出现心理障碍。

轻微的漏斗胸可以没有症状，畸形较重的压迫心脏和肺，影响呼吸和循环功能，幼儿常反复呼吸道感染、咳嗽、发热，而循环系统症状较少，年龄较大的可以出现活动后呼吸困难、脉搏快、心悸，甚至心前区疼痛，此为心脏受压、心排血量减少、心肌缺氧等所致。还可出现心律失常及收缩期杂音等。漏斗胸有时合并肺发育不全、Marfan 综合征、哮喘等疾病，这些疾病合并存在时常常成为患者不可耐受的畸形，往往需要尽早手术纠正。

【诊断】

漏斗胸的诊断包括 4 个方面的内容，即确诊、明确程度和判断有无胸腔脏器压迫及合并畸形。漏斗胸根据胸廓的视诊可立即诊断，多自第 3～7 肋骨向内凹陷变形，在胸骨剑突上方凹陷最深，剑突的前端向前方翘起。肋骨的前部由后上方急骤向下方斜走，胸廓上下变长，前后径距离缩短，严重者胸骨下段最深凹陷处可与脊柱相接触，甚至抵达脊柱的一侧，产生心、肺压迫症状。

根据漏斗胸胸骨凹陷的位置，可分为左、右对称凹陷和不对称凹陷两种类型。后者以右侧凹陷较深多见，胸骨体腹面转向右侧、严重时可旋转 90°。贺延儒等根据前胸壁凹陷的范围和胸廓畸形表现，将漏斗胸分为 4 种类型：广泛型、普通型、局限型、混合型或不规则型。并将漏斗胸患儿常见的两肩前倾、后背呈弓状、前胸下陷以及腹部隆起等表现称之为“漏斗胸体征”。

X 线检查可见：肺野狭长，心影多向左移位，右下肺野纹理增强；侧位胸部 X 线片可见胸骨下段向后凹陷，靠近脊柱或与其重叠。肋骨的后部平直，前部向前下方急倾斜下降，右心缘常与脊柱重叠，心影的中部有一个明显的放射线半透明区。个别严重的患者心影可以完全位于左胸腔内，年龄较大的患者脊柱多有侧弯。CT 检查可清晰显示胸廓畸形的程度及心脏受压移位。

目前临床上有很多方法确定漏斗胸的程度，漏斗胸指数（FI）是判断畸形程度的方法之一（图 8-7）。$FI = a \times b \times c / A \times B \times C$，其分析方法是：重度，$FI > 0.3$；中度，$0.3 > FI > 0.2$；轻度，$FI < 0.2$。

漏斗胸水量法：患者仰卧位，在漏斗胸凹陷部注温水，然后用注射器抽出积水测量水量，此也是判断漏斗胸程度的一种方法，需考虑年龄、体重和身高的因素。重度患者的容水量可达 200ml 左右。适用于对称型漏斗胸。

胸脊间距：根据 X 线胸部侧位片测算胸骨凹陷后缘与脊柱前缘间距。胸脊间距＞7cm 为轻度；5～7cm 为中度；＜5cm 为重度漏斗胸。

【治疗】

1. *治疗原则及手术指征*　漏斗胸指数＞0.2，

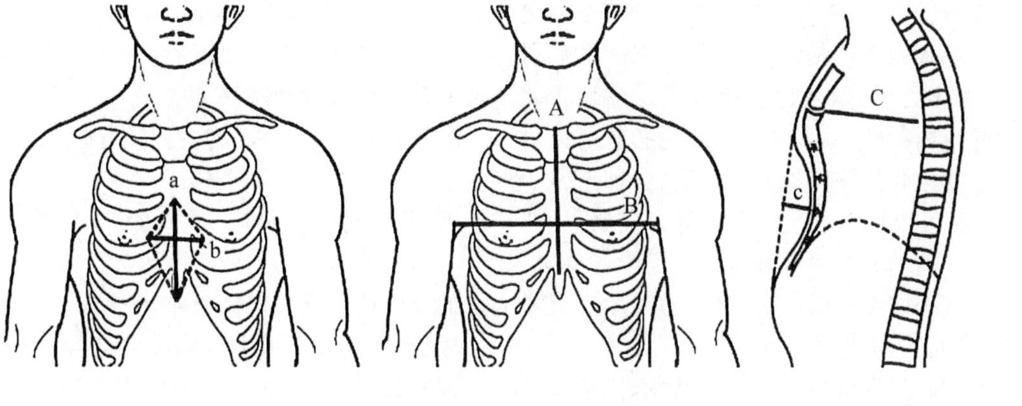

图 8-7　漏斗胸指数（FI）及其测量方法

a. 漏斗胸凹陷部的纵径；b. 凹陷部的横径；A. 胸骨的长度；B. 胸廓的横径；c. 凹陷部的深度；C. 胸肌角至椎体的最短距离

合并有心肺功能障碍及精神负担较重者需手术治疗。漏斗胸手术以3—10岁最适宜,3岁以前有假性漏斗胸,很可能自行纠正。但也有人主张只要有明确的畸形,就应立即手术,而不用考虑年龄,不应等加重后再手术,年龄越轻,手术范围越小,疗效也越好。手术时机的选择目前尚有争议,婴幼儿手术时很少需要输血,也很少需要切除肋骨软骨关节以外的部分,较大年龄的患者往往需切除骨性肋骨,常需输血,早期手术可能还会消除亚临床症状。婴幼儿的诊断因受呼吸影响,必须注意在吸气时胸壁会反常呼吸而内陷,使凹陷性畸形更明显,故有人提出应在用力呼气时仍有明确的畸形,才可认定存在恒定的畸形,应该手术纠正。

术前行肺功能及血气测定、心电图、超声心动图检查,排除先天性心脏病。积极控制呼吸道感染,合并哮喘患儿手术前后1d可给予解痉药或激素,以免麻醉时发生气管痉挛。

2. *手术方法* 手术方法有胸骨翻转法、胸骨抬举法、肋软骨切除及微创Nuss手术等多种。手术常采用正中切口,考虑到美观,也可以采用乳腺下横切口,纵行分开胸前肌群,拉向两侧,暴露胸骨。术中注意切口偏下,有利于剑突与肋弓矫治。肋骨骨膜剥离足够长,有利于增加胸廓前后径防止术后呈扁平胸。避免损伤胸膜、肋间血管及胸廓内动静脉。漏斗胸手术矫正效果良好,特别是术后远期效果较好。对合并胸内其他先天畸形的漏斗胸患儿,如心脏病、肺内畸形可同时矫正。

(1)胸骨抬举术:包括胸骨抬举术和胸骨肋软骨抬举术。胸骨抬举术是将畸形的全长肋软骨(第3～6肋软骨),自肋软骨骨膜下切除使胸骨自第2肋骨以下完全游离,在胸骨的上端相当于第2肋骨水平的胸骨后板做横行截骨,在截骨处嵌入肋软骨片,并缝合固定,这样就使胸骨抬起了。然后再将第2肋软骨由内前向外后斜行切断,将肋软骨的内侧端重叠在肋软骨的外侧端上缝合固定,即三点固定法,最后将肋间肌和腹直肌分别缝合在胸骨上,并缝合皮肤。这种方法术后可能出现反常呼吸,有人用金属针或金属板加强固定,可以避免术后反常呼吸及术后胸骨再度塌陷。

胸骨肋软骨抬举术特别适用于肋软骨、肋骨骨质都比较柔软的较年轻的患者。正中切开皮肤后,显露凹陷的胸骨及肋软骨,在肋软骨骨膜下将肋骨游离出来,在接近胸骨处切断第3～7肋软骨,并将各肋间肌向侧方切开,使肋骨及肋软骨前端具有充分的游离性,将肋软骨腹面做多处横行楔状切除,使肋软骨向上抬起,恢复到正常的走行位置,剪除过长的肋软骨,用涤纶线将相应的肋软骨断端缝合,使胸廓的前后径加大接近正常形态,两侧肋软骨向上牵拉的合力将凹陷的胸骨向上抬起,故称胸骨肋骨抬高术。

此类手术需注意:对于10岁以下的小儿有时仅用胸肋抬举术(sternocostal elevation method),即利用切除缩短的第3～7肋骨向上牵拉的合力,就能将凹陷的胸骨抬起。胸骨抬举术亦称Ravitch矫形术。使第2肋以下的胸骨能充分游离抬起,在开始凹陷的胸骨上部的后板做横行截骨,将自体楔形骨片嵌入后缝合固定;切断第2肋软骨时需沿前内后外的方向;两侧肋软骨的内侧端需与外侧端重叠缝合固定;近年来有些学者在Ravitch矫形术的原则上进行了改进,如胸骨前板横截、金属钛片加强内固定等均取得了很好的疗效。

(2)胸骨翻转术:使胸骨及其邻近肋软骨作为游离骨瓣做180°翻转后固定在相应的胸骨柄和肋骨肋软骨交界处。胸腹部正中皮肤切口将两侧胸大肌分别向外侧游离,显露凹陷的胸骨和两侧畸形的肋骨及肋软骨,并沿腹直肌外缘游离腹直肌至脐水平,切开肋弓下缘,用手指游离胸骨及两侧肋软骨内面的胸膜,直至凹陷畸形的外侧,自畸形肋软骨的两侧起始部切断第3～7肋软骨及肋间肌,在第2肋间水平分离出两侧的胸廓内动静脉,并向上下各游离出4～5cm,用线锯在此水平横断胸骨,使凹陷的胸骨和两侧肋软骨完全游离,然后将胸肌板及肋软骨带着胸廓内动静脉及腹直肌均呈“十”字交叉状态。翻转后的胸骨原来最凹陷处变成最突出的部分,可以适当加以修剪,使胸骨变平整。用不锈钢丝缝合胸骨横行断端,并用涤纶线缝合相应的每一根肋软骨断端及肋间肌,缝合时切除过长的肋软骨,使翻转后的胸骨肋软骨板能够非常合适的固定在原来的位置,固定后在胸骨后放置闭式引流管,然后缝合胸大肌、皮下组织和皮肤。

本法术中不切断胸廓内动静脉和腹直肌,胸骨的血液循环能够保持正常,确保了术后胸骨的正常成长发育,只要术中将胸廓内动静脉充分游离4～5cm长度,手术翻转时一般不会遇到任何困难,胸廓内动静脉及腹直肌虽然呈“十”字形交叉,但动脉搏动有力,静脉不会淤滞。手术后胸壁稳定,无反常呼吸,患者可以早日下地活动,畸形纠正效果满意。

胸骨翻转术适用于已骨化的青少年或胸骨抬举术后复发者，成年人或者严重漏斗胸畸形同时并行肋骨整形术；该法最严重的并发症是胸骨缺血坏死和伤口感染。

(3)Nuss 微创手术：1987 年，Dr. Donald Nuss 发明了微创手术治疗漏斗胸，他仅采用一根略凸的钢制支架支撑在胸骨下方，即可矫正畸形(图 8-8)。

此术式适合所有原发性漏斗胸患者，但不适合术后复发的漏斗胸，原则上讲，此术式可适合于任何年龄，但最好选择 4 岁以上的患儿。根据国外文献报道，手术的平均住院时间为 4d，术中 16％并发气胸，10％需放置胸管。仅 3％双侧胸腔积液需双侧放胸管引流。偶有术后数月出现手术切口处皮下积液的病例，可能与局部外伤有关，多不需引流，而采用局部压迫和非甾体类消炎药等非手术治疗，一般在 10d 内缓解。经最近几年来的临床实践，证实了微创腔镜辅助的漏斗胸矫形术是安全、有效的，此术式应为目前治疗各年龄段漏斗胸的首选术式，腔镜隧道分离器提高了分离胸骨后隧道的安全性。而 Nuss 报道的长期疗效仍需更长时间随诊观察。

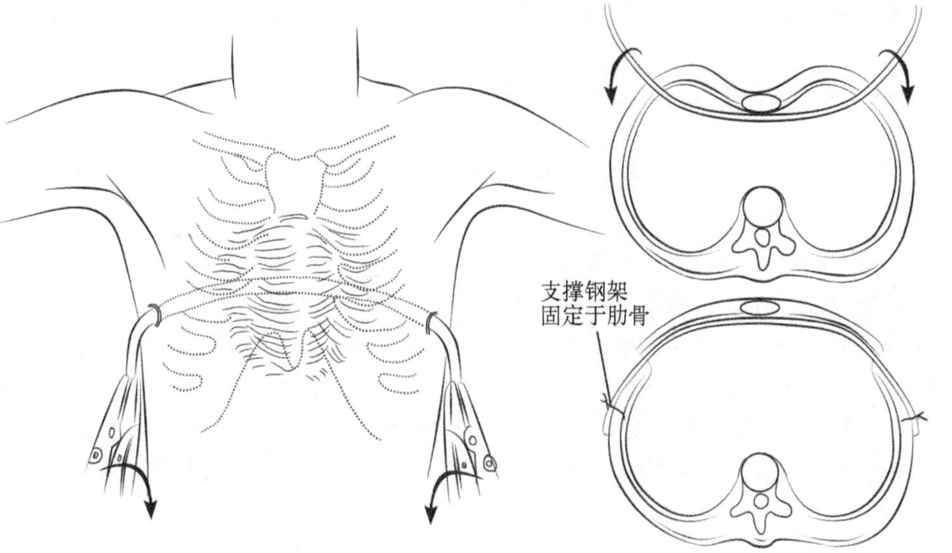

图 8-8　漏斗胸 Nuss 手术操作，可见旋转不锈钢支架后畸形胸壁被矫正

（赵　珩）

第三节　胸壁结核

胸壁结核是继发于肺结核或胸膜结核感染的肋骨、胸骨、胸壁软组织的结核性病变，是全身结核病表现的一部分。胸壁结核多发生于青、中年，表现为结核性寒性脓肿或慢性胸壁窦道，有时胸壁结核与原发结核病灶同时存在。

【病因及发病机制】

胸内结核经淋巴系统、血行播散或直接累及胸壁淋巴结及胸壁各层组织，包括骨骼系统和软组织部分；胸壁结核脓肿以起源于胸壁深处的淋巴结较多，经穿透肋间肌蔓延至胸壁浅部皮下层，往往在肋间肌层里外各有一个脓腔，中间有孔道相通，形成葫芦状。有的脓肿穿通肋间肌之后，因重力坠积作用，逐渐向外向下沉降至胸壁侧面或上腹壁。2/3胸壁结核的患者有肺结核、胸膜结核或身体其他部位结核。

【临床表现】

胸壁结核全身症状多不明显。若原发结核病灶尚有活动，则可有疲倦、盗汗、低热、虚弱等症状。多数病人除有局部不红、不热、无痛的脓肿外，几乎没有症状，故称为寒性脓肿。若脓肿穿破皮肤，常排出水样浑浊脓液，无臭，伴有干酪样物质，经久不愈，形成溃疡或窦道，且其边缘往往有悬空现象。

若寒性脓肿继发化脓性感染，可出现急性炎症症状。

【诊断】

胸壁无痛软块，按之有波动，首先应考虑胸壁结核的可能性。穿刺若抽得脓液，涂片及细菌培养阴性，多可确定诊断。穿刺部位应选在脓肿的上方，避免垂直刺入而致脓液沿针道流出形成瘘管。胸部X线检查有时可发现肺、胸膜或肋骨结核病变，但X线检查阴性并不能排除胸壁结核的诊断。胸部CT除了可以显示脓肿，还可以确定肺内或胸膜是否存在结核病以及骨质是否有破坏。若有慢性瘘管或溃疡，可做活检明确诊断。鉴别诊断应与化脓性肋骨、胸骨骨髓炎及胸壁放线菌病相鉴别。

【治疗】

由于胸壁结核是全身结核的一部分，故首先应注意全身治疗，如休息、营养及抗结核药物治疗。有活动性结核时不可进行手术治疗。对胸壁结核性脓肿，在上述全身治疗基础上，可试行穿刺，排脓后注入抗结核药物。

手术治疗胸壁结核的原则要求彻底切除病变组织，包括受侵的肋骨、淋巴结和有病变的胸膜，切开所有窦道，彻底刮除坏死组织和肉芽组织，用0.025%碘仿（碘伏）反复冲洗后用肌瓣充填残腔，并撒入青霉素、链霉素粉剂预防感染（注意药物过敏）。术毕加压包扎，防止血液积聚。必要时安放引流，24h拔除引流后再加压包扎。术后抗结核治疗至少6个月。寒性脓肿合并化脓性感染时，可先切开引流，待感染控制后再按上述原则处理。

（赵　珩）

第四节　胸壁肿瘤

胸壁肿瘤是指除皮肤、皮下乳腺外的胸壁深层组织肿瘤，包括骨骼、骨膜、肌肉、血管、脂肪、淋巴、结缔组织等部位的肿瘤，分为原发性和继发性两大类。原发性胸壁肿瘤占所有人体肿瘤的0.5%，分为良性和恶性两大类，两类的发病率相等，原发性胸壁良性肿瘤多为脂肪瘤、纤维瘤、软骨瘤及骨软骨瘤等类型；原发性恶性肿瘤多为软骨肉瘤、骨髓瘤、纤维肉瘤等类型。原发于骨组织者，20%发生于胸骨，80%发生于肋骨。发生于前胸壁及侧胸壁者多于后胸壁。胸壁继发性肿瘤占胸壁肿瘤的50%以上，多为乳腺癌、肺癌、肾癌、结肠癌、食管癌、鼻咽癌、甲状腺癌等转移而来。以转移至肋骨最为多见，常造成肋骨的局部破坏或病理性骨折，引起疼痛，但肿块多不明显。

【病因】

原发性胸壁肿瘤的病因不明；继发性胸壁肿瘤多由其确切的原发病引起。

【临床表现】

良性肿瘤病程长，缺少特异症状，仅少数有轻度的胸部疼痛。恶性肿瘤早期症状不明显，最常见的主诉是局部疼痛（压痛）和胸部包块。有持续局限性压痛，并逐渐加重者常提示为恶性病变。在某些临床上定义为良性的肿瘤中（如软骨瘤及硬纤维瘤病），有恶性倾向，如果发生恶变，生长异常迅速，症状也会随之加重。恶性胸膜间皮瘤及恶性纤维组织细胞瘤等胸内恶性肿瘤侵犯胸壁，可以导致软组织坏死、出血，病情进展迅速产生贫血、恶病质，从而失去手术机会。

低龄和高龄者恶性可能性大，生长较快的肿瘤恶性可能性大。当有肋间神经痛、臂丛及交感神经痛、肢体麻木、Horner征或上腹部的放射痛，多提示肿瘤已压迫和侵犯周围组织。

【诊断】

进行体格检查时，要注意肿瘤的大小、生长速度、部位、表面情况、与周围组织的关系及肿块数目等。肿瘤直径>5cm、胸骨的肿瘤多为恶性；发生在肋骨肋软骨交界处的多为软骨瘤；表面光滑、边界清楚、有一定活动度的多为良性肿瘤；恶性肿瘤边界模糊、外形不规则或凹凸不平且常固定于胸壁无移动性；合并多个肿块时多考虑为转移性肿瘤。

X线检查对诊断意义重大。如有明显的软组织肿块影，并有骨质破坏者，多提示恶性变；若有广泛骨质破坏，又有放射状新骨形成时，多考虑骨肉瘤；软骨瘤或骨软骨瘤多表现为肿块密度普遍增高，并有点片状骨质形成，但无骨质破坏。肋骨巨细胞瘤X线表现为肥皂泡样透亮区、骨皮质薄如蛋壳。CT检查可用来鉴别瘤体的部位、大小、范围、囊实性以及有无胸内脏器、纵隔的转移等。

实验室检查：肋骨骨髓瘤时尿本-周蛋白呈阳性；血清碱性磷酸酶增高，提示为恶性且骨质广泛破坏。

活组织检查:经皮胸壁活检可以明确肿瘤的良性、恶性。

【治疗】

1. *手术治疗* 只要患者条件许可,无论胸壁的良性、恶性肿瘤,排除恶性胸壁肿瘤远处转移时,均应手术切除。对于生物学行为具有浸润生长特点的肿瘤(如软骨瘤、纤维瘤和神经纤维瘤),局部切除后易复发,应与恶性肿瘤切除相同彻底切除。胸壁转移性肿瘤,如原发病灶已切除时亦可考虑手术治疗。

根据肿瘤部位、大小和病理特征选择不同的手术方式。良性胸壁肿瘤行肿瘤局部切除,对切除2根以下肋骨及部分胸骨等面积较小的缺损,可利用局部肌层或附近转移肌瓣加以修补固定,无须人工替代品修复。大面积缺损则需要不锈钢板、钛合金片及Marlax网等人工替代品重建。皮肤软组织缺损可用带蒂皮瓣、肌瓣及乳房组织做填充。胸骨的部分或全部缺损可利用两侧胸大肌在正中线互相对拢缝合修补,效果满意。

手术切口的选择也根据肿瘤的大小和部位来决定。一般来说胸壁肿瘤不侵犯皮肤及浅肌层,可以选择做肿瘤底部弧形切口,分离足够的肌皮瓣以覆盖胸壁缺损。如果术中考虑做肌瓣转移修补缺损,须将切口延长至肌瓣切断处皮肤。应距肿瘤至少一个肋间隙做开胸切口,一般在肿瘤下一个肋间或肿瘤前缘2～3cm处进入为宜。如果肺或膈肌受累,必须做相应的切除,良性肿瘤仅需切除病变的肋骨,恶性或具有恶性生物学行为的肿瘤,需切除包括病变上下各一根正常肋骨、所有附着肋骨及肿瘤的肌肉软组织和壁层胸膜,其前后方切缘应距肿瘤边缘3～5cm。

2. *放射治疗* 某些对放疗敏感的胸壁恶性肿瘤可行术前放疗或术后放疗。有些胸壁肿瘤如尤因瘤用放化疗加手术的综合治疗能明显提高长期生存率,5年生存率达24%,若单纯手术则80%患者在2年内死于远处转移。有人提倡对硬性纤维瘤术后放疗可以使局部复发减少。

3. *化学治疗* 主要用于继发性胸壁肿瘤胸壁切除后的辅助治疗,对原发性胸壁肿瘤很少应用化疗。

(赵 珩)

第五节 自发性气胸

自发性气胸是指在没有外伤或人为因素情况下,因肺部疾病使肺组织和脏层胸膜破裂,或靠近肺表面的细微气肿泡破裂,肺和支气管内空气逸入胸膜腔导致胸腔积气而引起的病理生理状况。本病属胸外科急症,严重者可危及生命,及时处理多可治愈。

【流行病学】

自发性气胸分为原发性和继发性两种,其发病率为4～9/10万,男女之比约为6∶1。原发性自发性气胸最常见的原因是肺尖部胸膜下肺大疱破裂,多发生于25－30岁、身材瘦高的青壮年男性。Withers等对一批新士兵调查发现,发生气胸者的平均身高和体重普遍比其他新士兵高26cm和轻25Id。吸烟者容易发生原发自发性气胸。亦有报道证明,原发自发性气胸有家族性倾向。

继发性自发性气胸最常见的原因是阻塞性肺疾病,如慢性支气管炎,肺气肿,肺结核等所致的肺大疱破裂,多发生于60－65岁的老年患者。除此之外,还有月经期气胸、婴儿气胸等少见情况。月经期气胸发生与月经周期变化有关,约占女性自发气胸0.9%,而且常常反复发作;婴儿时期发生的气胸,男婴是女婴的2倍,患儿往往是足月产或超过预产期后娩出者。

近年来自发性气胸在国内外均有增高的趋势,并且原发性气胸高于继发性气胸。对于这种趋势,有学者认为,随着抗生素广泛应用,肺部感染性疾病的治愈率显著提高,而遗留的肺纤维化、钙化、增殖性病理变化也相应增多,相应地在代偿性肺气肿区气胸容易发生。

【解剖学】

脏层胸膜被覆在肺的表面,不易与肺实质分开。壁层胸膜是一层浆膜,覆盖在纵隔、肋骨、隔肌和胸膜顶的内面。胸膜腔是脏、壁层胸膜间的一个闭合的腔隙。正常情况下,由于肺的弹性回缩力,有将两层胸膜分开的趋势,因此就产生了一个相对于大气压的负压[－0.29～0.49kPa(－3.5cmH_2O)],即所谓的胸膜压。胸膜腔内的压力同时也低于肺泡压,所以相对于肺泡也是负压。胸膜腔内的负压并非各处都相同,从胸腔的顶部到底部有一压力梯度,胸顶部的负压比底部更大,从而使位于胸顶的肺泡更趋于扩张。经测量胸膜腔内的压力梯度沿垂直方向上为 0.2cmH_2O/cm。因此身材较高的人，胸腔上部负值更大，更容易发生肺大疱。

当某种诱因引起肺泡内压急剧升高时，局部肺、胸膜发生破裂，胸膜腔与大气相通，气流便流入胸腔而形成自发性气胸。部分患者的肺组织已与胸膜粘连，气胸形成时肺组织破裂口或细支气管胸膜瘘口不能随肺压缩而闭合，致使瘘口持续开放，胸腔压力接近于零，而成为"开放性气胸"。部分患者因支气管狭窄、部分阻塞而形成活瓣，以致吸气时空气进入胸腔，呼气时仍积留于此，胸腔压力可超过 1.96kPa(20cmH_2O)，成为"张力性气胸"。

【病因】

自发性气胸于 1803 年由 Itard 命名。1819 年 Laemnec 最早描述了气胸的症状和体征，那段时间人们普遍认为该病系因肺结核所致。其后 Hayashi 和 Kjaergaard 相继认为自发性气胸根本原因在于胸膜下囊泡破裂，而肺结核并不是气胸的主要原因。目前认为，自发性气胸大多数由于胸膜下气肿的肺泡破裂引起，也见于胸膜下病灶或空洞溃破、胸膜粘连带撕裂等原因。自发性气胸的病因根据患者的发病年龄有一定规律，一般认为：①小儿自发性气胸多为终末小支气管先天性囊肿破裂导致；②年轻人自发性气胸多为胸膜下肺大疱破裂所致，胸膜下肺大疱的形成，可能与弹力纤维先天性发育不良，或某些非特异性炎症造成的瘢痕有关；③中、老年人自发性气胸多以肺气肿肺大疱破裂所致，肺气肿引起的肺大疱常见于慢性支气管炎、支气管哮喘等并发的阻塞性肺气肿，亦见于肺广泛纤维化并代偿性肺气肿患者。

【病理学】

自发性气胸大多数由于胸膜下气肿泡破裂引起，胸膜下气肿泡可为先天性，也可为后天性；前者系先天性弹力纤维发育不良，肺泡壁弹性减退，扩张后形成肺大疱。后者较常见于阻塞性肺气肿或炎症后纤维病灶的基础上，细支气管半阻塞、扭曲，产生活瓣机制而形成气肿泡，胀大的气肿泡因营养、循环障碍而退行变性形成。在咳嗽、打喷嚏、吹气、屏气、用力提物、高声大笑、剧烈运动时使肺泡内压升高，最终导致气肿泡破裂，而形成自发性气胸。

【临床分期】

自发性气胸按病理生理变化可以分为 3 种类型。

1. 闭合性(单纯性)气胸　破裂的胸膜下肺大疱很快封闭，不再持续漏气，肺表面的裂口逐渐缩小，气胸趋于稳定。

2. 开放性(交通性)气胸　外界的气体可以自由进出胸膜腔，呼吸气体时两侧胸膜腔压力不均衡，出现周期性变化，使纵隔在吸气时移向健侧，呼气时移向患侧，形成纵隔摆动。

3. 张力性(高压性)气胸　肺表面破损处形成活瓣，气体随着每次吸气进入胸膜腔并逐渐积累增多，导致胸膜腔压力高于大气压。患侧肺严重萎陷，纵隔向健侧移位，健侧肺受压。

根据手术探查情况，Swierenga 等和 Vanderschuereu 将自发性气胸分为 4 期：Ⅰ期，肺部正常、没有肺大疱。有 30%～40%的自发性气胸患者属于此期。Ⅱ期，也没有肺大疱，但肺与胸膜有粘连，表明曾发生过气胸。有 12%～15%的患者属于此期。Ⅲ期，可以发现直径<2cm 的肺大疱，28%～41%的患者属于此期。Ⅳ期，有多发的、直径>2cm 的肺大疱，此期占自发性气胸患者的 17%～29%。肺大疱的大小往往与年龄有关，大部分Ⅳ期患者年龄均>40 岁。

【临床表现】

自发性气胸多突然发病，可有或无用力增加胸腔压力的诱因。40%～60%的患者在剧烈咳嗽后发生，少数患者还可因体育活动、用力排便、喷嚏、负重等原因诱发。自发性气胸临床表现常不典型，症状可轻可重。常见的表现有：突发性胸痛、胸闷、气短、呼吸困难等，严重者烦躁不安、大汗、发绀，呼吸加快，脉搏细速，甚至休克。但也有约 1/4 的病例起病缓慢，症状逐渐加重。大量气胸或张力性气胸的临床表现有时酷似肺梗死或心肌梗死，烦躁不安，早期即可出现剧烈的胸痛、胸闷、呼吸困难、心慌、大汗等。

少量或局限性气胸多无阳性体征。肺压缩 30%以上时，气管可向健侧移位，患侧胸部饱满，呼吸运动减弱或消失、叩诊呈鼓音、心浊音界消失或肝浊音界下移、呼吸音和语颤减弱或消失，有时易与肺气肿混淆。部分老年患者类似于哮喘发作，严重呼吸困难的同时肺部可闻哮鸣音。此类患者多系重度肺气肿、肺功能不全，又有胸膜粘连而多房分隔。这类患者在气胸引流后气急和哮鸣音迅速消失。

【辅助检查】

1. 胸部 X 线检查　胸部 X 线片是诊断气胸最

简单、最可靠的方法，可显示肺萎缩程度、有无胸膜粘连、纵隔移位及胸腔积液等。气胸典型 X 线表现为气体聚集于胸腔外侧或肺尖部，透亮度增加，无肺纹理，肺向肺门萎陷呈圆球形阴影。气胸延及肺下部时肋膈角显示锐利；如有液气胸则见液平面。少量气胸时积气多局限于肺尖和腋部，易被锁骨影遮掩。此时，深呼气相的 X 线征象有助于诊断。部分自发性气胸患者由于胸膜粘连分隔而呈现为"局限性气胸"。

2. *胸部 CT*　气胸病情反复、治疗效果差以及胸腔有粘连肺不规则压缩者应做胸部 CT 检查。基本表现为胸膜腔内出现极低密度的气体影，伴有肺组织不同程度的压缩萎缩改变。胸部 CT 对胸腔内少量气体的诊断较更为敏感，同时可以观察肺边缘是否有造成气胸的病变，如肺大疱、胸膜粘连等。

3. *动脉血气检查*　气胸患者由于肺组织萎陷形成无效灌流，引起心脏外右向左的分流而出现低氧血症。中、青年人气胸一般在肺被压缩 20%～30%或以上才会出现低氧血症。

4. *肺功能检查*　通常气胸在压缩 20%以上时才可能出现限制性通气损害（肺容量和肺活量降低）。老年人气胸由于基础疾病的存在，往往在肺压缩不到 20%时就已出现严重的肺功能障碍。临床怀疑有气胸者不宜进行用力呼吸动作的肺功能项目检查，以免导致病情恶化。

【诊断及鉴别诊断】

临床上确诊自发性气胸并不困难，主要诊断依据如下：突发胸痛、呼吸困难，患侧胸部饱满，叩诊鼓音，听诊呼吸音减弱或消失；胸部 X 线片或胸透见胸腔内积气；胸腔穿刺在胸腔内抽到气体。

但是，临床上自发性气胸的表现常不典型，尤其是继发性气胸易被原发疾病掩盖而误诊或漏诊。因此，在患者出现下列情况时应考虑气胸的可能：①突发的不明原因的呼吸困难，或在原有呼吸困难的基础上气促突然加重，用原发疾病不能解释者；②突然发生剧烈胸痛伴呼吸困难，除外心肌梗死和肺梗死者；③不明原因的病情进行性恶化，短期内出现心慌、出汗、面色苍白或发绀，意识障碍者；④喘憋症状突然加重，双肺或单肺布满哮鸣音，而各种解痉药等治疗无效者；⑤迅速或进行性加重的发绀。当出现上述情况时，应该迅速安排胸部 X 线检查以明确诊断。另外，自发性气胸有时须与下列疾病相鉴别。

1. *COPD 加重期*　自发性气胸患者气促表现突出，并多为突然发生或进行性加重，而咳嗽、咳痰则相应较轻；COPD 加重期常以气候变化为诱因，以呼吸道感染为先导，突出表现为咳嗽、咳痰加重、咳脓痰。X 线检查可帮助确诊。自发性气胸的积气征是局限或单侧的，两侧不对称，而 COPD 的肺过度充气征多是弥漫的、双侧对称的。

2. *肺大疱*　少量或局限性气胸有时需与肺大疱相鉴别。巨大的肺大疱可有胸闷、气短等症状，但肺大疱发展缓慢，这些症状是逐渐出现的，不是突发的。肺大疱临床表现一般比较稳定。胸部 X 线片也可见肺被压缩，表现为病变区透亮度增高，呈圆形或类圆形，有时可占据一侧胸腔的大部，但透亮度增加的区域内仍可见细小条纹影，而且肺的压缩并不是从周边向肺门部的压缩；鉴别困难时应行胸部 CT 检查。

3. *胸腔积液*　胸腔积液患者也常表现为胸痛和气促，但体格检查和 X 线检查为积液征而别于气胸，较容易鉴别。

4. *心肌梗死、肺梗死*　张力性气胸临床表现有时酷似心肌梗死、肺梗死，都表现为突发剧烈胸痛、气促、呼吸困难、心慌、面色苍白或发绀、大汗、烦躁不安等，但张力性气胸患侧明显的胸腔积气征和气管向对侧移位有助于鉴别，X 线检查有助于鉴别。

5. *支气管哮喘*　部分老年气胸患者表现类似于哮喘样发作，严重呼吸困难的同时肺部可闻哮鸣音。胸腔积气征、对解痉药等无效、抽气后呼吸困难及哮鸣音消失而别于哮喘，X 线检查有助于鉴别。

【治疗】

自发性气胸的治疗目的是以最小的创伤、最低的手术并发症和死亡率、最少的费用闭合漏气口，促使肺复张，尽可能降低复发率。因此，需要根据患者的发病病因、病程、以往的发作次数、患者的职业和全身状况等因素而采取不同的方法。

1. *一般治疗*　包括卧床休息，限制活动，给予吸氧，镇痛、止咳，必要时给予小量镇静药，有感染时给予抗感染治疗。如有休克，应尽快纠正，除一般抗休克措施外，由张力性气胸引起的休克，应紧急抽气减压；血气胸引起者，应按失血性休克治疗。

2. *急诊处理*　对于轻度自发性气胸（＜20%），如患者身体好且无症状，可以非手术观察，待其自行吸收。如果急性气胸，肺被压缩＞20%，应当抽气减压，促使肺复张。抽气部位在锁骨中线第 2 肋间，局限性包裹性气胸应当在胸部X线片或CT的指导下定位，在积气最多的部位抽气。如果肺被压缩>60%，或怀疑有张力性气胸的可能者，应当安放胸腔闭式引流管，安放部位亦是患侧锁骨中线第2肋间，或积气最多的部位。张力性气胸可引起严重的病理生理改变，故紧急排出胸腔内高压力的气体十分重要。在紧急情况下，可用18号针头尾端套扎上消毒指套或避孕套，指套端剪开一小口，针头经锁骨中线第2肋间刺入胸腔，高压气体可以立即冲出，患者吸气时，胸腔内压力降低，指套闭合，阻断空气进入胸腔。在紧急排气后，患者情况趋于平稳，应安放胸腔闭式引流管，以利气体排出，观察气胸的发展变化，促使肺复张。经过上述治疗大多数患者可以治愈。如效果不理想，则应考虑外科手术治疗。

3. *手术治疗* 自发性气胸的外科手术包括切除破裂的肺大疱，以及引起肺大疱的基础病变，摩擦壁层胸膜或胸腔内喷洒粘连剂促进脏壁层胸膜粘连，使胸膜腔闭合，解除纤维素包裹或纤维板对肺的束缚，促使肺复张等。适当的外科治疗可治愈气胸，利于肺尽早复张，了解引起气胸的基础病变，采取可靠的根治性治疗措施，防止复发。近年来，随着以电视胸腔镜(VATS)为代表的微创胸部外科的广泛应用，自发性气胸作为胸腔镜外科的主要适应证之一，手术方式及操作要点均发生了重大变化。胸腔镜手术的创伤小，破裂的肺大疱多能被找到，并可通过胸腔镜用腔内直线切割吻合器订合。采用VATS技术同样可以行壁层胸膜摩擦固定术防止术后气胸复发。

4. *积极治疗原发病和并发症* 原发病为结核病者应用异烟肼、利福平等抗结核治疗；肺部有感染者应用抗生素治疗。

【并发症】

并发症的诊断、治疗和预防如下。

1. *血胸* 多为气胸发作时引起胸膜粘连带中的血管撕裂而导致，病情可轻可重，与撕裂的血管有关。小的出血随血管的收缩和内皮的卷缩而可自动停止；大的血气胸则发病急骤，除胸痛、胸闷外，还有面色苍白、皮肤凉湿、血压下降等出血性休克征象，X线检查可见液气平面，胸腔穿刺为全血。

2. *胸腔积液* 发生率30%～40%，多在气胸发病后3～5d出现，量通常不多，积液不仅加重了肺萎陷，还易感染发展为脓气胸。

3. *纵隔气肿* 空气沿支气管和肺血管床进入纵隔，形成的纵隔气肿，通常不引起严重的后果。但其他原因造成的纵隔气肿，如呼吸道损伤或食管穿孔必须除外。

4. *慢性气胸* 部分老年患者由于基础病变的原因致使胸膜裂口不能闭合，或因支气管狭窄、脏层胸膜肥厚等原因不能充分复张，以致气胸延续3个月以上，形成慢性气胸。

5. *脓气胸* 因肺部感染继发的气胸易发展为脓气胸，如金黄色葡萄球菌、厌氧菌或革兰阴性杆菌引起化脓性肺炎、干酪性肺炎或肺脓肿等。

6. *持续漏气* 气胸经过胸腔闭上引流术或外科手术治疗后，仍持续漏气，不能拔管，漏气现象常见于继发性气胸，但有时也可见于原发性自发性气胸。多数情况下，持续漏气与肺膨胀不全有关。

【预后】

自发性气胸经非手术治疗后复发率高，占19%～36%，其中近70%在6个月内复发，并可多次复发，尤其是仅给予一般治疗或穿刺排气者，而经胸膜固定术后复发率低。气胸的病死率为9%～32.9%，病死率与肺压缩程度成正比，高龄、基础病变严重、张力性气胸及有合并症者预后差。气胸预防的关键是积极防治原发疾病，特别是COPD和呼吸道感染。对于有肺大疱的老年人，尤其是有气胸病史者应保持大便通畅，避免接触呼吸道刺激物，避免劳累和负重。反复发生气胸者手术是防止再次发生的主要方法。

(周乃康)

第六节 自发性血胸

自发性血胸，系指非创伤性血胸，多发生于既往无明确的全身或肺胸疾病史者。自发性血胸多是由于胸膜腔内含有小动脉的粘连带被撕断所致，少数因肿瘤侵犯及肺大疱破裂所致，因此多与气胸同时出现。

【流行病学】

与自发性气胸相似，自发性血胸多见于青壮年，男性多于女性。

【解剖学】

脏层胸膜被覆在肺的表面，不易肺实质分开。壁层胸膜是一层浆膜，覆盖在纵隔、肋骨、膈肌和胸膜顶的内面。壁层胸膜由肋间动脉的分支供血，胸顶部壁层胸膜血液供应来自锁骨下动脉的分支。由于炎症、结核等各种原因，壁脏层胸膜常会产生一些粘连，当这些粘连带被撕断时会出血而形成自发性血胸。

【病因】

单纯自发性血胸并不多见，常与自发性气胸同时存在。发病前常有重体力劳动、剧烈运动、咳嗽、用力排便等诱发因素。

【病理学】

血胸发生后，由于胸腔内为负压，胸膜脏壁层血管或膜粘连带中的血管破损后不易自止，短期可快速出血，机体可因为失血而出现贫血征象，严重者会循环功能紊乱，甚至出现休克症状。而且随着胸腔内血液的积聚和压力的增高，使同侧肺受压而萎陷，大量血胸还会将纵隔推向健侧，使对侧肺也受萎陷。失血和对纵隔、肺的压迫，可产生呼吸困难和循环功能紊乱，如诊治不及时，可危及生命。胸腔内的积血，由于肺、心和膈肌不停断的运动起去除纤维蛋白的作用，一般能延迟血液凝固的时间，因此自发性血胸多不凝固。但是，如果短期内出现大量积血，去纤维蛋白的作用不完善，也可凝固成血块，血液凝固后，附在胸膜上的纤维素和血凝块逐渐机化而形成纤维板，限制胸壁活动幅度，压迫肺组织，影响肺复张，损害气体交换功能，这种情况称纤维胸。另外，血液是细菌繁殖的良好培养基，血胸未经及时处理，从胸壁或胸内器官创口进入的细菌，易引致胸腔感染形成脓血胸。

【临床分期】

自发性血胸按照胸腔内的积血量分为：少量血胸，出血量 500ml 以下，X 线检查可见肋膈角变钝或消失；中等量血胸，积血量在 500～1 500ml，胸部 X 线检查可见胸腔积血达到肺门；大量血胸，出血量在 1 500ml 以上，X 线检查胸腔积血超过肺门，甚至全血胸。

【临床表现】

血胸的临床表现随出血量、出血速度、胸内器官创伤情况和患者体质而不同。一般来讲，血胸出血量取决于血管破口的大小，血压高低和出血持续的时间。肺循环血压低，出血处常能被血块所封闭而自行停止，一般出血量不多。如果体循环血管破裂，尤其动脉血压高，出血不易自行停止，出血量较多。少量血胸，临床上可不表现出明显症状。但当出血量多，超过 1 000ml，且出血速度快者，则呈现面色苍白、脉搏快而弱、呼吸急促、血压下降等低血容量休克症状，胸膜腔大量积血还会压迫肺和纵隔出现呼吸困难和缺氧等表现。

小量血胸常无异常体征。大量血胸则可呈现气管、心脏向健侧移位，伤侧肋间隙饱满，叩诊呈实音。血、气胸病例则上胸部呈鼓音，下胸部实音。呼吸音减弱或消失。小量血胸积留在肋膈角的，胸部 X 线检查可能不易被发现。血胸量较多者，则显现伤侧胸部密度增高。大量血胸则显示大片浓密的积液阴影和纵隔移位征象。血、气胸病例则显示液平面。

多数自发性血胸出血可以自行停止，但当具备以下征象时则提示存在进行性血胸，应当采取积极措施：①持续脉搏加快、血压降低，虽经补充血容量血压仍不稳定；②闭式胸腔引流量每小时超过 150～200ml，持续 2～3h；③血红蛋白量、红细胞计数和血细胞比容进行性降低，引流胸腔积血的血红蛋白量和红细胞计数与周围血象接近，且迅速凝固。

如果血胸未得到及时处理，出现细菌感染，则引起感染性血胸。当血胸患者出现寒战、高热、白细胞计数增多等化脓性感染征象时，应穿刺抽液送做细菌涂片和培养检查。如果血胸出血较多又未充分引流，血胸可以演变形成纤维胸，如范围较大者可出现病侧胸廓塌陷，呼吸运动减弱，气管、纵隔向病侧移位，肺通气量减少。X 线检查显示纤维板造成的浓密阴影。

【辅助检查】

1. *X 线检查*　胸部 X 线片上，小量血胸可见到伤侧肋膈角变钝，液面不超过膈顶；中量血胸液面达到肺门水平；大量血胸液平面超过肺门水平。

2. *胸部 CT*　较普通胸部 X 线片的诊断准确性高，常能发现少量的血胸。对反复发作的血、气胸患者有利于观察肺边缘的小病变，如肺大疱、胸膜带状粘连等。

3. *胸腔穿刺*　抽出血液后可确定诊断。

【诊断及鉴别诊断】

自发性血胸临床上并不常见，容易被误诊，但如果考虑到此病，确诊并不困难。患者常有用力咳嗽或屏气的诱因，一般突然起病，出现患侧胸痛、胸闷、气急，甚至出现休克症状。X 线检查有助于明确诊断，胸腔穿刺抽出血液可确诊。

自发性血胸在临床上最容易被误诊为结核性胸膜炎。结核性胸膜炎是结核菌侵犯胸膜引起的胸膜炎症及变态反应。多见于青少年。结核性渗出性胸膜炎病变多为单侧，胸膜腔内有数量不等的渗出液，一般为浆液性，偶见血性或化脓性。典型渗出性胸膜炎起病多较急，有中度或高度发热、乏力、盗汗等结核中毒症状，发病初期有胸痛，以及不同程度的气短和呼吸困难。体征随胸液多少而异，少量胸液可无明显体征。积液吸收后，往往遗留胸膜粘连或增厚。胸部 CT 及胸腔穿刺有助于鉴别诊断。

【治疗】

自发性血胸的治疗目的是：防治休克，控制出血，清除积血，促使肺复张。目前常用的治疗手段有非手术治疗、胸腔穿刺、胸腔闭式引流、电视胸腔镜及开胸探查术，对不同类型、不同性质的血胸要选择相应的治疗手段。

自发性血胸如果出血量很少，症状较轻，能迅速被吸收而不残留后遗症，无须特殊处理。中等量血胸，如出血已自行停止，病情稳定者，可做胸腔穿刺抽血，尽可能抽净积血，或做胸腔闭式引流，促使肺扩张，并可预防并发脓胸。同时要适量输血或补液，纠正低血容量。对于大量血胸应该尽快给予输血补液等抗休克治疗，并且进行胸腔闭式引流以便引流出血并方便观察出血情况。观察闭式引流下的出血量，只要无明显血压下降及心率逐渐加快等休克症状的出现，绝大多数血胸患者可经非手术治疗而治愈。在闭式引流的早期，由于肺的部分复张及胸腔凝血的引出，患者可因循环血量相对不足而致血压下降，心率加快。此为“一过性休克”，勿认为系出血不止所致。有研究者指出，在实践中闭式引流的早期采用间断夹管的方法可避免休克的发生。

非进行性血胸可根据积血量多少，采用胸腔穿刺或闭式胸腔引流术治疗，及时排出积血，促使肺膨胀。闭式胸腔引流术的指征应放宽，血胸持续存在会增加发生凝固性或感染性血胸的可能。对于进行性加重的血胸，如进行胸腔闭式引流后引流管持续出血，引流血量每小时达 150～200ml 或以上，持续 2～3h 不减，应该及时施行剖胸探查术，清除血块和积血，寻找出血来源并给予缝扎止血。

【并发症】

血胸若不及时处理，随着它的发展会导致出现呼吸困难、休克、感染性血胸、凝固性血胸、纤维胸等并发症。感染性血胸，应按脓胸进行治疗，及时改善胸腔引流，排尽感染性积血或积脓。若效果不佳或肺复张不良，应尽早手术清除感染性积血，剥离脓性纤维膜。凝固性血胸应待患者情况稳定后尽早手术，清除血块，并剥除胸膜表面血凝块机化而形成的包膜。机化性血胸或纤维胸宜在 2～3 周或以后，胸膜纤维层形成后施行剖胸术，剥除胸壁和肺表面胸膜上纤维组织板，使胸壁活动度增大，肺组织扩张，呼吸功能改善。过早施行手术则纤维层尚未形成，难以整片剥除。手术过晚则纤维层与肺组织之间可能已产生紧密粘连，剥除时出血多，肺组织亦可多处破损。术后需引流胸膜腔。

【预后】

本病如果处理及时得当，一般可以痊愈。治疗时要注意同时清除胸腔积血，防止感染和纤维板形成。对暂时不能确定是否有活动性出血时，尽快安置胸腔闭式引流，以利进一步观察和判断，且可防止血液在胸腔内积聚，防止疾病进一步地发展。

（周乃康）

第七节 胸腔积液

胸腔积液(pleural effusion，PE)是胸膜疾病最常见的临床表现，可原发于胸膜自身疾病或继发于肺部疾病，也可来源于全身性疾病。不同病因的胸腔积液其治疗和预后截然不同，准确的诊断常依赖于影像学检查和胸腔积液的实验室检查。鉴别胸腔积液是渗出液或漏出液非常重要，漏出性胸腔积液常由心力衰竭、肝硬化引起，而结核性胸腔积液、恶性胸腔积液和肺炎相关胸腔积液是渗出性胸腔积液最常见的病因。

【概念和分类】

胸膜腔为脏、壁层胸膜之间的一个潜在间隙，在生理情况下脏层和壁层胸膜之间有一层很薄的液体(5～15ml)，在呼吸运动时起润滑作用。随呼吸周期胸膜腔的形状和压力发生变化，将胸壁的压力传达到肺，维持肺的形状。胸膜腔在很多疾病中起着重要的病理生理作用，只要这一潜在的间隙容量扩大，就可引起临床症状。正常情况下胸膜腔内每天有 500～1 000ml 液体形成和吸收，任何原因使胸膜腔内液体形成过快或吸收过缓，即产生胸腔积液。根据胸腔积液的发生机制可分为漏出性胸腔积液和渗出性胸腔积液。根据病因可分为感染性、肿瘤性、免疫性、物理性、药物性胸腔积液等。

【流行病学】

目前关于胸腔积液的流行病学资料缺乏大样本、多病种的系统研究，不同国家和地区、不同时期所统计的发病率和病种构成均有差异。在美国，胸腔积液年新发病例数 153.7 万，充血性心力衰竭所致胸腔积液占 37.4%，在渗出性胸腔积液中，病因主要是肺炎相关胸腔积液和恶性胸腔积液。国内目前尚无全国性的流行病学资料，病因差异较大，可能与调查的对象和范围不同有关，总体来说结核和恶性肿瘤是主要病因。

【病因学】

既往认为胸膜腔内液体的交换取决于流体静水压和胶体渗透压之间的压力差，脏层胸膜薄的动物(如兔)其壁层胸膜主要由肋间动脉供血，脏层胸膜由肺动脉供血，所以受压力驱动，液体从壁层胸膜滤过进入胸膜腔，由脏层胸膜回吸收。但发现脏层胸膜厚的动物(包括人类)其壁层胸膜间皮细胞之间存在淋巴管微孔，脏层胸膜由体循环的支气管动脉和肺循环供血，从而对胸膜腔内液体的产生和吸收机制达成新的共识，及液体由于压力梯度从壁层和脏层胸膜的体循环血管通过有渗漏性的胸膜进入胸膜腔，通过壁层胸膜的淋巴管微孔经淋巴管回吸收，正常情况下脏层胸膜对胸膜腔内液体交换的作用较小。

肺、胸膜和肺外疾病均可引起胸腔积液，临床常见的病因(表 8-1)和发病机制如下。

表 8-1　胸腔积液的常见病因

漏出液	
充血性心力衰竭	肾病综合征、肾小球肾炎、透析
缩窄性心包炎	肺栓塞
肝硬化	黏液性水肿
上腔静脉综合征	
渗出液	
胸膜恶性肿瘤 　原发性(间皮瘤) 　转移性(肺癌、乳腺癌、卵巢癌等) 感染 　结核病 　细菌感染(肺炎相关胸腔积液) 　真菌感染 　病毒感染 　寄生虫感染 结缔组织病 　系统性红斑狼疮 　类风湿关节炎 　韦格纳肉芽肿 　多发性肌炎/皮肌炎 　硬皮病 　Churg-Strauss 综合征 　主动脉炎 　结节性多动脉炎 　干燥综合征 淋巴细胞异常 　多发性骨髓瘤 　浆细胞性白血病 　Waldenstrom 巨球蛋白血症 　淋巴瘤 肺栓塞	药物性胸膜疾病 　米诺地尔、溴隐亭、二甲麦角新碱、普萘洛尔、硫喷妥钠、呋喃妥因、甲氨蝶呤、左旋多巴、氨苄西林、胺碘酮等 胃肠疾病 　病毒性肝炎、肝脓肿、膈下脓肿、肝移植后、胰腺炎、食管破裂、膈疝 其他疾病或因素 　石棉接触 　电损伤 　心包切除术后或心肌梗死后综合征 　Meigs 综合征 　子宫内膜异位症 　肺隔离症 　Gorham 病 　黄甲综合征 　结节病 　尿毒症 　放射性损伤 　肺动脉发育不全 　遗传性球形红细胞增多症 　组织细胞增多症 　血胸 　乳糜胸

1. 胸膜毛细血管内静水压增高　如充血性心力衰竭、缩窄性心包炎、血容量增加、上腔静脉或奇静脉回流障碍等，产生漏出液。

2. 胸膜通透性增加　如胸膜炎症、胸膜肿瘤、结缔组织病、肺栓塞、膈下炎症(膈下脓肿、肝脓肿、胰腺炎)等，产生渗出液。

3. 胸膜毛细血管内胶体渗透压降低　如低蛋白血症、肝硬化、肾病综合征、急性肾小球肾炎、黏液性水肿等，产生漏出液。

4. 壁层胸膜淋巴回流障碍　如癌性淋巴管阻塞、发育性淋巴管引流异常等，产生渗出液。

5. 损伤性疾病　如肋间血管损伤、主动脉瘤破裂、食管破裂、胸导管破裂等，产生血胸、脓胸和乳糜胸。

【临床表现】

1. 症状　胸闷和呼吸困难较常见，少量胸腔积液一般无明显症状，部分急性胸膜炎早期胸腔积液量少时有明显的胸痛，随着积液增多，脏层和壁层胸膜分开而胸痛减轻，但逐渐出现气促。中、大量胸腔积液常表现为胸闷和呼吸困难，尤其在活动后明显。呼吸困难的原因主要由于改变了呼吸肌长度与张力的关系，引起呼吸肌机械性能变化所致；其次是由于肺组织受压。呼吸困难的程度与积液量、胸内压以及它们对力学和气体交换的影响有关，也与同时合并的肺部病变严重程度有关。极少情况下，可出现张力性胸腔积液，表现为严重的呼吸困难和血流动力学不稳定。伴随症状取决于胸腔积液的病因，如结核性胸腔积液患者可伴有低热、乏力、消瘦等结核中毒症状；恶性胸腔积液通常量较多，可伴有胸痛、咳嗽、咯血；肺炎相关胸腔积液和脓胸可伴有发热、咳痰；充血性心力衰竭有心功能不全的相应表现；肝脓肿时伴有发热、肝区疼痛。

2. 体格检查　少量胸腔积液时可无明显体征，部分患者可触及胸膜摩擦感或闻及胸膜摩擦音。中、大量胸腔积液时，体格检查时可发现患侧胸廓饱满，肋间隙增宽，气管向对侧移位；患侧语音震颤减弱或消失，呼吸动度减低，局部叩诊浊音；听诊呼吸音减弱或消失，液平面以上由于肺组织受压，呼吸音可增强，或听到支气管肺泡呼吸音。体征上需与胸膜增厚相鉴别，胸膜增厚亦为叩诊呈浊音，听诊呼吸音减弱，但往往伴有胸廓扁平或塌陷，肋间隙变窄，气管向患侧移位，语音传导增强等体征。

【辅助检查】

1. 影像学检查

(1)胸部X线：少量胸腔积液时，肋膈角变钝。中等量积液时表现为中下肺野均匀的密度增高影，上界呈弧形，为外高内低、凹面向上的反抛物线状。大量积液时患侧胸腔全部为致密均匀阴影，纵隔向健侧移位。包裹性积液局限于一处，形成圆形、卵圆形或半月形密度增高影，不随体位改变而变动。叶间积液变现为与叶间裂有关边缘光滑的菱形或圆形阴影，肺底积液在肺膈面和膈肌之间，易误诊为膈肌升高。积液可掩盖肺内原发病灶，抽尽积液后有利于发现肺内病变。

(2)胸部CT：胸部CT有较高的敏感性和分辨率，不仅能显示极少量或局限性胸腔积液，还能显示肺内、纵隔及胸膜病变情况，有助于病因诊断。CT检查时患者一般取仰卧位，积液量少时不易区分来自于胸腔或者腹腔，可以通过以下4种征象进行判断：①横膈征(the diaphragm sign)。通过胸腔积液和腹水与横膈关系不同的分布情况来鉴别。胸腔积液位于一侧横膈凸面的附近和外围，而腹水及腹腔脏器则位于一侧横膈的附近和中央。②界面征(the interface sign)。液体和肝、脾之间的界线。腹水患者此界线清晰，而胸腔积液此界线模糊。③膈角移位征(the displaced crus sign)。横膈角被胸腔积液推移向前，这是由于横膈角和脊柱之间被液体插入所致。腹水不会产生这种移位。④裸区征(the bare area sign)。肝右叶缺乏腹膜覆盖的部位称为裸区，此区域肝直接附着于后腹壁，故在此平面，肝后无腹水。在对所有的胸腔积液、腹水患者进行诊断时，这4种征象均应被评估，因为应用单一征象去评估可致诊断不明或误诊。

(3)胸部超声检查：超声检查对胸腔积液的诊断具有灵敏、准确、操作简便的特点，可以显示X线常规检查难以发现的少量胸腔积液，确定包裹性积液或分隔性积液的位置，估计积液量、测量距离体表的深度和范围，准确定位指导胸腔穿刺抽液、胸腔闭式引流和胸膜活检等有创操作。胸腔积液在B超上表现为无回声的液性暗区，若暗区透声稍差、有光斑光束出现，提示积液中有沉淀物、纤维素形成。暗区与胸壁距离增宽则提示局部胸膜增厚。胸部超声检查有助于漏出液和渗出液的鉴别。根据胸腔积液内部回声分为无回声型(Ⅰ型)、无分隔散在点状回声型(Ⅱ型)、分隔兼有点状回声型(Ⅲ型)和均匀回声增多型(Ⅳ型)。漏出液为Ⅰ型，部分不含析出物的渗出液也可为Ⅰ型、Ⅱ型、Ⅲ型和Ⅳ型多为渗出液，其中Ⅳ型为血性胸腔积液和脓胸的典型表现。超声检查虽有助于积液性质的判断，但确诊仍依赖于穿刺抽液的实验室检查及必要的细胞病理学检查。

2. *胸腔穿刺抽液检查*　胸腔穿刺抽液检查对于明确胸腔积液的性质及判断病因具有重要的价值。

(1)外观：漏出液清亮透明，静置后不凝固；渗出液一般颜色较深，微浑。肺栓塞、恶性疾病或外伤表现为血性胸腔积液；感染性胸腔积液常为黄色，浑浊而有脓性的积液提示脓胸；结核性胸腔积液呈浅草黄色；清亮乳白色液体提示乳糜胸诊断；巧克力色积液见于阿米巴肝脓肿穿破如胸腔。

(2)比重、黏蛋白定性试验、蛋白质含量和细胞学：漏出液比重＜1.018，黏蛋白定性试验阴性，蛋白质含量＜30g/L，细胞数常＜100×10^6/L，以淋巴细胞、间皮细胞为主；渗出液比重＞1.018，黏蛋白定性试验阳性，蛋白质含量＞30g/L，细胞数常＞500×10^6/L。中性粒细胞增多提示急性炎症，脓胸时白细胞计数可达 $10\ 000\times10^6$/L 以上，结核性胸膜炎早期以中性粒细胞为主，其后则转为淋巴细胞为主；寄生虫感染或结缔组织病时嗜酸性粒细胞可增多。红细胞＞5×10^9/L 时胸腔积液呈淡红色，多由恶性肿瘤所致，红细胞＞100×10^9/L 时，应考虑创伤、肿瘤或肺梗死。胸腔积液血细胞比容大于外周血的 50%以上时为血胸。

(3)葡萄糖及 pH：正常情况下胸腔积液中葡萄糖含量与血液中葡萄糖含量相近，漏出液与大多数渗出液的葡萄糖含量正常，而脓胸、食管破裂、类风湿性胸腔积液、系统性红斑狼疮、结核和恶性胸腔积液中葡萄糖含量可＜3.3mmol/L(60mg/dl)。其中类风湿性胸腔积液和脓胸葡萄糖水平最低(＜0.56 mmol/L 或 10mg/dl)。

使用动脉血气分析仪可以测定胸腔积液 pH，漏出液 pH 一般在 7.45～7.55，渗出液一般在 7.3～7.45。较低的胸腔积液 pH(＜7.3)和葡萄糖含量(＜3.3mmol/L)见于复杂性肺炎相关胸腔积液、恶性胸腔积液、结核性胸腔积液、类风湿胸膜炎、食管破裂、系统性红斑狼疮等。在肺炎相关胸腔积液中，低 pH 和葡萄糖含量提示较高的可能性需要留置胸管引流，英国胸科学会建议胸腔积液 pH＜7.2 提示需放置胸管引流；在恶性胸腔积液中，低 pH 和葡萄糖含量提示胸膜病变广泛，胸腔积液中细胞学检查阳性率高、胸膜固定术效果不佳、患者预后较差。

(4)酶：渗出性胸腔积液中乳酸脱氢酶(lactate dehydrogenase，LDH)＞200U/L，且与血清 LDH 比值＞0.6；胸腔积液 LDH 水平与胸膜炎症程度相关，LDH＞500U/L 提示恶性肿瘤或并发细菌感染。

胸腔积液淀粉酶水平高于正常血清上限或胸腔积液/血清淀粉酶＞1.0 提示急性胰腺炎、胰腺假性囊肿、食管破裂或胸膜恶性肿瘤(特别是腺癌)。同工酶分析有助于确定淀粉酶的来源，如唾液淀粉酶升高，而没有食管破裂，则恶性的可能性更大。

腺苷脱氨酶(ADA)在淋巴细胞中含量较高。炎性渗出液常低于 45U/L，恶性胸腔积液常低于 25U/L，结核性胸腔积液中 ADA 多高于 45U/L，其诊断结核性胸腔积液的敏感度较高。

根据胸腔积液和血液中总蛋白和乳酸脱氢酶的含量的比较，可以区分渗出液和漏出液。Light 标准：①胸腔积液蛋白/血清蛋白(pleural effusion/serum protein，PE/S pro)＞0.5；②胸腔积液乳酸脱氢酶/血清乳酸脱氢酶(pleural effusion/serum lactate dehydrogenase，PE/S LDH)＞0.6；③胸腔积液乳酸脱氢酶大于正常血清乳酸脱氢酶上限的 2/3(或 200U/L)。凡符合以上 3 项中任何一项条件者可诊断为渗出液，否则为漏出液，其敏感性高达 85%～99%，但特异性较低，为 75%～90%，即根据 Light 标准某些实际上为漏出液的患者被误诊是渗出液。Light 推荐对于临床上考虑为漏出液而 Light 标准符合渗出液时予以测定血清-胸腔积液的清蛋白差值，若超过 12g/L 则诊断为漏出液。对于经过利尿治疗的充血性心力衰竭患者，因胸腔积液中蛋白和 LDH 浓缩，用 Light 标准可误判为渗出液，此时血清-胸腔积液的清蛋白差值超过 12g/L 则有助于漏出液的诊断。Romero 等以 PE/S pro＞0.6、PE LDH＞280U/L、PE/S LDH＞0.9 作为标准，可使特异性从 77%上升到 93%。而 Porcel 等对 Light 标准进行调整，省略 PE/S LDH 进行鉴别渗、漏出液，也获得相似结果，敏感性为 95.4%，特异性为 83.3%。目前认为，Light 标准是胸腔积液中漏出液和渗出液鉴别的重要指标，适当调整相关指标数值可以提高诊断的特异性。渗出液与漏出液鉴别试验的敏感性和特异性见表 8-2。

表 8-2　渗出液与漏出液鉴别试验的敏感性和特异性

检查项目	敏感性(%)	特异性(%)
Light 标准(符合 1 项或 1 项以上标准)	98	83
PE 蛋白/血清蛋白＞0.5	86	84
PE 乳酸脱氢酶/血清乳酸脱氢酶＞0.6	90	92
PE 乳酸脱氢酶大于正常血清水平上限的 2/3	82	89
血清-PE 清蛋白差值≤12g/L	87	92
PE 胆固醇浓度＞1.55mmol/L	54	92
PE 胆固醇/血清胆固醇＞0.3	89	81

(5)类脂：乳糜胸和假性乳糜胸可通过脂质分析鉴别。乳糜胸见于胸导管破裂，胸腔积液中三酰甘油＞1.24mmol/L(1 100mg/L)，胆固醇不高，脂蛋白电泳可显示乳糜微滴，如三酰甘油＜0.56mmol/L(500mg/L)则可排除。假性乳糜胸胆固醇水平＞5.18mmol/L(2 000mg/L)，三酰甘油含量正常，无乳糜微滴，显微镜下可见胆固醇结晶。与陈旧性积液的胆固醇积聚有关，见于陈旧性结核性胸膜炎、恶性胸腔积液、肝硬化和类风湿性胸腔积液等。

3. *经皮胸膜活检*　经皮胸膜活检具有简单、易行、创伤小的优点，对于胸腔积液的病因诊断有重要意义，可鉴别结核、肿瘤和其他胸膜病变，阳性诊断率为 40%～75%。B 超或 CT 引导下活检可提高诊断率。拟诊为结核性胸腔积液时，活检标本除常规病理检查外，还应做结核分枝杆菌培养。脓胸或有出血倾向者不宜行胸膜活检。如证实为恶性胸膜间皮瘤，应在 1 个月内对活检部位进行放疗以防针道种植。

4. *胸腔镜或开胸活检*　胸腔镜或开胸活检是诊治胸腔积液最直接准确的方法，有些胸腔积液病因诊断较为困难，经常规 X 线、CT、胸腔穿刺抽液检查以及胸膜活检等方法仍有 20%～30%不能明确诊断，此时需考虑应用胸腔镜检查。胸腔镜检查对恶性胸腔积液的病因诊断率可达 70%～100%，可全面检查胸膜腔，直接观察病变的形态特征、分布范围、侵犯邻近器官情况，能够多部位取活检、取材大，克服了经皮胸膜活检的盲目性，故诊断阳性率较高。少数胸腔积液的病因经上述各种检查仍不能明确，如无特殊禁忌可考虑开胸探查。

【诊断及鉴别诊断】

根据临床症状、体征及影像学检查，胸腔积液的诊断并不困难。由于引起胸腔积液的病因很多，所以明确胸腔积液的性质和原因是诊断的重点(图 8-9)。

首先需要明确胸腔积液的性质，即鉴别是漏出液还是渗出液，再根据漏出液或渗出液所涉及的病因范围，进一步寻找证据、明确病因。因此，胸腔穿刺抽液检查是诊断的重要依据。

漏出液应寻找全身性因素，常见的病因是充血性心力衰竭、肝硬化、肾病综合征和低蛋白血症，充血性心力衰竭和肾病综合征多为双侧胸腔积液，肝硬化胸腔积液多伴腹水，低蛋白血症多伴有全身水肿。腹膜透析的胸腔积液类似于腹透液，葡萄糖含量高，蛋白质＜1.0g/L。

我国渗出性胸腔积液最常见的病因是结核性胸膜炎和恶性胸腔积液。前者多见于青壮年，表现为胸痛，常伴有干咳、低热、盗汗、消瘦等结核中毒症状，查体除胸腔积液体征外无其他异常，红细胞沉降率一般增快，结核菌素试验阳性，老年患者可无发热，结核菌素试验亦常阴性。胸腔积液检查外观为草黄色，以淋巴细胞为主，pH 和葡萄糖含量低，ADA 增高，抗酸杆菌涂片、染色及培养可阳性。

恶性胸腔积液患者年龄多在中年以上，查体可见体表淋巴结增大、肿瘤压迫等直接或间接征象，胸腔积液多为血性，量大、增长迅速，胸腔积液中 pH 和葡萄糖含量较结核性高，肿瘤标记物可升高，胸腔积液细胞学检查、胸膜活检、纤维支气管镜检查及胸腔镜等检查有助于进一步诊断和鉴别。怀疑为其他器官肿瘤转移(如乳腺癌、消化系统或泌尿生殖系统肿瘤)需行相应针对性地检查。

肺炎相关胸腔积液指肺炎、肺脓肿和支气管扩张等感染引起的胸腔积液，如积液呈脓性则为脓胸。患者多有发热、咳嗽、咳痰、胸痛等症状，血白

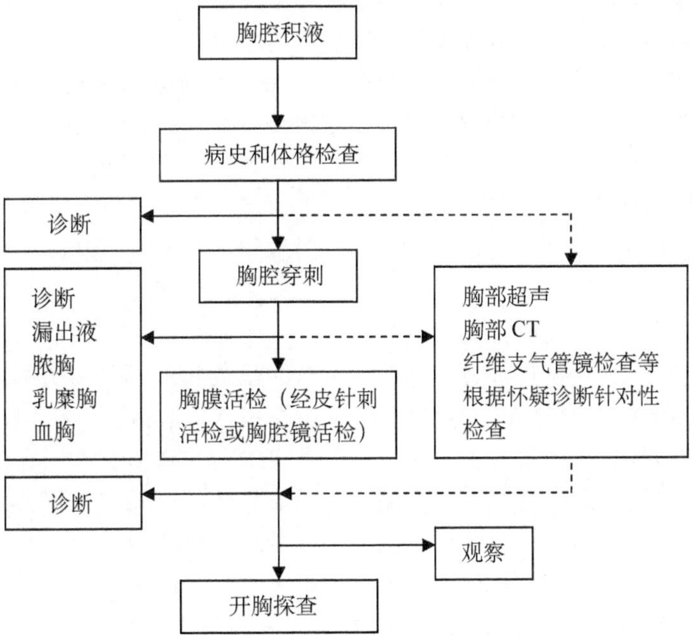

图 8-9　胸腔积液的诊断重点

细胞增多，中性粒细胞增多伴核左移。胸腔积液为草黄色甚至脓性，白细胞明显增多、以中性粒细胞为主，pH 和葡萄糖降低。脓胸为胸腔内致病菌感染造成积脓，多与未能有效控制肺部感染、致病菌侵袭进入胸腔有关，也与胸部外伤、胸部手术后支气管胸膜瘘或吻合口瘘或医源性因素有关。急性脓胸表现为高热、胸痛等；慢性脓胸有胸膜增厚、胸廓塌陷、慢性消耗和杵状指等。胸腔积液呈脓胸，涂片革兰染色及细菌培养阳性。

【治疗】

1. *漏出性胸腔积液*　对于漏出性胸腔积液，应积极治疗原发病，在原发病被控制以后，积液通常可以消失。有时因积液量大引起的症状较为严重或原发病治疗效果不佳时，需进行干预缓解症状，如对继发性肺栓塞的大量积液可能需要行胸腔闭式引流术；对难治性腹腔积液所致症状明显的胸腔积液，可行胸膜固定术。

2. *结核性胸腔积液*　结核性胸腔积液一般为自限性，如未予治疗通常经过 4～16 周的自然病程可自行吸收，但其中 43%～65%的病例会在若干年后发展为活动性肺结核或肺外结核；病程长者可发生积液包裹分隔，胸膜粘连、肥厚，纤维板压迫和限制肺组织的活动，出现限制性通气障碍，因此需要积极、彻底治疗。治疗目标是：①防止将来活动性肺结核的发生和发展；②尽快缓解结核感染包括胸腔积液吸收造成的中毒症状和积液的压迫症状；③防止胸膜肥厚、粘连、纤维化形成影响肺功能。

(1)抗结核化学治疗：抗结核化疗是针对病因的基础治疗，方案与肺结核相同，采取初始短程化疗方案疗效可靠，胸腔积液量多或双侧胸腔积液、结核性脓胸及痰检阳性的患者，强化期四联（异烟肼、利福平、吡嗪酰胺、乙胺丁醇）用药 2 个月，接着继续应用异烟肼、利福平巩固治疗 4 个月；对只有单侧胸腔积液的患者，可先用异烟肼、利福平、吡嗪酰胺治疗 2 个月，再用异烟肼、利福平巩固治疗 4 个月。有些局限性胸腔积液的患者，即使 6 个月的疗程结束后，胸腔积液仍有可能延迟吸收。

(2)胸腔穿刺抽液：是重要的治疗措施之一，可使受压肺复张、排除胸腔积液中炎性渗出物和致热源、减轻毒素吸收引起的结核中毒症状，缩短病程，防止纤维蛋白沉积。在正规抗结核化疗的同时，及早给予排除胸腔积液，可有效缓解症状、减轻后期胸膜包裹与胸膜粘连肥厚的并发症，促进肺功能的恢复，目前国内外均主张早期大量抽液。方法有普通胸腔穿刺针穿刺、留置中心静脉导管等。

(3)肾上腺皮质激素的应用：肾上腺皮质激素可减轻机体的变态反应和炎性反应，使结核毒性症状很快减退，减少渗出、促进胸腔积液迅速吸收。对治疗结核性胸腔积液中使用口服糖皮质激素的作用进行研究发现，激素治疗组患者发热、胸痛、呼吸困难等临床症状在早期即出现缓解，胸腔积液消失时间明显缩短、疗程结束时残留胸腔积液量有减少的趋势，但随访发现胸膜肥厚、粘连及胸腔积液包裹明显多于对照组。考虑结核性胸腔积液在早、中期常以炎性渗出为主，使用激素能加快胸腔积液吸收；后期以大量纤维蛋白渗出，沉着于胸膜形成纤维硬结，局部血液及淋巴循环障碍，应用激素治疗时巨噬细胞吞噬功能下降，对胶原纤维的降解作用下降，致使纤维蛋白原纤溶活性和胶原酶活性降低，促进胶原形成，导致胸膜肥厚、粘连加速。在治疗中，激素治疗组新增肺结核也明显多于对照组，与激素抑制免疫系统作用，使结核扩散有关。肾上腺皮质激素在治疗结核性胸腔积液治疗中的作用尚具争议，目前认为不宜作为常规治疗，主要适应证为早期渗出性胸膜炎伴有明显结核中毒症状、大量胸腔积液、双侧胸腔积液或多发性浆膜炎、粟粒型肺结核伴胸腔积液。

3. *肺炎相关胸腔积液和脓胸*　诊断为肺炎相关胸腔积液或脓胸，首先应给予抗生素控制感染，并给予全身支持治疗，一些早期、病变轻微的患者，胸腔积液量少，经积极有效的抗感染治疗后，胸腔积液可以吸收。如患者病变较重、积液量多，应积极给予外科方法排出胸腔内的炎性积液。常用胸腔穿刺及胸腔闭式引流的方法。胸腔穿刺抽液以每次≤1 000ml 为宜，抽液过快或过多造成复张性肺水肿，胸腔积液 pH＜7.2 者应行胸腔闭式引流。

脓胸的治疗原则是控制感染、引流通畅、支持治疗及促使肺复张。恢复肺功能。抗菌药物使用足疗程，防止脓胸复发。引流是脓胸最基本的治疗方法，应保证引流通畅。可使用 2%碳酸氢钠或生理盐水反复冲洗胸腔，使脓液稀释便于引流，但对有支气管胸膜瘘者不宜冲洗胸腔以免感染播散。一般支持治疗非常重要，应给予高热量、高蛋白质及富含维生素食物，纠正水电解质紊乱及维持酸碱平衡，必要时少量多次输血。急性脓胸一般经胸腔穿刺和胸腔闭式引流术多能取得较好的治疗结果。当脓胸转为慢性时，大多需要外科手术治疗。在全身治疗的基础上，尽可能通过外科的方法，除去引起慢性脓胸的因素，闭合脓腔、消除感染，并尽可能保留正常的肺功能。首先应进一步改善胸腔闭式引流，充分排除脓液，然后根据病变情况，选择胸膜纤维板剥脱术或胸廓成形术。如肺内病变严重，一般手术不能获得根治，可以选择胸膜全肺切除或肺叶切除术。对经久不愈的慢性脓胸，尤其是体质及心肺功能较差，或其他手术失败的可选用大网膜胸腔内移植术。

4. *恶性胸腔积液*　目前对于恶性胸腔积液的治疗最常用的方法是胸膜固定术，其他的方法有胸腔穿刺、胸腹腔分流术等。并非所有的恶性胸腔积液患者都需要行胸膜固定术，少量未引起临床症状的胸腔积液无须治疗，对于部分引起临床症状的患者来说，胸腔穿刺即可以起到治疗作用，临床上约 2/3 的患者最终需要行胸膜固定术。低 pH 与生存时间呈负相关，因此，美国胸科学会与欧洲呼吸学会指南认为对胸腔积液 pH＞7.3 的患者进行胸膜固定术具有临床意义。在进行胸膜固定术前还需明确患肺能否完全复张，对于肺不能复张、脏层胸膜增厚、胸腔内大量包裹性积液的患者单纯的胸膜固定术效果较差。

(1)胸腔穿刺抽液：是治疗恶性胸腔积液的最基本手段，对于预期生存期较短或不能耐受创伤性较大的治疗方案的患者，胸腔穿刺抽液可作为首选治疗方法。通过胸腔穿刺可以改善患者胸闷、呼吸困难的症状；促使萎陷的肺组织复张。由于肺气肿、肺部肿瘤等原因，约 50%的患者在胸腔穿刺后症状并不能得到改善。如影像学资料可见肺组织萎陷，考虑肺组织不能复张，需重新设定诊疗方案；诊疗过程中，如患者胸闷、憋气的症状改善不明显，需考虑诊断的正确性以及下一步治疗方案。

(2)胸腹腔分流术：将胸腔积液通过人工泵引流至腹腔，由于创伤较大，成功率相对较低，现已很少应用。主要适用于恶性胸腔积液伴肺不张的患者；化学性胸膜固定术后失败，不适合手术治疗的患者；乳糜胸患者。

(3)胸腔闭式引流术：通过胸腔闭式引流引流胸腔积液，改善患者的临床症状，是胸腔积液的标准治疗方法。对胸腔引流管的选择存在多样性，大部分医生治疗时选择 28～32F 的胸腔引流管，有研究表明直径小的胸引管(9～14F)亦可以达到较满意的引流效果。目前临床上常选择应用直径较细的深静脉导管进行闭式引流，具有创伤小、易固定、可随时胸腔内注入药物等优点，尾端连接引流袋同样可以达到有效的引流作用。

(4)化学性胸膜固定术：通过药物或者其他化学物质使壁层胸膜产生无菌性炎性反应，导致胸膜纤维化，使脏壁层胸膜粘连，消灭胸膜腔。一般将化学性硬化药溶于 50～100ml 生理盐水，通过胸腔闭式引流管注入胸腔内。将硬化药注入胸腔内后，将胸腔闭式引流管夹闭 1～4h 开放。目前应用于胸膜固定的化学物质有很多种，如滑石粉混悬液、博来霉素、白介素、红霉素、顺铂、卡铂、激素等，很多医院对硬化药的选择取决于经验，目前常用的硬化药有滑石粉、四环素、博来霉素等，其中以滑石粉最为有效。以往认为滑石粉具有致癌性，然而目前的研究显示滑石粉的致癌性是由于内部混有的石棉纤维导致的，纯化的滑石粉不具有致癌性。滑石粉具有价格低廉、胸膜固定效果好等优点。

5. 胸腔镜手术　通过胸腔镜进行胸膜固定术是控制恶性胸腔积液的有效方法，用于经过肋间插管胸膜硬化治疗无效的难治性恶性胸腔积液。对患者一般状况要求高，能够耐受全身麻醉和单肺通气。手术时松解肺周围的粘连以便尽可能促使肺膨胀；进行胸膜、肺组织的活检，然后行化学性胸膜固定术、胸膜摩擦或胸膜切除术。

【预后】

对于全身性因素引起的漏出性胸腔积液，原发疾病得到有效控制后，胸腔积液可获得缓解；除恶性以外的渗出性胸腔积液，例如结核性胸腔积液、肺炎相关胸腔积液等，通常预后较好，经及时规范治疗可以痊愈，若治疗不当则易出现胸腔粘连、胸膜肥厚、纤维板形成等，导致限制性通气障碍，影响肺功能；恶性胸腔积液患者预后较差，其生存期取决于原发肿瘤的部位、病理类型、分化程度、转移方式和治疗效果，以及患者的一般状况等。

（刘德若　强光亮）

第八节　乳　糜　胸

【流行病学】

乳糜胸是由于胸导管或其主要分支破裂，其内的淋巴液漏出后积存于胸膜腔内形成，典型乳糜液是乳白色，无异味的碱性液体，富含脂类、蛋白质、电解质和淋巴细胞等多种成分，具有抗菌性。早在 1633 年，Bartolet 首次描述了乳糜胸；1875 年，Quincke 报道了首例临床病例；1948 年，Lampson 完成首例胸导管结扎术。乳糜胸的发病率低，为 0.5%～2%，诊治有一定的困难。

【解剖学】

一般认为胸导管起自相当于第 1、第 2 腰椎水平的乳糜池，在主动脉右侧沿脊柱向上走行，在第 10～12 胸椎水平穿主动脉裂孔入胸腔，紧贴主动脉右侧在胸膜外沿脊柱右前方上行，此时位于食管后方，主动脉和奇静脉之间，右侧肋间动脉的前方。当至第 5～7 胸椎水平时胸导管在主动脉后方穿过至纵隔左后方，沿食管左侧上行，位于左锁骨下动脉后方。至锁骨上 4cm，胸导管转至侧方，走行在颈动脉鞘与颈静脉后方，甲状腺下动脉、椎动脉、锁骨下动脉和膈神经的前方，后经前斜角肌内侧缘转而向下，注入左颈内静脉和左锁骨下静脉汇合的静脉角。全长 36～45cm，直径 2～4mm，腔内有一些防止倒流的瓣膜，导管瓣膜除了在距锁骨下静脉 1cm 内的瓣膜位置较为恒定外，其他瓣膜的位置不定。胸导管引流横膈以下半身及左侧头颈胸的淋巴液。由于第 5～7 胸椎水平由脊柱右侧转向左侧，故胸导管在第 5 胸椎水平以下损伤，多发生右侧乳糜胸，在此水平以上的损伤，多引起左侧乳糜胸。

胸导管解剖变异较大，在第 8 胸椎以下，一般为单根，此后近 40% 者呈双根或多根，故胸导管的预防性结扎多在膈上水平。胸导管最后回流也可至双侧的锁骨下静脉，或颈静脉。胸导管内乳糜的流速是 60～100ml/h，压力在流量大的时候较高，可达 10～28cmH_2O。

【分子生物学】

胸导管中乳糜主要成分是脂肪，来自于肠道脂肪的吸收，其中三酰甘油的含量远高于胆固醇的含量；其次是蛋白质，含量分别是血浆中的 50%，以及电解质，含量与血浆相同。淋巴细胞是胸导管内的主要细胞成分，故乳糜中含有大量淋巴细胞，其中 90% 为 T 细胞，因此乳糜液有很强的抑菌作用。此外，还有脂溶性维生素、抗体、尿素氮以及胰脂肪酶、门冬氨酸转氨酶和丙氨酸转氨酶等酶类。

【病因病理】

1. 病因

(1)先天性：先天性乳糜胸通常是先天性胸导管的缺陷如闭锁、薄弱或胸导管胸膜瘘引起。比如新生儿难产引起静脉压增高，导致薄弱的胸导管破裂出现乳糜胸。

(2)创伤性：胸导管任何部位都可能因为外来的钝锐性伤害导致破裂。右侧乳糜胸多见胸导管在第 5 胸椎水平以下损伤，而在在此水平以上的损伤，多引起左侧乳糜胸。

(3)医源性操作：胸外科手术或左锁骨下动脉插管术和左心导管术等医疗性操作都可能损伤胸导管引起乳糜胸。

(4)肿瘤：良、恶性肿瘤若累及胸导管，可引起单或双侧胸腔的淋巴液渗漏。常见有淋巴管瘤、淋巴管肌瘤病、淋巴瘤、淋巴肉瘤、肺癌和纵隔肿瘤等。

(5)其他：感染性疾病如丝虫病、结核病、真菌性疾病等导致淋巴管的梗阻。甚至有剧烈咳嗽和呕吐等引起胸导管破裂。

2. *病理生理*　胸导管的撕裂或外漏导致乳糜液积存在胸膜腔内，压迫心脏和肺组织，引起心肺功能的障碍。因为乳糜液有抑菌作用，很少出现胸膜的炎性改变以及发生脓胸。乳糜液中含有机体大量的营养和免疫成分，长期丢失会导致免疫能力减退，凝血功能障碍，营养不良，最后可能导致衰竭死亡。

【临床表现】

早期乳糜胸症状常不明显，2～7d潜伏期后随着胸腔积液的增加，患侧肺受压迫加重，会有呼吸加快甚至困难、心动过速和血压降低等表现。反复胸腔穿刺或胸管持续引流出乳糜样液体，每天引流量可达2 000～3 000ml。若未给予支持治疗，会导致死亡。

【辅助检查】

1. *实验室检查*　常见有血生化和血常规指标检查。早期各指标可能正常，但是长期渗出会出现低蛋白血症、三酰甘油和电解质减低，淋巴细胞计数减少等。

胸腔积液的检查可见无味乳白的不凝固的液体；显微镜下可见脂肪颗粒，苏丹Ⅲ染色助于分辨脂肪颗粒；胆固醇/三酰甘油＜1；三酰甘油＞1.24mmol/L。

2. *影像学检查*　胸部X线检查可见胸腔积液，但不能分辨胸液性质。淋巴管造影可以显示胸导管破口，但有一定风险。放射性核素检查可以发现淋巴管的梗阻部位。CT可以帮助发现原发病灶如纵隔肿瘤、增大的淋巴结或原发性肺癌等。

【诊断及鉴别诊断】

通过临床表现有胸腔积液的症状，引流胸液乳糜样，实验室检查主要是胸腔积液的分析、乳糜试验阳性等结果，再结合是否有外伤、胸外科手术等病史，可以作出乳糜胸的诊断。

乳糜胸必须与假性乳糜胸和胆固醇性胸液相鉴别。恶性肿瘤或感染可出现假性乳糜，胸液中含有卵磷脂-球蛋白复合物故也呈乳白色，但仅含微量脂肪，苏丹Ⅲ染色无脂肪颗粒，胆固醇和蛋白质含量低于乳糜液。结核病、类风湿关节炎和糖尿病等可引起胆固醇性胸腔积液，含有高浓度胆固醇，但不含脂肪颗粒。当乳糜胸合并其他原因如感染，肿瘤和外伤等引起的胸腔积液则诊断较困难，需要结合病史，影像学检查和胸液分析作出诊断。

【治疗】

乳糜胸的治疗尚无统一的标准，方法主要为非手术治疗、手术治疗和放射性治疗3种。

1. *非手术治疗*　患者禁食，静脉营养支持治疗，保证日需能量，减少渗出量。胸腔充分引流，保证肺良好膨胀通气能力。一般认为非手术治疗14d，有50%的患者可以自愈，但如果引流液持续＞500ml/d，须手术治疗。

2. *手术治疗*　没有明确的标准，一般非手术治疗无效，乳糜引流液持续2周＞500 ml/d，则应手术治疗。对于先天性、创伤性和手术后乳糜胸或明确恶性肿瘤引起的、胸腔已经多处包裹性积液肺无法膨胀，应尽早手术，除非患者有手术的禁忌证。

手术方法主要是胸导管结扎术。单侧乳糜胸应选择患侧进胸，双侧乳糜胸应该右侧进胸。术前2～3h鼻胃管注入橄榄油100～200ml，使胸导管充满牛奶样乳糜；或用1%的伊凡斯蓝染料注射腿部，使胸导管染色，术中易找到瘘口，在其上下方结扎胸导管，若未找到则在膈上低位结扎胸导管。此外还有胸膜闭锁术、胸膜切除术、胸腹腔分流术和心包开窗术等

3. *放射性治疗*　对于非外伤性的乳糜胸，必须先明确其病因，对症处理。对于恶性肿瘤引起的乳糜胸，除非原发病得到治疗，否者非手术治疗和手术疗效都不佳。有报道用放射性治疗纵隔淋巴瘤或其他恶性肿瘤引起的乳糜胸取得了成功。通常采用20Gy照射可使此类乳糜胸患者的病情得到控制。

【并发症】

常见并发症有营养不良、免疫力减退等。多见于未及时正确治疗，长期消耗所致。一般加强营养支持，乳糜胸治愈后可恢复。

【预后】

及时诊断，积极处理原发病，采取正确的治疗方案，预后较好。

（付向宁　徐澄澄）

第九节　急性脓胸和慢性脓胸

脓胸的概念就是当细菌侵入正常无菌的胸膜腔、造成感染，形成脓液积聚。世人对脓胸发病机制的认识以及脓胸的处理方法，都是经过多方探索、逐步形成的。早在 1918 年，Graham 和 Bell 就提出了治疗脓胸的基本原则：充分引流脓液、尽早消灭脓腔、足够的营养支持，这些原则在现在仍然适用。在抗生素出现以前(20 世纪 30、40 年代)，发生肺炎的病人中约有 10%的患者合并脓胸感染。随着抗生素的问世，肺炎后脓胸的发生率明显下降了。由于胸外科技术的快速发展，外科治疗胸部病种的增加，手术后脓胸的发生率所占比例反而升高了。但总体来说，伴随着抗生素的广泛开发和合理应用，脓胸在临床诊治过程中已不多见，尤其是年轻医师对此病的认识和处理尚缺乏经验。

【历史回顾】

据医学史料记载，希波克拉底是第 1 个详细描述脓胸的临床表现和自然转归的，也是第 1 个采用脓胸切开引流的人。而第 1 例胸腔穿刺治疗脓胸的病例记载是在 1852 年，由 Wyman 和其同事 Henry 完成的，当时他们是在第 6 肋间和第 7 肋间近脊柱旁穿刺，抽出约 20ml 脓液。较大的进步是用胸腔闭式引流替代胸腔穿刺，此项成就是 Playfair 在 1875 年完成的。随着医学的快速发展，治疗脓胸新的方式、方法不断出现，如 Estlander 于 1879 年完成了胸廓成形术，Fowler 于 1893 年完成了胸膜剥脱术。但是由于当时处理急性脓胸的方法是肋骨切除、开放式引流，造成病人气胸和纵隔移位，患者往往在术后 30min 内死亡，其死亡率高达 30%。为此，在第一次世界大战期间还专门成立了“脓胸研讨委员会”，这个委员会中的 Graham 和 Bell，于 1918 年在美国的 Surgeon General 杂志上发表了他们的研究结果，Graham 和 Bell 在文中建议：处理急性脓胸，应采用胸腔闭式引流术而非开放式，充分引流脓液并尽早消灭脓腔。随着这一方法的应用，死亡率很快从 30%下降到了 5%～10%。这些处理早期脓胸的方法经过岁月的检验证实是非常正确的，并一直沿用至今。医学发展到现今阶段，随着抗生素的不断研发和营养支持手段的丰富科学化，影像诊断技术的不断提升，尤其是 20 世纪 90 年代以后，各种腔镜微创技术的应用推广，使脓胸的处理不仅效果好，而且手段更加的多元化。

【病因】

脓胸的致病原因见表 8-3。

表 8-3　脓胸的致病原因

胸膜腔附近的组织器官为污染源(占 50%～60%)
颈深部的感染
纵隔感染
肺部感染
膈下脓肿
胸壁或脊柱感染
感染源直接进入胸膜腔(30%～40%)
胸腔相关操作
术后感染
胸壁穿透伤
血行感染(1%)

临床上所谓的“原发性脓胸”，实际上是由亚临床的肺部病变所引起。脓胸基本上是由临近胸膜的组织器官化脓性感染引起。其中 50%以上继发于肺部感染。肺炎导致脓胸的发病机制有二：一是肺部感染灶通过淋巴回流污染了淋巴液，炎性物质造成了肺部淋巴管堵塞，细菌随着淋巴液直接扩散到了胸膜腔。二是肺部的炎性反应引起了肺部终末细支气管组织坏死和脓肿形成，末梢气道的堵塞造成气流不畅以及肺气肿的形成，胸膜下的肺气肿(大疱)可以自发破裂，并把感染灶带入胸膜腔。封闭的胸膜腔＋胸腔积液良好的培养基＋进入的细菌，共同作用，形成了脓胸。

发生脓胸的另一大原因是进行了胸腔有关的操作，如胸腔穿刺、胸膜腔置管引流，肺、纵隔或食管等手术后，导致细菌直接污染胸膜腔，造成手术后脓胸。手术后脓胸在全肺切除后的发生率为 6%～8%，肺叶切除术后的发生率为 1%～2%。

另外，产生脓胸的原因还有自发性气胸、胸部创伤、膈下脓肿、气管内吸入异物致肺破裂和自发性食管破裂等。在胸部创伤中，有两种情况较易引起脓胸的产生：胸壁穿透伤和血气胸；前者是由于带有细菌的异物将细菌直接带入了胸膜腔内，后者是由于血液是更好的培养基，而气胸则导致细菌置入进了这个培养基中。有资料表明(Ogilvie, 1950)：血气胸比单纯血胸和单纯气胸更容易继发感染。其他少见的胸外伤导致的脓胸还有食管破裂(包括医源性)和急性膈破裂致肠嵌顿坏死等。膈下脓肿往往首先导致胸膜腔反应性积液,感染严重时可直接穿透膈肌污染胸膜腔。

血源性播散感染导致的脓胸,都是先造成周围型肺脓肿,继而感染胸膜腔引起的,其发生率不到整个脓胸发生原因的1%。某些少见的因素也可造成脓胸,如胸壁感染、胸椎感染、颈后深部软组织感染以及较罕见的纵隔淋巴结感染等(见表 8-3)。

【细菌学】

在抗生素出现以前,约 10%的肺炎患者演变成脓胸,常见致病菌是链球菌和肺炎球菌。随着抗生素的广泛应用,不仅主要致病菌的菌谱发生了变化,而且脓胸的发病率和病死率也显著下降了。近来的多项研究表明,金黄色葡萄球菌、革兰阴性菌以及厌氧菌成为了最主要的致病菌;尤其是 2 岁以下的儿童脓胸患者,约 92%培养出的细菌为葡萄球菌。在分离出的多种厌氧菌中,最常见的是消化道链球菌属。

在 1993 年,Brook 和 Frazier 两组团队,分别从两个医院共研究了 197 例细菌培养阳性的脓胸患者,单纯的需氧菌感染占 64%,需氧菌和厌氧菌混合感染占 23%,单纯厌氧菌感染占 13%。需氧菌感染中,肺炎链球菌约占 70%,金黄色葡萄球菌约占 58%,大肠埃希菌约占 17%,肺炎克雷伯菌约占 16%,流感嗜血杆菌约占 12%。主要的厌氧菌感染中,厌氧球菌属约占 36%,布氏菌属和卟啉单胞菌属约占 24%,脆弱类杆菌属约占 22%,梭形杆菌属约占 20%。

肺炎演变成脓胸的可能性,取决于肺部感染病菌的种类。Johnson 和 Finegold 在 1994 年指出,在肺炎患者中,60%~70%为肺炎链球菌感染,但其发展成脓胸的比率仅在 2%左右;β-溶血性链球菌在肺炎患者中仅占 1%~2%,但在成年患者中约 10%、在儿童患者中约 50%可出现脓胸(表 8-4)。

根据 2010 年 9 月发布的中国细菌耐药性检测,可见葡萄球菌属和肺炎链球菌属对抗生素的耐药和敏感率情况(表 8-5,表 8-6)。

表 8-4 胸腔积液、脓胸的发生率和肺炎致病菌的关系

致病菌	胸腔积液发生率(%)	脓胸发生率(%)
厌氧菌	35	90
需氧菌		
革兰染色阳性菌		
肺炎链球菌	40~60	<5
儿童金黄色葡萄球菌	70	80
成年人金黄色葡萄球菌	40	20
革兰染色阴性菌		
大肠埃希菌	50	90
铜绿假单胞菌	50	90

表 8-5 葡萄球菌属对各种抗菌药的耐药率和敏感率(%)

抗生素	MSSA(1755)		MRSA(2167)		MSCNS(730)		MRCNS(1967)*	
	耐药率	敏感率	耐药率	敏感率	耐药率	敏感率	耐药率	敏感率
万古霉素	0	100	0	100	0	100	0	100
利奈唑胺	0	100	0	100	0	100	0	100
替考拉宁	0	100	0	100	0	100	0	100
苯唑西林	0	100	100	0	0	100	100	0
头孢唑林	0.8	99.0	90.9	7.5	0.8	99.0	30.7	65.2
头孢呋辛	1.2	98.7	91.4	6.4	1.3	98.3	34.5	59.9
氨苄西林/舒巴坦	1.1	96.3	66.6	12.0	0.6	99.3	24.8	66.7
磷霉素	1.8	97.9	27.8	65.2	15.4	82.6	28.2	66.0
利福平	3.2	95.9	58.3	40.8	2.1	97.1	10.0	89.0
磺胺甲噁唑/甲氧苄氨嘧啶	6.5	91.9	18.5	72.2	30.1	67.5	61.2	35.5
左氧氟沙星	7.0	90.5	85.3	11.1	9.2	88.5	39.8	52.1
环丙沙星	19.4	74.5	89.5	8.5	17.0	78.4	58.6	33.6
庆大霉素	12.4	85.7	84.1	14.7	4.2	93.8	37.6	55.3
克林霉素	26.4	64.8	80.7	17.8	17.8	73.6	47.6	44.6
红霉素	50.9	45.0	89.4	9.7	53.2	41.0	87.1	10.6
青霉素	90.9	9.1	100	0	72.1	27.9	100	0

MSSA:甲氧西林敏感的金黄色葡萄球菌;MRSA:耐甲氧西林金黄色葡萄球菌;MSCNS:甲氧西林敏感的凝固酶阴性葡萄球菌;MRCNS:耐甲氧西林凝固酶阴性葡萄球菌;*:数据为菌种数量

表 8-6　儿童及成年患者肺炎链球菌(非脑膜炎株)的耐药率(%)

抗生素	PSSP		PISP		PRSP	
	儿童(489)	成年人(151)	儿童(124)	成年人*(6)	儿童(85)	成年人(11)*
青霉素	0	0	0	0	100	2
头孢丙烯	5.2		62.0		85.6	
万古霉素	0	0	0	0	0	0
红霉素	93.9	79.6	100	6	99.0	1
克林霉素	93.6	75.7	94.4	6	99.0	2
莫西沙星	0.2	2.5	0	1	0	0
左氧氟沙星	0.6	2.5	0	0	3.1	0

PSSP:青霉素敏感的肺炎链球菌;PISP:青霉素中度敏感的肺炎链球菌;PRSP:青霉素耐药的肺炎链球;*:数据为菌种数量

【病理分期】

在 1962 年,美国胸外科协会根据脓胸的自然病程,将脓胸分为 3 个发展阶段。

1. *炎性渗出期或急性期*　此期的胸膜腔内有大量渗出液,胸腔积液表现稀薄清亮、细胞成分少,胸腔积液中的红细胞、白细胞和乳酸脱氢酶(LDH)水平都较低,胸腔积液中的糖分和 pH 均正常,少量纤维蛋白沉积,无纤维素沉着,胸膜充血水肿,胸腔积液易于引出,肺仍能复张良好。

2. *纤维化脓期或过渡期*　随着细菌的侵入,胸腔积液中红细胞、白细胞增加,大量纤维素沉积在壁层胸膜和脏层胸膜表面,尤其是壁层胸膜较多。胸腔积液变得黏稠和浑浊,胸腔积液中的糖分和 pH 下降,乳酸脱氢酶(LDH)升高。纤维素形成分隔防止脓胸扩散的同时,也使肺的膨胀受到了限制。

3. *慢性期或机化期*　此期发生于细菌感染后 7～10d,在 4～6 周形成。在此期间,脏层和壁层胸膜上大量的纤维素沉淀,毛细血管和成纤维母细胞长入其中,在胸膜表面尤其是壁层胸膜上形成致密的纤维板,厚可达 2～3cm,增厚的脏、壁层胸膜之间为脓腔,脓液十分黏稠。脏层胸膜和肺被纤维板包裹,肺的舒缩功能严重受限,肺功能受到很大影响,不进行胸膜纤维板的剥脱,肺就无法膨胀。此期的后期,还表现为患侧胸廓缩小、胸壁肋间隙变窄等(表 8-7)。

我们在临床治疗上常分为两期:急性期和慢性期。

表 8-7　脓胸的分期(美国胸科协会,1962 年)

Ⅰ期:胸膜水肿,渗出期。
Ⅱ期:大量的纤维蛋白沉积、纤维脓性期。
Ⅲ期:胶原蛋白沉积、纤维母细胞内生、机化期。

【并发症】

在整个脓胸发病过程的任何时期,均可产生并发症,但临床上更多出现在脓胸的慢性期。最常见的并发症是引起肺纤维化,患侧功能肺组织明显缩小。近脏层胸膜表面的脓液可侵蚀穿破肺组织,经支气管内引流排出,表现为患者突然咳出大量的脓痰。近壁层胸膜的脓液可穿透胸壁软组织、经皮肤破溃形成窦道,多发生在第 5 肋软骨交界处。较少见的并发症还有肋骨或椎骨骨髓炎、气管-食管瘘、化脓性心包炎、纵隔脓肿、经膈裂孔引发腹腔感染等。罕见并发症的报道还有脓肿远处播散至颅内,造成脑脓肿(Scheld 等,1998)。

【临床表现】

脓胸患者的临床症状表现和其他感染相比较没有特异性。脓胸患者的临床表现与致病菌的性质、胸膜腔内脓液量的多少、患者自身的免疫状况等都有关系,有的表现很轻微,有的表现很严重。典型的急性脓胸患者常见的主诉是患侧胸痛、沉重感,全身症状可有发热,疲乏无力,心率、呼吸增快,可有咳嗽并带脓痰。

Varkey 等在 1981 年对 72 例脓胸患者的研究结果显示,最常见的临床症状是:呼吸困难(82%)、发热(81%)、咳嗽(70%)、胸痛(67%)。当然,这些症状在肺炎患者身上也常见。需氧菌性肺炎导致的脓胸患者,通常有急性期的发热、胸痛、咳痰、白细胞增多。厌氧菌感染所致的脓胸患者临床症状比较隐匿,往往在感染后10d左右临床症状才明显。医院内感染和免疫功能减退以及应用过抗生素治疗的脓胸患者,其临床表现可能与上述有所不同。

【辅助检查】

为明确脓胸的诊断,临床上常用的辅助检查手段有:胸部正侧位X线片、胸部CT、超声检查、胸腔穿刺液的实验室检查、支气管镜检查等。胸部磁共振成像(MRI)不作为首选的检查方法,若想了解包裹性积液和心脏大血管、脊柱椎体等的关系时,可考虑MRI检查。

1. *影像学检查*

(1)胸部X线片:可发现胸腔积液、肺炎或其他稍大的胸部病变。脓性胸腔积液可表现为胸下部大片模糊阴影,直立时可见下胸部S形线,有时脓腔内可见气-液平面;后侧膈肌角处,是脓液常处的部位,侧位胸部X线片更容易显示清楚;包裹性脓胸在胸部X线片上表现为靠近胸壁的扁丘状阴影。

(2)胸部CT:对胸腔积液性质的鉴别,尤其是对于包裹性积液的判定上,胸部X线片是无法与之相比的。胸部CT不仅能区分肺脓肿和脓胸,还可以了解肺内病变,测定液体量的多少、密度值的大小以及确定液体的位置。液体的定位对制订治疗方案非常重要。CT引导下的胸腔穿刺技术已经常规开展,其精准性和安全性已经得到公认。另外,胸部CT还可判定脓胸分隔的程度。

2. *超声检查*　可以判断胸腔积液的有无、量的多少和部位所在;对胸腔积液与肺实变、肺不张的鉴别也有帮助。还可以在超声定位下穿刺。

3. *胸腔穿刺液检查*　对怀疑脓胸的患者,一旦证实胸腔内有积液,就应进行胸膜腔诊断性穿刺。对仅凭胸部X线片判断而无CT或超声帮助的医生,如何从积液量的多少来决定能否进行胸腔穿刺?Light等在1980年提出了一种方法:让患者取患侧侧卧位摄胸部X线片,从胸部X线片测量胸壁的内侧缘与肺的外侧缘的距离,若此距离超过10mm,就可完成胸腔穿刺。若有CT或超声的引导帮助,完成胸腔穿刺将更加方便。通常是用18号穿刺针,在局部麻醉下就可完成。

Orringer在1988年提出,穿刺液的大体形态特征和味道对脓胸的诊断和处理有价值。稀薄的液体即使培养出细菌,胸腔穿刺抽液加上抗生素治疗就可取得满意的疗效,浓稠、分隔的脓液则需要外科手术处理。厌氧菌脓液通常散发出恶臭,而需氧菌则无或小有异味。

(1)胸腔穿刺液要送细菌培养和药敏试验,包括革兰染色和厌氧菌培养。若怀疑是恶性肿瘤导致的胸腔积液,还应送找瘤细胞。

在送检的胸腔积液中,有25%~60%的患者细菌培养结果阴性,其原因应想到细菌培养方法是否正确、该患者是否使用过抗生素,尤其应想到对厌氧菌的培养和其标本在运送过程中的注意事项。在进行胸腔积液细菌培养的同时,还应做痰的检查和培养,它的意义在于造成肺部感染的致病菌往往也是脓胸的致病菌。但对于脓胸造成的胸壁皮肤窦道口的脓液培养出的病原菌,则可能不是造成脓胸的病原菌。若连续多次细菌培养结果为阴性,而患者对治疗无明显改善时,还应考虑到结核菌和真菌感染的可能。

既往结核菌的诊断主要有皮试、涂片、培养以及影像学诊断等,进入21世纪,人们又有了一项新的诊断结核的方法:由体外酶联免疫斑点技术(ELISPOT)发展而来的T-SPOT.TB(结核感染T细胞斑点试验)。其原理是结核杆菌感染激发机体产生较强的Th1细胞介导的细胞免疫应答,因此,结核杆菌特异的T淋巴细胞可以作为结核感染的精确检测指标。体外酶联免疫斑点技术ELISPOT是目前直接检测血液中抗原特异性T淋巴细胞的最灵敏方法,它可以检测样品中每一个反应的T细胞,即使是免疫功能减退的患者,只要单个的T淋巴细胞有反应,就可以被检出。通过检测结核感染后特异性T细胞分泌的γ-干扰素(IFN-γ),并据此结果判断是否感染结核。

随着广谱抗生素的临床使用,以及各种器官移植、免疫抑制药的应用,真菌感染呈上升趋势,既往临床上检测真菌的方法如真菌涂片、真菌培养的敏感性和特异性都较低。近年来临床上应用的G试验和GM试验检测真菌感染,具有早期、快速、敏感、特异、采样方便的优点。

G试验检测的是真菌的细胞壁成分——(1,3)-β-D-葡聚糖,人体的吞噬细胞吞噬真菌后,能持续释放该物质,使血液及体液中含量增高(浅部真菌感染无类似现象)。(1,3)-β-D-葡聚糖可特异性激活鲎(Limulus)变形细胞裂解物中的G因子,引起裂解物凝固，故称 G 试验。G 试验适用于除隐球菌和接合菌(包括毛霉菌、根霉菌等)外的所有深部真菌感染的早期诊断，尤其是念珠菌和曲霉菌，但不能确定菌种。以下情况可出现假阳性：①使用纤维素膜进行血透，标本或患者暴露于纱布或其他含有葡聚糖的材料；②静脉滴注免疫球蛋白、清蛋白、凝血因子或血液制品；③链球菌血症；④操作者处理标本时存在污染。另外，使用多糖类抗癌药物、放疗、化疗造成的黏膜损伤导致食物中的葡聚糖或定植的念珠菌经胃肠道进入血液等也可能造成假阳性。假阴性的情况可出现在棘白菌素类，因它可抵制(1,3)-β-D-葡聚糖的合成。

GM 试验主要是诊断曲霉菌感染。曲霉菌细胞壁成分中的半乳甘露聚糖在菌丝的组织生长过程中释放出来，GM 试验主要检测此半乳甘露聚糖成分而得以诊断。GM 的检测结果和曲霉菌的负荷量相关，GM 试验也存在着假阳性和假阴性的情况。G 试验和 GM 试验互补可缩小病原谱，增加诊断的准确性。G 试验和 GM 试验，为临床增添了真菌感染的诊断手段，但不能完全依赖，要注重动态监测，涂片、培养、药敏仍是最基本的真菌学检测手段，实验室和临床均不可忽视。

(2)胸腔穿刺液的生化指标：主要是查积液的 pH、LDH 和糖成分。Light (1985) 和 Houston (1987)等认为，当胸腔积液中的 pH 低(＜7.0)，LDH 含量高(＞1 000U/L)，葡萄糖含量低(＜2.8mmol/L)时，预示着即将产生脓胸，应予胸腔引流。原因是感染的胸液中的白细胞活性增加、酸性代谢产物升高所致，且这些生化指标的异常显现先于革兰染色和培养的结果。对上述观点，学术界尚存有争议。

4. *脓胸患者的支气管镜检查*　主要是为了排除气管内肿瘤或者吸入性异物，必要时也可做气管内毛刷、肺泡灌洗，并将灌洗液和毛刷标本送病理和培养等。

【诊断及鉴别诊断】

对于有临近胸膜腔感染的病史，尤其是有急性肺部感染史的患者，出现胸腔积液，均应想到脓胸的可能。脓胸的诊断依据主要是病史、临床症状和体征、实验室检查、影像学资料等，胸腔穿刺抽出脓液即可确诊(表 8-8)。

在急性期发作 4～6 周后，发热和胸痛持续不退，甚至加重，引流出的脓液稠厚；肺部影像提示胸壁增厚包裹脓腔、脓腔内出现分隔，虽经引流肺仍然膨胀不全；病程较长的患者，体检可发现杵状指、患侧胸壁萎陷、肋骨聚拢、肋间隙变窄、纵隔移向患侧等慢性病表现。此时提示进入了慢性脓胸期。

【鉴别诊断】

1. *胸腔积液和肺实变*　当 X 线片示一侧胸腔大部或整个变“白”时，应注意区分是胸腔被胸液充满所导致的影像改变，还是因肺实变导致。因在 X 线片上，实变无通气的肺和胸液的密度表现是相似的。因此，在胸部 X 线片上很难辨别出两者。可借助患侧的胸部听诊来帮助鉴别。实变的肺是可以传导呼吸音的，但胸腔积液则不能。另外，胸部 X 线片可观察气管和纵隔的移位，若移向健侧，则提示是胸腔积液；若移向患侧，则提示是肺实变。对于上述情形的鉴别，超声和 CT 扫描能提供更好的帮助。特别是 CT 扫描对诊断复杂、多分隔的脓胸帮助更大。

2. *脓胸和肺脓肿*　此两者的鉴别对治疗的指导意义较大。虽然两者的治疗原则都是抗感染和脓液引流，但若辨别不清，误将胸管插入肺脓肿内，则可能产生气胸、脓胸、出血、支气管胸膜瘘等并发症；况且肺脓肿的引流方式是体位内引流，而脓胸的引流方式是外引流。因此，对两者的鉴别有重要意义。胸部 X 线片对两者的判定有一定难度，尤其是周围型肺脓肿更难和脓胸区分开，即使出现了

表 8-8　脓胸的诊断

病史：可能造成胸膜腔感染的病史，如：急性肺部感染
临床表现
症状：呼吸困难、发热、咳嗽、胸痛等；少数症状不典型
体征：呼吸、心率快，患侧胸廓呼吸幅度减弱，肋间隙饱满；叩诊为浊音；听诊可闻及胸膜摩擦音，患侧呼吸音减弱或消失
影像资料：胸部 X 线、CT 或超声等证实胸腔积液
胸腔穿刺：胸液中找到致病菌可确诊

气-液平面，对两者的鉴别也无太大帮助。因为不仅肺脓肿内可以有气-液平面，而且气-液平面同样可出现在脓胸的分隔内，这可能由于脓胸内的产气杆菌、以前未完全吸收掉的气胸、支气管胸膜瘘或胸腔穿刺等造成。胸部CT扫描对两者的鉴别价值较大。通常情况下CT显示，脓胸脓腔的弧度线和附近的胸壁吻合，也就是说近胸壁侧脓液的边缘线和附近的胸壁走行一致；且脓腔的垂直和水平尺度较横向大(图8-10)。典型的肺脓肿多呈球形，其形态与附近的胸壁不吻合，走向也不一致，并且其周围有肺组织感染造成的炎性表现(图8-11)。

【处理】

正常的胸膜腔有很强的抵御细菌入侵的能力。从胸腔积液发展至脓胸，往往预示着肺部感染或其他导致胸膜腔感染的因素未能得到很好控制。在脓胸的早期，若能及时地消灭感染源，充分的排出脓液，随着肺的复张，多能取得较好的脓胸治疗效果。若脓胸发现不及时，或即使早发现了，但由于处理方式、方法不当，或重复感染、异物存留等，随着病情的迁延，就逐渐进入了慢性脓胸阶段。

脓胸的处理流程简化如下(图8-12，图8-13)。

1. 急性脓胸或过渡期脓胸的治疗　脓胸一旦诊断明确，治疗手段就要尽快跟上。急性期脓胸的处理现已形成了共识，其治疗原则是：查找病因，控制感染，合理应用抗生素；充分引流排出胸腔内积液；促使肺膨胀，消灭脓腔；支持治疗，包括营养和呼吸等。

当胸腔积液细菌培养出现阳性结果时，抗生素的使用就应根据培养结果的药物敏感性来决定，同时不要忘记做痰液的细菌培养。在胸腔积液细菌培养及药物敏感性结果出来以前，或胸腔积液培养出现阴性结果时，只能依靠临床经验来使用抗生素。对于感染的胸腔内局部应用抗生素，抗生素的浓度必须足够高，才能达到杀灭病原菌的目的，反

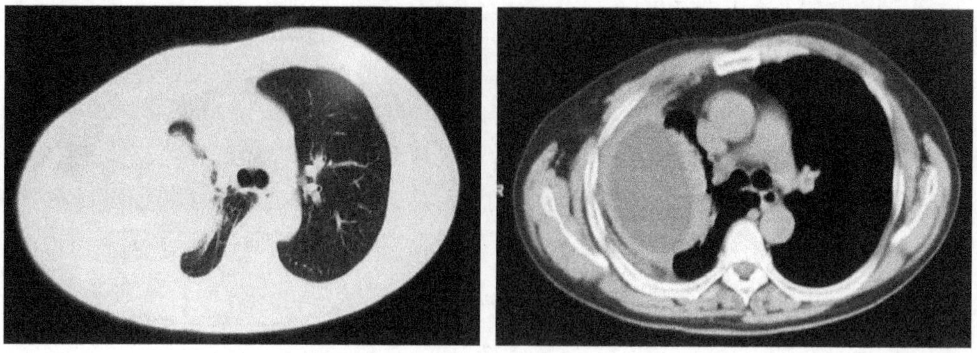

A　　B

图8-10　脓胸的CT表现

A. 肺窗；B. 纵隔窗

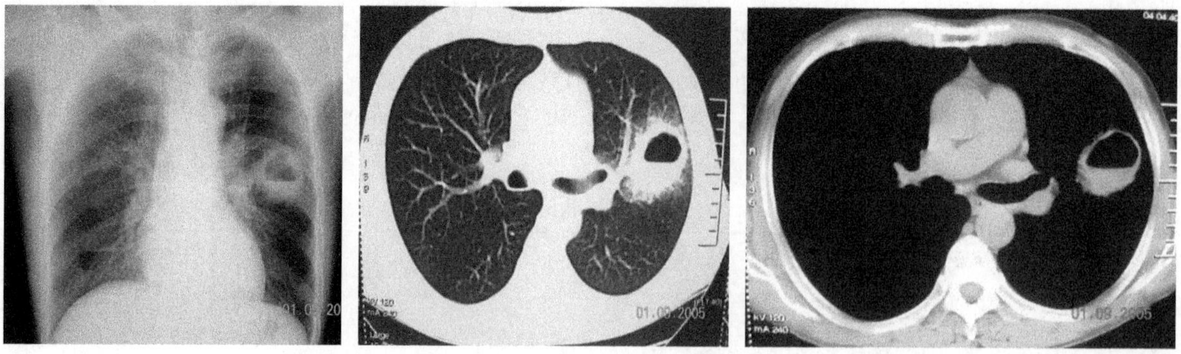

A　　B　　C

图8-11　肺脓肿X线片和肺脓肿CT表现

A. X线片；B. CT(肺窗)；C. CT(纵隔窗)

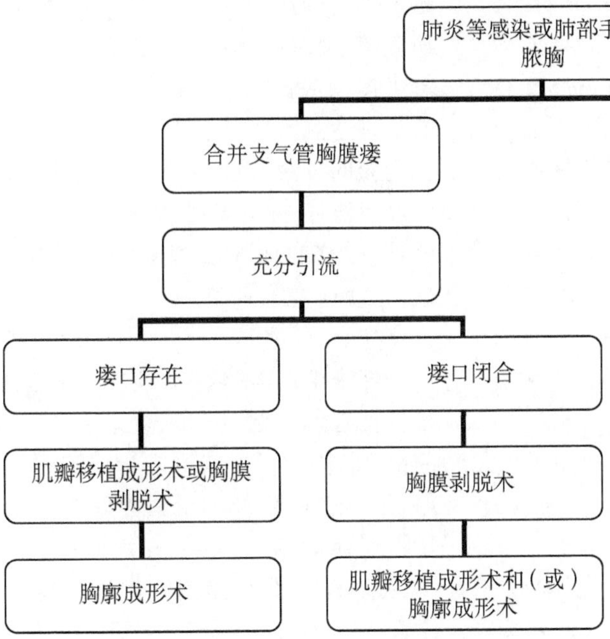

图 8-12　肺炎等感染或肺部手术后脓胸的处理

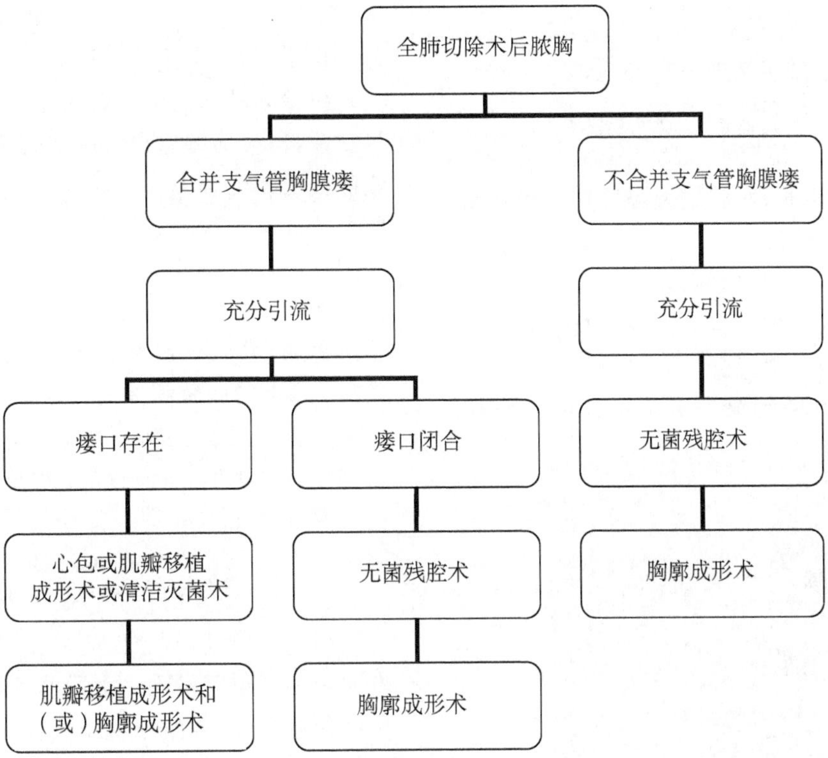

图 8-13　全肺切除术后脓胸的处理

之，则容易产生耐药性；故目前不主张采用小剂量抗生素冲洗胸腔的做法。全身抗生素的使用，在脓胸的渗出期（Ⅰ期）较易进入胸膜腔，但在纤维脓性期（Ⅱ期）和机化期（Ⅲ期）则效果较差。另外，抗生素的使用效果还和病原菌的毒性大小、患者的机体状态、脓胸的发展阶段以及脓液的引流程度有关。

急性脓胸处理的关键所在是脓液的充分引流。在急性脓胸的早期，若穿刺抽出草黄色、清亮或微浑浊的稀薄液体时，也就是渗出期（Ⅰ期）时，胸腔积液基本能被一次抽净，再加上合理的抗生素的使用，其疗效非常好，尤其是对儿童效果更佳。但也有学者提出异议，认为单纯胸腔穿刺完全治愈的概率很低，单独应用胸腔穿刺易导致脓液内大量分隔的形成，使充分引流更加困难，主张更加积极的外科手术干预。若穿刺抽出的胸腔积液为脓性，或胸腔积液量超过胸腔容积的 50%以上，或经过穿刺 24h 后的胸部 X 线片证明胸腔积液量又有增加，且患者一般状况没有改善，就应该放置胸腔闭式引流。统计资料表明，经单纯胸腔穿刺后的患者，约 46%还需要进一步的其他治疗。

通常根据先前的穿刺点和影像学资料来定位、放置胸腔引流管，常用 28～36 号粗管（儿童可细小），闭式引流瓶可接持续负压吸引（$-20cmH_2O$），以使引流更加通畅，促使肺尽快复张，消灭脓腔（图 8-14）。Colice 在 2000 年发表的报道中谈到，即使这样处理的脓胸患者仍有 9%的病死率，并且有 40%左右的患者需要接受进一步处理，诸如另外再放置胸腔引流管等措施。近年来，CT 引导下的脓腔穿刺置管，有替代传统胸腔闭式引流术的趋势，较传统置管，其优点是：对脓胸分隔区的定位精确，安全度高；可多分隔腔内穿刺抽吸胸腔积液、可置多根引流管；置入的胸腔引流管较细（12～16 号），患者更易耐受。对此种细管的护理，建议用无菌生理盐水每天冲洗胸腔引流管，保持管腔通畅。

在脓胸的过渡期，脓液的引流和肺的复张越来越困难，此时可考虑使用纤维蛋白溶解物链激酶或尿激酶，两者的作用都可溶解、打开纤维分隔，使引流更加彻底。Moulton 在 1995 年报道，其溶解有效率可达到 94%；在 1997 年，Bouros 团队采用双盲实验的方法，对比分析了链激酶和尿激酶在治疗胸腔引流不畅患者过程中的作用，得出了如下结论：链激酶和尿激酶都能帮助增加胸腔积液的排出；尿激酶花费较高，但较链激酶的局部和全身不良反应小，这些不良反应包括发热、寒战、胸痛等。

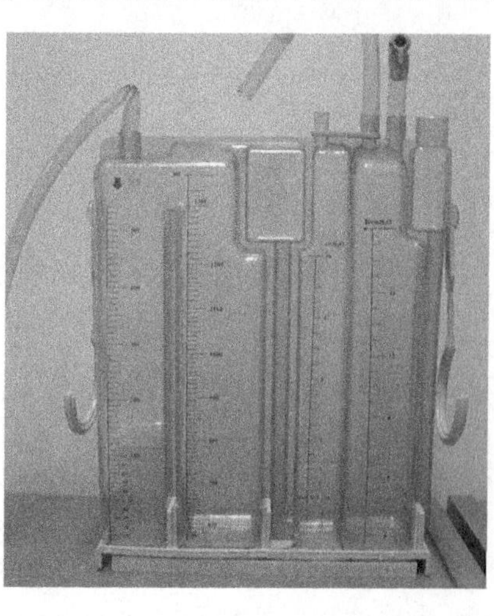

图 8-14　可接负压的胸引瓶

纤维蛋白溶解物（链激酶或尿激酶）的使用，要根据置管后的胸腔引流量来决定。如果在置管后的前 2d，胸内积液基本能被引流干净，且肺复张良好，则不必使用纤维蛋白溶解物；若胸腔内仍有大量积液存留，在判定无支气管胸膜瘘发生的前提下，推荐使用纤维蛋白溶解物。通常的用法是：尿激酶 100 000U，或链激酶 250 000U 溶于 250ml 生理盐水中，每次取该液体 75～100ml，通过胸腔引流管注入胸腔，注入后夹闭胸引管，同时嘱咐患者轴向翻身，以使药液充分混匀。在 1～4h 后，松开胸腔引流管，尽可能吸净胸内积液并记量。上述过程可在 2h 后重复进行，推荐每日 3 次。

拔除闭式胸腔引流管的指征是：①患者的临床症状改善，包括体温和血白细胞正常等。但若有明确的其他部位感染（如持续的肺炎）的存在，且胸膜腔引流已经非常满意的前提下，并不绝对要求血白细胞和体温必须正常才能拔管。②拔管前必须先做影像学检查，如果 CT 或胸部 X 线片等证实仍有积液存在，且临床症状改善不彻底，就不要拔管。③24h 以上的胸腔积液引流量不超过 20ml。

若胸腔闭式引流仍不能有效排出脓液，且 CT 检查示脓液稠厚、多发分隔、经皮无法充分引流时，就需要外科手术处理。常用的手术方法有肋骨切除引流术、开胸术、胸腔镜辅助下的胸膜剥脱引流术，以及时机成熟时行开放式引流术等。

（1）肋骨切除胸腔引流术：是指在全身麻醉下，在脓腔最低位置切除一小段肋骨，打开脓腔清除其内的所有分隔，吸净腔内脓液，冲洗胸腔，皮肤另处打孔放置胸腔引流管，有条件者可接负压吸引。胸管放置 2～3 周后，脓腔缩小，引流量逐渐减少，当每日引流量少于 20ml，胸腔引流管内的液面波动幅度微弱，且将胸腔引流管打开暴露在空气中也不会造成气胸时，就可将胸腔引流管在距胸壁 1cm 处剪断，变成开放式引流，用安全别针和胶布固定胸管，以免胸管脱出或滑入胸膜腔，外覆盖较厚层的敷料，注意随时更换敷料。随着肉芽组织生长和纤维化填塞脓腔，胸管逐渐被推出，这样每周剪短数厘米，直至肉芽组织填满脓腔，胸引管完全被挤出体外，达到脓腔的完全愈合。在开放引流的过程中，可做脓腔造影，以了解脓腔的大小及愈合的快慢，不要强求快捷而盲目将胸管拔出，以免遗留残腔，造成日后脓胸再发。

(2)开胸术：在胸腔镜广泛应用之前，处理脓胸非常有效的方法之一就是胸腔切开术。开胸进行脓胸的清创和早期的胸膜剥脱治疗急性期脓胸，其高疗效和低死亡已被众多资料所证实。Mandal 团队(1998)报道，在他们做的 76 例开胸清创并行胸膜剥脱治疗急性脓胸的病例中，治愈率为 88%，病死率为 1.3%。早期脓胸患者行开胸胸膜剥脱术的指征为患者一般状况尚可，能耐受全身麻醉，脓液已形成多房分隔，虽经胸腔引流术后肺组织仍然膨胀不全，此时仅行脏层胸膜剥脱就可使肺迅速膨胀，壁层胸膜自然就会变薄。

(3)胸腔镜手术(VATS)：在 20 世纪 90 年代以后，胸腔镜手术作为治疗复杂性脓胸的手段逐渐推广开来。胸腔镜技术在治疗过渡期脓胸的粘连松解、分隔的清创中，比传统的小开胸具有更好的视野显露。在纤维板形成以前做胸膜剥脱以使肺复张，胸腔镜下也同样容易完成。尽管胸腔引流联合应用纤维蛋白溶解物能达到较好的治疗脓胸的效果，但与之相比，胸腔镜治疗的成功率更高、住院时间更短、花费更少。Wait 的团队在 1997 年的报道中得出结论，对于胸腔引流联合应用纤维蛋白溶解物治疗脓胸失败的患者，胸腔镜手术可以作为一个常规的处理手段。胸腔镜手术的具体操作过程，参考其他章节，在此不再赘述。

2. 慢性脓胸的处理　由于急性脓胸诊断较晚、急性期使用抗生素治疗感染不及时或不合理、脓胸引流不充分、肺部手术后胸腔感染，长期存在的感染源如支气管胸膜瘘、气管或肺内异物存留、膈下脓肿、肋骨骨髓炎等，以及一些特异性感染如结核或真菌感染等，均可造成慢性脓胸的发生。往往是在急性脓胸发作后 6 周左右的时间进入慢性脓胸期。

慢性期脓胸的治疗原则是：①改善患者的一般状况，提高患者自身体质，为进一步治疗做准备；②合理应用抗生素，控制感染；③消灭脓腔，尽可能促使肺复张。

慢性脓胸患者因长期感染和慢性消耗，往往营养不良、身体衰弱。为抵御感染、进行下一步的手术治疗，恢复、增强患者体质非常重要。具体措施包括鼓励患者下地锻炼，摄入高热量、高蛋白质饮食，必要时输入蛋白质和少量多次输血来纠正低蛋白血症和贫血，维持体内水、电解质平衡；加强呼吸道管理，改善肺功能；选用敏感抗生素，要考虑到特异性感染如结核或真菌感染等。经充分准备、条件成熟时，就可以考虑手术治疗。常用的手术方式有：胸壁开窗术、脓腔灭菌术、肌瓣移植填充术、脓腔切除胸膜剥脱术、胸廓成形术等。

(1)胸壁开窗术：对于一般状况较差不能耐受纤维板剥脱术、经闭合或开放式引流治疗不成功、伴有或不伴有支气管胸膜瘘的全肺切除术后的脓胸患者，可采用创伤较小的胸壁开窗皮瓣翻转引流术。此方法最早由 Eloesser 于 1935 年用于治疗急性结核性脓胸，之后经多次评价，认为此方法更适合治疗慢性脓胸。但当脓胸所处位置较高，如在腋窝区或高位椎体旁时，此操作较困难。胸壁开窗皮瓣翻转引流术的具体做法是：全身麻醉，双腔气管插管(针对支气管胸膜瘘)，从脓腔最低处的肋骨为起点，向上做一纵向长为 10～12cm，横向长为 6～7cm 的 U 形皮瓣，切除掉位于脓腔上的 2 根肋骨连带肋间肌、神经血管束以及壁层胸膜，打开脓腔予以充分清创，注意不要损伤脏层胸膜，更不要打开已经粘连封闭的脏壁层胸膜，然后将游离的皮瓣翻转缝到壁层胸膜上形成脓腔的衬里，进行持续引流(图 8-15)。其优点是可以在直视下清除脓腔坏死物及纤维素条索，进行脓腔清洁消毒术(无菌残腔技术)，随着脓腔的缩小变成无菌的干腔。经过长期的生长，少数脓腔不大的患者残腔可以完全消失并上皮化，仅在胸壁上留下瘢痕。然而多数患者因窗口太大而无法自行闭合，需要长期开窗或再次手术处理。胸壁开窗皮瓣翻转引流术的缺点是由于需要等新生的肉芽组织填塞残腔，故需要很长的等待时间；另外反复长期的换药也是一件非常麻烦的事情。

(2)脓腔灭菌术(无菌残腔术)：基于胸壁开窗术基础上的脓腔灭菌术(无菌残腔术)，是指每日用生理盐水或碘仿溶液(20∶1)或 50%的 Dakin 液(次氯酸钠稀溶液)或其他灭菌液来冲洗脓腔，并用浸湿的敷料填塞脓腔，持续 6～8 周，使脓腔达到清洁无菌的目的。Clagett 等在 1963 年报道了脓腔清洁消毒法治疗全肺切除术后脓胸患者，其一期采用开窗引流、脓腔清洁术；二期拆除皮瓣、切除开窗的

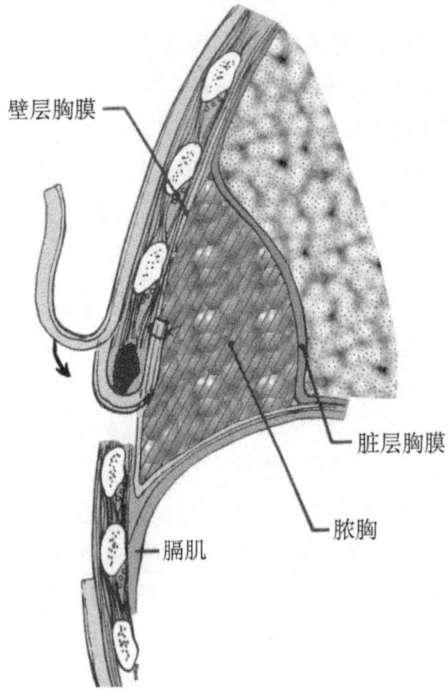

图 8-15 胸壁开窗术

边缘，腔内注满抗生素溶液，逐层缝合胸壁伤口。其后又见多组报道，总体来讲，采用上述方法治疗全肺切除术后脓胸，对不合并支气管胸膜瘘的患者，有效率为 50%～70%；合并支气管胸膜瘘的患者，其有效率为 5%～10%。此方法还可用于未做过全肺切除的病人。

(3)肌瓣移植填充术：鉴于治疗慢性脓胸的失败多与支气管胸膜瘘长期不愈或复发有关，Samson 于 1973 年提出采用移植肌瓣加固闭合支气管胸膜瘘。Pairolero 等在 1992 年报道了 21 例全肺切除后脓胸合并支气管胸膜瘘的患者，采用改良的 Clagett 术治疗，即在两期手术之间，缝闭支气管胸膜瘘，支气管残端用移植肌瓣缝合加固，其中 20 例(95%)获得了成功。肌瓣移植术消灭长期存在的脓腔以及在关闭支气管胸膜瘘后加固残端，已被广泛应用。移植肌瓣填塞术成功的关键是不仅要保留移植肌肉的活性(包括血液供应、神经分布等)，还要考虑脓腔的位置、大小和形状。如果脓腔在胸腔上部，建议用胸大肌；在胸腔的后下方，最好用背阔肌或前锯肌。在术中还要使移植的肌肉填满整个脓腔，因为如有残腔存留，很易导致脓胸复发。对于支气管胸膜瘘的处理，过去的观点认为：若支气管胸膜瘘口直径＜2mm 则不必处理，大的支气管胸膜瘘应修剪后严密缝闭，最后用移植的肌瓣加固残端。现在部分学者认为，支气管胸膜瘘口无论大小，都应当直接缝合或用肌瓣(网膜等)覆盖闭合。术后脓腔引流要保留 10～12d。Miller 及其同事在 1984 年报道了移植大网膜充填残腔治疗全肺切除术后脓胸，也取得了非常好的效果。

(4)脓腔切除术和胸膜剥脱术：慢性脓胸的脓腔切除术是指将脓腔及其内容物完全清除；胸膜剥脱术是将增厚的限制胸廓和肺活动的纤维板剥除。两者的目的都是消灭残腔控制感染，促使肺复张，恢复肺、胸壁和膈肌的呼吸功能。

脓腔切除术是指保持脓腔囊壁的完整性，避免切开囊壁，这样既可以减少污染，又能完整切除脓腔。手术操作通常要去除部分肋骨，从壁层胸膜外沿着肋骨表面剥除囊壁，有时囊壁和肋骨之间没有明确的界限，甚至囊壁的纤维组织和肋间肌都分界不清，此时剥除既困难，又容易出血。当沿着壁层胸膜外剥除较厚硬的胸膜，遇到正常软薄度的胸膜组织时，就可从此处打开壁层胸膜进入胸腔。然后沿肺表面剥离脏层胸膜，此时在坚硬的囊壁和肺之间往往有较疏松的层面，剥离较容易完成，最后将脓腔完整剔除。

慢性脓胸的胸膜剥脱术只有在以下情况时才考虑进行：①增厚的胸膜已存在数周以上；②呼吸困难已影响到日常生活；③肺功能的受损是可逆性的。胸膜纤维板剥除术选后外侧切口，通常经第 6 肋间或第 7 肋间开胸(显露膈肌较好)，因慢性脓胸患者的肋间隙变窄，为求更好的术野，通常去掉部分肋骨，先将切口两侧的壁层胸膜分离出数厘米，无脓腔时，用手术刀切开厚硬的纤维板直至脏层胸膜(有脓腔时可做脓腔切除术或切开脓腔清创术)，通常在此交界区有一解剖平面利于游离，采取钝、锐性手段直到将肺与壁层胸膜分开，然后将肺从膈肌、心包、纵隔面上松解下来。通常情况下，肋膈角处的纤维板非常致密，剥离非常困难，有时不得不放弃。对于剥除壁层纤维板尚有争论，反对者认为，通过剥除脏层胸膜纤维板已经达到了使肺复张的目的，不必再增加较大的创伤去强求剥除。支持者认为，去除增厚的壁层胸膜对于胸廓运动功能的充分释放有益，能更好地改善肺功能。剥除的过程会造成许多肺裂伤，较大的裂伤一定要缝合。有时为了清除感染彻底，不得不切除邻近的肺段或肺叶，很少做全肺切除。术毕，最好放置 2 根引流管。

胸腔镜下的纤维板剥脱术，近几年来开展较多，主要还是适用于脓胸早期(过渡期)清除纤维分隔以及剥除尚不十分致密的脏层纤维板，具有创伤小、显露好、操作方便的优点；一旦脓胸发展到了机化期，胸腔镜的作用将十分有限。

胸膜纤维板剥脱术的并发症主要有出血、支气管胸膜瘘、细支气管肺泡漏气、脓胸或伤口感染等。因此，在操作过程中除要求具有专业知识外，还一定要细心加耐心，尽量避免并发症的发生。

(5)胸廓成形术：当脓胸患者经胸管引流后脓腔不能闭合且肺也不能有效膨胀来消灭脓腔，没有满意的肌肉瓣或网膜填塞残腔，或无法填充满残腔时，就需要考虑胸廓成形术。胸廓成形术就是通过去除肋骨造成胸壁塌陷并贴在肺表面上，从而消灭残腔的一种术式。但由于这种破坏性较大的残毁性手术往往让患者难以接受，且在过去一段时期内，胸廓成形术死亡率偏高，故在临床上的应用明显减少了。随着医学的进步和后人对此项术式的不断改进，胸廓成形术的技术逐步完善。现在应用的胸廓成形术的术式很多，如胸膜内胸廓成形术、胸膜外胸廓成形术、胸廓填充术、局限性胸廓成形术等。近年来的研究表明，对于有良好适应证的患者，实行胸膜外胸廓成形术，可以取得极好的治疗效果。Hopkins等在1985年报道了对经过选择的30例患者，施行了胸膜外胸廓成形术，其死亡率为10%，存活者中有82%患者的残腔达到了永久性闭合。Gregoire等在1987年报道了对17例全肺切除术后脓胸的患者施行Ⅰ期胸廓成形术，全组无手术死亡，15例(88%)患者取得了很好的疗效。以下分别阐述各种胸廓成形术式。

①胸膜内胸廓成形术。需切除多根肋骨，同时切除骨膜、肋间肌、肋间神经血管以及壁层胸膜，将留下的皮肤和胸部肌肉塌陷，消除残腔。

②胸膜外胸廓成形术。该术式由Alexander于1937年首创，后经多次改进，使此术式逐渐完善。该术式多采用胸壁常规后外侧切口，要求切除足够数量的肋骨，同时保留肋骨骨膜、肋间肌以及壁层胸膜。切除后肋时，内侧可达横突，以使脊柱旁的组织达到最大程度的塌陷。为了维持颈、肩带和上部胸廓的完整性，保留第1肋是必要的。当把骨膜从肋骨上剥离开来、使肋骨充分游离后，即可在胸膜外采用压迫的手段，将与肋骨分离开的软组织塌陷填塞残腔。术后2个腔隙都应放置引流，胸腔闭式引流一直要等到残腔完全闭合之后再拔除；而胸膜外引流管因是放在非感染性腔隙中，多在术后4～5d拔除。

③胸廓填充术。此术式不用去除肋骨，而是将肋骨与骨膜游离开后，使用一些填塞物，如有机玻璃(聚甲基丙烯酸酯)球、橡胶球、明胶、纱球等，充填在肋骨与骨膜及胸内筋膜之间，使骨膜、胸壁软组织及壁层胸膜受挤压塌陷，消除脓腔。但由于填充物容易造成感染，目前临床上已较少采用此术式。

④局限性胸廓成形术，是指切除少量的肋骨而使胸壁局部塌陷，达到消灭残腔的目的。

临床上较常采用的是胸膜外胸廓成形术，由于胸廓成形术破坏性较大，且慢性脓胸患者多有长期的消耗，因此做好术前准备非常重要，包括营养支持、纠正贫血、维持水电解质平衡、加强体质和肺功能锻炼等。

另外，胸廓成形术还用来治疗复杂的胸膜肺曲霉病，以及肺切除后余留残腔的处理上。对于全肺切除后脓胸患者，胸廓成形术较残腔填充术及无菌残腔术效果更好。胸廓成形术几乎从不用于治疗肺底部脓胸，因为在肺底部胸廓成形术使胸壁充分萎陷的可能性很小，很难达到消灭残腔的目的；对于此部位的残腔通常用胸廓开窗引流术或肌瓣(或网膜)填充术治疗效果较好。

胸廓成形术的并发症：术后并发症有心力衰竭、呼吸衰竭、感染、支气管胸膜瘘、残腔未闭合等，远期并发症可有胸廓畸形、脊柱侧弯、肩部活动受限、皮肤感觉异常等。这些并发症多可经术前充分准备、合理规划手术范围，术中仔细操作、术后康复锻炼等加以克服。

胸廓成形术的死亡率和预后：胸廓成形术的死亡率在0～10%；预后较满意，有80%～90%的患者残腔消失。

(李单青)

第十节　胸膜间皮瘤

与胸膜转移性肿瘤比较，原发胸膜肿瘤比较少见，胸膜间皮瘤(pleural endotheliomas)为胸膜原发性肿瘤，是来源于脏层、壁层、纵隔或横膈4部分胸膜的肿瘤。国外发病率高于国内，分别为

0.07%～0.11%和0.04%。病死率占全世界所有肿瘤的1%以下。近年有明显上升趋势。50岁以上多见，男女之比为2∶1。与石棉接触有关。目前，恶性型尚缺乏有效的治疗方法。

第1例原发胸膜肿瘤是Lieutaud 1767年报道的，直到1937年Klempere和Rabin才将间皮瘤分为局限性和弥漫性两种。1942年Stout和Murray通过细胞培养证实肿瘤起源于间皮组织，1960年首次明确了弥漫性恶性胸膜间皮瘤的流行病学。Wagner等报道了33例恶性胸膜间皮瘤，患者均为南非Cape省西北石棉矿的工人，1965年Selikoff在美国的研究进一步证实石棉接触是诱发恶性胸膜间皮瘤的主要危险因素，可是胸膜间皮瘤的生物学特性和临床治疗方法仍旧存在争议。胸膜间皮瘤通常被分为良性和恶性，在我国，临床放射学分型有局限性和弥漫性，每型都可以为良性或恶性，但大多数局限性为良性，称为良性间皮瘤，而弥漫性间皮瘤均为恶性，称为弥漫性恶性间皮瘤，病理组织上分为上皮型、纤维型和混合型，从病因学和治疗学观点出发，将胸膜间皮瘤分为局限性和弥漫性更合理些。

一、局限性胸膜间皮瘤

局限性胸膜间皮瘤以往习惯称为良性间皮瘤，目前被称为胸膜局限型纤维瘤，或局限性间皮瘤，但胸膜局限性纤维瘤(局限性间皮瘤)包括良性及恶性两类。也有人提出良性及恶性局限性纤维瘤为两类不同组织来源的肿瘤。

【病因】

局限性胸膜间皮瘤细胞来源是未成熟的间质细胞，其存在于胸膜间皮细胞层下的疏松结缔组织中，并不是源于胸膜的间皮细胞。故认为其最佳的名词是“胸膜的局限性良性(或恶性)纤维瘤”。另外，间接的证据是观察到此病患者无石棉接触史，这与弥漫性恶性间皮瘤明显不同，后者超过60%的患者有石棉接触史，多为良性有潜在恶性，30%有恶变伴胸腔积液者易复发，多为上皮型或混合型。临床上较少见。

【病理】

1. *分型*　有人将局限性胸膜间皮瘤分为以下3型：上皮型、纤维型和混合型。

2. *大体病理*　绝大多数的良性局限性胸膜纤维瘤位于脏层胸膜或叶间胸膜，呈结节状缓慢生长。突入胸膜腔带蒂生长，也有无蒂而附着于胸膜表面者。向肺实质内生长者不常见，而肺内的局限性胸膜纤维瘤仅少数与胸膜有关，多数为小叶间隔的间质细胞、甚或肺组织来源。瘤体也可位于叶裂内，良性局限性胸膜纤维瘤也可见于各部分的壁胸膜，然而这些部位的肿瘤及叶裂内或长入肺内者常提示为恶性。

3. *发病机制*　胸膜良性间皮瘤为质硬有包膜，色黄呈茎样的肿瘤，表面有众多血管分布，主要是静脉，有时肿瘤在局部侵犯肺脏和胸壁。良性间皮瘤长自脏层胸膜占70%，而30%长自壁层，显微镜所见的特点是均匀伸长的纺锤状细胞和各种不同数量的胶质和网状纤维结构形成许多大小不等的胶原束区。这些肿瘤细胞的来源尚不清楚，肿瘤可能长自胸膜下组织，但有人认为肌皮细胞就是这些肿瘤的来源。有一种假说，认为恶性或良性胸膜间皮瘤都来源于在间皮下结缔组织内的各种潜在细胞，也可能从间皮下成纤维细胞和表面的间皮细胞发育而来。这些纺锤样细胞有微小核多型现象，缺乏有丝分裂，可能有坏死或玻璃样变有蒂和局限病灶，未侵犯肺和周围结构的良性间皮瘤预后较好；细胞核的多型现象或有丝分裂率很高，无包膜者并不说明预后坏。但是，如果不及时进行治疗，这些肿瘤可局部侵犯和挤压重要的生命器官，通常在诊断后2～3年致死。

【辅助检查】

1. *胸部X线检查*　可见位于肺周边孤立的密度均匀的球状肿块，边界清楚，肿瘤大小1～36cm，平均直径6cm，内无钙化也有发于叶间胸膜者，可见肿块长径与斜裂走向一致。约10%的病例合并胸腔积液，但不说明预后欠佳，少数肿瘤体积巨大，占据半侧胸腔，使心脏和纵隔移到对侧，严重影响心肺功能。

2. *胸部CT检查*　对确定肿物部位及与周围组织的关系有帮助。

【临床表现】

良性胸膜间皮瘤常见于50—60岁。10岁以下儿童和80—89岁老年人也有患此病的，女性稍多于男性。肿瘤在左、右侧胸腔均等出现，而恶性间皮瘤多见于右侧胸腔。大多数良性胸膜间皮瘤患者没有症状，在查体、摄X线胸片时被发现。肿瘤较大时可有压迫症状，压迫支气管可造成肺不张，此时可以出现咳嗽胸部沉重感和气短，无任何感染指征的发热约占全部有症状病例的25%。良性纤维性胸腔间皮瘤常伴有两组类新生物综合征，即肥大性肺性骨关节病和低血糖。20%可有肥大性肺性骨关节病和杵状指关节僵直疼痛、踝部水肿等。大多数有肥大性肺性骨关节病的患者，其胸内肿瘤直径>7cm。在肿瘤被切除后此综合征即缓解。由此可见，肥大性肺性骨关节病合并有胸内巨大肿块的患者，不能一律认为是晚期原发性支气管肺癌而拒绝手术探查。4%良性间皮瘤有低血糖综合征，其发病机制尚不明，有可能肿瘤消耗葡萄糖和肿瘤产物抑制脂类分解及肝糖异生。切除肿瘤后，此综合征也随之消失。较少见的症状是咯血、寒战、夜间盗汗和体重减轻，少数患者有胸腔积液。

【诊断】

良性胸膜间皮瘤影像学检查难以确诊，主要靠在 CT 或超声引导下穿刺针吸活检，或在胸腔镜或开胸做胸膜活检病理检查确诊。

【治疗】

手术切除肿瘤是最有效的治疗方法，大部分患者经手术切除后痊愈。

【预后】

手术后约 10%病例需再次手术治疗，其疗效也很满意。有些患者在初次手术 10 年后才复发，故建议术后应每年做胸部 X 线片检查，出现复发指征，应再次手术。

二、弥漫性胸膜间皮瘤

弥漫性胸膜间皮瘤以往被称为恶性间皮瘤，是一种缓慢致死性肿瘤，虽发病率不高，但仍较局限性胸膜间皮瘤多见，是胸膜原发肿瘤中最多见的类型。临床表现与侵袭行为有关，它通常局部侵袭胸膜腔及周围结构。如果不治疗，中位生存期 4～12 个月。

【流行病学】

1. *流行病学*　1960 年，Wagner 等首先报道了南非一个石棉矿场中的 33 例间皮瘤患者。随后，此病的报道陆续见于美国、西欧、东欧及英国等地区，相关的数据库陆续建立。间皮瘤多于 50－70 岁方被诊断，并以男性患者为主，这与接触暴露石棉的职业因素有关。在美国，每年大约有 2 500 例新发病例的报道，其中男性约 2 000 例，女性 500 例，而且这发病率似乎还在上升，尤其是≥75 岁的男性人群。而从 1983 年起，女性和<75 岁的男性的发病率相对稳定，这与 20 世纪 70 年代起的政策改变相一致：当时美国职业安全与健康委员会以及环境保护局制定了相应的法规，规定工作环境中的石棉应用和暴露标准，从而限制和规范了石棉的使用。在欧洲，间皮瘤的发病率也在上升：1998 年有 5 000 名男性患者病逝，而到 2018 年则预计达到 9 000 人。

2. *相关危险因素*　石棉是恶性胸膜间皮瘤(malignant pleural mesothelioma，MPM)的首要致病因素。这主要包括 6 种可形成极细纤维的硅酸盐矿物：温石棉、青石棉、铁石棉、直闪石石棉、透闪石石棉和阳起石石棉。温石棉属于蛇纹石类矿物，其他属于角闪石矿物。在肺内，温石棉的生物持续性较角闪石短。温石棉、铁石棉和青石棉已被广泛用于工业用途。

第一篇阐述石棉和 MPM 关系的文章发表于 20 世纪 60 年代。由于大部分石棉暴露与工作相关，所以，间皮瘤在大部分病例中为一种职业病，其背景发病率较低。由于过去石棉暴露多见于以男性劳动力为主的职业，所以目前 MPM 的发病率在男性高于女性。在过去的 10 年中，人们观察到间皮瘤病例的接触史发生了改变，从最初的石棉工人(处理生石棉材料)到经常接触石棉产品或处理石棉的一线工人，如建筑工人、电工、水管工和暖气工人。石棉暴露后，MPM 的平均(范围)潜伏期约为 40 年(15～67 年)。在对 1 690 例患者的回顾性分析中，潜伏期>15 年者占所有病例的 99%。在商用石棉纤维中，青石棉、铁石棉比白石棉具有更高的致胸膜癌的能力。目前尚不能排除短石棉纤维的致癌潜能。

除石棉外，MPM 的其他潜在致病因素或协同因素包括：暴露于其他天然纤维(毛沸石和氟浅闪石)或人造纤维(耐火陶瓷)、电离辐射和猿猴空泡病毒 40(SV40)。烟草与间皮瘤的发生无关，已发表的数据表明，人造纤维，如矿物纤维(岩棉、玻璃棉和渣棉)对人类无致胸膜瘤的能力。遗传因素可增加 MPM 的易感性，可能有助于 MPM 的发生，与家族性间皮瘤有关。

3. *流行病学的未来趋势*　在世界不同国家中，MPM 的发病率有显著差异，从每年百万分之七(日本)到百万分之四十(澳大利亚)不等，该病在欧洲的发病率不到百万分之二十。这种差异是合理的，主要是由于历史上石棉进口和消耗不同，而且诊断技术和对疾病的认识的不同亦可以导致差异。流行病学家认为 MPM 的最高发病率会在未来 10 年内出现。20 世纪 90 年代的初步预测最近被重新评价，最高发病率和病例数比原先预计的少。该病在欧洲的最高发病率预计会在 2015－2020 年出现，而有些国家可能已达发病高峰(美国和瑞典)。目前欧美国家已经禁止了石棉的生产和使用，现今仍大量生产和使用石棉的国家包括：俄罗斯、中国、哈萨克斯坦、巴西和加拿大，此外，还有印度以及其他欠发达国家。专家预计这些国家的恶性胸膜间皮瘤的预期发病高峰会延迟出现，在未来数十年病例数会不断增加，除非这些国家进行强有力的职业健康控制和防护。

【解剖学】

胸膜为具有渗透性的浆膜，由单层扁平细胞组成，来源于胚胎发育期的中胚层。它覆盖胸壁内层、纵隔、横膈和肺脏表面，在肺脏表面的称脏层胸膜，在胸壁表面的称壁层胸膜，两层膜之间形成了一个密闭的腔隙，即胸膜腔。正常胸膜腔内仅有少量液体，此液体由间皮细胞分泌。正常情况下胸膜腔内液体很少，正常人体不到 1ml，此液体形成厚约 10μm 的薄层覆布于壁胸膜和脏胸膜之间，可减少肺舒缩运动时胸膜的摩擦，起润滑作用。正常每 100ml 含有 1～2g 蛋白质，大分子蛋白质，像 LDH，胸腔内含量比血液内低 50%。正常人体 1μl 胸腔积液内有 1 400～4 500 个细胞，大多数为巨噬细胞，还有少量淋巴细胞和红细胞。胸膜间皮瘤就是起源于胸膜的间皮细胞或胸膜下的结缔组织的肿瘤。

【病因病理】

1. 病因　公元前 2 800 年，有些地区在制陶业中开始使用石棉，直到 20 世纪 60 年代 Wagner 发表文章指出石棉是南非一个石棉矿场中 MPM 的主要致病因素。有资料指出石棉工人发生间皮瘤的风险为 8%～13%，家属为 1%，我国资料显示间皮瘤患者中有石棉接触史的只有 3.9%，但并未说明与接触石棉无关。在日常生活中石棉被广泛应用，如天花板、房间隔板、贴墙板、车垫和许多小用具，所以许多患者并不知道有石棉接触史。动物实验证明：将石棉注入胸膜腔将引起恶性胸膜瘤，其发生率很高。石棉暴露后，MPM 的平均(范围)潜伏期约为 40 年。除石棉外，MPM 的其他潜在致病因素或协同因素包括：暴露于其他天然纤维(毛沸石和氟浅闪石)或人造纤维(耐火陶瓷)、电离辐射和猿猴空泡病毒 40(SV40)。已发表的数据表明，人造纤维，如矿物纤维(岩棉、玻璃棉和渣棉)对人类无致胸膜瘤的能力。遗传因素可增加 MPM 的易感性，可能有助于 MPM 的发生，与家族性间皮瘤有关。

2. 病理学　在恶性胸膜间皮瘤早期，肉眼可见在正常或不透明的脏层或壁层胸膜上有众多的白色或灰色颗粒和结节或薄板块，随着肿瘤的发展，胸膜表面愈来愈厚，长满结节，肿瘤结节向四方延伸，连续成片，包裹肺使其容积越来越小，并使受累胸壁塌陷。在晚期，肿瘤可累及膈肌，肋间肌，纵隔结构，心包及对侧胸膜，尸检发现患者有 50%发现有血源性转移，但临床甚少提及。

恶性胸膜间皮瘤是间皮细胞起源的恶性肿瘤，其准确诊断有赖于组织病理学检查。然而诊断并不容易，因为间皮瘤是一种有着多种组织病理学特点的异质肿瘤，而这些特点常导致误诊。此外，胸膜也是转移性疾病的常见部位。与局限性胸膜间皮瘤相反，MPM 几乎总有上皮成分，然而其组织学图像多种多样，常为上皮和肉瘤样成分混合物，目前国内将 MPM 病理类型分为 3 型：上皮型、肉瘤型和混合型。上皮型（占 50%）又可分为以下几种亚型：管状型、乳头型、巨细胞型、小细胞型和黏液样型以及形态学与其他来源癌症类似的类型。

弥漫性胸膜间皮瘤的病理组织学特征如下：①弥漫性间皮瘤多位于壁层胸膜或膈胸膜；②呈弥漫性生长；③病灶大小不等，可使整个胸膜增厚，并可包绕侵袭胸内脏器结构者较多；④40%有纵隔淋巴转移，血行转移也颇常见；⑤病理组织学上细胞成分丰富，有腺癌样、肉瘤样细胞，以上皮型者最为多见，其次为混合型，间质型(肉瘤样型)最少；⑥恶性间皮瘤的上皮样细胞表现多种变异，与腺癌胸膜转移者难以鉴别，常需借助特殊染色、免疫组化、电镜等方法加以鉴别。

【分子生物学】

通过免疫组化分析间皮瘤特异抗原有助于鉴别间皮瘤与其他器官腺癌的转移瘤。这些特异的抗原包括癌胚抗原、CD15 (Leu-M1)和上皮细胞膜抗原。在 MPM 患者中癌胚抗原和 CD15 是缺如的。MPM 的上皮细胞膜抗原具有独特的染色结构，而腺癌则是具有独特的胞质形态。细胞角蛋白 5、6 和钙视网膜蛋白染色对于 MPM 的诊断也有相对特异性。当免疫染色模棱两可时，电镜可作为“金标准”对付疑难诊断。MPM 在电镜下可见长而多分支的微绒毛，及因此而出现的大量的张力丝和桥粒，因而可与腺癌区分。

MPM 的生物学特性了解的较少，流式细胞计数显示胸膜间皮瘤主要为二倍体，并呈中或低度增殖率，研究发现胸膜间皮瘤常见变异的染色体包括染色体 1、3、4、9、11、14 及 22 异常，还可以见到染色体 7 短臂的额外复制，可能是预后不良的一项指标。与人类正常细胞系相比，胸膜间皮瘤细胞系中血小板分化生长因子及其受体均过度表达，抑癌基因 p53 变异也有报道。

【临床分期】

迄今学者已提出数个 MPM 分期诊断系统，但尚未有一个获得广泛认同。最初的分期系统由 Butchart 等首次提出，较为简单，对预后有一定的相关性，但是对于原发肿瘤以及淋巴结转移描述不够清晰，缺乏预测价值，因此已为人们所不用，取而代之的是 TNM 系统（表 8-9）。最近，国际间皮瘤学会（international mesothelioma interest group，IMIG）根据肿瘤本身的状况和淋巴结转移情况对存活率的影响，提出了一个以 TNM 为基础的体系（表 8-10）。对于恰当的临床分期而言，CT 或 MRI 检查是必需的，但是通过 IMIG 的分期系统，在条件允许下手术分期比临床分期更显优越。

表 8-9　胸膜间皮瘤 Butchart 分期法

Ⅰ期	病变局限在壁层胸膜的“包膜”内（既仅累及同侧胸膜、肺、心包及膈）
Ⅱ期	肿瘤侵犯胸壁或纵隔脏器（既食管、心脏、对侧胸膜），胸内淋巴结转移
Ⅲ期	肿瘤穿透膈肌侵及腹腔，对侧胸膜受侵，胸外淋巴结转移
Ⅳ期	远处血行转移

表 8-10　IMIG 制订的恶性胸膜间皮瘤国际 TNM 新分期法

T：原发肿瘤	
T1	T1a 肿瘤仅局限于同侧壁胸膜，如纵隔胸膜和膈胸膜，未侵犯脏层胸膜 T1b 肿瘤累及同侧壁胸膜，如纵隔胸膜和膈胸膜；肿瘤播散侵犯脏层胸膜
T2	肿瘤累及同侧壁胸膜（包括壁胸膜、纵隔胸膜、膈胸膜和脏胸膜），并具有至少 1 项以下的特征：累及膈肌 脏层胸膜融合（包括各裂）或者从脏层胸膜向肺实质播散
T3	描述局部进展但尚可能行手术切除的肿瘤 肿瘤累及同侧壁胸膜（包括壁胸膜、纵隔胸膜、膈胸膜和脏胸膜），并具有至少 1 项以下的特征：累及胸内筋膜 累及纵隔脂肪组织 孤立病灶发展至侵犯胸壁软组织，但尚可完全切除 直接侵犯心包
T4	描述局部进展而无法行手术切除的肿瘤 肿瘤累及同侧胸膜（包括壁胸膜、纵隔胸膜、膈胸膜和脏胸膜），并具有至少 1 项以下的特征：肿瘤在胸壁弥漫播散，伴或不伴肋骨破坏 弥漫的跨膈播散至腹膜 直接转移至对侧胸膜 直接累及 1 个或多个纵隔器官 直接侵犯脊柱 侵犯心包脏层，伴或不伴心包积液；或者侵犯心肌
N：淋巴结	NX 不能评估有无区域性淋巴结转移 N0 无区域性淋巴结转移 N1 同侧淋巴结转移或肺门淋巴结转移 N2 隆突下或同侧纵隔淋巴结转移，包括同侧乳房内淋巴结转移 N3 对侧纵隔或乳房内淋巴结转移，或对侧锁骨上淋巴结转移

（续 表）

M：全身转移 MX 不能评估有无远处转移 M0 无远处转移 M1 有远处转移
Ⅰ期 Ⅰa T1aN0M0 Ⅰb T1bN0M0
Ⅱ期 T2N0M0
Ⅲ期 任意 T3M0 任意 N1M0 任意 N2M0
Ⅳ期 任意 T4 任意 N3 任意 M1

【临床表现】

男性多见，2/3 的患者年龄为 40－70 岁，约 50％的患者述有石棉接触史。起病缓慢，临床表现多种多样。

在疾病早期，缺乏特异性症状，60％～90％的患者出现呼吸困难、剧烈胸痛、干咳和气短，个别患者可以有发热及全身不舒服等症状。患者常有咳嗽，多为干咳，无痰或痰量很少，亦没有痰中带血。恶性胸膜间皮瘤患者气短的症状很明显，尤其是活动以后胸闷、气短明显加重，休息后症状缓解。呼吸困难继发于胸腔积液，程度随着胸腔积液和肿瘤的增大而加剧。积液早期在胸膜腔内是游离的，然后逐渐局限包裹，最后逐渐为大块肿瘤组织替代。胸痛起初为模糊钝痛，当肿瘤侵袭肋间神经时，疼痛局限。

中晚期表现为大量胸腔积液，肿瘤组织可以包裹压迫患侧肺组织，使肺复张受限。恶性胸膜间皮瘤患者如不经治疗，患者体重减轻、进行性衰竭，最后终因极度呼吸困难窒息死亡。胸痛逐渐加重至患者难以忍受，一般镇痛药难以缓解。疼痛常常出现于病变局部，或放射至上腹部、肩部。未详细询问病史和体格检查，可能误诊为冠心病、肩周炎或胆囊炎。

晚期患者表现为衰弱、恶病质、腹水以及胸腹部畸形。临床表现是肿瘤进行性侵袭而未受到有效控制的结果。某些患者在病晚期，可发现胸壁肿块，其来源于间皮瘤自胸腔向外长出，也可能因胸腔穿刺后针道种植所致。在一些病例也可以出现腹部膨隆。这项临床发现可能说明肿瘤经膈肌侵袭腹腔，在外科意义上讲，意味着不能切除，一旦出现经膈肌侵袭，30％的患者可以出现肠梗阻。

体格检查在病初时大多无阳性体征，以后可发现有明显的胸腔积液，胸部叩诊呈浊音，呼吸音减低，纵隔移向健侧等。病程晚期，胸膜间皮瘤生长很大，充满整个胸膜腔时，胸腔积液却变少，肺容量减小，病侧胸壁塌陷，肋间隙变窄，纵隔被牵拉移向患侧。

除了胸部体征外，患者可有全身体征，瘤伴综合征，虽然较少见，但也可以出现在间皮瘤患者，如：肺性骨关节病、杵状指（趾）、抗利尿激素的异常分泌综合征、自体免疫性溶血性贫血、高凝状态、高钙血症、低血糖及周身淋巴结转移。

血小板计数增多相对常见，在一些调查中，提示预后不良。

【辅助检查】

恶性胸膜间皮瘤的临床表现通常不特异且隐匿，因此，即使对于有石棉暴露史的个体，也不应将临床表现作为诊断标准。

1. 影像学诊断

（1）胸部 X 线片：通常显示一侧的胸腔积液或胸膜增厚，但不能仅凭这一点就诊断恶性胸膜间皮瘤。胸部 CT 扫描不适合用来确诊，但是弥漫性或结节性的胸膜增厚可能具有提示意义。磁共振成像（MRI）和正电子发射断层扫描（PET）目前也不适用于间皮瘤的诊断。

（2）胸腔镜诊断：当临床和放射学检查怀疑存

在间皮瘤时，胸腔镜检查是最好的确诊方法，因其可获得更多病理学信息。除了有手术禁忌证或是胸膜粘连的患者，均推荐进行胸腔镜检查，以便于明确诊断。

2. *病理学诊断*　作为一种从浆膜腔的间皮细胞进展而来的恶性肿瘤，间皮瘤的准确诊断是建立在组织病理检查基础上的。然而，诊断依旧是困难的，因为间皮瘤是有多种细胞异型性的癌症，从而产生很多误导组织病理学确诊的陷阱。并且，胸膜也是转移性肿瘤的好发部位。间皮瘤在其自然进展过程中是多变的。其他恶性肿瘤可能有假间皮瘤样表现（如胸腺瘤、癌、淋巴瘤和血管瘤等），最常发生胸膜转移的肿瘤是肺癌和乳腺癌（分别为7%～15%和7%～11%），在标准切片固定进行HE染色的条件下，其细胞形态容易和间皮瘤相混淆。

通常，胸腔积液是恶性胸膜间皮瘤的首发临床征象，临床上也常常先进行胸腔积液细胞学检查。但目前不推荐仅凭细胞学检查结果来诊断恶性胸膜间皮瘤，对于细胞学检查提示的间皮瘤疑似病例，应行进一步组织学检查。

只有通过取材于典型肿瘤，并有充足的组织量允许进行免疫组化检查，并具有相应的临床、影像学和（或）术中发现，才能获得明确的恶性胸膜间皮瘤诊断。

在诊断过程中，应该首选胸腔镜进行胸膜外观检查，同时进行多点、较深和组织量较大的活检，必要时可包括脂肪和（或）肌肉组织，以评估肿瘤的侵袭程度。胸腔镜检查可为90%的病例提供确切诊断。

不推荐细针穿刺活组织检查作为间皮瘤诊断的首选，因为其敏感性较低（30%）。也不推荐通过冷冻组织切片来对恶性胸膜间皮瘤进行诊断。

（1）免疫组化检查：恶性胸膜间皮瘤的诊断应基于免疫组化检查。免疫组化方法取决于间皮瘤的肿瘤亚型，是上皮样的还是肉瘤样的。

为了从腺癌中分辨出上皮样间皮瘤，推荐采用两种具有间皮瘤阳性诊断价值的标志物，如抗钙视网膜蛋白和抗 Wilms 瘤抗原 1 抗体，或者膜标志物抗上皮膜抗体（EMA），对于上皮样间皮瘤，可采用抗细胞角蛋白抗体（CK）5/6，抗 D2-40 或抗间皮素抗体等，以及两种具有阴性诊断价值的标志物以确认诊断。

为了鉴别肉瘤样间皮瘤与鳞状细胞癌和移行细胞癌，推荐使用两种广谱的抗角蛋白抗体和两种具有阴性预测价值的标志物（如抗 CD34 抗体和抗B细胞淋巴瘤 2 抗体标志物、抗结蛋白抗体、抗S100 抗体）以明确诊断。单一抗体的免疫染色阴性并不能排除间皮瘤诊断。

对于不典型的间皮细胞增生，目前还没有可用的免疫组化标志物来鉴别其良性、恶性。

（2）光镜检查：由于间皮瘤细胞形态的多样性，光镜下恶性间皮瘤组织学分型尚不统一。世界卫生组织曾将弥漫性恶性间皮瘤（diffuse mesothelioma of pleura，dMM）分为上皮型、肉瘤型和混合型。Adams 等根据胸膜 dMM 尸检材料将该瘤分为上皮样型、腺管乳头状型、肉瘤样型、黏液样型、硬纤维瘤样型及混合型，并提出在弥漫性胸膜肿瘤中，如发现肿瘤细胞产生胶原物质就可确定其为dMM。否则，就应存在胞质内微小空泡和均匀的轻到中度核/浆比。有学者根据瘤细胞排列方式、瘤细胞分化不同及一种瘤细胞成分至少占 50%以上将该瘤分为 11 种类型，即腺管样型、腺管乳头状型、未分化型、纤维母细胞型、印戒样细胞型、黏液样型、肌纤维母细胞型、淋巴组织细胞样型、血管母细胞型、小细胞型及混合细胞型。并认为以下几点有助于从光镜方面诊断此瘤：①结合该瘤发生的特殊部位；②寻找肿瘤双向分化，尤其当怀疑此瘤时应多取材制片观察；③瘤细胞移行过渡现象；④多种不同类型瘤细胞混合存在；⑤临床表现危重，但瘤细胞核分裂象较少见。

（3）电镜检查：瘤细胞表面及瘤细胞内腔面有细长的蓬发样微绒毛，胞质内丰富的张力微丝及糖原颗粒，有双层或断续的基底膜，瘤细胞间有较多的桥粒为 dMM 的超微结构特征。并将微绒毛、中间丝和细胞质内新腔称为间皮瘤三联征。而腺癌微绒毛粗而短，胞质内有分泌颗粒，细胞外腺腔形成为腺癌特征。研究发现 dMM 平均微绒毛长宽比值均>11，而胸膜转移性肺腺癌平均毛绒长宽比值均<5，提出平均微绒毛长宽比值可作为 dMM与腺癌鉴别的一个指标。胸膜 dMM 和胸膜转移性腺癌之间桥粒平均长度差异不明显，但胸膜dMM 均有不同数量桥粒长度超过 1.5μm，而胸膜转移性肺腺癌均无桥粒长度>1.5μm。因此，应用超微结构测量最大桥粒长度对胸膜 dMM 诊断及与胸膜转移性腺癌的鉴别诊断亦有一定价值。

（4）组织化学检查：dMM 分泌透明质酸，可被奥辛蓝或胶质铁染色。预先用透明质酸酶处理后呈阴性反应。而少部分腺癌亦可呈阳性反应，但用透明质酸酶处理后仍阳性。肺腺癌分泌中性黏蛋白，PAS-D染色阳性。而dMM因含大量糖原，PAS染色可阳性，但预先用淀粉酶处理后阴性。故组织化学染色在dMM与肺腺癌鉴别诊断中有一定帮助。但透明质酸为水溶性，在标本固定、染色过程中易丢失。而50％以上肺腺癌不产生中性黏蛋白。故组织化学染色假阴性率高，将逐渐被免疫组化取代。

(5)免疫组织化学检查：免疫组织化学检查是dMM鉴别诊断中最常用的辅助诊断方法。但目前尚没有哪一种抗体对间皮瘤或腺癌是完全特异性的，大多数常用抗体仅对腺癌有反应。间皮瘤的诊断是建立在阴性反应的基础上。常联合应用数种抗体来降低假阴性率。而近年出现的间皮相关抗原，或特异性低，或敏感性差，或仅适用于冷冻切片，故未能广泛应用。

(6)细胞学检查：dMM常伴有胸腔积液。因此，胸腔积液细胞学检查仍是最常用、最重要的检查方法。胸腔积液中恶性间皮细胞常呈乳头状、结节状分布，典型者呈"桑椹"样，可伴纤维血管样核心；亦可呈单一细胞散在分布，或两者混合存在。恶性多核巨细胞伴细胞质浓染和微小的周围型空泡为有用的诊断特征。细胞核及核仁轻度不规则，但核/质比基本正常。而其他类型恶性肿瘤细胞大小和形态差异很大，一个恶性细胞的大小可以是另一个恶性细胞大小的数倍，核仁大，核/质比值上升。但上述任一特征均非特异性的，胸膜间皮瘤是建立在各种异常发现的综合评价上。dMM胸腔积液细胞学阳性率低，因此，如临床怀疑dMM而胸腔积液的细胞学检查阴性，应进行其他方法检查，如胸部CT、经皮胸膜活检、胸腔镜检查，开胸胸膜活检等。薛立福等报道胸腔镜检查对胸膜间皮瘤的诊断率达100％，可代替开胸胸膜活检。

(7)胸腔积液细胞遗传学检查：细胞遗传学检查能够在克隆水平辨别恶性肿瘤细胞数量上和(或)结构上异常，并发现间皮瘤细胞存在一致性染色体畸形，其中大部分为特异染色体区域的丢失，最常见染色体丢失区为1号、3号、9号染色体短臂和22号染色体长臂。其中9号染色体着丝点的丢失最常见，其发生率为73％±3％，丢失部分恰好为mTS1基因所在部位。推测mTS1基因的丢失与dMM的发生有关。其他类型肿瘤细胞，包括非小细胞肺癌，亦可出现dMM特征性的染色体区域性丢失。但dMM的核型没有腺癌核型复杂，肺腺癌有10种以上克隆性畸形，且在每一细胞内有多克隆的改变。而恶性间皮瘤克隆改变不超过10种，且细胞间极少变异。因此，细胞遗传学检查可以作为dMM细胞学检查的一个有用的辅助诊断方法，在鉴别反应性间皮细胞和恶性间皮瘤细胞方面具有重要价值。

(8)胸腔积液透明质酸测定：由于dMM分泌大量透明质酸，肺腺癌分泌中性黏蛋白。故胸腔积液中透明质酸测定有助于dMM与肺腺癌的鉴别。但某些良性浆膜腔积液中透明质酸浓度亦可升高。用电泳方法测定浆膜腔积液中透明质酸浓度超过50mg/L时，82％是由间皮瘤引起的。用高效液相色谱法测定的透明质酸值为75mg/L时，对间皮瘤的特异性达100％。

【诊断及鉴别诊断】

1. 症状、体征　患者出现胸痛、进行性呼吸困难、咳嗽及消瘦等临床症状，体检时发现有胸腔积液，呼吸音减弱或消失，体表淋巴结增大，胸部压痛，胸膜摩擦音或心包摩擦音。约10％的患者体检无任何阳性体征。

2. X线检查的特异性表现

(1)胸膜结节性增厚。常被胸腔积液所遮盖，需将胸腔积液抽净，必要时注入空气做切线位摄片。

(2)肺裂胸膜增厚。一般为不规则形，结节状，并伴有叶间积液。

(3)局限性肿块。可单发或多发，但都是边界清晰、质地均匀的阴影。

(4)患侧胸腔容量大减，在CT片会显示得更清楚。

(5)其他还可有胸腔积液、肋骨破坏、肋膈角变钝、纵隔增宽、心影增大等非特异性表现。

3. 胸腔积液检查　初次胸腔积液大多为血性，生长也较快。胸腔积液找癌细胞非常有用，阳性率约81％；胸腔积液测定透明质酸含量增高，可＞80mg/L，比肺腺癌的胸腔积液要高40～230倍，硫酸软骨素的含量也比肺癌高出11～87倍。

4. B超检查　可作为动态观察方法，对胸膜肿块增大有诊断意义。

5. 病理组织学检查　B超定位后行胸膜针穿刺活检、胸腔镜活检、剖胸活检及锁骨上淋巴结活检等，均可获得活组织病理学资料，其中以胸腔镜活检为最好手段，阳性确诊率达90％以上。

【鉴别诊断】

1. *结核性胸膜炎* 弥漫性间皮瘤不伴发胸腔积液者，应与一般结核性胸膜增厚者相鉴别。在X线胸片上，前者呈凹凸不平的结节影或驼峰样阴影；后者沿胸壁有较平整的密度增高阴影。弥漫性间皮瘤伴大量胸腔积液者，积液多为血性，增长迅速，胸痛剧烈，不发热；而结核性胸膜炎的胸腔积液常为浆液性，增长慢，胸痛不明显，抗结核治疗和抽取胸腔积液后，胸腔积液常迅速吸收。

2. *肺癌* 临床表现有咳嗽、胸痛，当肺癌阻塞气管时也可以出现气急、胸闷；晚期肿瘤在肺内广泛播散，侵犯胸膜而出现大量胸腔积液。局限性间皮瘤在一般X线平片上，有时呈圆形块状阴影，也易与肺内肿瘤相混淆，这时应做CT检查，以判断肿块与肺组织的关系，必要时做胸膜活组织检查。

3. *转移性胸膜肿瘤* 转移性胸膜肿瘤在X线片也显示胸膜肿块，由于恶性胸膜间皮瘤细胞结构的复杂性、多样性，容易与胸膜转移性癌相混淆，鉴别一般通过病史、临床表现、仔细地全身体检、相关系统的影像学检查，寻找原发病灶，采用反复的胸腔积液细胞学检查和胸膜活检术。近年来应用胸腔镜活检，提高了对胸膜肿瘤的诊断率。

4. *其他原因引起的胸腔积液的鉴别* 临床上有很多种疾病都可以引起胸腔积液，不同病因引起的胸腔积液，性质和成分也就不同，而内含的成分又是决定性质的主要因素。临床上常见的胸腔积液分为漏出液、渗出液和乳糜液。

(1)漏出液：产生机制主要是微循环静水压升高或微血管循环胶体渗透压降低或胸膜腔内压降低。一般为淡黄色透明的液体，细胞计数少于 $0.1\times10^9/L$，蛋白质含量低于30g/L等，较常见于内科疾病，如充血性心力衰竭、肝硬化、肾病综合征、尿毒症、心包缩窄、上腔静脉阻塞等。

(2)渗出液：产生原理是微血管循环通透性升高，胸膜腔淋巴引流受阻。其液体的颜色一般较深、微浑，当合并感染时浑浊更明显，细胞计数常 $>0.5\times10^9/L$，蛋白含量亦高，可自行凝固。当胸腔积液中红细胞数 $>5\times10^9/L$ 时，可见胸腔积液呈粉红色。渗出性胸腔积液常见的病因有肿瘤（转移性肿瘤、原发性间皮瘤）、感染（结核性胸膜炎、细菌性感染、寄生虫性感染、病毒感染）、肺栓塞、结缔组织疾病（类风湿胸膜炎、系统性红斑狼疮）等。

(3)乳糜液：淋巴瘤所引起的胸腔积液中约2/3为乳糜胸液，胸液呈淡乳白色，像牛奶样，不凝固。

【治疗】

1. *手术治疗* 手术目的是通过去除脏层肿瘤组织以解除压迫所致肺不张。通过去除壁层肿瘤组织可缓解限制性通气不足和胸壁痛。这一过程可通过开胸手术或闭合式电视辅助胸腔镜手术(VATS)来完成，应优先考虑VATS。胸膜部分切除术/剥离术达不到治愈目的，但能缓解症状，特别是对于化学性胸膜固定术无效、且有肺不张综合征的患者。

根治性手术的定义是指从半侧胸廓去除所有肉眼可见的肿瘤。通过胸膜外肺切除术切除整个胸膜、肺、心包膜、膈膜，并进行系统淋巴结清扫，可达到此目的。研究显示，根治术后患者中位生存期为20～24个月，术后死亡率降至5%，而复发率较高，约为50%。

2. *放射治疗* 姑息放疗主要目的是缓解疼痛，对于因侵及胸壁而引起疼痛的患者，可考虑应用。但预防性放射治疗仍然存在争议。而有关术后放疗的资料则仅限于回顾性研究。胸膜切除术或剥离术后不推荐进行放射治疗。对于放射治疗在恶性胸膜间皮瘤中的作用，还需要进一步深入研究。

3. *化疗* 过去20年间，蒽环类药物（尤其是多柔比星）被认为是恶性间皮瘤治疗的金标准药物，总体蒽环类药物缓解率不超过15%，中位生存期不超过10.5个月，铂类药物治疗恶性间皮瘤的缓解率为8%～16%，中位生存期为5.0～8.0个月。一项跨度1965—2001年的荟萃分析显示顺铂可能是最有效的单药之一，但很少单独使用，常常作为联合用药。

目前，第三代化疗药物中紫杉醇、多西他赛、吉西他滨、长春瑞滨、雷替曲塞、培美曲塞等较多用于恶性胸膜间皮瘤的治疗，而应用较多的联合方案是以铂类为基础的方案。培美曲塞是一种多靶点叶酸抑制药，通过破坏细胞内叶酸依赖性的正常代谢过程，抑制细胞复制，从而抑制肿瘤的生长。其作用位点包括胸苷酸合成酶，二氢叶酸还原酶和甘氨酰胺核糖核苷酸甲酰基转移酶。培美曲塞通过运载叶酸的载体与细胞膜上的叶酸结合蛋白运输系统进入细胞内，并在叶酰多聚谷氨酸合成酶的作用下转化为谷氨酸形式，成为胸苷酸合成酶与甘氨酰胺核苷酸甲酰转移酶的抑制药。培美曲塞是目前惟一被认为适用于恶性间皮瘤治疗的细胞毒药物。2004年2月和2004年9月美国FDA和欧盟分别批准培美曲塞用于治疗恶性胸膜间皮瘤。培美曲塞联合顺铂是目前一线治疗恶性胸膜间皮瘤的标准方案。

化疗的最佳疗程目前尚不清楚。患者在一线化疗药物治疗后，如果临床症状改善和病情缓解，复发可以再使用相同的化疗方案。

4. *生物调节制药*　在恶性间皮瘤的生物治疗中，干扰素和白细胞介素是主要的试验性药物，目前，这两种药物的单药疗法未发现疗效，也不推荐在临床试验之外使用。各个临床试验的剂量、给药方法（胸膜内、皮下、肌内和静脉）、药物类型和疾病分期各不相同，故对这些研究结果的解释需要谨慎。

5. *靶向治疗*　一些生物靶向治疗在肺癌、结肠癌和乳腺癌中显现出了疗效，但很少有研究适用于恶性间皮瘤。目前已进行试验的药物包括以下几种。

(1)沙利度胺（抗血管生成药物）：临床试验表明，接受治疗的患者疾病稳定时间＞6 个月，中位生存期为 230d。

(2)贝伐单抗（单克隆抗体，血管内皮生长因子抑制药）：有研究显示，采用顺铂＋吉西他滨进行治疗的情况下，如再联合贝伐单抗，并未提高疗效。

(3)吉非替尼：研究表明，吉非替尼对恶性间皮瘤患者没有疗效。

(4)伊马替尼：现有研究提示，其对恶性间皮瘤无效。

(5)厄洛替尼：Ⅱ期临床研究未观察到患者客观缓解。

6. *综合疗法*　单纯的外科手术不能治愈恶性间皮瘤，因为胸膜内层（特别是在心包膜和纵隔）边缘的 1～2cm 不能被切除。故目前认为，在恶性胸膜间皮瘤治疗中，所有外科操作均为 R1（切缘有残余瘤），这是综合治疗的理论基础。

此外，整个半侧胸壁的放疗是受限的，由于有重要器官，如双侧肺、肝，特别是心脏，此外，还有脊髓和食管。因此，对于这样大的体积，实施总剂量超过 54Gy 的照射是很困难的，因为这要求精益求精的治疗技术，并需要通过外科医生和病理学医师所见来进行定向。

适应证：在接受任何多模式的综合治疗前，患者均须接受以下检查，并满足相应条件。①体格检查。肋骨和腹部无肿瘤生长的征象，而单侧胸廓萎缩是疾病晚期的一个信号。②肺功能检查。肺切除术后的肺功能数值应满足正常生活需要。③要有充足心功能储备，无肺动脉高压和心律失常。④放射线检查。可排除超出胸廓向膈的扩散、向对侧扩散以及多点受累及的扩散。⑤组织学检查。预后最好的恶性间皮瘤组织学亚型是上皮型。⑥性别。尚无有力的资料证实，不同性别间的治疗效果有何不同。

7. *症状的控制*

(1)疼痛的治疗：间皮瘤引起的疼痛通常是损伤性疼痛、神经性疼痛和炎症因子综合作用的结果。疼痛控制应该遵循癌症疼痛治疗的原则。除使用阿片制剂外，患者还经常需要辅助镇痛。对于肿瘤小结节引起的疼痛，推荐应用姑息放射治疗。

(2)呼吸困难的治疗：如果在疾病早期实施了胸膜固定术，或者在胸腔积液形成包裹和（或）肺固定而不能完全肺扩张之前，应该避免反复抽吸胸腔积液。对于有复发性胸腔积液且非常虚弱的患者，偶尔行反复抽吸或胸内引流是最为实际的处理方法。胸膜固定术对预防复发性胸腔积液有效，可优先选择无菌滑石粉。通常在疾病早期实施胸膜固定术的疗效最好，但是在未获得足够的组织用于诊断之前，不能实施胸膜固定术。

口服小剂量吗啡对减轻呼吸困难的感觉有效，同时能减轻相关的焦虑。吸氧或许有帮助，但必须在出现血氧饱和度降低时才能使用。

(3)其他症状的治疗：对于咳嗽，应该使用镇咳药如可待因糖浆或福尔咳定。重要的是，要排除或治疗共病，如肺部感染或心力衰竭。

应注意补充高能量，少食多餐，治疗口腔念珠菌感染，避免脱水和便秘。对于出汗，可通过增减衣服、使用风扇、服用药物如西咪替丁得到改善。

吞咽困难或许是由于口腔念珠菌感染或肿瘤对食管的外在压迫所致。氟康唑治疗念珠菌有效。

便秘是由于不活动，进食差造成，也是服用阿片制剂不可避免的结果。应积极规律地使用通便药。便秘也是肿瘤通过膈向腹膜腔扩散的征兆。

由于化疗的不良反应，患者可发生呕吐，止吐药治疗有效。呕吐也可能是阿片类镇痛药不良反应引起，更换药物可能有效。

【并发症】

1. *胸膜粘连*　胸膜粘连是本病最常见的并发症，由于患者胸腔积液穿刺吸出后很快又会出现，用化学药物注入胸膜腔内，造成胸膜粘连，大多数患者的胸腔积液得到控制，这样胸膜固定术如果失败或在拟行诊断性开胸的患者，应考虑做胸膜剥脱术。

2. 感染　感染是肿瘤化疗最常见的并发症，特点是病情发展快，一旦发生感染易发展为败血症；又由于感染多发生在化疗后白细胞减少时，加上此时化疗反应未完全恢复，有时原发病的症状甚至比一般败血症为重，这些临床特点造成诊断上的困难。此时不一定等待化验结果，即可开始治疗，宜用广谱抗生素，而且用量要足，但疗程不宜太长。不要应用磺胺类药物或氯霉素。在治疗过程中应密切注意混合感染或二重感染。

3. 恶性体腔积液　恶性体腔积液虽可作为恶性疾病的首发症状出现，但多数患者的恶性积液为肿瘤或转移瘤所引起的并发症。主要表现为胸腔积液、腹水和心包积液。恶性体腔积液在最初可能对生活质量影响不大，但如进展可导致病情恶化及死亡，应及时采取相应措施，迅速给予姑息治疗。弥漫性腹膜恶性间皮瘤易并发恶性腹水。

【预后】

恶性胸膜间皮瘤患者从确诊开始中位生存时间为12个月。男性患者预后差，此外预后差相关因素还包括广泛期病变、PS评分差、白细胞计数增多、贫血、血小板增多、组织学为肉瘤型或者PET-CT高代谢值。某些肿瘤标记物如COX-2和VEGF表达、P16INK4a甲基化、血管生成增加以及肿瘤SV40病毒阳性也提示预后差。

治疗恶性胸膜间皮瘤必须有准确的临床分期。早先的分期系统主要因不同医疗机构各自的临床经验不同而异。欧洲呼吸学会和胸外科学会认为：因为缺乏统一、稳定和有效的分期系统，建议使用最新的TNM分期系统。患者行为状态评分和组织学亚型是目前临床治疗的惟一预后因子。恶性胸膜间皮瘤化疗高度耐药，极少患者可获得外科根治。

因为诊断前的时间以及疾病进展率差异巨大，胸膜间皮瘤的预后难于评估。胸膜间皮瘤重要的预后因素是分期、年龄、行为状态以及组织学类型。多种外科手段可使某些患者获得长期带瘤生存。积极外科治疗对于上皮组织类型、淋巴结阴性和切缘阴性者可以提高生存，该类患者淋巴结状态是重要的预后因素。局限期恶性胸膜间皮瘤的中位生存时间为16个月，广泛期者为5个月。在进行胸膜外肺切除术前，可通过纵隔镜尽可能多地了解纵隔淋巴结受累情况。Ⅰ期胸膜间皮瘤的预后明显好于较晚期者。因为发病相对较少，不同分期的确切生存信息有限。

（付向宁　杨世疆）

第十一节　胸膜转移瘤

【流行病学】

胸膜转移瘤占胸膜肿瘤的95%，最常见的原发灶为支气管肺癌、乳腺癌，其次是胃癌、胰腺癌和原发于子宫的恶性肿瘤，少见于淋巴瘤，特别是霍奇金病、淋巴肉瘤和慢性淋巴性白血病。

【病因病理】

胸膜转移瘤的病因是其他部位肿瘤沿血行或淋巴途径达胸膜或邻近胸膜的支气管肺癌、乳腺癌、胸壁的恶性肿瘤直接侵犯胸膜或周围型肺癌增大破溃时胸腔内肿瘤播散性种植所致。胸膜转移瘤的病理改变为胸膜表面结节状转移灶，胸膜的不规则增厚，常产生大量胸腔积液。

【临床表现】

约50%的胸膜转移瘤的患者伴有恶性胸腔积液，恶性胸腔积液的产生与胸膜的淋巴引流受损、胸膜微血管的通透性增加有关。此外，瘤旁组织的渗出、肺部肿瘤造成肺叶或一侧全肺不张后引起的交感性渗出、低蛋白血症等也参与胸腔积液的形成。3种原发肿瘤转移至胸膜引起的胸腔积液最常见，约占全部恶性胸腔积液的75%，其中肺癌30%，乳腺癌25%，淋巴瘤20%。当胸腔积液较多时，患者可以出现呼吸困难、咳嗽和胸部不适，体检发现胸腔积液侧呼吸音减弱和叩诊浊音。

【辅助检查】

胸部X线检查可见胸膜增厚，胸腔积液。少量胸腔积液引起肋膈角变钝，中量胸腔积液出现典型的“弯月”形征象，大量胸腔积液可以使一侧胸腔完全不透光。胸部CT检查根据胸膜转移瘤的表现大致分4型。

Ⅰ型（胸膜增厚型），表现为胸膜呈局限不规则增厚。

Ⅱ型（结节隆起型），胸膜上出现多个基底部较宽的结节或乳头状肿物突向胸腔内。

Ⅲ型（块状浸润型），表现为大片胸膜明显增厚呈肿块样。

Ⅳ型（混合型），表现为多发结节并不规则片状胸膜增厚及肿块。

增强 CT 扫描可见胸膜处病灶多明显强化。胸部 CT 检查在胸膜转移瘤不伴胸腔积液时易于诊断,但在一侧大量恶性胸腔积液密度较高时,或胸膜转移瘤多为粟粒或小结节状时,或脏层胸膜结节可能与受到胸腔积液压迫的不张肺组织融合在一起时,胸膜转移瘤会难以显示。胸膜转移瘤引起的胸腔积液多为恶性,胸腔穿刺抽取的胸液颜色多为血性,化验可发现胸腔积液和血清蛋白含量的比值＞0.5,LDH 的比值＞0.6,葡萄糖浓度＜3.3mmol/L(或＜50%血糖值),有 60%～80%胸膜转移瘤的患者可由胸腔积液中查到癌细胞。

【诊断和鉴别诊断】

根据临床表现和影像学检查可以作出初步诊断。有创性检查如胸腔穿刺或经皮胸膜活检可以使 80%的患者得以确诊。有时,经皮胸膜穿刺活检无法得到阳性结果,可能因为肿瘤呈片状分布,穿刺未到肿瘤区域造成。近来,经 VATS 活检更进一步提高了诊断的准确性,在无广泛胸膜粘连时,可以直接探查 90%～100%的脏层和壁层胸膜表面,大宗病例研究显示,VATS 诊断的准确率可达 90%～100%。如果胸膜活检和原发肿瘤相同的组织类型,即可确诊为胸膜转移瘤。胸膜转移瘤需要同胸膜间皮瘤、结核性胸膜炎、脓胸等相鉴别。胸膜间皮瘤多呈圆形、椭圆形病灶,少数可致广泛不规则结节状胸膜增厚,常并胸腔积液,但其肺内多无原发肿块及多发转移结节灶,并多为单侧。结核性胸膜炎所致胸膜增厚呈规则带状,内缘光滑,无结节突出,强化不及转移瘤明显,胸腔积液为淡黄色。脓胸临床有畏寒、高热等症状,影像变化快,部分可出现液平面。

【治疗】

出现胸膜转移瘤,说明疾病已经处于全身播散的晚期,某些原发类型的肿瘤对化疗敏感,如小细胞肺癌、恶性淋巴瘤、睾丸癌、乳腺癌、胚胎细胞瘤等,有可能取得一定的治疗效果。对于恶性胸腔积液,以局部胸腔穿刺抽液,然后胸腔内注入抗癌药物及一些生物调节药为主,也可根据情况实施胸腔闭式引流。对于顽固性恶性胸腔积液,可采取手术方法,如壁层胸膜切除及胸膜剥脱术、全胸膜肺切除术、电视胸腔镜胸膜切除或胸膜粘连术。但患者由于肿瘤扩散已经处于临终状态,手术可能给患者增加更多的痛苦和经济负担,采取手术方法治疗胸腔积液时须慎重评估。

(付向宁　江文洋)

参考文献

[1] Shamberger RC, Welch KJ: Surgical correction of pectus carinatum. J Pediatr Surg, 1987,22:48-53

[2] Fokin AA, Steuerwald NM, Ahrens WA, Allen KE. Anatomical, histologic, and genetic characteristics of congenital chest wall deformities. Semin Thorac Cardiovasc Surg, 2009, 21 (1):44-57

[3] Lees RF, Caldicott JH. Sternal anomalies and congenital heart disease. Am J Roentgenol Radium Ther Nucl Med, 1975,124:423

[4] Fonkalsrud EW, DeUgarte D, Choi E: Repair of pectus excavatum and carinatum deformities in 116 adults. Ann Surg, 2002,236:304-312; discussion 312-314

[5] Robicsek F, Watts LT. Pectus carinatum. Thorac Surg Clin. 2010 Nov; 20 (4):563-574

[6] Robicsek F. Surgical treatment of pectus carinatum. Chest Surg Clin N Am, 2000,10(2):357-376

[7] 曾 骐,贺延儒,李士惠.小儿鸡胸的分型及外科治疗.中华胸心血管外科杂志,1999,15(4):225-227

[8] 徐志诚,胡廷泽,刘文英,等.改良手术方法重建鸡胸胸壁的疗效观察.中国修复重建外科杂志,2005,19(4):304-305

[9] Fokin AA, Steuerwald NM, Ahrens WA, Allen KE. Anatomical, histologic, and genetic characteristics of congenital chest wall deformities. Semin Thorac Cardiovasc Surg. 2009, 21 (1):44-57

[10] Hiroshi Iida, MD, PhD. Surgical repair of pectus excavatum. Gen Thorac Cardiovasc Surg, 2010,58:55-61

[11] Robicsek F, Watts LT. Surgical correction of pectus excavatum. How did we get here? Where are we going?. The Thoracic and cardiovascular surgeon, 2011,59(1):5-14

[12] Nuss D, Kelly RE. Indications and technique of Nuss procedure for pectus excavatum. Thoracic surgery clinics, 2010,20(4):583-597

[13] Laituri CA, Garey CL, St Peter SD. Review of the technical variants in the repair of pectus excavatum. Eur J Pediatr Surg, 2010, 20 (4): 217-221. Epub 2010 Jun 7

[14] 贺延儒,尹惠英,曾 骐.应用"胸、肋骨Ⅴ型截骨内固定法"矫治小儿漏斗胸[J].中华外科杂志,1999,37(7):443-444

[15] 刘吉福,薛文平,等.微创矫治成人漏斗胸近期临床疗效分析.中国微创外科杂志,2009,9(5):418-420

[16] Morris BS, Maheshwari M, Chalwa A. Chest wall tuberculosis: a review of CT appearances. Br J Radiol, 2004, 77(917):449-457

[17] Akin Kuzucu, ömer Soysal and Hakan

Günen. The role of surgery in chest wall tuberculosis. Interact Cardio Vasc Thorac Surg, 2004, 3: 99-103
[18] Kim YT, Han KN, Kang CH, Sung SW, Kim JH. Complete resection is mandatory for tubercular cold abscess of the chest wall. Ann Thorac Surg, 2008, 85(1): 273-277
[19] Cho S, Lee EB. Surgical resection of chest wall tuberculosis. Thorac Cardiovasc Surg, 2009, 57(8): 480-483
[20] 周允中, 赵 珩, 孙德魁, 等. 胸壁缺损修补重建方法探讨. 中华胸心血管外科杂志, 1994, 10(1): 51
[21] 朱守营, 张德超. 胸壁肿瘤切除和重建. 临床肿瘤学杂志, 2004, 9(2): 205-207
[22] Hameed A; Akhtar S; Naqvi A. Reconstruction of complex chest wall defects by using polypropylene mesh and a pedicled latissimus dorsi flap: a 6-year experience. 2008, 61(6): 628-635
[23] Ferraro P, Cugno S, Liberman M, Danino MA, Harris PG. Principles of chest wall resection and reconstruction. Thorac Surg Clin, 2010, 20(4): 465-473
[24] Shah AA, D'Amico TA. Primary chest wall tumors. J Am Coll Surg, 2010, 210(3): 360-366. Epub 2009 Dec 22
[25] Davies CW, Gleeson FV, Davies RJO, et al. BTS guidelines for the management of pleural infection. Thorax, 2003, 58(2): 18-28
[26] Copi A, Madhavan SM, Sharma SK, et al. Diagnosis and treatment of tuberculous pleural effusion in 2006. Chest, 2007, 131(3): 880-889
[27] Tan C, Sedrakyan A, Browne J, et al. The evidence on the effectiveness of management for malignant pleural effusion: a systematic review. Eur J Cardiothorac Surg, 2006, 29(5): 829-838
[28] Villena Garrido V, Ferrer Sancho J, Hernández Blasco L, et al. Diagnosis and treatment of pleural effusion. Arch Bronconeumol, 2006, 42(7): 349-372
[29] Lombardi G, Zustovich F, Nicoletto MO, et al. Diagnosis and treatment of malignant pleural effusion: a systematic literature review and new approaches. Am J Clin Oncol, 2010, 33(4): 420-423
[30] Chen H, Brahmer J. Management of malignant pleural effusion. Curr Oncol Rep, 2008, 10(4): 287-293
[31] Yataco JC, Dweik RA. Pleural effusions: evaluation and management. Cleve Clin J Med, 2005, 72(10): 854-872
[32] Medford AR, Maskell N. Pleural effusion. Postgrad Med J, 2005, 81(961): 702-710
[33] Ahmad Z, Krishnadas R, Froeschle P. Pleural effusion: diagnosis and management. J Perioper Pract, 2009, 19(8): 242-247
[34] David C. Sabiston, Jr., MD & Frank C. Spencer, MD: 《Surgery of the Chest》. Harcourt Asia W. B. Saunders, 2001
[35] Thomas W. Shields, MD, Joseph LoCicero Ⅲ, MD… [et al.]: 《GERERAL THORACIC SURGERY》. LIPPINCOTT WILLIAMS & WILKINS, 2005
[36] F. Griffith Pearson, MD, Clement A. Hiebert, MD… [et al.]: 《THORACIC SURGERY》. Churchill Livingstone, a division of Harcourt Brace & Company, 1995
[37] 张志庸. 协和胸外科学. 北京: 科学出版社, 2010年5月
[38] 汪 复, 朱德妹, 等. 2009年中国CHINET细菌耐药性监测. 中国感染与化疗杂志, 2010, 10(5): 325-334
[39] Bartlett JG, et al. 《Bacteriology of empyema》. Lancet 1974, 1: 338
[40] Bouros D, et al. 《Intrapleural streptokinase versus urokinase in the treatment of complicated parapneumonic effusions: a prospective, double-blind study》. Am J Respir Crit Care Med. 1997, 155: 291
[41] Alfageme I, et al. 《Empyema of the thorax in adults: etiology, microbiologic findings and management》. Chest, 1993, 103: 839
[42] Ashbaugh DG. 《Empyema thoracis. Factors influencing morbidity and mortality》. Chest, 1991, 99: 1162
[43] Colice GL, et al. 《Medical and surgical treatment of parapneumonic effusions: an evidence-based guideline》. Chest, 2000, 118: 1158
[44] Bryant RE, Salmon CJ. 《Pleural empyema》. Clin Infect Dis, 1996, 22: 747
[45] Light RW, et al. 《Pleural effusion》. N Engl J Med 346: 1971, 2002
[46] Wait MA, et al. 《A randomized trial of empyema therapy》. Chest, 1997, 111: 1548
[47] LeMense GP, Strange C, Sahn SA. 《Empyema thoracis. Therapeutic management and outcome》. Chest, 1995, 107: 1532
[48] Ali I, Unruh H. 《Management of empyema thoracis》. Ann Thorac Surg, 1990, 50: 355
[49] Angelillo Mackinlay TA, et al. 《VATS debridement versus thoracotomy in the theatment of loculated postpneumonia empyema》. Ann Thorac Surg, 1996, 61: 1626
[50] Gandhi RR, Stringel G. 《Video-assisted thoracoscopic surgery in the management of pediatric empyema》. JSL Surg, 1997, 1: 251
[51] Krasna MJ. 《Thoracoscopic decortication》. Surg Laparosc Endosc, 1998, 8: 283
[52] Landreneau RJ, et al. 《Thoracoscopy for empyema and hemothorax》. Chest, 1996, 109: 18
[53] Maziak DE, Gagliardi A, Haynes AE. Surgical management of malignant pleurla mesothelioma: a systematic review and evidence summary. Lung Cancer, 2005, 48: 157
[54] Scherpereel A, Astoul P, Baas P. Guidelines of the European Respiratory Society and the European Society of Thoracic Surgeons for the management of malignant pleural mesothelioma. European Respiratory Journal, 2010, 35: 479-495
[55] 戈 峰. 基础胸外科学. 北京: 中国协和医科大学出版社, 2003: 596-605
[56] 孙衍庆. 现代胸心外科学. 北京: 人民军医出版社, 2000: 720-728
[57] Tsiouris A, Walesby RK. Malignant pleural mesothelioma: current concepts in treatment. Nat Clin Pract Oncol, 2007, 4(6): 344-352
[58] Grigoriu BD, Scherperee LA, Devos P,

et al. Utility of osteopath and serum mesothelin in malignant pleural mesothelioma diagnosis and prognosis assement. Clin Cancer Res, 2007, 13 (10):2928-2935
[59] 张志庸. 协和胸外科学. 2 版. 北京: 科学出版社,2010:310-322
[60] Bonnin N, El Karak F, Droz JP, et al. Pleural metastasis in a patient with bladder cancer. J Clin Oncol,2008,26 (2): 329-330
[61] Lim MC, Lee HS, Jung DC, et al. Pathological diagnosis and cytoreduction of cardiophrenic lymph node and pleural metastasis in ovarian cancer patients using video-assisted thoracic surgery. Ann Surg Oncol, 2009, 16 (7): 1990-1996
[62] 孙玉鹗. 胸外科手术学. 2 版. 北京: 人民军医出版社,2007:142
[63] 陈克能,许绍发. 普通胸外科围手术期治疗手册. 北京: 人民卫生出版社,2007:98-113

第9章

肺 外 科

第一节 肺 癌

【流行病学】

肺癌在世界许多国家和地区发病率和死亡率都在逐年增加，男性更为明显。据世界卫生组织1990年全球恶性肿瘤发病死亡不完全统计数据，共有8 069 404例恶性肿瘤。其中肺癌病例为1 036 758例，占12.85%。共有5 178 697人死于恶性肿瘤；其中肺癌为921 194例，占17.79%。男性肺癌占全部男性恶性肿瘤发病例数的18.00%(771 694/4 286 523)；男性肺癌占全部男性恶性肿瘤死亡例数的23.44%(692 753/2 955 117)。女性肺癌占全部女性恶性肿瘤发病例数的7.01%(265 064/3 782 881)；女性肺癌占全部女性恶性肿瘤死亡病例数的10.27%(228 441/2 223 580)。见表9-1和表9-2。

表9-1　1990年世界上各地区估计的肺癌发病率(1/10万)

国家或地区	例数	男性标化死亡率	例数	女性标化死亡率
全世界	771 694	37.46	265 064	10.76
发达地区	444 722	62.62	151 741	15.45
欠发达地区	326 821	24.03	113 282	7.75
东部非洲	2 174	4.92	992	2.02
中部非洲	1 156	6.51	177	0.77
北部非洲	5147	12.85	1 143	2.61
南部非洲	3 792	29.12	1 193	7.73
西部非洲	1 082	2.21	514	0.88
中美洲	5 684	19.33	2 711	7.90
南美洲	31 239	31.17	8 374	7.31
北美洲	118 205	69.62	70 714	32.91
亚洲东部	205 193	35.75	81 477	12.95
东南亚	38 301	29.69	13 974	9.29
中南亚	47 800	11.95	10 766	2.59
亚洲西部	14 053	30.45	2 646	5.18
欧洲东部	124 542	75.85	26 587	10.30
欧洲北部	40 552	58.46	17 825	20.09
欧洲南部	56 940	58.81	8 795	7.26
欧洲西部	65 294	54.10	13 206	8.16
奥洲新西兰	5 913	47.55	2 313	16.12

注：此资料来源于世界卫生组织。年龄标化率使用1968年世界标准人口进行标化

表 9-2　世界各地区 1990 年肺癌死亡率(1/10 万)

国家或地区	例数	男性标化发病率	例数	女性标化发病率
全世界	692 753	33.73	228 441	9.23
发达地区	395 611	55.33	124 987	12.42
欠发达地区	297 011	21.91	103 420	7.09
东部非洲	1 857	4.23	847	1.73
中部非洲	1 063	6.01	160	0.71
北部非洲	4 732	11.84	1 052	2.40
南部非洲	3 480	26.81	1 088	7.08
西部非洲	992	2.03	464	0.80
中美洲	5 144	17.57	2 259	6.59
南美洲	25 344	25.41	7 240	6.32
北美洲	99 798	58.07	54 467	24.84
亚洲东部	184 864	32.27	73 476	11.67
东南亚	35 255	27.39	12 852	8.56
中南亚	44 003	11.04	9 683	2.34
亚洲西部	12 797	27.84	2 345	4.60
欧洲东部	109 793	66.96	21 110	8.00
欧洲北部	38 310	54.66	16 344	18.04
欧洲南部	52 392	53.17	8 446	6.67
欧洲西部	63 201	51.79	12 855	7.59
奥洲新西兰	5 298	42.29	2 007	13.77

注:此资料来自世界卫生组织。年龄标化率使用 1968 年世界标准人口进行标化

我国 1990—1992 年 1/10 抽样人口的死因调查资料表明,肺癌在全部癌症死亡中占 16.2%。国家卫生部疾病控制局公布的资料显示:1970 年我国肺癌死亡率为 5.46/10 万,为癌症死亡的第 4 位;1990 年我国肺癌死亡率上升至 17.54/10 万,为癌症死亡的第 3 位;2005 年我国肺癌死亡率上升至 30.83/10 万,为癌症死亡的第 1 位。世界卫生组织的统计资料显示:2005 年全球男性肺癌死亡率为 31.2/10 万,其中发达国家为 47.1/10 万,发展中国家为 23.3/10 万,我国男性肺癌死亡率为 41.34/10 万;2005 年全球女性肺癌死亡率为 10.1/10 万,其中发达国家为 13.5/10 万,发展中国家为 8.1/10 万,我国女性肺癌死亡率为 19.84/10 万。上述资料表明,我国男性肺癌死亡率低于发达国家肺癌死亡率,但明显高于全球和发展中国家肺癌死亡率;而女性肺癌死亡率不但明显高于全球和发展中国家女性肺癌死亡率,也明显高于发达国家女性肺癌死亡率。

1. 年龄、性别和种族分布特征　肺癌发病率和死亡率均随年龄增长而上升,一般从 40 岁以后肺癌发病率明显上升,肺癌发病率和死亡率到 75 岁左右达到高峰,然后有所下降。我国男性肺癌死亡率 45－49 岁为 13.98/10 万,50－54 岁为 23.06/10 万,55 － 59 岁为 35.41/10 万,60 － 64 岁为 49.24/10 万,65－69 岁为 60.56/10 万,70－74 岁为 64.18/10 万;75 岁以后为 53.65/10 万。1997 年,上海市男性 40 岁年龄段肺癌发病率为 16.58/10 万,50 岁年龄段肺癌发病率为 45.79/10 万,60 岁年龄段肺癌发病率为 201.88/10 万,70 岁年龄段肺癌发病率为 456.69/10 万,80 岁年龄段肺癌发病率为 410.16/10 万;女性 40 岁年龄段肺癌发病率为 8.71/10 万,50 岁年龄段肺癌发病率为 21.79/

10万，60岁年龄段肺癌发病率为80.25/10万，70岁年龄段肺癌发病率为178.05/10万，80岁年龄段肺癌发病率为200.40/10万。

几乎所有国家和地区，肺癌的发病率和死亡率均是男性高于女性。WHO的资料显示：1992年，法国男性与女性肺癌死亡率比例为6.74∶1；1991年，意大利男性与女性肺癌死亡率比例为6.01∶1；1990年，塞尔维亚男性与女性肺癌死亡率比例为4.61∶1；1991年，美国男性与女性肺癌死亡率比例为1.85∶1；1993年，丹麦男性与女性肺癌死亡率比例为1.85∶1；1990年，我国肺癌发病率和死亡率亦为男性高于女性，城市肺癌发病率男性与女性的比例为3.75∶1，农村为3.38∶1。肺癌调整死亡率男性与女性的比例，城市为3.65∶1，农村为3.58∶1。

WHO的资料显示，居住在同一地区或国家的不同种族间肺癌发病率和死亡率也存在明显差异。1990年，美国非洲裔男性肺癌发病率为117.0/10万；美国白种人为76.0/10万；西班牙人为41.8/10万；中国人为52.1/10万；日本人为43.0/10万；土著人为14.4/10万。新加坡男性华裔、马来族和印度裔肺癌标化发病率分别为57.1/10万、30.5/10万和9.5/10万。

2. *肺癌地区分布特征* 肺癌发病率和死亡率地区差异很大。WHO的资料显示：1997年全球肺癌死亡110万人，占恶性肿瘤死亡的18%，死亡率为19/10万。其中，男性肺癌死亡率最高的是匈牙利，为84/10万；俄罗斯为70.5/10万；爱沙尼亚为66.4/10万；斯洛伐克为64.2/10万；美国为52.3/10万；英国为46.6/10万；德国为45.4/10万；中国为37.3/10万，墨西哥为16.0/10万。国际癌症研究中心公布2002年全球肺癌发病率最高的地区是东欧(65.7/10万)和北美(61.2/10万)；最低的是西非(2.4/10万)和东非(3.6/10万)，最高与最低地区比较相差30倍。女性肺癌发病率最高的地区是北美(35.6/10万)和北欧(21.3/10万)；最低是西非(0.6/10万)和中非(0.7/10万)；最高与最低地区比较相差58倍。

我国肺癌死亡率在地理位置上的分布特征是：由北向南、由东向西逐渐下降的趋势。大城市、中等城市、东北及东部沿海一带肺癌死亡率比较高，而西北和西南地区较低。我国肺癌死亡率城乡差别也十分明显，1990年我国城市肺癌死亡率为38.1/10万，农村为19.1/10万。

3. *肺癌流行病学职业分布特征* 肺癌是职业癌中最重要的一种。目前较肯定的职业性肺癌包括石棉、砷和砷化合物、铬及化合物、锡及化合物，镍及镍化合物，氯甲醚所致肺癌和焦炉工人肺癌等。

芬兰的资料显示，石棉工人患肺癌的危险性是芬兰总人群的17倍。我国云南锡业公司40岁以上，井下作业10年以上的男性是肺癌高危人群，肺癌发病率为834.6/10万，是当地一般人群肺癌发病率的10倍。究其原因是作业环境中存在放射性氡及其衰变后形成的氡子体有关。我国鞍山钢铁公司的资料显示：焦化厂工人肺癌死亡率为314.5/10万，炼钢厂为185.7/ 10万，钢研所为76.5/10万，全厂为111.5/10万。由此可见，职业因素在肺癌发病中有重要作用。

【解剖学】

1. *肺的形态和分叶* 肺位于胸腔内，借肺根和肺韧带固定于纵隔两侧。肺表面包有胸膜脏层，透过胸膜脏层，可观察到多边形肺小叶的轮廓。肺的颜色随年龄、职业而不同，小儿呈淡红色，成年人由于大量尘埃的吸入和沉积，多呈深灰色，并混有很多黑色斑点。肺内含有空气，呈海绵状，质地柔软。

肺的形态依空气充盈程度和胸廓的形状而变化，一般为圆锥形。每侧肺都分为上部的肺尖，下部的肺底和膈面，外侧的肋面和内侧的纵隔面及3个面交界处的前、后、下3个缘，肺底与膈穹相适应略向上凹。肋面膨隆，与胸壁的肋和肋间隙相接触。纵隔面对向纵隔。肺的前缘锐利，在肋面与纵隔面之间。右肺前缘近乎垂直，右肺前缘的下半心切迹下方有一突起称左肺小舌或称舌叶。下缘也较锐利，伸向膈与胸壁所夹的间隙内。后缘圆钝。

左肺由斜裂分为上、下2叶。右肺由斜裂和水平裂分为上、中、下3个叶，肺斜裂的投影位置相当于由第3胸椎棘突向外下方绕胸外侧部至锁骨中线与第6肋相交的斜线。右肺水平裂的投影为自右第4胸肋关节水平向外，达腋中线与斜裂相交。

2. *肺门与肺根* 肺门位于肺纵隔面中部的凹陷处，为支气管，肺动、静脉，支气管动、静脉，神经及淋巴管进出肺的门户。这些结构借结缔组织相连并被胸膜包绕形成肺根。此处胸膜由脏层向壁层反折，呈宽松的袖状，上部包绕肺根，下部前后两层相贴形成肺韧带。两肺根各结构的位置关系由前向后相同，即肺上静脉、肺动脉和支气管。由上而下，右、左略有不同，左肺根为肺动脉、支气管、肺静脉。右肺根为上叶支气管、肺动脉、中下叶支气管和肺静脉。左、右肺下静脉位置最低。

3. 肺的血管、淋巴和神经　肺的血管根据功能和来源可分为组成肺循环的肺动、静脉以及属于体循环的支气管动、静脉。前者为肺的功能血管，后者为肺的营养血管。

肺动脉干起于右心室，在主动脉弓下方分为左、右肺动脉。左肺动脉横跨胸主动脉的前方，经左主支气管的前上方进入肺门。右肺动脉较长，在升主动脉和上腔静脉的后方，奇静脉弓的下方进入肺门。左、右肺动脉进入肺门后，其分支与支气管伴行。右肺上叶支气管位于动脉的上方，称动脉上支气管。其余的支气管分支均位于伴行动脉的下方，称动脉下支气管。两侧肺静脉逐级汇集成左、右肺上、下静脉。左肺上静脉收集左肺上叶的静脉血，右肺上静脉收集右肺上叶和中叶的静脉血，左、右肺下静脉分别收集两肺下叶的静脉血，最后均汇入右心房。

支气管动脉一般每侧2条，大多数发自胸主动脉，随支气管的分支而分支，在肺内分布于支气管壁、肺动脉和肺静脉壁、小叶间结缔组织及脏胸膜等。

肺的淋巴可分为浅、深两组。浅组为分布于肺脏胸膜及其深面的淋巴管丛，由此丛汇合成淋巴管注入支气管肺(门)淋巴结。深组位于各级支气管和血管周围，并形成淋巴管丛，然后汇合成淋巴管，沿肺血管和各级支气管回流至支气管肺(门)淋巴结。两组淋巴管丛在胸膜下和肺门处有吻合。

肺的神经来自肺丛。该丛由迷走神经的肺支和来自胸2～5交感神经节发出的神经纤维组成。肺丛的分支随血管和支气管进入肺组织。迷走神经的传出纤维(副交感神经纤维)支配支气管的平滑肌收缩和腺体分泌。交感神经的传出纤维则使支气管平滑肌舒张，腺体分泌减少。迷走神经的传入纤维分布于支气管的黏膜、肺胸膜和肺的结缔组织，形成呼吸反射弧的传入部分。

4. 肺内支气管及肺段　左、右支气管先在肺门处分出肺叶支气管，各肺叶支气管入肺后再分出肺段支气管(第3级支气管)，以后再反复分支，越分越细，呈树状，故称支气管树。每支肺段支气管与所属的肺组织称为支气管肺段。肺段呈圆锥形，尖向肺门，底位于肺表面，肺段间有少量结缔组织分隔。在肺段内，肺动脉的分支与肺段支气管相伴行，但肺叶静脉的属支，即段间静脉则走行于肺段之间，接受相邻两肺段的静脉血。当肺段支气管阻塞时，该段内的空气供应断绝而致肺不张，因此，肺段在形态和功能上都有一定的独立性。临床上可根据病变的范围，施行肺段切除术。

右支气管分出上叶、中叶和下叶支气管，分别进入右肺的上、中、下3叶。右上叶支气管，向外上方，它分出尖段支气管、后段支气管和前段支气管3支。尖段支气管弯曲向上，至右肺尖。后段支气管行向后外上方、进入右肺上叶的后下部。前段支气管至右肺上叶的前下部。右中叶支气管分为外侧段支气管和内侧段支气管。分别分布于右肺中叶的外侧部和内侧部。右中叶支气管是右支气管的直接延续，先发出背段支气管，而后又发出内侧底段、前底段、外侧底段和后底段支气管，分别至右肺下叶的上部、内侧部、前外侧部、后外侧部和后部。

左支气管分出上叶和下叶支气管，分别进入左肺的上、下2叶。左上叶支气管又分成上支和下支。上支甚短立即又分为尖后段支气管和前段支气管，分别至左肺上叶的尖部、后上部和前上部。下支走向前下方，分出上舌段支气管和下舌段支气管，分别进入肺小舌的上部和下部。左下叶支气管分支和分布区与右下支气管基本一致。

按上述肺段支气管的分支、分布，通常将右肺分为10个肺段，即上叶分3段，中叶分2段，下叶分5段。左肺分为9个肺段，上叶的尖段和后段合为尖后段；上、下舌段与右肺中叶的外侧段和内侧段相当，其余与右肺相同。有时左肺下叶的内侧底段和前底段也合为一个支气管肺段，称为内前底段。如此，左肺也可分为8段。

5. 胸膜和肺的体表投影

(1)壁胸膜各部的反折线及体表投影：胸膜的前界为肋胸膜与纵隔胸膜的反折线，左、右略有不同。双侧均从胸膜顶起始，经胸锁关节后面斜向下内，至第2胸肋关节水平，向中线靠拢，并垂直向下，到第4胸肋关节处，两侧分开。右侧者向下跨过右剑肋角(剑突与肋弓之间的夹角)转向外侧，移行于下界。左侧自第4胸肋关节处转向外下，在距胸骨侧缘外侧约2.5cm处下行，达左侧第6肋软骨中点移行于下界。两侧胸膜前界中段靠拢，上、下端各形成一个三角形的间隙，上方的间隙位于胸骨柄的后方，称为上胸膜间区(胸腺区)；下方的间隙位于胸骨左缘和第4、5肋间隙前端的后方，称下胸膜间隙(心包区)。胸膜的下界为肋胸膜与膈胸膜的反折线。右侧自第6胸肋关节、左侧自第6肋软骨中点起始，两侧均转向外下方，在锁骨中线与第8

肋相交，在腋中线与第10肋相交。由此向后，几乎水平向内，达第12胸椎棘突。右侧由于膈的位置稍高，其胸膜下界亦略高。

(2)肺的体表投影：肺(即脏胸膜)的体表投影前界与壁胸膜大致相同，仅左肺前界在第4胸肋关节处，沿第4肋软骨转向外侧，至左胸骨旁线稍内侧处转向下至第6肋软骨中点处移行下界，与壁胸膜前界间形成肋纵隔隐窝。肺的下界较壁膜下界在各标志线高约2个肋骨，即在锁骨中线与第6肋相交，在腋中线与第8肋相交，最后在脊柱侧方达第10胸椎棘突平面。肺下缘与壁胸膜下界间形成半环形的肋膈隐窝。

【分子生物学】

恶性肿瘤是由细胞异常增殖和分化所致的疾病。在正常情况下，细胞的增殖和分化受特定基因群的严密控制，细胞的异常增殖常由于这种调控失衡引起。在过去的3年多中，人们逐渐认识到细胞发生恶性转化的最根本原因是由于细胞遗传物质发生了变化，许多不同类型的肿瘤发生变化的分子生物学基础是相同的，癌基因和抑癌基因的异常是导致恶性肿瘤的主要原因。

肺癌与其他肿瘤一样是一种遗传易感性异常和环境因素共同作用的疾病。目前已知肺癌中常见的基因组结构和功能异常主要有：①癌基因的突变和激活；②抑癌基因的突变和失活；③基因发生不稳定性；④端粒酶有关的细胞永生性的激活；⑤自分泌或旁分泌生长因子的激活；⑥肿瘤血管生长因子的激活；⑦宿主抗肿瘤免疫基因的破坏；⑧转移抑制相关基因异常等。

肺癌癌变的分子机制的研究不仅对从分子水平上认识肺癌的发生、发展，揭示细胞癌变机制有着重大的理论意义，而且具有重要的临床应用前景，为肺癌的诊断和治疗提供新的标志物和新的靶点，并指出了新的发展方向。目前，在肺癌分子生物学研究领域，已初步形成了肺癌“分子诊断”“分子标志物”“分子指征”“分子预后”“分子治疗”“分子分期”等新理论和新概念。随着对肺癌癌变分子机制的深入认识，肺癌的防治将会有根本性的突破。

1．肺癌中常见癌基因异常　细胞癌基因(C-oncogene)或原癌基因(proto-oncogene)是正常细胞基因组中固有的DNA序列，在生理状态下不表达或限制性表达。其蛋白产物参与机体的发育过程，对细胞生长、增殖、分化和细胞信号传导等均有重要调控作用。当原癌基因受致癌因素的刺激而被激活成为癌基因，则出现结构和功能的异常，引起细胞恶性增殖和分化异常而发生癌变。原癌基因产物可分为生长因子、生长因子受体、信号传导通路中的蛋白因子、基因转录调节因子和细胞周期调控蛋白等几类。原癌基因的激活可有两种方式：①基因结构改变，产生具有异常功能的癌蛋白；②基因表达调控的改变，产生过量的结构正常的生长促进蛋白。

(1)c-erbB基因异常：c-erbB基因属于生长因子受体类癌基因，包括c-erbB-2及c-erbB-1，并具有酪氨酸激酶活性，在细胞的信号传递中起重要作用。c-erbB基因癌基因扩增涉及肺癌的发生发展过程。

c-erbB-1编码具有酪氨酸激酶活性的EGFR，由c-erbB-1编码的EGFR在NSCLC(特别是鳞状细胞癌)中较在SCLC中更常发生过度表达，90％的鳞状细胞癌和75％的腺癌中有c-erbB-1蛋白过度表达，20％肺鳞状细胞癌可见该基因的扩增。

c-erbB-2(HER2/neu)基因产物$p185^{neu}$与EGF受体(EGFR)同源，在肺癌中，c-erbB-2基因扩增并不多见，但30％～60％的NSCLC中有c-erbB-2基因的表达增高，尤其在肺腺癌中有高表达，但在SCLC中则未发现有c-erbB-2基因的扩增和过度表达。c-erbB-2的过度表达与NSCLC特别是肺腺癌患者预后密切相关，它表达增高时，肺癌患者存活期短，并易发生浸润和产生耐药性，可以作为NSCLC细胞中的一种内源性多药耐药性的标志。Selvaggi等报道120例NSCLC切除癌标本，免疫组化染色检测HER2/neu的表达，结果阳性率为16％(21/120)，阳性肿瘤患者5年生存率为6％，阴性肿瘤患者为43％。

(2)ras基因异常：ras基因家族包括H-ras、K-ras和N-ras，它们之间的核苷酸序列相差很大，均由4个外显子和3个内含子组成。它们编码的高度同源性的蛋白质产物，由188个或189个氨基酸组成，分子量为21KD，称$p21^{ras}$。$p21^{ras}$位于细胞膜内表面，属于具有G蛋白作用(G蛋白通过结合GTP和水解GTP→GDP的方式调节腺苷酸环化酶活性)的癌基因。$p21^{ras}$与GTP和GDP具有高度亲和力，可以两种形式存在，当与GTP结合时(p21-GTP)为激活状态，与GDP结合(p21-GDP)结合为失活状态。当$p21^{ras}$接受细胞表面受体传递的信号后与GTP结合，本身具有GTP酶活性，

p21-GTP 能传出使细胞分裂与增殖的二级信号，产生 ras 依赖性激酶链式反应，将增殖信号传至细胞核，此时，GTP 被水解成 GDP。ras 基因的激活常由第 12、13 位或第 61 位密码子的点突变所引起。突变的 $p21^{ras}$ 发生结构改变，产生激活的蛋白，使其 GTP 酶活性下降。保持 p21-GTP 的结合，因而维持了对生长刺激的“开放”状态，导致增殖失控。在肺癌中，ras 基因突变主要在 NSCLC，其中大多数为肺腺癌，而在 SCLC 则罕见。已发现 20%～30%的腺癌和 15%～20%的 NSCLC 中有 ras 基因的突变。K-ras 是 ras 家族中最常见的基因突变，在肺腺癌中 K-ras 基因突变占 ras 基因突变的 90%～100%，其中 85%的 K-ras 基因突变累及第 12 位密码子。具有特征性的是 70%的 K-ras 突变为 G-T 颠换，导致正常的甘氨酸（GGT）被半胱氨酸（TGT）或缬氨酸（GTT）替换。G-T 置换也是烟草中多环芳烃和亚硝胺引起大量 DNA 的加合物而造成基因损伤的常见类型，这表明 K-ras 12 位点可能是烟草诱变激活的特异性目标。许多研究表明，ras 突变与吸烟有关，近期吸烟和曾有吸烟史的肺腺癌患者 K-ras 的点突变率分别为 32%和 30%，明显高于未吸烟的肺癌患者（7%），K-ras 基因突变的频率与戒烟史的长短无关，但不吸烟者较低。这些结果提示 ras 基因突变是肺腺癌发生的早期事件，而且是不可逆的过程。K-ras 突变还是 NSCLC 各期的一个重要的负性预后因素。已有临床资料表明有 K-ras 基因突变的肺腺癌患者预后不良。周清华等报道 K-ras 基因突变的 NSCLC 术后 5 年生存率为 24%，而无 K-ras 基因突变的患者为 40.4%。

（3）myc 基因异常：myc 家族包括 C-myc、N-myc、L-myc 几种类型，myc 基因编码核内磷酸蛋白，与核 DNA 特异结合，属核内癌基因。myc 磷酸化蛋白通过与正性的及负性的转录调节蛋白形成异源二聚体，从而控制与生长增殖调节有关的其他基因的转录，发挥“癌基因主控开关”的作用。作为一种核转录因子，C-myc 能促进细胞增殖，使静止期细胞进入增殖，并可转化细胞使之发生恶变。此外，C-myc 还参加细胞凋亡的调控，在有其他生长因子存在时如癌基因产物等，C-myc 的高表达促进细胞增殖；在缺乏某些生长因子时，myc 的过度表达会反常地导致细胞凋亡。在肺癌中，C-myc 基因的活化包括基因扩增和（或）过量表达及易位，但以扩增为主。C-myc 常在 SCLC 及 NSCLC 活化，而 N-myc 及 L-myc 的异常往往仅在 SCLC 中发现。在 NSCLC 患者中，8%～10%存在 C-myc 的扩增。在 SCLC 中 myc 基因主要通过基因扩增而活化。研究表明 C-myc 基因扩增仅见于“变异型 SCLC”，此型细胞系表现为增殖快，对化疗和放疗更具抗性。

（4）其他癌基因异常：c-fos 和 c-jun 编码两种细胞核蛋白，具有结合特异 DNA 序列和激活基因转录的功能，是一种细胞转录因子。jun 和 fos 基因家族属“即时反应基因”（immediate early response genes），在受外界生长因子、致分裂原诱导刺激后 1h 内即被激活，作为信号转导途径中的终末靶分子参与细胞增殖的调控，其过度表达能引起细胞转化。在 SCLC 和 NLCLC 中均有 c-fos 和 c-jun 表达增强的报道。此外，C-myb、c-raf 等的过度表达和（或）扩增亦在肺癌中发现，其在肺癌中的生物学意义仍有待深入研究。

2. *肺癌中抑癌基因异常*　抑癌基因是一类可抑制细胞生长并能潜在抑制癌变作用的基因。在肺癌中抑癌基因异常发生率较其他恶性肿瘤高。将这些基因导入缺失这些基因的肿瘤细胞，可引起肿瘤细胞恶性表型的逆转，这些基因称为抑癌基因。在肺癌中较常见的抑癌基因异常包括 p53，Rb，p16，FIHT 突变和缺失以及染色体 3p 缺失等。

（1）p53 基因异常：人 p53 基因定位于染色体 17p13 区域。编码 53KD 的核磷蛋白，是一种重要的转录因子，参与基因调控的调控，这些基因包括调控细胞周期和细胞凋亡的基因。野生型 p53（wtp53）蛋白的功能包括：①暂时性阻断细胞周期进程；②直接或间接的刺激 DNA 修复机制；③当 DNA 修复失败时诱发细胞凋亡。即正常 p53 的功能为 G1 期 DNA 损伤的检测点，像“分子警察”一样监视着细胞基因组的完整。当细胞在外环境因素的刺激下发生 DNA 损伤时，p53 蛋白表达增加，其非磷酸化状态可使细胞周期阻断于 G1 期，使 DNA 亚致死的损伤的细胞有足够的时间进行 DNA 修复，从而发挥对细胞生长和增殖的负调控。wtp53 抑制细胞周期的进程的机制是通过直接激活 WAF1 基因的转录，因为 $p21^{WAF1}$ 蛋白是一系列在 G1/S 期起活性作用的细胞周期素依赖性蛋白激酶（cyclin-dependent-kinases，CDKs）的抑制药。此外可识别 C-myc、c-fos 等癌基因的含 TATA 序列启动子，并抑制其转录。若上述损伤的 DNA 不能修复，wtp53 蛋白就通过启动细胞凋亡机制，触发细胞自亡,从而保证有癌变倾向的细胞不再存活下去。突变型 p53(mtp53)不具有上述功能,这样有 DNA 损伤的细胞不能修复或死亡,将继续进入细胞周期,其结果是细胞因遗传不稳定性而产生突变和染色体畸变,最终导致细胞癌变。此外,mtp53 还具有使细胞发生恶性转化的功能,具有显性癌基因的特点。p53 的突变多发生于第 4、5、7、8 外显子,是突变热点区。正常的 wtp53 蛋白易水解,半衰期仅 6～20min,含量极低,难以检测。Mtp53 蛋白半衰期较长,可达 1.4～7h,含量积聚而增加,可用免疫组化等方法检测到。

p53 基因突变是在不同类型肺癌中最常见的基因改变,p53 突变率在 SCLC 为 90%,在 NSCLC 约为 50%或更高比例。因此,p53 突变在肺癌形成过程中起关键性作用。在肺癌中,p53 的突变可发生在整个编码区,但以进化上保守的外显子 5～8 区最常见。突变的种类包括:错义突变、无义突变、剪接异常及较大的缺失等,而以与吸烟致癌物有关的 G-T 碱基颠换最常见,表明吸烟可能引起 p53 突变。免疫组化检测突变的 p53 在正常支气管黏膜为 0,鳞状化生为 6.7%,轻度不典型增生为 29.5%,中度为 26.9%,重度为 58.5%,微浸润癌为 67.5%,浸润癌为 79.5%,提示 p53 突变可在支气管上皮的癌前病变中检出,发生在肺癌发生早期的微浸润之前,可作为早期诊断的标志。

(2)Rb 基因异常:Rb(视网膜母细胞瘤)基因定位于染色体 13q14 区域,编码分子量为 105KD 核内磷酸化蛋白,称为 pRb,调节细胞周期 G1/S 交界处的控制点,是细胞周期的负调节因子。pRb 的磷酸化状态随着细胞周期发生改变,在 G1 期 pRb 呈低磷酸化,在由 G1 期向 S 期转变的过渡时期,pRb 变为高磷酸化,并在 S 期和 G2 期保持高磷酸化状态。在 M 期向 G1 期转折时,pRb 又恢复到低磷酸化状态。低磷酸化的 pRb 在 G1 期与转录活化因子 E2F 结合,抑制 E2F 启动 DNA 合成的作用,阻断细胞周期由 G0/G1 期向 S 期过渡的进程。高磷酸化的 pRb 失去与 E2F 结的能力,因此不能抑制 E2F 的作用。pRb 磷酸化的过程受 CDK(如 CDK2、CDK4)调控,即 cyclinD1 与 CDK4 结合使后者激活,活化的 CDK4 可使 pRb 磷酸化。而 cyclinD1 激活 CDK4 的过程又受抑制因子(如 p16, $p21^{WAF1}$,p27 等蛋白质)的抑制,后者与 CDK4 形成复合物抑制 CDK4 的活性,使 pRb 不能磷酸化。当癌变发生时 Rb 基因失活或当病毒致癌抗原如大 T 抗原、E1A、E7 与 E2F 竞争性结合低磷酸化的 pRb 时,均使 pRb 不与 E2F 结合,从而失去 pRb 抑制细胞增殖的作用。Rb 基因的失活表现为突变和缺失。

在肺癌中也有 Rb 突变,并伴有其野生型等位基因的缺失。在 90%以上的 SCLC 和 20%～30% 的 NSCLC 中发现缺少 Rb 蛋白质的合成或其结构的异常。NSCLC 中 Rb 的异常率较低,表明 NSCLC 中 Rb 介导的控制生长途径,通过替代途径而失活。

(3)p16 基因异常:p16 基因是 1994 年发现的多肿瘤抑制基因(multiple tumor suppressor1, MTS1)。p16 基因位于染色体 9p21 区域,含 3 个外显子和 2 个内含子,共同编码一个 16KD 的蛋白质,它的缺失和突变与多种肿瘤的发生密切相关。p16 蛋白 是周期素依赖性激酶 4(CDK4)的抑制物,它通过与 cyclinD1 竞争性结合 CDK4,特异性抑制其活性,从而调节 Rb 的活性,进而调控细胞周期,在正常细胞周期中起负调节作用。因此,G1 期向 S 期的过渡取决于 cyclinD1 与 p16 的相对活性。p16 基因的失活可使 cyclinD1 占优势与 CDK4 结合,促使细胞无限制地进入 G1/S 期并加快分裂,使细胞呈失控性生长最终导致细胞癌变。p16 在 30%～40%的 NSCLC 中失活,在 NSCLC 细胞系中甚至高达 70%,但在 SCLC 中却很少失活。p16 基因失活的机制包括纯合性缺失和(或)点突变,以及基因启动子 CpG 岛的过度甲基化。纯合性缺失是该基因失活的优势方式,而基因内数个或单个碱基的改变并不是主要的。p16 基因的失活是 NSCLC 中导致 Rb-p16-cyclinD1 生长调控途径失活的最普遍机制。原发性 NSCLC 的 p16 基因的缺失或突变频率为 7%～21%,但其 p16 蛋白表达缺乏的频率则为 50%～67%,这种 p16 基因的缺失或突变频率明显低于 p16 蛋白表达缺乏频率,提示除 p16 基因缺失或突变外,p16 蛋白缺乏或低水平的表达还存在其他机制。其中最重要的是 p16 基因启动子的甲基化。Belinsky 在致癌剂 NNK 诱发的大鼠肺腺癌模型及人肺鳞状细胞中观察到 p16 基因启动子从癌前病变到肿瘤均有频繁的高度甲基化,而肺鳞状细胞癌中 p16 基因甲基化的频率随病程进展而升高,基底细胞增生 17%、鳞状化生 24%、原位癌 50%。在该研究中,43%(3/7)的肺癌患者痰脱落细胞有 p16 的异常甲基化,而 19%(5/26)的无癌高危人群中也检测到同样的变化。这一研究表明，p16 基因异常甲基化，是肺癌发生的早期事件，可作为早期诊断的肺癌标志基因。Ahrendt 检测 NSCLC 患者 BALF 及其相应肿瘤组织中 p16 基因的甲基化，组织中检出为阳性的患者其 BALF 中 p16 突变检出阳性率为 63%，其中Ⅰa 期为 63%，Ⅰb 期 50%、Ⅱa 期 100%、Ⅲ期 63%，周围型肺癌 63%，间质瘤 60%，中心型为 75%，说明对 BALF 中 p16 基因甲基化的检测可用于 NSCLC 的早期诊断，特别是周围型肺癌有较高的检出率，可大大改善常规细胞学涂片对周围型肺癌诊断不力的缺陷。

(4)染色体 3p 缺失：早在 1982 年 wang pen 就发现染色体 3p 缺失与肺癌关系密切。用染色体显带技术证明了 3p14～23 是肺癌所共有的最小缺失区，随着从 3p 上克隆的基因探针的增多及 RFLP 分析技术的应用，研究 3p 缺失区更为明确。大量的 RFLP 分析表明几乎 100%SCLC 和 70%～80% NSCLC 发现染色体 3p 的缺失，甚至在癌前病变(增生、不典型增生和原位癌)中也已存在 38%的 3p 缺失，因此在 3p 区域极有可能存在 1 个或多个肺癌相关的抑癌基因。等位基因定型分析证实至少有 3 个确切的 3p 区域，包括 3p25～26，3p21.3～22，3p14～23 存在等为基因的缺失。一些学者已研究了在 3p 上的抑癌基因，目前仅在 3p14.2 克隆了 FHIT/FRA3b，在 3p12～13 克隆了 U2020/DUTTI。在肺癌癌前病变中发现 3p 缺失，引起人们的极大关注，研究也较多，大多数学者认为，3p 异常是与肺癌早期有关的事件。对 3p 缺失与肺癌癌前病变关系的研究是目前 3p 研究的重点。

(5)FIHT 基因异常：1996 年，Ohta 等在染色体 3p14.2 区的脆性位点(fragile silte)FRA3B，鉴定出一个抑癌基因，与组氨酸三联体基因(histtidine triad，HIT)蛋白具有高度的同原性，而称为脆性组氨酸三联体基因(fragile istidine triad，FHIT)。较之其他的抑癌基因，目前对 FHIT 基因的功能了解较少。其可能的抑癌机制有：①蛋白激酶 C 抑制药(PKCI)假说，由于 FHIT 基因隶属于 HIT 超家族成员，而最早发现的 HIT 蛋白——牛 HIT 蛋白是 PKCI-1，进而证实在人及其他生物中 HIT 家族蛋白均有该功能，提示 FHIT 蛋白可能也具有抑制 PKC 的功能。在高表达 PKC 的细胞株中 FHIT 蛋白表达低或不能检出的研究进一步支持这一假说。然而有关 FHIT 蛋白乃至整个 HIT 家族是 PKCI-1 的假说目前也受到一些实验结果的质疑。②AP3A 水解酶-细胞增殖调节假说，已证实 FHIT 蛋白是一种 5′，5′-三磷酸二核苷酸(AP3A)水解酶。早期的假说认为 APnA 可以触发细胞增殖，而 FHIT 可以水解 APnA 来抑制细胞增殖。但是，在将野生型及突变型的 FHIT 基因转染人胃癌、肺癌等四种癌细胞系时，发现两种 FHIT 基因的抑癌活性没有明显差异，提示这种抑癌作用不依赖于其 AP3A 水解酶活性。③APnA-FHIT 聚合物——细胞凋亡信号传导假说，FHIT 基因转染实验还证实 FHIT 基因参与了调节细胞凋亡信号的传导，而 APnA 又是参与细胞内增殖和凋亡信号传导的重要因子，因此 FHIT 基因、APnA、细胞增殖和凋亡之间可能仍存在某种内在联系。通过一系列进一步的研究后，Brenner 等提出凋亡信号假说，即在正常情况下 tRNA 转移酶可以将氨基酸转移到 tRNA 上以完成细胞的增殖，而当细胞在应激等状态下时与 ADP、ATP 结合形成 APnP，后者与 FHTI 蛋白结合发生构像改变而活化，水解成为酸、氨等产物，这些产物又通过多种途径诱导细胞凋亡。FHIT 基因在 80%的 SCLC 和 42%的 NSCLC 中存在 FHIT 基因的转录异常。异常转录产物的 DNA 序列分析显示外显子 4 或 5～8 缺失是最常见的异常。在 32 个肺癌细胞株中发现高频率的 3p14.2 等位基因(即 FHIT 基因座)缺失(包括 100%的 SCLC 和 88%的 NSCLC)。此外，在 88%目前吸烟者和 45%以往吸烟者组织学正常或轻度改变的支气管上皮中也发现染色体 3p14 的 LOH。分析 FHIT 基因和 FRA3B 内的微卫星改变发现，80%吸烟者的肺癌中有 FHIT 基因的 LOH，而在非吸烟者的肺癌中仅 22%有 LOH。周清华提出 FHIT 基因微卫星灶缺失可能是烟草致癌的最早分子事件，随后才有 9p(CDKN2)，17p(p53)及 ras 等基因的变化，故 3p 或 FHIT 基因被看作肺癌发病过程的"守门员"(gatekeeper)。

3. 肺癌中其他分子生物学异常

(1)染色体异常和微卫星不稳定性：在肺癌中已发现染色体 1p、3p(FHIT，U2020/DUTTI)、4p、4q、5q、8p、9p(p16)、9q、10p、10q、13q(Rb)、15q、17p(p53)、1gq、1qp、xp 和 xqa 的杂合性缺失，而且 NSLCL 和 SCLC 缺失区不同。肺癌中存在如此众多的染色体缺失区，说明肺癌中仍有许多未被发现的抑癌基因定位于这些染色体缺失区上，参与肺癌的发生。从这些染色体缺失区克隆新的基因，对于阐明肺癌发生发展的的分子机制，对于肺癌诊断和治疗都有着重要意义。

微卫星(microsatellite,MS)是广泛存在于基因组中、编码不确定、数目可变、具有高度多态性的核苷酸重复序列。微卫星 DNA 的功能可能与基因重排和编译、基因表达调控、维持基因组稳定等多种生命活动有关。肿瘤中的微卫星异常主要表现为微卫星不稳定性(microsatellite instability,MSI)和微卫星的杂合性缺失(loss of heterozygosity,LOH)。微卫星不稳定性是指由于错误复制引起重复序列的增加或丢失。在 DNA 电泳时出现位带移动、带强度增强或获得额外带型。错配修复(mis-match repair,MMR)缺陷是 MSI 产生的主要原因。微卫星的杂合性缺失是指来自父亲和母亲的 2 个等位基因中的 1 个等位基因丢失。在 DNA 电泳时表现为多态性条带的缺失或带强度减弱。LOH 产生的原因是肿瘤细胞单条染色体中的 1 个等位基因缺失。微卫星的缺失是相应区域 DNA 缺失的标志。

微卫星异常可在包括肺癌在内的多种肿瘤中检测到。Field 等对 90 例疑有肺癌的支气管灌洗液标本用 12 个微卫星标记进行分析,35%(15/43)肺癌和 23%(11/47)细胞及影像学不支持肺癌的病例中出现 MSI。并且发现,有细胞学证据支持的恶性病变以 LOH 为主,无细胞学支持的病变以 MSI 为主,提示 MSI 具有辅助诊断的意义。有学者运用 54 个高度多态性微卫星位点分析肺腺癌患者的组织,发现不吸烟患者微卫星异常发生率明显低于吸烟者,且发生于 3p、9p 的 LOH 在长期吸烟者的癌前病变甚至正常支气管上皮中可检测到。已有的研究结果表明,微卫星异常可作为肺癌早期诊断的分子标记,用特异性的微卫星 DNA 序列来检测痰或血清/血浆或外周血淋巴细胞中微卫星异常,可能用于肺癌的早期诊断。

(2) DNA 甲基化改变:DNA 甲基化(DNA methylation)是指 DNA 复制后,由甲基化酶将 S-腺苷酸-L-甲硫氨酸上的甲基转移到特定碱基位上,完成对碱基修饰的过程。DNA 甲基化是转录水平的 DNA 修饰方式之一,DNA 的甲基化状态对基因的转录活性有明显影响。在甲基化位置上可阻止转录因子的结合,因此 DNA 甲基化与基因转录阻抑有关,在调控基因转录和维持细胞正常分化的机制中起重要作用。这种甲基化常发生在某些基因 5′连接区的 CpG 序列位点(又称 CpG 岛)的胞嘧啶残基。它们倾向聚集在许多管家基因(housekeeping genes)的 5′端周围 CpG 岛。大量研究已证明 DNA 启动子 CpG 岛过度甲基化是抑癌基因失活或表达降低的另一机制。例如,Rb 基因的 5′端的高度甲基化与某些肿瘤的“转录沉默”(transcriptional silence)有关。用一种甲基化特异性的 PCR 技术可以检测出其甲基化改变。研究 DNA-染色体结构的改变如 CpG 序列中胞嘧啶的甲基化、去甲基化,以及这些改变对细胞尤其是肿瘤细胞生物学性状的影响属于新近兴起的表遗传学(epigenetics)范畴。Muller 等报道在 107 例 NSCLC 和相应正常组织中,发现 9 个基因有异常甲基化,86%NSCLC 至少有 1 个基因过度甲基化,RARβ(维甲酸受体)有 40%甲基化,TIMP-3(基质金属蛋白酶组织抑制药)有 26%,MGMT(O^6 烷基-鸟嘌呤-DNA 甲基转移酶)有 25%,FHIT 有 20%,DAPK(死亡相关蛋白激酶)有 19%,ECAD 有 18%,F14ARF 有 8%,谷胱甘肽-S-转移酶(GSTP)有 17%。正常组织中未检测到这些基因的甲基化。在 107 例 NSCLC 中,1 个基因甲基化的占 35%,2 个的占 23%,3 个的占 13%,4 个的占 13%,5 个的占 2%,说明 NSCLC 中存在频繁的甲基化。Minna 等报道 87 例 SCLC 标本中,72%存在 RARβ 基因启动子过度甲基化。Mao 等报道在肺癌患者和曾吸烟者的气管刷洗细胞中,p16、GSTP、DAPK 过度甲基化率为 8%～20%。Esteller 等检测 22 例 NSCLC 患者组织中 p16、DAPK、GSTP 的甲基化率分别为 41%、23%、9%,在血浆 DNA 中甲基化率分别为 33%(3/9)、80%(4/5)、50%(1/2)。因此,肺癌中抑癌基因以及能抑制肿瘤发生发展的相关基因 CpG 岛过度甲基化引起的这些基因的失活或表达降低,是肺癌发生发展的重要分子事件,并且在肺癌的早期已出现。

(3)端粒酶活性的异常表达:端粒酶(telomerase)是一种 RNA 依赖的 DNA 多聚酶,能以自身 RNA 为模板、在染色体末端反转录合成富含 5’-TTAGGG-3’的重复序列——端粒,以补偿细胞分裂时端粒的丢失,解决“末端复制问题”,保持端粒的长度从而使体细胞得以无限的分裂。人类所有永生化细胞和大多数肿瘤细胞都具有端粒维持机制,防止端粒缩短是这些细胞获得无限增殖前所必需的。因此,有人认为端粒酶的激活是细胞永生化和肿瘤发生的前提和分子基础。人类端粒酶的表达仅限于生殖细胞和干细胞等有高度增殖潜能的细胞,但在各类原发肿瘤中,90%以上都有端粒酶的表达。

同其他肿瘤一样，端粒酶在肺癌中具有较高的阳性率。赖百塘总结国外 Hiyama、Albane、Wu、Sarvesvaran、Xinarianos、Marchetti 等 6 位学者的 6 篇文献，575 例肺癌标本中端粒酶阳性 461 例，占 80.2%，而在癌旁的正常组织中端粒酶阳性率很低，为 0～7.7%，与肺癌组织有非常显著的差异。不同组织学类型肺癌端粒酶活性有所不同，在 SCLC 中端粒酶阳性率高达 98%～100%，而且表达强阳性水平的端粒酶活性；在 NSCLC 中，端粒酶活性从无到高都存在，而约 80%NSCLC 表达较高水平的端粒酶活性。Yashima 等研究发现，在肺鳞癌的发病过程中，大量异常上皮均可检测到端粒酶活性，包括增生（71%）、转化（80%）、发育不良（82%）及原位癌（100%），提示肺鳞状细胞癌早期可能存在端粒酶的异常调节，并随肺癌的发展而进行性升高；而在腺癌，端粒酶活化是一个晚期或偶发事件。关于肺癌组织中端粒酶活性的高低与病理组织类型、分化程度和预后的关系尚无明确的定论。肺癌中存在频繁的 3p 丢失，有研究显示在染色体 3p 上的缺失处可能存在着端粒酶的活性的阻抑基因，肺癌组织中 3p 遗传物质的丢失是否包含端粒酶活性抑制因子还须进一步研究。

很多学者报道了肺癌患者支气管刷落细胞或支气管肺泡灌洗（BALF）细胞中端粒酶活性检测。Yahata 等提取肺癌支气管冲洗液中的细胞，用 TRAP 方法测定细胞提取液中的端粒酶活性，22 例肺癌中 18 例阳性（82.9%），而在冲洗液的细胞学涂片分析中仅 9 例阳性（41%），两者间有显著性差异（$P=0.0061$）。其中周围型肺癌 79%，中心型肺癌 88%，两者间无显著差异（$P=0.5349$）。因此使用原位 TRAP 法检测支气管冲洗液中的端粒酶活性可提高肺癌的检出率，结合细胞学检查使结果更可靠。陈鲁琦等用银染-PCR 方法检测肺癌患者及支气管良性疾病患者各 30 例的 BALF 中细胞端粒酶活性，结果肺癌患者 BALF 中端粒酶活性阳性率为 83%，良性疾病表达均为阴性。Arai 等的报道也表明，肺癌 BALF 细胞及支气管镜肺刷落细胞端粒酶检出率明显高于同期进行的脱落细胞学诊断肺癌的阳性率，因此，端粒酶活性的检测敏感性高。

【病因学】

肺癌与其他恶性肿瘤一样，是环境因素与内在因素共同作用、多基因参与的一类复杂疾病，但其确切病因及发病机制尚不完全清楚。目前认为下列因素与肺癌的病因有密切关系，如吸烟、空气污染、职业因素等。

1. 吸烟　吸烟被公认是肺癌最重要的危险因素。国内外大量研究表明，吸烟与肺癌危险性之间存在明显的剂量-效应关系，吸烟患肺癌的危险性与每日吸烟量、吸烟年限、烟草种类、开始吸烟的年龄等有密切关系。

烟草中的致癌物主要来自 4 个方面。

（1）烟草在燃烧过程中由于乏氧燃烧而产生的各类致癌物。一支香烟燃烧后产生焦油 12～14mg，烟碱 1mg，其中可分析出 3 500 种以上的化学物质，目前认定的致癌物包括多环芳烃、芳香族及其胺类、亚硝胺、酚、喹啉、吖啶、氧乙烯等。

（2）烟草本身含有肼、砷、镍、铬、镉、钚、铅等无机致癌物。

（3）在生产、加工、运输过程中产生的亚硝胺类化合物，目前已检测出 4 个：N-亚硝基去甲基烟碱（NNN）、4-甲亚硝胺基-3-吡啶-1-丁酮（NNK）、N-亚硝基毒藜碱（NAB）和 4-甲亚硝胺基-3-吡啶-1-丁醇（NNAL）。在大鼠诱癌实验中使用低剂量的 NNN、NNK 溶液做口腔涂抹，可诱发口腔癌、肺癌，其中 NNK 致癌作用最强，对肺具有特殊亲和性。

（4）烟草的烟雾中含有的一氧化氮、一氧化碳、甲醛、丙烯醛本身并不直接致癌，但可以损害支气管黏膜纤毛的清除能力，降低机体的免疫力，增加肺癌的易感性。国内周清华等的研究还发现烟草中有毒物质还能与免疫细胞受体结合，阻断免疫细胞活化及功能。此外，还发现烟草中有毒物质还能时一些抑癌基因失活和上皮细胞间质转化。

已有的研究结果显示，与持续吸烟增加肺癌危险性比较，戒烟者随戒烟时间增加，患肺癌的危险性会明显下降。上海市的一项肺癌病例对照研究显示，男性现吸烟者肺癌的相对危险度为 3.9，戒烟 5～9 年者肺癌的相对危险度为 3.1，戒烟 10 年及以上者肺癌的相对危险度则为 1.1。

流行病学资料显示，吸烟与肺癌的组织学类型有关。病例对照研究结果表明，吸烟对男性和女性患肺鳞状细胞癌的相对危险度分别为 8.4 和 7.2，对患小细胞肺癌的相对危险度分别为 7.4 和 7.9，而对患肺腺癌的相对危险度分别为 1.6 和 1.5。但是近年来的资料显示，国内外肺腺癌的发病率迅速增加，在一些国家肺腺癌甚至超过了肺鳞状细胞癌。在美国进行的大规模队列研究发现，不论男性还是女性肺腺癌与吸烟的连续性均有显著增强。目前，一般人群和吸烟人群中肺腺癌发病率上升的确切原因尚不清楚。有关一般人群和吸烟人群中肺腺癌发病率均上升的原因的解释有：①吸过滤嘴香烟是能过滤掉易沉积于大支气管上的烟雾中大的颗粒，使易发生鳞状细胞癌的大支气管部位上烟雾中大颗粒的沉积量明显减少，而是一些烟雾中的小颗粒进入肺泡支气管，进而使肺腺癌发病率增加；②由于20世纪中期起采用混合组成烟叶，释放出更高浓度的烟草特有的亚硝胺，而这类亚硝胺是肺腺癌的致癌剂。

在流行病学调查吸烟与肺癌的关系中发现，患肺癌前没有吸烟的个体只占肺癌患者中5%～10%，吸烟的个体也只有8%～10%患肺癌。为什么不是所有的吸烟者均患肺癌呢？这就需要将与吸烟相关基因改变的性质、部位和时间等因素综合分析，从流行病学的角度探索并阐明肺癌和吸烟的生物学机制。

许多研究中已经表明在多个染色体位点上吸烟和杂合性缺失（LOH）具有相关性，并且吸烟者中染色体3p21、3p14、5q11～q13、6q、9p21、13q14和19p出现杂合性缺失（LOH）的频率要比非吸烟者明显增高。Wong等在42例非吸烟的肺腺癌患者中和29例吸烟的肺腺癌患者中应用84种微卫星标志检测杂合性缺失，发现非吸烟的腺癌患者常表现2q，6p，10p，13q，16q，17q，19p，19q，20p和20q的杂合性缺失，而在吸烟患者中发现1q，2p，3p，3q，7q，8p，9q，10q，11q，13q，14q，17p，18q和21q均出现杂合性缺失。笔者认为这些染色体的异常说明两组患者中存在多种导致肺癌的不同基因途径，而吸烟者和非吸烟者肺肿瘤的发生与各种染色体异常的交互重叠存在相关性。可是也应该认识到，在吸烟人群中微卫星不稳定性也较非吸烟人群高，故杂合性缺失的空间位点的差异说明吸烟和非吸烟人群之间的杂合性缺失的差异还需要进一步研究确定。Kim等研究表明，CDKN2A基因启动子的过度甲基化与非小细胞肺癌患者的吸烟状态有关。Anttila等进一步研究发现，重度吸烟者有33%的肺组织中CYPIA1基因启动子甲基化，而轻度吸烟者为71%，非吸烟者为98%，非吸烟者包括从未吸烟者，同时也包括先前吸烟但已戒烟者，这说明CYP1A1启动子甲基化缺失的情况下或许可以诱导CYP1A1的表达。在之后被Pulling等证实患有肺腺癌的非吸烟者比患有肺腺癌的吸烟者MGMT启动子甲基化的现象更多。很多报道中也提到了启动子异常甲基化现象的存在，这种启动子异常甲基化存在于各种基因，不仅存在于吸烟者和先前曾吸烟者的支气管上皮细胞中，同时也存在于患有癌症的吸烟者的支气管上皮细胞中，在患有肿瘤的吸烟者中的支气管上皮细胞中也发现有启动子异常甲基化的现象。

关于吸烟和非吸烟者的正常肺与肺肿瘤细胞的基因表达，有证据已经表明在吸烟者的正常肺组织中，CYP1A1、CYP1B1、NQO1和ALOX15（花生四烯酸盐15-脂氧化酶）等基因表达上调，而且高于非吸烟者的肺组织中的表达量。吸烟者肺肿瘤组织中D40/AF15q14（CASC5）基因表达也上调，表达量也高于非吸烟者肺肿瘤组织。对吸烟者和非吸烟者的肺癌组织大范围的转录表达谱的获得及应用微阵列研究吸烟相关肺肿瘤的基因表达是下一步研究的方向。

2. *环境污染* 环境污染对人类健康造成的危害越来越引起人们的重视。流行病学资料显示，肺癌死亡率与环境多环芳烃含量呈正相关关系。美国学者Hammend和Horn对美国50－59岁白种人进行的环境大气污染与肺癌相关性的前瞻性研究发现，城市吸烟者比农村吸烟者肺癌死亡率高1.8倍，接触空气中沥青烟、油烟、矿物燃料不完全燃烧产物的工人中肺癌患者显著增多，大气中致癌物污染水平不同的地区与人群肺癌发病之间存在定量关系。美国国家研究委员会也报道了大气污染物有致癌作用的动物实验结果。我国部分省（市）环境保护监测研究指出，我国城市居民肺癌死亡率与城市大气污染有密切关系，大气污染越严重，肺癌患病率与死亡率越高。

（1）室内空气污染

①煤烟污染：研究资料显示，烧蜂窝煤的家庭室内污染显著高于烧石油气的家庭，煤烟引起的家庭内微小环境空气污染是女性肺癌的重要危险因素。中国预防医学科学院环境卫生与卫生工程研究所，云南省曲靖地区宣威县卫生防疫部门及美国国家环保局健康影响研究所对宣威县农村居民室内空气污染与肺癌关系进行13年的系统研究，结果表明，宣威县居民室内燃煤所致严重空气污染是该地区居民肺癌高发的主要危险因素，煤烟中的苯并芘是主要的致癌物。研究还发现室内苯并芘浓度与女性肺癌标化死亡率间存在非常显著的正相

关($r=0.778$，$P<0.001$)。通过使用改灶排烟措施的干预研究发现，改灶后男性和女性肺癌危险性分别下降到 0.59(95%可信区间：0.49～0.71)和 0.54(95%可信区间：0.44～0.65)。改研究结果提供了煤烟与肺癌发病相关性的强有力证据。

动物实验结果也证明煤烟是肺癌的重要原因。燃煤烟气吸入使昆明小鼠肺癌发生率明显升高。向雄性昆明小鼠气管内注入宣威煤烟灰溶液，使小鼠肺腺癌的发生率明显增加。

②油烟污染：研究表明，油炸、煎炒食物可引起室内空气中苯并芘严重污染，家庭妇女尿中苯并芘含量也增高。另有研究认为，经常在烹调时眼受到油烟刺激者其患肺癌的危险性增加，并随每周炒煎的次数增加而上升。动物实验还证明，给 Balb/c 小鼠吸入烹调油烟染毒，对照组吸入加热空气。结果吸入烹调油烟染毒的小鼠肺癌发生率为 18.9%，而对照组肺癌发生率为 0。

③环境烟草烟雾污染：环境烟草烟雾是吸烟者呼出的主流香烟烟雾以及香烟燃烧时释放的、且为周围空气稀释的侧流烟雾所组成的混合物，它含有尼古丁、苯并芘等致癌物。吸烟者呼出的烟雾也能构成室内微小环境污染。吸烟与肺癌的关系如前所述，大多数研究都认为吸烟与肺癌确有因果关系。上海市的一项病例对照研究发现，与吸烟丈夫共同生活的非吸烟妇女患肺癌的危险度随其与丈夫共同生活年数的增加而上升，共同生活 40 年以上者与共同生活 20 年以下者比较，相对危险度超过 1.7(95%可信区间：1.0～2.9)，患肺鳞状细胞癌和小细胞肺癌的相对危险度高达 2.9(95%可信区间：1.0～8.9)。将 89%的侧流烟雾和 11%的主流烟雾混合给 A/J 和 Swiss 小鼠吸入，能明显增加小鼠肺癌发生率，且主要为腺瘤和肺腺癌。

④室内氡气及氡子体：广州研究肺癌病因时发现，广州室内空气中的氡及氡子体浓度高于室外。古老建筑的放射性污染高于新建筑物。一般而言，地下室的空气中的氡及氡子体浓度高于地面建筑房屋内的浓度。

以上各种因素造成室内空气污染，形成地理纬度与女性肺癌存在非常显著的相关。因北方纬度高，通风换气的时间少，易使室内污染持续存在，越往北、纬度越高的地方，女性肺癌死亡率也越高。

(2)室外大气污染：在人口稠密的大城市空气中含有大量的致癌物，如苯并芘等有机化合物，砷和铬等无机化合物以及放射性核素。燃烧煤、汽车尾气、工业废气是污染城市空气的主要来源。流行病学资料显示，某个地区肺癌死亡率与该地大气污染程度呈正相关。在污染严重的大城市中，估计居民每日吸入空气中苯并芘量超过 29 支香烟的含量。Sawicki 计算大气中苯并芘每增加 6.2μg/1 000m^3，肺癌死亡率增加 15%；Hitosugi 则推算苯并芘每增加 1μg/1 000m^3，肺癌发病率将增加 1%。在比较城市和农村肺癌死亡率的研究中发现，城市肺癌死亡率较乡村高 30%～40%，且在城市居住时间越长，肺癌死亡率越高。

3. 职业危害

(1)砷：无机砷可以烟尘、矿渣形式污染空气和土壤。有人曾对美国 36 个冶炼铜、铅、锌工业区居民进行调查，发现男、女性肺癌死亡率较美国其他地区显著增高。

国内外对杀虫剂砷的使用者、生产者、冶炼工人等进行的调查报告，认为肺癌的发病率明显提高。美国癌症研究所报道，从事于三氧化砷的工人，其肺癌死亡率为对照组的 3 倍，工作 15 年以上者死亡率可达 8 倍。Taylor 等的研究表明，肺癌发病与砷接触量呈剂量-效应关系，同时暴露于砷和烟草，砷的危险性更大。Enterline 等观察到从事接触砷的工作 10 年内即可能发生肺癌。若脱离接触，砷的作用可随时间的延长而消失，从而提示砷可能是肺癌的促进因子，并非是起始因子。有人认为砷的致癌机制可能是拮抗保护元素硒、损伤遗传物质和降低机体免疫功能。

(2)铬酸盐：1911—1912 年，发现铬酸盐能诱发肺癌。当时曾命名为铬癌。以后的一些流行病学调查进一步证明了从事铬酸盐生产的工人肺癌发病率比一般人高。其中因肺癌死亡的占全部死亡人数的 20%～45%(一般仅为 1%～2%)，在全部癌症死亡中，肺癌占 50%～80%(一般人占 8%～12%)。从事铬酸盐生产的工人发生肺癌死亡的危险性比一般人大 3～30 倍。1975 年挪威曾报道对小规模生产铬酸铅、铬酸锌的工厂进行调查，发现从事铬色素生产 3 年以上的 24 名工人中发生 3 例肺癌，其病例虽少，但却为预期数的 38 倍，此外还发现鼻腔癌和胰腺癌各 1 例。他们认为在浓度为 0.5～1.5mg/m^3 下工作 6～9 年即可发生肺癌。苏联学者曾调查了 1958—1967 年铬铁合金生产工人的癌症死亡率，发现男性工人肺癌、食管癌及胃癌死亡率比对照组高。如肺癌死亡率在 30－39 岁年龄组比城市居民多 4.4 倍，50－59 岁年龄组则多

6.6倍。他们所接触的物质有难溶的三价和六价铬。铬酸盐生产工人年龄越小，肺癌死亡的相对危险度越大。发生铬肺癌的最短接触时间取决于空气中铬的浓度。

铬之所以致癌，主要是由于铬酸盐特别是不溶或微溶于水的铬酸钙等粉尘。铬酸盐的烟雾最危险。目前公认铬的致癌作用不决定于铬化物的原子价，而决定于其溶解度。溶于酸而不溶于水或微溶于水的铬化物被认为是最危险的。

(3)镍：已有许多动物实验证明镍化合物的致癌性。它们的致癌规律是不溶性的镍化合物，如镍尘和镍与一氧化碳结合而成的羰基镍、碳化镍、硫化镍、碳酸镍、氧化镍和微粒镍是致癌的；而易溶于水的如氯化镍、硫酸镍、硫酸铵镍等则均不致癌。Doll报道，羰基镍作业工人肺癌和鼻癌的发病率明显增高，前者为正常人的5倍，后者近150倍，平均发癌潜伏期为27年。有人认为羰基镍被吸入机体后马上析出微粒镍尘，这些微粒镍尘进而发生致癌作用；有人提出环境中的镍进入体内后能抑制苯并芘羟化酶，减慢了3,4-苯并芘的羟化、结合与排泄，从而延长了烟草等3,4-苯并芘在肺内的滞留时间，同时烟草中也含有少量的镍（据估计每克含有1μg镍），起到致癌的协同作用；也有人还提出，镍能够与脱氧核糖核酸结合，致使细胞发生突变而致癌。

(4)石棉：自从1935年首次报道石棉致癌以后，石棉现已成为举世公认的致癌物。在从事接触石棉工作的工人中，1/5死于肺癌。美国的报道，接触石棉的工人肺癌死亡率为一般人口的7倍。研究指出，不同类型的石棉，其物理性能和化学组成有所差异，不仅在经济上，而且在卫生学上、发病学上的意义也不同。其致癌性也不同。有人认为能诱发肺癌的主要是石棉中的青石棉和铁石棉。英国石棉工肺癌发病率由1931—1940年的19.7%上升为1961—1964年的54.5%。1955年，Doll统计英国石棉纺织工肺癌发病率比一般居民高10倍。近年来，石棉致癌性的问题又有了进一步的认识，吸烟对石棉致肺癌有促进作用，Selikoff指出，接触石棉又吸烟者其患肺癌的机会远远高于不接触石棉而又不吸烟的人。Selikoff(1976)调查了纽约市区1943年1月工会在册的632名石棉绝缘物材料工，到1962年底止，共死亡262人，死亡者中有9人自初次接触石棉至死亡时间不足20年，其余均在20年以上，死因分析发现肺癌明显增多，实际肺癌死亡人数为42人，大大超过预期数6.02，标准死亡率比值为6.99。

(5)煤焦、焦油、煤气：日本研究者黑田氏等在1936年发表了关于煤气制造厂工人发现肺癌的材料，这些工人在其生产活动中长期暴露于热焦油蒸气，焦油和沥青粉尘的影响。工人的平均工龄是15.5年。肺癌多半发生在右肺上部。

据苏格兰、美国、加拿大、日本和挪威的报道，炼煤焦、沥青、煤气等工人的肺癌发病率较一般人明显增高。在上海、北京也有类似的报道。早已公认煤焦中含有苯并芘类的多环芳烃，易诱发人的皮肤癌，并已在大鼠、家兔等动物实验中成功地诱发出支气管肺癌。

(6)双氯甲醚和氯甲甲醚：双氯甲醚和氯甲甲醚皆用于生产离子交换树酯，是活泼的烷化剂，两者对呼吸道黏膜均有强烈的刺激性。据流行病学调查证明，工人与其接触的程度越密切，接触的年限越长，肺癌发病率越高。美国资料表明，与双氯甲醚和氯甲甲醚接触的工人患肺癌的工作年限为1～16.5年，平均6.27年，死亡年龄为33－66岁，平均死亡年龄为43.5岁，较其他癌发病年龄早，通过流行病学分析和动物实验证明，这类物质是强烈的致癌因子。

4. *营养因素* 流行病学调查发现，在大量吸烟的人群中，胡萝卜的消费量同患肺癌的危险性有关，胡萝卜的消费量愈多，患肺癌的危险性愈小。有的学者在芝加哥发现，经常吃富含维生素A的水果与蔬菜的人群中，每500人中仅发现2例肺癌，而不常吃水果与蔬菜的人群肺癌发病率为前一人群的7倍。在挪威、日本都发现类似的情况。Shekelle等的一项研究发现，男性吸烟者的肺癌与β-胡萝卜素的摄入呈明显负相关，重度吸烟与低β-胡萝卜素摄入者患肺癌的危险性增加7倍。在实验室中还进一步证明，维生素A和β-胡萝卜素等在控制上皮细胞分化，防止癌细胞发生、发展有一定的作用。但是有的研究结果却相反。最近，美国和芬兰联合在芬兰进行的包括29 133名50－69岁男性吸烟者，历时5～8年的β-胡萝卜素和维生素E干预试验，得到的结果却完全出乎人们的预料。服用β-胡萝卜素不但没有降低这些吸烟者的前列腺癌、胆囊癌、结肠直肠癌、胃癌和肺癌的发病率，反而使肺癌发病率比对照组升高了18%，且因肺癌死亡的人数也较对照组多。该研究小组认为结果表明补充β-胡萝卜素对吸烟者可能是有害的。他们同时也观察到对照组人群中，基线调查时β-胡萝卜素水平低的亚人群的肺癌发病率，比血清β-胡萝卜素水平高等亚人群高，因此认为基线调查时的膳食β-胡萝卜素摄入水平与试验期间发生肺癌的危险性存在负相关关系。芬兰试验的结果提示对其他得到满意结果的β-胡萝卜素干预试验应慎重评估。由于另外两项在美国开展的β-胡萝卜素干预试验，也未得出β-胡萝卜素的有益作用的结果，故美国国立癌症研究所提出，暂停在人群中进行包括β-胡萝卜素的营养干预试验。

此外，另有研究报道维生素E、维生素B_2、维生素C的缺乏与肺癌也有一定的关系。其他饮食因素如高脂肪，特别是饱和脂肪和胆固醇等可增加肺癌的危险性。虽然其机制尚未完全清楚，但已有一些流行病学研究和动物实验研究结果的支持。

1997年华西医科大学与云南锡业公司合作，进行了β-胡萝卜素、硒对云锡矿工肺癌的作用的流行病学和细胞生物学研究。对6 572名40—74岁男性肺癌高危矿工1992—1994年的饮食调查资料进行了科学客观的分析，结果未发现β-胡萝卜素营养素密度（nutrient density，ND）与肺癌危险性有相关关系，而硒ND的与肺癌危险性呈负相关关系，线性趋势有显著性（$P<0.001$）。

1997年华西医科大学与云南锡业公司合作，进行了云锡男性矿工维生素B_2营养状况与肺癌危险性关系研究。对来自9 733名40—74岁男性肺癌高危矿工队列中的112人1995年4个季度各1周共28d 24h的饮食调查资料和319例肺癌及738名对照进行了配比的病例对照研究。结果未表明维生素B_2摄入量与云锡男性矿工肺癌危险性有关，但本研究发现维生素B_1、烟酸、维生素E、受教育程度等因素能降低云锡男性矿工肺癌危险性；而饮酒、吸旱烟量与肺癌危险性呈正相关。

5. 电离辐射

（1）氡及其子体辐射：通过对铀矿工人肺癌发病的调查发现，铀矿工的肺癌主要由氡及其子体辐射引起。美国学者对开采放射性矿石的矿工调查，70%～80%工人死于放射引起的职业性肺癌，其中以鳞状细胞癌为主。从开始接触到发病时间为10～45年，平均25年，平均发病年龄为38岁。在某些非铀矿山，也存在氡的危害问题。如前所述，云南锡矿即是典型的一个例子。

（2）室内氡：很多国家20世纪70年代以来已开展了大量的室内氡与肺癌关系的流行病学研究以直接观察室内氡的致癌性及其肺癌危险度。1991年国际放射防护委员会（ICRP）第60号报告对“室内氡可以诱发肺癌”问题作了专门的论述。1999年美国电离辐射生物效应委员会（BEIR）的BEIR Ⅵ报告中对氡致矿工肺癌和普通人群健康作了进一步的分析。美国国家环保局估计在美国每年约有2万人因室内氡浓度过高而患肺癌死亡。由于放射性氡是重要的致癌因素，各国环境和卫生部门早已开始对氡进行研究。由于氡来自地壳，各国环境地质学家、环境地球化学家及环境医学专家相继作了不少对氡致癌的调查研究。世界卫生组织国际癌症研究中心用动物实验证实了氡是当前认识到的19种最重要的致癌物质之一。云南锡业公司劳动防护研究所用氡做的动物实验也验证了这一论断。美国国家环境保护局（EPA）于1988年已经规定室内氡浓度的上限值为$150Bq/m^3$，所有的政府建筑物内都要求低于这个限值。对室内氡浓度高于$150Bq/m^3$者，提出了降低氡浓度的补救措施。孙世荃等对氡致癌，特别是氡与肺癌的关系作了详尽的分析研究。

6. 既往肺部疾病　英国的研究报道表明，有慢性支气管炎者肺癌发病率高于无慢性支气管炎者，有慢性支气管炎合并吸烟者肺癌发病率几乎2倍于无支气管炎的吸烟者。上海市肿瘤研究所郑苇苇认为肺结核史具有明显升高肺癌的危险度（RR）；高玉堂等也认为肺结核史、肺炎和肺气肿与肺癌有显著联系性。肺结核史、肺炎史与鳞状细胞癌，小细胞癌和腺癌有关联，肺气肿只与鳞状细胞癌和小细胞癌有关。李婉先等认为女性慢性支气管炎与肺癌的联系不存在，肺结核则是女性肺癌的重要危险因素。云南锡矿肺癌高危人群慢性支气管炎与肺癌的发生有联系。

7. 肺癌家族史　有关材料报道，肺癌患者有肺癌家族史者的发病率比无家族史者高3.61倍；流行病学资料报道，肺癌病例的血缘亲属发生肺癌的危险性明显比无血缘亲属者为高，而这种危险性与是否吸烟无关。金永堂通过对宣威县370对核心家系资料分析，结果表明，肺癌的发生具有家族聚集性，肺癌病例的直系亲属患肺癌的危险性增加，是配偶家系亲属的1.85倍，尤其女性亲属是配偶家系女性亲属的2.64倍，表明肺癌患者的亲属对肺癌的易感性比配偶的亲属高。国外资料报道，现已证实有一种物质可能是肺癌易感性的遗传决定因素，可见遗传因素是肺癌的危险因子之一。

8. 肺癌遗传易感性　研究表明，吸烟和环境致癌物在肺癌发生中占有重要地位。尽管80%～90%的肺癌与烟草暴露有关,但吸烟者中只有少于20%的人发展成为肺癌,说明不同个体对烟草中致癌物的敏感性不同。流行病学资料还发现,肺癌患者中存在家族聚集现象。这些发现促进研究者思考肺癌发生与遗传易感性的关系,而肺癌易感性的研究也已经成为近年来肿瘤分子流行病学的热点。一般认为,肺癌遗传易感性与代谢酶基因多态性、DNA修复机制异常和癌基因/抑癌基因突变等因素有关。

(1)代谢酶基因多态性与肺癌遗传易感性:大多数的化学致癌物,无论是外源性还是内源性,在体内都需要生物转化激活或解毒。在此过程中涉及的代谢酶分为两类:Ⅰ相代谢酶为代谢活化酶,前致癌物只有经过它们介导的氧化代谢活化后才能成为终致癌物;Ⅱ相代谢酶能催化内、外源性物质氧化代谢的活性产物,形成亲水物质降解排出。

由于这些代谢酶控制和影响了致癌物的代谢,其遗传多态性在决定人群中个体的肿瘤易感性方面起了重要作用,特别是在与环境因素相关的肿瘤中。

①细胞色素P450(cytochrome P450,CYP)同工酶:CYP450是最重要的一类Ⅰ相代谢酶,也是研究最多的代谢酶之一。CYP450是一个单加氧酶超家族,人类的CYP450家族与多种致癌物的代谢密切相关,且许多基因存在多态性,其亚家族成员CYP1A1、CYP2A6、CYP2D6、GYP2E1等与吸烟诱导的肺癌关系密切。

CYP1A1主要在肺组织中表达,编码的芳烃羟化酶(AHH)是活化烟草中多环芳烃类化合物(PAH)的主要酶类。CYP1A1的多态性主要表现在2个位点:非编码区MspⅠ限制型内切酶位点多态和第7外显子点突变引起的异亮氨酸(Ile)/缬氨酸(Val)多态。人群中的MspⅠ多态有无切点的野生型A、杂合型B和有切点的突变纯合型C 3种基因型;而Ile/Val多态可以分为Ile/Ile,Ile/Val和Val/Val 3种。研究表明,CYP1A1的这两种多态性与肺癌易感性相关,特别是MspⅠ突变纯合型C和Val/Val多态属于肺癌易感基因型。

CYP2A6是烟碱C-氧化中最重要的酶,能激活一系列结构无关的前致癌物如亚硝胺和黄曲霉素B_1。CYP2A6水平和活性在不同个体和种族间差异显著,这与CYP2A6多态性有关,现已发现10余种CYP2A6的等位基因。在欧洲人群中,CYP2A6等位基因的失活频率很低,而在亚洲人中缺失频率相对较高(15%～20%),并导致酶活性的降低。在日本人群中,CYP2A6完全缺失型基因(CYP2A6 *4C)的频率在肺癌患者比健康对照显著较低,说明携带CYP2A6 *4C的个体由于代谢激活能力的下降,对由N-亚硝胺引起的致癌作用有抵抗。CYP2D6主要在肝组织中表达,编码异哇胍羟化酶(DBH),催化烟草中前致癌物NNK的活化代谢。按异哇胍代谢率,CYP2D6可分为强代谢型(EM)和弱代谢型(PM)两类,EM代谢率为PM的10～200倍。CYP2D6的表型分布有种族差异,东方人中EM表型达99%,而高加索人中PM表型在7%以上。理论上,EM表型个体患烟草相关的肺癌风险应增加。研究发现,CYP2D6ch(T188/T)基因型在东亚人群中常见(39%),在不吸烟的中国人群中,非CYP2D6ch基因型的个体与CYP2D6ch基因型的个体相比有3倍增加的肺癌风险。该结果与西班牙人群和芬兰人群报道的结果相似。不支持CYP2D6与增加的肺癌风险有关的报道也同样不少。

CYP2E1基因编码二甲基亚硝胺D-脱甲基酶,该酶是体内代谢烟草中亚硝胺的主要酶类。CYP2E1基因存在多个限制性内切酶片段长度多态性位点,如位于内含子2和6的DraⅠ酶切位点,位于5′调控区的PastⅠ和rasⅠ位点等。目前研究最多的是rasⅠ和DraⅠ多态。rasⅠ变异等位基因个体的酶活性下降,DraⅠ多态有DD、CD和CC 3种基因型。Uematsu等报道,日本肺癌患者中DraⅠ变异体较对照组频率低。其后在高加索人群中的研究未发现相同结果,但发现罕见DraⅠ等位基因(C等位基因)在肺癌患者中相对较低。Wu等报道的结果与日本人群结果相似,在墨西哥籍美国人和非裔美国人中,野生型rasⅠ与显著增加的肺癌风险相关。Le Marchand等还发现,rsaⅠ和DraⅠ多态与肺鳞状细胞癌(SCC)的风险并不明显,但与纯合野生型基因相比,它们的纯合变异基因型均使总的肺癌风险和腺癌风险下降了10倍(95%可信区间为0～0.5)。

②谷胱甘肽转移酶(GST)同工酶:GST是一组具有多种生理功能的二聚体蛋白,属于Ⅱ相代谢酶。人类GST同工酶主要分为α、μ、π和θ家族。GST催化谷胱甘肽和许多包括环境致癌物在内的亲电子和疏水化合物间的反应。苯并(a)芘-二醇环氧化物就是通过GSTM和GSTP失活的。研究

发现，GSTM1 基因位点含有 3 个等位基因，即 GSTM1A、GSTM1B 和 GSTM1 缺陷型或空白型（GSTM1 null）。其中 GSTM1 缺陷型不能表达 GSTM1，不具备对致癌物的解毒功能，与肺癌风险密切相关，其基因频率在人群中变化范围也较大。Benhamou 等最近的一项 meta 分析总结了 43 项病例对照研究，总纳入样本量>18 000 例。结果发现 GSTM1 缺陷型基因个体有增加的肺癌风险（OR=1.17，95%可信区间为 1.07～1.27）。而另外一项 meta 分析得到的总 OR 值为 2.12（95%可信区间为 1.43～3.13）。南意大利的一项研究显示，缺陷型 GSTM1 的纯合型与增加的肿瘤易感性有关，特别是在女性，而缺陷型 GSTT1 与下降的肿瘤易感性相关，这与韩国人群的研究结果相似。Bennett 等还发现，在暴露于环境烟草烟尘(ETS)的不吸烟者中，携带 GSTM1 纯合缺陷型基因的个体与杂合或纯合野生型 GSTM1 基因的个体相比，有统计学意义的肺癌风险升高。

③氮-乙酰基转移酶（NAT）：NAT 是另外一类重要的Ⅱ相代谢酶，多种致癌物包括烟草中的芳香胺都是通过它们介导的 N-乙酰化作用解毒。根据乙酰化同工酶活性的不同，人群中存在快速型和慢速型两种表型。NAT 和 NAT2 等位基因的多态性与 N-乙酰基转移酶的活性改变有关，特别是 NAT2 的活性状况可以影响机体对芳香胺类化合物致癌的敏感性。在人类，NATs 与肿瘤易感性的关系较复杂，不同基因型及表型的分布在种族间差异较大。在南印度人群中，约 60%的个体为 NAT2 慢速型。NAT2 慢速型已被证明与增加的膀胱癌、乳腺癌、肝癌和肺癌风险以及降低的结肠癌风险有关，而 NAT1 基因的改变与增加的 NAT1 活性有关，它增加了膀胱癌和结肠癌的风险却降低了肺癌的风险。由于在 NAT2 快速型个体中观察到有 NAT1 变异等位基因（NAT＊10，因多聚腺嘌呤位点的突变导致约 2 倍高的活性）和结直肠癌的相关现象，说明在 NAT1 和 NAT2 之间存在一种可能的交互作用。

Wikman 等检测了 NAT 基因型在德国个体对肺癌的易感性中可能的作用，除了野生型等位基因 NAT1＊4 七个不同的 NAT1 等位基因（NAT1＊3，＊10，＊11，＊14，＊15，＊17 和＊22）也进行了分析，同时还分析了 NAT2 的多态性位点。结果发现，NAT1 快速型增加腺癌风险[OR=1.92（1.16～3.16）]，但在 SCC 或者在总的病例组中未发现这个现象。单独的 NAT2 基因型不改变个体的肺癌风险，然而，同时有 NAT1 快速型和 NAT2 慢速型的个体与其他基因型联合的个体相比，有显著升高的腺癌风险。

④其他代谢酶：髓过氧化酶（MPO）：是一种存在于巨噬细胞和中性粒细胞中的代谢酶，属于一种Ⅰ相代谢酶，与羟基基团的形成和与吸烟有关的许多前致癌物包括苯并(a)芘的激活有关。在 MPO 基因启动子区第 463 位核苷酸存在 G/A 多态，这种多态导致位于 Alu 激素反应元件的 Sp1 转录因子位点消失，从而显著降低了 MPO 基因的转录水平。有这种变异等位基因的个体可能由于对烟草中致癌物代谢转换活性降低而得到某种保护效应。许多研究中显示，MPO 的 G/A 多态性与 40%～70%的肺癌风险降低有关。Schabath 等发现，MPO 变异等位基因在高加索人中降低了 48%的总肺癌风险（OR=0.52，95%可信区间为 0.30～0.90，$P=0.02$）。对男性的保护效应达到 72%，在现在吸烟者中也观察到了肺癌风险降低（$P<0.05$），但在以前吸烟者和不吸烟者中未见到该效应。针对中国人群的研究也得出了相似的结论。

微粒体环氧化物水解酶（mEH）：也是一个代谢相关酶，与苯并(a)芘生物转化有关。在 mEH 基因的编码区有两种多态性，外显子 3 的 113Tyr/His 和外显子 4 的 139His/Arg。这两种多态性均可以影响酶活性。在地中海西北的高加索人中，与野生型 113Tyr/Tyr 和 139His/His 相比，113His/His 和 139Arg/Arg 纯合基因型表现为肺癌风险下降。Wu 等的研究发现，不同种族的 mEH 外显子 4 的多态性分布显著不同，非裔美国人为杂合型，而墨西哥籍美国人为野生型。而 mEH 外显子 3 的多态性分布在两者间无显著性不同。在墨西哥籍美国人中，mEH 外显子 4 的多态性与显著增高的肺癌风险有关（校正后 OR=3.6，95%可信区间为 1.26～10.42），且年轻人比老年人的风险增高更明显。但在非裔美国人中未发现有意义的结果。也有研究报道，非裔美国人的外显子 3 的纯合型变异基因型表现出酶活性下降，与肺癌风险下降相关（OR=0.08，95%可信区间为 0.01～0.62）。在亚洲人群中的研究认为 mEH 的遗传多态性与肺癌易感性增加有关。mEH＊2 多态性可能是与吸烟有关的中国肺癌的风险因子。

NAD(P)H 醌氧化还原酶 1（NQO1）：是一种黄素酶，催化醌双电子还原反应，通过减少自由醌的浓度而降低醌及其衍生物对细胞的毒性。NQO1具有多态性，变异体蛋白只有野生型蛋白2%的酶活性。据报道，NQO1的C609T多态性与淋巴瘤、肺癌、结直肠癌和泌尿系统的恶性疾病有关。Hamajima等发现，在日本人中，NQO1的C/C基因型与肺癌风险相关，T/T基因型与吸烟者增加的食管癌和肺癌风险相关。免疫组化法发现，肺癌组织中NQO1基因表达比配对的正常肺组织中高。在英国人群中，携带有1个以上变异基因的个体发展成SCLC的风险至少增加了4倍，且这种风险增加只在重度吸烟者中最明显，增加的风险超过10倍(校正后OR＝12.5，95%可信区间为2.1～75.5)。而在非小细胞肺癌(NSCLC)和NQO1间未发现关系。这些结果说明NQO1蛋白与SCLC发展中有关致癌物的解毒有关。在以前吸烟者中，T/T基因型个体比C/C基因型个体有更高的肺癌风险。

(2)DNA修复酶多态性与肺癌易感性：DNA修复是一系列与恢复正常DNA序列结构和维持遗传信息相对稳定有关的细胞反应。与DNA修复相关的酶和蛋白质是由多组基因编码的，当这些基因发生突变或在人群中存在多态性时，将导致DNA修复能力低下或缺陷。研究显示，DNA修复能力低于一般人群平均水平的个体对肿瘤易感。因此，DNA修复酶的多态性引起的DNA修复能力的差异可能是决定肺癌遗传易感性的重要因素。

①O^6-甲基鸟嘌呤-DNA-甲基转移酶(MGMT)：MGMT在由烷基化致癌物诱导DNA损伤的直接修复中有重要作用。烷基化致癌物可以将其分子中的活性烷基转移到DNA分子碱基上，形成烷基加合物。最容易被烷化的是鸟嘌呤，形成O^6-甲基鸟嘌呤(O^6-mG)。MGMT是机体修复O^6-mG的关键酶，其活力下降与肿瘤易感性增加有关。MGMT基因多态现象最先在日本人群中发现，后续研究发现，MGMT基因的多个外显子均存在多态性，但不同人群和种族表现在不同的外显子上。Rudiger等研究发现，与正常对照相比，O^6-mG的修复在肺癌患者中显著下降。Liu等用NNK处理小鼠后，发现高表达MGMT的转基因鼠肺组织中O^6-mG加合物水平明显低于非转基因鼠，转基因鼠肺内肿瘤比非转基因鼠的小且少，说明鼠肺内高表达的MGMT降低了肺组织对NNK诱导的肿瘤的易感性。

②XPA：XPA也是一种DNA修复基因，它的多态性(A23G和G709A)与肺癌易感性有关。与AA和AG联合基因型相比，XPA23GG基因型与显著降低的肺癌风险相关，且这种风险的降低在男性、年轻人和正在吸烟者中更明显。

③XRCC1：XRCC1在DNA的碱基切除修复和重新连接断裂的DNA链中起重要作用，它在第399位密码子存在Arg/Gln多态性。美国的一项病例对照研究调查了XRCC1多态与肺腺癌的关系，发现在按年龄调整后，XRCC1的G/G基因型与增加的肺癌风险相关且有统计学意义，若是按吸烟调整，则风险进一步增加。在所有组别中，在按年龄、种族和吸烟调整后，G/G纯合基因型仍和增加的肺癌风险相关。

【病理学】

1. 肺癌大体分型　按肿瘤形态学和部位，肺癌的大体分型可分为块型、球形、管内型、管壁浸润型、弥漫浸润型5型。其中块型和球形多为周围型，管内型和管壁浸润型多为中心型，弥漫浸润型为周围型。

(1)块形：肿块＞3cm，形状不规则，与周围肺组织分界不清楚。

(2)球形：肿瘤呈球状，与周围组织分界清楚，与支气管的关系不明确，边缘可呈小分叶状，体积一般较小(＜3cm)，边缘较光滑。

(3)管内型：肿瘤局限于支气管墙内，可侵犯管壁，但未侵及支气管壁外肺组织。腔内肿瘤可为息肉样或菜花样，突入管腔。

(4)管壁浸润型：肿瘤破坏支气管壁并侵入周围肺组织，但是肿瘤切面上仍能清楚地辨认支气管。

(5)弥漫浸润型：肺癌组织弥漫浸润累及肺叶，类似大叶性肺炎或融合性支气管肺炎。

2. 组织学分类　在光镜下，肺癌可以分为非小细胞肺癌和小细胞肺癌两类。非小细胞肺癌又可分为鳞状细胞癌、腺癌和大细胞癌。

(1)鳞状细胞癌：肺鳞状细胞癌是一种显示角化和细胞间桥的恶性上皮肿瘤，约占肺癌的40%，与吸烟有密切关系。肺鳞状细胞癌的形态学特点有：单个细胞角化；癌巢内形成角化珠(癌珠)；癌细胞间有丰富的细胞间桥；细胞核有异型性或多形性，核深染、呈锯齿状；间质中常见纤维组织增生和炎性反应，有时可见坏死的角化细胞引起肉芽肿形成。如果癌组织有较广泛的分化特征，则为高分化鳞状细胞癌；如果20%的癌巢内有细胞角化，或癌珠形成，则为中分化鳞状细胞癌；如果仅见很少角化细胞，或仅见有细胞间桥，则为低分化鳞状细胞癌。

(2)腺癌：肺腺癌是具有腺样分化或有癌细胞产生黏液产物的恶性肿瘤，其生长方式可分为腺泡状、乳头状、细支气管肺泡状、具有黏液形成的实性巢以及上述生长方式的混合形式。肺腺癌占肺癌的20%～30%。肺腺癌的形态学特点有：癌细胞具有分泌黏液的能力和分化成熟的异常腺体(腺泡)形成，或形成柱状细胞内衬的乳头状结构。少数腺癌在癌细胞质内可见大小不等的嗜酸性小球。腺癌的间质常见明显的促纤维形成反应。按照WHO的分类腺癌可以分为以下4类。①腺泡状腺癌。它是具有腺泡和小管结构的腺癌，这些腺泡和小管通常由产生黏液的，类似于支气管或支气管衬覆上皮的细胞组成。②乳头状腺癌。是具有突出的乳头状结构，并由乳头状结构取代原来肺泡结构的腺癌。③伴有黏液的实性腺癌。这类腺癌缺乏腺泡、腺管和乳头状结构但常存在含有黏液的肿瘤细胞。④伴有混合亚型的腺癌。临床上大多数腺癌为上述组织学亚型的混合型腺癌。

(3)大细胞肺癌：大细胞肺癌亦称为未分化大细胞肺癌，它是一种缺乏小细胞肺癌、腺癌或鳞状细胞癌细胞分化特点的未分化恶性上皮细胞癌。此型肺癌约占肺癌的15%。在光镜下大细胞肺癌无肯定的鳞状细胞癌或腺癌的分化特征。大细胞肺癌的形态学特点有：癌细胞呈实性团块，或弥漫分布呈大片，无腺体或鳞分化的特征；细胞体积较大，有多形性，细胞质丰富、淡染，均匀一致，细胞质亦可呈颗粒状；细胞核大，可呈圆形、卵圆形、不规则形；核仁明显；核分裂象易见；间质较少；癌细胞坏死常见，且较广泛。按照WHO的分类大细胞肺癌可以分为以下4类：①大细胞神经内分泌肺癌。光镜下此类肺癌细胞较大，呈多角形，核浆比例降低；癌细胞排列呈实性巢、小梁状、片块状，并显示器官样巢，或栓栏状，或菊形团样结构；细胞质呈嗜酸性，颗粒状；核呈多型，染色质粗，核仁常见。②基底细胞样癌。癌组织呈指头状从支气管壁向腔内生长，并呈实性分叶状或相互吻合的小梁状向外浸润；癌细胞较小，呈多角形或立方状或梭形；核染色质中等，核仁不明显，核分裂象多见；癌巢中心可见凝固性坏死，其周边部癌细胞呈栓栏状排列。③淋巴上皮样癌。光镜下癌细胞体积较大，核仁明显，形成大小不等的巢状，癌巢内及间质中均见有淋巴细胞浸润。④透明细胞癌。肺透明细胞癌是一类单纯透明细胞特征的大细胞肺癌。该形肺癌瘤细胞大、多角形、细胞质水样透明或呈泡沫状为特点。光镜下肺透明细胞癌常呈片状，核异形性明显、形状不规则，可见核分裂。

(4)小细胞肺癌：小细胞肺癌是由小细胞组成的恶性上皮性肿瘤。此型肺癌约占20%。小细胞肺癌的癌细胞体积较小，癌细胞呈圆形或卵圆形，亦可为梭形；核位于中央，常带棱角，染色质细而弥散，核仁不清；细胞质稀少，且呈嗜碱性；癌细胞常弥漫分布，或呈实性片状，常见大片坏死。

【肺癌分期】

肺癌分期将按下列标题进行描述：①规则及评估T、N和M分类的程序；当需要提高治疗前评估的精确性时，应使用其他方法。②区域淋巴结的定义。③TNM临床分类。④pTNM病理分级。⑤适用的G组织病理学分级。⑥分期分组。

1. 肺癌分期规则　肺癌的分期，采用2009年国际抗癌联盟(UICC)和国际肺癌研究会(IASLC)公布的第7版肺癌国际分期。

分期适用于非小细胞癌和小细胞癌以及支气管类癌。对疾病应进行病理组织学确认并进行病理组织学分型。

2. TNM临床分类　TNM分期包括非小细胞肺癌和小细胞肺癌，以前小细胞肺癌所用的“局限期”和“广泛期”两分法已不适用。

(1)T——原发肿瘤

Tx：原发肿瘤不能评价；或在痰液、支气管冲洗液中找到肿瘤细胞，但影像学或支气管镜检查没有可视肿瘤。

T0：没有原发肿瘤证据。

Tis：原位癌。

T1：肿瘤最大径≤3cm，被肺或脏层胸膜包绕，支气管镜检查没有累及叶支气管以上(例如，没有累及主支气管)。

T1a：肿瘤最大径≤2cm。

T1b：肿瘤最大径>2cm但≤3cm。

T2：肿瘤>3cm，但≤7cm；或肿瘤符合以下特征之一：①累及主支气管，但距隆突≥2cm；②累及脏层胸膜；③扩展到肺门的肺不张或阻塞性肺炎，但不累及全肺。

T2a：肿瘤最大径>3cm，但≤5cm。

T2b：肿瘤最大径>5cm，但≤7cm。

T3：肿瘤>7cm或直接侵犯下列结构之一：胸

壁(包括上沟瘤)、膈肌、膈神经、纵隔胸膜,心包壁层;或肿瘤位于距隆突 2cm 以内的主支气管,但尚未累及隆突;全肺的肺不张或阻塞性肺炎;或原发肿瘤同一肺叶内出现单个或多个卫星结节。

T4:任何大小肿瘤侵犯下列结构之一:纵隔、心脏、大血管、气管、喉返神经、食管、椎体、隆突;原发肿瘤同侧不同肺叶内出现单个或多个结节。

(2)N——区域淋巴结。区域淋巴结为胸内淋巴结(纵隔、肺门、肺叶、叶间、段和亚段淋巴结)、斜角肌以及锁骨上淋巴结。

Nx:区域淋巴结不能评价。

N0:没有区域淋巴结转移。

N1:同侧支气管周围淋巴结和(或)同侧肺门淋巴结和肺内淋巴结转移,包括原发肿瘤的直接侵犯。

N2:同侧纵隔和(或)隆突下淋巴结转移。

N3:对侧纵隔、对侧肺门淋巴结,同侧或对侧斜角肌或锁骨上淋巴结转移。

(3)M——远处转移。

M0:没有远处转移。

M1:远处转移。

M1a:对侧肺叶的肿瘤结节;胸膜结节或恶性胸腔积液或恶性心包积液。

M1b:远处转移。

注:①任何大小的不常见的表浅肿瘤,只要局限于支气管壁,即使累及主支气管,也定义为 T1a。②具有这样特征,并且肿瘤最大径≤5cm 或最大径不能确定,定义为 T2a;具有这些特征并且肿瘤最大径>5cm,但≤7cm 则定义为 T2b。③大部分肺癌患者的胸腔(心包)积液是由肿瘤所引起的,但在少部分患者中,如果对胸腔(心包)积液进行了多次显微镜下细胞学检查未能找到癌细胞,且积液为非血性和非渗出性的,临床判断积液与肿瘤无关,这种积液不影响分期,应被定义为 M0。

3. pTNM 病理学分期　肺癌 pTNM 病理学分期是指手术后的病理学 TNM 分期。pT、pN 和 pM 分级符合 T、N 和 M 分期。

(1)pT-原发肿瘤

pTx:组织学不能评价原发肿瘤。

pT0:原发肿瘤无组织学证据。

pTis:原位癌。

pT1:肿瘤最大径≤3cm,肿瘤未侵及脏层胸膜。

pT1a:肿瘤最大径≤2cm,肿瘤未侵及脏层胸膜。

pT1b:肿瘤最大径>2cm 但≤3cm,肿瘤未侵及脏层胸膜。

pT2:肿瘤>3cm,但≤7cm;或肿瘤符合以下特征之一:①累及主支气管,但距隆突≥2cm;②累及脏层胸膜;③扩展到肺门的肺不张或阻塞性肺炎,但不累及全肺。

pT2a:肿瘤最大径>3cm,但≤5cm。

pT2b:肿瘤最大径>5cm,但≤7cm。

pT3:肿瘤>7cm 或直接侵犯下列结构之一:①胸壁(包括上沟瘤)、膈肌、膈神经、纵隔胸膜,心包壁层;②肿瘤位于距隆突 2cm 以内的主支气管,但尚未累及隆突;③全肺的肺不张或阻塞性肺炎;④或原发肿瘤同一肺叶内出现单个或多个卫星结节。

pT4:任何大小肿瘤侵犯下列结构之一:①纵隔、心脏、大血管、气管、喉返神经、食管、椎体、隆突;②原发肿瘤同侧不同肺叶内出现单个或多个结节。

(2)pN——区域淋巴结。区域淋巴结为胸内淋巴结(纵隔、肺门、肺叶、叶间、段和亚段淋巴结)、斜角肌以及锁骨上淋巴结。

pNx:组织学不能评价区域淋巴结。

pN0:组织学未见区域淋巴结转移。

pN1:组织学证实同侧支气管周围淋巴结和(或)同侧肺门淋巴结和肺内淋巴结转移。

pN2:组织学证实同侧纵隔和(或)隆突下淋巴结转移。

pN3:组织学证实对侧纵隔、对侧肺门淋巴结,同侧或对侧斜角肌或锁骨上淋巴结转移。

注:①原发肿瘤直接侵犯淋巴结分类为淋巴结转移。②肿瘤小病灶(卫星病灶),例如在原发肿瘤淋巴结引流区域内的肉眼或显微镜下可见的肿瘤巢或结节,但结节中无残留淋巴结的组织学证据,可能代表着不连续播散、静脉侵犯伴血管外播散(V1/2)或完全取代的淋巴结。如果病理学家认为结节是被完全取代的淋巴结(通常由光滑的轮廓),应作为阳性的淋巴结被记录,而且每个这样的结节应在最终 pN 分期时被单独计数。③当把肿瘤大小作为 pN 分级标准时,仅测量转移灶大小,而非整个淋巴结。④pN0:肺门和纵隔淋巴结切除标本组织学检查通常需要包含至少 6 个/站淋巴结。其中 3 个/站淋巴结来自包括隆突下淋巴结在内的纵隔淋巴结,3 个/站淋巴结来自 N1 淋巴结。如果所有淋巴结检查均为阴性,但数量未能达到通常检查

需要量仍被定义为 pN。

(3)pM——远处转移

pM0：显微镜下未见远处转移。

pM1：显微镜下见远处转移。

4. G-组织病理学分级

Gx：分化级别不能评价。

G1：分化良好。

G2：中度分化。

G3：低分化。

G4：未分化。

注：在某些情况下，3 级和 4 级可结合为 G3～4，低分化或未分化。

5. 肺癌分期分组　见表 9-3。

表 9-3　肺癌分期

分期	T	N	M
隐匿性癌	Tx	N0	M0
0 期	Tis	N0	M0
M0	Ⅰa	T1a,b	N0
M0	Ⅰb	T2a	N0
M0	Ⅱa	T2b	N0
M0		T1a,b	N1
M0		T2a	N1
M0	Ⅱb	T2b	N1
M0		T3	N0
M0	Ⅲa	T1a,b T2a,b	N2
M0		T3	N1,2
M0		T4	N0,1
M0	ⅢB	T4	N2
M0		任何 T	N3
M1		任何 T	任何 N

【肺癌的分子分型】

肺癌分型的金标准是病理学分型。在显微镜下，肺癌可以分为非小细胞肺癌和小细胞肺癌两类。非小细胞肺癌又可分为鳞状细胞癌、腺癌和大细胞癌。但是，在相同病理类型和同样分期的肺癌，无论是外科治疗，还是内科治疗，其疗效和预后均存在较大的差异。尽管施行完全性肺癌切除，约有 1/3 的Ⅰ期 NSCLC 死于肺癌复发转移。目前，无有效的临床和分子方法预测Ⅰ期 NSCLC 患者外科手术后复发。因此，鉴别哪些外科手术后处于复发危险的患者是目前的重要挑战之一。已有的研究证明含铂方案化疗能明显提高一部分患者的 5 年生存率。因此，近年来国内外开始应用分子生物学的方法，对肺癌进行分子分型，预测不同个体肺癌化疗、放疗、分子靶向治疗和外科治疗的疗效、预后、复发转移的风险，以及外科手术后辅助化疗获益者。

1. 用分子的方法鉴别肺原发性肺癌和转移性肺癌　有文献报道，检测 CK4～8、CK10、CK13、CK14、CK17～20 和 HWH 表达用于肺癌分类和分型。CK5、CK 18 和 CK20 可以鉴别肺原发和转移性腺癌；CK 7 可以区分原发性肺透明细胞、大细胞癌和转移性肾透明细胞癌。CK18＋、CK5＋、HWH－为原发性肺腺癌；CK18－、CK5－、HWH＋为转移性肺癌腺癌。CK20＋为肺转移性结肠腺癌；CK18－为肺转移性结胃腺癌；CK20－、CK18＋为肺转移性乳腺和转移性前列腺癌。

2. 应用分子分型方法对肺癌进行组织学分型　在临床上病理科医生对一些分化程度较低的肺癌要鉴别其为腺癌还是鳞状细胞癌常常存在困难。近年来，不少学者先后报道可以应用分子分型的方法准确地对其进行分型。Nhung 等检测 CK 表达水平鉴别诊断肺鳞状细胞癌和腺癌。笔者共检测了 CK7、CK10、CK13 和 CK18 能区分腺癌和鳞状细胞癌。结果发现：CK7(＋)、CK10/13(－)、CK18(＋)为腺癌；CK7(－)、CK10/13(＋)、CK18(－)为鳞状细胞癌。此外，有学者应用免疫组化方法检查 551 例外科切除肺癌组织中 5 种蛋白质(TRIM29，CEACAM5，SLC7A5，MUC1 和 CK5/6)表达区分腺癌和鳞状细胞癌，其误诊率仅为 3.5%。

3. 基因表达谱和 microRNA 表达谱区分Ⅰ期肺癌术后复发转移高危人群　Duncavage 等报道应用 microRNA 芯片研究探讨 6 个与肿瘤侵袭和生存有关的 miRNAs (let-7a 和 miR-7，miR-21，miR-155，miR-210 和 miR-221)表达与外科切除Ⅰ期 NSCLC 复发的相关性。检测了 46 例外科切除的Ⅰ期(T1 和 T2)NSCLC 癌组织和配对的正常肺组织 6 个 miRNAs 表达，结果发现复发肿瘤 miR-221 表达水平较不复发肿瘤明显降低($P=0.003\ 6$)，癌组织 miR-221 表达水平较癌旁组织升高与术后不复发有关($P=0.001\ 1$)。此外，还发现

miR-221 调节的下游基因(CDKN1B,CDKN1C,paralemmin-2 和 CXCL12)的改变与 MicRNAs 一致。CDKN1C 表达下调与肿瘤无复发有关。2010年,Gao 等应用 micRNA 芯片检测外科切肺癌组织和癌旁肺组织 miRNAs 表达。在完成芯片检测后,应用 RT-PCR 检测 47 例配对的肺癌和癌旁组织中 miR-21、miR-143 和 miR-181a 表达。结果发现 27 个 miRNAs 下调 2 倍以上。定量 PCT 结果发现肿瘤组织 miR-21 表达水平较癌旁组织明显升高($P=0.026$),而肺癌组织中 miR-143 ($P=0$) 和 miR-181a ($P=0$)表达水平明显低于癌旁肺组织。此外,还发现 miR-143 低表达与吸烟明显相关($P=0.026$),miR-21 高表达(HR=5.993; 95%可信区间为 2.518～14.264; $P=0$) 和 l miR-181a 低表达(HR=0.328; 95%可信区间为 0.142～0.756; $P=0.009$)与肺癌术后复发转移和生存不良有关,是预测预后的独立预测因子。周清华等应用全基因组表达谱芯片检测 200 例肺鳞状细胞癌和 200 例肺腺癌基因表达谱,并探讨基因表达和 microRNA 表达与外科手术后肺癌复发转移和预后的相关性。结果发现:40 个差异表达基因把肺鳞状细胞癌区分为术后复发转移高危险组和低危险组($P<0.000 1$);27 个差异表达 microRNA 把 200 例肺腺癌区分为术后复发转移高危险组和低危险组($P<0$);差异表达基因和 microRNA 与术后肺癌复发转移和 5 年生存率有密切关系($P<0$)。

4. *检测肺癌 EGFR 突变把肺腺癌分为 TKI 治疗敏感型和不敏感性肺腺癌* 已有的研究表明 EGFR 突变与肺癌的组织学类型、患者性别、吸烟状态和种族等有密切关系,东方人种、腺癌、女性和不吸烟者 EGFR 突变率高;EGFR 基因突变频率与 TKI 小分子抑制药的疗效呈正相关。无论是一线治疗、还是二线治疗和(或)三线治疗,有 EGFR 基因突变的肺癌 TKI 的治疗疗效均显著高于无 EGFR 突变的肺癌。因此,通过检测 EGFR 突变可以把肺腺癌分为 TKI 治疗敏感型和不敏感型肺腺癌,并对肺腺癌进行"个体化"分子靶向治疗。

【肺癌的分子分期】

迄今,无论是肺癌的临床分期,还是术后 P-TNM 分期均是根据原发肿瘤大小、淋巴结转移状态和肺癌远处转移情况,进行肺癌的分期。但是,在临床上同样分期、不同人群和个体肺癌对相同化疗方案治疗的有效率、中位生存时间、无疾病进展时间、总的生存时间和无疾病进展生存时间均存在较大的差异;相同组织学类型、相同 P-TNM 分期、不同人群和(或)个体肺癌,即使在同一个医院、由同一个外科医生、按同样的方法施行外科手术治疗,外科手术后的生存率可以完全不同。此外,约 1/3 的Ⅰ期肺癌外科手术后死于远处肺癌转移。因此,现有的肺癌分期方法完全不适合于肺癌临床的需要。近年来,国内外学者开始将分子生物学技术和方法应用于肺癌分期(即"肺癌分子分期")。已有的研究结果表明,肺癌分子分期对于指导临床选择肺癌术前新辅助化疗和术后辅助化疗的获益者,选择外科手术适应证,预测预后等均有较好的临床应用前景。

1. *检测肺癌病人纵隔淋巴结、外周血和骨髓"微转移",对肺癌进行"分子分期"* 淋巴结组织、血细胞和骨髓细胞均为来自胚胎中胚皮层的细胞,而肺癌是起源于内胚层的肺癌。对于一个肺癌患者来说,理论上讲只要淋巴结组织、血细胞和骨髓细胞中检测到来自于内胚层的细胞,就基本上可以判断肺癌细胞转移到淋巴结、外周血和骨髓。检测肺癌微转移的常用分子标记可分为以下几类。

(1)组织特异性蛋白质(tissue specific pro2teins,TSPs):组织细胞内大量存在着的蛋白质是细胞生命活动的基础,蛋白质的功能各不相同。在肺癌微转移的分子诊断研究中,TSPs 是应用较为普遍的标记物。组织特异性蛋白质包括以下 3 类。①细胞角蛋白家族(cytokeratins,CKs)。细胞角蛋白家族是检测肺癌微转移最常应用的组织特异性蛋白质。细胞角蛋白来源于上皮组织,是真核细胞的细胞骨架中间丝蛋白(intermedi2ate filament protein) 中最为复杂的一类。现在已知 CK 家族由分子量不等的 20 个成员组成,即 CK1～CK20。CKs 一般在上皮组织中成对表达,特异性强。CKs 的阳性表达已经成为上皮细胞及其肿瘤细胞较为敏感和特异的标记。单层上皮中,所有的分泌上皮(腺上皮) 均表达 CK8 和 CK18,多数细胞还表达 CK19。因此在肺癌研究中常常以 CK8、CK18 和 CK19 作为分子标记。Pantel 等以 CK18 为分子标记,在 139 例无远处转移的 NSCLC 患者的骨髓中检测到 83 例患者的骨髓微转移。②组织多肽抗原(tissue polypeptideantigen, TPA)。TPA 是一种不含糖脂的蛋白质,即单链多肽。它由 4 个亚单位构成,其结构与 CKs 有较高的同源性,是 CK8、CK18 和 CK19 片段的复合物。TPA

在细胞周期的S期和M期合成，当细胞处于增殖分化时浓度较高。多个小组的研究表明，TPA是肺癌患者疗效和预后的判断指标，连续检测TPA对监测肺癌的播散和肿瘤复发有较好的参考价值。③上皮特异性抗原(epithelial specificantigen，EPA)。EPA是上皮组织特异表达的蛋白质，位于细胞膜或胞质中。目前，主要应用上皮特异性抗原癌胚抗原(CEA)和上皮膜抗原(EMA)诊断肺癌微转移。

(2)组织特异性基因(tissue specific genes)：这一类基因与组织特异性蛋白质相类似，仅在上皮组织和上皮组织源的肿瘤组织中特异地表达。在最近的研究中，不少研究者以此类基因作为肺癌微转移诊断的分子标记。组织特异性基因应用于肿瘤微转移的标记物主要有以下几类。①肺泡表面蛋白mRNA。肺泡表面蛋白(surfactant proteins，SP)是肺泡表面活性物质中的主要蛋白质，由Ⅱ型肺泡细胞和Clora细胞合成分泌。在肺癌患者微转移的检测中，Betz等以SP mRNA作为标记物，检测13例M1期NSCLC患者的淋巴结中发现SPmRNA表达阳性率为84.6%(11/ 13)。在组织学检查阴性的淋巴结中，SP mRNA阳性检出率为55.5%(10/ 18)。②黏蛋白基因MUC1。黏蛋白(mucin)是一种细胞表面糖蛋白，主要存在于黏液中，由上皮组织的G细胞和某些黏膜下腺体分泌，是一类高分子量、多分散度的分子族，包括6个成员(mucin 1，2，3，4，5a和5b)。已有报道证明，MUC1在正常肺组织以及绝大多数NSCLC细胞系或实体瘤中均有较高表达，但不表达于正常的淋巴结组织中。牛中喜等应用MUC1 mRNA作为分子标记，检测了119枚肺癌患者淋巴结中MUC1 mRNA表达，65枚存在MUC1 mRNA表达，阳性率为54.5%(65/119)；而病理方法仅检测出41枚淋巴结存在癌转移，阳性率为34.5%(41/119)。病理学检测阴性的78枚淋巴结中，经RT-PCR方法检测到24枚淋巴结存在MUC1 mRNA表达，阳性率为20.77% (24/78)。肺良性病变患者35枚淋巴结MUC1 mRNA表达均为阴性。③CKsmRNA。CKs已经在蛋白质水平被证明是较敏感和特异的鉴别上皮组织和上皮源性肿瘤细胞的标记物之一。牛中喜等应用CK 19 mRNA检测了肺癌患者119枚淋巴结中CK19 mRNA表达，66枚淋巴结存在CK19 mRNA表达，阳性率为55.5%，(66/119)，病理学方法检测出41枚淋巴结存在癌转移，阳性率为34.5%(41/119)。病理学检测阴性的78枚淋巴结中，经RT-PCR方法检测到25枚淋巴结存在CK19 mRNA表达，阳性率为32.1% (25/78)。Krismann等的研究表明以CK19 mRNA为标记物可以检测出肺癌患者周围循环中的CTCs，其阳性检出率可以达到50%(25/50)。

(3)癌基因和抑癌基因：现有的研究表明，癌基因/抑癌基因的缺失、突变及过量表达是最为特异的肿瘤标记物之一。但是缺乏稳定的表达是难以以此作为肿瘤微转移分子诊断标记物的主要原因。检测肺癌微转移的常用技术：①免疫组织化学技术(immunohistochemical techniques，IHC)。IHC是指以显色剂标记的特异性抗体在组织细胞原位通过抗原抗体反应和组织化学的呈色反应，对相应抗原进行定性、定位和定量的测定。在标记物抗体的选择上，多选用CK2和TPA等特异性抗体。在肺癌微转移的研究中，常用的方法主要是碱性磷酸酶-抗碱性磷酸酶法和亲和素2生物素2过氧化物酶复合物法。②逆转录PCR技术(reverse transcriptase PCR，RT-PCR)。PCR是一种选择性体外扩增DNA或RNA片段的方法，即通过引物延伸核酸的某段区域而进行的重复双向的DNA合成。在肺癌微转移的研究中，应用较多的是RT-PCR技术。近年来，巢式引物(nested primer)被认为较一般引物更能避免基因组DNA扩增产物的干扰。在具体应用中，RT-PCR技术的敏感性较IHC技术高。周清华等应用巢式RT-PCR检测了516例局部晚期肺癌外周血微转移，检测到114例患者外周血中存在肺癌微转移，阳性率为27.3%。③流式细胞术(flow cytometry，FCM)。FCM是以流式细胞仪为工具对悬液中的细胞进行检测，它采用了单克隆抗体、激光和计算机等技术，可以短时间内对大量细胞进行多参数的分析，常用于骨髓及外周血中肿瘤细胞的检测。牛中喜等比较了FCM与RT-PCR检测同一组肺癌患者淋巴结、外周血和骨髓微转移，结果发现两组的阳性率基本一致。④蛋白质组学技术。蛋白质组学(proteomics)是研究细胞内全部蛋白质组成和动态变化的一门新兴学科。目前，蛋白质组学已被广泛应用于肿瘤标记物的筛选、肿瘤的发生机制、早期诊断及分类等方面的研究。Yao等利用双向差异凝胶电泳技术联合激光捕获显微分离技术对14例肺鳞状细胞癌患者的手术标本进行蛋白质组学定量分析，结果发现10种蛋白在有淋巴结转移的患者中过量表达，4种蛋白质表达减少，其中几种蛋白质(Annexin A2，HSP27，CK19，14-3-3σ)的表达与免疫印迹及免疫组化的结果一致。⑤基因表达谱技术(gene expression profiling，GEP)。GEP是采用cDNA或单核苷酸片段作探针，将待测样品与对照样品的mRNA以不同的荧光分子进行标记，然后同时与芯片进行杂交，通过分析两种样品与探针杂交的荧光强度的比值来检测基因表达水平的变化。它具有信息量大、操作简便及可重复性强等优点。Moriya等利用基因表达谱技术对41例肺腺癌患者进行分析，经过单核苷酸微阵列及统计学分析，发现15种标记基因可用来检测肺腺癌的淋巴结转移，并认为肺癌“分子分期”可以更准确地判断患者的预后。周清华等为了探讨肺癌微转移“分子诊断”和“分子分期”的可行性，应用肺癌“分子分期”指导局部晚期肺癌外科手术适应证的选择、进行“个体化外科治疗”，以及选择术前新辅助化疗和术后辅助治疗的获益者，应用巢式RT-PCT检测了516例侵犯心脏大血管的局部晚期肺癌外周血CK19 mRNA表达作为微转移分子诊断标记物，诊断肺癌微转移。516例肺癌患者中141例外周血检测到CK19 mRNA表达，阳性率为27.3%。肺癌患者外周血微转移阳性率与肺癌组织学类型、P-TNM分期、N分期等均有密切关系($P<0.05$)，但与患者年龄、性别、是否吸烟、原发肿瘤大小、肿瘤部位等均无明显关系($P>0.05$)。516例肺癌患者P-TNM分期：Ⅲa期112例，Ⅲb期404例；全组术后中位生存时间为(43.74±7.21)个月，1年生存率为89.1%，3年生存率为47.3%，5年生存率为29.8%，10年生存率为21.4%。根据肺癌患者外周血“微转移”检测结果，对肺癌进行“个体化分子P-TNM分期”，即不管患者P-TNM分期为Ⅲa期，还是Ⅲb期，只要外周血CK19检测阳性，均划入Ⅳ期(MP-TNM分期为Ⅳ期)。516例肺癌按MP-TNM分期结果如下。M-Ⅲa期为109例，M-Ⅲb期为266例，M-Ⅳ期为141例。按“个体化分子P-TNM分期”，有3例P-TNM分期为Ⅲa期，138例P-TNM分期为Ⅲb期的患者，“个体化分子P-TNM分期”为Ⅳ期(M-Ⅳ期)。按分子P-TNM分期：M-Ⅲa期肺癌患者术后1年、3年、5年和10年生存率分别为95.5%、63.8%、40.6%和23.1%；M-Ⅲb期肺癌患者术后1年、3年、5年和10年生存率分别为89.3%、33.0%、16.1%和5.4%；M-Ⅳ期肺癌患者术后1年、3年、5年和10年生存率分别为63.7%、11.3%、0.7%和0。Kaplan-meier生存曲线结果显示，术后生存率与外周血“微转移”、肺癌组织学类型、原发肿瘤大小和淋巴结转移有密切关系($P<0.05$)。Cox比例风险模型显示“个体化分子P-TNM分期”、外周血“微转移”、病理类型和N分期是预测局部肺癌预后的独立因素。Li等应用RT-PCR检测89例pN0非小细胞肺癌淋巴结MUC1 mRNA表达诊断淋巴结肺癌微转移。21例患者的36枚淋巴结检测到微转移，微转移检出率为23.6%(21/89)。伴有淋巴结微转移患者的5年生存率为23.8%，而不伴有淋巴结肺癌微转移组患者的5年生存率为44.1%。因此，肺癌“分子分期”更能准确地反映和预测肺癌的预后。

2. *应用差异基因表达谱和差异microRNA表达谱对肺癌进行“分子分期”* 肺癌转移是肺癌的恶性标志和特征，也是导致患者死亡的直接原因。早期诊断肺癌转移，尤其是肺癌微转移，并对肺癌进行分子分期，对于肺部肿瘤外科医生选择手术适应证，指导术前新辅助治疗和术后辅助治疗的获益者，以及预测预后均有十分重要的意义。Lu等应用Meta-分析方法分析7组基因芯片检测与NSCLC生存相关差异表达基因。从7个研究中选择4 905个基因中选择出64个基因预测Ⅰ期肺癌从术后治疗获益。Kaplan-Meier分析证明64个基因与生存的关系，把Ⅰ期肺癌分为高风险组和低风险组。在64个基因中，11个基因(APC，CDH8，IL8RB，LY6D，PCDHGA12，DSP，NID，ENPP2，CCR2，CASP8和CASP10)与肺癌术后复发转移相关。欧阳伟炜等检测78例Ⅰ期非小细胞肺癌根治术后区域淋巴结CK-19表达诊断微转移，进行“分子分期”，并分析其与患者长期生存的关系。78例P-T1-2No肺癌784枚淋巴结CK-19表达，淋巴结微转移检出率(分子分期为Ⅲa期肺癌)为26.9%(21/78)。不伴有微转移(分子分期为Ⅰ期肺癌)患者的1年、3年、5年和8年生存率分别为90.8%、69.7%、55.76%和37.17%，中位生存期87个月；而伴有微转移患者的1年、3年、5年和8年年生存率分别为60.00%、48.48%、29.09%和0，中位生存期23个月。Li等应用RT-PCR检测89例pN0非小细胞肺癌淋巴结MUC1 mRNA表达诊断淋巴结肺癌微转移(分子分期)。21例患者的36枚淋巴结检测到微转移，微转移检出率为23.6%(21/89)。伴有淋巴结微转移患者的5年生存率为23.8%，而不伴有淋巴结肺癌微转移组患者的5年生存率为

44.1%。多因素分析显示T分期、组织学类型和淋巴结微转移是独立的预后预测因素。周清华等应用microRNA芯片检测200例Ⅰ期肺鳞状细胞癌micRNA表达，对肺癌进行“分子分期”，把200例肺癌分为预后不良组和预后良好组。前者术后5年生存率为17.3%，后者术后5年生存率为90.5%。

综上所述，已有的研究结果表明：肺癌微转移的分子诊断，即肺癌的分子分期，敏感性，特异性强，灵敏度高，能提高淋巴结和循环系统肿瘤转移的检出率。肺癌“分子分期”有助于指导外科医生选择手术适应证、选择术前新辅助化疗和术后辅助治疗的获益者。肺癌“分子分期”还有助于预测患者的预后。此外，肺癌“分子分期”还能为肺癌亚临床转移的逆转或分子靶向治疗提供理论基础和实验依据。因此，肺癌“分子分期”具有十分重要的理论和临床意义，并具有广阔的临床应用前景。

【临床表现】

肺癌的临床表现因原发肿瘤的部位、大小、类型、是否侵犯或压迫邻近器官以及有无转移的不同而异。常见的临床表现有以下几个方面。

1. *肿瘤所引起的局部和全身症状*　如：咳嗽、血痰、胸闷胸痛、气促、发热、食欲缺乏、体重减轻、晚期出现恶病质等。

2. *肿瘤外侵与转移的症状*　上腔静脉阻塞综合征（Superior Vena Cava Obstruction Syndrome）、贺纳综合征（Horner's Syndrome）、潘寇综合征（Pancoast's Syndrome）、累及喉返神经引起声嘶、脑转移出现头痛、呕吐、偏瘫；骨转移引起相应部位的持续性疼痛等。

3. *肺癌的伴随症状*　肺性肥大性骨关节病（Pulmonary Hypertrophic Osteoarthropathy）、类癌综合征（Cassidy's Syndrome）、男性乳房发育。

小细胞肺癌（SCLC）的临床症状同非小细胞肺癌（NSCLC）基本相同，但其临床特点在下列方面有所不同：①临床过程和疾病的自然病程明显快于非小细胞肺癌（NSCLC）。许多患者在疾病的早期就出现远处转移，根据文献报道，当小细胞肺癌（SCLC）被诊断时，70%～90%的患者已有淋巴结转移和（或）远处转移，其中最多见的是纵隔淋巴结转移，其次是肝、骨、脑等。因此，目前认为小细胞肺癌（SCLC）是一种全身性的疾病。大部分患者症状及病情发展较快，在短期内死于肿瘤进展。对不治疗的患者平均中位生存期为12～15周，晚期病人平均中位生存期为6～9周。②在病理组织学上，小细胞肺癌（SCLC）是由支气管黏膜基底层的Kulchistky细胞恶变而来，肿瘤细胞有较明显的神经内分泌的分化趋向。因此，在临床上肿瘤伴随综合征（Paraneoplastic Syndromes）的发生率较高。③与非小细胞肺癌（NSCLC）不同，小细胞肺癌（SCLC）的肿瘤细胞分化较低，倍增时间较短，因此对化疗和放射治疗均非常敏感。在治疗方面以化疗联合局部放射治疗为主。

从以上的描述可看出，肺癌的症状学没有特异性，与许多呼吸系统的疾病的临床表现近似。因此，依靠症状学来诊断肺癌，关键在于对肺癌的警惕性。凡是超过2周经治不愈的呼吸道症状，要高度警惕肺癌存在的可能性。

【诊断】

肺癌的诊断是治疗的前提，正确的治疗方案和良好的治疗效果依赖于肺癌的早期发现、早期诊断和早期治疗。肺癌诊断过程应包括普查、病史、体格检查、实验室检查和特殊检查，以及肺癌分期。

1. *X线检查*　目前仍然是发现、诊断肺癌和提供治疗参考的重要基本方法。常用的X线检查方法包括X线胸部透视、胸部正侧位片、体层照片（病灶体层、肺门体层和斜位体层）。病灶体层能清楚地显示病变的形态、轮廓和密度；肺门体层可显示气管、主支气管和叶支气管有无管腔狭窄、阻塞、压迫等情况，还能显示肺门、隆突下和纵隔淋巴结有无增大，对肺癌的诊断和治疗方法选择有重要参考价值。需强调的是，肺癌的X线检查，必须是同时行胸部正位片和胸部侧位片检查，有统计提示，加做胸部侧位片，肺癌的检出率增加了7%。

2. *CT检查*　胸部CT检查目前已成为估计肺癌胸内侵犯程度及范围的常规方法，尤其在肺癌的分期上，更有其无可替代的作用。与X线检查比较，胸部CT检查的优点在于能发现<1cm和常规胸部X线片难于发现的位于重叠解剖部位的肺部病变，容易判断肺癌与周围组织器官的关系，对肺门尤其是纵隔淋巴结的显示也比常规X线检查要好。

其他部位包括脑、肝、肾上腺的CT检查，主要的目的是排除肺癌相关部位的远处转移，一般是在临床有怀疑转移时才进行检查。

3. *MRI检查*　胸部MRI检查的最大特点是较CT更容易鉴别实质性肿块与血管的关系，而且能显示气管支气管和血管的受压、移位与阻塞。但对肺部小结节的检查效果不如CT好。

4. PET检查　正电子发射体层扫描是近年来发展起来的一项新的检查技术，其机制是利用正常细胞和肺癌细胞对荧光去氧葡萄(Fluoro-2-Deoxy-D-Glucose)的代谢不同而有不同的显像。主要用于排除纵隔淋巴结和远处转移。但该检查相当昂贵，且有约20%的假阴性和假阳性，目前还不能广泛应用。其他的影像学检查还有B超和ECT检查。前者用于疑有肝转移，后者用于排除骨转移。

5. 肺癌的组织学或细胞学检查　肺癌的确诊必须有组织学或细胞学依据，细胞学检查是目前诊断肺癌的重要方法之一，也是目前最简单、方便的诊断方法。根据标本来源不同可分为痰细胞学检查阳性、胸腔积液癌细胞学检查、经皮细针肺穿刺细胞学检查、锁骨上增大淋巴结或皮下结节的穿刺涂片细胞学检查。临床医生可根据每个患者不同的情况做不同的选择。

(1)痰找癌细胞：为传统的方法，已大部分被纤维支气管镜取代，在60%～80%的中央型肺癌及15%～20%的外周型肺癌患者可通过重复的痰细胞学检查发现阳性结果。

(2)纤维支气管镜检查：除很小的肺癌及大多数外周型肺癌外，均应行检查，2/3的患者可有阳性结果，进一步处理在有明确的支气管狭窄情况下是可行的，即通过纤维支气管镜行经支气管活检。

(3)骨髓穿刺和骨髓活检：只有在SCLC局限期患者或明显可切除的NSCLC患者满足下列条件之一时：血清LDH、ALP升高；明显的贫血或血涂片发现不成熟红细胞、白细胞、可疑骨扫描结果。

(4)可疑皮下结节：活检指征，在出现其他明显远处转移时。

(5)淋巴结：增大变硬的外周淋巴结，如在出现其他明显远处转移时，可进行活检。如果锁骨上淋巴结不可触及，进行盲目穿刺活检。在<5%的患者可取得阳性结果。

(6)纵隔镜检查指征：①常规的手术前分期(对纵隔情况只进行影像学方法的评价是不合适的)。②体质差的患者行纵隔镜检查如阳性结果，可降低行不必要的胸腔手术机会。有纵隔肿物，但痰细胞学检查，纤维支气管镜检查均阴性的患者。淋巴结增大的评价：在很少情况下，外周型肺癌患者可合并非肿瘤性的纵隔淋巴结增大。在中央型肺癌，由于阻塞继发感染所致的淋巴结增生并非罕见。纵隔镜检查可使这类患者明确病情，以行手术切除。

(7)经皮肺穿刺细针活检：如果这些技术发现了肺癌且认为是可切除的，在有证据表明有转移时，纵隔镜或胸腔手术是必需的。如果针穿刺活检结果为“肉芽肿”，则癌症可能被漏诊。不论结果如何，患者都不得不耐受这种不必要的创伤性检查。除了可手术患者，笔者并不主张行肺穿刺活检来明确诊断，只是在不可手术但纤维支气管镜结果又为阴性时才有必要行这种检查。经皮肺穿刺活检的最大问题是种植转移。因此，经皮肺穿刺活检只在下列情况应用。①经其他方法(如纤维支气管镜检查、痰细胞学检查)不能获得病理学和细胞学诊断的无外科手术治疗适应证的晚期肺癌患者；②经其他方法(如纤维支气管镜检查、痰细胞学检查)不能获得病理学和细胞学诊断的不愿意接受外科手术治疗的肺癌患者。

【鉴别诊断】

肺癌应与下列疾病鉴别：肺结核、肺炎、肺部良性肿瘤、纵隔肿瘤、结核性胸膜炎。

1. 肺结核　结核球需与周围型肺癌相鉴别。前者多见于年轻患者，影像学上可见到病灶边界清楚，密度较高，有时有钙化点，病变在较长时间内没有变化。粟粒性肺结核需与弥漫型细支气管肺泡癌相鉴别。前者多有发热等全身中毒症状，但呼吸道症状不明显。影像学上病变为细小、分布均匀、密度较淡的粟粒样结节。

2. 肺炎　应与癌性阻塞性肺炎相鉴别。肺炎起病急，先出现寒战、高热等毒血症状，然后出现呼吸道症状，抗生素治疗病灶吸收迅速。但当出现反复迁延不愈的局限性肺炎时，应高度怀疑肺癌的存在，痰细胞学检查或纤维支气管镜检查有助于鉴别诊断。

3. 肺部良性肿瘤　常见的有错构瘤、软骨瘤和瘤样改变的炎性假瘤。这类病变有时很难鉴别诊断，必要时应采取积极的剖胸探查术。

4. 纵隔肿瘤　尤以纵隔淋巴瘤应与中央型肺癌相鉴别。淋巴瘤常呈双侧性改变，可有长期低热的症状。纵隔镜检查有较大的鉴别诊断意义。

5. 结核性胸膜炎　应与癌性胸腔积液相鉴别。胸腔积液细胞学检查是最好的鉴别手段。

【治疗】

肺癌的治疗应该是“根据患者的机体状况、免疫功能状况、肺癌的具体部位、病理类型、肺癌侵犯范围(病理)和发展趋向、细胞分化程度、生物学行为、肺癌相关基因结构和(或)功能改变，以及肺癌生物学行为和分子生物学相结合的‘个体化分期和个体化分子分期'的情况，既从患者的局部，也从患者的整体出发，结合循证医学和卫生经济学的观点，合理地、有计划地综合应用现有的治疗手段，以最适当的经济费用取得最好的治疗效果，以期较大幅度地提高肺癌治愈率，延长肺癌患者生命和提高肺癌患者的生活质量"。肺癌的治疗强调 2 个原则：①"个体化治疗"；②"多学科综合治疗"。目前治疗肺癌的主要手段包括外科手术治疗、放射治疗、化学治疗、分子靶向治疗和多学科综合治疗。本文主要阐述肺癌的外科治疗。

肺癌的外科治疗开始于 19 世纪末，经过 100 多年的不断改进、不断完善、技术创新、规范标准的发展历程，成为肺癌治疗的最佳方法，也是目前和将来相当长的时间内，其他任何治疗方法无法替代的治疗方法。最大限度地切除肺癌和最大限度地保留肺功能，是肺癌外科治疗必须遵循的原则。

(一)术前评估与准备

肺癌外科治疗术前在术前准备中具有非常重要的意义。术前评估包括对患者年龄、全身状况、肺功能、心功能等脏器功能，以及准确的肺癌临床分期。

肺癌外科手术无论施行何种手术，均为大型手术。术前准备必须充分。术前需要做好患者的思想工作，尽可能打消对手术的顾虑，增强战胜疾病的信心，求得患者对手术的理解和配合。

1. *年龄*　肺癌多见于老年人，老年人常伴有呼吸功能减退，肺顺应性降低，心功能不全，手术风险大，围术期的并发症随患者年龄增长而增加。因此，对于高龄患者手术适应证的选择要慎重。随着现代医学的发展，麻醉、手术技术、围术期的处理等有了很大的进步，对高龄患者，如没有合并其他疾病，手术并非是禁忌证。临床上一般以<70 岁为界限，但是不应以年龄因素作为绝对禁忌证，而要结合患者的"生理年龄"和全身状况进行综合判断。70 岁以上高龄患者患者身体状况良好，无其他伴随病时一般均能耐受肺叶切除或肺楔形切除，但全肺切除则要十分谨慎，尤其不应施行右全肺切除。对于高龄患者，手术前要详尽全面了解患者身体状况，充分做好术前准备，掌握手术指征；麻醉中保持呼吸道通畅，充分的氧和，手术中和手术后给予充分吸痰和彻底清除呼吸道分泌物，有利于术后肺复张防止肺不张；对高龄患者应尽可能采用微创切口，有条件时选用 VATS 手术，以尽可能减少手术创伤；手术后加强抗炎治疗及营养支持治疗，预防感染，密切监视病情，减少并发症，争取术后恢复顺利。

2. *肺功能状况*　肺癌多见于长期吸烟者，故患者常伴有慢性气道阻塞性肺疾病、通气功能障碍、肺功能不全。因此，手术前需要进行肺功能测定，以评估患者对手术的耐受程度和适合于施行什么手术范围。第一秒钟用力呼气容积(FEV1)超过预计值的 60%以上，绝对值>1.5L，最大通气量大于预计值的 60%以上，可安全施行肺叶切除术。而要选择施行全肺切除术者，FEV1 和最大通气量应超过预计值的 80%以上，FEV1 绝对值应>2.0L。对于不符合上述标准者，还应进一步做肺弥散功能检查、静息状态下的血氧饱和度测定和(或)吸氧前后的动脉血气分析。

3. *动脉血气分析*　动脉血气分析对肺癌手术具有一定的参考价值。动脉血氧饱和度在 90%以上，动脉氧分压在 10.6kPa(80mmHg)以上，动脉二氧化碳分压在 6.6kPa (50.0mmHg)以下，可以耐受肺叶切除。

4. *心功能*　心脏并发症是肺癌手术后最常见和影响手术死亡率的最主要并发症。因此，所有患者术前均必须进行心电图检查，如果心电图有异常，均需进一步进行超声心动图检查，并请心内科医生指导进行药物治疗，心功能改善后再行手术治疗。有下列情况者一，应进行相应的内科治疗或推迟手术时间。①6 周内发生心肌梗死者不宜施行肺叶切除术；②有心肌梗死病史者必须经控制 3 个月以上，心电图检查无明显心肌缺血表现者，方能施行手术治疗；③冠状动脉旁路手术后应用阿司匹林的患者，应该停用阿司匹林，并应用低分子肝素治疗 2 周后再施行手术治疗；④伴有完全性房室传导阻滞或来自心脏的多源性心律失常，以及多发性室性期前收缩者，原则上不适合于外科治疗；⑤高血压患者需经规范治疗使血压接近正常范围时方能考虑手术治疗。

5. *术前戒烟*　吸烟不但呼吸道黏膜纤毛运动失去活性，增加气道阻力，而且血中碳酸血红蛋白明显升高。已有的研究表明戒烟 2 周以上就可以明显减少痰量和咳嗽次数，还可以使血中碳酸血红蛋白明显降低，载氧血红蛋白上升。所以，戒烟对改善呼吸道功能是有益的。因此，凡是吸烟者，手术前必须戒烟 2 周。

6. *治疗肺癌合并症*　肺癌患者多数为老年患者，许多患者常伴有合并症。包括①控制高血压，术前将血压控制在18.7～21.3kPa（140/90mmHg）为宜；②控制糖尿病，术前将空腹血糖控制在7.25～8.34 mmol/L，24h尿糖少于5～10g；③改善心功能，可通过强心、利尿和扩血管药物的应用改善心功能。

（二）手术适应证

1. Ⅰ、Ⅱ期非小细胞肺癌。

2. 病变局限于一侧胸腔能完全切除的Ⅲa期及经过严格选择的个别Ⅲb期非小细胞肺癌。

3. 临床高度怀疑肺癌或不能排除肺癌的可能性，经各种方法检查均不能确定，估计病变能完全切除者。

4. Ⅰ期、Ⅱa期周围形小细胞肺癌。

5. Ⅱb期和Ⅲa期小细胞肺癌，经术前新辅助化疗后病期降低者。

6. 原无手术指征的局部晚期非小细胞肺癌，经术前新辅助化疗和（或）放化疗治疗后，病变明显缩小、全身情况改善者。

（三）绝对禁忌证

1. 已有远处转移的Ⅳ期肺癌。

2. 伴有对侧胸腔（肺门、纵隔淋巴结）淋巴结转移的Ⅲb期肺癌。

3. 不能晚期切除的胸腔内器官广泛受侵的局部晚期肺癌。

4. 不能耐受手术治疗的严重心肺功能不全者。

5. 伴有严重肝、肾功能不全者，出血性疾病者。

6. 全身情况不良的恶病质患者。

（四）相对手术禁忌证

1. 隆突增宽固定者。

2. 一侧喉返神经或膈神经麻痹者。

3. 肺功能轻、中度损害，并伴有其他器官功能损害者。

4. 胸腔积液者。

（五）肺癌外科手术切除术式

肺癌外科手术术式包括：肺楔形及局部切除、肺段切除、肺叶切除、全肺切除、支气管袖状成形肺叶切除、支气管肺动脉袖状成形肺叶切除、气管隆突切除重建，以及扩大切除术。

1. *肺楔形及局部切除术* 肺楔形及局部切除术适应于肺周边结节型分化程度高的肺原发性肺癌（直径在2cm左右，T1N0M0期肺癌）或转移性肺癌，同时患者年老体弱，肺功能低下，难于耐受肺叶切除者可以考虑施行此型手术。

2. *肺段切除术* 肺段切除术主要适用于老年、肺功能差的周围型孤立性肺癌，尤其是接近肺段根部的周围型肺癌。由于肺段切除术较肺叶切除术局部复发率高，生存率低，而且操作复杂，术后易渗血及漏气，因此必须，严格掌握适应证。

3. *肺叶切除术* 肺叶切除术适应于局限于一个肺叶内的肺癌，即主要适应于T1N0M0、T2N0M0的Ⅰ期肺癌和T1N1M0、T2N0M0的Ⅱ期肺癌。如果右侧肺癌病变超过一个肺叶范围，可做中上肺叶或中下肺叶切除术。

4. *支气管袖状成形肺叶切除术* 支气管袖状成形肺叶切除术已被广泛应用于肺癌外科治疗，这种手术的优点是即切除了累及主支气管的肿瘤，有保留了健康的肺组织，对心肺功能不全或不能耐受全肺切除的患者。支气管袖状成形肺叶切除术包括5种手术术式：右肺上叶袖状成形肺叶切除术，右肺中、下叶袖状成形肺叶切除术，左肺上叶袖状成形肺叶切除术，右肺中、上叶袖状成形肺叶切除术和左肺下叶袖状成形肺叶切除术。①右肺上叶袖状成形肺叶切除术，主要适应于肿瘤累及右肺上叶支气管开口的肺癌；②右肺中、上叶袖状成形肺叶切除术，主要适应于右肺上叶、中叶肺癌累及右上、中叶支气管开口的肺癌；③右肺中、下叶袖状成形肺叶切除术，主要适应于右肺中叶、下叶肺癌累及右中、下叶支气管开口的肺癌；④左肺上叶袖状成形肺叶切除术，主要适应于左上叶肺癌累及左肺上叶支气管开口的肺癌；⑤左肺下叶袖状成形肺叶切除术，主要适应于左下叶肺癌累及左肺下叶支气管开口的肺癌。

5. *全肺切除术* 全肺切除术是指一侧全肺，即右侧全肺切除或左侧全肺切除术。适应于肺功能良好、能耐受一侧全肺切除、肺癌病变较为广泛的肺癌患者。由于右肺切除术会使患者丧失约55％的肺功能，因此，在决定施行右全肺切除时必须慎重。

（六）局部晚期肺癌的扩大切除术

1. *扩大性肺动脉袖式成形术治疗侵犯肺动脉干的局部晚期肺癌* 最大限度地切除肺癌和最大限度地保留肺功能，是肺癌外科治疗必须遵循的原则。自1954年Thomas报道支气管成形肺叶切除术治疗肺癌以来，使部分中心型肺癌患者避免了全肺切除，保留了有功能的肺组织。这样，那些肺功能差的患者不仅可以耐受手术，而且获得了与全肺切除相同的彻底性，以及比全肺切除术更好的生活质量和远期生存。然而，上叶中心型肺癌，尤其是左上叶中心型肺癌，除造成支气管腔的阻塞外，肿瘤外侵可直接侵犯肺动脉干，甚至包绕肺动脉干和侵入肺动脉血管腔内，形成癌栓，部分或完全阻断肺动脉血流。过去，对这样的病例，要么行全肺切除，要么放弃手术，改做术后放、化疗治疗。近20年来，不少外科医生对这些病例在行支气管成形的同时，亦行肺动脉袖状成形术。因此，肺动脉成形补充了支气管成形术的不足，并为更多的患者提供了手术治疗，改善预后和生活质量的机会。

1954年，Allison首先提出施行肺动脉成形免除全肺切除术，用于治疗侵犯肺动脉的Ⅲ期肺癌。1959年，Johnston和Jones报道了8例肺动脉袖状成形的经验。以后，Wurning、Vogt及其同事对肺动脉成形术的有关技术问题，进行了进一步的研究。国内周清华等最早开展肺动脉袖状成形加支气管袖状成形治疗侵犯肺动脉的中心型肺癌，迄今已经累计施行200多例肺切除合并肺动脉袖状切除重建术，其5年生存率达到38.24%，是迄今国内外病例数最多的一组病例报道。

然而，在一些病例，肺癌侵犯肺动脉的范围较广，肺动脉受侵的长度较长，用常规的肺动脉袖状成形术不能彻底切除受侵的肺动脉。此外，部分病例肺癌在远端可侵及下叶肺动脉干、下叶基底动脉干起始部，近心端侵犯心包内左右肺动脉干，甚至肺动脉圆锥。对这些病例，必须施行扩大肺动脉袖状切除成形术。

(1)手术适应证：①左肺癌侵犯左下叶肺动脉干者；②左肺癌侵犯左下叶肺动脉干和(或)下叶基底动脉干起始部者；③左肺癌侵犯心包内左肺动脉干者；④左肺癌侵犯心包内左肺动脉干和(或)肺动脉圆锥者；⑤右肺癌侵犯右肺下叶肺动脉干者；⑥右肺癌侵犯右肺下叶肺动脉干和(或)下叶基底干起始部者；⑦右肺癌侵犯心包内右肺动脉干者；⑧经临床检查、胸部CT、MRI、全身核素骨扫描检查，能确定肺癌局限于一侧胸腔，而无对侧胸腔和远处转移者。

(2)外科手术治疗结果：显然肺动脉袖状成形术已经开展40多年，但该种手术仅限在国内外的少数医疗中心开展。到2000年止，国外文献报道仅250例左右。Vogt-Moykopf及其同事报道29例同时施行肺动脉支气管袖状成形术病例，其平均生存时间为725d。Rendina等报道68例患者施行肺动脉袖状成形术。国内周清华等报道支气管肺动脉袖状成形术治疗205例肺癌的结果，其5年生存率达到38.24%。

有关肺癌扩大肺动脉袖状成形的报道，国外仅有日本、美国有个别病案报道。国内周清华等报道了749例扩大性肺动脉袖状成形术，其5年生存率达到37%，10年生存率达到31%左右。

2. *扩大性上腔静脉切除重建术治疗侵犯上腔静脉的局部晚期肺癌*　肺癌合并上腔静脉综合征是肺癌的严重并发症之一，也是导致患者死亡的最主要原因，绝大多数患者在3个月内死亡。肺癌上腔静脉综合征的早期治疗方法是脱水、激素、放疗和化疗。脱水、放疗和化疗治疗虽可暂时部分缓解上腔静脉梗阻，但所有患者均在短期内因上腔静脉梗阻加重，颅内高压，或肺癌转移而死亡。在20世纪60年代中、后期国内外部分学者曾尝试应用大隐静脉-颈外静脉转流术治疗肺癌SVCS。由于大隐静脉口径小，分流血流量有限，加之未能切除肺癌，绝大多数患者在3～6个月死亡。20世纪80年代末国外学者曾应用左无名静脉-右心房人造血管旁路术治疗肺癌SVCS。由于肺癌SVCS患者上腔静脉梗阻后左、右无名静脉内常有血栓形成，血栓亦容易延伸至人造血管左无名静脉吻合口，故移植的人造血管常常在术后短期内有血栓形成，患者多在6个月内死亡。20世纪90年代初国外学者相继开展肺切除扩大受侵的上腔静脉切除，人造血管置换治疗肺癌SVCS。Magnan等报道10例肺癌SVCS施行上腔静脉切除、人造血管重建术，1年、3年和5年生存率分别为70%、25%和12.5%。周清华等在国内最早开展肺切除扩大全上腔静脉切除人造血管置换治疗肺癌SVCS，从1990年4月至2010年4月，共对249例肺癌SVCS患者施行肺切除全上腔静脉切除，人造血管重建术。术后1年、3年和5年生存率分别为79.65%、58.68%和29.27%。国内外资料均显示，扩大上腔静脉切除能明显提高肺癌SVCS患者的近期和远期生存率，改善患者预后。

(1)肺癌侵犯上腔静脉的方式和病理分型：肺癌侵犯上腔静脉可分为肺癌直接侵犯上腔静脉和肺癌上纵隔转移淋巴结穿透淋巴结包膜，转移淋巴结中的肺癌侵犯上腔静脉两种方式，其中肺癌直接侵犯上腔静脉占95%以上，仅在极个别患者中出现后一种方式。有关肺癌侵犯上腔静脉的分型问题，各学者有不同的分型方法。William Standford根据上腔静脉狭窄程度将肺癌上腔静脉SVCS分为4型：Ⅰ型，上腔静脉部分梗阻(<90%)，伴奇静脉与右心房通路开放；Ⅱ型，上腔静脉几乎完全梗阻(>90%)，伴奇静脉的顺行方向向右心房流注；Ⅲ型，上腔静脉几乎完全梗阻(>90%)，伴奇静脉血逆流；Ⅳ型，上腔静脉完全梗阻，伴1支或多支大的腔静脉属支(包括奇静脉系统)阻塞。周清华根据肺癌侵及上腔静脉的部位不同将其分为5型。①Ⅰ型(奇静脉弓上型)，肺癌侵犯奇静脉弓平面以上的上腔静脉，表现为上半身明显水肿和上半身浅静脉明显扩张。②Ⅱ型(奇静脉弓型)，肺癌侵犯奇静脉弓段上腔静脉，表现为上半身明显水肿、上半身浅静脉明显扩张。③Ⅲ型(奇静脉弓下型)，肺癌侵犯奇静脉弓平面以下上腔静脉，临床上上半身水肿、上半身浅静脉扩张均不如弓上型和弓型明显。④Ⅳ型(混合型)，此型有3种亚型，即A型，奇静脉弓上型+奇静脉弓型，其临床表现和上腔静脉血液经侧支循环回流情况同奇静脉弓上型；B型，奇静脉弓下型+奇静脉弓型，临床表现和上腔静脉血液侧支循环回流途径同奇静脉弓型；C型，全上腔静脉受累型，临床表现和上腔静脉血液侧支循环回流途径同奇静脉弓上型。⑤Ⅴ型(上腔静脉癌栓型)，此型的特点是肺癌先侵及上腔静脉壁，然后穿过上腔静脉壁全层进入上腔静脉腔内，在上腔静脉腔内形成癌栓。癌栓沿血液方向不断延伸，并不断长大，癌栓增大后可造成上腔静脉腔的完全阻塞，少数癌栓可延伸进入右心房腔内。

(2)手术适应证：①肺癌侵犯上腔静脉超过上腔静脉周期的1/3以上；②肺癌侵犯上腔静脉，穿入上腔静脉腔内或已在上腔静脉腔内形成癌栓者；③经临床检查，CT或MRI扫描，全身核素骨扫描，确定肺癌局限在右侧胸腔，而无对侧胸腔和远处转移者；④患者的一般状况较好，内脏功能能耐受本手术者；⑤右肺癌行扩大上腔静脉切除重建术后，可达到根治性切除术者；⑥为非小细胞肺癌者；⑦左、右无名静脉和上腔静脉内无血栓形成者。

(3)手术禁忌证：①患者有严重的心、肺、肝、肾功能不全，不能耐受本手术者；②伴有对侧胸腔和(或)远处转移者；③小细胞肺癌患者；④上腔静脉或左、右无名静脉内有血栓形成者；⑤伴有癌性胸膜腔积液和(或)癌性心包积液者；⑥施行肺切除加扩大全上腔静脉切除，上腔静脉重建术后，不能达到根治性肺癌切除术者。

(4)术后抗凝治疗：关于全上腔静脉切除、人造血管重建术后的抗凝治疗问题，尚无统一标准。周清华等的方法是术后立即开始双嘧达莫(潘生丁)抗凝治疗，拔除胸腔引流管后，用华法林抗凝治疗，将凝血酶原时间延长1.2～1.5倍。移植的人造血管通畅，无移植血管内血栓形成。关于抗凝治疗时间的长短问题，我们认为应像人工机械心脏瓣膜置换术后一样，实行终身抗凝治疗。此外，选用Gore-Tex人造血管做上腔静脉重建术较国产的Dacron血管为佳。

(5)手术结果：有关肺癌合并SVCS行肺切除扩大全上腔静脉切除、人造血管置换术的手术结果，国内外均仅有个别报道。现有的结果表明术后上腔静脉梗阻症状可在短期内消失，人造血管通畅，相当部分患者可获长期生存。

Jeanfaive等报道对7例肺癌伴SVCS患者，施行肺切除加上腔静脉切除、人造血管重建术，其中1例生存5年，5例存活2年，1例存活6个月。Magnan等报道10例肺癌伴SVCS施行上腔静脉切除、人造血管重建术，1年、2年和5年生存率分别为70%、25%和12.5%。周清华等从1990年4月至2009年12月对219例肺癌伴SVCS的患者施行支气管、肺动脉袖状成形肺叶切除、全上腔静脉切除、人造血管置换术。术后上腔静脉压力立即从术前的7.2～9.2kPa(54～69mmHg)降至1.2～2.0kPa(9～15mmHg)，上半身水肿多在1～3d消失。术后上腔静脉造影显示上腔静脉通畅，SVCS症状无复发。术后1年生存率为80.65%，3年生存率为59.68%，5年生存率为29.17%，是国内外病例数最大的一组病例，亦是疗效较好的一组病例。

综上所述，肺癌伴SVCS，施行肺切除加全上腔静脉切除、人造血管置换术，能明显改善患者的近期和远期效果，并能使相当部分患者获得长期生存。

3. *扩大左心房切除术治疗侵犯左心房的局部晚期肺癌*　人类首先认识到肺癌可以侵犯左心房，是通过尸解发现的。早在1965年，波兰病理医师Szostak首先在对1例死于肺癌的患者进行尸解时，观察到右肺下叶中心型肺癌穿过心包、侵犯左心房壁，并穿过左心房壁，在左心房腔内形成一约1.0cm的癌栓。1966年，日本学者Maki在对死于肺癌患者行尸解时，也发现肺癌侵犯左心房。患者生前表现有急性心力衰竭。1967年，意大利胸外科医生Ruggieri在人类历史上首次施行左全肺切除加部左心房切除术治疗3例侵及左心房的肺癌。

手术在体外循环下施行，左心房切除范围2.0cm。该3例手术虽然仅有1例获成功，但它是肺外科领域此术式的一个里程碑。1970年，波兰医生首次报道1例原发性肺癌，肿瘤侵犯左心房并达房室间隔，临床表现为心肌梗死和阿-斯综合征。

1971年，意大利医生首次报道肺癌侵犯左心房的患者可出现心电图异常，表现为心肌缺血、房性心律失常。1972年，美国外科医生Onuigbo首先发现肺癌除直接穿过心包侵犯左心房外，另一个途径是沿肺静脉干侵犯左心房。1973年，意大利学者Benani和Gerini报道在体外循环下成功施行肺切除加部分左心房切除，治疗1例侵犯左心房的肺癌，患者术后生存2年，死于肺癌远处转移。1974年，日本学者Takechi首次报道1例扩大部分左心房切除术治疗侵犯左心房的肺癌患者，术后生存5年无复发和转移，标志着肺癌侵犯左心房的可手术性和临床价值，为以后开展扩大部分左心房切除治疗侵犯左心房的肺癌奠定基础。1975年，前苏联学者Shustval首次报道1例肺癌侵犯左心房的患者死于肺癌所致左心房破裂。1977年，美国学者Harford首次报道肺癌侵犯左心房的放射性核素扫描结果。笔者在给1例肺癌患者做心脏^{99}Tc(锝)核素扫描时，观察到左心房有异常核素聚集现象，患者死亡后尸解发现核素异常聚集区为肺癌侵犯左心房区域。1977年，美国学者Strauss等对418例肺癌尸解资料分析，发现肺癌侵犯转移心脏者(其中多数为左心房受侵)高达25%，其中小细胞肺癌、低分化腺癌和鳞状细胞癌均易侵犯左心房。1979年，日本学者Yoshimura报道在体外循环下成功施行肺切除加部分左心房切除术，治疗侵犯左心房的T4肺癌。1981年，日本学者Yohsimura报道在非体外循环下对9例侵犯左心房的肺癌施行全肺切除加部分左心房切除术，手术成功标志着肺切除扩大部分左心房切除术可以在非体外循环下施行。1983年，日本学者Kodama首次从肺癌尸解病例中发现1例肺癌侵犯左心房的患者，肺癌经左肺下静脉腔内向左心房内扩展，形成一约7cm的息肉样的癌栓。1984年，美国学者Koo首次应用胸部CT扫描诊断1例肺癌侵犯左心房，并在左心房腔内形成癌栓的肺癌患者。该患者经UCG检查诊断为左心房黏液瘤。后经胸部CT扫描发现左上肺静脉干明显扩大，肺静脉腔和左心房腔内有癌栓。Koo的工作为肺癌侵犯左心房的CT诊断奠定了基础。国内学者在一组68例心脏转移癌的尸解资料中，发现26.5%为肺癌。1986年，日本学者Yamamoto经在犬的动物实验中证明，左心房的安全切除范围为小于左心房容积的1/3。1986年，德国学者Grotz首次描述了胸部MRI诊断肺癌侵犯左心房的MRI征象，并提出MRI是诊断肺癌侵犯左心房最有价值的无创性检查方法。1990年，日本学者对1例肺癌侵及右心房、左心房和房间隔的69岁患者，在体外循环下施行右肺中下叶切除加部分左心房、部分右心房和房间隔切除，人造材料左心房、右心房和房间隔重建获得成功。1994年，日本学者Tsuchiya首次报道肺癌患者施行肺切除加部分左心房切除术的长期生存结果，其术后5年生存率达到22%，从而进一步证明了肺切除加部分左心房切除术治疗肺癌侵犯左心房的临床价值。

肺癌侵犯左心房的外科治疗的工作在我国开始于20世纪80年代初期。周清华等首先从1983年开始对肺癌侵犯左心房的患者进行治疗，经20多年的工作积累，目前已在非体外循环和体外循环下施行全肺或肺叶切除加部分左心房切除术治疗侵及左心房肺癌200多例，其5年生存率已达到30%左右。并对肺癌侵犯左心房的临床表现，胸部CT、胸部MRI、UCG征象，诊断，外科治疗适应证的选择、手术方法、围术期处理等均进行过较系统的研究。国内其他一些医院也都先后报道了少数肺癌侵犯左心房的外科治疗结果。国内外资料均表明，有选择地进行肺切除扩大部分左心房切除治疗侵犯左心房的肺癌，不但能使这类患者获得肺癌的根治性切除，还可使部分患者获得长期生存。

(1)手术适应证：肺癌侵犯左心房属T4肺癌，该类病变易发生血行转移和癌性心包炎，手术指征的选择应十分慎重。周清华等根据自己的临床经验，提出病例选择原则如下：①术前临床检查，胸部CT、MRI、全身放射性核素骨扫描等检查，能确定肺癌局限于一侧胸腔，而无对侧胸腔和远处转移者；②非小细胞肺癌患者；③无癌性心包积液、癌性胸膜腔积液者；④内脏功能能耐受肺切除扩大部分左心房切除者；⑤估计左心房的切除范围小于左心房容积的1/3者(如超过此范围，必须用人工材料进行左心房修补成形，以扩大左心房容积)；⑥有条件者，应用分子生物学方法，排除外周血和骨髓肺癌微转移。

(2)关于体外循环的问题：肺癌侵犯左心房，扩大左心房切除术，绝大多数均可在非体外循环下完成部分左心房切除术，只有在少数情况下需要借助体外循环技术。对于需要应用体外循环技术进行扩大左心房切除术者，应根据不同情况进行与体外循环有关的麻醉和血流动力学方面的监测及处理。下列情况需要在体外循环下行扩大左心房切除术：①肺癌伴左心房癌栓形成者；②肺癌侵犯左心房的范围超过左心房容积的30%以上，扩大左心房切除术后需要用人工材料，重建左心房者；③肺癌同时侵犯左、右心房者；④有严重心脏瓣膜病，在行肺癌切除的同时需做心脏瓣膜置换术者；⑤有严重冠状动脉狭窄，在行肺癌切除同时需行冠状动脉旁路移植术者。

(3)术后辅助治疗：行扩大左心房切除的肺癌，均为局部晚期的Ⅲb期肺癌。在我们早期的病例，多是手术和化疗同期进行，并将其命名为"围术期强化化疗"。其具体实施方法是：手术日麻醉开始，注射抗生素后，手术开始前给患者静脉推注和(或)滴注抗肿瘤药物，常用的方案有MVP、CAP、NVB+DDP，以后则选用GP或TP方案。术后第30天，可开始第2个周期的化疗，化疗2周期后，加放疗1周期，然后再放化疗2～3周期。化疗的同时需注意免疫功能、肝肾功能和骨髓功能的保护。在化疗期间可选用IL-2、香菇多糖或胸腺素(日达仙)做免疫治疗。术后放疗的剂量应与非手术根治性放疗有所不同，放疗前已行化疗者与未化疗者，放疗剂量亦应不同。术后放疗应较非手术根治放疗剂量至少小10Gy，已做过化疗者应较未做化疗者放疗剂量小10～15Gy，以减少术后化疗对肺功能和其他正常胸部器官的放射性损伤。

由于肺癌侵及左心房的患者肿瘤局部外侵明显，且绝大多数为N2肺癌，故术后必须进行包括放疗、化疗、免疫治疗在内的综合治疗。化疗一般需做4～6个周期，以后再根据情况在必要时做补充巩固化疗。化疗可根据肺癌的细胞类型、生物学行为、患者的经济承受能力大小等，选择一定的化疗方案进行化疗。化疗期间应给予相应的免疫治疗、对症支持治疗等。术后补充放疗时间一般选择在术后8周后开始，放疗设野可参考术中银夹标记，除做纵隔野放疗外，最好能加做锁骨上区的放疗。放疗的组织总量为45～55Gy。

近年来，我们对部分患者先行术前新辅助化疗2个周期，化疗结束后3周施行肺切除扩大左心房切除术。此外，对所有的患者在术后第1年、第2年和第3年，每3～4个月做1次系统的全面检查，包括胸部、腹部和头部CT、全身核素骨扫描和细胞免疫功能测定，以利于发现和(或)排除肺癌的复发转移，以便采取相应的治疗措施。

(4)外科手术治疗结果：肺癌侵犯左心房后内科治疗的疗效极差，患者一般仅能生存3～6个月，绝大多数因癌性心包积液、心脏压塞、心律失常和(或)远处转移死亡。近年来，国内外文献报道均显示对这部分患者，施行肺切除扩大部分左心房切除术能明显提高患者生存率，改善患者的预后和生存质量。

有关肺切除扩大部分左心房切除治疗侵犯左心房的肺癌外科治疗结果，国内外都有少数报道。1997年，日本学者Tsuchiya等报道对侵犯左心房的肺癌施行扩大切除术，术后5年生存率为22%，其中生存时间最长的已达7年以上，完全达到临床治愈。国内周清华等的资料显示，肺切除扩大部分左心房切除术治疗侵犯左心房的肺癌，术后5年生存率已达30%左右，生存时间最长者已超过18年。其他一些国内外个案或小宗病例报道亦显示，施行扩大切除确能改善侵犯左心房肺癌的近期和远期结果，并使一部分患者达到临床完全治愈和长期生存。

(七)肺癌的胸腔镜外科(VATS)手术

自20世纪40年代起，解剖性肺叶或全肺切除加淋巴结清扫一直是开胸肺癌根治切除的标准术式。虽然各国学者先后报道了包括后外侧切口、腋下小切口、保留胸肌切口等在内的多种开胸方法，但仍无法从根本上解决开胸术所造成的创伤问题。20世纪90年代重新崛起的胸腔镜手术，以其高科技装备和全新的微创概念，为胸外科带来了革命性的进步。在肺癌的治疗上，不仅明显减轻切口疼痛，而且已能完成早期肺癌的根治切除。此外，还扩大了晚期肺癌的手术适应证，是一种很有前途的胸外科手术技术。

1. *胸腔镜手术适应证* 目前比较认可的肺癌胸腔镜手术适应证主要有以下3个方面。①Ⅰa期(T1N0M0)非小细胞肺癌，尤其是肺功能差不能耐受常规开胸手术的患者，经胸腔镜可以施行根治性肺叶切除或姑息性肺楔形切除术。②肺转移癌，肺癌的肺内转移，尤其是对侧肺孤立性转移灶可用胸腔镜行肺楔形切除或肺叶切除术。前者适用于直径<3cm的周围型单个或多个转移瘤；后者适用于直径较大或局限于一叶的多个转移瘤。③合并恶性胸腔积液的肺癌(T4)，恶性胸腔积液，尤其是胸

腔穿刺抽液后肺能复张者，经胸腔镜行胸膜切除或干滑石粉喷洒胸膜固定术可有效地消灭胸腔积液，从而提高患者的生活质量，争取放疗/化疗，有望改善预后。

2. 胸腔镜手术禁忌证　除与开胸肺切除术禁忌证相同外，目前胸腔镜手术禁忌证包括：①直径>5cm 的 T2 期肺癌；②侵犯胸壁的 T3 期肺癌及中心型肺癌；③严重胸膜粘连、肺裂发育不全、有胸部手术史、呼吸道畸形不能行双腔气管内插管甚至单腔插管者。

3. 肺癌胸腔镜手术术式

(1)肺楔形切除术：直径<3cm 的周围型肺癌和孤立性肺转移癌是胸腔镜肺楔形切除术的最佳适应证之一。一般于第 6 肋间置入胸腔镜，再根据肿瘤部位设计操作切口位置，靠近前胸壁的操作切口可延长至 2～3cm，以便于标本的顺利取出。准确的术中定位是手术成功的前提。超过 50%的病例镜下可因肿瘤表面胸膜呈“脐样”凹陷而立即定位。另一部分肿瘤直径<1cm 或肿瘤位于肺实质深部时，胸腔镜无法直接发现。此时可用卵圆钳沿肺表面轻轻扫过，碰到肿物时会有跳动感。如有必要还可伸入一手指直接触摸。此外，还可以在术前行 CT 定位，于肿瘤处留置金属导丝，但操作相对复杂，未被广泛接受。找到肿瘤后，以卵圆钳轻轻夹持，距肿瘤边缘 1cm 处以内镜缝合切开器按“剥香蕉”法行肺楔形切除术。标本置于无菌手套内完整取处，防止切口种植转移。

(2)胸膜固定术：胸腔积液中找到癌细胞提示病变已达 T4，是开胸手术的禁忌证。传统的方法是抽除胸腔积液，向胸腔内注射化疗药物或生物制品，控制胸腔积液生成或促进胸膜粘连。但疗效很不理想，预后差。而胸腔镜能剥脱脏层胸膜表面限制性的纤维素膜以利于肺完全复张，同时向胸腔内均匀喷洒滑石粉 10～20g 行胸膜固定术。此手术疗效确实，创伤轻微，改善了患者的生活质量。部分患者经治疗后又可以耐受放疗/化疗。可见，胸腔镜扩大了肺癌手术适应证。

(3)肺叶切除术：胸腔镜肺切除术切口包括 1 个长 1.5cm 的胸腔镜套管切口，1～2 个长 1.5cm 的操作套管切口和 1 个 6～8cm 长的胸壁小切口。胸壁小切口的主要作用包括：①可将开胸肺叶切除手术器械直接用于胸腔镜肺叶切除术，弥补了目前内腔镜器械不能满足肺叶切除需要的缺陷；②处理肺门等重要步骤中，部分关键操作可经小切口直视下进行，增加了手术安全性；③一旦手术中较大肺血管出血时，可经该切口进行及时有效的止血；④用作标本的取出。

肺静脉的处理方法：肺静脉短粗且壁较薄，分离和处理时一定要耐心细致。游离好的肺静脉可用开胸处理静脉的方法处理。较细的静脉(如中叶静脉)用结扎或钛夹钳夹处理也很安全。但是，粗大的静脉最好用处理血管的专用缝合器处理，既快捷又安全。肺动脉的处理：肺动脉的解剖分离是肺叶切除的关键步骤。双肺下叶和中叶动脉的分离多由叶间开始。上叶分离的顺序变化较多。分裂良好的叶间裂是胸腔镜肺叶切除的有利条件。叶间分裂不全者可用带电凝的剪刀先适当分离，找到合适层面后再用内腔镜缝合切开器处理分裂不全的叶间裂，但应注意避免肺门结构的误伤。尽管有学者报道肺门血管和支气管一同处理也比较安全，但从手术安全和术后可能的并发症方面考虑，仍应优先选择解剖性肺叶切除方法(即肺动脉、静脉和支气管分别处理)。肺动脉分离满意后，可用开胸处理肺动脉的结扎法处理肺动脉，有条件者用内镜缝合切开器处理更安全快捷，但应注意选择一套新的内镜缝合切开器。处理肺动脉时也可先摘去缝合切开器上的刀片，缝合后再从 6 排缝钉中间切断动脉，这样更安全可靠，但该法目前已很少用。较细的动脉也可用中号或大号钛夹钳夹后处理；肺动脉近端应用钛夹夹闭 2～3 道。

支气管的处理处理方法：支气管处理通常在肺动、静脉处理后进行。也有人主张有些肺叶切除时先处理支气管，再处理血管。支气管的分离相对容易、安全。在切断支气管前将支气管尽可能地分离清楚；选择好切断层面，注意勿伤及邻近肺叶支气管。细支气管用内镜缝合切开器处理即可(如肺叶)。较粗或管壁明显增厚的支气管和主支气管要用开胸用支气管残端闭合器处理，要选用绿色钉夹。支气管残端暴露满意且术者经验很丰富时，也可用针线间断缝合支气管残端。残端一般不必包埋。

(4)全肺切除术：①小切口的选择。一般选择腋前线第 4 肋间胸大肌后缘至背阔肌前缘的 6～8cm 胸壁小切口，使之正对肺门中点，既便于肺动脉主干的显露，又兼顾下肺静脉的处理。②肺静脉的处理。上肺静脉分支早，宜采用分别结扎分支的方法切断。多采用内镜打结器结扎及直视下缝扎的方法处理。下肺静脉主干较长，可用缝合血管的内镜缝合切开器直接切断,亦可用传统的结缝扎法处理。③肺动脉的处理。因肺动脉主干短粗,且小切口显露较差,故处理时要格外小心。可用内镜打结法按常规方法结扎后切断。条件许可时,用缝合血管专用缝合切开器处理,既快捷又安全。当然也可用常规结缝扎法处理。④支气管的处理。由于胸腔镜下缝合操作比较困难,故一般采用残端闭合器闭合残端。实践证明缝合满意,残端一般不用包埋。

(八)肺癌手术中的淋巴结清扫

1. 肺癌区域淋巴结的分站

(1)第1站淋巴结:最高纵隔淋巴结,位于左无名静脉上缘水平线以上的淋巴结。

(2)第2站淋巴结:上气管旁淋巴结,位于主动脉弓上缘水平切线第一组淋巴结下界之间的淋巴结。

(3)第3站淋巴结:血管前和气管后淋巴结,又可分为#3a淋巴结和#3p淋巴结。

(4)第4站淋巴结:下气管旁淋巴结。

(5)第5站淋巴结:主动脉弓下淋巴结。

(6)第6站淋巴结:主动脉旁(升主动脉或膈神经)淋巴结。

(7)第7站淋巴结:隆突下淋巴结。

(8)第8站淋巴结:食管旁淋巴结。

(9)第9站淋巴结:下肺韧带淋巴结。

2. 肺癌纵隔淋巴结清扫的方式和意义 肺癌外科治疗失败的主要原因是术后肿瘤的复发和转移。淋巴结转移是肺癌,尤其是非小细胞肺癌转移的重要途径,也是早期肺癌治疗失败的重要原因。1950年,美国学者Churchil首先提出了肺癌手术中纵隔淋巴结清扫的重要意义。淋巴结清扫已成为肺癌外科手术的重要内容和原则之一,但是对于纵隔淋巴结清扫的方式有不同的意见。纵隔淋巴结清扫可以分为纵隔淋巴结采样术(mediastinal lymph node sampling,LS)和系统性纵隔淋巴结清扫术(systematic mediastinal lymphadenectomy,SML)。纵隔淋巴结采样术是指将术中肉眼观察增大或手触摸质硬、怀疑有癌转移的同侧纵隔淋巴结摘除。而系统性纵隔淋巴结清扫术则是在外科手术过程中将纵隔淋巴结连同周围脂肪组织一并整块切除的方法。国内外多组临床研究结果显示,系统性纵隔淋巴结清扫术的优点,一是分期更准确;二是能做到肿瘤的完全性切除,符合肺癌外科治疗原则。国内外大宗随机对照临床研究结果表明:①施行系统性纵隔淋巴结清扫者的局部复发率明显低于淋巴结采样者;②系统性纵隔淋巴结清扫者的术后生存率明显高于淋巴结采样者。

(九)肺癌外科手术后并发症

1. 术后大出血

(1)原因:①肺动、静脉大出血。以上、下肺静脉、肺动脉干的结扎线或缝合线部分或完全脱落、滑脱这种情况尤为严重,非常紧急,但较为罕见。②肋间血管破裂出血。③胸壁出血、渗血。病灶与胸壁、纵隔、膈肌的粘连剥离范围广泛,或者在胸膜外剥离粘连,以及离断下肺韧带时止血不彻底所致。④术中、术后凝血功能障碍或出血性疾病。某些病例可因输库存血过多,引起低钙血症及纤维蛋白原缺乏而导致凝血机制异常,血液不凝固;以及既往有血液病的患者等,皆有可能发生难以控制的大量渗血。

(2)诊断:术后胸内出血的诊断主要依靠患者的临床表现。肺部手术后的残腔,由于胸内负压的影响,常有一些血性渗液。一般肺叶切除术后,24h内平均失血量应少于500ml。可以从闭式引流瓶中观察渗出液量与色泽。这种渗血一般多可逐渐自行停止,引流液减少、颜色变淡。对大量出血者,要根据出血量、出血速度和病人体质,作出正确诊断。首先,如果瞬间出现严重休克甚至心搏骤停,或引流瓶内突然涌出大量血液,应考虑有大血管破裂,必须迅速作出诊断,以便抢救。其次,若在一定时间内出血量较多,要积极排除病人是否有进行性出血。进行性出血的诊断可依据:①失血性休克逐渐加重。可表现为脸色苍白、冷汗、四肢皮肤湿凉、血压下降、脉搏细速、呼吸困难、尿少等。体格检查可有患侧肋间隙饱满,纵隔移位,气管移向健侧,胸部叩实,呼吸音消失或减弱等。②经输血、补液等积极治疗,血压不长或上长后又迅速下降。③一般术后24h内胸腔闭式引流量可有150~700ml。若4h内超过1 000ml,或每小时超过200ml、持续3h以上,且有休克倾向,提示胸内有活动性或进行性出血。引流量增多的现象发生在术后10h或以后,则以胸内渗血的可能性大。若测定胸腔积液中血红蛋白的含量超过5g或接近全血,亦提示有出血。④重复检测血红蛋白、红细胞计数及血细胞比容等。若动态变化有逐渐减低的趋向,提示活动性出血。有时需进行出血及凝血时间测定、血小板计数、凝血酶原时间与纤维蛋白原测定等检查,这些检查都有助于胸内出血的判断。⑤肺和纵隔受压症状加重，严重影响呼吸循环功能。X 线检查胸内阴影继续增大。一般每增大 1 个肋间，胸内积血量可增加 150ml，此数可作为补充血容量的参考指标。

(3)处理：严密观察出血量及出血速度。保持胸腔引流管通畅，使胸内积血得以完全排出。如果疑为肺部大血管破裂，应立即经原切口紧急进胸止血。要积极输血，迅速补充血容量。对术后渗血较多的病例，应给予适量输血，并静脉注射有效的止血药物(如抗纤溶芳酸、维生素 K_1、凝血质及葡萄糖酸钙等)。如果经过积极输血，血压仍不能维持在正常水平；单位时间内胸腔引流量不减少，并有休克的倾向，应积极考虑及时剖胸止血。如果胸内渗血已凝成大量血块，严重压迫心肺，影响心肺功能，应及早开胸清除胸内积血或血块，解除对心脏、大血管及肺的压迫，并可防止术后因血块诱发的胸腔感染。同时予以仔细止血，并观察一段时间直至确实无明显活动性出血后，放置胸腔闭式引流管，逐层关胸。术后仍应按估计的失血量补充全血，适当补钙(输 2 单位库存血补 1g 钙剂)。维持尿量在每小时 40ml 以上。为防止胸内感染，应给予适量有效的抗生素。

2. *术后心律失常*　肺手术后心律失常较为常见，发生率为 3%～50%，平均 20%左右。严重者容易导致心源性休克，增加死亡率。中国医学科学院肿瘤医院胸外科报道心脏并发症为 30 例次，占并发症总数的 11.1%(30/271)(第 2 位)。

(1)原因：①50 岁以上的患者常合并有冠状动脉供血不足，术后因心肌缺氧而导致传导系统功能障碍。据报道，70 岁以上者有 40%术后发生心律失常。②手术范围扩大，手术创伤严重，例如，解剖纵隔能增加迷走神经的张力；在心包内结扎肺血管，术后心律失常的发生率高。Mowry 报道肺手术 574 例，肺叶切除仅 3%发生心律失常，而全肺切除则为 19%；其中左全肺切除为 14%，右全肺切除为 23%。③麻醉及手术中缺氧可提高血液循环中儿茶酚胺的浓度，增加心脏的应激性，容易诱发心律失常。④水、电解质失衡，如低血钾、酸中毒等。

(2)诊断与处理：发生心律失常的患者的临床表现为突发的心慌、气短、胸闷、恐慌、烦躁不安。体检发现血压不稳，心律失常及脉率不整。根据心电图进行诊断并确定类型。一般的心律失常，多能自行纠正。有时心律失常呈一过性或阵发性，应密切观察。顽固的心律失常降低心排血量，影响循环功能，可导致心室纤颤或心搏骤停等严重后果，要及时防治。①窦性心动过速，最常见。多因术后疼痛、低血容量、脱水、缺氧、发热或因使用各种药物所致。处理原则是治疗病因，使心率恢复正常。如由于心力衰竭伴有低血压，宜静脉注射速效洋地黄制剂，如毛花苷 C(西地兰)。②房性期前收缩。少数导致心房纤颤，若未影响心室率，一般可以不必处理。③心房纤颤，比较少见。快速心房颤动可引起心排血量降低，使心、脑、肾等生命器官缺血。宜充分供氧，静脉注射毛花苷 C，以控制心率，改善症状，维持正常血压。多数可自动恢复为窦性心律，少数需要电转复。④室性期前收缩，少见。容易导致心房纤颤、室性心动过速或心室纤颤。如果术前没有多发多源室性期前收缩，而只在术后发生，多为不祥之兆，应积极处理。治疗措施包括立即充分供氧，静脉推注利多卡因 100～200mg，必要时以 2～4mg/min 的速度静脉滴注维持(5%葡萄糖溶液 500ml 加利多卡因 400mg)。必要时可电击转复心律，但宜请有经验的心血管内科医生协助处理。⑤室上性心动过速。室率快，伴有心房纤颤。未用洋地黄者，可给予洋地黄治疗，以降低心率。由于洋地黄治疗量与中毒量很接近，有人主张配合应用小剂量心肌抑制药，如普萘洛尔(心得安)0.5～2mg，静脉注射，以抑制窦房结到房室结的传导，减慢心率，改善心排血量，增加冠状动脉供血。但是，对房室传导阻滞、重症肺动脉高压及充血性心力衰竭者，禁忌应用普萘洛尔。遇有顽固性室上性心动过速，药物治疗无效者，可采用电转复。⑥室性心动过速，是严重的心律失常。如不及时处理，可迅速导致心室纤颤或心搏骤停。宜立即给予利多卡因 200mg 静脉注射，应用心电图监护。必要时重复注射 50～100mg，直到恢复窦性心律，继续用利多卡因 2～4mg/min，静脉滴注维持。顽固性室性心律，药物治疗无效者，可采用电转复。

(3)预防：①术前准备。对伴有严重慢性支气管炎或慢性阻塞性肺疾病者，要做全面肺功能检查。停止吸烟 1～2 周。配合应用支气管扩张药雾化吸入、体位引流、鼓励深呼吸、吹气球及应用抗生素等，可减少痰量，避免因支气管痉挛引起缺氧导致心律失常。②预防性应用抗心律失常药物。对原来有心脏病的患者，要做全面的心脏功能检查。肺手术前常规进行洋地黄化适用于 60 岁以上伴心脏扩大、心力衰竭、高血压或冠心病的患者。但要注意补钾，因为低钾容易发生洋地黄中毒。

3. *术后心肌梗死* 是最严重的心脏并发症之一。国内一组1 721例肺切除术后发生心肌梗死6例，占并发症总数的2.2%(6/271)。

(1)原因：①高龄。根据文献报道统计，接受肺手术患者的年龄超过35岁者，心肌梗死的发生率为1%～3%，心电图显示缺血图像者占5%～10%。②冠心病或心肌梗死病史。手术创伤可增加心脏负担，减少心排血量，导致冠状动脉缺血，严重影响冠状动脉血流血氧供需之间的关系。如果术前曾患高血压、冠心病等，术后发生心肌梗死的可能性将有不同程度地增加(约10%)。另有约40%的患者心电图显示缺血图像。③麻醉、手术、肺部疾病史等导致缺氧。术中、术后缺氧或心律失常、血容量降低所致的低血压，可以减少冠状动脉血流，导致冠状动脉急性阻塞，引起心肌急性坏死。另外，由于原有的肺部疾病、麻醉药抑制呼吸，以及肺切除术后通气不足或肺不张等，可以导致仅有血流而无通气的肺内异常静脉-动脉分流，通气与血流比率失调，造成严重缺氧，间接引起心肌梗死。

(2)诊断与处理：手术后原因不明的低血压、休克等，应高度怀疑心肌梗死。因为这些是心肌梗死最早的临床表现。由于术后常规应用镇痛药物，极易掩盖心绞痛症状，因此，心肌梗死的诊断主要依靠心电图。治疗包括安静休息，充分供氧，维持血压，控制心律失常等。应加强心电监护。心绞痛可给予适量的哌替啶(度冷丁)或吗啡止痛。如有条件，从股静脉插入漂浮(Swan-Ganz)导管以监测肺毛细血管楔压和左心室舒张末压，提供补液、应用洋地黄或抗心律失常药物的指标。正常左心室舒张末压应是12mmHg以下，心肌轻度损伤是12～20mmHg，严重损伤则>20mmHg。以上治疗无效时，可安放主动脉内气囊反相搏动器(IABP)。最后根据左心功能及其他具体情况，酌情进行择期或急症冠状动脉旁路移植术。当心室喷射率(正常是0.6)下降到0.2时，提示左心功能严重损害，不宜手术。

(3)预防：①术前发现心功能差或心脏扩大者，要给予预防性洋地黄化治疗。②术前应积极治疗贫血、维持水和电解质平衡以及纠正心律失常。③围术期要尽量保持血压平稳，避免发生休克。要充分供氧，及时适量输血、补液，积极改善心脏功能。

4. *术后心力衰竭*

(1)原因：①既往心脏代偿功能差，输液过多或过快导致心功能急剧下降；②心脏传导系统功能障碍导致心律失常；③冠状动脉缺血、心肌梗死；④麻醉或手术过程中各种原因引起的心肌缺氧、电解质紊乱等降低心肌收缩力；⑤手术后影响心脏负荷的其他并发症。

(2)诊断：肺癌外科手术后发生的心力衰竭多为急性左侧心力衰竭和(或)右侧心力衰竭两种。慢性右侧心力衰竭偶见。左侧心力衰竭主要表现为肺循环充血，如呼吸困难(包括活动后呼吸困难、端坐呼吸及阵发性夜间呼吸困难3种类型)、急性肺水肿(咳粉红色泡沫样痰、咳嗽、咯血、两肺底可听到细湿啰音等)。右侧心力衰竭主要为体循环充血的表现，如腹胀、少尿、呕吐、颈静脉怒张、肝大、胸腔积液和腹水等静脉压增高的表现。

(3)处理：①有效地应用强心药物。洋地黄类药物能增强心肌收缩力，使每搏量和心排血量增加，同时直接抑制房室结和房室束的传导，间接兴奋迷走神经使房室传导功能减低，减慢心室率，降低心腔内的舒张压、改善心室充盈、降低静脉压，提高心肌的工作效率。适用于2周内未用过洋地黄类药物，或虽曾用过但估计其作用已经消失的术后急性心力衰竭，以及术后发生心律失常的患者，如心房纤颤、心室率快或非洋地黄引起的室上性心动过速。使用时以25%～50%葡萄糖溶液20ml稀释，然后缓慢静脉注射，时间不得短于5min。常用毛花苷C(西地兰)，每支含0.4mg，静脉注射后10min开始有效，1～2h作用达高峰。其效用减弱迅速，1～2d毒性消失，3～6d作用完全消失。饱和量为1.2mg。在成年人，可先给予0.4mg，必要时，过2～4h再给予0.4mg，以后根据病情再给予0.2mg，直到出现满意疗效。②利尿药的应用。利尿药通过增加肾小球的滤过或减少肾小管对钠盐的重吸收而增加尿量，减少血容量，减轻心脏负荷。对急性心力衰竭，如肺水肿，常用的快速利尿药有呋塞米(速尿)或利尿酸钠。中度至重度心力衰竭，可合用氢氯噻嗪(双氢克尿塞)和氨苯蝶啶。在利尿的同时，要注意低钾、低钠和低氯性代谢性碱中毒。常用应用快速利尿药：主要作用于近曲小管和亨利襻上升支，抑制钠的重吸收，增加排钾、排氯。用利尿酸钠25～50mg或呋塞米(速尿)20mg，以高渗葡萄糖溶液稀释后静脉注射，15min起作用，1～3h达高峰，持续6h。口服剂量同静脉注射，每天1～2次。口服容易吸收，利尿作用开始于1h内，2～4h达高峰，持续6h。每排尿500ml要补充氯化钾1g。③血管扩张药物的应用。常用硝酸甘油类药物，如硝酸甘油加在生理盐水中持续静脉泵入，以控制动脉血压在正常范围内为前提。

(4)预防：为了增强心脏功能，手术前可适当给予能量合剂(葡萄糖、胰岛素、氯化钾、维生素C、辅酶A、肌酐等)，保护心肌。如有水电解质紊乱、心律失常等应予以纠正。复杂的肺部手术，术中和术后要限制补液量。Hutchin 认为，肺切除，特别是全肺切除后补液容易过量。Roth 也观察到，发生肺水肿主要是由于水钠过多。因此，必须高度重视补液的速度和容量。

5. *术后肺水肿*

(1)原因：①各种原因引起的缺氧，如术中低血容量性休克、呼吸道梗阻、术后肺不张或通气不良。②输血、补液过多、过快，以全肺切除术后尤为多见。③左侧心力衰竭。④肺毛细血管静水压升高。常见于补液过量、冠心病引起的左心功能不全或二尖瓣狭窄导致的肺静脉高压。⑤血浆胶体渗透压降低。见于营养缺乏、低蛋白血症或术后只补给非胶体液体。⑥肺的组织间液静水压增高。组织间液静水压主要来自肺泡壁的反冲力(recoil force)。肺泡内衬有一层肺泡表面活性物质，通过减低肺泡表面张力，保持组织间液静水压稳定在－10～－12mmHg。各种原因引起的缺氧能减少肺泡表面活性物质的合成和储存，肺泡的表面张力继而增高，周围组织的负压显著增加，组织间液明显增多。⑦肺毛细血管壁渗透性增加。由于休克或缺氧，沿肺毛细血管内皮聚集的纤维素、白细胞和血小板释放血管活性物质和溶酶体酶。后者能增加肺毛细血管壁的渗透性，血浆蛋白透过毛细血管壁进入组织间，提高组织间液的胶渗压，使大量水分从毛细血管出来，形成急性肺水肿。

(2)诊断：①早期有轻度呼吸困难。液体从肺毛细血管到组织间隙，经肺泡隔到达包绕在小气道和血管周围的疏松结缔组织。由于淋巴系统的引流，液体不会聚集在肺泡周围，所以仅轻度影响气体交换，但肺顺应性减低。②后期临床表现显著，有高度呼吸困难。发绀、咳粉红色泡沫样痰，肺野可听到湿啰音。肺泡内有液体把肺泡表面活性物质漂浮起来，增高肺泡表面张力。一方面，组织间液静水压增高，从肺毛细血管内大量吸出液体，形成严重的肺水肿，导致呼吸耗能增加，肺顺应性更低；另一方面，肺泡萎陷甚至不张，出现由右向左的分流，严重影响气体交换，导致组织细胞明显缺氧。但是，对于这两个方面，机体还有代偿机制来缓冲，如增加心排血量，设法更有效地从血红蛋白分子中摄取氧气等。如果这种代偿机制耗竭，就需要机械辅助呼吸。

(3)处理：①充分氧疗，改善 PaO_2。②控制输血、补液量和速度。有条件时可采用漂浮导管，使输液量和速度比较恰当，防止肺静脉高压。③在成年人，肌内缓慢注射吗啡 5～10mg，必要时 10～15min 后可以再注射 5mg。④快速利尿，可用呋塞米 20～40mg 静脉推注或肌内注射，或 20%甘露醇 250ml 静脉快速滴入。⑤应用洋地黄制剂。⑥给予大剂量有效抗生素，以控制感染。⑦呼吸机治疗，肺水肿时应用呼吸机的指标为：a. 呼吸频率高于 35/min；b. 肺活量＞15ml/kg；c. PaO_2 低于 60mmHg；d. 肺泡-动脉压力阶差＞450mmHg；e. 吸入纯氧显示严重肺内分流；f. $PaCO_2$＞55mmHg，表示由于呼吸功率增高、肺顺应性降低，导致呼吸肌疲乏，引起肺泡通气不良。

6. *术后肺栓塞* 术后肺栓塞是严重并发症之一，临床罕见。中国医学科学院肿瘤医院胸外科 2 004例肺手术患者中共发生 4 例，全部死亡。栓子来自静脉栓塞。近来有人用 ^{125}碘纤维蛋白原标记 40 岁以上患者，显示 35%有静脉栓塞，但形成肺栓塞者只有 0.57%。

(1)原因：约在 100 年以前，Virchow 就认识到血管内栓子是由于血流停滞、血管壁损伤及凝血机制改变 3 个因素形成。肺癌术后肺栓塞的主要因素包括：①术后长期卧床，尤其是侧卧时，一侧肢体压迫另一侧肢体，阻碍正常的静脉回流。②高凝状态，术前难以预计，机制不明。此外，也可能与老年人、心脏病和癌肿有关。通过尸检证明，肺栓塞 85%以上来自下肢静脉，只有 5%来自盆腔静脉或上肢浅静脉。栓子多从浅静脉延伸到深静脉，然后到肺动脉。

静脉栓塞的归转有三：一是自溶，约占 50%以上。Flance 术前给患者做 ^{125}碘标记纤维蛋白原系统扫描，发现术后第 1 天 29 例有静脉栓塞，第 2 天只有 16 例。Lipchik 通过给患者做深部静脉造影 23 例，发现 2 周内有 10 例栓塞阴影完全消失。二是形成肺栓塞。尸检证明，静脉栓塞形成肺栓塞者占 1/3 以上。三是黏在静脉壁上，被静脉瓣截留，成为机化栓子。

(2)诊断：肺栓塞临床表现主要与肺动脉的机械性梗阻密切有关，而与神经反射和体液机制的关系仅居次要位置。因此，栓子的直径大小和数目必须重视。肺动脉堵塞,若超过肺动脉内径的50%~70%容易致死,50%的病例死于15min以内。其猝死的原因是肺动脉高压、右侧心力衰竭、心排血量锐减、脑及冠状动脉血流减少、缺氧及不可逆性休克。

最常见的症状是呼吸困难。由于肺动脉梗阻、通气与血流比率明显增高(正常是0.8),病人虽有通气,但气体交换差,等于扩大了无效腔,无异于增加了静脉-动脉分流,即右向左的分流,使肺静脉血和体循环的动脉血一直处于低氧状态。有人观察到,栓塞在右肺动脉内,则右肺动脉的血量减少,右肺静脉的血液可以得到充分的氧合,而左肺动脉的血量相对地增多,左肺静脉的血液反而低氧,不能为右肺静脉血所代偿。小的栓子也可以引起呼吸困难,这是由于神经反射,或从血块或肺组织中释放5-羟色胺或组胺,引起支气管痉挛所致。

其次是胸痛。多数表现为正中部胸骨后疼痛。约有1/3的肺栓塞病例难与心绞痛相区别。在边缘部位的肺栓塞可以在呼吸或咳嗽时引起胸膜刺激性疼痛,但此时X线摄片上却看不到实变。

其他症状如咯血,提示肺毛细血管膜极度缺氧,造成坏死和出血。往往有刺激性咳嗽,也有痰中不带血者。梗死区域的肺组织继发感染,则形成肺脓肿。如果梗死部位比较表浅,可形成脓胸,常伴有支气管胸膜瘘。May报道,感染性肺梗死的死亡率高达62%。

肺栓塞的体征有发绀和休克。Sasahard认为,由于有不同程度的肺动脉高压,所以肺动脉瓣区第2音可有亢强和分裂。当肺动脉压高于30mmHg时,右心室舒张压往往>6mmHg,临床上显示右心室衰竭,可以听到三尖瓣关闭不全所致的收缩期杂音。由于右心房压力高,可致颈静脉压上升,肝颈反流征阳性。

Coon总结尸检肺栓塞567例,发现患者存活时确诊者只有9.3%。呼吸困难伴有胸痛及咯血常误诊为肺癌。正中胸骨后疼痛及低血压很像心肌梗死。休克往往误诊为革兰阴性细菌引起的败血症。为了对这种严重并发症能够做到尽早诊断和治疗,现将辅助诊断方法分述如下:①X线检查。胸部平片显示肺纹理减少。在大块栓塞时,可见到肺动脉近端扩张。X线摄片显示肺浸润、胸腔积液及膈肌抬高。②放射性核素扫描。用^{131}碘标记大颗粒白蛋白静脉注射,进行阴性扫描,可见沿肺野侧缘有新月形缺损。假阳性可见于先天性肺动脉畸形、脓胸、炎症,或肿瘤压迫肺动脉引起肺动脉高压或肺不张等。为了进一步进行鉴别诊断,可以分别做灌注扫描和通气扫描。通气扫描是吸入放射性核素,如^{133}氙,肺栓塞时显示异常的灌注扫描和正常的通气扫描。假阳性只见于肺实质病变。③肺动脉造影是一种最可靠的诊断方法。注射血管造影剂到右心或肺动脉,X线显示充盈缺损即可确诊。④血气分析。如果肺灌注减少,$PaCO_2$必定下降,$PaCO_2$与PaO_2的压力阶差显著缩小,说明存在肺栓塞。

(3)处理

①抗凝治疗:a. 肝素,每次5 000U,以5%的葡萄糖溶液或生理盐水100ml稀释,静脉缓慢滴注,每4小时1次。要维持凝血时间是正常的2~2.5倍(试管法,正常是5~10min)。如果发生出血,可用硫酸鱼精蛋白50~100mg中和或对抗肝素。b. 华法林:第1天25mg,第2天10~15mg,以后用维持量2.5~10mg。用药3d后有效,第4天达高峰,可持续4周有效。要维持凝血酶原时间延长为对照值的1.5~2.0倍。如有出血,可用维生素K_1对抗。

②溶栓药:链激酶和尿激酶通过促进形成胞质素(Plasmin)而起溶栓作用。有人通过肺动脉扫描、造影及右心室测压等,已在实验室证明溶栓效果满意,但尚未在临床上广泛应用。

③外科治疗:Pollak报道肺栓塞458例,应用肝素或华法林之后,发生多发性肺栓塞者仍有8%;17例未用药物治疗者,竟高达47%。因此,对肺栓塞还要酌情考虑外科手术。

下腔静脉阻断术:①指征。肺栓塞病例应用抗凝治疗无效,或忌用抗凝者。②手术方法。腹部正中切口或右肋下斜切口。在十二指肠第2段外侧找到肾静脉远端,要注意避免损伤第1腰椎静脉。结扎左侧卵巢静脉或汇入左肾静脉的左精索静脉。然后用1把钳子夹闭下腔静脉,关腹。③术后处理。卧床,抬高下肢2d,穿弹性袜子下床走动10d;手术当日开始用华法林,维持6周。④效果。完全阻断后,有2.9%因休克而死亡,部分阻断者没有死亡;下腔静脉完全阻断后,肺栓塞的复发率约1.3%。

肺栓子取除术:1924年Kirschner第1个手术成功。1942年Sharp在体外循环下手术成功,至1971年总结306例,手术成功率为52%。术中除了直接切开肺动脉取出栓子以外,还要仔细按摩肺,使更多的碎栓子及牛奶样物质从肺实质中挤回肺动脉,一并取出。术后危险的并发症是肺泡和气管内出血以及肺顺应性降低,目前认为,这可能是由于重新灌注已缺血的肺所致。

(4)预防:防止深静脉血塞形成,是预防肺栓塞的重要环节。①防止静脉血流淤滞。让患者抬高下肢,鼓励患者早期下床活动锻炼及进行床上活动。下肢用弹性绷带包扎,减少静脉血液淤滞在静脉池,加速静脉回流。②避免静脉内膜损伤。静脉栓塞多见于外伤和医源性损伤。行静脉切开时,不要挤压静脉,只许用镊子夹持血管的外膜。要用细针做外翻缝合。静脉输液尽量不用高渗性或刺激性药物。若要用这类药物,最好插硅胶管深达下腔静脉,以便稀释药液,减轻刺激。

7. *术后心疝*　心包内处理肺大血管进行全肺切除术者,发生此并发症较多。但是,一旦发生,则死亡率较高,约达50%以上,应高度重视。此种并发症的发生主要与心包缺损的大小有关。右侧心疝引起腔静脉梗阻,出现发绀、颈静脉怒张、肝大、腹水、静脉压升高等临床表现。左侧心疝引起左心室受压,出现心率快、休克和心搏骤停等。心疝一般于术后短期内出现,应立即进行胸部X线摄片加以证实。如果诊断明确。应立即手术整复,可用阔筋膜或胸膜瓣修补心包缺损。

8. *术后呼吸衰竭*　呼吸衰竭是指在静息呼吸下不能维持正常的动脉血氧和二氧化碳分压。如果机体能够代偿,只有一般缺氧和二氧化碳潴留的症状,称为慢性呼吸衰竭。PaO_2 低于 60mmHg 时,失去代偿能力,有显著缺氧和呼吸性酸中毒的危重症状,称为急性呼吸衰竭。

(1)以通气功能不全为主的呼吸衰竭:指外呼吸衰竭,是空气进入肺部和气体从肺部排出受到影响。此时肺泡有效通气量不足,使肺泡氧分压降低,二氧化碳分压增高,导致肺泡与肺毛细血管之间氧和二氧化碳压力阶差缩小,由于通气不足引起的缺氧和二氧化碳潴留同时存在。常见于①胸廓病变,如手术后胸痛、胸廓成形、胸膜粘连、术后血胸、气胸等(尤其是全肺切除之后对侧胸部因胸腔穿刺或肺大疱破裂引起的气胸),影响胸廓活动和肺的扩张,引起有效通气不足,吸入气体分布不均,严重影响气体交换。②呼吸道病变,如呼吸道分泌物或异物阻塞所致肺不张,麻醉和手术所致支气管痉挛引起气道阻力增加、通气不足及气体分布不均匀。

以上因素造成胸壁、胸膜腔、气道、肺等部位的阻力增加,肺的扩张并不能克服这种阻力,叫做通气衰竭。

(2)以换气功能不全为主的呼吸衰竭:指内呼吸衰竭,是肺泡和组织之间的气体交换受到影响。主要是由于通气与血流比率异常,导致静脉-动脉分流及弥散功能障碍,引起以缺氧为主,二氧化碳潴留不明显的临床表现。常见于①肺组织病变,如术前肺功能差,术后病灶播散(结核、癌肿),晶体液补充过多、过快所致的肺水肿,肺部广泛性炎症,手术所致肺挫伤或肺组织切除过多,肺泡有效面积减少等。在全肺切除结扎肺动脉时,可出现肺动脉高压,导致肺实质不能代偿正常生理需要的气体交换。②静脉-动脉分流,如肺内分流,使部分静脉血掺入动脉血,造成组织缺氧。③左侧心力衰竭,如术后心肌梗死。

以上因素都能使气体交换发生障碍,造成肺换气功能衰竭。

(3)诊断:①发绀是缺氧的典型表现。一般情况下,由于氧离解曲线的特性和红细胞增生,人体对缺氧有代偿能力。直到严重缺氧,而且动脉血氧饱和度低于75%时,才出现发绀。口唇或口腔黏膜的血流量较大,淤血机会少。若这些部位出现发绀,提示有明显缺氧。出现发绀之前、轻度缺氧往往容易被忽视,如术后肺不张早期,可以只有胸闷和心悸。重度缺氧可出现脑症状,如烦躁不安、神志恍惚、谵妄、昏迷或抽搐。晚期则有肝、肾功能损害、消化道出血等。②精神及神经症状是二氧化碳潴留的典型表现。动脉血二氧化碳分压($PaCO_2$)超过 50mmHg 就有症状。早期有头胀、头痛、睡眠颠倒等。如 $PaCO_2$ 超过 80mmHg,患者即处于垂危状态,表现神志淡漠、昏迷。根据引起术后呼吸衰竭的原因,结合缺氧和二氧化碳潴留的临床表现,不难诊断。但要进一步了解呼吸衰竭的性质和程度,必须做血液气体分析。③血气分析。包括动脉血氧含量(正常值为150～200ml/L)、动脉血氧饱和度(正常值为96.2%)、动脉血氧分压(正常值为95～100mmHg)、动脉血二氧化碳分压(正常值为40mmHg)及二氧化碳结合力(正常值为22～29mmol/L)。由于二氧化碳的弥散能力强,所以动脉血二氧化碳分压可以反映肺泡气二氧化碳平均值,是衡量通气功能可靠的指标。在正常情况下,动脉血氧分压可以反映肺泡气的氧分压。动脉血氧分压与肺泡气氧分压的阶差愈大,提示肺泡膜弥散障碍或静脉-动脉分流愈严重，是衡量换气功能的可靠指标。

(4)处理：①纠正缺氧。供氧是一项重要的应急措施，因为严重缺氧可引起人体重要组织细胞(尤其是脑组织)不可逆性损害。在紧急情况下，一时尚来不及增加通气量，吸氧的效果还是满意的。因为这时氧分压与氧饱和度的相互关系是处于氧离曲线的陡直部分。氧分压稍有增高，氧饱和度就可有大幅度提高，如氧分压 20mmHg 增高到 40mmHg，氧饱和度就从 30％提高到 70％，所以缺氧就可有明显改善。缺氧不伴有二氧化碳潴留者，高浓度氧吸入即可纠正缺氧；而缺氧伴有二氧化碳潴留者，不宜用高浓度氧吸入，而需要增加其通气量。鼻导管给氧是一种简便而实用的低浓度供氧法。导管宜柔软，尖端和端侧应有小孔，以分散气流。插入的长度以从鼻翼到耳垂为度，深度应达软腭水平。氧流量与吸入氧浓度的大致关系如下：吸入氧(％)＝21＋4×氧流量(L/min)。例如氧流量为 1.5L/min，则吸入氧浓度＝21＋4×1.5＝27％。患者往往不能耐受氧流量高达 6L/min，所以鼻导管给氧的浓度一般不超过 50％。对于以换气功能不全为主的患者要加压供氧，用加压供氧的方法，氧浓度可高过 95％以上。有条件时，可以使用高压氧舱给氧。②增加通气量。a. 应用呼吸中枢兴奋药物。通气功能不足伴有神志不清者，在保持呼吸道通畅的情况下，可先用尼可刹米 0.375～0.75g 静脉推注，以后用 3.75g 加入 5％葡萄糖溶液 500ml，静脉滴注，结合吸氧治疗，疗效满意，多数很快清醒。神志清醒之后，通过鼓励自主呼吸，面罩加压呼吸，积极咳痰，以改善通气。也可以应用洛贝林(山梗菜碱)、咖啡因、二甲弗林(回苏林)、戊四氮，但它们的不良反应比较多，如烦躁不安、面部肌肉颤动甚至抽搐等。b. 气管内插管或气管切开。凡呼吸衰竭患者伴有昏迷，经用呼吸中枢兴奋药无效，应及时采用气管内插管。插管方法简便，可以减少呼吸道无效腔，增加有效肺泡通气量，也有利于吸出呼吸道内大量分泌物，进行气管内药物滴入治疗等。带气囊的气管内插管既可以防止由于呕吐物或口咽分泌物误吸而引起窒息或吸入性肺炎，又便于加压呼吸。为了避免气囊长期压迫气管黏膜引起坏死，必须定期放松气囊。松开之前，要先吸净口咽分泌物。插管后，要定期用无菌操作技术分别吸尽呼吸道的痰液和口咽的分泌物，手法要轻柔。吸痰以后，随即给予加压辅助呼吸，以增加通气量。患者清醒之后，往往不能继续耐受气管内插管，应该及时拔管。必要时，可改用气管切开。但气管切开以后要加强护理工作，严格无菌操作，湿化和加温吸入气体，以及充分吸引分泌物等。c. 辅助呼吸。系应用人工或机械方法使空气或氧气进入肺泡，以增加通气量。凡有严重缺氧和二氧化碳潴留($PaCO_2$＞50mmHg)的昏迷患者，自主呼吸微弱或有肺水肿的病人，均可应用正压辅助呼吸。常用的方法有口对口呼吸、气囊加压和自动呼吸器 3 种。供氧之后仍有二氧化碳潴留者，宜用定量型人工呼吸器。③控制感染。是减轻阻塞性通气障碍的一项重要措施，因为呼吸道感染可以引起细支气管黏膜水肿、充血，加重呼吸功能不全。常用的措施包括应用有效而足量的抗生素，排痰，鼓励、帮助患者咳痰，保持足够的液体入量，蒸气或雾化吸入，应用祛痰药及体位引流等。④其他。如病因治疗，纠正酸中毒，必要时给予强心利尿药物及补充胶体液等。

9. 术后肺不张

(1)原因：术后肺不张是肺叶切除术后最常见的并发症，主要是由于支气管内分泌物增多或有积血，术后滥用大剂量镇痛药抑制了呼吸道的纤毛运动，或术后胸部剧烈疼痛限制了呼吸运动和排痰动作，不能有效地咳嗽排痰，痰液堵塞支气管，引起通气不良和感染，使肺泡有效通气量减少，导致余肺发生肺不张。

(2)诊断：多发生于术后 48h 内或第 2～5 天。初期体温升高，有胸闷、气急、心悸等症状，以后呼吸困难逐渐加重，有不同程度的发绀及烦躁不安，听诊可有啰音或管型呼吸音。肺不张时，叩诊呈浊音，呼吸音明显减弱，气管可移向患侧。X 线胸部透视或摄片可以确诊。

(3)处理：术后肺不张一般发展迅速，病情危急，必须早诊早治。处理的原则是排除堵塞在不张部位支气管口的分泌物，使肺复张。①积极帮助咳痰。要对患者耐心解释排痰对术后肺不张具有重要的治疗作用，取得患者全面合作。医护人员用手固定伤口，让患者深吸气后用力咳痰。同时，给予蒸气吸入，使支气管内分泌物的颗粒变小，便于排出。给予祛痰药，如氯化铵合剂，每次 10～20ml，3/d。②鼻导管吸痰。是可以在床边防治肺不张的好方法。先将鼻导管从鼻孔插到咽后壁，然后左手垫一块纱布，将舌尖端捏紧牵出口腔外面，右手推送鼻导管，当患者深吸气时，迅速将鼻导管送过声门。由于机械刺激作用，患者随即咳嗽排痰。咳完之后，可从气管内滴入少许溶痰药，如乙酰半胱氨酸、碳酸氢钠，抗生素及支气管解痉扩张药，然后拔除鼻导管。③纤维支气管镜检查。可以在直视下进行吸痰、滴药、冲洗及供氧。可以经口腔放一外导管，便于间断插入纤维支气管镜吸痰。吸痰之前吸氧 5min，每次吸痰不超过 15s，吸痰后继续给氧。应同时向气管内滴入药物。④气管内插管，气囊加压胀肺。经插管吸痰后，连接呼吸囊，挤压呼吸囊，使堵塞在支气管的分泌物化整为零，粉碎之后形成小颗粒进入远端支气管，然后吸痰，使肺复张。⑤呼气终末正压呼吸(positive expiratory end pressure，PEEP)呼吸生理实验证明，维持呼气终末正压有利于气体在肺内的均匀分布和交换，使一部分因术后肺不张而失去通气功能的肺泡在正压的情况下重新扩张，可以增加功能残气，从而提高动脉氧分压和血氧。在呼吸器(最好是定量型)呼气阀门的出口用内径 1～2cm、长 40～60cm 的导管接通到水瓶内，导管进入水平面下的深度就是 PEEP 的数值，一般采用 3～8cmH_2O，个别可达 10cmH_2O。有的学者认为，在患者循环较好的情况下，可达 15cmH_2O，但不宜超过 15cmH_2O。目前已有先进的可以直接调整 PEEP 的呼吸机，使用很方便。在一般情况下，为了减少并发症(如气胸)，正压不宜过大。在心搏骤停的病例，若是进行心内注射药物，应暂停正压呼吸，以免发生气胸。影响 PEEP 疗效的因素有两种：一是适应证的选择，如果循环情况差的患者应用呼气终末正压呼吸，弊多利少；二是正压的大小要恰当，有时仅仅 2～3cmH_2O 的压力差，也可以影响疗效。

10. *术后肺炎*　术后肺炎是指手术后发生的下呼吸道感染，在医院获得性感染(nosocomial infection)中占有重要位置，仅次于切口感染，其病死率较高。在单纯胸部手术中，术后肺炎的发生率高于单纯腹部手术，但却明显低于胸腹联合手术。

(1)原因：术后肺炎的病原菌最常见的是革兰阴性杆菌(依次为大肠埃希菌、克雷伯菌和铜绿假单胞菌)，其次是革兰阳性球菌(依次为金黄色葡萄球菌、肺炎球菌)，真菌、厌氧菌或病毒感染较为少见。其感染途径有三：①口咽腔吸入致病菌株。患者吸入自身口咽腔的致病菌是主要的感染来源。经此途径的致病菌主要是革兰阴性杆菌。它们可以通过进食或粪便污染而在口咽腔繁殖，或由肠胃逆行到口腔内丛生。有人认为，大量应用抗生素可使机体内菌群失调，使口咽腔内革兰阴性杆菌不受口腔内黑色素拟杆菌和咽部草绿色链球菌的抑制而迅速繁殖。细菌在上呼吸道繁殖后，伴随术中或术后分泌物，可被吸入气管支气管树。当分泌物中细菌浓度为 10^8～10^{10}/ml 时，即使吸入少量分泌物也可引起大量细菌繁殖。在手术后有缺氧、休克、酸中毒或肺水肿等情况下，由于肺内防御机制遭受破坏，更易促使发生术后肺炎。气管切开后吸入大量空气中的致病菌株，可引起严重的支气管肺炎。②呼吸器械污染。麻醉机或呼吸器带有储液的雾化吸入器或湿化器，引起污染的机会较多。据统计，吸入直径≤1μm 的液体颗粒就可以进入下呼吸道。后来采用醋酸消毒，或在雾化器内加铜制海绵筛，或定期热压消毒等措施，污染已明显减少。目前推广使用一次性即可丢弃的器械或导管，使器械污染的机会减少。③血行播散。在化脓性静脉炎或右侧心内膜炎的基础上，通过血源性播散可以形成继发性金黄色葡萄球菌肺炎，但较为少见。

术后肺炎的促发因素有：年老、肥胖、慢性阻塞性肺疾病或长期吸烟，肺功能下降；全身免疫功能减退；术中、术后误吸或呼吸道管理不当。

大多数术后肺炎为支气管肺炎，炎症先集中于细支气管，再向周围伸延，整个一叶实变少见，常累及多处，若治疗延误，可形成多个小的肺脓肿。

(2)诊断：手术后出现发热，有不同程度的呼吸困难，肺部听到啰音，就应该考虑术后肺炎。在早期，并无特异体征，诊断主要依据 X 线和细菌学检查。X 线胸片可见淡而模糊的炎症阴影。有人认为，克雷伯肺炎可在肺上叶表现为非特异性局限性实变，铜绿假单胞菌显示微小脓肿和(或)局限性实变。

细菌学检查包括对咳出的痰或经气管支气管吸引取得的分泌物进行培养。培养前必须先在镜检下进行筛选。一个高倍视野下若有 5 个以上的上皮细胞表示该标本已受口腔分泌物污染，不宜培养；一个高倍视野下若有 25 个以上的多形核白细胞，表示标本可能来自肺部。

收集分泌物的方法有 3 种：①环甲膜穿刺法。可减少口咽部污染，但不适用于有气管内插管的患者。②经胸壁肺穿刺法。用 24 号或 25 号细针头，在荧光屏下穿入肺实质吸引。此法必须争取患者的合作和准确的定位。凡是患者不合作、凝血机制障碍或肺动脉高压者，均不适用。③经纤维支气管镜取材法。使用专门用于采取培养材料的带导管的毛刷，在取材之后浸入盐水 1ml 中，做细菌定量培养。

(3)处理：革兰阴性杆菌肺炎（主要是铜绿假单胞菌）的死亡率高达 70%，而革兰阳性球菌肺炎的死亡率低，只有 5%。治疗时，除了去除病灶、增加机体抵抗力等一般性措施以外，关键在于应用有效而足量的抗生素。

对于革兰阴性杆菌肺炎可以用：①妥布霉素（Tobramycin），治疗革兰阴性杆菌肺炎的用法为 80～160mg/d，或 1.7～4.2mg/(kg·d)，连续 7～10d。有时支气管分泌物中的药物浓度仍达不到治疗剂量，患者临床表现有显著效果，但痰中仍能查到细菌。②半合成青霉素族。有羧苄西林（Carbenicillin）和哌啶青霉素（Piperacillin）两种。治疗铜绿假单胞菌感染时，最好联合应用妥布霉素和羧苄西林，既能避免耐药性，又能提高疗效。羧苄西林的用法是成年人 10～20g/d，小儿 100～400mg/(kg·d)，静脉滴注。临床应用效果满意。③阿米卡星（丁胺卡那霉素，Amikacin）。若患者对妥布霉素有耐药性，可用此药治疗铜绿假单胞菌肺炎。④β-内酰胺酶广谱头孢菌素——"第三代"头孢菌素。头孢氧哌羟苯唑（Cefoperazone）和头孢唑肟（头孢去甲噻肟，Cefatazidine）对铜绿假单胞菌作用较强，用量为 4～6g/d。但是，对金黄色葡萄球菌疗效差，价格昂贵，使用范围局限。

11. *术后气胸和胸腔积液*　术后气胸多数是由于余肺漏气所致。因余肺与胸膜广泛粘连，剥离创面之后未能完全缝合；少数是因为闭式引流管安放不当，胸部切口未能完全闭合，气管、支气管残端缝合不严密或食管误伤等。少量漏气多无临床表现而仅从胸腔闭式引流瓶观察到较多量气泡继续外逸。若有大量漏气，则呈气胸的临床表现。处理原则是争取余肺尽快扩张，预防胸腔感染。治疗措施有鼓励咳痰，吹气胀肺，对胸腔引流瓶进行持续低压吸引，应用有效抗生素等。如果术后 1 周左右患者无任何呼吸困难，X 线检查显示肺已膨胀，无气胸，胸腔闭式引流瓶内已不再漏气，表示剥离创面已闭合，可考虑拔管。如 2 周之内仍持续漏气，表示肺创面不能自行闭合，应在控制胸内感染的情况下，于 3 个月之后酌情考虑胸廓成形术和(或)支气管瘘修补术。若术后疑有食管损伤，应及时进行手术修补，保证胸腔引流通畅，积极改善营养状态等，严重者按食管瘘处理。

术后胸腔积液多由于胸内创面广或残腔大，在胸内负压的影响下，容易形成胸腔积液。如不及时发现和处理，可以继发感染，导致患侧急性脓胸，须引起高度重视。手术后要经常检查术侧呼吸音的强度和性质，注意胸壁切口或闭式引流管附近有无组织水肿。应及时行胸部透视或超声检查，了解胸腔积液的情况，标记好液平面的位置，及时行胸腔穿刺抽液。要注意积液的性质和量，必要时做细菌培养和镜检。配合有效抗生素，以防继发胸内感染。积极争取余肺早日扩张以消灭残腔。若发现积液已经感染，应行胸腔闭式引流。

12. *术后脓胸*　肺叶切除术后不并发支气管胸膜瘘的单纯脓胸已很少见，发生率为 1%～1.5%。全肺切除术后脓胸发生率为 2%～10%。

(1)原因：主要是由于手术过程中污染。或因术中止血不彻底，或因余肺表面有持续漏气，导致术后胸内残腔积液和积血。血是良好的细菌培养基，容易形成胸膜腔的感染。少数是由于体内存在病灶（如扁桃体、前列腺）而引起血源性感染。

(2)诊断：术后并发急性脓胸常见于手术后 3～7d。结核性脓胸可发生在数周甚至数年之后。术后急性脓胸的临床表现是急性化脓性感染和呼吸功能障碍。开始是弛张型发热、厌食、全身不适等化脓感染的中毒症状。因此，手术 2～3d 或之后，体温逐渐上升，必须引起警惕。炎症刺激胸膜，往往伴有患侧胸痛及憋气。患者呈急性病容，可因呼吸困难而不能平卧，常有发绀、鼻翼扇动和三凹征，患侧肋间隙饱满，胸壁呼吸动度减弱、气管、心脏向健侧移位，语颤减弱（若为全肺切除术后则语颤消失），叩诊呈浊音，听诊呼吸音减低或消失（全肺切除术后则呼吸音消失）。

X 线检查显示胸腔积液的致密阴影。量少时，肋膈角模糊，约为 300ml；中等量以上积脓，肺野外带有弧形浓密阴影，量为 300～1 000ml。脓气胸同时存在，则有气-液平面。肺叶切除术后的全脓胸，可见到余肺萎陷，纵隔移向健侧。全肺切除术后仅见纵隔移位，局限性脓胸可见包裹性阴影。

诊断性胸腔穿刺可以确诊。观察胸内流出的液体，若细胞计数逐渐增高，而且逐渐变浑浊，提示有胸腔感染的可能。抽出的浓液要常规涂片检菌，做细菌培养及药敏试验。常见的细菌有金黄色葡萄球菌、铜绿假单胞菌或链球菌。

(3)治疗：原则是早诊早治。否则，脓液长期浸泡支气管残端，可导致支气管胸膜瘘。经胸腔穿刺诊断明确，应立即在脓腔最低位置行胸腔闭式引流术，尽快引流脓液。对肺叶切除术后发生脓胸的病例，要鼓励患者咳嗽排痰或吹瓶，使余肺尽快膨胀，消灭脓腔。8周后纵隔已固定，可以改为开放引流。全肺切除术后的脓胸，近来主张对未合并支气管胸膜瘘者行抗生素滴注冲洗胸腔，多数可非手术治愈。Clagett主张每天用Dakin溶液冲洗，持续8周，效果良好。如果闭式引流3个月后仍有脓腔，属于肺叶切除术后者，应酌情行胸膜剥脱术或行胸廓成形术；属于全肺切除术后者，应行胸廓成形术。此外，应用有效的抗生素及全身支持治疗也很重要。

(4)预防：除了针对引起脓胸的原因采取相应的预防措施以外，术前要尽量去除感染病灶，术中避免污染，仔细止血及缝合余肺创面，还要努力消灭残腔，使余肺完全扩张。肺上叶切除者可加小型胸廓成形术、下叶成形悬吊术或膈神经压榨术等。

13. 支气管胸膜瘘　支气管胸膜瘘是肺癌肺切除术后的严重并发症之一。国内一组1 721例肺癌肺切除术后发生支气管胸膜瘘16例，占并发症总数的5.9%(16/271)。目前，据文献报道统计，肺叶切除术后支气管胸膜瘘的发生率已降到1%以下，而全肺切除术后的发生率仍较高，在4%～27%(包括结核病变)。这种并发症如能及时作出诊断，经过积极处理，一般不致引起死亡，但容易导致畸形、丧失劳动力，或因体质长期消耗，死于慢性衰竭，必须引起重视。

(1)原因：①手术方法不当。如，a. 支气管残端剥离太光，血液供应太差，直接影响残端愈合；b. 严重挤压支气管残端，特别是应用支气管自动缝合器时，要加以注意；c. 采用不正确的支气管缝合方法，如缝线太密，结扎太紧，缝合不严；d. 支气管残端太长，成为感染来源；e. 残端缝合之后未用胸膜、余肺组织、心包、奇静脉或纵隔脂肪组织覆盖。②术后脓胸处理不当。术后胸内残腔未能很好地消灭或止血不彻底，造成胸腔积液继发感染，胸腔积液未能及时抽吸，脓胸未能及时正确地引流，积液或脓液长期浸泡支气管残端，继发感染，影响愈合、形成瘘。③支气管残端有炎症或病变。术前放射治疗引起局部充血、水肿、影响血供和愈合。支气管残端遗留病变，如残留癌组织或有支气管内膜结核，亦易形成瘘。

(2)诊断：支气管胸膜瘘多发生于术后2～3周。临床表现与术后脓胸相似。早期除了出现弛张热以外，还常有刺激性咳嗽、痰带血丝、痰量较多。支气管残端破溃并与胸膜腔沟通后，体温可以下降，往往咳出大量咖啡样稀痰，其性质与胸内积液相同。有的突然感到呼吸短促，甚至出现张力性气胸，应采取紧急措施，排气减压。更重要的临床表现是患者不能向健侧卧，如果不慎向健侧卧位，可以立即引起窒息，甚至造成死亡。对疑有此类并发症的病例，在查体或治疗时，切忌卧向健侧。X线检查显示液-气胸。亚甲蓝(美蓝)试验可以确诊。方法是先向患侧胸内注射亚甲蓝2ml，然后让患者咳嗽，若能咳出蓝色的脓痰即可证实存在支气管胸膜瘘。

(3)治疗：①原则上应立即做胸腔闭式引流术，同时应用有效抗生素及其他支持治疗。少数小的支气管胸膜瘘。局部组织无结核病变或癌细胞，经过控制感染之后，往往能够自行愈合。②当感染已经控制而仍残留脓腔，且支气管瘘依然存在时，应考虑择期行瘘修补、带血管的肌瓣或大网膜填塞术，或胸廓成形术。Burker强调用胸大肌肌瓣复盖，有80%的瘘管可以愈合，也可以酌情行肺叶或全肺切除术，将瘘管和(或)病肺一并切除。

(4)预防：针对上述发病原因，给予相应处理，可以避免发生术后支气管胸膜瘘。应该强调指出，支气管残端缝合之后，必须在残端外面覆盖一层带蒂的胸膜瓣或余肺组织。根据Smith观察，支气管愈合有3种形式。①一期完全愈合，缝合线毫无崩裂；②部分断裂，指支气管残端有一部分裂开，但迅速被胸膜腔的纤维素封住；③完全断裂，裂口由纵隔组织、支气管上皮细胞和黏膜下纤维组织构成的薄膜盖住。前两种愈合约占68%。所以，用胸膜片覆盖残端是一个很重要的步骤。

14. 食管胸膜瘘　肺癌手术后并发食管胸膜瘘虽然罕见，但却是一种极其严重的并发症。90%以上发生在肺化脓性疾病。常见的有3种原因。第一，肺与食管有粘连，食管的正常解剖关系有所改变，在分离粘连的过程中容易直接误伤食管或误切外牵性食管憩室。第二，在游离粘连时，破坏或切断了供应食管的营养血管，造成食管局部坏死。第三，周围有炎症、结核或癌肿等病变，直接侵及食管。

食管胸膜瘘在手术中往往未能及时发现，术后很快并发脓胸。术后应密切观察胸腔闭式引流瓶内液体的性质，如疑有食物残渣，可口服亚甲蓝2ml加以证实，亦可慎重做食管造影检查。

处理原则：一是保持胸腔闭式引流通畅，以求充分引流胸内液体，减轻感染中毒，争取余肺尽快扩张，缩小残腔；二是安放胃减压管；三是空肠造口或锁骨下静脉高营养治疗。待患者体力恢复，感染基本控制之后，再考虑彻底消灭残腔。可行食管切除，用结肠或胃重建食管。Engleman 提倡用带蒂肌瓣填塞食管瘘口并分期进行胸廓成形术。如果患者情况差，可用盐水纱布填塞脓腔，使之保持“干净”，促进新鲜肉芽生长，最后以肉芽闭塞食管瘘口，若远端消化道通畅，也可以愈合。

15. 支气管吻合口狭窄　肺癌外科手术治疗后吻合口狭窄原因主要有：①吻合口径过小；②吻合口对合不佳及缝线过粗引起吻合口肉芽组织增生；③手术后支气管吻合口感染，肉芽组织增生；④支气管吻合口癌残留、复发。

治疗：患者和局部条件允许者，可以考虑再手术治疗；没有手术指征者，可以考虑行带膜支架置入。如果为局部肿瘤复发，则需加局部放射治疗。有学者报道支气管成形术后给予小剂量激素治疗7～10d，可以减少吻合口狭窄的发生率。

（周清华　张　力　王　燕）

第二节　肺部良性肿瘤

一、错　构　瘤

【流行病学】

1904 年 Albercht 首次提出错构瘤的定义，认为错构瘤是正常肺组织器官组成成分的异常混合，是一种先天性肿瘤样畸形，而非真性肿瘤。然而，近年来多数学者认为错构瘤是一种真正的肿瘤，起自支气管的未分化间质细胞，是一种真正的间叶性良性肿瘤。Rubin 报道成年人尸检资料中错构瘤占 0.3%；Arrigoni 等报道肺错构瘤占全部肺良性肿瘤的 77%，如以肺原发肿瘤计算则错构瘤仅占 1%～3%。由于病例资料来源不同，文献报道的发生率亦不相同。

【病理特点】

肺错构瘤多为单发，形态规则，呈圆形，边界清，有时见分叶状，薄层纤维包膜，易自肺剥离。瘤体切面黄白色，半透明，质硬而脆，少数病例可见斑点状钙化或骨化，部分有黏液。腔内型肿瘤大部分为息肉，表面光滑，有宽窄不一的蒂与支气管黏膜相连，一般不侵入支气管壁，肿瘤在腔内呈半阻塞或全阻塞状态，造成相应的继发性病变。错构瘤成分较杂，主要含有软骨和纤维组织。

【临床表现】

肺错构瘤肺内型患者多无症状，表现为体检发现肺部肿块影，有时可表现为胸部疼痛；而支气管内型可造成管腔阻塞，表现为咳嗽、痰中带血、咯血、反复或持续的肺部感染、肺不张等，同肺癌与肺结核等疾病有类似的症状。

【诊断及鉴别诊断】

肺错构瘤的诊断主要依据胸部 X 线检查，错构瘤生长缓慢，X 线随访可以长期无显著变化。肺错构瘤的影像学表现为圆形或椭圆形阴影，边缘光滑，密度不均匀，可有分叶，周围无浸润，无卫星灶。“爆米花”样钙化及脂肪密度是周围型肺错构瘤的特征性影像表现。支气管内肿瘤在胸部 X 线片上难以发现，大多在病灶远端出现肺实变、肺不张、反复或持续感染，此时行支气管镜检查及活检才明确诊断。

周围性肺错构瘤可采用经皮做肺内针吸活检明确诊断，Hamper 认为其诊断率可高达 85%，所以，对一般 X 线胸片和胸部 CT 发现软骨及脂肪密度而拟诊为错构瘤者，可动员患者做肺穿刺活检以明确诊断。由于错构瘤较硬，肺穿刺时易致气胸，发生率高达 40%。若针吸物的细胞学检查发现软骨碎片时，即可诊断为错构瘤。肺错构瘤应与以下疾病鉴别。

1. 肺结核球　肺结核球多伴有空洞，多个钙化灶、引流支气管症及卫星病灶等，可有结核中毒症状。

2. 肺周围型肺癌　X 线表现与早期肺癌极其相似，特别是无错构瘤特征者术前较难鉴别。错构瘤常伴有钙化，多无胸膜凹陷征及边缘毛刺征、空洞和淋巴结增大，咯血，消瘦等肺癌的特征性改变。

3. 炎性假瘤　肺错构瘤常误为肺炎性假瘤，除因两者均缺少特异性症状、体征外，影像学上都可呈团块状影，两者也都可以长期不变，但炎性假瘤在 CT 片上可以发现空洞、积液，却不会出现软骨和脂肪阴影的对比差异。

【治疗】

肺错构瘤虽为良性肿瘤，因有恶变可能，并且与早期周围型肺癌的鉴别诊断存在一定的困难，为防止对早期肺癌的漏诊。因此，一般主张手术治疗，尽可能早的进行剖胸探查，以取得病理，而明确诊断。周边型以单纯摘除为佳，肿瘤位于肺内较深位置的行肺叶或肺楔形切除，弥漫性肺错构瘤可行全肺切除，但对多发性肺错构瘤趋向非手术治疗。近年来，随着微创手术的开展，对于周围型肺错构瘤可采用电视胸腔镜（VATS）下做肺楔形切除术，其优点在于创伤小，出血少，恢复快，尤其是肺功能不能适应普通开胸的周围型肺错构瘤患者是最好的适应证。

二、纤 维 瘤

【流行病学】

肺纤维瘤是肺部纤维组织所发生的一种良性肿瘤，极少见。纤维瘤质地坚硬，灰白色，有时呈囊状，位于深部肺组织内，与邻近的血管及支气管不相连。

【临床表现】

肺纤维瘤一般无明显症状，通常是体检时发现，X线表现为边缘整齐的致密影，边界比较光滑。

【病理诊断】

镜检肿瘤边缘整齐，无包膜，可见不规则排列的胶原囊和纺锤状成纤维细胞所构成。细胞核长，内有分布不匀的染色质。肿瘤中央呈玻璃样变，无骨化或向外扩散的征象。

【诊断及鉴别诊断】

体检发现肺部孤立阴影，边界整齐，应考虑肺纤维瘤。明确诊断要靠病理诊断。

主要与早期肺癌、肺结核球、肺平滑肌瘤等进行鉴别。

【治疗】

手术切除。

三、脂 肪 瘤

【流行病学】

脂肪瘤为良性肿瘤，当脂肪细胞不断增生时即形成瘤体。肺脂肪瘤病例国内报道不多，无年龄及性别差异，多为原发，极少恶变。依其发生部位肺脂肪瘤可分为支气管脂肪瘤及胸膜下型脂肪瘤。

【临床表现】

胸膜下型脂肪瘤发生于肺组织边缘，沿着肺边缘呈弥漫性生长，不易引起肺的阻塞性肺气肿、阻塞性肺炎。所以，临床症状较轻微，只有胸闷、气短的表现，这与脂肪瘤质地柔软及发生部位有关。

【诊断】

X线片示：瘤体巨大，密度均匀一致而淡，其中可见肺纹理，边缘光滑锐利，分叶不明显，这是由肺脂肪瘤呈弥漫性生长，瘤体组织结构及其密度，加之有完整的包膜所决定的。肺脂肪瘤的早期诊断很难，X线平片是有效、适宜的检查手段，但最后确诊还得有赖于病理检查。

【治疗】

手术治疗。

四、平滑肌瘤

【流行病学】

肺平滑肌瘤是起源于肺血管、支气管及周围肺实质平滑肌的良性肿瘤。临床上少见，占肺良性肿瘤的2%。依据组织来源一般分为：支气管内型、肺血管型及肺实质型。肺平滑肌瘤多为单发肿瘤，男性略多于女性，极少为多发。

【病因及病理】

肺平滑肌瘤发病机制尚不清楚。有学者认为肺平滑肌瘤发生于肺部纤维瘢痕形成过程中。

根据肿瘤发生部位，将肺平滑肌瘤分为3种临床类型：①肺间质型；②支气管内型；③肺血管内型。3型中以肺间质型稍多于支气管内型，肺血管内型最少见。

大体标本，肿瘤一般为圆形或类圆形，质地中等，色灰白。显微镜下瘤细胞一般呈梭形，平行或交叉排列，细胞膜清楚，细胞核一般呈杆状，核分裂象少见，分化成熟。平滑肌细胞以Van-Gieson染色呈黄色，可与纤维瘤和神经纤维瘤鉴别。典型者组织学诊断并不困难，电镜和免疫组化检查可与其他梭形细胞肿瘤鉴别。

【临床表现】

肺平滑肌瘤最常见于中、青年，发病平均年龄为35岁左右。多无明显自觉症状，体检时偶然发现。少部分因咳嗽、胸痛症状就诊。

【诊断】

胸部X线检查是诊断该疾病的首选方法。位于肺实质内的平滑肌瘤，瘤体多呈类圆形，边界一般清楚，无毛刺征。部分可见气管受压及阻塞表现，肺门及纵隔多无增大的淋巴结。明确诊断均需手术切除后病理证实。

【治疗】

临床上一旦怀疑肺平滑肌瘤，一般均须手术切除，少数支气管内病灶，无远端肺实质性病变者可通过纤维支气管镜摘除或大部分摘除后行激光治疗。治疗上对于单发平滑肌瘤应以手术切除为主。切除范围由肿瘤大小、部位决定。对于肺内，尤其是肺周围型结节，胸腔镜下行肺楔形切除具有创伤小、恢复快等明显优势。

五、神经纤维瘤

【流行病学】

神经纤维瘤首先由德国医生 Von Recklinghausen 于 1882 年通过病理学研究对其组织学特点及其与神经系统的关系作了详细的阐述以来，神经纤维瘤一直被认为是一个单一的临床过程，既影响外周又影响中枢神经系统。直到 20 世纪 80 年代后期，分子遗传学的研究发现其具有两种明显不同的临床和遗传学特征：Ⅰ型(NF1)以多发皮肤色素沉着(牛奶咖啡斑)及皮肤和周围神经多发神经纤维瘤为其特征，但在中枢神经系统主要侵犯胶质细胞和星形神经细胞，多表现为视神经胶质瘤、星形细胞瘤、错构瘤等，肺内神经纤维瘤多属于Ⅰ型。Ⅱ型(NF2)以来自第Ⅷ对脑神经前庭支周围雪旺细胞的双侧前庭神经鞘瘤即双侧听神经瘤为其特征，另外包括脑膜瘤、室管膜瘤、脊神经根神经鞘瘤，近年来，屡见Ⅱ型患者皮肤和周围神经受累的报道。但人们习惯将 NF1 称为周围型神经纤维瘤病，肺内神经纤维瘤多属于Ⅰ型。

【病因与病理】

NF1 的发病机制目前主要认为是由于 NF1 基因突变导致其编码的 NF1 蛋白表达减少甚至缺如，从而使其下调原癌基 ras 活性的作用受到抑制，最终导致 ras 活性的增加，引起雪旺细胞 ras GTP 水平增高出现异常增殖，细胞增生以及肿瘤的形成。

【临床表现及诊断】

因为周围神经纤维瘤病是系统性疾病，常常是多器官同时受累或续惯性发病。患者主要以其他症状就诊，如皮肤和神经症状，体检发现肺部异影。少数患者以肺部症状明显，常见咳嗽、胸痛等。明确诊断主要靠病理诊断。

【治疗】

目前关于周围型神经纤维瘤病恶变率的报道不一，一般认为在 2%～17%。虽尚无一种有效的疗法能够预防或逆转 NF 的特征性病变，但对确诊病例应及早手术治疗为宜。为降低其复发率，以手术扩大切除肿瘤为主要治疗手段，既可改善患者功能，也可对发展较快者，起到减缓其生长，降低其恶变概率的目的。近年来，放射治疗等在神经纤维瘤病中的应用，获得良好效果，同时也使得更多的患者得到外科手术的机会，良好的手术技巧和合理的封闭创面的方式是外科治疗的关键。

六、神 经 鞘 瘤

【流行病学】

神经鞘瘤来源于神经鞘细胞，好发于脊神经后根和肋间神经，亦可发生于交感神经、迷走神经和喉返神经。肿物多有完整包膜，有局限性，多数为不规则分叶状和卵圆形，少数呈球形，表面光滑，质地韧软不一，神经鞘瘤也有良性、恶性之分，恶性神经鞘瘤从开始发病即以恶性者为主，亦可由良性恶变而来，但较罕见，其转移方式主要是血行转移，常见器官为肺、脑和脊髓，较少出现区域淋巴结转移，良性神经鞘瘤的瘤体内有灶性恶变者，其生物行为仍属良性，其生长缓慢，多为单发，手术切除后效果良好。神经鞘瘤多发于纵隔，肺内十分罕见，其可以起自肺实质或支气管壁。

【临床表现及诊断】

早期多无症状，多在胸透或摄 X 线胸片时发现，后期临床症状主要为胸部闷痛，咳嗽、咯血较少见；腔内型肿瘤有蒂与支气管相连，有不同程度阻塞；位于气管一侧主支气管的则有呼吸道梗阻、喘鸣，导致慢性肺化脓感染等症状。其影像学表现为密度均匀而较淡，CT 值 25Hu 左右，无钙化或脂肪成分，周围无炎性改变，可与错构瘤、炎性假瘤、血管瘤及结核球等肺内良性病变相区别。支气管碘油造影可以发现病变轮廓和所在部位。支气管镜检查能得到病理诊断。

【治疗】

一般均采取手术切除，术前不能定性者，应行肺叶切除术；对于生长于肺表面，包膜完整，与肺组织呈蒂状连接者，因其对肺组织多为压迫，一旦肿瘤摘除后，肺组织功能仍可恢复，故可行单纯肿瘤摘除，尽量保留肺组织。如为恶性神经鞘瘤，切除术后易复发，但可再次手术，放射治疗仅可起到局部控制作用，治愈困难。

七、肺内畸胎瘤

【流行病学】

肺内畸胎瘤是指纵隔无畸胎瘤而原发于肺内者，是罕见的肺良性肿瘤。前上纵隔畸胎瘤可侵犯肺而被肺组织包裹,易被误认为肺内畸胎瘤。畸胎瘤的好发部位是:卵巢、睾丸、前上纵隔、后腹膜。骶前、尾骨区、松果体、颅内及颈前等,肺内很少见。Holt 1978 年仅收集到 20 例,近年国内只有散在的个案报道。本病男性多于女性,可发生于任何年龄,文献报道最小 1 例为 10 个月的患儿,最大者 76 岁,以 20—40 岁为多。

【病因与病理】

本病可能是迷走的胚胎组织沿着支气管下行,为肺胚基包绕形成的肿瘤,与错构瘤同属发育性肿瘤。肺内畸胎瘤位于肺实质内,或位于支气管腔内,多为圆形实质性或囊性肿块,大小不等。肺畸胎瘤绝大多数是良性囊性畸胎瘤,但亦有少数病例病理为恶性,囊性畸胎瘤的腔内充满皮脂、胶胨样物,浅黄或棕色,腔壁厚薄不一,可与支气管相通,有结节向腔内突出。组织学检查可见含有 3 个胚层发生的组织,来自外胚层的皮肤及其附件、毛发、神经细胞、牙,来自中胚层的骨骼肌、平滑肌、血管、软骨和生血组织,以及来自内胚层的支气管上皮、肠上皮、甲状腺等。

【临床表现】

肺内畸胎瘤多发生于肺上叶,尤以左上叶为多。文献收集 20 例肺畸胎瘤中,有 15 例位于上叶肺内,其中有 10 例位于左肺上叶。本病大多缺乏特征性临床表现,主要表现为反复咳嗽、咯血及胸痛等,合并感染者可出现发热、咳脓痰。咯血是本病最常见症状,咯血量不等,少者痰中带血丝,多者大口咯血每次达数十毫升,甚至数百毫升,个别报道达千毫升者。可出现杵状指。咳出毛发或皮脂样物是本病的特征性临床表现,但很少见。由于本病多发生在肺周围,直径在 4cm 以上,临床上可出现压迫血管、气管、食管、喉返神经、交感神经等症状以及形成胸壁瘘。

【诊断与鉴别诊断】

肺内畸胎瘤术前正确诊断颇为困难,主要靠 X 线检查及临床表现。X 线胸片显示在肺内有团块样阴影或大片密度增高阴影中,出现半月形、半圆形条索状或蜂窝样透光区,有钙化、骨化或牙样影像,有助于本病的诊断。如合并感染,往往以脓肿、肺内炎症、肺不张为主要 X 线特征,同时与胸膜、纵隔及心包粘连。临床上长期间断性咳嗽、咯血、胸痛且病灶变化不大,应考虑此病。咳出毛发或油脂样物是该病的特征。

本病初诊时往往被误诊为肺结核、肺脓肿及其他肿瘤,致长时间误诊。造成误诊的原因有:①临床症状无特异性,未咳出毛发;②患者多次发病,均以对症治疗后缓解,未进一步查明其原因;③X 线胸片表现酷似空洞性肺结核,抗结核治疗后未密切观察病灶吸收情况;④本病罕见,不易被重视。所以,在询问病史、查体及各项化验检查中尽可能详细,以免造成误诊、误治。

【治疗】

本疾病以手术切除为主。由于肺畸胎瘤有 50%左右的病例合并感染症状。因此,对已有感染患者术前应充分准备,积极控制肺部或胸膜腔感染就显得更为重要。对疑有恶性病例,应在术中进行纵隔及支气管旁淋巴结清扫,必要时置标记,便于术后放疗。良性病例手术是最佳治疗方法,预后良好。

八、硬化性血管瘤

【流行病学】

肺硬化性血管瘤(sclerosing hemangioma of lung,SHL)是肺部少见的良性肿瘤,此瘤多见于无吸烟史的中老年女性,女性约占发病人数的 80%,平均年龄 46 岁。右肺较左肺常见,尤以中叶和下叶为多,位于外周部,生长缓慢,95%为单个结节,4%~5%可多发或双侧发生。

【临床病理】

本病的病理特征为血管增生伴有硬化倾向,呈乳头样突起,有出血,肺泡及基质内有成片的类似于组织细胞的圆形细胞浸润,因其形态类似于皮肤软组织中的硬化性血管瘤,故命名为肺硬化性血管瘤。

该肿瘤有 4 种组织构型:乳头区、实性细胞区、血管瘤样区及硬化区,有两种主要的细胞成分,即表面立方上皮细胞和圆形或多边形浅染细胞,两种细胞缺一不可。由于瘤内增生的小血管往往呈血管瘤样结构且管壁增厚及玻璃样变明显,同时又有致密的纤维组织硬化区存在,故命名为肺硬化性血管瘤。并可伴随有间质淋巴细胞的浸润、肥大细胞的浸润、脂肪组织、泡沫状巨噬细胞聚集、胆固醇结晶沉积和肉芽肿形成等。由于肺硬化性血管瘤的组织成分复杂,对其组织发生一直存在争议,Hass 等认为是血管来源,Katzenstein 等认为是间皮来源,李维华等认为是神经内分泌来源,Devouassoux-Shisheboran 等提出 SHL 主要由表面细胞和圆形细胞两种细胞组成,其起源为原始未分化的呼吸上皮。王妍等推测它们起源于Ⅱ型肺泡上皮细胞，超微结构观察立方细胞内出现的板层小体也说明了这一点。结合血管瘤样区 CD34 阴性表达，进一步说明了血管瘤样区实质上为扩大的肺泡腔出血，而并非为扩张血管腔。对硬化性血管瘤组织特征进行总结如下：①血管瘤样增生伴有管壁硬化倾向；②存在出血与硬化性病灶；③实性细胞团及黏液样基质内散在有白细胞；④增生的小血管呈乳头状突向气腔内。

【临床表现】

50%～87%的肺硬化性血管瘤患者临床无症状，部分患者可有咳嗽，咳痰(泡沫样或黄黏液样)，咯血及胸痛，胸闷，个别患者可有间歇性低热史。多在进行影像学检查时偶然发现，右肺略多于左肺，下叶多见。影像学大多为一孤立的、境界清楚地高密度结节，也可有多发或双侧者(4%～5%)，95%位于肺外周部胸膜下或中央实质内。

【辅助检查】

CT 表现：肺周围型单发圆形或类圆形肿块或结节，边缘光滑锐利，有些有浅分叶，无毛刺、空洞、血管切迹征及胸膜凹陷征，密度均匀或较均匀，偶见形态不一的钙化，无胸腔积液，无肺门或纵隔淋巴结增大。CT 增强病变可表现为均匀或不均匀强化，病变实性部分呈明显均匀性强化，CT 值可达 90～110Hu，最大增强 CT 值可高于平扫 CT 值 75Hu，延迟扫描可有强化，囊性部分基本不强化。有学者认为 CT 薄层扫描及动态增强 CT 扫描对 SHL 的诊断意义较大。文献报道瘤体中的含气新月征或边缘规整的暗区是 SHL 较为特征的表现。

【诊断及鉴别诊断】

因本病缺乏特异性的临床表现及影像学表现，易误诊，确诊往往依赖术后病理。根据前面提及的 4 种特殊结构再辅以免疫组化诊断一般不难。SHL 是一种非血管病变，但对有些细胞和组织形态特点表现不十分显著的病例需要与下列疾病鉴别，其中免疫表型特点可起到辅助鉴别的作用。①乳头状腺瘤，由Ⅱ型肺泡细胞增生形成乳头状结构，表面上皮分化好，乳头间质为含血管的纤维组织，无圆形细胞。②细支气管肺泡癌乳头状型的 SHL，其肺泡Ⅱ型细胞常有不同程度的增生，有时核大而深染，易误诊为细支气管肺泡癌(BAC)。但是，BAC 是真性上皮乳头，轴心为纤维血管轴心，表面上皮 SP-B 及 clara 抗原(＋)，而 SHL 乳头轴心是圆形肿瘤细胞，瘤细胞 TTF-1、EMA、vimentin (＋)、SP-B(－)。③类癌如 SHL 的实性区较显著，癌细胞大小形状一致，排列成实性片块状时，与类癌酷似，通过 SHL 的瘤细胞 TTF-1、vimentin (＋) 有助于鉴别。④肺炎性假瘤，主要由增生的纤维母细胞和肌纤维母细胞及较多的成熟浆细胞构成，虽然 SHL 中常见各种炎性细胞，但其组织结构及特征性的 2 种细胞与炎性假瘤还是有较大区别。

【治疗】

由于肺硬化性血管瘤术前很难与早期肺癌相鉴别，无论是体检发现或有咯血等症状，多需手术切除病灶以明确诊断。只有病理检查才能明确诊断为肺硬化性血管瘤。剖胸后对位于肺表面的血管瘤，可做局部切除，若肿块位于肺实质内则可做肺段或肺叶切除。

(姜格宁　王海峰)

第三节　支气管腺瘤

【流行病学】

气管、支气管腺瘤主要起源于气管或支气管黏膜腺体。男女患病比例约为 1∶2。肿瘤生长缓慢，但可浸润扩展到邻近组织，发生淋巴结转移，甚至血行转移，因此，被认为是一种低度恶性肿瘤。

【病理学】

气管、支气管腺瘤可分为 5 种类型(包括 2 中的 4 型)。

1. 支气管类癌(carcinoid of bronchus)　最常见，约占 90%。起源于支气管壁黏膜分泌腺的嗜银细胞，电镜检查显示类癌细胞含有神经分泌颗粒，并能分泌多肽类激素。类癌细胞的特征是单层排列生长，或呈囊状、巢状、小梁状的混合形排列。非典型类癌常表现为细胞形态的多形性：有丝分裂象的出现、细胞核质浓染和细胞质分散。肿瘤突入支气管腔，质软，血管丰富，易出血，呈暗红色或红色，可带蒂或无蒂，表面有完整的黏膜覆盖。有的肿瘤部分在支气管内，另一部分向支气管壁外生长达肺组织内呈哑铃状。一般与周围组织分界明显或有包膜。

2. 唾液腺瘤　较少见，约占 10%。可分为腺样囊性癌(adenoid cystic carcinomas)、黏液表皮样癌(mucoepidermoid carcinomas)、支气管黏液腺瘤(bronchial mucous gland adenomas)、多形性腺瘤(pleomorphic adenomas)4型。

(1)支气管腺样囊性癌:亦称圆柱形腺瘤。起源于腺管或黏膜分泌腺。支气管腺样囊性癌常发生在气管下段或主支气管根部,常侵入邻近组织,偶有淋巴结和远处转移,恶性程度较高。肿瘤突入管腔内,呈粉红色,表面黏膜完整。

(2)支气管黏液表皮样癌:最少见,起源于肺叶支气管或主支气管黏膜分泌腺。恶性程度高低不一,大多数为低度恶性,常呈息肉样,表面黏膜完整。恶性程度高者,可发生肺门、纵隔淋巴结转移。

(3)支气管黏液腺瘤:发生于支气管的黏液腺,向官腔内生长,表面被覆完整的支气管上皮,可阻塞支气管,但不破坏软骨环,为良性肿瘤。

(4)多形性混合瘤:为息肉状带蒂的肿瘤,也可为浸润性生长。

【临床表现】

气管、支气管腺瘤与种族、家族史和吸烟史无明显关系。虽然可发生于任何年龄,但多数患者均较肺癌患者年轻。常见的症状为咳嗽、咯血或支气管阻塞引起的哮鸣、呼吸困难、反复呼吸道感染或肺不张。支气管腺瘤以中心型为多见,肿瘤生长在支气管内,部分或完全阻塞支气管,致肺部分或完全不张。由于支气管阻塞和肿瘤血管丰富,咳嗽、咯血、反复感染构成了典型的三联征。如周围型肿瘤通常无症状,常于体检时X线摄片发现。多数支气管腺瘤局限于支气管或肺内,但10%~15%的患者明确诊断时已有区域淋巴结转移。少数支气管类癌患者,可有阵发性面部潮红、水肿、肠蠕动增加、腹泻、心悸、皮肤瘙痒等类癌综合征。如有此综合征者,提示有远处转移灶,常为肝转移。

【诊断及鉴别诊断】

胸部X线平片和断层摄片,可以显示肿瘤阴影,或肿瘤引起的支气管阻塞征象。但局限在支气管壁内较小的肿瘤,X线可能无法显影,CT或MRI有助于诊断。多数腺瘤生长缓慢,有的病例症状出现多年后,才能明确诊断。

支气管镜检查是重要的诊断方法,对于表现为支气管管内型病变,支气管镜检查具有非常重要的意义,不但有助于明确病理学诊断,还能明确病变位置,以便于术前设计手术方式。由于腺体肿瘤血管丰富,容易出血,进行支气管镜检查时,应避免做活组织检查,以免大量咯血。据文献报道有支气管腺瘤患者支气管镜活检后出现大咯血导致死亡的病例。据笔者所在单位的经验,除非镜下见肿瘤有搏动,支气管镜组织活检是安全的。支气管碘油造影可以显示支气管腔充盈缺损。

【治疗】

支气管腺瘤,如尚未发生远处转移,应在明确诊断后进行手术治疗。彻底切除肿瘤。发生于肺叶支气管的肿瘤,通常行肺叶切除术。发生于主支气管或气管的肿瘤,为了尽量保留正常肺组织,可以做气管或支气管袖式切除术。局限于支气管壁的肿瘤,也可以切开支气管,摘除全部肿瘤后,再行支气管成形术。

气管或支气管残端常规行冷冻切片检查,尽量做到切缘无瘤细胞浸润,但部分病例因肿瘤沿黏膜下潜行或向腔外浸润的范围较肉眼所见要广,彻底根治非常困难,在这种情况下,部分切除后辅以放疗也可获得较好的效果。

高度恶性者,治疗方法同肺癌。

全身情况禁忌手术或已有转移的患者,可施行放射治疗或药物治疗。

【预后】

支气管腺瘤属于低度恶性肿瘤,预后较好。肿瘤对放疗和化疗均不敏感,故根治术后无须辅助治疗。上海市肺科医院的一组病例研究报道提示,典型和非典型支气管类癌术后5年生存率分别为88.9%和25%。Martini等认为患者不能从辅助放疗、化疗获益。应定期随访和复查,文献报道支气管腺瘤患者术后5年和10年的生存率分别为94%和87%。

(姜格宁　王海峰)

第四节　支气管扩张症

支气管扩张症(bronchiectasis)以局部支气管不可逆性解剖结构异常为特征,是由于支气管及其周围肺组织慢性化脓性炎症和纤维化,使支气管壁的肌肉和弹性组织破坏,导致支气管变形及持久扩张。典型的临床症状有慢性咳嗽、咳大量脓痰和反复咯血。

起病多见于儿童和青年。近年来,由于抗生素的广泛使用以及对儿童做免疫接种,严重的支气管扩张症已较少见。另一方面，诊断技术的发展，也使一些临床及胸部X线片表现不典型的患者得以诊断。

【病因】

支气管扩张症可分为先天性与继发性两种，先天性支气管扩张症较少见，是由于先天性支气管发育不良，存在先天性缺陷或遗传性疾病，使肺的外周不能进一步发育，导致已发育支气管扩张如支气管软骨发育不全(Williams-Camplen综合征)。有的患者支气管扩张在出生后发生，但也有先天异常的因素存在，如Kartagener综合征患者除支气管扩张外可伴有内脏异位和胰腺囊性纤维化病变，它实际上属于纤毛无运动综合征(immotile cilia syndrome)的一个亚型。支气管扩张症也可见于Young综合征，该病特征为阻塞性精子缺乏，慢性鼻窦炎，反复肺部感染和支气管扩张。部分支气管扩张症患者显示免疫球蛋白缺陷IgG缺乏易于反复细菌感染其中IgG2和IgG4缺乏更为重要。

继发性支气管扩张症的主要发病因素是支气管和肺的反复感染、支气管阻塞以及支气管受到牵连，3种因素相互影响。儿童时期麻疹、百日咳、流行性感冒(某些腺病毒感染)或严重的肺部感染如肺炎克雷伯杆菌、葡萄球菌、流感病毒、真菌、分枝杆菌以及支原体感染，使支气管各层组织尤其是平滑肌纤维和弹力纤维遭到破坏，黏液纤毛清除功能降低，削弱了管壁的支撑作用，吸气、咳嗽时管腔内压力增加管腔扩张，而呼气时不能回缩分泌物长期积存于管腔内，发展为支气管扩张；支气管肿瘤，支气管内膜结核引起的肉芽肿、瘢痕性狭窄，异物吸入(吸入性肺炎、吸入有害气体或硅石、滑石粉等颗粒)、黏液嵌塞或管外原因(如增大的淋巴结、肿瘤压迫)均可使支气管腔发生不同程度的狭窄或阻塞，使远端引流不畅发生感染而引起支气管扩张；随病情进展，支气管周围纤维增生、广泛胸膜增厚以及肺不张、胸腔内负压对病肺的牵引，产生对支气管牵拉，同时由于局部防御机制和清除功能降低，反复感染使支气管壁肌层萎缩，软骨破坏、张力下降在管壁外牵拉力作用下形成持久的扩张。

【发病机制】

支气管扩张按其形态可分为柱状、囊状和混合状。先天性多为囊状，继发性多为柱状。柱状扩张的管壁破坏较轻支气管外观规则，管径无明显增大，仅在末端呈矩方形扩张，随病情进展，支气管炎症扩展到外周肺组织，导致其破坏及纤维化，在远端形成囊状扩张，呈蜂窝状，常有痰液潴留和继发感染，使囊腔进一步扩大。炎症蔓延到邻近肺实质，引起不同程度的肺炎、小脓肿和小叶肺不张。

支气管扩张多见于下叶。左下叶支气管较为细长，与主支气管的夹角大且受心脏、血管压迫，引流不畅，诱发感染机会较多，故左下叶支气管扩张较右下叶多见。左舌叶支气管开口接近下叶背段支气管，易受下叶的感染影响，故左下叶与舌叶支气管常同时扩张。右肺中叶支气管开口较细，其内、外、前有3组淋巴结环绕，因此，非特异性或结核性感染时淋巴结常增大，压迫右中叶支气管，使其阻塞发生肺不张，继之支气管扩张，称为中叶综合征。

支气管扩张部位的小肺动脉常有血栓形成，以致病变区域部分血液由支气管动脉供应该处肺动脉和支气管动脉分支常有扩张、扭曲和吻合支增多在管壁黏膜下形成小血管瘤，极易受损、破裂而成为支气管扩张咯血的病理基础。

支气管扩张的病理生理改变取决于病变的范围及性质。由于肺具有极大的储备力，如病变较局限，对机体可无影响呼吸功能一般可无明显改变。柱状扩张对呼吸功能影响较小，而囊状扩张易并发阻塞性肺气肿。如病变范围较广泛，则主要表现为阻塞性通气障碍，肺容积缩小气体流速下降吸入气体分布不均匀生理分流增加，通气/血流比例失调该病变区域支气管动脉与肺动脉吻合支增多，交通支开放，肺的解剖分流亦增加，常导致低氧血症，呼吸衰竭。疾病晚期，伴有肺泡毛细血管广泛破坏，肺循环阻力增加，同时低氧血症加重，最终导致肺动脉高压肺源性心脏病，甚至心力衰竭。

【临床表现】

支气管扩张症病程多呈慢性经过可发生于任何年龄。起病往往可追溯到幼年患有麻疹、百日咳或流感后肺炎病史，或有肺结核支气管内膜结核肺纤维化等病史。症状可能在若干年后才出现。典型症状为慢性咳嗽、咳大量脓痰和反复咯血。咳痰在晨起傍晚和就寝时最多，每天可达100～400ml，许多患者在其他时间几乎没有咳嗽。咳痰通畅时患者自感轻松；痰液引流不畅则感胸闷、全身症状亦明显加重。痰液多呈黄绿色脓样，合并厌氧菌感染时可臭味，收集全日痰静置于玻璃瓶中，数小时后可分为3层：上层为泡沫，中层为黄绿色浑浊脓液，下层为坏死组织沉淀物。90%的患者常有咯血，程度不等，咯血量与病情严重程度、病变范围不一定平行。有些患者咯血可能是其首发和惟一的主诉,临床上称为“干性支气管扩张”常见于结核性支气管扩张,病变多在上叶支气管。若反复继发感染,可出现全身毒血症状,患者时有发热、盗汗、乏力食欲减退消瘦等。当支气管扩张症并发代偿性或阻塞性肺气肿时,患者可有呼吸困难气急或发绀,晚期可出现肺源性心脏病及心、肺功能衰竭的表现。

支气管扩张体征无特征性但肺部任何部位的持续性固定湿啰音可能提示支气管扩张症,并发肺气肿、肺源性心脏病可有相应的体征部分患者(1/3)可有杵状指(趾)及全身营养不良。

当支气管扩张症并发代偿性或阻塞性肺气肿时,患者可有呼吸困难、气急或发绀,晚期可出现肺源性心脏病及心、肺衰竭的表现。

【辅助检查】

1. *肺功能检查*　一秒用力呼出量/用力肺活量比值肺功能损害为渐进性,表现为阻塞性通气障碍 FEV1、FEV1/FVC、PEF 降低。残气量/肺总量比值残气占肺总量百分比增高后期可有低氧血症。

2. *X 线胸片*　可无异常(占 10%)或肺纹理增多、增粗,排列紊乱囊状支气管扩张在胸部 X 线片上可见粗乱肺纹理中有多个不规则蜂窝状(卷发状)阴影,或圆形、卵圆形透明区,甚至出现小液平,多见于肺底或肺门附近。柱状支气管扩张常表现为“轨道征”,即在增多纹理中出现 2 条平行的线状阴影(中央透明的管状影)(图 9-1)。

3. *胸部 CT 检查*　CT 诊断支气管扩张的敏感性为 64%～97%,特异性为 93%～100%。CT 检查对支气管扩张显示能力取决于 CT 扫描方法、扩张支气管的级别及支气管扩张的类型,CT 诊断囊状支气管扩张较柱状扩张可靠性更大支气管扩张的 CT 表现与支气管扩张类型、有无感染及管腔内有无黏液栓有关。

(1)柱状支气管扩张:当伴有黏液栓时,呈柱状或结节状高密度阴影当管腔内无黏液时,表现为支气管分支逐渐变细的征象消失,支气管管径较伴随的肺动脉内径明显增大(1.5 倍以上),管壁增厚可呈“轨道征”。

(2)囊状支气管扩张:表现为分布集中,壁内外面光滑的小空腔,其内可见液平,又称为“葡萄串征”。合并感染时,病灶周围可有不规则高密度阴影。

(3)支气管血管曲张:支气管呈不规则串珠状(图 9-2)。

(4)支气管曲张、并拢:支气管并拢时肺容量缩小,相邻肺组织代偿性膨胀。高分辨率 CT(HRCT)较普通 CT 诊断支气管扩张敏感性、特异性更高,尤其对临床疑为轻度支气管扩张患者,其诊断准确性可超过支气管造影;此外,HRCT 操作简单,安全无痛苦,且能同时观察支气管壁及周围肺实质的异常,这更是支气管造影所不能相比的,因此,对临床疑为支气管扩张的患者,摄 X 线胸片后首选的确诊方法是 HRCT 而非支气管造影。当

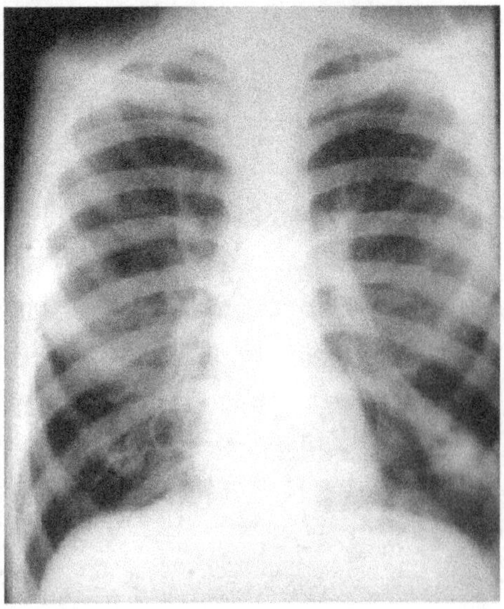

图 9-1　支气管扩张症的“轨道征”

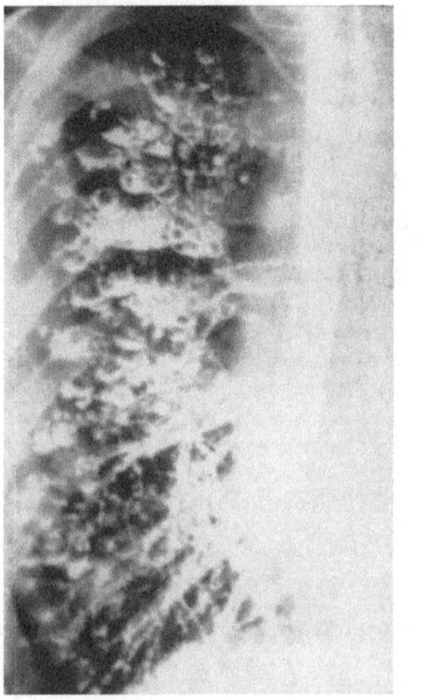

图 9-2　支气管呈不规则的患珠状

HRCT显示为弥漫性支气管扩张时已无手术指征，支气管造影则可完全避免；当HRCT显示阴性且临床症状不典型时，则可完全排除支气管扩张。螺旋CT在诊断支气管扩张的程度和在某一肺段中的分布方面优于HRCT。

4. 支气管造影　支气管碘油造影是传统的确诊支气管扩张症的方法，可确定病变的存在，明确病变的部位性质及范围，可为外科手术指征和切除范围提供重要的参考依据。造影前要控制急性炎症，尽可能减少痰量，造影后应采取体位引流，使造影剂能及时排出。近年的研究表明，HRCT或螺旋CT检查已有取代支气管碘油造影的趋势。

5. 支气管镜　纤维支气管镜检查，通过纤维支气管镜可明确扩张、出血和阻塞部位。镜下可见黏膜充血脓液从患处流出等；同时可进行局部灌洗，取得灌洗液做涂片革兰染色或细菌培养，对协助诊断及治疗均有帮助；通过支气管黏膜活检可有助于纤毛功能障碍的诊断。

【诊断及鉴别诊断】

1. 幼年有诱发支气管扩张的呼吸道感染史，如麻疹、百日咳或流感后肺炎病史或肺结核病史等。

2. 出现长期慢性咳嗽、咳脓痰或反复咯血症状。

3. 体检肺部听诊有固定性持久不变的湿啰音，杵状指(趾)。

4. X线检查示肺纹理增多、增粗，排列紊乱，其中可见到卷发状阴影，并发感染出现小液平，CT典型表现为"轨道征"或"戒指征"或"葡萄征"。确诊有赖于支气管碘油造影或HRCT。怀疑先天因素应做相关检查，如血清Ig浓度测定、血清γ-球蛋白测定、胰腺功能检查、鼻或支气管黏膜活检等。

【鉴别诊断】

1. 慢性支气管炎　多见于中年以上的患者，冬春季节出现咳嗽、咳痰或伴有喘息，多为白色黏液痰，并发感染时可有脓痰。急性发作时两肺底均有散在的干湿啰音与支气管扩张症的固定性湿啰音不同本病湿啰音为易变性，咳嗽后湿啰音可消失。

2. 肺脓肿　有急性起病过程，畏寒、高热，当咳出大量脓痰后体温下降，全身毒血症状减轻，X线片可见大片致密炎症阴影，其间有空腔及液平面，急性期经有效抗生素治疗后，可完全消退。慢性肺脓肿以往曾有急性肺脓肿病史，常可并发支气管扩张，支气管扩张亦可并发肺脓肿，明确诊断有赖于支气管碘油造影或HRCT。

3. 肺结核　多有低热、盗汗、全身乏力消瘦等结核中毒症状伴咳嗽咳痰、咯血，痰量一般较少。啰音一般位于肺尖，胸部X线片多为肺上部斑片状浸润阴影，痰中可找到结核杆菌或PCK法结核杆菌DNA阳性。

4. 先天性肺囊肿　多于继发感染后出现咳嗽、咳痰、咯血，病情控制后胸部X线片表现为多个边界清晰的圆形阴影壁薄，周围肺组织无浸润。

【治疗】

1. 保持呼吸道通畅

(1)体位引流：患肺位置抬高引流支气管开口向下，使痰液流入大支气管和气管，经咳嗽而排出。如病变在下叶，患者俯卧，前胸靠近床沿，两手撑地，头向下进行深呼吸和咳痰。可同时拍背以提高引流效果。

(2)祛痰药：有助于帮助恢复纤毛摆动功能并使黏稠痰液变稀薄，有利于咳出。口服用药可在下述药物中选择：溴己新8～16mg，3/d；氨溴索(沐舒坦)30mg，3/d；桃金娘科树叶标准提取物(强力稀化黏素)300mg，3/d；鲜竹沥水(鲜竹沥)10ml，3/d。亦可使用溴己新8mg溶液雾化吸入，溴己新8mg或氨溴索15～30mg，2/d，静脉注射。

(3)纤维支气管镜引流排痰：是一种有效的治疗措施，尤其对那些经体位引流，但痰液仍不能排出的患者。操作时可给予支气管内滴入1%肾上腺素消除黏膜水肿，减轻阻塞，利于痰液排出。

(4)支气管扩张药：适当给予支气管扩张药解除气道痉挛有利于痰液排出，如口服氨茶碱、激动药；亦可吸入β_2受体激动药。

2. 积极控制感染　抗生素的选择应根据感染细菌的种类以及对肺组织和气道分泌物的穿透力而定，病情较轻者以口服为主较重者采用静脉用药。通常给予广谱抗生素，如磺胺甲噁唑/甲氧苄啶(复方磺胺甲基异噁唑，TMP-SMZ)0.48g，2/d，口服，首剂加倍；新型大环内酯类抗生素，如：克拉霉素0.75g，2/d口服或阿奇霉素0.1g，2/d口服；第二代头孢菌素亦可供选择，如头孢呋辛钠0.75g，3/d静脉注射或头孢克洛(希刻劳)0.25g，3/d口服；氟喹诺酮类如环丙沙星0.5～0.75g，2/d口服，左氧氟沙星(左旋氧氟沙星)0.1g，2/d口服。有报道，经纤维支气管镜局部灌洗后，注入抗生素可有显著疗效。

3. 并发咯血的处理　支气管扩张症常并发咯血，咯血量从痰血、数口到十数口或大咯血。大咯血的定义尚无定论，有人认为一次咯血量>100ml即为大咯血，亦有人强调24h咯血量>300ml为大咯血。实际上对咯血量的估计不应拘泥于数字，应当结合患者的状况，如面色、脉搏、呼吸、血压和发绀等。

(1)止血药物

①一般止血药物通常通过改善出凝血机制、毛细血管及血小板功能而起作用，实际上常见的咯血并非或不完全是因上述机制，故它们的治疗效果并不确切，因此不能作为治疗咯血的主要方法。这类药物包括抗纤维溶解的氨基己酸(6-氨基己酸，PAMBA)、氨甲苯酸(对羧基苄胺，EACA)；增加血小板和毛细血管功能的酚磺乙胺(止血敏)、卡巴克洛(安络血)；参与凝血酶原合成的维生素K；对抗肝素的鱼精蛋白。中药包括云南白药和各种止血粉。

②垂体后叶素：具有强烈的血管收缩作用。通常为10～20U，加入250～500ml液体中静脉滴注。大咯血时以10U加入20～40ml液体中静脉推注，继以10～20U静脉滴注，每天用量可为20～60U。对大咯血，通常主张12～24h连续用药，避免仅单次大剂量用药有效后逐渐减量。高血压冠心病和妊娠者慎用。

(2)血管扩张药：该类药物止血机制包括①扩张血管降低肺动脉压和肺楔压减少肺血流量；②使全身血管阻力下降，回心血量降低，肺血管床的血液流向肢体，起到"内放血"作用。通常使用α受体阻滞药酚妥拉明10～20mg加入250～500ml液体中静脉滴注，连续5～7d。当咯血量大，血容量不足时，应在补足血容量的基础上再用该药。其他类似药物还包括阿托品、硝酸异山梨酸酯和钙离子拮抗药等。普鲁卡因亦常用于咯血的治疗，有扩张血管、降低肺循环压力以及镇静而达到止血作用。通常以300～500mg加入250～500ml液体中静脉滴注，1～2/d。少数人对此药过敏，应做皮试。

使用血管扩张药的主要适应证是对垂体后叶素禁忌者，其次为垂体后叶素疗效不佳者。有时可同时使用垂体后叶素和血管扩张药，两者联合使用既可降低肺循环压力，减少肺血含量收缩肺小动脉，有利于止血，又能预防血压下降，达到相辅相成的作用。纪树国等采用垂体后叶素首次以5U莫氏管静脉滴注以后，以5U加入250ml液体中维持滴注，每天总量20～30U。同时，并用酚妥拉明20mg，2/d，置250ml液体中静脉滴注，口服硝苯地平10mg，3～4/d，与单用垂体后叶素比较该治疗方案的有效率达98%，平均止血时间5d。

(3)纤维支气管镜：对出血并不急骤的部分患者可通过纤维支气管镜对出血灶滴入0.1%肾上腺素或去甲肾上腺素5ml。对药物治疗无效且未能明确出血具体病灶者可将4℃冷生理盐水500ml加肾上腺素4mg，分次注入出血肺段，停留1min后吸引并行面罩给氧或高频通气。对不能手术的大咯血或上述纤维支气管镜治疗后仍有大出血者，可经纤维支气管镜将气囊导管送入相应的出血支气管，使气囊充气或充水阻塞出血支气管，以防治出血淹溺健肺并压迫止血，24h后放松气囊观察数小时无再出血时即可拔除导管。

(4)支气管动脉栓塞术：选择性支气管动脉栓塞作为治疗咯血的一种有效手段，其适应证广泛。一般认为，任何支气管咯血，经内科治疗无效怀疑出血来自支气管动脉而无血管造影禁忌证者均可考虑行支气管动脉栓塞治疗，尤其适用于急性致命性大咯血的急救；长期反复咯血的治疗以及咯血基础病变广泛，肺功能下降，不能耐受外科手术者的治疗。具体方法为：经选择性支气管动脉造影，显示异常扩张、体-肺动脉交通及造影剂外渗，均提示为病变的支气管动脉可采用吸收性明胶海绵、氧化纤维素等将可疑病变动脉尽可能全部栓塞。

支气管动脉栓塞的远期疗效受患者术前咯血基础病变严重程度，以及术后感染控制等因素的影响由于病变广泛的支气管扩张不可逆程度高，参与病灶区供血的异常血管丰富，有时肺动脉亦可能参与出血因此难免栓塞不完全。另外支气管的严重扭曲、畸形，痰液引流不畅感染持续不愈以及局部支气管动脉侧支循环易于重建等，均可使咯血复发。选择性支气管动脉栓塞作为治疗咯血的一种创伤性技术，其不良反应和并发症也应引起临床高度重视，主要为脊髓动脉栓塞，可造成脊髓横断性损伤。

4. 手术治疗　手术切除肺是根治支气管扩张的惟一方法。具体手术指征要依据胸部X线片情况及肺功能检查结果而定。适应证为反复呼吸道急性感染和(或)大咯血，病变范围小于两叶肺，药物不易控制，年龄40岁以下，全身状况好，可根据病变范围做肺叶切除术。对于双侧广泛支气管扩张手术与否一直存在争议。对已并发肺气肿或年老体弱者，估计病变切除后，将导致严重呼吸功能损害者不宜手术。对反复大咯血而不能耐受手术经行支气管动脉造影确定血管病变后，可行支气管动脉栓塞治疗以止血。

【预后及预防】

1. 预后　支气管扩张症虽为良性疾病，但以往预后较差。随着治疗学的进步，现预后大为改观。1940年Perry等报道400例患者70%死于40岁以前。1974年Sanderson报道393例随访1～15年仅9%死亡，死亡年龄为45－59岁。1981年Ellis报道116例22例死亡，平均死亡年龄53.3岁，死亡原因19例为慢性肺疾病，死于心肌梗死、脑血管意外及结肠癌各1例，伴发淀粉样病变者2例，支气管扩张症平均病程24.5年。有学者报道结核所致支气管扩张症预后较好，但多数认为病因与病情轻重无关，并且有哮鸣音存在者预后较差。也有报道脓性痰者预后差的。影响本病预后的因素恐怕当属肺功能，死亡者多为一开始肺功能较差者，生存组80%的患者FEV1下降不超过其预计值下降较明显者则为吸烟组。

2. 预防　积极防治婴幼儿呼吸道感染，对儿童定期免疫接种；清除鼻腔咽部慢性病灶；对支气管结核淋巴结核早期诊断，及时治疗。预防结核性支气管扩张防止误吸。

（支修益）

第五节　肺　脓　肿

各种致病菌引起肺实质局限性感染和坏死、液化并有脓腔形成即为肺脓肿。广义上讲，它包括了结核性、真菌性、寄生虫性和细菌性脓腔，感染性肺大疱、肺囊肿和支气管扩张，肺梗死后肺脓肿，以及肺部肿瘤内坏死脓腔和肿瘤阻塞支气管远端发生的肺脓肿。狭义上讲，肺脓肿主要是指源于肺内化脓性感染而产生的肺脓肿。感染细菌的来源可经呼吸道，如误吸，也可能是全身其他部位感染继发引起的肺感染，如脓毒血症或败血症所致肺部感染。

20世纪40年代后期临床上开始使用青霉素，许多肺炎经抗生素治疗得到有效控制，肺部感染很少会发展到肺脓肿阶段，结果需要外科手术处理的肺脓肿减少，即便有也是选择性的肺叶切除术，很少施行肺脓肿外引流。近些年，由于皮质类固醇激素、化疗药物以及免疫抑制药的广泛应用和艾滋病流行，使得继发于自然抵抗力降低时的机会性肺脓肿的发病率有所上升。

【分类和病因】

1. 分类　按发病机制肺脓肿可分为原发性（吸入性）、继发性和血源性3种。继发性以肺癌为多，来自食管、纵隔或脓胸的少见。败血症致血行感染更少见。吸入感染性物质是肺脓肿发生的常见原因。由于化脓性物质的吸入可使肺内发生化脓性肺炎，以后随着细菌的繁殖和白细胞浸润可产生液化性坏死，最终导致急性脓肿形成，而当部分液化坏死物质经引流支气管排出后可形成一个具有气液平面的脓腔。致病菌多为混合性感染，常为上呼吸道、口腔的定植菌，包括需氧、厌氧和兼性厌氧菌。抗生素问世前多为葡萄球菌、链球菌及肺炎链球菌，如今常见菌种为耐药性强的金黄色葡萄球菌、化脓性链球菌、铜绿假单胞菌、大肠埃希菌、肺炎克雷伯菌、流感嗜血杆菌等，多数可混合厌氧菌感染。在上呼吸道的分泌物中和牙的感染灶内都存在较多此类细菌。其他少见致病菌还有军团菌、表皮葡萄球菌、放线杆菌、肠球菌等。

（1）吸入性肺脓肿：病原体经口、鼻、咽腔吸入致病。正常情况下，吸入物经气道黏液-纤毛运载系统、咳嗽反射和巨噬细胞，可迅速清除。误吸是最常见的肺脓肿原因，因酗酒或药物所致意识丧失时呕吐常造成误吸。头部外伤、精神病发作、全身麻醉均是加重误吸发生的因素；或由于受寒、极度疲劳等诱因，全身免疫力与气道防御清除功能降低，吸入的病原菌可致病。某些引起食管梗阻的病变，如贲门失弛缓症、食管狭窄、食管癌或胃食管反流，是产生肺脓肿的原因。儿童期的肺脓肿应当考虑有无异物存留造成支气管内梗阻。此外，口腔卫生差、牙感染以及牙龈疾病也容易导致肺脓肿的发生。大多数肺脓肿是由于鼻咽部感染、牙及牙龈的病变降低了咳嗽反射而使得感染性物质被吸入到肺内所致。脓肿常为单发，其部位与支气管解剖和体位有关。由于右主支气管较陡直，且管径较粗大，吸入物易进入右肺。仰卧位时，好发于上叶后段或下叶背段；坐位时好发于下叶后基底段；右侧卧位时，则好发于右上叶前段或后段。病原体多为厌氧菌。

（2）继发性肺脓肿：某些细菌性肺炎（金黄色葡萄球菌、铜绿假单胞菌和肺炎克雷伯杆菌等）、支气管扩张、支气管囊肿、支气管肺癌、肺结核空洞等继发性感染可导致继发性肺脓肿。支气管异物阻塞，也是导致肺脓肿特别是小儿肺脓肿的重要因素。肺部邻近器官的化脓性病变，如膈下脓肿、肾周脓肿、脊柱旁脓肿或食管穿孔等波及肺也可引起肺脓肿。阿米巴肝脓肿好发于右肝顶部，易穿破膈肌至右肺下叶，形成阿米巴肺脓肿。

（3）血源性肺脓肿：因皮肤外伤感染、疖、痈等所致的感染中毒症，菌栓经血行播散到肺，引起小血管栓塞、炎症和坏死而形成肺脓肿。静脉吸毒者如有右心细菌性心内膜炎，三尖瓣赘生物脱落阻塞肺小血管形成肺脓肿，常为两肺外野的多发性脓肿。致病菌以金黄色葡萄球菌、表皮葡萄球菌及链球菌为常见。

2. 常见发病原因

（1）吸入性肺脓肿：病原体经口、鼻、咽腔吸入致病（见前文）。

（2）肺梗死后脓肿：毫无疑问脓性栓子可产生肺脓肿，栓子可来自不洁流产或前列腺炎所致盆腔静脉血栓；来自周围化脓性血栓性静脉炎；肝脓肿、化脓性胰腺炎或化脓性腹膜炎后躯体静脉含有的感染性栓子，它们均可产生肺脓肿。抗生素已经明显地减少了上述各种感染源，脓性栓子引起肺脓肿发生率也显著降低。

（3）创伤后肺脓肿：胸部穿透伤或钝性伤偶可导致肺脓肿，发生率为1.6%～2.4%。创伤后肺内血肿，可因血源性细菌、误吸或肺内异物而发生感染。并非所有肺内异物都需要摘除，但是肺内异物引起肺脓肿时，不摘除异物肺脓肿就不可能痊愈。非胸部创伤患者长期住院、昏迷、卧床或败血症常引起肺部合并症，如肺不张、肺炎，有时发生肺脓肿。此类肺脓肿多是医院内获得性细菌感染，治疗相当困难。

（4）纵隔或腹腔感染扩散肺脓肿：膈下或纵隔感染引起最常见的肺胸膜腔合并症是脓胸，但是如果胸膜腔有粘连，肺又紧密粘连于邻近的壁层胸膜上，膈下感染或纵隔感染可能直接穿透肺组织，形成肺脓肿。此种肺脓肿可继发于阿米巴或化脓性肝脓肿，以及任何原因所致的膈下脓肿。肺脓肿也可继发于纵隔炎，最常见于食管穿孔或破裂。治疗这种类型的肺脓肿，成功的关键在于有效地处理原发疾病。

（5）支气管梗阻肺脓肿：支气管梗阻最多因肿瘤和异物而致，少见的原因有支气管内结石、炎性支气管狭窄，这些器质性梗阻造成远侧肺段或叶支气管分泌物引流不畅，继发肺部感染，加重肺不张，可发展成肺脓肿。因为支气管梗阻可能导致肺脓肿，经积极抗生素和支持疗法，肺部局限性反复感染无明显改变，应行纤维支气管镜检查，除外支气管梗阻。

（6）坏死性肺炎后肺脓肿：金黄色葡萄球菌、肺炎球菌、铜绿假单胞菌、克雷伯杆菌感染都容易造成肺实质坏死形成肺脓肿。金黄色葡萄球菌感染多为原发性感染灶，特别是在儿童期。肺炎球菌容易致老年患者产生肺脓肿。免疫机制严重抑制及营养状态极差的患者，发生肺炎或肺脓肿后，常很快导致败血症和死亡。

（7）原有肺病变的肺脓肿：原有肺内支气管囊肿或后天性肺大疱，发生继发性感染后，胸部X线片上会产生类似“肺脓肿”样改变。若感染前已知原有肺囊肿或肺大疱，胸部X线片上有界限清楚的液平面，周围没有明显肺浸润表现，那么应当高度怀疑肺囊肿感染或感染性肺大疱的可能。对此鉴别可在纤维支气管镜下用带有导丝的塑料管进行抽吸，抽出液检查可给诊断带来很大帮助，同时也作为治疗的一部分。少见的情况是肺隔离症继发感染后产生肺脓肿，肺隔离症形成的肺脓肿对单纯非手术治疗反应很差。怀疑此类肺脓肿时，可以行主动脉造影显示畸形血管，也可防止术中发生意外大出血。

（8）癌性肺脓肿：空洞型肺癌继发肺脓肿形成，应当注意鉴别诊断，及时手术切除，避免长期内科治疗延误肿瘤的治疗。

（9）机会性肺脓肿：由于有效的广谱抗生素应用，在化脓性肺炎的阶段即得控制，原发性肺脓肿少见，发生率明显降低。机会性感染而致的肺脓肿则更现重要性。机会性肺脓肿多发生在年轻患者或老年患者，机体对于感染缺乏有效防御能力，身体其他系统有严重疾病，肺脓肿仅有系统疾病的一种并发症。早产儿、支气管肺炎、先天性发育畸形、手术后、恶病质、存在其他部位感染或系统性疾病，都是发生机会性肺脓肿的重要因素。对于老年患者而言，全身系统性疾病、恶性肿瘤（特别是肺部或口咽部的恶性肿瘤）、长期应用激素或免疫抑制药治疗、放射治疗以及围术期，均构成老年患者机会性肺脓肿的危险因素。机会性肺脓肿常呈多发，其中绝大多数为医院内的获得性感染。从细菌学上讲，致病菌仍以金黄色葡萄球菌为主，其他还有甲型溶血性链球菌、卡他奈瑟菌、肺炎球菌、变形杆菌、大肠埃希菌和克雷伯杆菌。

(10)其他原因：气管支架相关的呼吸道感染(stent-associated respiratory tract infection，SARTI)发生率为19%，其中以肺炎最为常见，其次为支气管感染，少数发生空洞性肺炎或肺脓肿伴曲菌球形成。另外，部分先天性心脏病，如法洛四联症，可以继发肺脓肿。这可能与肺组织低血流灌注有关。

【病理学】

肺脓肿病理过程是化脓菌造成肺实质破坏，分为急性炎症期、化脓期和脓肿形成期3个过程。首先，细菌引起肺部感染，支气管阻塞后致使远端肺段发生肺不张和炎症，感染未能得到有效控制，引起肺段血管栓塞和破坏，继之产生大面积的肺组织坏死和液化，周围的胸膜肺组织出现炎性改变，终于形成脓肿。急性肺脓肿的内壁衬纤维脓性物质，它与周围实变的肺组织混为一体。脓肿周围肺组织有不同程度炎症、纤维化、支气管扩张和邻近胸膜粘连及增厚，其引流支气管及肺门淋巴结亦为炎症改变，来自支气管动脉和肋间动脉的侧支循环血管增多并粗大。早期由于有效抗生素治疗，可表现范围小、空洞小并最后吸收愈合。急性肺脓肿可侵犯周围胸膜表面，引起胸膜炎、胸腔积液或者脓胸。若脓肿穿透胸膜则出现脓气胸。肺脓肿也可破入纵隔、心包或膈下，分别引起化脓性纵隔炎、化脓性心包炎以及膈下感染。肺脓肿可完全吸收或仅剩少量纤维瘢痕。

当病变经过急性阶段后，支气管阻塞未能及时完全解除，引流不畅，感染未彻底控制，炎症迁延3个月以上称为慢性肺脓肿。慢性病例可呈现肺叶或全肺毁损。慢性肺脓肿内壁逐渐变为纤维肉芽组织，其中存在富含脂质的巨噬细胞，脓腔内壁衬有低柱状上皮甚至假复层纤毛柱状上皮细胞。此时，脓肿周围的肺组织产生瘢痕，瘢痕组织收缩使脓腔变小甚至闭塞。慢性肺脓肿期间感染反复发作，既有受累肺组织病变又有支气管病变，既有组织破坏又有组织修复，既有急性炎症又有慢性炎症。最后肺组织中形成界限分明的脓腔，周围肺组织有不同程度的炎症反应和纤维化。慢性肺脓肿最初发生在肺组织的表浅部位，肺脓肿与1个或多个小的支气管相通，致其变形扩张。脓肿不断向周围蔓延发展，晚期可跨段、跨叶形成多个互相连通的脓腔。

【临床表现和诊断】

1. *症状* 本病男性多于女性。吸入性肺脓肿患者多有牙、口、咽喉的感染灶，或手术、醉酒、劳累、受凉和脑血管病等病史。

由于产生肺脓肿的原因不同，临床症状也不一致。有的肺炎发作后随即出现发热和咳痰，也有误吸后间隔数天或数周后，才出现发热和咳痰。急性期常有高热、寒战、咳嗽、胸痛和白细胞升高，约1周后咳出脓臭痰，上述急性症状缓解，少数体质好的成年人发病较轻，儿童症状较重，甚至发生中毒性休克。肺脓肿患者的痰多呈脓性，并可混有血液，痰量多且有恶臭味。若将痰液存于容器内静置，可发现痰液分层，底层为黄绿色沉淀，中间层为黏液，表层为泡沫。部分肺脓肿患者可有胸痛，呈持续性胸膜疼痛。在症状上，肺脓肿与其他肺化脓性疾病或感染性空洞性肺病变，没有明显区别。典型的病例常有上呼吸道感染的病史，并有发热及感染中毒症状，咳脓性痰，有时为腐败性脓痰。痰量可多可少，呈绿色、棕色、灰色或黄色，酱油色痰提示可能是阿米巴性肺脓肿。多数有胸痛，这是由于肺脓肿位于肺的周边部位而导致了胸膜炎。

支气管脓腔瘘很少发生于脓腔的最低部位，同时瘘口通常较小而容易因水肿而被压闭或被坏死物质堵塞，导致临床症状呈周期性出现，即当脓肿侵蚀到某一细小支气管并相通时，部分脓腔内容物被排出，患者症状缓解。此时，咳痰量会有明显增加；而当中毒症状加重时，患者痰量也会有所减少。

血源性肺脓肿多先有原发病灶引起的畏寒、高热等感染中毒症的表现。经数日或数周后才出现咳嗽、咳痰，痰量不多，极少咯血。婴儿期或儿童期葡萄球性肺炎常因毒血症、呼吸困难、发绀和中毒性休克而掩盖了肺脓肿的症状和体征。儿童最表现为发热、厌食、衰弱等症状，也可能因为胸膜下脓肿破裂造成脓气胸。由于不是由厌氧菌感染所致，所以很少有咳恶臭性痰。

2. *体征* 急性肺脓肿患者常呈重病容，体温高，心动过速，呼吸加快。呼吸有臭味，受累肺部表面胸壁触诊可能有压痛，语颤增强，叩诊常发现浊音，呼吸音减低，不一定听到啰音。当肺脓肿与支气管相通时，可闻及管性呼吸音，此时还会听到干性及湿性啰音。杵状指是许多慢性缺氧性肺部疾病经常存在的体征，肺脓肿患者表现很明显，在肺脓肿发作后2周就可能出现杵状指;当肺脓肿痊愈,杵状指也逐渐消退。当肺部病灶与胸壁形成大量侧支循环时,可能在胸壁听到血管性杂音。3个月后仍不痊愈即转入慢性期,表现有低热、咳嗽、痰多、咯血、消瘦和苍白。患侧胸部下陷,肋间隙变窄,呼吸运动减弱,心尖搏动及气管向患侧移位。

【实验室和其他检查】

急性肺脓肿血白细胞总数可达(20～30)×10^9/L,中性粒细胞在0.90以上,核明显左移,常有中毒颗粒。慢性患者的白细胞可稍升高或正常,红细胞和血红蛋白减少。

1. 细菌学检查　痰涂片革兰染色,痰、胸腔积液和血培养(包括需氧菌和厌氧菌培养),以及抗菌药物敏感试验,有助于确定病原体和选择有效的抗菌药物。尤其是胸腔积液和血培养阳性时对病原体的诊断价值更大。

2. X线检查　病变初期胸部X线表现缺乏肺脓肿的特征和气-液平面,表现为某部分肺浸润,有或无肺不张。病变可累及1个肺段或多个肺段甚至整个肺叶。一旦肺脓肿与支气管相通,直立位或侧卧位胸部X线片可发现气-液平面,这是放射学上肺脓肿的特征性表现。仰卧位或俯卧位,包括断层像,均能显示气-液平面的存在。肺脓肿病变周围有肺实质浸润带。典型的慢性空洞为中心型空洞,壁厚,外周有炎症及纤维化变化。多见于上叶后段和下叶背段,右侧比左侧多见,两侧性罕见。某些患者可能在脓腔内继发曲菌球形成。薄壁脓肿并有气-液平面,提示化脓性囊肿或肺大疱合并感染,常伴有胸腔积液、脓胸和脓气胸。腔壁增厚呈结节状提示癌性空洞的可能。此外,肺门或纵隔淋巴结明显增大很难区分是炎性增生还是癌转移。肺脓肿导致肺动脉假性血管瘤十分罕见,注意避免漏诊。

血源性肺脓肿,病灶分布在一侧或两侧,呈散在局限性炎症,或边缘整齐的球形病灶,中央有小脓腔和气-液平面。炎症吸收后,亦可能遗留有局灶性纤维化或小气囊阴影。

CT能更准确定位及区别肺脓肿和有气-液平面的局限性脓胸、发现体积较小的脓肿和葡萄球菌肺炎引起的肺气囊腔,并有助于做体位引流和外科手术治疗。

3. 纤维支气管镜检查　有助于明确病因和病原学诊断,并可用于治疗。如有气道内异物,可取出异物使气道引流通畅。如疑为肿瘤阻塞,则可取病理标本。还可取痰液标本行需氧菌和厌氧菌培养。可经纤维支气管镜插入导管,尽量接近或进入脓腔,吸引脓液、冲洗支气管及注入抗生素,以提高疗效与缩短病程。

部分肺脓肿或反复发作肺炎的患者需行上消化道造影检查,可显示胃食管反流,肿瘤引起的食管梗阻、食管狭窄或贲门失弛缓症,这些疾病可产生消化道内容物误吸到呼吸道,导致肺炎和肺脓肿,这种情况对于儿童病例尤为重要。有时,周围性肺脓肿不易与脓胸相区分,采用彩色多普勒超声技术探测空洞周围实变组织中血管信号有助于诊断周围性肺脓肿。

【诊断与鉴别诊断】

对有口腔手术、昏迷呕吐或异物吸入史,突发畏寒、高热、咳嗽和咳大量脓臭痰的患者,其白细胞总数及中性粒细胞显著增多,X线片示肺部浓密的炎性阴影中有空腔、气-液平面,作出急性肺脓肿的诊断并不困难。有皮肤创伤感染、疖、痈等化脓性病灶,或静脉吸毒者患心内膜炎,出现高热不退、咳嗽、咳痰等症状,X线胸片示两肺多发性肺脓肿者,可诊断为血源性肺脓肿。痰、血培养,包括厌氧菌培养以及抗菌药物敏感试验,对确定病因诊断、抗菌药物的选用有重要价值。

肺脓肿应与下列疾病相鉴别。

1. 细菌性肺炎　早期肺脓肿与细菌性肺炎在症状和X线胸片表现上很相似,但常见的肺炎链球菌肺炎多伴有口周疱疹、铁锈色痰而无大量脓臭痰,X线胸片示肺叶或段性实变或呈片状淡薄炎症病变,边缘模糊不清,没有空洞形成。当用抗生素治疗后高热不退,咳嗽、咳痰加剧并咳出大量脓痰时应考虑为肺脓肿。

2. 空洞性肺结核继发感染　空洞性肺结核是一种慢性病,起病缓慢,病程长,可有长期咳嗽、午后低热、乏力、盗汗,食欲减退或有反复咯血。X线胸片显示空洞壁较厚,一般无气-液平面,空洞周围炎性病变较少,常伴有条索、斑点及结节状病灶,或肺内其他部位的结核播散灶,痰中可找到结核杆菌。当合并肺炎时,可出现急性感染症状和咳大量脓臭痰,且由于化脓性细菌大量繁殖,痰中难以找到结核分枝杆菌,此时要详细询问病史。如一时不能鉴别,可按急性肺脓肿治疗,控制急性感染后,胸部X线片可显示纤维空洞及周围多形性的结核病灶,痰结核杆菌可阳转。

3. 支气管肺癌　支气管肺癌阻塞支气管常引

起远端肺化脓性感染，但形成肺脓肿的病程相对较长，因有一个逐渐阻塞的过程，毒性症状多不明显，脓痰量亦较少。阻塞性感染由于支气管引流不畅，抗生素效果不佳。因此对40岁以上出现肺局部反复感染、且抗生素疗效差的患者，要考虑有支气管肺癌所致阻塞性炎症的可能，可送痰液找癌细胞核纤维支气管镜检查，以明确诊断。肺鳞状细胞癌也可发生坏死性液化，形成空洞，但一般无毒性或急性感染症状，X线胸片示空洞壁较厚，多呈偏心空洞，残留的肿瘤组织使内壁凹凸不平，空洞周围也少炎症浸润，肺门淋巴结可有增大，故不难与肺脓肿区分。

4. 肺囊肿继发感染　肺囊肿继发感染时，囊肿内可见气-液平面，周围炎症反应轻，无明显中毒症状和脓痰。如有以往的X线胸片作对照，更容易鉴别。

【治疗】

1. 概论　50年以前，肺脓肿的治疗方法包括营养支持、胸部呼吸物理治疗及各种体位引流。在抗生素问世之前，治疗肺脓肿均采用非手术性方法，如前所述的支持治疗。抗生素治疗不仅降低了肺脓肿的发病率，而且改变了肺脓肿的治疗方式和治疗效果。现在肺脓肿很少需要行外引流或肺切除术。

2. 治疗原则　见表9-4。

表9-4　肺脓肿的治疗原则

明确病原微生物
长时段的抗生素治疗
急性期充分引流
物理疗法：体位引流、拍背、咳嗽、活动
支气管镜检查
诊断性支气管镜检查排斥支气管内病变
吸引、引流
外科治疗
外引流
肺切除术

3. 内科治疗　多数肺脓肿经内科治疗，4～5周积极抗生素治疗后症状明显减轻，胸部X线片上不留残腔，或仅有直径2cm以下薄壁囊腔。如果经5周治疗后仍遗有固定大小的残腔，特别是直径>2cm的薄壁残腔，症状持续存在，则需行外科手术切除。否则患者将反复咯血和感染发作，预后不佳。经适当抗生素治疗后，虽留有小的薄壁残腔患者却无明显症状，经数周或数月观察也可能完全愈合不一定需要外科处理。

诊断慢性肺脓肿时，应进行痰培养和涂片检查以鉴定致病菌，包括需氧菌和厌氧菌。这些可能需要经支气管穿刺抽吸或支气管镜获得确切的致病细菌，以排除口腔细菌污染标本。痰检查还应当包括真菌、抗酸菌和肿瘤细胞检查。一旦诊断肺脓肿则立即施以广谱抗生素，以后再根据细菌培养和药物敏感度结果，调整抗生素。一般而言，抗生素应用后数天至1周，临床症状就有明显改善。某些病例可能需要数周甚至更长时间的抗生素治疗，直到胸部X线片显示脓肿完全吸收。临床症状改善比胸部X线片的表现早出现数日或数周。如果患者临床症状改善，尽管有气-液平面存在，有或无周围组织浸润，则不需要外科处理。

肺脓肿患者需要进行支气管镜检查，为细菌培养提供最确切的材料，早期排斥支气管梗阻的原因如异物、肉芽肿或肿瘤，可经支气管镜直接抽吸脓液，经支气管内引流脓液。操作时避免脓液大量溢入支气管内，突然发生窒息。在X线透视下经支气管导管进行脓腔引流。经抗生素和支持疗法，一般人群急性肺脓肿的死亡率明显下降，绝大多数患者可获得治愈。80%～90%的肺脓肿患者不需要外科处理即可治愈。在支气管镜下用激光穿孔在脓腔和支气管间形成一个通道，置入细管引流脓液，4～6d拔除引流管。该手术操作安全，治疗肺脓肿效果确切。

抗生素疗程为8～12周，直至X线胸片示空洞和炎症消失，或仅有少量的残留纤维化。

4. 外科治疗

(1)手术适应证：外科治疗主要适用于①内科治疗失败症状和体征持续存在，治疗3个月以上空洞不愈合，空洞直径>5 cm或张力性空洞；②除空洞外，肺叶或全肺呈毁损表现，即大片炎症及纤维化、广泛支气管扩张、肺不张等；③并发支气管胸膜瘘、脓胸、食管瘘和反复气胸等并发症；④支气管阻塞怀疑存在肺癌；⑤反复严重咯血。对于那些经过抗生素治疗仅留有较小的、薄壁残腔，且无临床症状的患者，病变有望在数周或数月完全恢复而不需要外科手术治疗。

(2)肺脓肿外引流术：对不能耐受肺手术的年老体弱者，药物治疗效果不佳时，可采用外科引流，包括内引流和外引流。若患者持续发热超过10～14d，治疗6～8周胸部X线片上仍无改善的征象；或出现某些合并症，如咯血、脓胸或支气管胸膜瘘，则都需要进行外科引流处理。介入性治疗的进展使得在透视下，经皮肤将引流管置入肺脓腔内，而获得有效治疗。经皮穿刺引流一般不会造成脓胸，即使在正压通气辅助呼吸的情况下，也可成功地经皮穿刺引流而无并发症。多数肺脓肿迟早都接近胸壁，只要选择合适的位置，经皮穿刺肺脓肿外引流都会获得成功。

胸管引流术直接引流肺脓肿，是治疗急性肺脓肿的有效方法。在操作过程中需要注意病灶定位确切，准确选择切口部位；胸管引流术时必须肯定脓肿处的肺组织与壁层胸膜已经发生粘连，否则可能会发生脓腔脓液散布于游离的胸膜腔内。一般采取气管内双腔插管全身麻醉，切除 5～6cm 长肋骨，已经发生粘连的胸膜呈灰色增厚不透明，先用注射针进行穿刺抽到脓液确定脓肿的深度和位置，抽得标本送细菌学和病理学检查。电刀切开脓肿表面的肺组织进入脓腔，抽吸和刮除清创，最后置入粗口径的引流管或蘑菇头引流管，连接水封瓶或负压吸引。胸腔引流后，患者的临床症状可有明显迅速改善，痰量减少，发热减退，引流量逐渐减少。术后肺漏气于数天至 2 周停止。当患者情况逐渐改善，引流量减少，漏气停止，可停止负压抽吸，剪短胸管，用敷料包盖，患者可下床活动。胸管可能留置数周，患者可带管出院。因为肺脓肿与支气管相通，不主张进行胸管灌洗。当患者情况完全改善，胸部 CT 证实肺脓肿吸收愈合，可拔除引流管，引流口将逐渐闭合。胸管引流术常见并发症包括继发性出血、脓气胸或脑脓肿等。但是胸管引流对于某些危重患者，巨大肺脓肿患者可能是惟一挽救生命的治疗方法，经胸管引流的患者晚期发生支气管胸膜瘘病例罕见。

对于合并有胸腔积液或积脓的肺脓肿可以在胸腔镜下引流肺脓肿和胸腔积液/积脓。该术式并发症低，恢复快，缩短了抗生素治疗时间。某些顽固性肺脓肿可以先行开窗术，打开脓腔填塞纱布，术后长期换药，最后移植大网膜修复缺损。

(3)肺切除术：少数急性肺脓肿发展到慢性肺脓肿，脓腔壁增厚，周围肺组织发生不可逆的病变，临床上患者持续发热、咳嗽和咳痰。导致慢性肺脓肿的因素有脓腔引流不畅，支气管梗阻和脓肿穿破到胸膜腔产生脓胸。在这种情况下需要进行肺切除，多数是肺叶切除即获痊愈。其他肺切除的指征有大咯血和反复咯血。慢性肺脓肿行肺的楔形切除或肺段切除常产生合并症，因为切除边缘的肺实质常有病变，术后肺持续漏气和脓胸的发生率较肺叶切除高，不宜采用。在大多数情况下，肺通气灌注扫描常能确定病变范围，若显示一侧肺完全无功能，则需行全肺切除。手术时采用双腔气管插管麻醉，以防止脓液在手术操作过程中流入对侧或同侧健康肺叶，有可能的话尽早钳闭患侧支气管。手术中可能发现胸膜增厚，粘连带中存在广泛的侧支循环。如果脓肿太大，可以先行抽吸减压使手术操作更为安全。长期慢性炎症使得支气管血管屈曲、增粗，淋巴结增大并与周围的支气管、血管紧密粘连。解剖肺门时尤应慎重以免发生大出血。术后胸膜腔应充分引流，至少放置 2 根引流管，以利于肺迅速膨胀，阻止肺漏气，避免术后脓胸的发生。主要并发症有血胸、脓胸、支气管胸膜瘘和对侧肺炎症。

某些肺脓肿对适当治疗无明显反应，也可能是支气管肺癌阻塞了支气管，以致远端发生肺脓肿，或大的肿瘤本身发生缺血性坏死形成癌性空洞。影像学上提示脓肿壁厚且不规则，脓腔内壁可见到壁内结节，应怀疑癌性空洞。支气管镜检查可以帮助诊断。若经 3～4 周抗生素治疗，脓肿无明显反应，支气管镜检查未能获得肯定的诊断结果，则需行开胸探查。咯血是肺脓肿的一个常见并发症。对于那些不能耐受手术切除的患者来说，通过在适当部位进行肺动脉栓塞可有效控制出血。

(4)手术注意事项：手术前要充分控制肺部感染症状，力求肺部感染局限化，全身中毒症状消失，痰量明显减少，每日少于 50 ml，一般在急性肺脓肿治疗后 2～3 个月才手术为宜。术中防止脓痰或血液流向健侧肺，宜采用双腔气管插管，术中采用头低位并勤吸痰，手术者游离肺宜轻柔并尽可能早离断支气管。由于侧支血管丰富使手术出血量较大，平均出血量达 2 000～3 000ml 或以上。一方面需准备充足血源，另一方面需仔细止血并尽快切除病肺。防止胸腔污染，不做肺楔形或段切除术，游离胸膜粘连或叶间裂时注意不破损肺脓肿或炎症肺组织。一旦术中有污染应多次冲洗，并术后用抗生素冲洗胸腔，延期拔除胸管。

【预后】

自抗生素广泛应用以来，肺脓肿病死率已明显下降，为 5%～10%。下述情况提示预后较差：①肺脓肿脓腔较大，特别是脓腔直径＞6cm 者；②以相邻肺段内多发性小脓肿为特征的坏死性肺炎；③年龄较大，免疫功能受损和衰弱者；④伴有支气管阻塞性的肺脓肿；⑤需氧菌(包括金黄色葡萄球菌和革兰阴性杆菌)所致的肺脓肿;⑥治疗耽误,尤其是有症状时间超过6周者。早期、及时有效的治疗可以提高治愈率,降低病死率。

【预防】

要重视口腔、上呼吸道慢性感染病灶如龋齿、化脓性扁桃体炎、鼻窦炎、牙槽脓肿等的治疗。口腔和胸腹手术前应注意保持口腔清洁,手术中注意清除口腔和上呼吸道血块和分泌物,鼓励患者咳嗽,及时取出呼吸道异物,保持呼吸道引流通畅。昏迷患者更要注意口腔清洁,合并肺炎应及时使用抗生素治疗。

(姜格宁　王海峰)

第六节　肺　结　核

肺结核(TB)结核病是由结核杆菌引起的慢性传染病,可累及全身多个器官,但以肺结核最为常见。本病病理特点是结核结节和干酪样坏死,易形成空洞。临床上多呈慢性过程,少数可急起发病。常有低热、乏力等全身症状和咳嗽、咯血等呼吸系统表现。

【流行病学】

新中国成立后,由于人们的生活水平和卫生保健水平的不断提高,结核病已基本控制。但近年来,随着环境污染和艾滋病的传播,结核病发病率有所上升。造成这种情况的原因主要是近20年世界许多地区政策上的忽视,致使肺结核防治系统遭到破坏;艾滋病患者感染肺结核的概率是常人的30倍,大部分艾滋病患者都死于肺结核,随着艾滋病在全球蔓延,肺结核患者也在增加;多种抗药性结核病菌株的产生,增加了肺结核防治的难度。

【分类】

结核病分原发型和继发性,初染时多为原发型(Ⅰ型);而原发型感染后遗留的病灶,在人抵抗力下降时,可能重新感染,通过血液循环播散或直接蔓延而致继发感染(Ⅱ~Ⅳ型)。

1. 原发型肺结核(Ⅰ型)　常见于小儿,多无症状,有时表现为低热、轻咳、出汗、心率快、食欲差等;少数有呼吸音减弱,偶可闻及干性或湿性啰音。

2. 血行播散型肺结核(Ⅱ型)　急性粟粒型肺结核起病急剧,有寒战、高热,体温可达40℃以上,多呈弛张热或稽留热,白细胞计数可减少,红细胞沉降率加速。亚急性与慢性血行播散性肺结核病程较缓慢。

3. 浸润型肺结核(Ⅲ型)　肺部有渗出、浸润及不同程度的干酪样病变。多数发病缓慢,早期无明显症状,后渐出现发热、咳嗽、盗汗、胸痛、消瘦、咳痰及咯血。血常规检查可见红细胞沉降率加快,痰结核菌培养为阳性,X线检查,出现大小不等、边缘模糊的云絮状阴影。

4. 慢性纤维空洞性肺结核(Ⅳ型)　反复出现发热、咳嗽、咯血、胸痛、盗汗、食欲减退等,胸廓变形,病侧胸廓下陷,肋间隙变窄,呼吸运动受限,气管向患侧移位,呼吸减弱。血常规检查可见红细胞沉降率快,痰结核菌培养为阳性,X线片显示空洞、纤维化、支气管播散三大特征。

【病因】

肺结核一年四季都可以发病,15—35岁的青少年是结核病的高发峰年龄。潜伏期4~8周。其中80%发生在肺部,其他部位(颈淋巴、脑膜、腹膜、肠、皮肤、骨骼)也可继发感染。主要经呼吸道传播,传染源是接触排菌的肺结核患者。

(1)原发型肺结核的发病原因:当人体抵抗力降低时,经呼吸道或消化道初次侵入人体的结核菌,常在肺部或肠壁形成原发灶,有90%~95%发生在肺部,吸入感染的结核菌经上呼吸道、气管、支气管而达到肺泡,在肺部的任何部位都可以形成渗出性炎性病灶,称为原发病灶。

(2)血行播散型肺结核的发病原因:当机体抵抗力降低时,大量结核菌一次或在极短时间内多次侵入血液循环而引起,此时,由于机体变态反应增高,可致血管通透性增强,结核菌可通过血管壁侵入肺间质,进而侵及肺实质形成粟粒大小的结节。

(3)继发性肺结核的发病原因:继发性肺结核是指原发感染过程中肺内遗留下的潜在性病灶重新复燃或结核杆菌再次感染所引起的肺结核,多见于成年人,所以又称成年人型肺结核病。

【病理】

结核病的免疫主要是细胞免疫,表现在淋巴细胞的致敏和细胞吞噬作用的增强。入侵的结核菌被吞噬后,经处理加工,将抗原信息传递给T淋巴细胞,使之致敏。当致敏的T淋巴细胞再次遇到结核菌时,便释放出一系列的淋巴因子使巨噬细胞聚集在细菌周围,吞噬杀死细菌,然后变为类上皮细胞和朗汉斯巨细胞,最后形成结核结节,在医学上,此反应属于Ⅳ型变态反应。

结核菌侵入人体后引起炎症反应，细菌与人体抵抗力之间的较量互有消长，病变过程复杂，但其基本病变主要有渗出、增生、变质。

结核菌主要通过呼吸道传播。飞沫传播是肺结核最重要的传播途径。传染源主要是排菌的肺结核患者的痰。传染的次要途径是经消化道进入体内，此外还可经皮肤传播。

结核病的传染通常是发生在发现和诊断前，也就是在没有被发现明显症状时传染性最大。及时治疗后，结核病传染性很快减弱和消失。化疗后数天内，患者痰中结核菌急剧减少，即使痰中仍有少数结核菌存在，其活力也明显减弱，并且患者咳嗽症状也逐渐减少或消失，一般规律化疗 2 周以后，结核病患者的传染性就已基本消失。因此，与这些结核病患者进行一般接触是不会受到传染的。

健康人受到结核菌感染后，也不一定发生结核。结核的发病主要受到两种因素的影响，即感染结核病菌毒力的大小和身体抵抗力高低，如果结核菌毒力强而身体抵抗力差则容易发生结核病。初次受到结核菌感染后，绝大多数人不发病，但仍有约 10%的人在一生中的任何时候有可能发生结核病。婴幼儿、青春期、老年人、肺尘埃沉着病、糖尿病患者、胃切除术后或长期使用免疫抑制药的人因为抵抗力降低比较容易发病。艾滋病病毒感染者因免疫缺损，一旦感染结核菌极易发生结核病。

【症状】

典型肺结核起病缓渐，病程经过较长，有低热、乏力、食欲缺乏、咳嗽和少量咯血。但多数患者病灶轻微，常无明显症状，经 X 线健康检查始被发现，有些患者因突然咯血而发现，但在病程中常可追溯到轻微的毒性症状。

1. *全身症状*　全身毒性症状表现为午后低热、乏力、食欲减退，体重减轻、盗汗等。当肺部病兆急剧进展播散时，可有高热，妇女可有月经失调或闭经。

2. *呼吸系统*　一般有干咳或只有少量黏液。伴继发感染时，痰呈黏液性或脓性。约 1/3 的患者有不同程度的咯血。当炎症波及壁层胸膜时，相应胸壁有刺痛，一般并不剧烈，随呼吸和咳嗽而加重。慢性重症肺结核，呼吸功能减慢，出现呼吸困难。

【并发症】

广泛应用抗结核药物治疗以来，肺结核管道播散的并发症，如喉、肠结核已很少见。肺内空洞及干酪样病变靠近胸膜部位破溃时，可引起结核性脓气胸。渗出性胸膜炎的胸腔积液，如未及时治疗，亦可逐渐干酪化甚至变为脓性，成为结核性脓胸。慢性纤维空洞型肺结核或一侧肺毁损，并发肺气肿、肺大疱，可引起自发性气胸，也可导致慢性肺源性心脏病，甚至心、肺衰竭。肺结核病灶反复进展及纤维化，致使肺内支气管正常结构遭受破坏，可引起继发性支气管扩张，常反复咯血。

原发性感染时结核菌随血行分布，潜伏在其他器官，一旦人体免疫力极度减弱，可产生该器官的结核病，常见的有淋巴结、脑膜、骨及泌尿生殖器官结核等。

艾滋病容易继发结核菌或非结核分枝杆菌感染，有些发达国家结核病疫情原已显著下降，但由于艾滋病的流行，卡氏肺孢子虫、巨细胞病毒感染以及结核病患者有所增多。而发展中国家在人体免疫缺陷病毒(HIV)感染及艾滋病患者中，主要并发症是结核菌感染，常见的是原有的陈旧性结核病灶复烯(内源性复发)。同时患有肺结核与艾滋病，其诊断困难，疗效差，病死率高。

某些疾病或状态为结核病的发病、患病提供了有利条件，因而这类病常伴随结核病而存在，称为并存病。近年来艾滋病、糖尿病、哮喘等都有增多趋势与结核病的伴发率都有增高，应加强对这类疾病的防治。

【辅助检查】

1. *痰涂片检测*　将患者的痰制成涂片在镜下检测患者的结核杆菌。

2. *X 线检查*　肺部 X 线检查不但可早期发现肺结核，而且可对病灶的部位、范围、性质、发展情况和效果作出诊断。

3. *结核菌素试验*　阳性表示结核感染，但并不一定患病。结核菌素皮试呈阳性者，常提示体内有活动性结核灶；阴性提示没有结核菌感染。但仍要排除下列情况。

(1)结核菌感染后需 4～8 周变态反应才能充分建立；所以在变态反应前期，结核菌素试验可为阴性。

(2)应用糖皮质激素等免疫抑制药者，营养不良以及麻疹、百日咳患者，结核菌素反应可暂时消失。

(3)严重结核病和各种危重患者对结核菌素无反应。

(4)其他如淋巴免疫系统缺陷(白血病、结节病)患者和老年人的结核菌素反应也常为阴性。

【临床诊断】

依据以下条件可以诊断肺结核。

1. 乏力、咳痰，体重减轻、发热、盗汗。

2. 胸部影像学示肺部浸润性改变。

3. 结核菌素试验阳性。

4. 痰液涂片抗酸染色阳性。

5.痰培养结核杆菌阳性。

【鉴别诊断】

1. *肺癌* 中心型在肺门处有结节影或有肺门纵隔淋巴结转移，需与淋巴结核鉴别；周围型在肺周围有小片浸润、结节，需与结核球或结核浸润性病灶鉴别。

2. *肺炎* 肺部非细菌性（支原体、病毒、过敏）常显示斑片影与早期浸润性肺结核的表现相似，而细菌性肺炎出现大叶性病变时可与结核性干酪肺炎相混，都需鉴别。

3. *肺脓肿* 浸润型肺结核如有空洞常需与肺脓肿鉴别，尤以下叶尖段结核空洞需与急性肺脓肿鉴别，慢性纤维空洞肺结核需与慢性肺脓肿鉴别。

4. *气管炎* 慢性支气管炎常与慢性纤维空洞型肺结核患者症状相似，但X线与痰菌检查易于鉴别。

5. *支气管扩张症* 症状为咳嗽、咳脓痰、反复咯血，易与慢性纤维空洞型肺结核相混，但X线片一般仅见纹理粗乱或卷发影。

6. *其他伴有发热的疾病* 急性粟粒性结核以高热、肝脾大、白细胞减少或类白血病样反应而与伤寒、败血症、白血病表现有相混处，需要根据各自特点仔细鉴别。成年人支气管淋巴结核有发热和肺门淋巴结增大易与纵隔淋巴瘤、结节病相混。

【治疗】

临床上有初治、复治之分，患者有排菌和不排菌之别，结核菌有处于繁殖生长期和休眠静止期之别。抗结核药物有作用于酸性环境和细胞内酸性环境的药物，还有作用细菌外得碱性或中性环境的药物，一个合理正规的化疗方案必然有2种或2种以上的杀菌药，合理的剂量、科学的用药方法，足够的疗程，还要规律、早期用药，才能治愈。缺少哪一个环节都能导致治疗失败。

要想彻底治疗必须遵循以下5个原则：早期、联合、适量、规律、全程化学药物治疗。

异烟肼（H）0.3g/d，利福平（R）0.45～0.60g/d，吡嗪酰胺（Z）1.5g/d，链霉素（S）0.75～1.0g/d，乙胺丁醇（E）0.75g/d等。应用较多的联合治疗方案是ZS(E)HRZ/4HR，意思是开始治疗的前2个月，采用异烟肼、利福平、吡嗪酰胺、链霉素（或乙胺丁醇）4种强有力药物联合治疗，医学上称之为强化期。后4个月继续应用异烟肼、利福平，1/d，医学上称之为巩固期。

对少数病变严重者，巩固期可以适当延长。阿米卡星（丁胺卡那霉素）、氧氟沙星（奥复星）、左旋氧氟沙星（可乐必妥）等具有中等强度的抗结核作用，对常用药物已耐药的患者，可考虑选用。

【临床治愈标准】

1. 对于痰菌阳性的肺结核患者，在完成预定疗程，最后2个月连续痰菌阴性，即为阴转治愈。

2. 对于痰菌阴性的肺结核患者，在完成预定疗程，痰菌仍为阴性者，为满疗程治愈。

3. 病菌连续阴性，病变全部吸收或无活动性，空洞闭合达6个月以上者（如残留空洞，则需满疗程停药后，痰菌连续阴转达1年以上者）为临床治愈。

4. 痊愈：对于临床治愈的肺结核患者，经2年观察胸部X线片无改变，痰菌持续阴性，即为痊愈。

（李 辉）

第七节 肺隔离症

肺隔离症又称为有异常动脉供血的肺囊肿症，简称“隔离肺”，是临床上较为多见的先天性肺发育畸形。肺隔离症胚胎时期部分肺组织与正常肺主体分离单独发育并接受体循环动脉的异常动脉供血，所形成无呼吸功能囊性包块。

【流行病学】

肺隔离症占肺部疾病的0.15％～6.4％，占肺叶切除手术的1.1％～1.8％。

【病理生理】

在胚胎发育期间，肺动脉发育不全使一部分肺组织血液供应受障碍，并由主动脉的分支代替肺动脉供应该区肺组织，由于来自主动脉的血液含氧量与来自肺动脉的血液完全不同，使该段肺组织的肺功能无法进行，因而发育不全，而无肺功能。

肺隔离症可分为叶外型和叶内型两种。叶外型肺隔离症因有完整胸膜犹如分离的肺叶，可视为副肺叶。因其不与支气管相通，故质地柔韧，内含大小不等的多发囊肿。切面呈海绵状黑褐色组织伴不规则排列的血管，通常在标本的一端更为显著，镜下呈正常肺组织无规律地异常排列，气管数量很少，实质组织常发育不成熟因其包有自己的胸膜，且不与支气管相通，故感染的机会很少。叶外型肺隔离症多合并其他先天畸形，以先天性膈疝最为常见，约占30%。其他有先天性支气管囊肿、先天性食管支气管瘘、肺不发育、先天性心脏病、异位胰腺及心包、结肠等脏器畸形。

叶内型肺隔离症病变组织无自身胸膜与正常肺组织隔离，故异常与正常肺组织间无明显界限，共存于同一肺叶中。有1个或多个囊腔，实质部分更多，囊内充满黏液。这型很少合并其他先天畸形，最常合并食管憩室、膈疝及其他器官畸形。

【发病机制】

肺隔离症的发生机制不清，常见有副肺芽学说、牵引学说和血管发育不全学说。牵引学说受到普遍承认，它认为在胚胎初期的原肠及肺芽周围，有许多内脏毛细血管与背主动脉相连，当肺组织发生脱离时，这些相连的血管即逐渐衰退吸收。由于某种原因，发生血管残存时，就成为主动脉的异常分支动脉，牵引一部分胚胎肺组织，形成肺隔离症。此部分肺组织与正常支气管和肺动脉隔离开，由异常动脉供应血液。在胚胎早期肺组织与原肠发生脱离时受到牵引，副肺芽位于胸膜内，则形成叶内型肺隔离症，在脱离后受到牵引的异常的肺芽出现在胸膜已形成之后，则成为叶外型肺隔离症。但牵引学说并不能解释所有的肺隔离症，有少数肺隔离症没有异常动脉，或有异常动脉而无隔离肺。

无论叶外型与叶内型肺隔离症的主要动脉均来源于体循环的分支，主要是降主动脉，也可源于腹主动脉上部、腹腔动脉及其分支、升主或主动脉弓、无名动脉、锁骨下动脉、内乳动脉、肋间动脉、膈动脉或肾动脉等。多数经下肺韧带进入隔离肺内，常为1支，也有2支或多支的情况，但较少见。动脉粗细不等，有的直径可达1cm左右。这些异常动脉壁的结构与主动脉相似，含较多的弹力纤维组织，压力较高，极易发生粥样硬化。肺隔离症静脉回流不尽一致：叶内型肺隔离症的血液回流入下肺静脉导致左-左分流偶有叶内型回流到体循环静脉。叶外型肺隔离症血液回流入半奇静脉、奇静脉、下腔静脉、无名静脉、肋间静脉等，此时无分流问题。

【临床表现】

肺隔离症多见于青少年，年龄在10－40岁，男性多于女性，叶内型多于叶外型，左侧多于右侧，下叶多于上叶。由于肺隔离症分型不同，临床表现也不同。

1. 叶外型肺隔离症　男女之比约为4：1；左右侧之比约2：1，多位于肺下叶与膈肌之间邻近正常肺组织，也可位于膈下、膈肌内或纵隔。叶外型肺隔离症常见于新生儿，一般多无症状，多在常规X线检查时发现一小部分叶外型肺隔离症，也可因合并其他畸形而在新生儿时期被发现。如与消化道相通也可见反复呼吸道感染、乏力、呼吸困难等晚期甚至可出现充血性心力衰竭。60%合并同侧膈膨升，30%合并左侧膈疝，50%在尸检、查体或检查其他疾病时意外发现，90%在左肺。如没有其他明显的畸形，叶外型只是一软组织包块，可无任何症状地存活到成年。

2. 叶内型肺隔离症　发病率低，但较叶外型多见，其2/3位于左下叶或右下叶后基底段，在椎旁沟内，与叶外型有以下不同：男、女发病率相近，左右侧比例1.5：1～2：1，多位于下叶的内、后基底段。叶内型肺隔离症，特别是与支气管相通的，几乎所有病例在一定时期后均继发感染，多数在10岁以前出现反复肺部感染症状，发热、咳嗽、胸痛、咳脓痰甚至咳脓血痰，严重者还可出现全身中毒症状，与肺脓肿症状相似感染时囊腔内为脓液，其常与支气管或邻近肺组织的气管交通。查体局部叩诊浊音，呼吸音减低，有时可听到湿啰音，部分患者有杵状指。体动脉多来自胸主动脉下部或腹主动脉上部，较为粗大，直径0.5～2cm，异常动脉多在下肺韧带内，经下肺韧带到达病变部位，均经（下）肺静脉回流，镜下显示类似扩张的支气管，偶有管壁内软骨板，有呼吸道上皮。异常肺组织伴有炎症、纤维化或脓肿。左肺多见，60%在下叶后基底段，位于上叶者少见，15%无症状，多在青壮年出现以下症状，即咳嗽、咳痰、咯血、反复发作的肺部感染及心悸、气短等。症状多因病变与支气管交通所致。经抗感染治疗症状可暂时缓解，但病程也有迁延数月甚至数年之久的。

囊肿可单发或多发，大小不等，周围肺组织常有肺炎此时要待炎症消退后，才能证实阴影的囊性特征，病变大小可随时间有很大变化，主要依其内部的气体、液体量。如果隔离肺有感染其阴影形态可在很短时间内有很大变化。在呼气时，可见隔离肺内有气体滞留。

3. 先天性支气管肺前肠畸形　这型是指与胃肠道交通的肺隔离症，最常见为肺隔离症的囊腔与食管下段或胃底交通，其病理特点符合叶内型或叶外型肺隔离症。以右侧多见，占70%～80%，男女发病率无差别，虽成年人也可发病，但多在1岁前诊断表现为：慢性咳嗽、反复发作的肺炎或呼吸窘迫，常见伴随其他畸形，如叶外型肺隔离症及膈疝。

4. *短弯刀综合征* Chassinant在1836年首先描述此综合征，含有以下3种畸形的疾病被称为短弯刀综合征：①右肺发育不全；②右肺静脉回流异常，肺静脉汇入右心房和(或)下腔静脉；③体动脉供血。因胸部X线片有右心缘旁弯刀状异常静脉阴影而得名。其有明显的家族倾向。

【辅助检查】

1. *胸部X线片* 叶外型肺隔离症的胸部X线片常显示均匀、三角形、尖端指向肺门的阴影，术前确诊困难，常以胸内肿块诊断不明而开胸探查。叶内型肺隔离症在胸部X线片上，见下叶内及后基底段紧贴膈面有一团密度均匀增深的阴影，大多为圆形、卵圆形少数可呈三角形或多边形，边界一般较清晰，其长轴指向后方提示与降主动脉有联系。如合并感染并与支气管相通，则表现为单个或多个带液平面的圈形阴影与肺囊肿影像相似。囊壁厚薄不等，周围有炎变影像，阴影大小可随病情病程演变而改变，感染时增大，炎症吸收后缩小，但绝不会完全消失。

2. *体层摄影* 下叶后段的病变在胸部X线平片上有时与脊柱或心脏阴影相重叠，体层摄影可清楚地显示病变的形态、轮廓及内部结构。病变呈圆形、椭圆形或三角形，边界清晰，可呈大小不等的囊性改变。有时在体层片上可见到异常血管影像与主动脉影相连，呈现逗点状或条索状阴影，逗点的尾端代表异常动脉方向，具有诊断意义，但直径0.5cm以下的异常血管不易被发现。

3. *血管造影* 常用于临床高度怀疑肺隔离症而X线胸片及体层片不能确定时。主动脉造影或选择性动脉造影可以观察到异常体动脉分支供应病变部位肺组织而得以明确诊断。经股动脉穿刺插管，于降主动脉起始部注造影剂造影可显示异常血管一般来自膈肌上下的降主动脉段直径为0.5～1cm。静脉回流入肺静脉或奇静脉、下腔静脉但由于异常血管相对较细造影剂量较少，多数情况下不能显示静脉回流情况。选择性造影技术要求较高，经股动脉穿刺送入具有特殊角度的C形或直角形导管，于降主动脉膈肌上下寻找异常血管，导管尖端插入血管口内时注入造影剂，观察血管直径、走行，连续注入造影剂还可观察到静脉回流情况。但此项检查是一种创伤性检查具有一定的危险性，而且需要一定的条件和设备，临床不常用。

4. *CT检查* 可以较清楚地显示病变的形态，还可确认异常动脉的存在，典型表现为：正常肺支气管动脉和静脉束远离或围绕在隔离肺叶外周，偶见钙化。如与支气管树交通造成感染，其表现为含气囊肿，有或无液平面，周围可见炎性浸润，也可呈囊肿样表现可有气-液平面。

5. *磁共振成像(MRI)* 能检测出胸内边界清楚的团块及其内部结构，在各个断面尤其横断面上能清楚显示，叶内型特点是在肺内异常的团块(MRI上为增黑的阴影)和异常血管相连，叶外型是在肺外异常增白的团块影，亦和异常血管相连。磁共振能看出异常肺组织及其与周围脏器的关系，显示异常动脉来源、走行及静脉回流情况。其检查结果与血管造影相似，又是无创伤的检查方法，可以取代血管造影但检查费用较高。

6. *B超* 可探测出边界清楚形态规整的圆形或椭圆形肺内团块，内部可见大小不同的囊性区如有感染时可见散在的小光点反射，团块周围可见0.5～0.8cm的1支或2支血管进入团块。其影像特征与其他肺内病变影像不同。B超是无创检查方法，操作简单，准确性高而且可以反复动态观察。但是B超不能区分叶内型或叶外型肺隔离症亦不能检测肺静脉回流情况。

【诊断】

结合临床表现、X线胸片特点，首先选用B超检查，再根据情况进一步采用CT、MRI或血管造影检查。典型的影像学特征是病理体动脉供血，最常表现为右肺上中叶为肺动脉供血，而下叶有1支或更多体动脉血管供血，其可能起自胸主动脉下段，经下肺韧带进入肺实质，或起自腹主动脉，穿过膈肌进入下肺韧带。体动脉供血的肺组织可正常通气或如隔离症样无通气，且显示肺血管高压。

【鉴别诊断】

叶内型肺隔离症与肺脓肿及支气管扩张、Bochdalek疝及支气管囊肿鉴别。有人认为吸入性肺脓肿几乎从不发生在下叶，故下叶贴邻膈面部位的囊肿应首先考虑为叶内型肺隔离症。

【治疗】

1. *叶内型肺隔离症* 可反复继发感染故均应手术治疗，多采用肺叶切除。手术应在控制感染后施行，并常规选用抗生素。因其常合并严重感染，患肺常粘连在胸壁上，分离这些粘连时必须注意异常动脉，异常动脉多存在于肺韧带中，偶尔有来自腹主动脉的异常动脉，处理不当可造成术中及术后致命的大出血。

2. 叶外型肺隔离症　如不与胃肠道交通、无症状，可不给予治疗，但多因不能明确诊断而手术切除。叶外型肺隔离症可行隔离肺切除，一般行肺叶切除，手术当中要特别注意寻找和处理异常血管尤其是在处理下肺韧带时更要小心，一旦异常血管损伤退缩回腹腔或纵隔内，就会造成大出血，处理也较困难。

（李　辉）

第八节　肺　栓　塞

肺栓塞（pulmonary embolism）是指嵌塞物质进入肺动脉及其分支，阻断组织血液供应所引起的病理和临床状态。常见的栓子是血栓，其余为少见的新生物细胞、脂肪滴、气泡、静脉输入的药物颗粒甚至导管头端引起的肺血管阻断。

肺栓塞是脱落的血栓或其他物质阻塞肺动脉或其分支的病理过程，常系一种合并症，血管阻塞后发生肺组织坏死者称为肺梗死。临床出现呼吸困难、剧烈胸痛、咯血、发热症状。肺栓塞是脱落的血栓或其他物质阻塞肺动脉或其分支的病理过程，常系一种合并症，血管阻塞后发生肺组织坏死者称为肺梗死。可有胸部干、湿啰音、胸膜摩擦音、胸腔积液征及休克、发绀等表现。

【流行病学】

肺栓塞的发病率仅次于冠心病及高血压，死亡率居第 3 位，仅次于肿瘤及心肌梗死，但长期以来由于对该病的防治缺乏足够的重视，尤其基层医院经常漏诊、误诊。血流淤滞、静脉损伤和血液高凝状态等因素综合作用易引起血栓形成血栓脱落后可导致肺栓塞。栓子的脱落常与血流突然改变有关，如久病术后卧床者突然活动或用力排便。肺栓塞的栓子多来源于下肢深静脉也可来自盆腔静脉或右心。

国外肺栓塞的发病率很高，美国每年发病率约 60 万，1/3 死亡，占死因第 3 位。也有报道近年来随着成年人接受抗凝治疗的增加，发病率呈减少趋势。我国尚无确切的流行病学资料，但阜外医院报道的 900 余例心肺血管疾病尸检资料中，肺段以上大血栓堵塞者达 100 例（11%），占风湿性心脏病尸检的 29%，心肌病的 26%，肺源性心脏病的 19%，说明心肺血管疾病也常并发肺栓塞。

迄今，肺栓塞的准确发病率仍然不清。由于 DVT 是 PE 的标志，51%～71%的 DVT 患者可能发生 PE，故推测肺栓塞的发病率可能不会太低。美国每年估计有 65 万～70 万新发患者，是第 3 位常见的心血管疾病，其发病率仅次于缺血性心脏病和高血压。每年约有 25 万患者住院，5 万人死亡，死亡率仅次于肿瘤和心肌梗死。在过去 20 年中可疑肺栓塞患者增加了 10 倍。在意大利比萨及其周围地区，肺栓塞的年发病率为 100/10 万人口。我国尚无肺栓塞的流行病学调查资料，有 35 家医疗单位参加的多中心研究，分析 75 140 例外周血管疾病患者发现，深静脉炎和静脉曲张分别占 11.6%和 9.6%。北京地区心血管病医院连续 900 例尸检资料发现，肺段以上肺栓塞占心血管疾病的 11.0%。242 例住院肺血管病患者分类调查，肺栓塞占肺血管疾病的第 1 位。根据 1997 年 9 月至 1999 年 8 月，2 年参加“急性肺栓塞尿激酶溶栓、栓复欣抗凝多中心临床试验”中的 18 家医院资料统计，共诊断急性肺栓塞患者 257 例，其中不少医院看到的肺栓塞患者比过去明显增多。患者的增加也可能是患病率的升高，但更为可能的是对肺栓塞的诊断意识和水平提高所致。

【病因病理】

1. 病因　绝大多数急性肺栓塞患者都有疾病诱因，如下肢或盆腔静脉血栓形成，长期卧床或不活动，慢性心肺疾病、手术、创伤、恶性肿瘤、妊娠及口服避孕药等。

（1）血栓：血栓形成肺栓塞常是静脉血栓形成的合并症。栓子通常来源于下肢和骨盆的深静脉，通过循环到肺动脉引起栓塞。但很少来源于上肢、头和颈部静脉。血流淤滞，血液凝固性增高和静脉内皮损伤是血栓形成的促进因素。因此，创伤、长期卧床、静脉曲张、静脉插管、盆腔和髋部手术、肥胖、糖尿病、避孕药或其他原因的凝血机制亢进等，容易诱发静脉血栓形成。早期血栓松脆，加上纤溶系统的作用，故在血栓形成的最初数天发生肺栓塞的危险性最高。

（2）心脏病：心脏病为我国肺栓塞的最常见原因，占 40%。几乎遍及各类心脏病，合并心房颤动、心力衰竭和亚急性细菌性心内膜炎者发病率较高。以右心腔血栓最多见，少数亦源于静脉系统。细菌性栓子除见于亚急性细菌性心内膜炎外，亦可由于起搏器感染引起。前者感染性栓子主要来自三尖瓣，偶尔先天性心脏病患者二尖瓣赘生物可自左心经缺损分流进入右心而到达肺动脉。

(3)肿瘤：肿瘤在我国为第2位原因，占35%，远较国外6%为高。以肺癌、消化系统肿瘤、绒毛膜癌、白血病等较常见。恶性肿瘤并发肺栓塞仅约1/3为瘤栓，其余均为血栓。据推测肿瘤患者血液中可能存在凝血激酶以及其他能激活凝血系统的物质如组蛋白、组织蛋白酶和蛋白水解酶等，故肿瘤患者肺栓塞发生率高，甚至可以是其首发症状。

(4)妊娠分娩：妊娠和分娩肺栓塞在孕妇数倍于年龄配对的非孕妇，产后和剖宫产术后发生率最高。妊娠时腹腔内压增加和激素松弛血管平滑肌及盆静脉受压可引起静脉血流缓慢，改变血液流变学特性，加重静脉血栓形成。此外伴凝血因子和血小板增加，血浆素原-血浆素蛋白溶解系统活性降低。但这些改变与无血栓栓塞的孕妇相比并无绝对差异。羊水栓塞也是分娩期的严重并发症。

(5)其他：其他少见的病因有长骨骨折致脂肪栓塞，意外事故和减压病造成空气栓塞，寄生虫和异物栓塞。没有明显的促发因素时，还应考虑到遗传性抗凝因素减少或纤维蛋白溶酶原激活抑制药的增加。

2. *病理* 大多数急性肺栓塞可累及多支肺动脉，栓塞的部位为右肺多于左肺，下叶多于上叶，但少见栓塞在右或左肺动脉主干或骑跨在肺动脉分叉处。血栓栓子机化差时，通过心脏途径中易形成碎片栓塞在小血管。若纤溶机制不能完全溶解血栓，24h后栓子表面即逐渐为内皮样细胞被覆，2～3周后牢固贴于动脉壁，血管重建。早期栓子退缩，血流再通的冲刷作用，覆盖于栓子表面的纤维素、血小板凝集物及溶栓过程，都可以产生新栓子进一步栓塞小的血管分支。栓子是否引起肺梗死由受累血管大小，阻塞范围，支气管动脉供给血流的能力及阻塞区通气适当与否决定。肺梗死的组织学特征为肺泡内出血和肺泡壁坏死，但很少发现炎症，原来没有肺部感染或栓子为非感染性时，极少产生空洞。梗死区肺表面活性物质丧失可导致肺不张，胸膜表面常见渗出，1/3为血性。若能存活，梗死区最后形成瘢痕。

肺栓塞后引起生理无效腔增加，通气效率降低，但由于急性肺栓塞可刺激通气，增加呼吸频率和每分钟通气量，通常抵消了生理无效腔的增加，保持 $PaCO_2$ 不升高甚至降低。肺泡过度通气与低氧血症无关，甚至不能由吸氧消除。其机制尚不清楚，推测与血管栓塞区域肺实质的反射有关。虽然 $PaCO_2$ 通常降低，但神经肌肉疾病，胸膜剧烈疼痛和肺栓塞严重患者不能相应增加通气代偿增加的生理无效腔时，可出现 CO_2 潴留。急性肺栓塞时常见 PaO_2 降低，通气/血流比值失调可能是其主要机制，局部支气管收缩，肺不张和肺水肿为其解剖基础。如果心排血量不能与代谢需要保持一致，混合静脉血氧分压将降低，可进一步加重通气/血流比值失调和低氧血症。

肺栓塞的机械性直接作用和栓塞后化学性与反射性机制引起的血流动力学反应是比较复杂的。数目少和栓子小的栓塞不引起肺血流动力学改变。一般说肺血管床阻塞＞30%时，平均肺动脉压开始升高，＞35%时右心房压升高，肺血管床丧失＞50%时，可引起肺动脉压、肺血管阻力显著增加，心指数降低和急性肺源性心脏病。反复肺栓塞产生持久性肺动脉高压和慢性肺源性心脏病。在原有心肺功能受损患者，肺栓塞的血流动力学影响较通常患者远为突出。

【临床表现】

1. *症状* 肺栓塞的临床表现可从无症状到突然死亡。常见的症状为呼吸困难和胸痛，发生率均达80%以上。胸膜性疼痛为邻近的胸膜纤维素炎症所致，突然发生者常提示肺梗死。膈胸膜受累可向肩或腹部放射。如有胸骨后疼痛，颇似心肌梗死。慢性肺梗死可有咯血。其他症状为焦虑，可能为疼痛或低氧血症所致。晕厥常是肺梗死的征兆。

2. *体征* 常见的体征如下。

(1)呼吸系统体征：呼吸加快；发绀；肺部湿啰音或哮鸣音；肺野偶可闻及肺血管杂音；胸膜摩擦音或胸腔积液体征。

(2)循环系统体征：心动过速；血压变化，严重时可出现血压下降甚至休克；颈静脉充盈或异常搏动；P2亢进或分裂；三尖瓣收缩期杂音及急慢性肺源性心脏病相应表现。

(3)约40%的患者有低至中等度发热，少数患者早期有高热。

【辅助检查】

1. *D-二聚体检测* D-二聚体交换联的纤维蛋白降解产物的良好标记物，以血浆D-二聚体＞

500μg/L 作为诊断的阳性值，其判断肺栓塞的敏感性为 95%～98%，D-二聚体阳性作为肺栓塞的排除诊断有较大价值。老年人中 D-二聚体可以是生理性的增高，>500μg/L，故超过 70 岁者，其诊断的特异性仅为 14.3%。

2. 心电图　肺栓塞时心电图随着栓塞肺动脉管径的大小和累及范围不同而不同。轻者无异常，大多数患者主要表现为窦性心动过速、肺性 P 波、重者出现肺源性心脏病的心电图表现。部分患者可出现不完全性右束支传导阻滞。

3. 胸部 X 线

(1)常规胸部 X 线片：常不能确定肺栓塞的诊断，约 10%的肺栓塞患者有阳性表现，但缺乏特异性。主要表现为区域性肺血管纹理纤细、心脏扩大、肺动脉高压、胸腔积液、间质水肿、肺不张、肺浸润性改变、半侧膈升高。

(2)胸部 CT 检查：近年发展起来的螺旋 CT，特别是电子束 CT 可以直接显示肺血管，后者由于扫描速度快，没有移动伪影，图像更加清晰，更有利于三维重建，直接显示肺段血管。增强 CT 可以清楚显示血栓部位、形态、与管壁的关系及腔内受损状况。直接征象有：半月形或环形充盈缺损，完全梗阻，轨道征等；间接征象有：主肺动脉及左、右肺动脉扩张，血管断面细小、缺支、马赛克征、肺梗死灶、胸膜改变等。与传统肺动脉造影比较，增强 CT 对肺栓塞诊断的平均敏感性为 90%，平均特异性为 92%。最大的优点是无创，对急诊患者尤有价值，对指导治疗及评价疗效也是可靠的。螺旋 CT 最有效的检查栓子的部位是第 2～4 级血管，对小的、周边的肺栓塞诊断尚有困难。肺栓塞的磁共振成像(MRI)检查，其影像类似于导管造影，敏感性和特异性也较高。也用于深静脉血栓形成的检查。

4. 超声心动图　经食管超声心动图对大块肺栓塞病例有 92%的敏感性和接近 100%特异性，但有 1/3 的肺栓塞患者表现为正常。异常表现为右心室扩大，肺动脉高压、下口静脉扩张、室间隔向左心室移位。但是，超声心动图对深静脉血栓的诊断有较大价值。

经胸与经食管二维超声心动图能间接或直接提示肺栓塞存在征象，是有价值的检查方法。

5. 肺通气/灌注(V/Q)显像　肺通气/灌注扫描显示没有灌注缺损，可以排除肺栓塞。正常的通气下 1 段或 1 段以上或更大的肺灌注缺损，或在正常的通气下 2 个或更大亚段灌注缺损，高度提示肺栓塞的存在。

6. 肺血管造影　它是肺栓塞诊断的“金标准”，是一项有创伤的检查。但检查的死亡概率接近 1%，对老年人，特别是重症患者有一定的危险性，一般不提倡该项检查。

7. 深静脉检查　肺栓塞的栓子绝大多数来自下肢深静脉，因此，静脉血栓形成的发现虽不能直接诊断肺栓塞，但却能给予很大的提示。下肢静脉血栓形成的物理检查近 50%正常，因此，常需借助其他检查方法加以证实。常用的方法有以下数种。

(1)数字减影血管造影是确定深静脉血栓的标准方法，可显示静脉堵塞的部位、范围、程度及侧支循环的情况。造影显示静脉血栓形成可发生于单侧或双侧下肢，也可局限于小腿静脉，也可直达下腔静脉。静脉造影虽显示病变清楚，但可引起局部疼痛，过敏反应及静脉炎加重，偶可促使栓子脱落，发生再次肺栓塞的危险，因此，目前已少应用。其主要的适应证是需明确栓子来源的下腔静脉滤器置入术和肺栓子摘除术患者。

(2)下肢彩色多普勒超声检查是简便易行、可重复性好、成本低的无创性方法，能准确地显示静脉结构、血栓的部位和形态、管腔阻塞程度，并能提供血流动力学信息，对下肢深静脉血栓形成具有很高的价值，是诊断深静脉血栓最常用的方法。

(3)CT 静脉造影操作方便、图像分辨率高、患者无痛苦，可多角度显示下肢静脉血管病变的部位和范围。

(4)磁共振检查具有很高的软组织对比度，可以直接显示下肢静脉内血栓，并能反映血栓的新旧程度。

8. 放射性核素静脉显像　目前常用的方法是 ^{99m}Tc 静脉造影，静脉轮廓显示清楚，安全，无痛苦，特别适用于对造影剂过敏或联合做肺灌注扫描的患者。显像所见有血流梗阻(完全和不完全)；侧支循环形成；静脉瓣功能不全，血液逆流入浅静脉，浅静脉代偿增粗，扭曲。与静脉造影的符合率达 90%左右。

9. 动脉血气分析　主要表现为 PaO_2 < 80mmHg，$P_{A-a}DO_2$ > 20mmHg，$PaCO_2$ < 36mmHg。实际上，在衰老的生理变化过程中，PaO_2 缓慢地进行地减少，而 $P_{A-a}DO_2$ 则随年龄增长而增加。肺栓塞的诊断是困难的，20%～30%的肺栓塞患者由于未及时诊断和积极治疗而死亡。及时诊断和抗凝、溶栓治疗可以使病死率降至 80%。

10. 其他

(1)血管内超声检查:根据频谱偏离与血流速度成比例的原理,检查血流受阻情况,推测静脉血栓的形成。常用的探查部位有股静脉,腘静脉和胫后静脉,该方法的准确性为93%。其优点是可重复检查,对腓静脉血栓形成检测比较敏感。

(2)脉冲振荡肺功能:具体方法是用血压带绑在股中部,充气压达50~60mmHg,阻断静脉回流,1min后突然放气,记录放气前后的阻抗容积图变化。正常情况下,充气终了电阻抗增加,放气3s后电阻抗下降。当下肢静脉血栓形成时,阻抗上升或下降速度均明显变慢;与静脉造影的符合率为77%~95%,诊断的敏感性为65%~86%,特异性为95%~97%。对心功能不全和腓静脉血栓形成患者的诊断不够敏感;侧支循环发展良好者也可出现假阴性结果。

肺栓塞在西方是一相当常见的疾病,在我国也并非少见,只因缺少检查手段和足够的警惕,致使误诊、漏诊颇多,给人以少见病的假象。国外尸检发现临床肺栓塞的漏诊率为67%,临床诊断的假阳性率高达63%,仅1/3的患者得到了正确的诊断。国内有关资料显示误诊率为79%,由于得不到及时正确的诊断,影响患者的治疗和预后,因此,肺栓塞的早期正确的诊断十分重要。

【诊断及鉴别诊断】

1. 诊断　有20%~30%的患者未及时或未能获诊断和治疗而死亡,若能及时诊断和给予抗凝治疗,病死率可望降至8%,故早期诊断十分重要。应仔细搜集病史。血清LDH升高,动脉血PO_2下降、$P_{A-a}O_2$增宽。心电图有T波和ST段改变(类似心肌梗死图形)、P波和QRS波形改变(类似急性肺源性心脏病图形)。X线显示斑片状浸润、肺不张、膈肌抬高、胸腔积液,尤其是以胸膜为基底凸面朝向肺门的圆形致密阴影(Hamptom驼峰)以及扩张的肺动脉伴远端肺纹稀疏(Westermark征)等对肺栓塞的诊断都具有重要价值。核素肺通气/灌注扫描是诊断肺栓塞最敏感的无创性方法,特异性虽低,但有典型的多发性、节段性或楔形灌注缺损而通气正常或增加,结合临床,诊断即可成立。肺动脉造影是诊断肺栓塞最特异的方法,适用于临床和核素扫描可疑以及需要手术治疗的病例。表现为血管腔充盈缺损、动脉截断或"剪枝征"。造影不能显示≤2mm直径小血管,因此,多发性小栓塞常易漏诊。磁共振成像为肺栓塞诊断的有用的无创性技术,较大栓塞时可见明显的肺动脉充塞缺损。

常规实验室检查,如胸部X线片,心电图,血液气体分析,血液生化试验,必要时可进行纤维支气管镜,痰细菌培养等。肺灌注显像,肺动脉造影及电子束CT(EBCT)可以直接显示肺血管,是无创性检查,对肺栓塞检出率非常高(敏感性95%,特异性97%,阳性预测值93%,阴性预测值95%),可以替代常规的肺动脉造影。胸部螺旋CT扫描与肺动脉造影对于肺段以上肺动脉栓塞具有相似的作用,但不能检测出亚段以下栓塞(阳性率6%~16%)。

2. 鉴别诊断　肺栓塞易与肺炎、胸膜炎、气胸、慢性阻塞性肺疾病、肺肿瘤、冠心病、急性心肌梗死、充血性心力衰竭、胆囊炎、胰腺炎等多种疾病相混淆,需仔细鉴别。

肺栓塞导致的胸痛与侵及胸膜有关,与冠心病、心肌梗死相比,胸痛为钝痛,并伴有呼吸困难为特征。如出现胸痛应首先做心电图检查,心电图是早期鉴别诊断的指标之一。心肌梗死发病后Ⅱ、Ⅲ、aVF的ST段上升,V_1~V_5的ST段下降,呈下壁心肌梗死图形,3h后ST段抬高更为明显,24h后Ⅱ、Ⅲ、aVF出现病理性Q波;而肺栓塞Ⅱ、Ⅲ、aVF的P波增高(肺性P波),Ⅰ、Ⅱ、aVF、V_1~V_5的ST段降低,以后逐渐恢复。右心室肥厚,肺性P波,右束支传导阻滞,在持续性肺动脉高压的慢性肺栓塞中多见,而在急性肺栓塞比较少见。

肺炎、胸膜炎、气胸等疾病皆有胸痛,但肺炎临床可见明显发热、咳嗽,咳铁锈色痰,白细胞计数显著增高,胸部X线片可见到肺部炎性浸润阴影。胸膜炎临床多有夜间盗汗,低热,胸腔积液,胸膜粘连,结核菌素试验阳性等。气胸的X线摄片可见肺被压缩阴影,患侧呼吸音减弱等胸部的特殊体征。

胸主动脉夹层动脉瘤可有胸痛,也可突然发生,但患者常有高血压病史。X线检查可见到上纵隔阴影增宽,主动脉变宽而延长,常由于高血压而心电图表现为左心室面高电压及左心室劳损,偶见继发性ST-T改变,以此可以鉴别。

【并发症】

造成急性肺动脉高压和右侧心力衰竭,继而肺缺血、缺氧和左心排血量下降,循环衰竭。还可合并咯血、肺梗死、大块肺栓塞导致心肌缺血和心源性休克。

【治疗】

除吸氧、镇痛、纠正休克和心力衰竭以及舒张支气管等对症治疗措施外,特异性方法包括抗凝、溶栓和手术治疗。

1. 内科治疗

(1)一般治疗:本病发病急需做急救处理,应保持患者绝对卧床休息,给予吸氧。

(2)抗凝疗法:抗凝治疗应尽早实施,它虽不能直接溶解血栓,但可以防止血栓的进一步发展或再发。常用的药物是肝素和华法林。建议肝素治疗至少5~7d,同时给予口服抗凝药物华法林,3~5d后改为单独口服华法林。老年人抗凝血药的剂量随年龄增长和给药时间的延长应有所减少。主要根据凝血时间和凝血酶原时间来调整。凝血时间控制在正常的1.5~2倍,凝血酶原时间为正常的1.5~2.5倍,肝素相关的出血在急性静脉血栓栓塞疾病平均发生率大概为3%。低分子肝素可能比普通肝素更安全和有效。用低分子肝素很少发现有出血,总的死亡率也较普通肝素低。

(3)溶栓治疗:肺栓塞的溶栓治疗仍有争议,但对于发病在5d之内的大块的肺栓塞或伴明显低氧血症的肺栓塞,若无溶栓禁忌者仍多主张行溶栓治疗。常用的药物是尿激酶和重组织型纤溶酶原激活药。

2. 外科治疗

(1)肺栓子切除术:对于慢性栓塞性肺动脉高压并着可行肺动脉血栓内膜剥脱术,但该手术难度大,可剥脱肺动脉内膜至亚肺段水平。

(2)腔静脉阻断术:主要预防栓塞的复发以至危及肺血管,除吸氧、镇痛纠正休克和心力衰竭以及舒张支气管等对症治疗措施外,特异性方法包括抗凝溶栓和手术治疗。

【预后与预防】

肺栓塞的自然病程主要取决于是否发现栓塞并进行治疗、原有心肺疾病、栓塞的范围、血流动力学改变的程度、年龄及血管内皮血栓自溶活性等。在美国,肺栓塞每年发病为63万~70万例。其中11%死于发病1h以内,89%活到至少1h以上,应当有机会得到诊断和治疗,但多数患者(71%)未被诊断,得到诊治的仅29%,治疗的患者中92%可存活,8%死亡。急性肺栓塞患者如不在短时间内死亡,栓子多可不同程度地自行溶解。消溶至少有2个机制。

1. 数小时内栓子移向远端肺动脉。

2. 数天或数周内发生溶解,最短者14d血栓完全消失。因此,血流动力学稳定的急性肺栓塞患者预后多良好,病死率不高。

复发性肺栓塞约占8.3%,见于治疗开始前或急性期过程,与复发有关的因素有:①因出血不得不中止肝素治疗;②应用口服抗凝血药前未肝素化;③较大块肺栓塞(肺灌注缺损超过35%);④合并心脏病;⑤明显的深静脉血栓形成。治疗后肺栓塞总的转归是,再溶解80%,肺梗死10%,肺动脉高压5%,死亡5%。

(李 辉)

第九节 肺动静脉瘘

肺动静脉瘘为先天性肺血管畸形。血管扩大纡曲或形成海绵状血管瘤,肺动脉血液不经过肺泡直接流入肺静脉,肺动脉与静脉直接相通形成短路。1897年首先由Churton发现描述,称为多发性肺动脉瘤。1939年Smith应用心血管造影证实本病。文献命名较多,如肺动静脉瘤、肺血管扩张症(haemagiectasis of the lung)、毛细血管扩张症伴肺动脉瘤(haemonreac telangiectasia with pulmonary artery aneurysm)。另外,本病有家族性,与遗传因素有关,如遗传性出血性毛细血管扩张症(Rendu-Osler-Weber综合征)。

【病因】

这种畸形是由各种不同大小和不等数目的肺动脉和静脉直接连接。常见者动脉1支、静脉2支。两者之间不存在毛细血管床。病变血管壁肌层发育不良,缺乏弹力纤维,又因肺动脉压力促使病变血管进行性扩张。肺动脉-静脉瘤是一种肺动脉、静脉分支直接构通类型,表现为血管扭曲、扩张,动脉壁薄,静脉壁厚,瘤呈囊样扩大,瘤同分隔,可见血栓。病变可位于肺的任何部位,瘤壁增厚,但某区内皮层减少,变性或钙化,为导致破裂的原因。另有右肺动脉与左心房直接交通,为少见特殊类型。

病变分布于一侧或两侧肺,单个或多个,大小可在1mm或累及全肺,常见右侧和两侧下叶的胸膜下区及右肺中叶。本病约6%伴有Rendu-Osler-Weber综合征(多发性动静脉瘘,支气管扩张或其他畸形,右肺下叶缺如和先天性心脏病)。

主要病理生理是静脉血从肺动脉分流入肺静脉,其分流量可达18%~89%,以致动脉血氧饱和度下降。一般无通气障碍，PCO_2 正常。多数病例因低氧血症而致红细胞增多症，又因肺、体循环直接交通，易致细菌感染、脑脓肿等并发症。

【临床表现】

本病多见于青年，分流量小者可无症状，仅在肺部X线检查时发现。分流量大者可出现活动后呼吸急促、发绀，但多在儿童期出现，偶见于新生儿。咯血是由于毛细血管扩张性病变位于支气管黏膜的病损或肺动脉-静脉瘘的破裂而引起。胸痛可因病变破裂出血位于肺脏层胸膜下或血胸所致。约25%的病例出现神经系统症状，如抽搐、语言障碍、复视、暂时性麻木等，这可因红细胞增多、低氧血症、血管栓塞、脑脓肿和大脑毛细血管扩张病变出血而引起。在家族性遗传有关的出血性毛细血管扩张症者常有出血症状，如鼻出血、咯血、血尿，阴道和消化道出血。因瘘的存在也可并发细菌性心内膜炎。在病变区细心听诊，约50%的病例可听到收缩期杂音或双期连续性杂音，其特征为杂音随吸气增强，呼气减弱。其他还有杵状指（趾）、红细胞增多、血细胞比容增高、动脉血氧饱和度下降。

【分类】

1. *Ⅰ型多发性毛细血管扩张* 为弥漫、多发性，由毛细血管末梢吻合形成，其短路分流量大。

2. *Ⅱ型肺动脉瘤* 由较近中枢的较大血管吻合形成，因压力因素呈瘤样扩张，短路分流量更大。

3. *Ⅲ型肺动脉与左心房交通* 肺动脉显著扩大，短路分流量极大，右至左分流量可占肺血流量的80%，常伴肺叶、支气管异常。

肺动静脉瘘有时会发生咯血、胸痛其他症状。咯血是由于毛细血管扩张性病变位于支气管黏膜的病损或肺动脉-静脉瘘的破裂而引起。胸痛可因病变破裂出血位于肺层胸膜下或血胸所致。

【辅助检查】

1. *X线表现* 心影大小正常，但分流量大的肺动静脉瘘则有心脏扩大。约50%病例在X线胸片上显示单个或多个肿块状、球状、结节状、斑点状阴影，大小不一，位于1个或多个肺野。病变血管呈绳索样不透光阴影，从瘘处向肺门延伸，钙化少见。肋骨侵蚀可因肋间动脉扩大所致，但不常见。透视时患者做Valsalva动作。引起胸内压增高时，则见动静脉瘤缩小。定位性诊断依靠心血管造影。

2. *心导管检查和心血管造影* 动脉血氧饱和度下降。心排血量和心腔压力正常也无心内分流存在。颜料稀释试验可用于测试分流量和部位，注意避免导管进入瘘内，警惕破裂危险。在肺动脉注射造影剂可显示动静脉瘘的部位和大小，可见扩张、伸长、扭曲的血管。

【诊断及鉴别诊断】

1. *肺内转移瘤* 肺动静脉瘘尤其是多发性的肺动脉-静脉瘘，其胸部CT显示肺部有多处的占位病变，极易误诊为肺内转移瘤，应根据其病历还有血气分析等资料进行辨别，尤其要分清楚两者在CT上的区别。

2. *肺结核* PAVF与其他类型肺结核的主要鉴别要点如下。

（1）肺结核多有发热、食欲减退、乏力、盗汗等中毒症状，而PAVF则少见。

（2）活动性肺结核患者红细胞沉降率及白细胞多轻至中度升高，而PAVF一般无明显变化。

（3）肺结核患者PPD试验多强阳性，而PAVF一般阴性。

（4）肺结核患者在X线胸片上的病灶多位于肺上叶尖、后段或下叶背段，而PAVF常位于两下肺叶及中叶近胸膜脏层。

（5）肺结核患者痰检抗酸杆菌多阳性，而PAVF患者均为阴性。另外，给予抗结核治疗后，肺结核患者的症状很快好转，复查X线胸片（或胸部CT）亦可见病灶有吸收，但PAVF患者的症状及肺部病灶则无明显变化。

3. *支气管扩张症* 支气管扩张症及肺动静脉瘘在临床症状上有许多相同之处，如反复地咳嗽、咯血，因此临床诊断时应对两者进行鉴别。一般来说，如果有以下几个特点时，都应考虑肺动静脉瘘。

（1）X线胸片上可见1个或多个圆形或卵圆形密度均匀的肿块，边界清楚，可有分叶征象，有时在肿块的近心端可见2个条索状阴影与肺门相连，这就是肺动静脉瘘的流入和流出血管。

（2）透视下可见肺门血管搏动，做Valsalva操作法（紧闭声门的持续而用力的呼气）由于胸内压升高，流入胸腔的血液减少，可见圆形阴影显著缩小。

（3）患者可有发绀，杵状指（趾）及红细胞增多症，确诊可行肺动脉造影，可以看到瘘的大小，部位及血管数等特征。

【治疗】

凡有症状且病变局限的患者，均须手术治疗。即使无明显症状，但因进行性病变，可发生破裂、出血、细菌性心内膜炎、脑脓肿、栓塞等致死性并发症，因此均应手术治疗。除非极小的瘘或弥漫性累及双侧肺者不宜手术。婴幼儿症状不重者，可在儿童期手术。

手术方式根据范围大小、数量、类型而定。肺切除为最常用方式，有楔形、区域性、肺叶和全肺切除。原则上尽量少切除肺组织，保持肺功能。操作时先结扎动脉，处理粘连时警惕出血。当发现异常血管所致瘘时，结扎异常血管为最简单和有效的方法。在无法切除或结扎异常血管时，可做动脉瘤内缝闭术。

【并发症】

1. *肺不张*　主要因术后咳嗽无力，支气管内分泌物及小的凝血块排出不畅，引起支气管堵塞，患者感觉气短或憋气，听诊肺部局部呼吸音弱或消失，气管可偏向患侧，床旁胸部X线透视可予以证实。术后应经常鼓励和协助患者做有效咳嗽，咳出堵塞支气管的带血稠痰，痰液不易咳出，可将氨溴索（沐舒坦）15mg加蒸馏水30ml雾化吸入，2/d。如不成功可经鼻孔插入橡皮导管，通过声门到达气管，轻轻来回移动，以刺激气管黏膜，引起患者反射性咳嗽，将痰咳出。如再不成功，则需进行床旁纤维支气管镜检查及吸引，一般能使肺复张。

2. *脓胸*　原因如下。

(1)术中操作不慎使癌瘤、脓肿或结核空洞破溃，污染了胸腔，如在关胸前未彻底冲洗胸腔或患者体质极弱，抵抗力低，胸膜腔可以感染成脓胸。

(2)肺切除后余肺表面细小支气管瘘，如肺段切除后的粗糙面及楔形切除术后的肺缝合边缘长期不封闭愈合，则易感染胸膜腔形成脓胸。尤其术后呼吸功能不全，需用呼吸机做持续辅助呼吸时，由于肺内有一定的压力，瘘口更不易愈合，久之易形成脓胸。高热者一旦形成脓胸，应及早行闭式引流或胸腔穿刺抽脓以使肺复张及闭合脓腔。

3. *血胸*　原因如下。

(1)胸膜粘连离断处出血或溢血。

(2)胸壁血管损伤后出血，因来自体循环压力较高不易止血。

(3)肺部大血管损伤，多因结扎线脱落，出血迅猛，常来不及抢救。再次开胸止血的适应证：①术后胸腔闭式引流管的血量>300ml/h，或5h内平均>200ml/h；②引流出的血液很快凝固，表明胸内有较大的活动性出血；③床旁X线胸片见患侧有大片的密度增高影，余肺受压，纵隔向健侧移位，患者感到呼吸困难，表明胸内有较多的凝血块，需开胸清除；④患者有失血性休克，虽输全血及采取抗休克措施，但失血症状无改善。出现以上任何1项情况，应立即配合医生进行救治，并迅速建立静脉通道，输注止血药物，密切观察血压、脉搏、呼吸，做好抢救准备，同时备好足量全血，争取及早开胸探查、止血。

4. *支气管胸膜瘘*　一般发生在术后7～10d，患者刺激性咳嗽明显，痰中常带陈旧血，出现患侧液气胸。胸腔穿刺吸出为感染性内容物与咳出的痰类似。穿刺后向胸腔内注入2ml亚甲蓝（美蓝）液，如果咳出蓝染的痰液，则进一步证实为瘘。一旦发生支气管瘘，很快感染胸腔形成脓胸，须及时行胸腔闭式引流术及全身给予广谱抗生素治疗，以控制感染。

5. *呼吸功能不全*　主要发生在术前肺功能较差的患者。由于癌症需做肺切除术者，术前应有足够的估计和准备。开胸手术完毕，即在手术台上做好气管切开，返回病房即开始用呼吸机辅助呼吸，一般5～7d即可脱离呼吸机。如果术前肺功能较好，术后因肺分泌物多，咳痰不畅，或肺部出现炎症而引起呼吸功能不全，应及早在床旁行气管切开，连接呼吸机做辅助呼吸。

6. *循环系统意外*　肺切除术后由于循环系统意外而死亡者约占切除总例数的0.15%，多因急性心肌梗死或肺动脉栓塞死亡。这种意外并不与肺切除范围成正比，且多发生在肺叶或段切除术后，有的患者术前无心脏病史，患者家属及医生思想上毫无准备，多在术后3～5d无任何预兆的情况下突然发生，很少有能抢救而复生者。其他常见的严重并发症还有肺动脉、静脉破裂、胸腔出血、细菌性心内膜炎、脑脓肿、栓塞等。

【预防】

本病是一组先天性前疾病，故对本病的预防主要对其并发症的预防。肺动静脉瘘切除术后的主要并发症在术前、术中及术后均可发生，只要采取积极的措施，可以预防或减少。因此，对患者术前要用抗生素治疗，减少咳嗽和痰量，训练患者做有效的排痰咳嗽，术后要鼓励和协助患者有效咳痰，将并发症减少到最低限度。

（支修益）

第十节 支气管胸膜瘘

支气管胸膜瘘是普胸外科较为少见但致命性的并发症。由于多数患者病程长，一般情况差，感染反复发作，导致支气管胸膜瘘的死亡率较高。近年来随着外科技术的进展、对支气管胸膜瘘认识的提高，支气管胸膜瘘的发生率有下降趋势，但由于并发症发生率及死亡率较高，支气管胸膜瘘仍应得到临床医生的重视。

【定义】

支气管胸膜瘘即肺泡、支气管与胸膜腔相通，气体由肺泡、支气管进入胸膜腔。目前对于支气管胸膜瘘是否包括肺泡胸膜瘘(肺泡与胸膜腔相通时)仍存在分歧。笔者认为肺泡胸膜瘘为肺泡、终末支气管与胸膜腔相通，也应该归属于支气管胸膜瘘。

【流行病学】

文献报道支气管胸膜瘘发生率为1%～10%。支气管胸膜瘘的死亡率较高，文献报道可达25%～71%。导致死亡的常见原因为吸入性肺炎导致的急性呼吸窘迫综合征以及呼吸衰竭；多器官功能衰竭；局部炎症继发肺动脉出血；营养不良以及重症感染等因素。

【病因】

与支气管胸膜瘘发生有关的因素很多，常见的与支气管胸膜瘘相关的因素如下。

1. *局部因素* 活动性肺结核、肺炎、肺脓肿等感染性肺病；慢性阻塞性肺疾病；既往同侧胸部手术史或胸部创伤史；急性呼吸窘迫综合征；自发性气胸持续性漏气；肺癌新辅助放疗；术后脓胸处理不当。

2. *全身性因素* 老龄；营养不良、低蛋白血症；糖尿病；免疫功能缺陷；肺癌新辅助化疗。

3. *手术因素* 缝合技术不当；过度解剖影响残端血供；保留残端过长；残端张力较大勉强缝合；残端血肿形成；肺癌术后残端阳性；支气管内膜结核；全肺切除尤其是右全肺切除术。

4. *其他因素* 术后长时间机械通气；术后过多输注晶体液或大量输血。外科医生的经验也是影响支气管胸膜瘘的因素之一。

【分类】

目前尚无同一的分类方法。总结国内外资料可以按照支气管胸膜瘘的发生时间、支气管胸膜瘘的大小、支气管胸膜瘘的发生原因以及支气管胸膜瘘的发生位置进行分类。

1. *发生时间* 依据支气管胸膜瘘发生的时间可以将术后支气管胸膜瘘分为早期瘘(1～14d)、中期瘘(14～90d)和晚期瘘(超过90d)。也有人认为依据发生时间将术后瘘分为早期(1～7d)、中期(8～30d)和晚期瘘(超过30d)。

2. *瘘口大小* 依据支气管胸膜瘘的大小可以将支气管胸膜瘘分为小支气管胸膜瘘(直径≤5mm)和大支气管胸膜瘘(直径>5mm)。

3. *发病原因* 依据支气管胸膜瘘的发生原因可以将支气管胸膜瘘分为自发性支气管胸膜瘘和继发性支气管胸膜瘘。自发性支气管胸膜瘘是指发生于未行肺切除患者的瘘，通常与肺结核、肺部感染、肺脓肿等感染性肺病相关。继发性支气管胸膜瘘是指手术后发生的瘘。

4. *发生位置* 依据支气管胸膜瘘的发生位置可以将支气管胸膜瘘分为中央型和周围型。中央型支气管胸膜瘘是指发段支气管及其近端的瘘，通常发生于术后，以肺叶切除、全肺切除术后常见。周围型支气管胸膜瘘是指发生于段支气管远端的瘘，包括肺泡胸膜瘘，周围型支气管胸膜瘘一般由肿瘤、感染、支气管扩张等因素所致。

5. *特殊类型的瘘* 隐匿性支气管胸膜瘘，有临床症状，但没有证据证实的支气管胸膜瘘。

【病理生理】

早期支气管胸膜瘘发生时，气体由瘘口进入胸膜腔、纵隔及皮下，形成气胸、纵隔气肿、皮下气肿，严重时形成张力性气胸，挤压患侧余肺；同时使纵隔向健侧偏移，挤压健侧肺，导致呼吸衰竭。同时患侧胸腔内负压消失，影响静脉回心血量，降低心脏前负荷，影响循环功能。如同时伴有脓胸，胸腔内脓性分泌物可以经由瘘口进入对侧肺导致吸入性肺炎。对已经行胸腔闭式引流的患者来说，气体由引流管引出，造成潮气量降低，导致肺膨胀不全，影响呼吸功能，但对循环功能的影响较小。晚期支气管胸膜瘘造成的炎症刺激导致胸腔纤维化、纵隔纤维化，造成限制性通气障碍。

【临床表现】

根据支气管胸膜瘘发生的时间早晚、瘘口的大小、瘘发生的原因不同，支气管胸膜瘘具有不同的临床表现。典型的临床表现为随体位改变的咳嗽、咳痰，健侧卧位时加重，患侧卧位、立位时缓解；咳出物与胸腔引流液性质相同。

1. 咳嗽、咳痰、痰中带血　咳嗽、咳痰为支气管胸膜瘘最常见的症状。术后患者多表现为长期刺激性咳嗽；痰为浆液性或脓性；有时可伴有痰中带血，痰中带血量一般较少，颜色暗红，少数患者可以伴有大咯血。

2. 胸闷、呼吸困难　所有患者均有不同程度的呼吸困难，如果患者基础心肺功能较差，或者发生张力性气胸时呼吸困难会明显加重。

3. 全身感染中毒症状　当支气管胸膜瘘急性发作期局部感染未能得到控制，导致感染播散，可以出现寒战、高热等全身感染中毒症状，严重时可出现感染性休克。慢性期患者一般表现为食欲缺乏、低热、倦怠无力等不适。

4. 脓胸　部分支气管胸膜瘘是继发于脓胸导致的支气管残端感染所致；另一方面支气管胸膜瘘可以加重脓胸的感染过程，两者互为因果关系。

5. 原发疾病的症状　支气管胸膜瘘患者常与肺结核、肺脓肿等疾病共存。因此临床上可以表现为基础疾病加重或迁延不愈，如伴有肺结核的支气管胸膜瘘患者有持续的低热、乏力、盗汗等结核中毒症状。

【辅助检查】

目前应用于支气管胸膜瘘的诊断常用的方法有胸部X线、胸部CT、气管镜检查、通气扫描等。

1. 胸部X线　胸部X线是诊断支气管胸膜瘘最主要也是最常用的工具。当在胸部X线出现以下征象时应考虑可能发生支气管胸膜瘘：胸膜腔残腔逐渐扩大；残腔消失后再次出现；胸膜腔内出现新的液-气平面或已经存在的液-气平面下降；出现张力性气胸或出现逐渐加重的皮下气肿。

2. 胸部CT　与胸部X线片相比，胸部CT定位更准确，同时可以明确是否伴有基础肺病。在CT上，支气管胸膜瘘可表现为胸腔内出现新的液-气平面；肺部感染、肺实变；纵隔向健侧移位；皮下气肿以及伴发的肿瘤、结核等疾病。近年来有在CT引导下支气管造影对支气管胸膜瘘进行定位的报道，该技术安全可靠，创伤小，准确性高，但目前应用较少。

3. 气管镜　气管镜是目前诊断支气管胸膜瘘的金标准。气管镜下见到气泡由瘘口溢出可以确诊支气管胸膜瘘。对于较小的瘘口如直视下不能发现，可以向支气管内注入亚甲蓝观察胸腔引流液性状的变化。如仍无法确定支气管胸膜瘘位置，可应用球囊导管将可疑支气管堵塞，如漏气减轻或消失，则可以明确诊断。较小的瘘口也可以经气管镜进行治疗。

4. 通气扫描　通气扫描可以对支气管胸膜瘘进行定位。由于小的瘘口有时可以自行关闭，因此通气扫描时可以出现假阴性表现，文献报道其敏感性约为78%。虽然通气扫描对支气管胸膜瘘定位较准确，但该方法只能通过示踪剂的动力学改变间接判断瘘口大小，并不能直接显示瘘口大小。

5. 亚甲蓝试验　临床常用的诊断方法。向胸腔内注入亚甲蓝后嘱患者改变体位观察咳出痰液性质变化，如咳出痰液蓝染，即可诊断为支气管胸膜瘘。该方法简便易行，可以对支气管胸膜瘘作出定性诊断，但不能对支气管胸膜瘘作出定位诊断。

【诊断】

支气管胸膜瘘的病因很多，但临床上约2/3支气管胸膜瘘与手术相关，因此，早期诊断对于外科术后支气管胸膜瘘治疗方法的选择具有重要指导意义。根据典型症状及表现可以很容易作出支气管胸膜瘘的诊断。但对于一些不典型的病例则需要参考1种或多种辅助检查进行诊断。如对于全肺切除术后出现新发的皮下气肿或皮下气肿逐渐加重，呼吸困难较前加重甚至出现低血压时应怀疑发生支气管胸膜瘘；对于术后患者出现持续性低热、干咳、痰中带血持续数周甚至数月，需要警惕发生支气管胸膜瘘。对于怀疑支气管胸膜瘘的患者可联合应用胸部X线片、胸部CT、气管镜、通气扫描、亚甲蓝试验等检查方法进行确诊。

【治疗】

在选择支气管胸膜瘘治疗方案时，需要综合考虑患者的一般状况、瘘的大小、发生时间、病因、医生的熟练程度等因素。目前支气管胸膜瘘的治疗可以概括为非手术治疗、内镜治疗及外科治疗3个方面。总体而言，先处理危及生命的合并症；对身体状况较好、瘘口较大、术后早期发生的支气管胸膜瘘，在感染基本控制的前提下采取积极的外科治疗。对于身体状况较差、瘘口较小、术后晚期发生的支气管胸膜瘘或者继发于肿瘤、结核等因素发生的支气管胸膜瘘主要采取非手术治疗，对于部分患者可以考虑内镜下治疗。

支气管胸膜瘘的治疗原则：支持治疗；控制感染；通畅引流；关闭瘘口、促进肺复张；消灭残腔。

1. 非手术治疗

(1)适应证:①身体状况较差,不能耐受内镜治疗或外科治疗;②为内镜治疗或外科治疗提供基础;③继发于结核、肿瘤、肺炎、肺脓肿等原因的外周型支气管胸膜瘘以非手术治疗为主;④晚期支气管胸膜瘘由于残端炎症较重,手术关闭瘘口成功概率较小,以非手术治疗为主;⑤作为外科治疗术后的辅助治疗。

(2)内科治疗

①体位:支气管胸膜瘘一旦诊断成立,要求患者头高卧位,必要时患侧卧位,以避免吸入性肺炎的发生。

②引流:建立通畅的引流是支气管胸膜瘘治疗的最重要一环。通常情况下闭式引流即可以达到较满意的效果;对已经有胸腔引流管的患者,如引流效果较差,需及时调整引流管位置;如果闭式引流效果不满意,可以在局部麻醉或静脉麻醉下行开窗引流。有文献报道对于包裹性脓胸,可以通过胸腔引流管局部应用酶消除脓腔内分隔,改善引流效果。粗口径的引流管引流效果较好。因为随着引流管口径缩小,引流管自身所产生的阻力呈倍数上升。引流时尽量保证引流管在感染灶的最低位置引流效果较好。

③胸腔冲洗:在引流的同时由另一根胸腔引流管给予碘仿盐水进行胸腔冲洗,根据胸腔引流液培养结果决定冲洗时间的长短。一些学者认为可以起到净化脓腔、缩短治疗周期的目的,但对于是否常规进行胸腔冲洗尚无统一意见。

④抗感染治疗:早期在未能明确病原微生物之前应用广谱抗生素,明确病原菌后依据药敏结果选择敏感的抗生素。

⑤营养支持、维持水电平衡:支气管胸膜瘘患者由于长期消耗,一般营养状况较差,可伴有低蛋白血症、电解质紊乱。因此需要根据患者情况选择肠内营养或静脉营养改善患者营养状况,同时纠正电解质紊乱和酸碱失衡。

⑥原发病的治疗:争取早期、及时治疗。

2. *内镜治疗*

(1)适应证:①缩小瘘口,为部分患者的外科治疗提供基础;②瘘口≤5mm 的支气管胸膜瘘可直接应用内镜治疗;③患者一般状况能够耐受内镜治疗;④少数外科治疗失败的患者可考虑应用内镜治疗。

(2)内镜治疗:纤维支气管镜直视下局部应用生物胶、Nd:YAG 激光、黏膜下注射硬化剂,以及应用支架、球囊对支气管进行封堵在文献中均有报道,成功率报道不一。一般认为≤5mm 的瘘口可以在支气管镜下关闭,≤1mm 的瘘口内镜治疗成功的概率最高。内镜治疗具有创伤小、费用低的优点,但内镜下应用置入物可以导致气道堵塞引起呼吸困难,并且不适合关闭较大的瘘口,有时需要进行多次治疗,因此需严格掌握适应证及操作技术。

3. *外科治疗* 由于支气管胸膜瘘患者一般情况较差,基础心肺功能已受影响,因此,外科治疗风险较大。对于支气管胸膜瘘外科治疗成功率国内外文献报道差异较大。国外报道支气管胸膜瘘外科治疗的成功率为 80%~95%。目前国内对修补瘘口的报道较少,黄孝迈等的研究认为支气管胸膜瘘修补术手术风险较大,外科治疗成功率较小,因此建议支气管胸膜瘘以内科治疗为主,必要时可行肌瓣填塞、clagett 法消灭残腔,进而改善症状。笔者认为国内外外科治疗成功率差异较大的原因主要在于对手术适应证的把握存在差异。支气管胸膜瘘外科治疗方法的选择要根据之前手术情况、支气管胸膜瘘的大小、患者一般状况、心肺功能储备以及余肺是否能够保留等多种因素进行。

(1)适应证:①瘘口>5mm 的支气管胸膜瘘;②术后早期发生支气管胸膜瘘;③一般状况较好、心肺功能满意,能够耐受外科治疗;④感染已经基本控制;⑤原发病已经基本控制;⑥非手术治疗无效;⑦部分内镜治疗无效的患者。

(2)外科治疗

①术前治疗:术前治疗参照非手术治疗。因为二次手术创伤较大,术后并发症发生率较高,术前需严格评价患者的一般状况及心肺功能。

②手术:a. 麻醉。患者取头高位或患侧卧位以降低气管内插管过程中肺部感染的发生率。如果插管难度较大,可以考虑清醒状态下插管。最好应用双腔气管内插管,分肺通气可以降低吸入性肺炎的发生率。应用单腔气管内插管时最好保留自主呼吸,高频通气在一定情况下可以降低麻醉风险。b. 切口的选择。一是经原切口途径。由于解剖层次不清、组组织间相互粘连无法分离,经该入路进行再次手术难度较大。该入路主要适用于术后早期发现,胸腔内感染不严重或已经基本得到控制的病例。二是正中开胸、经心包旁途径。该入路不经过感染的胸腔;手术野干净,解剖层次清晰,但视野相对较差;待手术成功后需二次手术对脓胸进行处理;对于已经行胸部放疗的患者或者纵隔移位明显

的患者术野暴露较差。主要适用于残端较长；严重呼吸困难以及严重胸膜腔感染不能得到有效控制的患者。三是其他途径，有报道显示经纵隔镜可以对左主支气管支气管胸膜瘘进行修补。

③残端的处理：残端炎症较轻且长度允许时可以考虑直接缝合修补，修补后用带蒂组织包埋残端。残端较长但炎症相对较重时，可以考虑再次切除后直接缝合，然后用带蒂组织包埋残端。残端过短不能直接关闭时，如瘘口较小，可以尝试直接将带蒂组织缝合包裹于残端周围；如瘘口较大，不能在无张力情况下缝合修补，可以考虑行支气管成形或隆突成形术，但术后并发症发生率及死亡率较高。部分患者肺内病变较重，如严重感染、肺内巨大空洞及广泛肺结核病灶时，可以考虑行余肺切除或胸膜外肺切除术，但术后并发症发生率及死亡率均较高。

术中包埋残端既可以保证残端血供，又可以起到缩小残腔、控制感染的作用。术中需要根据切口情况、残端位置、残腔大小、组织情况等多方面因素选择包埋组织。常用包埋残端的带蒂软组织有背阔肌瓣、大网膜、心包脂肪垫、膈肌瓣、肋间肌瓣等。尚无对不同带蒂组织包埋成功率差异的报道。背阔肌瓣获得容易，血供稳定，术后不影响美观、不影响肢体远期功能。大网膜血供丰富，包埋后可以紧贴在创面上，帮助创面建立新生血管，既可以保证残端血液供应，也可以消除感染灶；同时大网膜体积较大，可以有效地缩小残腔。带蒂心包脂肪垫容易获得，在异常分解代谢状态下不会影响心包脂肪垫的大小以及血供。

④脓胸的处理：包括脓胸廓清及残腔消灭。脓胸廓清即清除胸腔内纤维组织及脓性物质，脓胸廓清仅适用于早期发现胸腔内尚未形成纤维板的支气管胸膜瘘患者。目前较常用的消灭残腔的方法包括带蒂肌瓣、大网膜填塞及 clagett 开窗引流等。胸廓成形术由于创伤较大，术后功能无法恢复，术后畸形严重，目前已经很少应用。但对于部分顽固性残腔无法闭合、胸腔内感染无法控制、身体状况较好的患者仍然可以考虑应用。对于经原切口对残端修补的病例，应同期处理脓胸；经纵隔镜或正中开胸途径对残端修补的病例，需二期处理脓胸。

(3)术后治疗：继续胸腔闭式引流；可以考虑行胸膜腔冲洗；给予抗感染、化痰、营养支持、输血等治疗。结核病患者需抗结核治疗。

支气管胸膜瘘的诊治流程见图 9-3。

【特殊支气管胸膜瘘的处理】

1. *机械通气的患者*　支气管胸膜瘘对机械通气的影响：支气管胸膜瘘的漏气导致 PEEP 下降，气道压下降，潮气量减少；相应表现为肺膨胀不全、CO_2 排出障碍。气体进入胸腔形成气胸，严重者形成张力性气胸，影响呼吸及循环功能。对支气管胸膜瘘认识不足时可能会对患者使用过量镇静药物及神经肌肉阻断药或者使用不合适的呼吸机模式，从而使患者出现过度镇静、过度通气、通气不足等表现。

机械通气患者发生支气管胸膜瘘时应立即给予胸腔闭式引流术，已有引流管的患者应判断引流是否充分，及时调整引流管型号及位置以保证有效的引流。以降低瘘口气体流量为目标，调整呼吸机模式，采用低 PEEP、低潮气量、短吸气时间、低呼吸频率的呼吸机参数，使气道压小于或等于瘘口开放的压力，促进瘘口愈合。此外，选择性健肺通气、定时改变体位也可以用于部分支气管胸膜瘘患者。对于是否应用负压吸引尚存在分歧，一些学者建议单独应用水封瓶或者尽可能小的负压吸引从而减少对机械通气的影响。

2. *免疫功能缺陷的患者*　由于 AIDS、移植术后、长期大量应用激素、先天性或后天性免疫球蛋白缺乏等免疫功能缺陷的患者感染发生概率大，感染后症状重，预后差。因此当临床不除外支气管胸膜瘘诊断时，应以积极的非手术治疗为主，包括闭式引流、抗感染、支持治疗等，对于少数身体状况较好的患者可以考虑手术治疗。

3. *肺泡胸膜瘘*　肺泡胸膜瘘可发生于肺外科术后，也可继发于肺结核、肿瘤、肺脓肿、支气管扩张、COPD 等疾病。外科相关的肺泡胸膜瘘一般认为与低预计 post-FEV1、胸腔粘连、上叶切除术、复合肺叶切除术等因素相关。

肺泡胸膜瘘的治疗以保守治疗为主，一般非手术治疗即可达到满意的效果。对于非手术治疗无效的患者可以考虑内镜下治疗。个别患者可以考虑胸腔镜下局部应用生物胶进行瘘口修补。

【并发症】

瘘复发；脓胸；窦道长期不闭合；结核播散。

【预防】

虽然支气管胸膜瘘发生率较低，但治疗过程长、难度大，病死率较高，因此，降低支气管胸膜瘘的发生率具有重要意义。

对于手术患者，术前给予充分的营养支持、抗

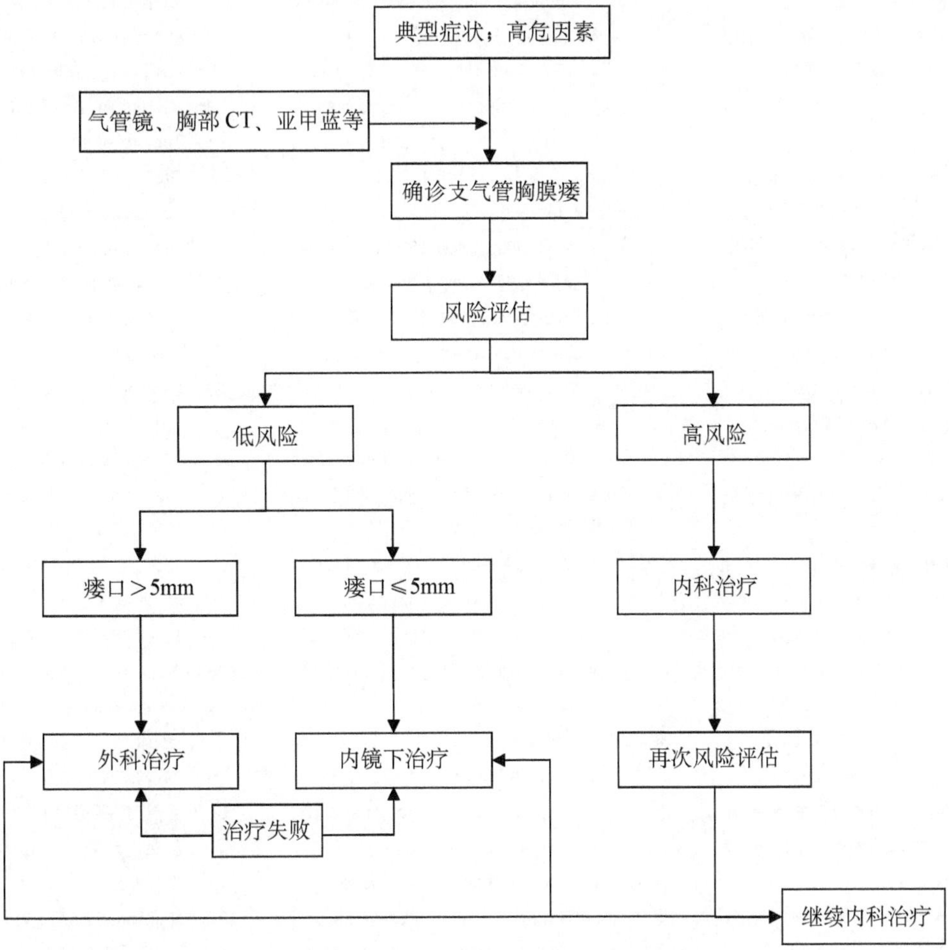

图 9-3 支气管胸膜瘘的诊治流程

感染治疗；术中注意保护残端血供；术后积极处理合并症可以有效降低支气管胸膜瘘的发生率。对于非手术的高危患者，积极治疗原发病可以降低支气管胸膜瘘的发生率。

【预后】

支气管胸膜瘘的治疗是一个复杂的过程，需要多个学科共同制订治疗方案。虽然支气管胸膜瘘的死亡率较高，但早期发现、早期诊断以及合理地选择治疗方案可以有效改善支气管胸膜瘘的预后。

（刘德若 张真榕）

参考文献

[1] 李连弟，鲁凤珠，张思维，等. 中国恶性肿瘤死亡率20年变化趋势和近期预测分析. 中华肿瘤杂志，1997，19(1)：3-9

[2] 周清华，孙 燕. 肺癌新理论新技术进展. 成都：四川大学出版社，2003：3-19

[3] 周清华. 肺癌筛查早诊研究进展. 中国肿瘤，2009，18(9)：705-712

[4] 袁天柱，周清华，朱 文，等. GSTT1基因多态性与中国四川汉族人群肺癌遗传易感性关系的研究. 中国肺癌杂志，2005，8(2)：107-111

[5] Zhou，QH，Chen，J；Chu，DX. The long-term results of lobectomy or pneumonectomy combined with extended resection of the heart，great vessels，or both in the treatment of locally advanced non-small cell lung cancer. Journal of Thoracic Oncology，2009，4(9)：342-343

[6] Qinghua Zhou，Youlin Gong，Zhilin Sun，et al. Clinical Significance of micrometastasis detection in peripheral flood and bone marrow in patients with NSCLC. Lung Cancer，2003，41(2)：193

[7] 周清华. N2非小细胞肺癌外科治疗进展. 中国肺癌杂志，2008，11(5)：611-614

[8] 周清华，刘 斌，杨俊杰，等. 隆凸合并心脏大血管切除重建术治疗局部晚期中心型支气管肺癌. 中国肺癌杂

志,2006,9(1):2-8

[9] 周清华,刘伦旭,杨俊杰,等.肺及部分左心房切除术治疗中心型肺癌.中华胸心血管外科杂志,1997,13(1):34-36

[10] 周清华,刘伦旭,李 潞,等.术前新辅助化疗加外科手术治疗Ⅲ期非小细胞肺癌的随机对照临床试验.中国肺癌杂志,2001,4(4):251-256

[11] Zheng Z,Chen T,Li X,Haura E,Sharma A,Bepler G. DNA synthesis and repair genes RRM1 and ERCC1 in lung cancer. N Engl J Med,2007,356:800-808

[12] Chen M,Hayman JA,ten Haken RK:Long-term results of high-dose conformal radiotherapy for patients with medically inoperable T1-3N0 non-small-cell lung cancer:Is low incidence of regional failure due to incidental nodal irradiation? Int J Radiat Oncol Biol Phys,2006,64:120-126

[13] 黄国俊,毛友生,张德超.局部晚期非小细胞肺癌侵及纵隔器官扩大手术治疗的评价.中华肿瘤杂志,2005,27(1):59-61

[14] 吴志浩,周清华.肺癌分子诊断与分子分期研究进展.中国肺癌杂志,2008,11(1):34-39

[15] Edgardo S Santos,Cesar A Perez and Luis Raez. How is gene-expression profiling going to challenge the future management of lung cancer? Future Oncol,2009,5(6):827-836

[16] 周清华,宫友陵,覃 扬,等.检测肺癌患者外周血和骨髓微转移的临床意义.中华肿瘤杂志,2003,25(1):62-65

[17] 周清华,宫友陵,覃 扬,等.非小细胞肺癌患者淋巴结、外周血及骨髓微转移分子诊断在肺癌外科治疗中的作用.中国肺癌杂志,2001,4(6):435-439

[18] Duncavage E,Goodgame B,Sezhiyan A,et al. Use of microRNA expression levels to predict outcomes in resected stage I non-small cell lung cancer. J Thorac Oncol,2010,5(11):1755-1763

[19] López-Encuentra A,López-Róos F,Conde E,et al. Composite anatomical-clinical-molecular prognostic model in non small cell lung cancer. Eur Respir J. 2011,37(1):136-142

[20] Ring BZ,Seitz RS,Beck RA,et al. A novel five-antibody immunohistochemical test for subclassification of lung carcinoma. Mod Pathol,2009,22(8):1032-1043

[21] Whyte RI,Donington JS. Hamartomas of the lung[J]. Sem in Thorac Cardiovasc Surg,2003,15(3):301-304

[22] Erasmus JJ,Connolly JE,McA dams HP,et al. Solitary pulmonary nodules:Part I. Morphologic evaluation for differentiation of benign and malignant lesions[J]. Radiographic,2000,20(1):43-58

[23] Hemal AK,Aron M,Wadhwa SN. Nephroplication and nephropexy as an adjunct to primary surgery in the management of giant hydronephrosis[J]. Br J Urol,1998,81:673

[24] Eren MN,Eraslan A,Eren S. Benign intrapulmonary teratoma:report of a case[J]. J Thorax Cardiovas Surg,2003,126(3):855-857

[25] Asano S,Hoshikawa Y,Yamane Y,et al. An intrapulmonary teratoma associated with bronchiectasia containing various kinds of primordium:a cases report and review of the literature[J]. Virchows Arch. 2000,436:384-388

[26] Egberts JH,Schafmayer C,Bauerschlag DO,et al. Benign abdominal and pulmonary metastasizing leiomyoma of the uterus[J]. Arch Gynecol Obstet,2006,274(5):319-322

[27] Patton KT,Cheng L,Papavero VB,et al. Benign metastasizing leiomyoma:clonality,telomere length and clinicopathologic analysis[J]. Mod Pathol,2006,19(1):130-140

[28] 时梅萍,陈 岗,赵兰香.原发性孤立性肺纤维瘤1例[J].临床与实验病理学杂志,2001,17(5):442

[29] Dai SD,Zhang XW,Qi FJ,et al. Expression of E-cadherin,beta-catenin and p120ctn in the pulmonary sclerosing hemangioma[J]. Lung Cancer,2007,57(1):54-59

[30] Jungraithmayr W,Eggeling S,Luduig C,et al. Sclerosing hemangioma of the lung:a benign tumor with potential for malignancy[J]. Ann Thorac Cardiovasc Surg,2006,12(5):352-354

[31] Martini N,Beattie EJ. Less Common Tumors of the Lung. In:Shields TW. General Thoracic Surgery [M]. 2 nd ed. Philadelphia:Lea & Pebiger,1983,770-779

[32] Yoshioka H. A surgical case of giant mediastinal neurilemmoma[J]. Kyoku Geka,2001,54(12):1062-1065

[33] Lasota J. The neurofik romatosis type 2 gene is mutated in perineurial cell tumors:a molecular genetic study of eight cases[J]. Am J Pathol,2001,158(4):1223-1229

[34] 同济、中山医科大学病理教研室编著.外科病理学[M].第2版.武汉:湖北人民出版社,1999:386

[35] Bilgin S,Yilmaz A,Okur E,et al. Primary endobronchial leiomyoma:a case report[J]. Tuberk Toraks,2004,52(3):272-274

[36] 顾恺时.顾恺时胸心外科手术学[M].上海:上海科学技术出版社,2003:687-700

[37] 易祥华,张荣轩,史景云,等.甲状腺转录因子1和表面活性蛋白在肺硬化性血管瘤中表达的意义[J].中华结核和呼吸杂志,2003,26(12):776-780

[38] 易祥华,张荣轩,高 文,等.肺硬化性血管瘤43例临床病理分析[J].诊断病理学杂志,2002,9(6):327-329

[39] 陈 昶,丁嘉安,姜格宁,等.纵隔畸胎瘤临床表现与外科治疗策略(附64例分析)[J].肿瘤,2000,20(4):271-272

[40] 蒋 雷,王彦丽,姜格宁,等.右中间支气管节段切除治疗支气管血管脂肪瘤一例[J].中国胸心血管外科临床杂志,2008,15(1):80

[41] 周 晓,廖粤斌,丁嘉安,等.支气管类癌外科治疗与疗效分析[J].肿瘤,2002,22(5):400-401

[42] 成向阳,杨德康,吴哲凡.支气管、气管腺瘤23例报告[J].广州医学院学报,1996,24(5):62-63

[43] Rozenman J,Pausner R,Lieberman Y,et al. Bronchial adenoma[J]. Chest,1987,92(1):145-147

[44] Kerr KM. Pulmonary preinvasive neo-

plasia[J]. J Clin Pathol,2001,54(4):257-271
[45] Gaissert HA,Mark EJ. Tracheobronchial gland tumors[J]. Cancer Control,2006,13(4):286-294
[46] Gaissert HA,Grillo HC,Shadmehr MB,et al. Uncommon primary tracheal tumors[J]. Ann Thorac Surg,2006,82(1):268-272
[47] Yu H,Higa F,Koide M,et al. Lung abscess caused by legionella species: implication of the immune status of hosts. Intern Med, 2009, 48: 1997-2002
[48] Bruns AS, Sood N. Community-acquired methicillin-resistant Staphylococcus aureus epidural abscess with bacteremia and multiple lung abscesses: case report. Am J Crit Care,2009,18:86-87,88
[49] Baudrand H,Mbatchou Ngahane BH,et al. Lung abscess due to community acquired Klebsiella pneumonia. Rev Mal Respir,2009,26:773-778
[50] Hagiwara S,Fujimaru T,Ogino A,et al. Lung abscess caused by infection of Actinobacillus actinomycetemcomitans. Pediatr Int,2009,51:748-751
[51] Vanschooneveld T,Mindru C,Madariaga MG,et al. Enterococcus pneumonia complicated with empyema and lung abscess in an HIV-positive patient. Case report and review of the literature. Int J STD AIDS,2009,20:659-661
[52] Kuo CH,Chen IC,Lin SS,et al. Co-existence of posttraumatic empyema thoracis and lung abscess in a child after blunt chest trauma: a case report. Kaohsiung J Med Sci,2010,26(1):45-49
[53] Kukuljan M,Grgurević E,Stemberga V,et al. Aspergilloma in a pulmonary abscess--the first manifestation of malignant bronchial obstruction. Coll Antropol,2008,32 Suppl 2:225-227
[54] Agrafiotis M,Siempos II,Falagas ME. Infections related to airway stenting: a systematic review. Respiration,2009,78:69-74
[55] O'Donnell CP,Landzberg MJ,Mullen MP. Lung Abscess in Adults with Tetralogy of Fallot and Pulmonary Atresia. Cardiol Young,2010,22:1-3
[56] Chen HJ,Yu YH,Tu CY,et al. Ultrasound in peripheral pulmonary air-fluid lesions. Color Doppler imaging as an aid in differentiating empyema and abscess. Chest,2009,135:1426-1432
[57] Haranaga S,Teruya H,Nakamura H,et al. Pulmonary artery pseudoaneurysm secondary to lung abscess. Intern Med,2009,48:2159-2160
[58] Shlomi D,Kramer MR,Fuks L,et al. Endobronchial drainage of lung abscess: the use of laser. Scand J Infect Dis,2010,42:65-68
[59] Yunus M. CT guided transthoracic catheter drainage of intrapulmonary abscess. J Pak Med Assoc,2009,59:703-709
[60] Nagasawa KK,Johnson SM. Thoracoscopic treatment of pediatric lung abscesses. J Pediatr Surg,2010,45:574-578
[61] Shimizu J,Arano Y,Adachi I,Ikeda C,Ishikawa N,Ohtake H. Intractable lung abscess successfully treated with cavernostomy and free omental plombage using microvascular surgery. Gen Thorac Cardiovasc Surg,2009,57:616-621
[62] Shields,Thomas W. chief editor. General Thoracic Surgery,6th Edition. Williams & Wilkins,2005
[63] F. Griffith Pearson. Chief editor. Thoracic surgery 2nd edition 影印版. 北京:人民卫生出版社,2002
[64] 任光国. 胸外科手术并发症的预防和治疗. 北京:人民卫生出版社,2004
[65] 陈文虎. 胸外科特色治疗技术. 北京:科学技术文献出版社,2004
[66] 杜贾军,彭忠民. 胸外科并发症学. 北京:军事医学科学出版社,2003
[67] 戈 峰. 基础胸外科学. 北京:中国协和医科大学出版社,2003
[68] 黄孝迈. 现代胸外科学. 第2版. 北京:人民军医出版社,1997
[69] Ahmet Ucvet,Soner Gursoy,Serdar Sirzai,et al. Bronchial closure methods and risks for bronchopleural fistula in pulmonary resections: how a surgeon may choose the optimum method? Interactive CardioVascular and Thoracic Surgery,2011,12:558-562
[70] Oren Fruchter,Mordechai R. Kramer,Tamir Dagan,et al. Endobronchial Closure of Bronchopleural Fistulae Using Amplatzer Devices. Chest,2011,139:682-687
[71] Hidetaka Uramoto,et al. The Development of Bronchopleural Fistula in Lung Cancer Patients after Major Surgery: 31 Years of Experience with 19 Cases. Anticancer Research,2011,31:619-624
[72] Mitsuhiro Kamiyoshihara,Takeshi Hanagiri. What Is Standard Treatment for Bronchopleural Fistulas? Ann Thorac Surg. reply,2010,90:1061-1062
[73] Shawn S. Groth,Jonathan D'Cunha,Natasha M. Rueth,et al. Mediastinoscopy-assisted minimally invasive closure of a bronchopleural fistula: A new technique to manage an old problem. J Thorac Cardiovasc Surg,2010,140:244-245
[74] Michael Lindner,Alexander Hapfelmeier,Alicia Morresi-Hauf,et al. Bronchial Stump Coverage and Postpneumonectomy Bronchopleural Fistula. Asian Cardiovasc Thorac Ann,2010,18:443-449
[75] Pralay Sarkar,Twinkle Chandak,Rakesh Shah,et al. Diagnosis and Management Bronchopleural Fistula. Indian J Chest Dis Allied Sci,2010,52:97-104
[76] Itaru Nagahiro,Motoi Aoe,Yoshifumi Sano,et al. Bronchopleural Fistula After Lobectomy for Lung Cancer. Asian Cardiovasc Thorac Ann,2007,15:45-48
[77] P. Misthos,S. Kakaris,E. Sepsas,et al. Surgical Management of Late Postpneumonectomy Bronchopleural Fistula: The Transsternal,Transpericardial Route. Respiration,2006,73:525-528
[78] Emily A. Farkas,Frank C. Detterbeck. Airway Complications After Pulmonary Resection. Thorac Surg Clin,2006,16:243-251
[79] Manuel Lois,Marc Noppen. Bronchopleural Fistulas An Overview of the Problem With Special Focus on Endoscopic Management. Chest,2005,

128:3955-3965

[80] Gail E. Darling, et al. Risk of a Right Pneumonectomy:Role of Bronchopleural Fistula. Ann Thorac Surg,2005,79:433-437

[81] Horia Sirbu, Adel Abdurahman, Qi-Long Yi, et al. Bronchopleural Fistula in the Surgery of Non-small Cell Lung Cancer: Incidence, Risk Factors, and Management. Ann Thorac Cardiovasc Surg,2001,7:330-336

[82] Francisco Javier Algar, Antonio Alvarez,Jose Luis Aranda,et al. Prediction of Early Bronchopleural Fistula After Pneumonectomy: A Multivariate Analysis. Ann Thorac Surg, 2001, 72: 1662-1667

[83] Makoto Sonobe, Masatsugu Nakagawa,Masutaro Ichinose,et al. Analysis of risk factors in bronchopleural fistula after pulmonary resection for primary lung cancer. European Journal of Cardio-thoracic Surgery, 2000, 18: 519-523

[84] Marc de Perrot, Marc Licker, John Robert,et al. Incidence, Risk Factors and Management of Bronchopleural Fistulae after Pneumonectomy. Scand Cardiovasc J,1999,33:171-174

[85] John D. Puskas, MSc, Douglas J. Mathisen,et al, Treatment Strategies For Bronchopleural Fistula. J Thorac Cardiovasc Surg,1995,109:989-996

[86] M H Baumann, Steven A. Sahn. Medical management and therapy of ventilated patient. bronchopleural fistulas in the mechanically ventilated patient. Chest,1990,97:721-728

第10章

食管外科

第一节 食 管 癌

【流行病学】

食管癌是人类较为常见的恶性肿瘤之一。据统计，全球2008年约有40.7万人死于食管癌，严重威胁人类健康。食管癌的总的流行病学特征表现为：不同地区、种族、性别和不同时期的食管癌发病率和死亡率具有明显的差异。全球来看，亚洲、非洲、拉丁美洲一些国家发病较高，而欧美和大洋洲的发病较低。我国是食管癌的高发区，与发病最低的西非相差20倍，中国食管癌的发病及死亡人数均超出世界总数50%以上，被我国卫生部列为十大特色肿瘤之一，需要进一步研究防治策略。

1. 食管癌在国内外的流行趋势　早在2000年前，我国的史书上就有对食管癌的记载，称食管癌为"噎膈"。新中国成立后先后组织了几次大规模的恶性肿瘤死亡调查，基本摸清了食管癌的发病情况。我国食管癌则一直以食管鳞状细胞癌为主，食管腺癌的发病率未见明显增长。自20世纪70年代始，食管腺癌的发病率在欧美等西方国家显著上升，目前已超过食管鳞状细胞癌，成为全世界食管癌的主要病理组织学类型。据世界卫生组织公布的最新资料显示，2008年度全世界67亿人口中新发食管癌病例48.2万例，发病率为7.0/10万，居全部恶性肿瘤第9位；死亡40.7万例，死亡率5.8/10万，居第8位。我国最近的一次居民死亡原因调查表明，大陆13.4亿人口中食管癌每年新发病例25.9万例，发病率为16.7/10万，居全国各类恶性肿瘤第5位；每年食管癌死亡21.1万例，死亡率为13.4/10万，居第4位。按性别统计，我国男性食管癌患者17.6万，发病率为22.9/10万；死亡14.4万，死亡率18.7/10万；女性患者8.3万，发病率为10.5/10万，死亡6.7万，死亡率8.2/10万，男性发病率居各类恶性肿瘤第4位，女性居第7位，而死亡率男女均居第4位。

2. 食管癌流行的分布特征　食管癌的发病在我国呈现明显的地区差异，一定地域内的高发与周边地区的相对低发形成鲜明对照，构成我国食管癌最典型的流行病学特征。在不少地区尤其是农村，食管癌仍是威胁居民健康的最严重恶性肿瘤。我国各地食管癌发病率差异较大，高发省份有河北、河南、福建和重庆，其次为新疆、江苏、山西、甘肃和安徽。太行山脉附近的省份最为高发，如河南林州，食管癌与贲门癌发病率最高，占当地全部恶性肿瘤的81.4%。其他高发区域还有秦岭、大别山、川北、闽粤、苏北及新疆等高发区。从世界范围来看，食管癌的分布亦呈现类似的规律，高发区主要集中在东北亚、中亚、南非、东非、美洲的部分地区及法国的布列特尼地区。20世纪70年代的流行病学研究发现，亚洲从土耳其向东经哈萨克斯坦、伊朗北部到中国北部及日本仙台是食管癌的高发地带。

从年龄分布上看，我国食管癌的发病率从35岁开始上升，平均死亡年龄为63.49岁（男性63.04，女性63.41岁），可见食管癌主要威胁中、老年人。从性别分布上看，男性更为高发，我国食管癌患者中男女性比例为2.26∶1。食管癌的另一个分布特点为不同种族的发病率有明显差异，如亚洲的中国人，日本人高于欧美人，美国的黑种人高于白种人。我国的少数民族中，哈萨克族最高，其次为回族、维吾尔族、蒙古族等，最低的为苗族。

据我国防癌办第3次肿瘤普查资料，我国食管癌居高不下的现状仍然持续，仅个别区域有所下降。从20世纪70年代至21世纪初，河北省食管癌死亡率呈现下降趋势。河北磁县与河南林州食管癌标化发病率男性从1988年的131.89/10万下降到1997年的100.85/10万，下降1.3倍，年平均下降2.9%。同期女性从102.35/10万下降到66.70/10万，下降1.5倍，年平均下降4.6%。有学者提出随着社会经济的发展，居民营养状况的改善，食管癌的发病率会自然下降，但事实上由于诸如吸烟、饮酒、环境污染等新的危险因素的增加，食管癌的发病率下降非常缓慢。因此，戒烟酒、减少环境污染，同时加强食管癌的普查力度，争取“三早”，从而有望整体提高治愈率和生存率。

【分子生物学】

近年来的研究表明，食管癌的发生与其他恶性肿瘤一样，也是环境因素与遗传因素相互作用的结果，在食管癌变多阶段演进过程中，涉及多个基因的协同作用，特别是癌基因的激活和抑癌基因的失活，导致正常细胞在外界致癌因素的作用下永生化生长，异常增殖并逃离机体免疫监视，最终形成肿瘤。同时，与食管癌发生的主要危险因素相关的代谢酶的基因改变和(或)DNA错配修复酶的异常改变可能是食管癌高易感性的重要分子基础。

1. *癌基因的激活*　myc是细胞核内的原癌基因，位于8q，为核蛋白家族成员，包括，C-myc，L-myc，N-myc 3个成员。在肿瘤形成中的主要激活方式为基因扩增，也包括基因突变。当myc基因被激活后，表达高水平的m-RNA，并产生大量的myc蛋白，从而影响细胞的生长和分化。有研究表明，在食管鳞状上皮单纯增生阶段就存在过度表达的C-myc，C-myc表达与食管鳞状细胞癌的组织学分级有关，C-myc基因可能在食管癌组织的分化中具有一定作用。

CyclinD1是重要的细胞周期调控蛋白细胞，调控细胞周期G1期→S期转化的关键因子。食管癌中CyclinD1的扩增与过度表达最为常见。有研究发现32%的食管癌中有CyclinD1基因的扩增与过度表达。食管黏膜的稳定有赖于细胞更新、分化和死亡的精细平衡，打破上述任何一种分子机制均会损伤食管黏膜的生命周期，逃逸生长控制，降低细胞分化和死亡率使细胞获得进一步病变导致功能损伤，这是最终转化成恶性细胞的关键步骤。

2. *抑癌基因的失活*　p53基因是目前研究较多的抑癌基因，定位于17p13.1，其产物为53kD的磷酸蛋白，具有序列特异的DNA结合特性。正常细胞持续合成p53蛋白但并不在细胞中积聚。p53具有“分子警察”的功能，当细胞暴露在DNA致损因子时，其稳定性增加并激活使细胞停止在G1期及程序性死亡的基因，使受损细胞或停留在G1期修复或发生程序性死亡，防止含受损DNA的细胞复制。p53突变影响p53蛋白结合DNA的保守区或影响其激活其他靶基因的功能，加速了细胞的遗传不稳定性，促使基因异常积累，最终使细胞的全部表型发生恶性转化。

杂合性缺失(LOH)是肿瘤特异或相关基因缺失的最好例证，已证明假定的候选基因位于这些等位基因缺失区，同时证实突变也发生在该区。食管鳞状细胞癌和腺癌在各等位基因上的缺失率无明显差异。p53有2个等位基因时，p53突变率仅0～17%；而只有1个等位基因时，p53突变率达75%～86%，说明p53的突变和17p等位基因的丢失具有时间相关性，是肿瘤发生多步骤中的晚期事件。

3. *基因的多态性与食管癌的易感性*　单核苷酸多态性(SNPs)是人类基因组中最常见的变异形式。作为第3代遗传标记，SNP在基因定位、克隆、遗传多态性方面具有广泛应用，特别是作为基因诊断标记在预防医学中具有十分重要的作用。近年来，随着人类基因组计划的发展，数以百万计的SNP被陆续发现，并可在公共数据库中免费获得。SNP数量的快速增加和SNP检测方法的发展，为其在肿瘤易感性领域的应用提供了可能。

代谢酶基因多态是肿瘤遗传易感性的一个重要方面，体内参与毒物代谢的酶主要有细胞色素P4501A1(CYP1A1)和谷胱甘肽硫转移酶(GST)，它们均存在基因多态现象。有研究表明，CYP1A1基因多态与肺癌、食管癌等肿瘤有关。另一类DNA修复基因如XRCC1等也存在多态位点，研究表明，XRCC1 Arg194Trp基因型使得食管癌发病风险提高2倍。

【解剖学】

1. *食管的解剖*　食管的长度与身高有关，一般认为成年人食管长度约为25cm，门牙距贲门的距离约40cm。食管仅相对固定，在吞咽、仰头、呼吸等情况下，可上下活动，可因受周围组织压迫而移位。

食管因受周围解剖结构的影响及其功能需要，有3个生理狭窄：①环状软骨下缘，食管入口处，即食管上括约肌，相当于第6颈椎水平；②主动脉弓及气管分叉后方，第4胸椎下缘水平；③膈肌食管裂孔处，即食管下括约肌，相当于第10～11胸椎水平。以上狭窄部位，是多种食管疾病的好发部位，如肿瘤、食管炎、异物、憩室及失弛缓症等。另有一个不固定的狭窄，在胸廓入口处，第2胸椎下缘水平。

食管另有3个压迹：一是主动脉弓压迫食管左侧壁，相当于第4胸椎水平；二是左主支气管压迫食管左前壁，相当于第4胸椎下缘水平；三是左心房压迫食管前壁。第一、二处压迹可同时表现为解剖性狭窄，故也可认为食管有上、下括约肌、胸廓入口、主动脉弓及左主支气管等5处狭窄。

2. 分段　美国癌症联合会(AJCC)修订的《癌症分期手册(第7版)》中新版食管癌TNM分期对食管癌的原发部位做了明确的解剖界定，即以上切牙到肿块上缘的距离来表示其具体位置。

(1)颈段食管：上接下咽，向下至胸骨切迹平面的胸廓入口，前邻气管、两侧与颈血管鞘毗邻，后面是颈椎，内镜检查距门牙15～20cm。如果没有内镜检查资料，可以由CT检查结果判断，如果从胸骨切迹平面以上发现食管壁增厚，则肿瘤定位为颈段食管。

(2)胸上段食管：上自胸廓入口，下至奇静脉弓下缘水平，其前方由气管、主动脉弓及分支和大静脉包绕，后面为胸椎。内镜检查距门牙20～25cm，CT检查食管壁增厚的开始部位位于胸骨切迹与奇静脉弓之间。

(3)胸中段食管：上自奇静脉弓下缘，下至下肺静脉水平，前方是两个肺门之间的结构，左邻胸降主动脉，右侧是胸膜，后方为胸椎。内镜检查距门牙25～30cm，CT检查食管壁增厚的开始部位位于奇静脉弓与下肺静脉之间。

(4)胸下段食管及食管胃交界：上自下肺静脉水平，向下终于胃，由于这是食管的末节，故包括了食管胃交界。前邻心包，后邻脊椎，左为胸降主动脉，右为胸膜。该段食管穿越膈肌，在腹腔走行距离长短不一，在某些情况下，如食管裂孔疝时，腹段食管可消失，故腹段食管包括在胸下段食管中。CT检查显示，增厚的食管壁始于下肺静脉水平以下。

食管胃交界以上5cm的食管远端与食管胃交界以下5cm的胃近端是一个充满争议的部位。以往这个部位发生的腺癌，由于收治医生专科的不同，或按食管癌分期，或按胃癌分期。新版TNM分期协调统一了食管癌TNM分期与胃癌TNM分期的内容，明确规定：凡肿瘤中心位于食管下段、食管胃交界及胃近端5cm，并已侵犯食管下段或食管胃交界者，均按食管腺癌TNM分期标准进行分期；胃近端5cm内发生的腺癌未侵犯食管胃交界者，可称为贲门癌，连同胃其他部位发生的肿瘤，皆按胃癌TNM分期标准进行分期。

3. 毗邻

(1)颈段食管：因颈段食管轻度偏左，左喉返神经较右喉返神经更贴近食管，更易因手术操作受损。

(2)胸段食管：前壁在支气管水平以上与气管及左主支气管毗邻，在支气管水平以下与左心房毗邻。左、右迷走神经沿食管两侧下行，在肺门以下左迷走神经转至食管前壁，右迷走神经转至后壁。

(3)腹段食管：右壁被小网膜覆盖，其左侧壁与胃底间连接成His角，此角度平静呼吸时约为90°，个体差异很大，肥胖者多成钝角，胸廓窄小者多成锐角。

4. 食管壁组织结构　食管壁分为4层：黏膜层、黏膜下层、肌层及外膜。黏膜又分为3层：上皮层、固有膜及黏膜肌层。食管上皮在病理性撕脱后，仍可再生。食管壁的固有膜含丰富的淋巴管，并含有贲门腺。黏膜下层含有大量的血管、淋巴管、神经丛及食管腺。肌层分为环形肌(内)层及纵行肌(外)层。食管因缺乏浆膜层，代之以疏松的外膜层，成为消化道中抗缝线拉力最弱的组织。

5. 食管的血供　食管动脉血供的特点是：节段性、多源性。颈部食管来自双侧的甲状腺下动脉。胸上段来自支气管动脉或支气管食管动脉。胸下段源自降主动脉的食管固有动脉。腹段主要来自胃左动脉，其次是左膈下动脉。颈、胸、腹3段供应食管的动脉借吻合支彼此连通，但吻合支行走距离短，且细小，不能远距离供血。因食管供血的多源性及节段性，一般不提倡过度游离食管。有研究表明食管血供最差的部位在主动脉弓上及膈肌裂孔上方。

6. 食管的淋巴引流　食管黏膜内的淋巴管，在胃肠道空腔脏器中是独一无二的，黏膜和黏膜下层淋巴管形成一个复杂的网络，贯穿食管全长，黏膜下淋巴管主要为纵行，其数量是横行的6倍，并断续穿过肌层，回流到局部淋巴结，部分患者可直接回流到胸导管，而纵隔淋巴管，可直接回流到胸导管或奇静脉。食管淋巴回流的趋势是：纵向引流大于横向环形引流，食管的上2/3主要引流向口侧，下1/3主要引流向肛侧，故食管癌多纵向远处淋巴结转移。食管癌的引流淋巴结名称与编码见表10-1。

表 10-1　食管癌的引流淋巴结名称与编码

编码	名　称	部位描述
1	锁骨上淋巴结	位于胸骨上切迹与锁骨上
2R	右上气管旁淋巴结	位于气管与无名静脉根部交角与肺尖之间
2L	左上气管旁淋巴结	位于主动脉弓顶与肺尖之间
3P	后纵隔淋巴结	位于气管分叉以上，也称上段食管旁淋巴结
4R	右下气管旁淋巴结	位于气管和无名动脉根部交角与奇静脉头端之间
4L	左下气管旁淋巴结	位于主动脉弓顶与隆突之间
5	主肺动脉窗淋巴结	位于主动脉弓下、主动脉旁及动脉导管侧面
6	前纵隔淋巴结	位于升主动脉和无名动脉前方
7	隆突下淋巴结	位于气管分叉的根部
8M	中段食管旁淋巴结	位于气管隆突至下肺静脉根部之间
8L	下段食管旁淋巴结	位于下肺静脉根部与食管胃交界之间
9	下肺韧带淋巴结	位于下肺韧带内
10R	右气管支气管淋巴结	位于奇静脉头端与右上叶支气管起始部之间
10L	左气管支气管淋巴结	位于隆突与左上叶支气管起始部之间
15	膈肌淋巴结	位于膈肌膨隆面与膈脚之间(膈上)
16	贲门周围淋巴结	位于食管胃交界周围(膈下)
17	胃左淋巴结	位于胃左动脉走行区
18	肝总淋巴结	位于肝总动脉走行区
19	脾淋巴结	位于脾动脉走行区
20	腹腔淋巴结	位于腹腔动脉周围

7. 胸导管解剖　胸导管起自乳糜池(第 1、2 腰椎水平)，止于左颈内静脉和左锁骨下静脉汇合的静脉角，全长 36～45cm，管径 2～4cm，在胸内位于脊柱前、食管后、主动脉和奇静脉之间。胸导管变异很多，在第 8 胸椎以下，一般为单根，此后近 40％者呈双根或多根，故胸导管的预防性结扎多在膈上水平。在第 5 胸椎水平由脊柱右侧转向左侧，故胸导管在第 5 胸椎水平以下损伤，多发生右侧乳糜胸，再此水平以上的损伤，多引起左侧乳糜胸。在主动脉弓上缘处，胸导管从后向前、向上，绕过食管左侧壁，到左锁骨下动脉的后外侧，上行达颈部。

【病理学】

1. 大体分型　大体分型指对原发瘤大体标本外观形态学的肉眼分型。在食管癌发展过程中，形态学有明显改变，分为早期及晚期两类。

(1)早期：我国定义的早期食管癌指原位癌及无淋巴结转移的早期浸润(T1)。分下述 4 型。①隐伏型。食管黏膜轻度充血、粗糙，依靠组织细胞学检查确诊，此型均为原位癌，是食管癌最早期的大体表现。②糜烂型。食管黏膜表面浅表糜烂，边界清楚，大小、形状不等，呈地图状。肿瘤发展较第一型发展晚。③斑块型。食管黏膜轻度隆起，高低不平，黏膜皱襞消失，边界清楚。肿瘤发展较前两型晚。④乳头型。如乳头状向腔内突起癌细胞分化程度较好，是早期食管癌的晚期类型。以糜烂型和斑块型最为常见。

(2)晚期：分为髓质型、蕈伞型、溃疡性、缩窄型及腔内型。①髓质型，最常见的类型。食管明显增厚，灰白如同脑髓质，同时向食管内外部生长，常累及食管全周，形成管腔内缩窄、梗阻。②蕈伞型。瘤体多仅累及部分食管壁，呈椭圆形，向腔内凸出，扁平状生长，边缘突起外翻，表面有溃疡。③溃疡性。食管壁上深、大溃疡，以外侵为主，管腔阻塞不明显。④缩窄型。纤维组织增生，导致食管环形或短管形狭窄。⑤腔内型。瘤体呈管腔内巨大包块，可有蒂，息肉状，食管壁浸润不明显。

2. 组织病理学分型　依据肿瘤镜下侵犯的深度、组织学分类、淋巴结转移等可分为浅表型和浸润型两型。浅表型指原发瘤局限在黏膜或黏膜下层以内，未侵及肌层。浸润型指侵出黏膜下层的肿瘤。

(1)食管的癌前病变：鳞状上皮不典型增生是一组癌前病变，可分为轻度、中度、重度病变。分度标准为①轻度不典型增生。异形细胞累及鳞状上皮全层下 1/3。②中度不典型增生。异形上皮累及中层，即累及全层上皮的 2/3，表层细胞完好。③重度不典型增生。异形细胞累及上皮全层，即累及 2/3以上。重度不典型增生一接近原位癌，应等同于原位癌处理。

(2)食管的癌前疾病

①慢性食管炎：是癌变的基础条件之一。诊断

标准是黏膜基底细胞增生，超过全层的1/6，或乳头高度达上皮厚度的2/3以上者，上皮内或乳头内有多少不等的慢性炎症细胞浸润，主要为淋巴细胞，其次为浆细胞等。有时乳头高度未达2/3，但上皮或固有膜内，较多炎症细胞浸润，或有淋巴滤泡形成，也可诊断慢性食管炎。

②Barrett食管：食管下段的复层鳞状上皮被柱状上皮代替。本质是食管黏膜的胃化生或肠化生。其所发生的溃疡，称为食管消化性溃疡。Barrett食管有先天和后天两种发病机制。目前认为其是反流性食管炎的后期表现。

③食管白斑症：白斑症发生于食管黏膜较罕见。但在我国食管癌高发区，对35岁以上进行内镜检查，发现非角化的黏膜白斑占37%左右。可分为角化型白斑和非角化型白斑两类。食管白斑病多见于老年人，癌变率在5%以下。

④食管憩室：在我国以食管胸中段憩室较多。可分为含有食管壁全层的真性憩室，以及缺乏食管肌层的假性憩室。食管镜检查时需注意，尽量不要使探头进入室内，以免引起穿孔。采取活组织检查时特别注意采取憩室开口处，因癌变往往在此处开始，晚期癌瘤可累及全憩室。

⑤食管失弛缓症：由于食管下端括约肌呈失弛缓状态，临床表现为吞咽困难、食物反流及胸骨后疼痛。因长时间的食物滞留，可导致停滞性食管炎。因而黏膜糜烂、溃疡、瘢痕形成，上皮细胞增生，约15%的病例发展成为食管癌。

⑥反流性食管炎：指胃内容物(包括胃酸和胃蛋白酶)，甚至十二指肠液(包括胆汁及胰液)，经贲门倒流入食管，导致食管炎的发生。病变主要在食管下端，一般长10cm，早期病变主要在黏膜的固有层，表现为黏膜的充血水肿、糜烂及溃疡。后期病变可侵及表层以下。重症患者，炎症病变可深达黏膜下层，导致纤维组织增生，黏膜表面可呈息肉样改变，纤维组织收缩，可导致食管狭窄。由于食管短缩，可引起食管裂孔疝。长期的反流性食管炎，导致Barrett上皮的发生，因而会发生食管腺癌。

(3)中晚期食管癌

①食管鳞状细胞癌：是我国最常见的类型，占各型食管癌的90%以上，其中40%～60%在胸中段，20%～40%在胸下段，10%～20%在胸上段。

镜下可见不同程度的角化、细胞间桥增多。原位癌(上皮内癌)指未侵出上皮基底层的肿瘤。依据角化程度分为高、中、低分化3个亚型，高分化型的角化范围超过肿瘤的3/4，中分化型的角化范围为1/4～3/4，低分化型少于1/4。

鳞状细胞癌另有3个亚型：疣状癌、梭状细胞癌、基底细胞癌。基底细胞癌膨胀性生长，很少浸润性生长，极少淋巴结转移。

②食管腺癌：起源于食管黏膜的柱状上皮。近年来在西方国家发病率明显上升，成为其食管癌主要病理类型，多与Barrent食管有关。

大体上可为多发，多数晚期病变为扁平状，并有溃疡。弥漫型浸润癌镜下可见印戒细胞，常见侵犯血管、淋巴管。食管腺癌也可分为高、中、低分化3个亚型。有以下3种组织学类型：管状腺癌、食管囊性腺样癌、黏液表皮样癌。

③食管腺棘癌和食管腺鳞癌

腺棘癌：癌组织中有两种成分混杂存在，腺癌组织呈明显恶性，其中的鳞状上皮分化良好，完全良性。临床一般预后较好。

腺鳞癌：主要表现为鳞状上皮与柱状上皮均呈明显恶性。

④未分化癌：癌组织分化方向性不明的一类肿瘤，分为小细胞癌和非小细胞癌两个亚型。

小细胞型：起源于神经内分泌细胞，在组织结构和生物特性上与肺小细胞癌类似。食管是肺之后，小细胞癌发生最常见的脏器。约60%发生于胸下段食管，30%在胸中段，10%在胸上段。多数瘤体较大，呈蕈伞形。诊断时多数晚期，切除率仅50%。预后差，平均生存期仅3.1个月，1年生存期<50%。

非小细胞型：为典型的未分化癌特征，无神经内分泌表现。

⑤类癌：起源于神经内分泌细胞，食管罕见。为低度恶性肿瘤，预后好。

(4)食管的其他恶性肿瘤

①食管癌肉瘤和肉瘤样癌

食管癌肉瘤：由两种组织成分即肉瘤成分和癌成分组成。肉瘤成分主要为纤维肉瘤，少数为骨骼肌肉瘤，平滑肌肉瘤，恶性纤维组织细胞瘤等。癌成分绝大多数为鳞状细胞癌。两种成分混杂存在，两者间无过渡形式。

食管肉瘤样癌：所谓肉瘤样癌实为上皮细胞来源的癌，而梭形细胞，即所谓的肉瘤成分，或者是癌细胞向梭形细胞分化，或者这些梭形细胞实为瘤床间质对癌组织的一种反应，前者为恶性——梭形细胞癌，后者为良性——纤维组织的反应性增生。

②食管黑色素瘤：原发性食管黑色素瘤少见，继发性病变较原发性病变常见，故诊断原发性食管黑色素瘤应符合以下标准。a. 全身其他部位无类似病变；b. 被组织学及特殊染色证实为黑色素瘤；c. 瘤旁正常鳞状上皮基底细胞有黑色素形成；d. 瘤旁上皮见交界痣。神经特异性水合酶和 S-100 蛋白阳性。食管黑色素瘤的临床特点：多数患者为男性，60—70 岁，淋巴结转移早，手术切除复发率高，预后差，对放疗有一定敏感性。

③食管恶性淋巴瘤：消化道的恶性淋巴瘤多见于胃。其次为肠管，而原发于食管者极为罕见。原发性食管恶性淋巴瘤主要为非霍奇金淋巴瘤，且多为 B 细胞来源。

(5)食管的良性肿瘤

①食管平滑肌瘤：食管平滑肌瘤是食管最常见的良性肿瘤。多数发生在食管胸下段，约占 56%，胸中段约占 39%，胸上段约占 11%。有时合并食管癌。多数为单发。绝大多数发生在食管壁内，只有极少数呈息肉状，突向食管壁内或食管壁外。瘤组织呈实性，切面灰白色，花斑状，有不完全包膜，少数病例有钙化，囊性变者极少见。

②食管囊肿：食管囊肿常位于食管胸中下段的食管壁内，有时可以向内或向外突出，多数病例内含有黏液物质，或血液。镜下，多数被覆以肠源性或支气管源性上皮，有时囊壁内衬以胃的分泌上皮。囊壁通常有平滑肌组织，囊内衬上皮可以是鳞状上皮、柱状上皮或假复层纤毛柱状上皮。需与支气管囊肿鉴别。

③食管息肉：食管息肉是一种腔内的息肉状代蒂病变。由纤维、血管或脂肪构成，表面被覆以正常的食管黏膜。食管息肉可有不同的大小，小者仅 1cm 左右，大者可完全充满食管腔，常有一蒂与食管壁相连，有时可拖出口腔以外，可引起胸骨后疼痛及压迫症状，导致呼吸困难。内镜钳取或手术切除，预后良好。

【临床分期】

1. *原发肿瘤*(Primary Tumor,T)

Tx：原发肿瘤不能确定。

T0：无原发肿瘤的证据。

Tis：高度不典型增生。

T1a：肿瘤侵及黏膜固有层。

T1b：肿瘤侵及黏膜下层。

T2：肿瘤侵及肌层。

T3：肿瘤侵及食管纤维膜。

T4a：肿瘤侵及胸膜、心包、膈肌。

T4b：肿瘤侵及其他邻近器官。

2. *区域淋巴结*(Regional Lymph Nodes,N)

Nx：区域内淋巴结不能确定。

N0：无淋巴结转移。

N1a：1～2 个区域淋巴结转移。

N1b：3～5 个区域淋巴结转移。

N2：6～9 个区域淋巴结转移。

N3：≥10 个区域淋巴结转移。

* AJCC 建议清扫淋巴结总数不少于 12 枚，并应记录清扫的区域淋巴结总数。

3. *远处转移*(Distant Metastasis,M)

Mx：远处转移无法确定。

M0：无远处转移。

M1：有远处转移。

* 锁骨上淋巴结和腹腔动脉干淋巴结不属于区域淋巴结，而为远处转移。

4. *癌细胞类型*(Histologic Cell Type,H)

H1：鳞状细胞癌。

H2：腺癌。

5. *细胞分化程度*(Grade of Differentiation,G)

Gx：细胞分化程度不能确定。

G1：高分化癌。

G2：中分化癌。

G3：低分化癌。

G4：未分化癌

食管癌的临床分期见表 10-2。

表 10-2　食管癌的临床分期

分期	亚组	T	N	M	H	G
0 期	0	Tis	0	0	-	1
Ⅰ期	Ⅰa	1	0	0	-	1
		1	0	0	2	2
	Ⅰb	1	0	0	1	2
		1	0	0	-	3～4
		2	0	0	-	1
Ⅱ期	Ⅱ	2	0	0	-	2～4
		3～4a	0	0	-	-
		1～2	1	0	-	-
Ⅲ期	Ⅲa	3～4a	1a	0	-	-
	Ⅲb	3～4a	1b	0	-	-
		-	2	0	-	-
Ⅳ期	Ⅳ	4b	-	-	-	-
		-	3	-	-	-
		-	-	1	-	-

注："-"指任意级别

【临床表现】

1. 早期食管癌症状　①吞咽哽噎感;②胸骨后疼痛不适;③食管内异物感;④食物下行缓慢并有停滞感;⑤咽喉部干燥与紧缩感;⑥剑突下或上腹部疼痛;⑦胸骨后闷胀不适;⑧饮食习惯改变。3%～8%的早期食管癌患者无任何感觉。

2. 中晚期食管癌症状

(1)吞咽困难:进行性吞咽困难是食管癌的典型和教科书式症状,也是多数患者就诊的主诉。进食困难程度主要取决于食管壁周径的受累情况。缩窄型食管癌多累及食管全周,此症状出现早而重;腔内型食管癌的瘤体巨大,因瘤周围尚有相当部分的正常食管壁,故食管舒张度尚好,进食困难可不严重;溃疡型食管癌的咽下困难程度较髓质型为轻。吞咽困难不是食管癌必有的症状,约有10%的患者无此症状。

(2)吞咽疼痛:可有颈部、胸骨后、剑突下或上腹部的灼痛、钝痛、刺痛等,疼痛可放射至胸骨上窝、肩胛、颈、背等处。

(3)吐黏液:特别是在梗阻严重者尤为明显著,这种黏液质黏稠,可拉成长条而不断,多者每日可吐出1 000～1 500ml,这一方面是因为食管的梗阻使唾液及食管分泌液不能流入胃,另一方面是由于食管癌浸润和炎症引起食管腺和唾液腺的反射性分泌增加所致。

(4)咽痛、胸背痛及上腹痛:颈部及食管入口部位的癌瘤可引起咽痛,同时可伴发气促、窒息感等呼吸道症状。胸背痛主要表现为胸骨后、背部持续性隐痛、钝痛、灼痛、刺痛或沉重感,溃疡型或髓质型伴有溃疡的食管癌患者更容易出现。

(5)食物反逆和嗳气:较低位食管癌梗阻较重者,常伴有食物反逆和嗳气,这是由于食物或咽下气体积存于梗阻上方的扩大的食管所致。

(6)胃灼热感和反酸:胃灼热感反酸为胃食管反流病的典型症状,由于长期的胃食管反流病易并发食管腺癌,在食管腺癌患者中有40%左右存在胃食管反流病的胃灼热感和反酸症状。

(7)食管出血:食管出血表现为呕血或黑粪有时也是食管癌少见的或首发症状。

(8)体重减轻:体重减轻是中、晚期食管癌患者中仅次于吞咽困难的第二大常见症状,超过50%的中、晚期食管癌患者会伴有不同程度的体重减轻。

(9)性情改变:有些患者在发病后会出现性格改变,急躁易怒,行为乖张等。

3. 终末期食管癌症状　多为食管癌引起的并发症或出现转移的临床表现。①恶病质、脱水、全身衰竭等;②肝、肺、脑等重要脏器转移,引起黄疸、腹水、肝衰竭、呼吸困难、昏迷等;③纵隔或颈部淋巴结转移引起疼痛、声带麻痹、气管压迫以及呼吸道梗阻等;④肿瘤的局部侵蚀以及溃破引起纵隔脓肿、腹膜炎、食管气管支气管瘘、肺炎、肺脓肿以及心包炎、大血管出血等。

【辅助检查】

1. 影像学诊断

(1)X线钡剂造影:食管钡剂造影目前仍是诊断食管病变的一个既简便又实用的检查方法。它可以明确病变在食管腔内的部位、长度、范围、性质及周围器官的关系,从而有助于临床分期以及选择治疗方法。

①早期食管癌的食管钡剂造影表现

斑块型:也称为隆起型,病变处黏膜不规则稍有肿胀隆起,表面粗糙呈颗粒状,黏膜粗细不均可有中断,如卧蚕状,亦或伴有浅表糜烂之小龛影,局部管壁略僵硬,扩张稍有受限。

乳头型:肿瘤呈结节状、乳头状或息肉状隆起,突入管腔,形成充盈缺损,其边缘与周围黏膜分界清楚,局部黏膜中断,管壁舒张度差,瘤体表面偶见糜烂,似橘皮状。

糜烂型:也称之为凹陷型。病变处黏膜紊乱中断,有糜烂或浅表溃疡,钡剂造影表现为不规则斑点状存钡区,也可呈虚线状或地图状改变,部分病例的凹陷边缘黏膜可有轻微隆起。

平坦型:癌肿位于黏膜表面,病变处黏膜既无隆起,又无凹陷,局部黏膜仅呈充血改变,食管造影常常无阳性表现,有时可见局部管壁略僵硬,往往通过内镜活检才能确定病变的性质及部位。

②中、晚期食管癌的食管钡剂造影表现

髓质型:病变范围较长多侵及食管全周,呈不规则的充盈缺损,食管壁增厚僵直,黏膜破坏,钡剂造影表现为深浅不同,大小不等的溃疡和结节状隆起。管腔狭窄,钡流不畅或梗阻。病变与正常食管的移行呈斜坡状,肿瘤外侵明显者管腔走行扭曲成角。

蕈伞形:病变常限于部分管壁,呈扁平的蕈状充盈缺损,突入管腔内,表面可光滑,但多数为表面有溃疡或糜烂的与食管长轴一致的肿物,边缘较为整齐,与正常食管的移行带清晰,局部黏膜破坏,病变对侧食管壁可规则柔软。

溃疡型：病变常只侵犯部分管壁，形成边缘不规则、底部凹凸不平的溃疡，溃疡底往往深达肌层或穿透肌层。食管钡剂造影可表现为较深的龛影，边缘稍有隆起，管腔狭窄可不明显。

缩窄型：病变累及食管全周，管腔呈环状或漏斗状狭窄，范围短，一般＜5cm。肿瘤与正常食管分界清楚，病变段黏膜平坦，近端食管明显扩张。

腔内型：病变处见管腔内较大的息肉状充盈缺损，并浸润食管壁，肿瘤表面有糜烂或浅溃疡所致的斑片状的钡剂残留，局部管腔增宽膨大，钡流受阻不明显。

(2)CT检查：由于食管周围有一层脂肪包绕，所以CT扫描能够清楚地显示食管壁的厚度和外形，以及食管与邻近纵隔器官的关系。食管壁因扩张程度不同而厚薄不一，但通常＜3mm，超过5cmm应认为异常。

①肿瘤的腔内外生长情况。CT的横断面图像能观察肿瘤造成的食管壁不规则增厚，肿块可向腔内或腔外生长，可全周或偏心生长，食管腔受压变小不规则，偏于一侧或完全闭塞。肿瘤与周围纵隔内组织、器官的脂肪间隙是否清晰则可提示肿瘤有无外侵。

②气管支气管受侵。气管或支气管明显受压造成形态改变或后壁不规则，提示气管或支气管受侵。

③主动脉受侵。肿瘤与主动脉相邻处脂肪间隙消失，接触面＞90°、主动脉管腔局部变扁者，可以提示主动脉受侵；相邻处脂肪间隙存在，接触面＜45°者提示主动脉未受侵。

④心包受侵。肿瘤与心脏相邻部位正常脂肪间隙消失，心腔凹陷变形者提示受侵。

⑤纵隔淋巴结转移。CT扫描有助于检出病变周围及纵隔内的淋巴结转移。

⑥腹腔淋巴结转移。

(3)MRI检查：由于MRI有较好的分辨各种组织结构的特性，能同时进行冠状、矢状及横断面扫描的特点，因此，能显示肿瘤的大小、侵犯范围、有无淋巴结及远处转移。MRI对食管癌和侵犯纵隔的诊断指标与CT相仿，显示食管周围的脂肪间隙较CT更为清楚。肿瘤在T_1加权像呈中等信号，T_2加权像呈中高信号。

(4)超声检查：在食管癌病例做颈部及上纵隔的超声检查，可以观察淋巴结的转移情况。内镜超声既可以观察消化道黏膜表面的病变，又能探测病变的深度、与周围脏器的关系及周围增大的淋巴结，有助于食管癌早期诊断及制订治疗计划。

2. *内镜检查* 消化道内镜是从消化管腔内观察黏膜，进行手术操作的诊疗设备。早期食管癌尤其是癌前病变与正常黏膜差异轻微，常规内镜下表现不明显，极易漏诊，为了提高早期癌既癌前病变的发现能力和诊断能力，通过不断改进、完善内镜设备及检查技术，使内镜诊断能力得到了很大提高。中晚期食管癌已形成明显肿块、深在性溃疡或管腔狭窄，内镜诊断一般无困难。内镜检查应做到以下要求。

(1)存在诊断：判定食管有无异常。

(2)定性诊断：食管病变属于何种性质，是否需要治疗或随访。

(3)定位诊断：食管病变的范围及病灶个数。

(4)术前分期：癌组织浸润食管深度、淋巴结转移情况。

3. *脱落细胞学检查* 常见的方法有食管拉网法、海绵球法、灌洗液检查法等，目前逐渐为消化道内镜检查所取代。

【诊断】

根据食管癌的临床表现，结合影像学、内镜检查、细胞学和病理学检查，可得到较为明确的诊断。

【鉴别诊断】

1. *食管其他恶性肿瘤* 食管其他恶性肿瘤很罕见，包括食管癌肉瘤、食管肉瘤样癌、原发性食管黑色素瘤、原发性食管恶性淋巴瘤、食管平滑肌肉瘤或恶性间质瘤及食管壁转移瘤等。

(1)食管癌肉瘤：为2种或2种以上的组织所构成。癌肉瘤基本有2种肉眼类型，即息肉型和浸润型，息肉型占绝大多数。息肉样肿物大小不一，多数有蒂，蒂长短不一，多数在1cm以下。肿瘤表面多覆以萎缩的鳞状上皮。

(2)食管肉瘤样癌：为一种肿瘤成分的变异。为上皮细胞来源，而梭形细胞，即所谓的肉瘤成分，或者是癌细胞向梭形细胞分化，或者这些梭形细胞实为瘤床间质对癌组织的一种反应。

(3)原发性食管黑色素瘤：原发性食管黑色素瘤很少见。肉眼可见食管黏膜面又息肉状、结节状或分叶状肿物。多数有蒂与食管相连，向管腔内生长。肿瘤常较局限，累及肌层以内，很少穿破食管壁。

(4)原发性食管恶性淋巴瘤：原发于食管的恶性淋巴瘤非常少见，食管除可发生一般霍奇金及非霍奇金淋巴瘤外，也可发生粒细胞肉瘤或白血病浸润以及良性淋巴组织增生等。食管壁肿物常呈弥漫性增厚，病变常累及食管全周，管壁明显增厚。

(5)食管平滑肌肉瘤或恶性间质瘤：食管平滑肌肉瘤较下部胃肠道少见，肉眼有两种类型，即息肉型和浸润型，以息肉型较多。

(6)食管壁的转移瘤：肉瘤及癌都可以转移到食管，但前者极罕见。肺、胃、前列腺、子宫以及乳腺等肿瘤可通过淋巴道或血行发生单一或多结节性食管转移。食管周围器官癌可以直接侵及食管，如喉、肺以及胃等癌可以直接浸润扩展或发生食管周淋巴结转移后再扩展到食管。

2. 食管良性肿瘤和瘤样病变　食管良性肿瘤和瘤样病变主要有食管平滑肌瘤或良性间质瘤，还有食管鳞状上皮乳头状瘤、食管腺瘤、食管息肉、食管囊肿、食管脂肪瘤、食管血管瘤和食管颗粒细胞瘤等。

(1)食管平滑肌瘤或良性间质瘤：平滑肌瘤是食管良性肿瘤中最多见者，主要为壁在性病变，也可向腔外生长。食管钡剂造影呈圆形、卵圆形的壁在性肿物，大小不一，管腔偏心性狭窄，边缘光滑锐利。

(2)其他壁在性肿物如血管瘤、脂肪瘤等的食管造影所见与平滑肌瘤相仿。

(3)食管囊肿。食管囊肿大小不一，常位于食管中下段的食管壁内，有时可以向内或向外突出，一般潴留性囊肿多见，可为圆形、豌豆形，表面光滑。其他的食管囊肿为先天性的，如畸胎瘤、上皮样囊肿、食管腮腺性囊肿或体腔囊肿，均少见。

(4)食管息肉。食管息肉常在食管下段，可能与反流性食管炎有关。是一种腔内的息肉状带蒂的病变，由纤维、血管或脂肪组织构成，表面被覆正常的食管黏膜。

3. 食管良性病变

(1)消化性食管炎：食管钡剂造影示食管下段痉挛性收缩，黏膜增粗或模糊，有糜烂或小溃疡时可有小的存钡区或龛影。炎症病变后期纤维化可出现管腔狭窄，边缘光整或呈锯齿状，但食管仍有一定的舒张度，病变的形态在不同时相有一定变化，病变与正常食管间的移行带不清楚，常伴有食管裂孔疝和胃食管反流现象。

(2)贲门失弛缓症：少数食管下段的浸润癌应与之鉴别。贲门失弛缓症的狭窄段是胃食管前庭段两侧对称性狭窄，管壁光滑呈漏斗状或鸟嘴状，用解痉挛药可缓解梗阻症状，其近端食管扩张明显，常有大量食物潴留、食管黏膜无破坏。

(3)食管良性狭窄：有误服强酸或强碱的病史，病变部位多在食管的生理狭窄区的近端，以食管下段最多见，食管管腔长段狭窄，边缘光整或呈锯齿状，管壁僵硬略可收缩，移行带不明显。

(4)食管静脉曲张：患者多有肝硬化病史，无吞咽困难症状。造影表现为息肉样充盈缺损，重度病变黏膜增粗呈蚯蚓状或串珠状，但食管壁柔软，有一定的收缩或扩张功能，无梗阻的征象，曲张静脉所造成的充盈缺损在不同的观察时相有一定的变化。

(5)外压性改变：纵隔增大的淋巴结、大血管病变或变异及其他纵隔内病变均可造成食管受压狭窄，一般其边缘光整，局部黏膜展平，但无破坏。

【治疗】

1. 概述　自从1940年吴英恺教授成功地开展了国内第1例食管癌切除胸内食管胃吻合术以来，我国的食管癌外科治疗至今已有70余年的历史和经验。目前，食管癌的治疗仍然采取的是以外科治疗为主的综合治疗。在这数十年的时间里，随着食管癌外科治疗技术水平的不断提高，手术切除率从最初20世纪50年代的60.7%提升到约90%，而手术并发症的发生率及死亡率则大大降低。但由于我国大多数患者就诊时已处于食管癌中、晚期，早期的食管癌所占比例较少，故食管癌的总体治疗效果没有较大提高，5年生存率一直徘徊在30%左右。在长期的临床实践过程中大家逐步认识到对于中、晚期食管癌应把手术、放疗、化疗、生物治疗等多种方法合理运用，进行以外科为主的综合治疗，将使局部中、晚期食管癌患者的预后有所提高。

2. 早期食管癌的内镜治疗　近年来针对食管早期癌的治疗策略发生了一些变化，对于局限于黏膜内的早期癌采用内镜下治疗已被许多国家所接受。内镜下治疗早期食管癌的方法包括圈套切除术、钳套切除术、剥离活检术及吸套切除术等，又称为内镜下食管黏膜切除术(EEMR)。Non-ER包括内镜激光疗法、局部注射抗癌药、微波治疗、亚离子束凝固术(APC)及热电极凝固法等。由于EEMR具有诊断和治疗的双重作用，能从切除的标本中检查癌灶浸润深度来判断是否切除完全，故作为内镜治疗的首选方案。

3. 食管癌的外科治疗　由于麻醉、手术技术、手术器械及围术期监护等多种技术的不断进步，并且伴随着吻合器、胸腔镜、超声刀等多种新技术逐渐应用到食管癌的外科治疗中，食管癌的治疗模式也不再是单一模式，对食管癌的治疗已逐步个体化，根据术前分期采取最佳的治疗方案。如早期的食管癌可考虑采用胸腔镜手术以减少手术创伤；中、晚期的病变则可采取右胸腹正中两切口以达到根治性的切除(淋巴结的清扫范围较广)；局部外侵严重的食管癌可行术前放疗后再手术根治；术后根据病理情况辅助放疗或放化疗。

食管癌外科治疗适应证：①病变未侵及重要脏器(T0～4a)，淋巴结无转移或转移不多(N0～2)，身体其他器官无转移者(M0)。即 UICC 食管癌分期 2009 版中的 0 期、Ⅰ期、Ⅱ期、Ⅲ期(除 T4b 及 N3)。②放射治疗未控或复发病例，无局部明显外侵或远处转移征象。③少数高龄(＞80 岁)但身体强健无伴随疾病者也可谨慎考虑。④无严重心、脑、肝、肺、肾等脏器功能衰竭，无严重伴随疾病、身体可耐受手术者。

食管癌手术入路主要有左侧开胸、右侧开胸和不开胸 3 种入路。常见的术式包括左后外一切口、左颈左胸两切口、左侧胸腹联合切口、右胸腹正中两切口、左颈右胸腹正中三切口、颈腹两切口食管拔脱术等。通常应该依据患者一般情况、心肺功能状况、病变部位、病变分期、既往疾病及手术史、外科医生习惯等多种因素来决定。近年来随着对食管癌淋巴结转移规律研究的深入，胸段食管癌的淋巴结上可转移至颈部气管食管沟、颈深组群，下至贲门胃左、腹腔动脉旁。尤其以下颈和右上纵隔(右侧喉返神经旁)淋巴结转移率最高(20.4%～32.3%)，术后下颈上纵隔淋巴结复发率较高(30%左右)。近年来，国内外多组报道表明右后外切口开胸二切口或三切口行完全的二野或三野淋巴结清扫均能明显提高胸段食管癌的 5 年生存率。因此，目前的手术入路的趋势倾向于右胸二切口或三切口，术中行完全的二野或三野淋巴结清扫，有助于提高预后。

食管癌手术中最常用的替代器官是胃，替代的方式可以是全胃或管状胃。相比于全胃，用管状胃替代食管既可以减轻返酸的症状，又可以减少占据胸腔的空间，因此，也是近年来越来越多应用于临床的食管替代方式。其次，食管切除后的可选择的替代器官是空肠，只能用于食管胃交界癌行全胃切除后的食管替代。再次，可选择的替代器官是结肠，常用于①由于胃部疾病曾行远端胃大部切除，而无法用胃代替食管胸中段癌；②贲门癌或胸中下段食管癌术后复发或残胃癌；③晚期贲门癌侵及胃及食管下段广泛，需做全胃及食管下段切除空肠间置不够而受限，但由于此类手术繁杂、吻合口多易出现吻合口瘘，其手术并发症及死亡率皆比胃代食管高，故不作为首选。

4. *食管癌的放射治疗* 食管癌的首选治疗是手术，不能手术或是由于严重的心、肺内科疾病不能耐受手术的患者，放射治疗是重要的治疗手段，同时对于不适合手术的局部晚期食管癌及局限于区域淋巴结转移的转移性病变也可考虑放射治疗。对于某些广泛转移的晚期食管癌，姑息放疗能够减轻患者症状，缓解进食困难，提高生活质量。常见的食管癌放射治疗方法包括单纯放疗、联合放化疗、术前放疗、术后辅助化疗及术前联合放化疗等。

5. *食管癌的化学治疗* 化学治疗是全身性治疗方法，对食管鳞状细胞癌相对敏感，而治疗食管腺癌也有效。其近期缓解率高，但缓解期较短，长期生存率较低。食管癌的化疗主要包括术前新辅助化疗、术前新辅助放化疗、术后辅助化疗、术后辅助放化疗、晚期食管癌的放化疗等。目前多数联合化疗方案都是由单药治疗食管癌有效的药物所组成，虽然尚无公认的标准化疗方案，可含铂的 DDP-5-FU 和 DDP-CF/5-FU 方案被认可为食管癌一线基本治疗方案

6. *以外科手术治疗为主的综合治疗* 多年来外科手术一直是食管癌治疗的首选方案，但其远期的疗效并未得到明显的提高。对于目前就诊中占大多数的食管癌中晚期患者，把手术、放疗、化疗等治疗方式合理有效地结合起来将有助于提高食管癌患者的预后。

(1)术前新辅助治疗：目的是提高手术切除率和提高术后长期生存率，除 T1～2N0 期患者可给予单纯的手术治疗外，凡超过 T2 期及有任何淋巴结阳性的局部晚期食管癌患者应为术前治疗的适应证。术前新辅助治疗包括术前放疗、术前化疗、术前放化疗。术前放疗是最早应用于食管癌综合治疗中的方法，术前放疗可降低癌细胞增殖活力，缩小肿瘤原发灶以提高手术切除率，同时还可使周围小淋巴管和小血管闭塞，减少转移概率。主要用于局部外侵较为严重的食管癌患者，目前采用的放射剂量多为 40Gy，20 次，4 周，放疗后手术时间选择应在放疗结束后 2 周较合适。术前化疗能降低肿瘤活性，消除微小转移灶，降低肿瘤分期。目前

国际上食管癌术前化疗的研究很多，但尚无统一结论，结果也多不一致，还处于临床研究阶段。术前放化疗近年来在局部中、晚期的食管癌的综合治疗中越来越多地被采用，主要针对于治疗前临床分期为T3N0M0、T1～2伴淋巴结转移、T3～4伴或不伴淋巴结转移的可切除胸段食管癌尤其是鳞状细胞癌的患者。2003年Urschel等选择了9个随机临床对照试验进行meta分析，利用其中有全文发表的6个临床试验分析术前放化疗对食管癌生存率的影响，结果显示1年、2年的生存率无统计学差异，但术前联合放化疗提高了食管癌患者3年的生存率。目前使用的化疗方案多为DDP＋5-FU，PTX＋DDP等，2～3个周期，放疗剂量多为40Gy，4周。同期放化疗的效果优于序贯放化疗。

(2)术后辅助治疗：目的主要是杀灭手术残留的肿瘤细胞及减瘤术后因不良反应而大量进入增殖周期的肿瘤细胞；消灭微小转移灶及主灶外的遗留病灶和切缘阳性病灶，防止局部复发和远处转移，提高术后生存率。其适应证包括：①癌侵及食管肌层的T2N0患者，伴有淋巴管、血管及神经浸润或切缘阳性者；②癌侵及食管周围或邻近器官的T3～4N0～1患者；③发现有可疑远处转移的任何T，任何N，M1a或M1b患者。术后辅助治疗包括术后放疗、术后化疗、术后放化疗、术后生物治疗等。术后放疗对于肿瘤外侵明显有癌残留及局部淋巴结转移者能加强局部控制，减少局部复发概率。近30年的研究没有确切证据表明术前放疗能提高患者的长期生存，但许多研究结果提示对于姑息行手术后应提倡术后放疗。术后化疗是预防术后全身转移的常用有效办法，目前大多观点认为对于局部晚期食管鳞状细胞癌术后存在高危因素者应给予辅助化疗。术后联合放化疗的相关文献报道不多，还需进一步的临床实验去研究。食管癌术后患者机体免疫力低下肿瘤细胞生长指数最高，在手术后的短期时间内，可给予生物反应调节剂(如胸腺素类制剂、细胞因子等)进行生物治疗，以促进机体免疫功能尽快提高。

(3)其他治疗：针对食管癌还有一些其他治疗如肿瘤疫苗免疫治疗、分子靶向治疗及基因治疗等。目前这些治疗大都还处于较早的研究阶段，尚未应用于临床，效果也有待进一步证实。

【并发症的诊断、治疗和预防】

1. 肺部并发症　肺部并发症和吻合口瘘是食管癌术后最重要的2个并发症和死亡原因。随着手术技术的提高和先进吻合器的应用，吻合口瘘的发生率明显减少，肺部并发症现已成为导致食管癌围术期死亡的首位原因。食管癌术后肺部并发症是指术后发生的有临床表现并对疾病进程产生负面影响的肺部异常。食管癌术后10%有肺部感染，7%发生呼吸衰竭，肺部并发症总发生率为5.8%～33%，死于肺部并发症者占术后死亡的15%～68%。其主要指肺实质病变，包括肺部感染(气管支气管炎、细菌性肺炎、吸入性肺炎、肺脓肿)(占肺部并发症的50.9%)、肺不张(40.6%)、急性呼吸窘迫综合征(ARDS)(4.8%)、肺水肿(3.7%)。胸膜腔病变也可归于此类并发症，如血胸、气胸、纵隔气肿、脓胸、胸膜渗出等。肺部并发症的转归：术侧肺组织受累→呼吸衰竭→多脏器衰竭→死亡。

(1)发生原因：①食管癌患者一般年龄较大，肺功能较差，特别是有长期重度吸烟史者；②食管切除术创伤大、手术时间长、术侧肺和肺门易受挤压和挫伤；③患者切口疼痛和胸腹式呼吸减弱所致有效咳嗽功能差，呼吸道分泌物潴留和感染；④术中术后输液过量导致急性相对性肺水肿。

(2)临床表现：一般有气促或呼吸困难、咳脓痰、心率加快、发热、烦躁不安，严重时出现发绀、昏迷等。

(3)治疗原则：加强呼吸道护理，鼓励、协助患者进行有效咳嗽、咳痰，选用有效抗生素，增强机体免疫力和抵抗力。如经积极处理仍无效果，氧饱和度持续<90%，呼吸频率>40/min，则提示需行动脉血气分析和呼吸机支持治疗。

(4)预防：术前积极进行肺部功能锻炼、预防性应用抗生素。术中防止过度捻搓肺、防止输液过量。术后常规雾化吸入并鼓励咳嗽排痰，痰液过稠或患者无力咳出时应及时行鼻导管或纤维支气管镜吸痰，必要时及早行气管切开，保证呼吸通畅。

2. 吻合口并发症　吻合口可能发生一系列并发症，是食管癌术后的常见并发症，可分为早期和晚期两类，前者主要包括吻合口瘘、吻合口出血等；后者有吻合口狭窄、反流性食管炎等。

(1)吻合口瘘：吻合口瘘是食管癌术后最严重的并发症之一，包括胸内吻合口瘘和颈部吻合口瘘，前者发生率在3%～5%，但死亡率高；后者发生率高于前者，为10%～20%，但预后明显好于胸内吻合。

原因：与吻合技术有直接关系：①吻合口血供受损，包括动脉及静脉的损伤、血肿等；②张力过大，术中代食管脏器游离不充分、高位吻合，术后胃排空障碍、胃肠减压不畅等；③吻合操作失误，吻合缘对合不佳（特别是黏膜层和黏膜下层）、两端口径不一、缝合失误等；④吻合局部条件差，吻合口周围有积液、感染、术前放疗、断端癌残留，吻合处组织水肿、损伤严重；⑤全身条件差，术前未纠正的严重营养不良、贫血等；⑥术后其他并发症，脓胸、呼吸系统并发症、胸腔积液、上消化道排空障碍等。

临床症状：多发生在术后 4～10d，极少数发生在 3 周后。瘘发生早，引流量大，提示瘘口大，死亡率高。

颈部吻合口瘘：多表现为颈部皮肤红肿、压痛、皮下气肿，并有腐臭脓液流出，切开引流后可见脓液，并可有食物残渣、胆汁等，患者伴有或不伴有发热。颈部吻合口瘘因位置表浅，易及时发现诊断。

胸内吻合口瘘：一旦发生，患者多有明显的中毒症状。早期多有高热、剧烈胸痛、呼吸困难、术侧液气胸、中毒性休克，不及时处理甚至可引起死亡。发生于术后 1 周以上的胸内吻合口瘘，因肺已复张并有胸膜腔粘连，瘘相对局限，患者全身中毒症状可不明显，但仍有发热、胸闷等症状，需注意观察，及时发现及时处理。

诊断：食管癌切除行胸内吻合术后，若患者体温持续较高，不能恢复正常，特别是出现胸痛、气促等症状者，要高度怀疑吻合口瘘的发生，需行进一步辅助检查以明确诊断。

胸部 X 线平片可表现为包裹性积液或液气胸，特别是出现液气胸的病例，结合临床症状，基本可以诊断为吻合口瘘。但对于吻合口后壁比较小的瘘口，比较局限的瘘口，或瘘入纵隔的病例，则胸部 X 线平片可无明显表现。

食管造影对诊断吻合口瘘有重大意义，需在立位和卧位多方观察，可以看到造影剂从瘘口溢入胸腔或纵隔，并可观察瘘口的大小和位置特别是对于小的瘘口，有时需反复多次造影，严密细致观察才能发现，不要轻易排除吻合口瘘的可能。对于容易误咽入气管的患者，则推荐使用碘油或泛影葡胺造影，因钡剂易沉积于细小支气管深部而难以经咳嗽排出。食管造影未能证实者，可考虑行胸部 CT 扫描，有时可发现瘘入纵隔的病例。

胃镜不是常规检查，但对高度怀疑吻合口瘘，经无创检查未能证实者，则可考虑行胃镜检查，可以看到瘘口的位置、大小，并能鉴别是吻合口瘘还是胸胃坏死穿孔。确诊后还可在胃镜引导下于十二指肠内置入鼻饲管行肠内营养治疗。

一旦发现有胸腔包裹性积液或液气胸，应及早进行胸腔穿刺，必要时在 B 超引导下穿刺，若能抽得脓液，特别是口服亚甲蓝后抽出蓝色胸腔积液者，可确诊为吻合口瘘。

治疗原则：颈部吻合口瘘容易早期发现和诊断，处理教简单，经积极引流、禁食、营养支持，很快便能愈合。胸内吻合口瘘应根据具体情况选择手术治疗或非手术治疗，大部分患者以非手术治疗为主。

非手术治疗：主要包括禁食、持续胃肠减压、持续有效的胸腔闭式引流、营养支持、预防并治疗心肺并发症。在吻合口瘘发生的早期，患者有持续高热、全身中毒症状明显，或合并有肺部感染时，应使用有效的广谱抗生素。一旦诊断明确并行有效引流后，应考虑及时停用抗生素，以防出现耐药菌或二重感染。营养支持以肠内营养为主，早期患者肠道功能未恢复，或患者不能耐受肠内营养时，需适当进行肠外营养支持。

手术治疗：少数患者需要二次手术治疗。①早期吻合口瘘，患者全身症状较好，胸腔感染不重，可积极行二次剖胸瘘口修补，或行吻合口切除重新吻合；②瘘口较大且水肿、坏死、感染严重，行食管外置，二期行结肠代食管手术，重建消化道；③胸腔引流不畅，再次进胸冲洗，清除包裹性脓胸间隔，重新置管引流。

预防：因食管缺乏浆膜，抗张力差，故术后胃肠减压通畅、积极治疗胃排空障碍等是必要的降低吻合口压力的措施。术中注意保护胃血供，进吻合口处的悬吊、胸胃椎前组织固定是减小吻合口张力的有效措施。

(2)复杂瘘

①食管支气管瘘

原因：吻合口瘘致局部感染穿破支气管；分离胸上段食管癌损伤气管、支气管，未能得到及时、有效的处理；吻合口复发或局部淋巴结侵犯，穿破气管、支气管。

临床表现：呛咳、发热、肺部感染、呼吸困难等。患者多先有吻合口瘘或胸胃瘘发生，突起剧烈咳嗽，咳出脓性或胃液样物，平卧位时加重，坐立位或半卧位减轻。

辅助检查：上消化道造影（碘油或泛影葡胺）可见造影剂溢入气管或支气管，但由于患者呛咳明显，难以明确瘘口的具体位置。胃镜或纤维支气管镜可以直接观察到瘘口，并能了解瘘口的大小，对诊断有重要意义。

治疗方法：因多数患者体质较差，肺部炎症明显，难以耐受手术；即使非手术治疗，因瘘口周围感染严重，修补成功率低，多采用非手术治疗。以治疗吻合口瘘为基础，禁食、胃肠减压、肠道或静脉营养支持、抗生素。

预防：a. 术中分离胸上段食管癌时，应尽量邻近食管锐性分离；b. 如发现呼吸道损伤，应立即以心包或肌瓣修补，局部放置引流；c. 术后观察不明原因的发热，及时行感染引流。

②吻合口主动脉瘘

原因：a. 机械性原因，吻合口缝线及瘢痕组织摩擦主动脉壁；b. 感染性原因，吻合口局部感染，脓液及消化液腐蚀主动脉壁；c. 术中操作不当，损伤主动脉壁。

临床表现：以呕血为主要表现。呕血前可有突发性吞咽困难，胸腰部疼痛，可伴发热、胸闷等不适，随即突发不同程度的呕血，多在大呕血开始的5h内死亡。

治疗方法：应以预防为主。手术成功率极低。

预防：使吻合口远离主动脉及其分支。改良吻合技术包括：避免高位弓下吻合及弓前吻合；注意保护主动脉，避免损伤；在吻合口及主动脉之间加入胸膜等组织。

(3)吻合口狭窄：食管癌术后吻合口狭窄发生率0.5%～9.5%。按其狭窄程度分为轻度(0.5～0.8cm，进半流食)、中度(0.3～0.5cm，进流食)、重度(<0.3cm，难以进流食)。发生时间多在术后2周至2年，超过40%的狭窄为吻合口复发或纵隔转移。

原因：吻合技术、吻合方式、吻合口过小、黏膜对合不佳、黏膜下组织嵌入、吻合口包套形成狭窄环、吻合口瘘、术后结缔组织增生等。随着近年来吻合器的应用，吻合口狭窄的发生率明显增高。

临床表现：手术后又出现渐进性加重的进食不畅，出现呕吐、消瘦、贫血。经上消化道造影和胃镜检查除外肿瘤复发引起的狭窄，即可确诊。

治疗方法：①食管扩张术，操作简单安全、并发症少，患者易于接受。一般每周1次，连续2～3次，有时需反复治疗。②支架置入术，适用于反复扩张无效的顽固性吻合口狭窄、癌复发等，可取的满意的近期疗效，不良反应有反流、支架移位脱落和肉芽组织增生所致再狭窄等。③微波、激光治疗，破坏吻合口瘢痕狭窄环，有一定近期疗效，但反复治疗可使瘢痕组织增厚。④再次手术治疗，很少采用，可用于扩张无效的重度吻合口狭窄。

(4)吻合口出血：可分为即刻出血和迟发性出血。即刻出血多由于术中未有效缝扎黏膜下层或肌层血管，术后表现为胃肠减压内大量新鲜血性引流液，出血量大时可呕出血凝块，出现失血性休克等。迟发性出血多发生在术后1周左右，可表现为进食后呕血、黑粪等上消化道出血症状。

治疗方法：非手术治疗，保持通畅的胃肠减压；补充血容量；使用止血药；经胃管灌注加入去甲肾上腺素的低温生理盐水，夹闭胃管30min，必要时可重复。如非手术治疗效果不明显，应立即手术止血。

3. 胃排空障碍

(1)原因：①手术切断双侧迷走神经，胃张力和正常生理功能改变；②术后胃由原来的正压腹腔环境变为负压胸腔环境，不利于胃排空；③严重的胃扭转、胃牵拉过紧、幽门周围粘连松解不足均可导致幽门开启不畅；④术中损伤胃壁，引起胃组织黏膜充血水肿，胃蠕动无力。

(2)临床表现：食管癌术后拔除胃管后，患者表现为胸闷、憋气、上腹部饱胀不适，继而出现恶心、呕吐，呕吐物为胃内容物。胃肠减压后症状减轻，夹闭胃管后症状加重。

(3)上消化道造影：见胃扩张明显，胃内有大量潴留液体或液体通过幽门缓慢，可提示胃排空障碍。

(4)治疗方案：早期发现及症状轻微者可行非手术治疗，包括禁食；持续有效的胃肠减压；营养支持；使用促胃动力药、抑胃酸药、红霉素等药物；胃镜检查，通过幽门。如症状持续不缓解可手术治疗。

4. 乳糜胸

(1)原因：①肿瘤外侵明显；②胸导管变异引起结扎不完全，或术中损伤胸导管小分支；③术前放疗。

(2)临床表现：胸腔引流液量增加，早期多呈血性或淡黄色，清亮，患者进食后可出现乳白色胸腔引流液，一般每日500～1 000ml，多时每日可达2 000ml以上。胸管已拔除患者，可引起胸腔压迫症状，如胸闷、呼吸困难、心悸等。体征上出现纵隔移位、心率加快、血压下降、患侧呼吸音减低，叩诊呈浊音。胸腔穿刺可抽出大量淡黄色或乳白色胸腔积液。如损失大量乳糜液,可出现营养不良的表现,患者消瘦、神志淡漠、水和电解质失衡。

(3)辅助检查:①胸腔积液中含有微小游离脂肪滴,脂肪含量高于血浆;②苏丹三染色后显微镜下观察,胸腔积液中含有脂肪滴;③胸腔积液中三酰甘油含量>100mg/100ml,胆固醇/三酰甘油比值<1。

(4)治疗方法:①非手术治疗。每日胸腔引流量在500ml左右时,可采用禁食、保持通畅胸腔引流、肠外高营养等非手术治疗措施。②手术治疗。每日胸腔引流量超过1 000ml或经充分非手术治疗引流量未见明显减少,需行手术结扎胸导管;一般在术后10d内,经原切口进胸,如超过2周,则经乳糜液较多的一侧或右侧进胸;术中尽量寻找瘘口进行缝扎,若未找到瘘口,则于膈肌上方第8～10胸椎水平结扎胸导管。

5. 胸胃坏死穿孔

(1)原因:①术中对胃壁过度牵拉、揉搓、挤捏或钳夹,造成胃壁损伤或血肿;②胸胃腔内压力过高或有病变,如可继发于胃排空障碍、应激性溃疡等;③术中误扎胃网膜右血管,影响胸胃血液供应;④高位吻合后因胃游离松解不充分,使胸胃血管弓牵拉,血液供应不畅等。

(2)临床表现:除发热、心率快、胸痛、气促等胸内感染及液气胸与吻合口瘘的临床表现相同外,由于胸胃坏死穿孔较大,胃酸性内容物溢入胸腔量多,胸内感染症状严重。

(3)治疗方法:及时诊断和尽早手术是较低死亡率的关键,术中对残胃充分松解,坏死范围小者,可剪除坏死组织后单纯缝合修补,并以代蒂组织缝盖;范围大者,切除坏死组织后行更高位置吻合。术后保证引流通畅,使用有效抗生素及营养支持。

(4)预防:提高手术技术,保证胃血供、避免胃壁损伤、术后常规应用抑酸药物。

6. 术后出血

(1)原因:主要是术中处理血管方法不妥,术后结扎线脱落或电凝形成的结痂脱落;或由于胸腔粘连带撕裂出血,肋间血管止血不周,或闭合器闭合胃切缘血管止血不牢等,术中未发现而术后出血。

最常见的出血部位有肋间血管;附带创面(粘连分离面、脾切除创面);隆凸下淋巴结清扫创面;代食管脏器血管弓;食管床等。

(2)临床表现:主要表现为胸腹腔引流管引出较多量血性液体,甚或有血块引出;在未留置腹腔引流管的患者若有腹腔出血,可出现腹部膨隆。患者可表现为心率加快、血压下降、尿量减少等休克前期症状,严重时出现失血性休克。

(3)治疗方法:如以下失血状况经输血、补液、止血等非手术治疗无明显改善,或出血量一度减少后又再次增加者,应急诊手术止血。①术后3h内失血量>300ml/h;②手术3h后失血量>100ml/h;③胸腔积液血红蛋白>5g/100ml。

7. 喉返神经损伤

(1)原因:①双侧喉返神经走行于气管食管沟内,其周围区域淋巴结转移率高,食管癌手术需清扫此区域淋巴结,易损伤喉返神经;②胸上中段食管癌可直接侵犯喉返神经,或周围转移淋巴结侵犯喉返神经,为行根治而切除喉返神经。

(2)临床表现:术后即出现声音嘶哑,饮水呛咳,吸入性肺炎,排痰障碍甚至肺不张。一侧喉返神经损伤,因声带麻痹,患者出现声音嘶哑,进流食时易呛咳。又因声门关闭不全,难以进行有效咳嗽、排痰,易出现肺部并发症。双侧喉返神经损伤,易发生窒息等致命情况,需行气管切开,甚至可能需要行气管造口术。喉镜检查可确诊。

(3)治疗方法:单侧喉返神经损伤无需特殊处理。若为电刀引起的喉返神经热损伤,或周围组织水肿压迫喉返神经,因神经未切断,则症状可在术后3～4个月后恢复。若喉返神经已被切断,则在6个月至1年后因健侧声带代偿,症状会有所改善。

8. 膈疝

(1)原因:①膈肌食管裂孔重建不牢固,膈肌与胃间缝线间距过大、撕脱、断线;②胃体后方膈肌脚处及胃膈三角未缝合或缝线针距过大;③术后剧烈咳嗽、呕吐、便秘致胸腹压力增高,膈肌缝合处撕裂,腹腔脏器疝入胸腔;④脓胸、膈肌切口感染等。

(2)临床表现:可发生在术后早期,亦可能发生于术后1年或更长时间以后。早期膈疝表现为不同程度的胸腹部症状,可伴有肠梗阻症状,如腹腔脏器大量进入胸腔压迫心肺,可出现胸闷、呼吸困难。出现嵌顿或较窄时,出现剧烈腹痛或胸腹痛,部分患者出现恶心呕吐,停止排气排便,严重时出现休克。

(3)诊断:典型的胸、腹联合症状,如食管癌术后出现不明原因的胸部阴影、胸腔积液,伴腹痛及消化道症状,应首先排除膈疝。X线检查表现为胸腔出现肠襻影或多个气-液平面,甚至可出现一个较大的液平面。胸部CT可清晰地显示胸腔内除胸胃以外的肠道空腔脏器影，排除了其他影像学上的干扰。

(4)治疗方法：一旦确诊，应急诊手术治疗。还纳疝内容物到腹腔，仔细修补膈肌裂孔；因嵌顿或绞窄而发生肠坏死者，应切除坏死的肠管。

9. *单纯性脓胸* 指非吻合口瘘引起的脓胸，主要原因为胸腔感染，及术后发生的继发性感染。患者出现发热、胸痛、咳嗽、气促等，严重者可出现感染性休克。胸腔穿刺抽出脓性液或胸腔积液涂片及培养发现细菌即可确诊。局部充分引流及胸腔冲洗、营养支持、使用敏感抗生素为主要治疗手段。

10. *心血管系统并发症* 食管癌多发生于老年人，多合并高血压、冠心病，由于手术麻醉刺激，和术后早期血容量不足、疼痛、缺氧等，导致术后心血管系统并发症发生率较高。最常见为心律失常，发生率约40%，包括窦性心动过速(过缓)、阵发性室上性心动过速、心房颤动、室性期前收缩等。治疗上应积极去除诱因，纠正缺氧，预防肺部并发症为主。选用有效的药物(维拉帕米、普罗帕酮、毛花苷C)纠正心律失常。

【预后】

通过近些年来全国不断大力开展食管癌防治工作，已经发现食管癌不是不治之症，如果我们能够早期发现、早期治疗，那么食管癌是完全可以治愈的。

肿瘤的预防包括三级预防。在深入研究食管癌病因的基础上，我国不少高发地区已经在试行食管癌一级预防(病因学预防)：在食管癌流行区对食管上皮增生进行治疗(二级预防)，有望降低食管癌的发病率；通过在高发区开展食管拉网细胞学普查，可以发现不少早期食管癌。早期食管癌的切除后的5年生存率能达到90%以上，可见只要早诊早治，食管癌生存率将会大大提高。

食管癌外科治疗随着手术技术、手术器械、术后监护等水平的不断提高，手术切除率从20世纪50年代的60%～70%上升到如今的90%以上，手术死亡率则由50年代的14.6%～25%下降到如今的3%～5%。目前我国食管癌外科治疗技术已达世界先进水平。食管癌放射治疗30余年来取得了一定效果，特别是近些年来，模拟机定位及治疗计划系统临床应用，使食管癌的放射治疗效果获得进一步提高。综合治疗是食管癌的治疗方向，手术与放疗的综合应用对提高手术切除率和降低局部复发率已经被国际上大多学者所认可。有关食管癌手术和化疗联合治疗的文献近年来也越来越多，目前虽未取得突破性进展，但随着研究的深入，联合治疗将会对中、晚期食管癌的治疗效果有所改观。

目前，对于早期食管癌的治疗已有较好的治疗效果，但对中、晚期患者治疗还未能有较好的解决方案，预后仍不佳，治疗效果仍不能令人满意。这还需要我们坚持不懈地去进一步研究，为攻克食管癌这个难关而努力。

(赫 捷)

第二节 食管平滑肌瘤

【流行病学】

食管平滑肌瘤(esophageal leiomyoma)是起源于食管平滑肌的良性肿瘤，发病率低，占食管肿瘤的0.4%～1%，但它是最常见的食管良性肿瘤，占食管良性肿瘤的67%～80%。食管平滑肌瘤的体积一般都比较小，患者常常无临床症状。其实际发病率目前仍不清楚，本病的发生率报道的数字不一，但实际发生率高于报道。本病发病年龄多见于20－50岁。但任何年龄均可发病。男性多于女性，约为2∶1。食管平滑肌瘤可发生于食管的任何部位，但多见于食管下段，其次是中段及上段。

【分子生物学】

随着免疫组织化学应用，临床及病理工作者正在改变对食管间叶源性肿瘤(gastrointestinal mesenchymal tumors，GIMT)的认识。1983年，Mazur等提出胃肠道间质瘤(gastrointestinal stromal tumor，GIST)的概念以来，胃肠道间质瘤作为一组独立的消化道间叶源性肿瘤已被人们所熟知。原癌基因C-kit的表达产物酪氨酸激酶CD117、CD34蛋白是GIST敏感而特异的标记物，为诊断GIST的标准(3,6,7)。Miettinen等的报道，间质瘤的免疫组织化学检测，CD117和CD34弥漫强阳性，α-平滑肌肌动蛋白(α-smooth muscle actin，α-SMA)阴性；食管平滑肌瘤是区别于食管间质细胞瘤的间叶源性肿瘤GIMT，它对原癌基因C-kit表达产物CD117、CD34是没有免疫活性的。而平滑肌肉瘤的免疫组织化学检测，CD117和CD34阴性，SMA阳性。

食管平滑肌瘤瘤组织中可有神经组织，有时与神经鞘瘤难以区别，两者均可见到栅栏状排列，依靠免疫组化染色平滑肌瘤肌间蛋白 Desmin 呈阳性，而神经鞘瘤 S-100 蛋白和神经元特异性烯醇化酶(NSE)呈阳性，可鉴别两者。

【病因病理】

食管平滑肌瘤发病原因尚不清楚，发生于食管固有肌层，也可来自食管壁内的血管肌层和迷走的胚胎肌组织。肿瘤数目绝大多数为单发，少数为多发，多发的数目不定，2～10 余个。由于病程长短不同，大小差别很大。肿瘤呈膨胀性向腔内、外生长，97%的肿瘤为壁内生长，2%向纵隔生长，1%肿瘤突入食管腔，带蒂如息肉。起源于内环行肌的平滑肌瘤多沿食管长径在肌肉内生长，因食管黏膜和黏膜下层阻力低而向腔内突出。起源于外纵行肌的平滑肌瘤可向食管外生长，有时被误认为纵隔肿物。镜检为纵横交错的平滑肌组织，混有数量不定的纤维组织。食管平滑肌瘤恶变的甚少。

【临床表现】

约 50%的平滑肌瘤患者完全没有症状，是因其他疾病行胸部 X 线检查或胃肠道造影检查发现的。

1. 吞咽困难　最常见的是轻度下咽不畅，很少影响正常饮食。病程可达数月至 10 多年，即使肿瘤已相当大，因其发展很慢，梗阻症状也不重，这点在鉴别诊断上有重要意义，与食管癌所致的短期内进行性吞咽困难不大相同。进食梗噎还可能是间歇性的，其严重程度与肿瘤大小和部位并不完全平行，主要取决于肿瘤环绕管腔生长的情况，与肿瘤表面黏膜水肿，糜烂及精神因素也有关。

2. 疼痛　是比较常见的症状之一，占病例总数的 38.6%，部位多在胸骨后、背部、上腹部、胸部，呈隐痛、钝痛或压迫感，很少剧烈疼痛。

3. 消化功能紊乱　约 30%的患者出现胃灼热感、嗳气、恶心、呕吐、腹胀或饭后不适。

4. 其他　肿瘤巨大或者邻近其他器官者，可能出现咳嗽、气促和呼吸困难。

【辅助检查】

1. 胸部 X 线平片检查　向食管生长较大的平滑肌瘤顶出纵隔胸膜至肺野中，可以从肺部 X 线平片上见到软组织阴影，其可见率文献报道为 8%～18%，在纵隔肿瘤的鉴别诊断上要考虑到本病。个别平滑肌瘤 X 线平片上可见有钙化灶，有的报道达 1.8%。

2. 食管钡剂检查　是本病的主要诊断方法，结合临床表现，往往可以一次造影确诊。其特征性影像为：腔内充盈缺损为主要表现，缺损呈新月形，边缘光滑锐利，黏膜光滑，与正常食管分界清楚。充盈缺损上下端与正常食管交界角随肿瘤突入管腔多少而呈锐角或轻度钝角。正位时与食管长轴垂直的肿瘤轮廓由于钡剂的对比显示为半圆形阴影，出现“环形征”。肿瘤处黏膜被顶出，皱襞消失，该处钡剂较周围少，成一薄层，形成“瀑布征”或“涂抹征”。如果继发食管梗阻、溃疡和炎症，提示为手术适应证。需与食管外压性改变鉴别。食管钡剂检查也可发现其他并发症，如食管憩室、裂孔疝等。

3. CT 及磁共振成像(MRI)检查　食管钡剂及纤维食管镜检查后大部分诊断可以明确，少数病例，特别是中段平滑肌瘤，有时与主动脉瘤、血管压迫或畸形相混，行 CT 及 MRI 检查有助于鉴别诊断。CT 还可以了解肿物向管外扩展的情况及准确部位，有助于手术方案及切口的设计。

4. 纤维食管镜检查　大部分平滑肌瘤可经过食管钡剂诊断，加上纤维食管镜检查，检查准确率可达 90%以上，可了解肿瘤的部位、大小、数目及形状等。其特征为：可见食管黏膜完整，光滑，局部有管腔外压迹，或黏膜下包块，无确实的管腔狭窄，食管镜可通过，瘤体多触之活动。如果内镜或造影提示平滑肌瘤可能，不宜对黏膜完整者做活检，因为活检后的溃疡、炎症及黏膜与肿瘤的粘连，会增加手术的难度。

5. 超声内镜(EUS)检查　可以显示肿瘤的轮廓，与黏膜有无粘连及邻近大血管的情况。并提示肿瘤是否来源食管肌层。也有报道称通过超声内镜进行活检，这种做法存在争议。

【诊断及鉴别诊断】

1. 诊断　食管平滑肌瘤常是无症状或轻微的吞咽不适或胸骨后疼痛，或者因其他疾病做胸部或胃肠道 X 线检查时意外发现。做食管钡剂造影一般都能发现典型的征象，肿块阴影与食管壁近端及远端呈锐角，环行征及瀑布征等是确诊的主要依据。

2. 鉴别诊断

(1)食管间质细胞瘤：食管间质瘤与平滑肌肿瘤虽然具有不同的病理学特征，但是临床上不易鉴别。GIST 是原发于消化道的间质肿瘤，特征性的表达 KIT 受体酪氨酸 CD117 和 CD34。两者可通过免疫组化鉴别，GIST 中 CD117、CD34 阳性和 SMA 阴性，食管平滑肌瘤中 CD117、CD34 阴性和

SMA 阳性。

(2)神经鞘瘤:在临床症状与影像学表现上,神经鞘瘤与食管平滑肌瘤难以区分,神经鞘瘤 S-100 蛋白和神经元特异性烯醇化酶(NSE)呈阳性。而在食管平滑肌瘤则为阴性。

(3)食管平滑肌肉瘤:平滑肌肉瘤一般肿块较大,可能溃疡龛影形成且黏膜破坏,且有恶性肿瘤的特征。食管平滑肌瘤较小光整圆形的充盈缺损和"环形征"为较典型的征象,可与平滑肌肉瘤鉴别。

(4)食管癌:多发性平滑肌瘤或不规则形的肿块环抱食管,致管腔凹凸不平,黏膜显示不清而与食管癌难以鉴别。食管癌可见管壁僵硬,充盈缺损不规则、黏膜破坏及龛影等黏膜肿瘤的特征。有的腔内型食管癌或癌肉瘤可以与平滑肌瘤相似,但仔细观察可见黏膜不整,而且腔外无软组织块影。较大的食管平滑肌瘤累及的食管较长,病变区黏膜较薄,并可伴有充血等表现,故在食管造影时易误认为黏膜有破坏而诊断为食管癌。

(5)纵隔肿瘤:体积较大的食管平滑肌瘤向壁外生长时可造成纵隔内软组织影,易被误认为纵隔肿瘤,因此,对后下纵隔与食管关系密切的肿块,不要满足于纵隔肿瘤的诊断,应警惕食管平滑肌瘤的存在。

(6)纵隔淋巴结增大或炎性包块:因食管平滑肌瘤的症状表现为吞咽困难,钡剂检查示食管中段有充盈缺损,食管镜检显示食管中段有光滑球形病灶,这在纵隔淋巴结增大或炎性包块的病例中也有类似表现。此时若在食管钡剂造影的同时拍摄侧位 X 线片或行 CT 扫描,则可能明确为外压性食管梗阻而明确诊断。

(7)生理变异:右迷走锁骨下动脉或囊状动脉瘤的外压,左主支气管、主动脉弓产生的光滑压迹区,另也需与较少见的椎体附件压迫相鉴别。可以通过食管钡剂和胸部增强 CT 检查进行鉴别。

【治疗】

由于 GIST 有潜在恶性的风险,需要尽早实施摘除术和食管切除术。而可疑的食管平滑肌瘤不能通过术前活检证实,因此,不能在术前区分 GIST 与食管平滑肌瘤。有学者建议肿瘤＜1cm,并且没有症状的患者,由于手术也比较难定肿瘤位置,因此建议观察治疗,而＞1cm 的平滑肌瘤患者,在没有手术禁忌的情况下尽早手术。也有学者建议肿瘤＜2cm 观察治疗,肿瘤＞2cm,无手术禁忌可行手术。

手术方式如下。

1. *黏膜外肿瘤摘除加肌层修补术* 该术式适用于瘤体小、肿瘤与黏膜无粘连者,是公认的理想术式,即进胸后游离肿瘤所在部位的一段局部食管,再纵行剖开肿瘤处的食管肌层与肿瘤包膜,在黏膜外完整摘除肿瘤,之后间断缝合肌层切口。

2. *电视胸腔镜(video-assisted thoracoscopic surgery,VATS)黏膜外肿瘤摘除术* 对诊断明确的食管平滑肌瘤,也可经电视胸腔镜摘除。据认为良性平滑肌瘤大小在 1～5cm 者均可经电视胸腔镜摘除,但也有个案报道通过 VATS 切除直径 8cm 的肿瘤。术中辅以电视食管镜监测黏膜有无破损,同时通过内镜充气协助胸内解剖游离平滑肌瘤,适用于瘤体小、肿瘤与黏膜无粘连且胸腔亦无粘连者,优点为手术损伤小,术后恢复快,但手术操作有一定难度。

3. *纤维食管镜平滑肌瘤摘除术* 由于创伤小,痛苦轻,恢复快,安全性高,纤维食管镜在食管平滑肌瘤的治疗中越来越多的得到应用,并取得了良好的效果。但由于其操作对食管黏膜损伤较大,对平滑肌瘤的大小有局限,因此应用受到限制。

4. *食管部分切除术和胃食管吻合术* 对肿瘤较大,呈环形生长并与食管黏膜有严重粘连者以及术中食管黏膜损伤较重、修补有困难者;巨大的食管平滑肌瘤常见于食管下段,并能延伸到贲门或胃,与胃黏膜形成严重粘连,局部胃黏膜有溃疡,应扩大切除范围,施行食管部分切除术或胃食管部分切除术。肿瘤有恶变者,也需要施行食管或胃部分切除术。其主要手术适应证为:①某些多发性或弥漫性食管平滑肌瘤或术中冷冻切片平滑肌瘤恶变者;②巨大食管平滑肌瘤合并食管巨大憩室者;③肿瘤累及食管胃接合部,施行单纯黏膜外肿瘤摘除术有困难者;④肿瘤与食管黏膜形成致密粘连,无法从黏膜外分离并摘除肿瘤的病例;⑤并发其他食管疾病如食管癌。

【并发症】

1. *食管胸膜瘘* 系术中损伤了食管黏膜而修补不良或损伤黏膜后未能发现者,术后容易并发食管瘘而造成严重后果,患者如在术后出现高热、呼吸困难,脉快、胸腔积液或液气胸,多提示并发食管瘘,行食管碘油造影检查或口服亚甲蓝(美蓝)溶液后进行胸腔穿刺检查,便能证实诊断,应及时进行处理,食管瘘口小者,经胸腔闭式引流,禁食,抗感染及胃肠道外营养，瘘口多能逐渐愈合；食管瘘口大的患者，如果早期发现，患者条件允许，应及时剖胸行瘘口修补术或食管部分切除、胃食管胸内吻合术。

2. 食管狭窄 体积较大的食管平滑肌瘤摘除术后，因局部食管肌层薄弱以及发生瘢痕粘连，可能会并发食管腔狭窄或假性食管憩室，因此，术中应避免不必要的手术创伤，减少对肿瘤部位食管肌层的手术创伤，仔细修补食管壁的缺损。患者因食管瘢痕狭窄而有吞咽困难症状者，往往需要施行食管扩张术。

【预后】

食管平滑肌瘤预后良好，彻底切除后少复发。但位于膈肌裂孔处的食管平滑肌瘤术后，偶发反流性食管炎。

（王康宁 陈龙奇）

第三节 食管憩室

食管憩室(esophageal diverticulum)是指食管壁的一层或多层结构由食管腔内向外突出，形成与食管腔相通的囊状突起(图 10-1)。

【分类】

食管憩室分类比较繁杂，按发病部位可分为咽食管憩室(发生在咽食管交界处，也称 Zenker 憩室)、食管中段憩室和膈上食管憩室；根据其发病机制不同又分为牵引型、内压型和牵引-内压型；根据憩室壁的构成可分为真性憩室(含有食管壁全层)和假性憩室(缺少食管壁的肌层)；此外尚可分为先天性憩室和后天性憩室。

【流行病学】

内压型食管憩室的确切发病率不清楚，至 1952 年文献仅报道 129 例。对于膈上食管憩室，Mayo 临床中心于 1993 年通过复习文献，发现总共报道例数为 450 例。Wheeler 根据 20 000 例放射学检查，估计膈上型食管憩室的发病率为 0.015%；日本文献报道膈上食管憩室发病率为 0.22%～0.77%。而欧洲文献报道的发病率高达 0.74%～2%。行食管镜检查，发现食管憩室的概率不到 1%。

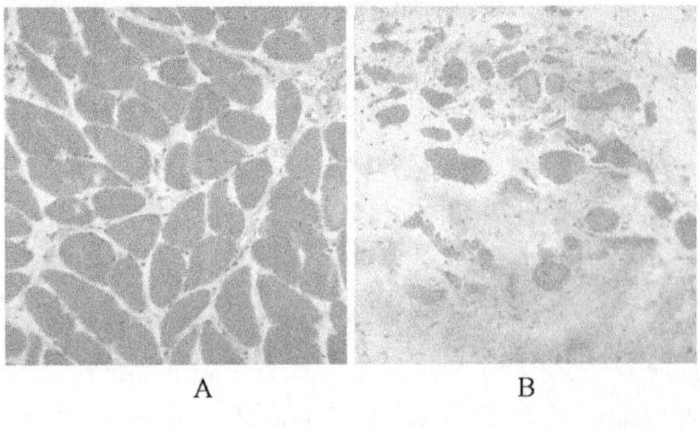

图 10-1 颈段食管憩室的环咽肌病理检查

A. 正常对照，显示肌纤维结构、分布密度正常；B. 患者，显示环咽肌纤维稀疏、退变，被大量增生的结缔组织替代，环咽肌失去正常收缩及舒张功能

食管憩室发病率最高的年龄段为 60－70 岁，30 岁以下者罕见；男性偏多见，男女性发病之比为 3.5∶1。

【病因病理】

1. 牵引机制 大多发生于气管分叉附近，一般认为是由于气管支气管淋巴结、气管肺门淋巴结、气管旁淋巴结等易受真菌或结核感染引发局部炎症，使淋巴结与中段食管壁发生粘连及瘢痕牵拉食管全层，形成真性憩室。由于此类憩室是由于外力牵拉所致，故称牵引型憩室。此类憩室壁是由黏膜、黏膜下层和肌层组成，大小一般为 1～2cm，其上方固定、开口较大、囊带不容易下垂；由于引流好，并由于食管肌层的存在，收缩力好，食物不易淤积，故引起的症状少，一般不需手术治疗。20 世纪前叶，结核感染是食管憩室的最常见病因。

2. 食管动力机制 该机制主要病理生理改变是食管动力异常引发的功能性梗阻和食管壁内外压力差。食管的动力异常病变常见于食管贲门失弛缓症、弥漫性食管痉挛、咽食管吞咽肌群活动不协调、下段食管括约肌高压和非特异性食管动力异常，食管裂孔疝等功能性疾病或器质性疾病。而食管内外压差变化常由于某种原因(如膈上食管段肌固有层缺乏，咽部局限性感染)削弱或破坏了肌肉纤维的支持作用而不能耐受吞咽动作时的腔内压，或肌肉之间无法协调运动导致吞咽时腔内压升高，食团产生的压力向各方传导，致部分食管壁的黏膜和黏膜下层组织穿过肌层，膨出食管壁外。Zaninotto 研究认为：咽食管憩室患者环咽肌明显减少，肌肉和结缔组织比值明显降低，其病因是由于局限性硬化致使环咽肌不能完全松弛，从而使吞咽时咽腔内压升高。

3. 食管壁薄弱 食管发育过程中存在着薄弱点。在咽与食管连接处的前部有咽下缩肌斜行肌纤维与环咽肌横行肌纤维，但连接处的后部却缺少肌纤维，形成解剖学上的薄弱三角区——Killian 三角。这一薄弱区在后中线的两侧，左侧更为明显，因此多数 Zenker 憩室发生在左侧(图 10-2)。

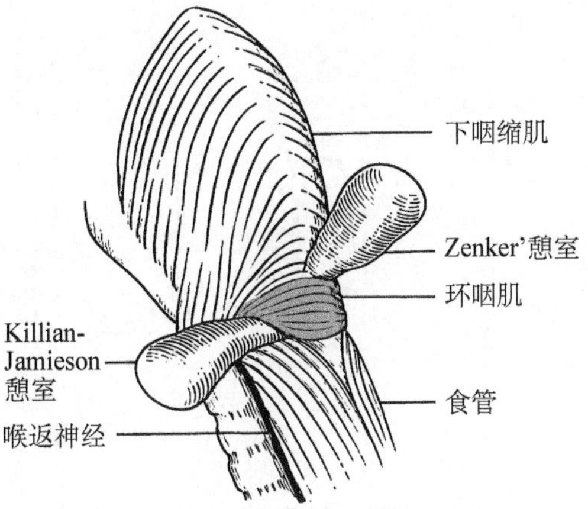

图 10-2　咽部肌肉解剖及食管憩室成因

后正中线两侧环咽肌上方为结构薄弱区即 Killian 三角，Zenker 憩室由此发生，最初突向后方，随后逐渐增大向侧方及下方延伸，注意在环咽肌下方食管侧壁处的 Killian-Jamieson 憩室，属颈部食管憩室，与喉返神经解剖关系密切，临床十分罕见

在下段食管的肌固有层纤维分开处. 有血管和神经穿透食管侧缘，亦为薄弱区。发生反流性食管炎时，食管抗反流防御机制的减弱及反流物对黏膜的攻击作用的损伤亦可引起管壁局灶性薄弱。而食管下段的憩室可加重食管的排空异常形成食管炎和食管的反流。肿瘤切除术、肌切开术、内镜治疗等医源性损伤也是造成食管壁薄弱的重要因素。进行性全身性硬化症和 Ehlers-Danlos 综合征引发的肌发育不良和肌萎缩同样可形成膨出型憩室。

食管憩室最常见的发生部位是环咽肌上方之颈部食管，约占 60%(即 Zenker 憩室，而发生于环咽肌下方食管的 Killian-Jamieson 憩室十分罕见)，其次为膈上食管及中段食管。

【临床表现】

1. 咽食管憩室的临床表现　早期仅有一小部分黏膜突出的憩室，开口较大，且与咽食管腔直角相通，食物不易残留，可以没有症状或症状轻微，偶尔当食物黏在憩室壁上时出现咽喉部发痒的刺激症状，当咳嗽或饮水食物残渣脱落后，症状消失。如果憩室逐渐增大，积存的食物和分泌物开始增多，有时会自动反流到口腔内，偶尔造成误吸。在此期间，患者可听见在咽部由于空气、食物进出憩室而发出的响声。由于食物的积存，憩室会继续增大、并逐渐下坠，不利于憩室内积存物的排出，致使憩室的开口正对咽下方，咽下的食物均先进入憩室而发生反流，此时出现吞咽困难，并呈进行性加重，部分患者还有口臭、恶心、食欲缺乏等症状。有的因进食困难而营养不良和体重减轻。如有误吸还会有肺炎、肺不张或肺脓肿等合并症。出血、穿孔等合并症较少见。

2. 膈上憩室的临床表现　多数小膈上憩室患者可以没有任何症状或症状轻微，伴有食管运动功能失调的憩室可以有不同的症状，如轻度消化不良、胸骨后疼痛、上腹部不适和疼痛、口臭、反胃、胸内常有咕咕响声等，巨大膈上憩室压迫食管可以引起吞咽困难，反流引起误吸、反流性食管炎等症状。

3. 食管中段憩室的临床表现　多数牵引型憩室较小且颈宽底窄，利于引流，不易出现食物残留，因此一般没有症状，常在健康体检或无意中发现，长年没有改变。只在食管被牵拉变位或引起狭窄，以及憩室发生炎症时才出现吞咽困难及疼痛。如果憩室出现炎症、溃疡、坏死穿孔，则可引起出血、纵隔脓肿、支气管瘘等合并症及相应的症状和体征。

【辅助检查】

1. 食管钡剂造影检查　由于小憩室有可能被充盈钡剂的食管所掩盖，因此应当变动体位进行详细观察。Zenker 憩室好发于左侧壁，因此采取左侧位易于发现。

早期憩室呈半月形膨出，后期憩室呈球形，垂于纵隔内巨大憩室可压迫食管，憩室囊内有食物残渣时可见充盈缺损，并发炎症时黏膜粗糙紊乱。食管中段憩室可见漏斗状、圆锥状或帐篷状光滑的膨出物。膈上食管憩室多为单发，少数为双发，3 个以上的憩室非常少见。食管憩室的 X 线检查具有特征性，不易与其他病症相混淆(图 10-3)。

2. 食管镜检查　在食管镜检查前，应首先行食管钡剂造影检查。食管镜检查的适应证是食物团块或吞食的异物造成食管完全梗阻，不能除外咽食管憩室、食管癌或食管远端存在病变。对 Zenker 憩室患者检查时要格外小心，因其误入囊内可造成穿孔。食管中段憩室常行食管镜检查，不但可以发现憩室的大小，而且可以准确观察其囊壁有无并发糜烂、出血、溃疡或癌变，对治疗方法的选择可以提供帮助(图 10-4)。

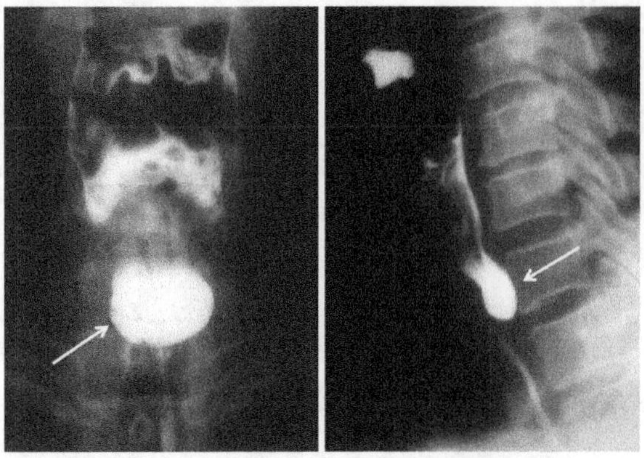

图 10-3 Zenker 憩室的食管钡剂造影

A. 后前位摄片显示呈囊袋状的憩室(箭头)与食管走行重叠;B. 左侧位摄片显示自咽食管后壁突出下垂的憩室(箭头),内有造影剂潴留

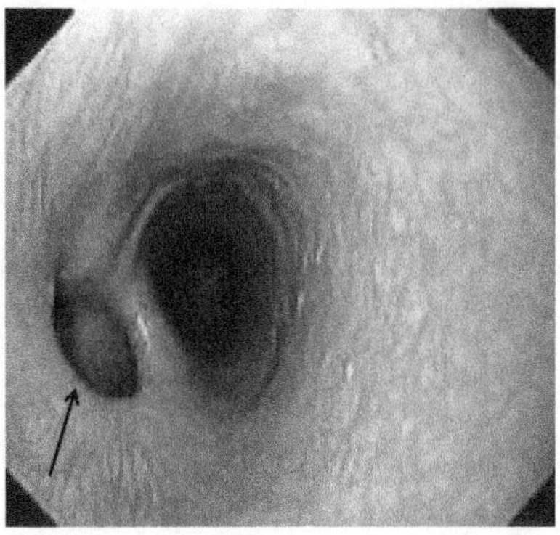

图 10-4 食管中段憩室的内镜所见

食管中段憩室常采用食管镜检查不仅可显示憩室的开口(箭头),也可显示憩室的大小,黏膜是否有糜烂、出血、溃疡或癌变

3. 食管功能检查　对于咽部或膈上型食管憩室应常规行食管测压术和食管 24h pH 监测以明确憩室的病因,了解食管功能异常的具体情况,对诊断及进一步选择手术治疗方案也有一定帮助。食管测压通常在憩室的远段可以发现相应的食管括约肌失去协调功能及不完全松弛(图 10-5)。

【诊断及鉴别诊断】

应常规进行胸部 X 线片、食管造影、内镜和测压等检查,诊断不难。胸部 X 线片不能显示憩室,但可排除其他疾病。食管造影可显示憩室的数目、大小、位置、形态、口径以及有无梗阻。有时膈上憩室易误认为食管裂孔疝,要仔细鉴别。遇有黏膜形态不规则时,可能由脱屑、炎症、溃疡、瘘管或恶变引起,需进一步做内镜检查。食管测压是食管括约

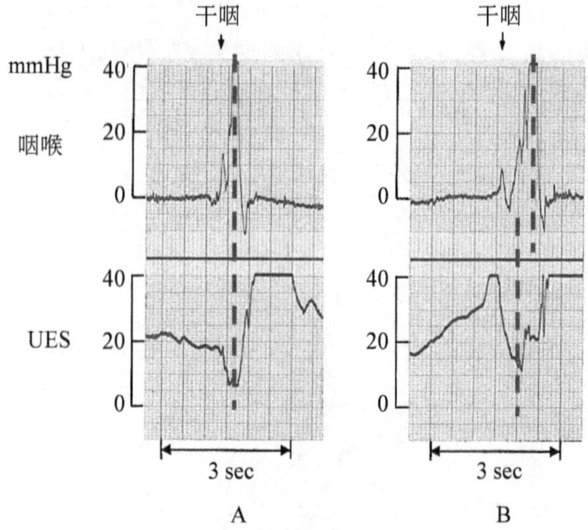

图 10-5 颈段食管憩室的食管测压检查

A. 正常食管上括约肌,显示 UES 开放协调、松弛完全(咽喉收缩峰与 UES 舒张谷在同一时相,且 UES 舒张压力近于 0mmHg,虚线显示);B. Zenker 憩室患者:显示 UES 开放失协调,且松弛不完全(咽收缩峰与 UES 舒张谷不在同一时相,UES 舒张压力远大于 0mmHg,虚线显示)

肌功能不良和食管动力异常疾病的诊断“金标准”,在判断食管憩室的成因及进一步的治疗措施选择上有重要意义。存有酸性反流时,则应做 24h 食管 pH 监测。

1. 咽食管憩室的诊断　临床体格检查阳性体征不多,部分患者在吞咽数口空气后,反复压迫环咽肌水平胸锁乳突肌前缘,可听到响声。诊断的主要手段是 X 线检查,平片上偶见气-液平面,口服钡剂检查可见食管后方的憩室,若憩室巨大明显压迫食管,可见到钡剂进入憩室后,再有一条钡剂影自憩室开口流向下方食管。造影时反复变动体位,有利于憩室的充盈和排空,便于发现小憩室及观察憩室内黏膜是否光滑,除外早期恶变。内镜检查有一定危险性,不作为常规检查,只在怀疑恶变或合并其他畸形,如食管蹼或食管狭窄时进行。内镜检查前,嘱患者吞下一根黑丝线作为内镜的导引线,可增加检查的安全性,检查时镜端见不到丝线或见到成团丝线均说明镜端已进入憩室。

2. 膈上憩室的诊断　膈上憩室常由胸部 X 线检查确诊。胸部 X 线平片有时可看到含气-液平面的憩室腔,服钡造影在膈上数厘米处见到憩室,常突向右侧,亦可突向左侧或前方。膈下腹段食管出

现憩室的情况极为罕见。憩室可以同时合并裂孔疝，造影时需多方位观察，以免漏诊或误诊。内镜检查有一定危险，只在怀疑恶变和有合并畸形时进行。

3. 食管中段憩室的诊断　食管中段憩室也同样依靠X线确诊，服钡造影时要采用卧位或头低足高位，并左右转动体位，才能清晰地显示憩室的轮廓，因为食管中段憩室的开口都比较大，造影剂很容易从憩室内流出，不易在内存留。内镜检查对浅小的食管中段憩室帮助不大，只在怀疑憩室恶变时进行。

4. 鉴别诊断

(1)自发性食管破裂：又称 Boerhaave 综合征。见于剧烈呕吐但环咽肌因醉酒、昏迷等失去协调性开放情况下，增高的胸腹内压作用于食管壁致撕裂，多发生于远段食管。当穿孔症状不典型，穿孔周围形成脓肿时易与膈上型食管憩室混淆，但食管破裂患者多有明显的酗酒暴食史，呕吐后突发胸部或上腹疼痛，明显的纵隔炎症表现，胸部X线可见纵隔气肿，食管造影显示管壁破口及不规则的纵隔脓腔壁，如果行食管镜检查，可见食管壁黏膜缺口不整，充血及出血，与之相连的空腔内壁未衬上皮内膜，可资鉴别。

(2)贲门失弛缓症：为最常见的食管运动功能障碍性疾病，以食管体部失去蠕动功能、食管下括约肌无松弛或弛缓不良为特征，与食管肌层间的 Auerback 神经节细胞变性有关。当吞咽梗阻病史较长，食管腔明显扩张伴纡曲(Ⅲ期)时，应当注意与膈上食管憩室鉴别，贲门失弛缓症患者甚至可并发膈上食管憩室，单纯的贲门失弛缓症食管钡剂造影显示食管腔整体扩张且失去正常蠕动，食管远端多见典型的鸟嘴状狭窄，食管镜检查可见扩张的食管腔，开放不良的食管下括约肌而看不到膈上憩室的开口，食管测压可显示失弛缓症的典型压力特征(食管体蠕动波消失，食管下括约肌静息压增高及松弛不完全)可资鉴别。

(3)食管裂孔疝：食管裂孔疝是指胃的一部分(或全部)经膈肌的食管裂孔突入纵隔或胸腔。它的临床症状多为非特异性，与膈上食管憩室不易区分，但就解剖定义而言，食管钡剂造影显示食管全程食管腔正常，囊性突出物为异常移位的胃，可见胃黏膜通过膈肌食管裂孔向膈上疝囊内延伸。胃镜检查可见疝囊开口下方为橘红色的胃黏膜并向胃的方向直接延续，鳞柱状上皮交界(Z线)在疝囊开口的上方。

(4)食管癌：最常见的食管疾病，食管上段或颈段的恶性肿瘤阻塞食管腔，造成梗阻部位上方食管扩张可能需与颈段食管憩室鉴别。前者有典型的进行性吞咽梗阻，有时可扪及颈部淋巴结增大，食管钡剂造影显示病变部位食管黏膜破坏，管腔扩张受限，食管镜检查可见管腔内新生物或管腔阻塞，管壁僵硬，镜身不能通过，而其上方食管腔扩大。

【治疗】

1. 手术适应证

(1)咽及膈上食管内压型憩室：该类憩室一旦形成，常会逐渐增大，不易排空引起食物存留，分解腐败产生口臭，症状逐渐加重，常合并反流误吸，继发肺部感染等多种并发症。提倡手术治疗。

(2)食管中段牵引型憩室：由于病变小、症状轻、一般无需外科治疗。在具有以下情况时，应采取积极手术治疗。①憩室呈囊袋状下垂，颈部细窄，囊内存留食物不易排空；②巨大憩室，有反复憩室炎，溃疡穿孔、出血趋向；③有肿瘤家族史，属食管癌高危人群，食管镜见憩室内壁黏膜粗糙、溃疡；④体积小的牵出型憩室疑有癌变可能；⑤食管压迫症状。

(3)其他：经系统非手术治疗后症状仍加重者如影响进食，甚至有呕吐、呕血、脱水及消瘦等症状，合并食管裂孔疝和贲门失弛缓症的患者及精神负担重者则皆应行手术治疗。

2. 手术方法的选择

(1)憩室切除术：憩室切除术是临床上最常用的外科术式，适用于①憩室炎症、溃疡穿孔、出血、瘘管形成、发育不良。②临床无症状，憩室增大有滞留、巨大憩室、疑有误吸发生。③合并严重的反流性食管炎、食管支气管瘘、肿瘤等其他疾病。可视具体情况联合其他术式。a. 对咽及膈上憩室合并食管运动功能异常者，应行憩室切除术加憩室下方食管肌层切开术，优点是可以防止缝线处裂开或复发；b. 对伴有贲门失弛缓症或Ⅱ型食管裂孔疝者行憩室切除辅以 Heller 和抗反流术；c. 憩室合并食管癌或贲门癌，按肿瘤的治疗原则进行，行食管切除术或贲门癌根治术；d. 较小的牵引型中段憩室可行粘连松解后食管黏膜内翻缝合，较大的憩室可行黏膜切除后内翻缝合，食管肌层或局部胸膜、肋间肌瓣缝合加固，优点是避免胸腔污染和并发食管瘘。

(2)抗反流手术：膈上憩室单纯肌层切开术易

引起胃食管反流性疾病，加做部分包裹的胃底折叠术可以防止酸反流及其导致的狭窄形成。凡憩室合并胃食管反流疾病时，抗反流手术应列为常规。

(3)微创手术：在欧美等国家，胸腔镜手术已成为食管良性疾病的首选治疗方法，微创方法治疗食管憩室无疑是有效、可靠的。但胸腔镜下解剖和切除憩室仍有相当的难度，需食管镜的密切配合以协助定位、解剖，指导切除的范围。近年来国外学者报道采用EZ45B腔镜直线切割缝合器行纤维食管镜引导下于其根部切除憩室，有不增加手术风险及时间且创伤小、并发症少、恢复快、食管创口无污染的优点，富有经验的外科医师甚至在门诊即可完成手术治疗。我国也开展了胸腔镜下微创手术。

(4)内镜手术：内镜治疗现多用于治疗Zenker憩室，对于能够耐受全麻的典型患者效果良好。目的在于切开憩室下缘与食管壁交汇折叠部分，扩大路径，使憩室和食管腔可以自由通过。国外学者有制成带有前后唇的特殊食管镜(憩室镜)，并应用纤维镜配合 CO_2 激光治疗使切割的可控性和精确性更易掌握。

3. *并发症的诊断、治疗和预防*　手术治疗最常见的并发症是切除憩室部位出现食管瘘从而引起纵隔感染，最好避免出现这种并发症。术后使用抗生素，缝合要准确，并且充分胃肠减压。内镜治疗应该非常谨慎，电凝应该不超过2/3层食管壁。术后应该密切观察患者体温和脉搏。食管狭窄和憩室复发是另外两种常见并发症。影像学显示憩室复发患者不一定有症状，患者存在轻度吞咽困难并不需要进一步处理，但如果复发的憩室较大，患者症状较明显则需要外科手术进一步处理。预防主要是处理食管憩室合并症如贲门失弛缓症、食管裂孔疝等。对于狭窄尽量避免再次外科手术治疗，可以通过内镜下食管扩张术解决，但如果出现严重狭窄则可能需行消化道重建术。预防主要是注意憩室切除不可过多。其他一些少见并发症如出血、喉返神经损麻痹等。喉返神经暂时性损伤多可恢复，永久性损伤少见。

【预后】

中段食管憩室一般合并食管动力学紊乱较少见，因此预后较颈部和膈上食管憩室要好些。Payne及King报道888例咽食管憩室患者施行Ⅰ期憩室切除术的结果：瘘管形成1.8%，声带麻痹3.2%，复发率3.6%，死亡率1.2%。单纯行环咽肌切开术仅限于治疗小憩室的25例中，无死亡及并发症。

（许起荣　陈龙奇）

第四节　食管化学灼伤

食管化学灼伤(chemical burn of the esophagus)亦称为食管腐蚀伤(corrosive injury of the esophagus)，是由于吞服腐蚀剂如强碱或强酸等引起的食管组织损伤和炎症，是食管损伤中一种常见的类型。

【流行病学】

食管化学灼伤虽然发生率不高，但后果极为严重，最终可导致食管瘢痕性狭窄。成年人与儿童均可发生，儿童多为误服，而成年人除误服外，因企图自杀而故意吞服腐蚀剂者亦占相当比例。在美国，每年可见5 000～15 000例食管化学灼伤患者。在我国，其确切发生率不详，但鉴于我国家庭对腐蚀剂的保存规范欠妥及普通人群对腐蚀剂的认知性欠缺，食管化学灼伤是一个应引起重视的问题。

【病因病理】

1. *病因*　近年来，因吞服腐蚀剂造成的食管灼伤有增多趋势，主要原因估计是家用卫生器皿清洁剂的广泛使用。吞服腐蚀剂的原因主要有以下3种。

(1)误服：多为儿童，由于多数腐蚀剂外观无色，常被儿童误当做饮料服下，成年人误当做白酒而饮用，一般情况下，误服的患者服用一口即止。

(2)工伤：常发生于生产条件差、防护不力的工厂、作坊等。

(3)自杀：这类患者多有明确的自杀企图，多以吞服氢氧化钠为主，企图自杀者吞入腐蚀剂的量一般较大，损伤由口咽部下延及食管，甚至达胃和十二指肠。

酸性腐蚀剂以硫酸、盐酸、石碳酸等，碱性腐蚀剂以氢氧化钠、碳酸氢钠为主，川渝地区人们常用“烧碱”泡制火锅用的牛肚、黄喉等食材，引起的误服发生率较高。某些口服药物与食管黏膜长时间接触后也会引起黏膜的灼伤，如苯妥英钠、多西环素(强力霉素)、硫酸亚铁等，儿童玩具中的纽扣电池也有引起儿童误服，致食管灼伤的报道。

2. *病理*　食管灼伤的病理变化与腐蚀剂的种

类及性质有关，吞服碱性腐蚀剂较常见，且损伤强度是酸性腐蚀剂的10倍以上。强碱能对食管组织产生液化性坏死，除能引起组织水肿外，强碱还向食管深层扩散，使组织蛋白变性、溶解、脂肪皂化及组织脱水，并在组织溶解时产生大量热量从而进一步加深组织损害。强酸可导致食管腔表面组织的凝固性坏死，这些凝固物一旦形成坚硬的焦痂，能够限制腐蚀剂向食管壁深层穿透，因而较表浅，较少侵蚀肌层。但由于不像碱性腐蚀剂那样能被胃酸中和，酸性腐蚀剂可造成严重的胃损伤。

3．损伤程度分级　食管腐蚀性灼伤的严重程度除与吞服腐蚀剂的性质有关外，还与腐蚀剂的剂量和浓度有密切关系，吞服60ml以上的强碱就可导致患者死亡。固态腐蚀剂易黏附于黏膜表面，造成较小但深在的灼伤，而液态腐蚀剂进入食管，散步面积广，损伤也严重。轻型病仅是食管黏膜充血、水肿，数日可消退。较严重者，食管浅表层组织坏死，食管黏膜可发生剥脱及溃疡形成、纤维素渗出，如损伤中止无其他并发症，此类病变尚可逐渐愈合。严重灼伤累积食管壁全层，形成深溃疡，甚至穿孔引起纵隔炎症，也可进一步腐蚀邻近大血管引起致命性大出血。即使没有穿孔出血，这种深溃疡在愈合后形成的瘢痕，也可引起不同程度的食管狭窄。

根据食管组织的损伤程度，可将食管灼伤分为以下3度。

一度：损伤食管黏膜和黏膜下层充血、水肿和黏膜上皮脱落，不累及肌层，一般不形成瘢痕性食管狭窄。

二度：灼伤穿透黏膜下层而伤及肌层，黏膜充血严重、出血和出现水疱，表层坏死，深度溃疡，食管因此失去弹性和蠕动，大多形成瘢痕性食管狭窄。

三度：烧伤累及食管全层及周围组织，甚至食管坏死穿孔而发生纵隔炎症，或形成瘘，可因大出血、全身中毒反应等死亡，幸存者亦会出现重度食管狭窄，难以进食。

4．食管腐蚀性灼伤的病程

(1)急性坏死期(1～4d)：误服腐蚀剂数小时内食管壁即出现剧烈炎性反应，食管黏膜充血水肿，表面糜烂，覆以渗出物、血液及坏死组织。若腐蚀食管全层，可致食管穿孔、食管周围脓肿及并发纵隔炎、感染性休克。甚至更严重者，可累及邻近器官，如可引起主动脉破裂，患者死于无法抢救的大出血；也可发生胃穿孔等。

(2)亚急性期(5～14d)：坏死区黏膜脱落，形成溃疡伴肉芽组织形成，纤维母细胞浸润，胶原沉积，此时食管壁薄，最易穿孔，患者此时吞咽困难减轻，进入症状缓解期。

(3)瘢痕形成期(15d至3个月)：随着食管损伤区纤维组织形成，胶原进一步沉积，进入瘢痕形成期，肉芽组织逐渐转化为瘢痕，至第3个月，瘢痕形成基本完成，此间食管狭窄呈进行性加重。狭窄形成时间短者，食管损伤较轻，组织修复快，狭窄症状表现较轻；时间长者，组织修复时间长，瘢痕形成时间晚，狭窄严重。

食管灼伤常为节段性，最常发生狭窄的部位是食管主动脉水平，其次是颈段食管，再次是食管位于心脏后的部位。

【临床表现】

食管灼伤的症状轻重与腐蚀剂的种类、浓度、食管组织与之接触时间长短有关。

1．急性期表现

(1)局部疼痛：吞服腐蚀剂后可立即引起唇、口腔、咽喉、颈部以及胸部中等或重度疼痛，大量流涎、呕吐、拒食。

(2)吞咽疼痛和吞咽困难：早期因食管痉挛、水肿所致，患者饮水困难，唾液也难以下咽。

(3)呼吸道症状：呛咳、呼吸急促或呼吸困难，早期由于腐蚀剂反流，可累及声门，引起声门水肿，甚至发生误吸性肺炎，并可在后期导致呼吸道狭窄。

(4)呕血：灼伤严重可致呕血，少量呕血多由创面渗血或坏死组织脱落出血，大量呕血一般因为溃疡穿透至邻近大血管所致。因主动脉腐蚀所致的致死性大出血常发生在伤后1～2周。

(5)食管穿孔相关症状：强碱较强酸更容易引起食管穿孔，穿透至纵隔可引起纵隔炎、纵隔脓肿，亦可穿透胸腔引起脓胸，穿透气管或支气管引起食管气管/支气管瘘。

2．亚急性期表现　在此期间，由于肉芽组织逐渐形成，食管水肿减轻，吞咽困难有所好转，全身炎症反应减轻，体温可降至正常，灼伤轻者症状可消失而恢复正常。

3．瘢痕形成期表现　症状可持续数月至数年之久，食管狭窄可为局限性、多发性，甚至全食管狭窄，所致症状以吞咽困难为主，患者多表现为营养不良、体重减轻，部分患者会因此背负沉重的思想压力。其他并发症如吸入性肺炎、咽炎等亦可出现。

【辅助检查】

1. 影像学检查　在急性期立即进行食管造影价值不大,此时多无阳性发现,或仅见食管痉挛。如果怀疑有食管穿孔,可用水溶性含碘造影剂进行检查,特别在胃镜检查之前。患者胸部及腹部X线平片能反映肺部和胃肠道受累情况,并排除纵隔炎。在急性期炎症消退后,即可进行食管造影,以观察食管腔狭窄程度和变化进展。

2. 内镜检查　伤后早期是否进行胃镜检查,过去存在争论,反对者认为胃镜检查会造成食管的进一步损伤,难以窥及食管全段的损伤情况,且也难以明确食管灼伤累及的程度。现在越来越多的观点倾向为早期进行胃镜检查,但不适于证实有食管穿孔的患者。内镜检查的目的在于对损伤部位进行定位,观察损伤范围,对伤情分级,评估残余正常食管的情况及胃部情况,为后期手术提供参考,但需要由有经验的高年资内镜医师进行。

Andreoni等(1997)介绍的食管化学灼伤内镜分级法如下。

0级:食管黏膜正常,蠕动存在,贲门和幽门开放正常。

1级:食管黏膜充血水肿,蠕动消失,贲门开放无张力,幽门痉挛。

2级:食管黏膜充血水肿,并有浅表坏死及糜烂,幽门开放无张力。

3级:食管黏膜深度坏死、出血、黏膜腐蚀脱落,有溃疡形成。

4级:食管黏膜深度坏死(黏膜变黑)、严重出血,食管壁有全层溃疡形成(食管即将穿孔)。

另外,对有一些患者可选择行进行喉镜和纤维支气管镜检查。

【诊断】

1. 病史和症状　患者有吞服腐蚀剂经历,包括吞服腐蚀剂名称、大约吞服量、距来诊时间、是误服还是故意吞服等。患者口、唇、舌、口腔及咽部有灼烧伤,主诉咽部、胸部等疼痛或吞咽困难,则诊断基本确立,需注意部分儿童患者不能清楚叙述误服过程,家长仅知所服何物,不知多少量。同时,需要对烧灼伤的范围及严重程度进行了解,对腐蚀剂的剂量、浓度、性质(酸或碱)及原因(误服或企图自杀)等的了解,尤应注意企图自杀的患者。

2. 体格检查　患者的查体病情也非常重要,注意神志、体温、呼吸、血压、脉搏及可能出现的全身中毒症状及体征,有液气胸和腹部刺激征的体征均为食管和胃烧伤最严重的表现。

3. 食管钡剂造影检查　可以了解食管灼伤程度和范围,检查时机宜在急性炎症消退后,伤后1周患者能进食流质饮食时进行。早期可见黏膜充血水肿,钡剂附着差,黏膜粗乱糜烂,可见点状、线状或斑片状溃疡,管腔轻度变窄,食管下端痉挛,食管蠕动差或消失等。病变严重时,食管受累长度增加,中、下段甚至食管全长形成广泛程度不同的狭窄,黏膜消失,可见浅或深的溃疡。病变后期,瘢痕收缩可致管腔明显狭窄,范围较广,形态不规则,可为连续性或间断狭窄,并有深浅不一的龛影,狭窄以上管腔扩大,与正常食管的交界处呈漏斗状。

4. 内镜检查　可直视损伤部位,判断病变范围,为手术提供相关信息。在有休克或可能引起食管穿孔时不宜进行此项检查。后期的内镜检查还可一并施行食管狭窄扩张治疗。

【治疗】

1. 急性期的治疗　食管化学灼伤的重点在于早期处理,以尽量减轻瘢痕狭窄的严重程度和患者的痛苦。食管腐蚀性损伤患者多在伤后1～2h来院就诊,进行急救之前应向患者或家属详细询问病史,准确的病史了解可指导医生按食管和胃烧伤的轻重及全身中毒反应的轻重进行紧急处理。主要措施如下。

(1)禁食、下鼻胃管,建立静脉通道。通过鼻胃管行肠内营养支持或静脉营养支持,同时,留置的胃管亦可作为日后食管扩张及黏膜修复的导向。

(2)视情况可灌入少量牛奶、口服液状石蜡等,可吸收部分腐蚀剂。

(3)全身应用广谱抗生素。预防并控制感染,可给予血浆输注。

(4)应用抑酸药,减轻对胃黏膜的进一步损伤。

(5)胃或空肠造口。适用于食管烧伤严重、鼻胃管不易进入胃内者;食管和胃均烧伤严重,不能行胃造口者,可行空肠造口。

(6)急诊手术。食管和胃坏死、穿孔、大出血等需要急诊手术。腹膜刺激征是急诊剖腹手术的指征。在急性坏死期施行此类手术,危险性极大。

2. 食管灼伤急性期后的治疗

(1) 食管扩张治疗:食管扩张在预防和减轻食管烧伤后瘢痕狭窄的疗效已得到公认,对瘢痕组织形成早期行食管扩张的效果较好,但严重、多发及广泛狭窄则效果不佳。一般情况多在食管烧伤后10d开始进行扩张。目前有水银探子、球囊扩张器及沙氏扩张器等，其中以沙氏扩张器应用最多。食管狭窄段较短、瘢痕不很坚硬的病例，还可应用腔内支架安置，已达到持续扩张的效果。

(2)食管瘢痕狭窄的手术治疗：食管腐蚀性瘢痕狭窄是一种严重的疾病，由于患者不能经口进食而异常痛苦，已形成瘢痕狭窄的食管烧伤患者，除部分可采用扩张治愈外，对扩张或其他方法治疗失败的食管狭窄病例，需要行外科手术治疗以解决患者的经口进食。食管重建术是主要的治疗方法。常用的食管替代器官有结肠、空肠或胃。

①手术适应证。a. 广泛重度食管狭窄，不宜行扩张治疗，否则易致穿孔；b. 较短的食管狭窄，经药物和扩张治疗效果不佳者；c. 发生过食管穿孔；d. 食管多段狭窄，管腔明显不规则，有憩室形成；e. 其他部位的狭窄，如幽门梗阻等；f. 患者不愿意长期反复扩张，要求手术。

②手术方法。胃、结肠、空肠，甚至肌皮瓣均有用于食管重建，手术时机一般多主张6个月后再行重建手术，此时病变已较稳定，便于判定切除和吻合的部位。其方法主要有以下几种。

胃代食管术：采用胃代食管重建术，手术简便易行，是较理想的一种方式，尤其在国内，多数医院在平时食管癌根治术中多采用胃代食管，手术技术较为成熟，吻合方法与食管癌切除的食管胃吻合方法相同，而且管状胃应用也不断增多。需要注意的是，有时胃或幽门均遭受化学腐蚀损伤，难以用胃重建食管，这在手术前应予以明确。

结肠代食管：结肠较胃、空肠及皮瓣等而言具有诸多优点为结肠系膜长、血管弓恒定，其血管粗大，可保证有良好、充分的血供；保留一支血管弓即可保证所选择结肠段的血液；供应左、右半结肠的血管均可采用；可不经胸完成食管重建；结肠延伸性较好，有足够的长度在颈部与颈段食管、下咽、口底吻合，因而可以较为彻底地切除食管病变；结肠有较强的抗酸能力，不易发生反流性炎症；胃保持在腹腔内保存了消化功能。胃保留于正常部位符合生理，对胃有损伤或已行胃造口无法应用胃代食管的患者更适合用结肠重建食管，以代替食管维持较正常的胃肠道功能。部分学者认为结肠是较好的食管替代器官。

空肠代食管、空肠系膜血管吻合术：适用于口、咽、喉、食管开口高位狭窄者；咽、食管开口下方狭窄者，不适用于食管广泛狭窄者。另外，游离空肠代食管术也适用于单纯咽颈段食管狭窄或结肠代食管失败者。该术式较为复杂，术后可产生血栓，造成移植空肠段坏死。空肠血管主支较细，肠系膜薄而短，上移时容易被撕裂，血管弓高位移植常会发生远端肠管坏死。空肠耐酸性差，若胃酸反流，容易发生炎症和溃疡，因而空肠代食管并无显著优点。

腐蚀性食管狭窄段的处理：对于腐蚀性食管狭窄段是否同期切除存在争议。近年来，多数国内学者认为，瘢痕段食管粘连严重，强行切除出血多，创伤大，易造成胸导管、奇静脉等副损伤，手术风险大，且恶变率也不高，因此多建议采用食管旷置。

【并发症】

食管化学灼伤的早期并发症为休克、喉水肿、肺部病变(包括气管支气管炎、吸入性肺炎、食管气管瘘或食管支气管瘘)，食管穿孔至纵隔、心包或大血管等。其中食管黏膜出血、食管炎、食管周围炎是食管腐蚀性损伤最常见的并发症。晚期并发症为食管狭窄、营养不良、贫血和感染等，也可发生肺部病变、食管穿孔、裂孔疝和癌变等。严重并发症主要有以下几种。

1. 食管穿孔及食管-气管瘘　食管穿孔可发生于食管壁全层组织坏死后，是食管化学灼伤中的严重并发症，治疗不及时则危及患者生命，一般碘油造影有助于诊断。穿透性食管损伤的特征包括纵隔气肿、纵隔积液及液气胸。气管食管瘘的患者可出现发热、胸痛、呛咳和呼吸困难。治疗应及时采用足量的广谱抗生素控制感染，禁食并行肠内营养支持，保持水、电解质平衡。穿孔较小者通过非手术治疗有希望愈合，穿孔较大者需开胸行瘘管修补术。

2. 纵隔脓肿　食管周围纵隔脓肿是由于食管黏膜感染未得到控制，感染扩散到食管周围组织形成。X线检查对诊断有帮助。患者可出现高热、胸痛，常不能进食，除有力的抗生素和营养支持外，可考虑外科行经颈部脓肿引流，甲硝唑冲洗脓腔等措施。

3. 气胸及纵隔气肿　气胸及纵隔、皮下气肿是食管穿孔、破裂的严重并发症之一。其治疗原则是禁食、抗感染、有力营养支持，有气胸者安装胸腔闭式引流管。

（王文凭　陈龙奇）

第五节　食管裂孔疝

食管由后纵隔通过膈肌后部的孔进入腹腔，此孔称为膈食管裂孔。食管裂孔疝(hiatus hernia)是指食管腹段及胃的一部分或其他腹腔脏器通过膈食管裂孔及其旁突入胸腔所致的疾病。

【流行病学】

食管裂孔疝在国外是一种常见的食管良性病。一般认为，亚洲、非洲国家的发病率远低于欧美国家。因本病多无症状或症状轻微，故难以得出其确切的发病率。Postlethwait 统计了两组共 17 027 例 X 线资料，发现食管裂孔疝 963 例，平均发病率是 5.7％(4.5％～15％)。Vesby 报道食管裂孔疝的发病率是 20％～100％。国内关于食管裂孔疝的报道较少，发病率明显低于国外报道，相关研究报道发病率仅为 3.3％. 食管裂孔疝的发生，女性多于男性，50 岁以后发病率增多。近年来，由于 X 线检查技术的不断提高，发病率逐渐升高。

【解剖学】

1. 膈食管裂孔　膈食管裂孔是膈肌的 3 个较大的裂孔之一，是一个呈矢状位的椭圆形孔，位于膈肌的后部，膈主动脉裂孔的左前方，高度平对第 10 胸椎。有食管、迷走神经、食管的血管和淋巴管通过。裂孔的组成形式，个体之间不尽相同，其肌纤维主要来自膈的左、右内侧脚，它们向上在第 1 腰椎和第 12 胸椎处，从腹主动脉起点的上方跨过腹主动脉，互相交错会合，形成主动脉裂孔。然后左、右内侧脚肌纤维继续向前上方包绕食管，特别是右内侧脚的纤维，分裂成浅、深两个肌束，浅层者弯向右前侧，绕行于食管的右侧，形成食管裂孔的右缘，深层者弯向左前侧，在腹主动脉的上方，越过腹主动脉的前面，绕行于食管的左侧，形成食管裂孔的左缘，深、浅两肌束包绕食管，在裂孔前缘相交，形成膈食管裂孔。

2. 膈与食管间的固定结构　在膈食管裂孔处，膈与食管壁之间由胶原纤维和弹力纤维构成的一种膜状结构，将食管连接于膈上，对食管起固定作用，这种膜状结构被称为膈食管膜(Laimer-Bertelli 膜)。该膜的组成主要来源于膈肌上、下面的筋膜(胸内筋膜和腹内筋膜覆盖于膈肌上、下面的部分)，两者在食管裂孔边缘融合在一起，随即分为升、降两层。升层较薄，围绕在食管周围，向上延伸，约达食管裂孔以上 2～3cm 处，附着于食管壁上，此膜的弹力纤维与食管外膜的弹力纤维相混合，并穿过外膜和肌层，达黏膜下层，牢固地附着于食管上；降层厚而短，包绕着食管下行，与胃壁浆膜层融合，其附着点接近于食管末端的鳞状和柱状上皮的移行部。在膈食管膜的胸腔侧有膈胸膜覆盖，腹腔侧有腹膜覆盖，因而在膈食管裂孔处，胸、腹腔之间达到完全隔绝。据 Dillard(1964)观察，包绕于膈食管膜内的食管，随着膈肌运动和胸、腹腔压力的变化，在食管裂孔内向上、下均有一定的活动度。年轻而肌肉发达的人，膈食管膜则十分坚韧；反之，老年人或体质弱者，此膜也较薄弱，因而可导致裂孔疝的发生。

【病因病理】

1. 病因学分析　食管裂孔疝的病因尚有争议，一般认为形成食管裂孔疝必须要有 3 个因素①膈肌脚结构改变：膈肌脚肌纤维萎缩薄弱，肌张力减弱，造成深呼吸时对膈肌的钳夹牵拉作用减弱，食管关闭张力减弱，食管的滑动幅度受胸腹腔压力梯度影响也随之增大；②支持结构上有萎缩变弱：膈食管膜松弛薄弱，支持食管的机械力下降，食管上移，胃食管角(His 角)变钝；③腹腔内压力增加，胸腹腔压力梯度失去平衡。

按照上述 3 个因素的变化，临床常见的食管裂孔疝的病因主要可以分为以下几方面。

(1)食管发育不全的先天因素。

(2)食管裂孔部位结构如肌肉有萎缩或肌肉张力减弱。

(3)长期腹腔压力增高的后天因素，如妊娠、腹水、慢性咳嗽、习惯性便秘等可使胃体疝入膈肌之上而形成食管裂孔疝。

(4)手术后裂孔疝，如胃上部或贲门部手术，破坏了正常的结构亦可引起疝。

(5)创伤性裂孔疝。少数发病于幼年的患者有先天性发育障碍的因素，形成较大的食管裂孔和裂孔周围组织薄弱；近年来多认为后天性因素是主要的，与肥胖及慢性腹内压力升高有关。

2. 病理学改变　食管胃接合部的生理作用仍不太清楚，食管胃接合部功能健全时具有活瓣作用，液体或固体物咽下入胃，但不反流，只有在呃逆或呕吐时，才能少量反流。保证此正常功能的因素有：①膈肌对食管的夹挤作用；②食管胃接合部黏膜皱襞的作用；③食管与胃底在解剖上呈锐角状相接；④腹内食管段参与了食管下段的瓣膜作用；⑤食管下段生理性高压区的内括约肌作用。

多数人认为上述因素第5项是防止反流的主要因素，附近的正常解剖关系对此有支持作用。防止胃液反流的作用受迷走神经的支配，切除迷走神经后此作用即消失。胃内压力增加时，胃液易反流入食管。

在食管裂孔疝的患者中，由于食管胃接合部正常解剖关系的改变，其抗反流的作用受到影响，胃内容物反流，导致了反流性食管炎的发生。

食管黏膜的鳞状上皮细胞对胃酸无抵抗力，长期受反流的胃酸侵蚀可引起反流性食管炎，轻者黏膜水肿和充血重者形成表浅溃疡，呈斑点分布或融合成片，黏膜下组织水肿，黏膜受损而为假膜覆盖，较易出血。炎症可浸透至肌层及纤维外膜，甚至累及纵隔，使组织增厚，变脆，附近淋巴结增大。在后期食管壁纤维化，瘢痕性狭窄，食管变短。在某些病例，可发现膈食管膜被牵拉至主动脉弓下，可达第9胸椎水平。

反流性食管炎的严重程度可因下列因素而异：胃液的反流量，反流液的酸度，存在时间长短和个体抵抗力的差异。反流性食管炎的病理改变多数是可以恢复的，矫正食管裂孔疝后，黏膜病变有可能修复。

然而，食管裂孔疝与反流性食管炎是不能混为一谈的两种疾病，即食管裂孔疝和反流性食管炎可同时存在，也可分别存在。对于食管裂孔疝不一定同时有胃食管反流的病理表现，由于疝内容物的不同，还可以出现潴留性胃炎、胃溃疡、胃壁受压坏死、出血、穿孔等病理学变化。

【临床分型】

按照食管胃连接部所有位置，食管裂孔疝在形态上主要有以下4种。

1. *滑动型食管裂孔疝(Ⅰ型)* 滑动型食管裂孔疝又称Ⅰ型食管裂孔疝，简称滑疝或Ⅰ型疝，是临床最常见的类型，占食管裂孔疝的90%。它是指食管胃连接部位于膈上胸腔内，部分胃底通过膈食管裂孔进入纵隔，胃食管的锐角消失。这是由于膈食管裂孔肌肉张力减弱，食管裂孔口扩大，对贲门起固定作用的膈食管韧带和膈胃韧带松弛，使贲门和胃底部活动范围增大，在腹腔压力增高的情况下，贲门和胃底部经扩大的食管孔突入胸内纵隔，在腹腔压力降低时，疝入胸内的胃体可自行回纳至腹腔。由于它可以随体位及压力的变化而上下滑动，疝内容物可自行复位，故称之为滑动性疝。滑动性疝常伴有胃食管反流，这是因为食管下括约肌与膈食管裂孔的解剖关系发生了改变，括约肌升至膈上，负压使疝成为一容器来储存酸，在括约肌松弛时很容易发生反流，并使食管清除能力减退。

2. *食管旁疝(Ⅱ型)* 食管旁疝又称Ⅱ型食管裂孔疝，较少见，仅占食管裂孔疝的5%～10%。它是指食管胃连接部仍在腹腔的正常位置，胃底甚至全胃经食管裂孔进入胸腔，紧邻于未发生移位的食管胃连接部的左方。表现为胃的一部分(胃体或胃窦)在食管左前方通过增宽松弛的裂孔进入胸腔。有时还伴有胃-结肠大网膜的疝入。由于食管胃连接部仍位于膈下并保持锐角，故很少发生胃食管反流。如果疝入部分很多，包括胃底和胃体上部(巨大裂孔疝)则胃轴扭曲并翻转，可发生潴留性胃炎、胃溃疡、胃壁受压坏死、出血、穿孔等严重后果。

3. *混合型食管裂孔疝(Ⅲ型)* 混合型食管裂孔疝又称为Ⅲ型食管裂孔疝。是指滑动型食管裂孔疝与食管旁疝共同存在。常见于随着食管旁疝(Ⅱ型裂孔疝)的增大，膈食管膜通常变薄，扩张的胃不断变形，向上拖拉胃贲门部，一旦使其疝出食管裂孔，达到膈肌之上时，则发展成为混合型食管裂孔疝(Ⅲ型裂孔疝)。其特点是除胃食管接合部自腹腔滑入后纵隔外，胃底乃至主要的胃体小弯部每伴随膈食管裂孔的增大而上移。由于胃小弯侧比较固定，胃大弯侧比较游离，因此疝入的胃大弯可移向后纵隔的较高位置，并绕食管向右发生不同程度的扭转。受胃大弯极度上移的影响，部分大网膜和横结肠可进入胸腔。由于疝囊的扩大及疝入的内容物不断增加，可使肺和心脏受压产生不同程度的肺萎缩和心脏移位，若胃受压嵌顿，则可以引起胃梗阻、胃壁坏死、穿孔、出血等并发症。

4. *巨大食管裂孔疝(Ⅳ型)* 巨大食管裂孔疝又称为Ⅳ型食管裂孔疝，是指胃食管连接部可在正常位置或在胸腔内，通常伴有结肠、小肠、脾或胰腺等腹腔脏器疝入胸腔。由于疝内容物对肺组织的压迫作用，可以引起呼吸功能障碍，特别是在进食后、有梗阻或急性胃扩张时尤为显著。

【临床表现】

食管裂孔疝患者大多病史较长，可长期无任何症状或症状轻微。滑动型裂孔疝患者常常没有症状；若有症状，往往是由于胃食管反流造成的，小部分是由于疝的机械性影响。食管旁裂孔疝的临床表现主要由于机械性影响,患者可以耐受多年;混合型裂孔疝在两个方面都可以发生症状;巨大食管裂孔疝以机械影响表现为主。症状归纳起来有以下3方面。

1. *胃食管反流症状*　胃食管反流症状尤以滑动型食管裂孔疝多见。

典型的反流症状表现胸骨后或剑突下烧灼感、疼痛、反酸、嗳气及腹胀。约90%的患者有烧灼样不适症状,常位于剑突下、胸骨后,甚至颈部。进食刺激性食物、饮酒等可诱发或发作加剧,胃烧灼感或反酸症状在平卧或加大腹压的各种动作,如弯腰、举重物或用力排便可使之加重。

疼痛性质多为烧灼感,偶有绞痛或针刺样痛,主要是由于酸性消化液刺激食管黏膜和有一定程度的反流性食管炎相关,疼痛可放射至背部、肩部、颈部等处,是炎症侵及食管周围组织以及引起食管痉挛所致。裂孔疝的疼痛有一定规律性,多发生在夜间以及弯腰和卧位等体位变化时,坐位或站位可缓解症状。

嗳气及腹胀是由于患者习惯性地试图对抗反流而咽下气体的结果,嗳气及肛门排气可使腹胀减轻,患者感到舒适。反流物进入咽部可反复引起咽喉部疼痛及烧灼感,声带反复遭受刺激后可以出现声音嘶哑。

此外,由于反流所引起的误吸也非常常见。由于胃液对支气管有强烈的刺激作用,可以导致急性支气管炎、肺炎,也可以引起慢性支气管炎及支气管扩张等不可逆行的损害。尤其在夜间入睡后,因全身松弛,咳嗽反射受到抑制而更易发生误吸。

2. *并发症症状*

(1)出血:裂孔疝有时可出血,少量隐匿性的出血多数是由于食管炎、疝囊炎或充血性胃炎所致,可致贫血,大量急性失血常有胃溃疡出血所致。

(2)吞咽困难:在有反流症状患者中,少数发生器质性狭窄,以致出现吞咽困难,吞咽疼痛,食后呕吐等症状。主要是由于食管壁长期发炎、纤维化或瘢痕形成造成食管狭窄所致,一般病史较长。

(3)疝囊嵌顿:一般见于食管旁疝。裂孔疝患者如突然剧烈上腹痛伴呕吐,完全不能吞咽并且出现呕吐或同时发生大出血,提示发生急性嵌顿。这是由于胸腔内胃扭转可引起食管胃连接部和幽门完全梗阻,致使患者完全不能进食并出现呕吐。嵌顿胃可以发生绞窄、坏死,并且形成溃疡穿孔而破入胸腔或纵隔,导致患者出现严重疼痛或休克症状。

3. *疝囊压迫症状*　当疝囊较大可以压迫邻近的心肺及纵隔组织,产生胸闷、气短、心悸、咳嗽、发绀等症状,甚至引起心肺功能障碍。压迫食管时可感觉在胸骨后有食管停滞或吞咽困难。

【辅助检查】

1. *放射学检查*　X线检查是目前诊断食管裂孔疝的主要方法。大的裂孔疝的诊断并不困难,在胸部X线平片上左心缘可显示液气相,侧卧位位于心脏之后,如有钡剂充盈满意很容易看见在膈上有胃泡,并有典型胃黏膜相,在膈下反而无胃泡,说明有裂孔疝,小的裂孔疝需要特别体位,加腹压,采用不同的对比剂显示胃黏膜。对于一次检查阴性的患者不能排除本病,临床上高度可疑者应重复检查,并取特殊体位如仰卧头低足高位等,其钡剂造影可显示直接征象及间接征象。

(1)直接征象:①膈上出现一扩张的囊状影,内可见充盈钡剂;②食管下括约肌环(A环)升高和收缩;③疝囊内有粗大纡曲的胃黏膜皱襞影;④食管胃环(B环)的出现,正常人食管胃环位于膈下,不易显示,但当有食管裂孔疝时,它可以出现于扩大的疝囊上;⑤膈下无贲门影像;⑥食管旁疝可见食管一侧(左前方)有疝囊(胃囊),而食管胃连接部仍在横膈裂孔下;⑦混合型可有巨大疝囊或胃轴扭转。

(2)间接征象:①横膈食管裂孔增宽(>4cm);②钡剂反流入膈上疝囊;③横膈上至少3cm外有凹环,食管缩短。

(3)在实际临床工作中,小的滑动型疝复位后,X线检查难以发现。可以采取吞钡后头低足高位检查或采取压腹,将膝贴于腹部或做Vlsalva动作等加大腹压,可使疝进入纵隔从而明确诊断。

2. *内镜检查*　内镜检查对食管裂孔疝的诊断率较前提高,内镜可与X线检查相互补充旁证协助诊断。对于食管裂孔疝的患者应行内镜检查以进一步明确诊断和并发症的性质。患者内镜下有如下表现。

(1)食管下段鳞柱状上皮交界(Schatzki环)升高。

(2)食管腔内潴留较多的分泌物。

(3)贲门口扩大和(或)松弛。

(4)食管胃交角(His角)变钝。

(5)食管炎。

(6)膈食管裂孔宽大而松弛。

(7)膈下部位的胃黏膜。

食管裂孔疝的患者,如果存在食管炎,内镜下表现为黏膜充血水肿,颜色鲜红,重者表皮脱落、糜烂,散在表浅溃疡,组织变脆触之易出血,同时可以看到一个环形狭窄区。肉眼可见鳞状、柱状上皮交界是参差不齐的锯齿缘,在正常情况下食管黏膜平滑淡红,略发白,胃黏膜皱褶粗大色暗红,两者界限分明,交界线呈环形狭窄,即 Schatzki 环。如辨认有困难,可用 1%Lugol 液染色,胃黏膜呈蓝色。内镜通过 Schatzki 环进入胃疝腔可见暗红色粗大的胃黏膜,有时充血水肿,有淤血斑。再下行到胃的膈下部分有一个轻度狭窄环,即胃通过裂孔处,此环即进入膈下胃腔内,与膈上胃相反,在最大呼气时胃腔扩张,最大吸气时略收缩,可依此与疝鉴别。

3. 食管测压检查　食管测压有助于了解食管裂孔疝时食管运动和括约肌的功能情况,因此对诊断食管炎引起的食管运动障碍和原发食管运动性疾病及其反流程度有重要价值。患者在食管测压时可有异常图形,从而协助诊断。食管测压图形异常主要有以下表现。

(1)单纯食管裂孔疝的患者多在高压区近胃侧出现第 2 个高压区,从而形成食管下括约肌(LES)的双压力带;食管运动紊乱不明显,食管下括约肌张力正常。

(2)合并反流性食管炎时,测压显示食管下段蠕动消失,或低幅度的运动收缩,食管下括约肌压力(LESP)下降,低于正常值,吞咽后括约肌松弛减弱。

4. pH 测定　pH 测定对反流性食管炎的诊断、治疗效果的评价有重要意义。这类试验包括 24h pH 监测、酸灌注试验、酸消除试验、酸反流试验等,尤其是以 24h pH 监测对反流性食管炎的诊断最为可靠。

【诊断及鉴别诊断】

要正确诊断食管裂孔疝,除了证实有无裂孔疝存在意外,应进一步明确有无胃、食管反流及反流性食管炎的严重症状及食管裂孔疝可能引起的各种异常。病史询问在食管裂孔疝的诊断中较为重要,这些患者的病史往往很长,而且无特异性症状和体征,应当仔细询问,尤其是对于有胃食管反流症状,年龄较大,肥胖,且症状与体位明显相关的可疑患者应予以重视,将询问重点放在食管胃反流和食管裂孔疝所引起的各种并发症的表现上,并结合辅助检查对食管裂孔疝作出正确的诊断。

食管裂孔疝主要是其并发症引起的临床症状需与其他疾病进行鉴别。

1. 疼痛与心绞痛等心血管系统疾病的鉴别　食管裂孔疝的发病年龄也是冠心病的好发年龄,伴有反流性食管炎患者的胸痛可与心绞痛相似,可放射至左肩和左臂,含服硝酸甘油亦可缓解症状。一般反流性食管炎患者的胸痛部位较低,同时可有烧灼感,饱餐后和平卧时发生。心绞痛常位于心前区胸骨后,常在体力活动后发生,很少烧灼感。不稳定型心绞痛也可在夜间发生,但此时心电图改变对两者的诊断更有帮助。有时上述两种情况可同时存在,因从疝囊发出的迷走神经冲动可反射性地减少冠状动脉循环血流,诱发心绞痛。所以在作临床分析时应考虑上述可能性。

2. 疼痛与常见消化系统疾病的鉴别　呃逆、烧灼感、反胃等症状最容易误诊慢性胃炎、消化不良等消化系统疾病,所以一旦发现这些症状应进一步做些必要的检查,如上消化道钡剂检查、食管镜、食管压力测定和 pH 测定。消化性溃疡则一般表现为抑酸治疗效果明显,与有症状的食管裂孔疝治疗后反应相似,上腹不适、反酸、胃烧灼感等症状通常于空腹时发生,与体位变化无关。内镜检查可以明确诊断。

3. 出血症状的鉴别　食管裂孔疝时的出血症状应当与胃溃疡、十二指肠溃疡、食管静脉曲张、上消化道癌症以及 Mallory-Weiss 综合征相鉴别,可以通过内镜检查来明确诊断。

4. 吞咽困难症状的鉴别　食管裂孔疝患者可以出现吞咽困难,应当与食管癌、贲门癌、贲门失弛缓症、弥漫性食管痉挛相鉴别。可以通过内镜检查明确患者有无占位性病变的发生。对于贲门失弛缓以及弥漫性食管痉挛等食管运动功能障碍性疾病的鉴别,可以通过食管测压等功能检查来进行鉴别。

5. 伴发疾病的鉴别

(1)Saint 三联征:指同时存在食管裂孔疝、胆石症和乙状结肠憩室。有人称此三联征与老年、饮食过细所致便秘、腹压增高有关。

(2)Casten 三联征:指同时存在滑动型裂孔疝、胆囊疾病和十二指肠溃疡或食管溃疡。上述两种三联征的因果关系尚不明了,在鉴别诊断时应予以考虑。

【治疗】

1. 内科治疗　对于无症状的滑动型食管裂孔疝患者,无需任何治疗,对于有症状的患者可以采取内科保守治疗，治疗原则主要是消除导致食管裂孔疝形成的因素，控制胃食管反流，促进食管排空以及缓和或减少胃酸的分泌。

(1)消除导致食管裂孔疝形成的因素：①调节饮食，减少食量，以高蛋白质、低脂肪饮食为主，限制饮食的总热量和糖类(碳水化合物)的摄入量，增加活动，从而减轻体重；②避免弯腰、穿紧身衣、避免束紧腰带或弹性围腰带，少做较长时间的下蹲或弯腰体位的劳动以免导致腹压的增加；③慢性咳嗽，长期便秘者应积极治疗，祛除引起腹压增加的因素。

(2)控制胃食管反流：应当注意以下方面。①避免餐后平卧和睡前进食，特别是晚餐勿过饱，应在餐后4h后再卧床；②睡眠时取头高足低位，床头抬高15～25cm，卧位时抬高床头；③咖啡、巧克力、吸烟、饮酒、高脂饮食以及抗乙酰胆碱药物的应用都会降低食管下括约肌压力，避免弯腰、穿紧身衣、呕吐等增加腹内压的因素；④肥胖者应减轻体重，有慢性咳嗽，长期便秘者应积极治疗，从而祛除引起腹压增加的因素。

(3)药物治疗：对于已有胸痛，胸骨后烧灼，反酸或餐后反胃等有胃食管反流症状者，除以上预防措施外，再给予抗反流及保护食管黏膜药物，目的是消除反流症状，治疗反流性食管炎，预防食管溃疡，Barrett食管及食管癌等并发症。常用药物有①抑酸药。可以缓解症状及治疗食管炎和溃疡。H_2受体阻滞药如雷尼替丁150mg，2/d或法莫替丁20mg，2/d。质子泵抑制药有奥美拉唑20mg，1/d，兰索拉唑30mg，1/d，雷贝拉唑10mg或20mg，1/d。②黏膜保护药。此类药物可以保护食管黏膜，常用药物有硫糖铝、氢氧化铝凝胶、甘珀酸钠(生胃酮)、枸橼酸铋钾等。③促动力药。主要作用在于促进胃排空，减少胃食管反流。常用药物有多潘立酮10～20mg，3/d；5-羟色胺调节药如莫沙利5～10mg，3/d。与H_2受体阻断药或质子泵抑制药合用效果更佳。

2. *外科治疗*

(1)手术适应证：①食管裂孔疝合并反流性食管炎，内科治疗症状无好转者；②食管裂孔疝同时存在并发症，如严重的食管炎、溃疡、出血、狭窄、幽门梗阻、十二指肠溃疡、胆石症者和肺部并发症以及出现疝内容物嵌顿、绞窄或扭转者；③食管裂孔旁疝和巨大裂孔疝，引起呼吸循环功能障碍者；④食管裂孔疝不能排除恶性病变者。

(2)手术原则：①复位疝内容物，使腹段食管恢复到膈下正常位置，对抗腹腔压力，恢复贲门的关闭机制；②将扩大的膈食管裂孔缩窄，修补松弛薄弱的食管裂孔；③将胃固定在腹腔，使膈下食管有足够的长度和锐利的His角，防治胃食管反流；④保持胃流出道通畅；⑤兼治并存的并发症。

(3)手术方法：根据以上手术原则，治疗食管裂孔疝的手术方法很多，主要包括修补松弛的食管裂孔，延长并固定膈下食管段，重建抗反酸的活瓣机制等步骤。常用的术式有①裂孔成形术，即经腹径路将裂孔牵拉，用2～3根丝线缝合食管前面的裂孔边缘，用示指伸入裂孔前缘和食管之间，示指可自由出入说明松紧度适宜；②膈食管韧带缩短固定术、胃底膈下固定术、胃腹壁固定术、胃后固定术；③经腹胃底折叠术(Nissen手术)，即用胃底完全包绕食管下段，并缝到食管右侧小弯，使胃内的正压传到围绕食管的胃底部分，压迫食管，从而形成具有允许食物由食管进入胃内，但不可以由胃反流入食管的单向活瓣的功能，对于肥胖的患者或已经用腹部途径做过疝修补失败再次要求手术的患者最适宜；④经胸270°部分胃底折叠术(Belsey 4号胃底折叠术)，即经胸径路，将疝内容物复位，用3根间断缝线在食管后缝合膈脚，缩窄扩大的裂孔，然后将胃底折叠，包在远端的食管前面及两侧面，这样，远端食管留在膈下，使其能接受胃内压力的影响及恢复食管下括约肌抗反流的功能，由于胃底只包盖食管3/4圆周的面积，1/4圆周未被覆盖，大的食团通过时，食管可相应扩张，故此术后较少并发吞咽困难，同时，近年来由于内镜手术的迅速发展，上述手术可通过胸腔镜或腹腔镜完成。

【并发症】

1. *反流性食管炎* 与食管裂孔疝互为因果，可以引起Barrett食管、食管狭窄及食管缩短。

2. *吸入性呼吸道感染* 胃食管反流可以引起误吸，反流物可以导致吸入性感染，引起急性支气管炎、肺炎，也可以引起慢性支气管炎及支气管扩张等不可逆行的损害，以及咳嗽、支气管哮喘等呼吸道症状。

3. *上消化道出血* 由疝入的胃和肠发生溃疡所致，可以导致呕血和黑粪以及贫血。

4. *溃疡穿孔* 破入胸膜腔、心包，引起胸痛和呼吸困难。

【预后】

1. *一般治疗* 急性期患者通过鼻胃管减压等术前准备可缓解症状。成功的减压可产生明显的效果，引出大量胃内气体、液体。减压可为术前抢救及其他准备赢得时间。如果胃内减压不良提示预后差。

2. 手术治疗　无论何种术式，必须注意尽量将胃还纳腹腔，而不是把胃底折叠部分留在胸内，因胸内折叠部分有术后发生胃穿孔的可能；此外，膈脚必须缝缩，不缝缩膈脚是术后复发的主要原因。

3. 预防　预防长期增高腹腔压力的因素，如妊娠、腹水、慢性咳嗽、习惯性便秘等。可减少食管裂孔疝的发生。

（刘俊峰　刘新波）

第六节　Barrett 食管

Barrett 食管(Barrett esophagus)是指食管下段正常的复层鳞状上皮被单层柱状上皮替代的一种病理现象，严格地讲它是胃食管的鳞状-柱状上皮交界上方至少 3cm 以上的食管鳞状上皮被柱状上皮替代，因此又称为食管下段柱状上皮化(columnar-lined esophagus)。这种化生的单层柱状上皮可呈异形增生进而可形成腺癌。癌变率可达10%。一般认为 Barrtt 食管发生腺癌的危险性与其病灶的大小有关，2cm 以上的 Barrett 黏膜癌变的发生率较对照人群高 30～40 倍。

【流行病学】

本病变由英国病理学家 Barrett 于 1950 年首先描述，1957 年被正式命名为 Barrett 食管。以往认为 Barrett 食管是一种少见的疾病，但研究发现，Barrett 食管并不少见，特别是在胃食管反流病高发的西方国家更为多见。其发病年龄自出生 1 个月至 92 岁，平均年龄为 35 岁，男性多发。然而在普通人群中 Barrett 食管的发病率尚不清楚，原因是很多患者并无临床症状，很少因食管原因而就诊，所以临床很难发现。在常规尸检中，Barrett 食管的发现率为 0.95%～12%。在临床文献研究报道中，Barrett 食管在普通人群的发病率为 1%～4%，在食管裂孔疝患者中为 4%～5%，在胃食管反流患者中为 8%～20%。

【病因病理】

1. 病因学分析　Barrett 食管的病因至今尚不完全清楚。长期以来一直存在着两种学说，即先天性学说和获得性学说。

(1)先天性学说：从胚胎学角度来讲，人体胚胎发育至 3～34mm 时(4 个月以前)，原始前肠(食管的前身)黏膜被覆柱状上皮。到发育至 130～160mm(18～20 周)时，鳞状上皮开始替代柱状上皮，这种变化由食管的中央开始逐渐向胃和口腔两端发展，至出生前全部完成。这种延伸如受到任何阻挡，都能导致食管下段被覆柱状上皮及食管上段残留柱状上皮细胞。流行病学研究发现部分 Barrett 食管患者无胃食管反流，以及 Barrett 食管常发生于儿童。另外在一项尸检研究发现新生儿食管被覆柱状上皮，甚至可以发现全食管被覆柱状上皮，以及胃黏膜异位，在 Barrett 上皮细胞内存在壁细胞和主细胞。这些研究均支持先天性学说，即 Barrett 食管是由于人体胚胎发育过程中柱状上皮没有被鳞状上皮完全替代所致，因此食管下段遗留下胚胎时期的柱状上皮。

(2)获得性学说：随着临床研究的不断深入现在有着越来越多的动物实验和临床研究证据表明，Barrett 食管是一种获得性疾病。流行病学研究发现，Barrett 食管常常发生在中年以后，而且大部分 Barrett 食管与胃食管反流有关。内镜检查证实 Barrett 食管上皮向上端发展，病理检查发现 Barrett 上皮细胞中存在小肠型杯状细胞和硫酸黏液，未发现含有胃泌素的细胞。而且还成功地制成 Barrett 食管动物模型，并通过抗反流手术，实现了鳞状上皮的逆转。在临床工作中发现一些病例在外科手术后，如食管肌层切开术、全胃切除加食管空肠吻合术以及胃食管侧-侧吻合等手术后均可发生 Barrett 食管。以上研究均支持获得性学说，即 Barrett 食管与胃食管反流密切相关，食管下段长期暴露于酸性溶液、胃酶和胆汁中，造成食管黏膜的炎症和破坏，导致耐酸的柱状上皮替代鳞状上皮。

(3)Barrett 食管与 Barrett 食管癌：Barrett 食管患者 Barrett 食管癌的发生率为 5%～20%，是一般人群的 30～125 倍，在 Barrett 食管的 3 种类型柱状上皮化生中，特殊型柱状上皮(肠型)的异型增生最多见，所有 Barrett 食管癌变均位于异型增生灶中或其附近，提示重度异型增生是 Barrett 食管癌变的先兆。一般认为 Barrett 食管癌变的演变过程为：慢性胃食管反流→鳞状上皮增生→食管炎、食管溃疡→Barrett 食管→柱状上皮异型增生→腺癌。和其他消化道肿瘤一样，Barrett 食管癌变涉及多种癌基因、抑癌基因变化，有关的基因包括细胞周期调控基因、染色体 17p 和 5q 等位基因的缺失、p53 基因突变、APC 基因突变、p16 基因失活等。最近研究表明，微卫星 DNA 不稳定性（MSI）在肿瘤发生过程中扮演重要角色。这些研究结果提示 Barrett 食管癌变的发生除饮食、反流和化学致癌物等外部致癌因素外，还有其内在的分子生物学基础。

2. *病理学改变*　Barrett 上皮的本质是食管黏膜的胃化生或肠化生性变化，Paul 按上皮病理组织学特点将其分为 3 种类型（表 10-3）。

表 10-3　Barrett 食管分型的标准

分型	表层特点		腺上皮特点			
	绒毛	小凹	杯状细胞	黏液细胞	壁细胞	主细胞
胃底型	－	＋	－	＋	＋	＋
交界型	－	＋	－	＋	－	－
特殊型	＋	－	＋	＋	－	－

（1）胃底型上皮：胃底型上皮临床最为少见，其特点是上皮细胞与胃底相似，有胃小凹、黏液腺、壁细胞、主细胞，可见分泌胃酸和胃蛋白酶，与胃底黏膜的区别是上皮比较萎缩，腺体较少且短小。

（2）交界型上皮：交界型上皮与贲门上皮相似，因此又被称为贲门型上皮，特点为有胃小凹、黏液腺，但无壁细胞、主细胞。

（3）特殊型上皮：特殊型上皮最常见，而且癌变率高，与小肠上皮相似，表面有绒毛和凹陷，有发育良好的杯状细胞、潘氏细胞等，但无小肠吸收功能。

由于胃底型黏膜表面细胞和杯状细胞以及特殊型 Barrett 食管黏膜可以分泌不同的上皮黏性蛋白或称黏液，因此可以采用黏液组化给予分辨。①过碘酸雪夫染色（PAS 染色），可将中性黏液染成红色或品红色；②奥辛蓝染色（AB 染色），可将杯状细胞染成蓝色；③高铁二胺（HID）染色，此法对硫酸黏液呈特征性反应，染成深紫色或棕色。正常结肠中的杯状细胞因分泌硫酸黏液可着色，而小肠中的杯状细胞因缺乏硫酸黏液不能着色。

这 3 种染色方法可联合应用，例如采用 PAS 和 AB 染色时，假如染色只呈品红色说明细胞仅分泌中性黏液，如染色呈紫红色则提示该细胞既分泌中性黏液，又分泌酸性黏液。利用 AB 与 HID 两种染色方法可以鉴定在酸性黏液中是否存在硫酸黏液。

总之，以上 3 种病理类型大多单独存在，但也有 2 种或 3 种混合存在的情况。除此之外，Barrett 食管还有反流性食管炎的病理特点，即大量炎症细胞浸润。

【临床表现】

Barrett 食管的发病年龄自出生 1 个月至 92 岁均有报道，年龄分布曲线呈双高峰，第一高峰在 0－15 岁，另一高峰在 48－80 岁，但临床上多见于中、老年人。男性多发，男女比例为（3～4）∶1。

Barrett 食管本身并无症状，主要临床表现为胃食管反流及并发症所引发的症状。其症状主要为反酸、疼痛。随着炎症及溃疡发展，可出现吞咽困难、胸闷、呕血、黑粪甚至贫血。严重者因溃疡穿孔而出现急腹症症状。

患者之所以会出现吞咽困难主要是有以下几方面：①鳞状-柱状上皮交界处的狭窄；②慢性食管炎所致的管壁纤维化，食管蠕动功能减退；③食管急性炎症引起的食管痉挛；④发生于柱状上皮的腺癌造成的管腔狭窄。

【辅助检查】

1. *内镜检查*　由于 Barrett 食管的症状无特异性，因此诊断必须依靠内镜和活检来确定。内镜检查和活检，是诊断本病的简单、可靠的方法。

Barrett 食管内镜下的典型表现为：Barrett 上皮呈红色柔软的胃黏膜样，自贲门向食管下段延伸，与粉白色光滑的鳞状上皮形成鲜明的对比。齿线上移或消失。

内镜下 Barrett 食管可分为 3 型：①全周型。红色黏膜自食管胃交界处向食管延伸，累及全周，与胃黏膜无明显界限，但其游离缘距食管下括约肌（齿状线上 2cm 处）3cm 以上。②岛型。齿状线 1cm 处以上出现斑片状红色黏膜。③舌型。与齿状线相连，伸向食管呈半岛状。严重者在上述病区可见充血、水肿、糜烂或溃疡，反复慢性溃疡可引起食管狭窄。内镜下发现严重的食管炎或较深的食管溃疡或高位狭窄，应警惕 Barrett 食管的可能性，食管黏膜组织的活检是非常必要的。

当食管黏膜的炎症很严重时，往往使诊断困难，此时可通过内镜活检孔向可疑的食管黏膜区喷洒卢戈液（Lugol 液），正常鳞状上皮黑染，但柱状上皮不染色，由此可以鉴别鳞状上皮和柱状上皮。

2. *食管功能检查* 研究表明，Barrett 食管常合并有食管功能障碍。临床研究表明，Barrett 食管的病变范围与食管下括约肌压力的下降呈线性关系，食管下括约肌压力下降幅度越大，Barrett 食管的病变范围越广。

但是食管测压检查对于诊断 Barrett 食管的作用非常有限，该检查的另一意义是确定食管下括约肌的位置，为正确放置 pH 导管做准备。这是因为 Barrett 食管患者大多数有胃食管反流病的病史，因此 pH 测定、酸反流试验对于 Barrett 食管的诊断有较大的意义。大多数患者表现为不同程度的胃食管反流，部分患者还同时合并有碱反流。

3. *放射学检查* 放射学检查对 Barrett 食管的诊断无特异性，对于无症状的 Barrett 食管患者，钡剂造影检查无任何阳性发现。但约 50％的 Barrett 食管患者可以显示胃食管反流现象，如果合并食管溃疡、狭窄或并存的食管裂孔疝均可以显现出来。典型的 Barrett 食管钡剂检查是在食管中段发现溃疡或狭窄，狭窄多位于主动脉弓附近，也可发生于食管下段。溃疡常位于食管的后壁，呈较深的长形火山口状，直径多＞1cm，其壁轮廓清晰，边缘规则，可单发或多发。由于食管黏膜改变常难以辨认，因此，常用气钡双对比检查技术可以发现一些浅表黏膜的结节样改变。尽管如此，临床仍有 72％的 Barrett 食管患者无典型的 X 线表现。

4. *核素照相* ^{99m}Tc 可选择性浓集柱上皮区。于静脉注射^{99m}Tc 后，进行闪烁照相，可以发现食管下段放射性吸收率增高。但因 Barrett 食管常常合并食管裂孔疝，故此项检查特异性较低。

5. *食管黏膜电位差* 通过食管黏膜电位差检测可以识别食管内有无柱状上皮。因为柱状上皮的电位差＞－25mV，鳞状上皮的电位差是（－15±5）mV。柱状上皮明显高于鳞状上皮，因而 Barrett 食管患者的食管黏膜电位与胃黏膜相似。

6. *其他方法* 有研究表明，细胞角蛋白（CK）7 型和 20 型为 Barrett 食管所特有。Ormsby 等对 49 例长段 Barrett 食管和 43 例短段 Barrett 食管的活检标本进行了 CK7 和 CK20 的检测，结果发现 98％的长段 Barrett 食管 CK7 和 CK20 阳性，83％的短段 Barrett 食管也呈阳性，对照组中则无一例阳性。由此可以认为 CK7 和 CK20 阳性是 Barrett 食管黏膜的一个客观标志，结合其他临床资料有助于诊断 Barrett 食管。

【诊断及鉴别诊断】

由于 Barrett 食管本身并无症状，主要临床表现为胃食管反流及并发症所引发的症状。故要正确诊断 Barrett 食管，应当充分重视内镜及活检的重要性，对于长期食管胃反流的患者，特别是食管高位溃疡或狭窄的患者，应当高度怀疑 Barrett 食管的可能，必须行内镜检查以明确诊断。

Barrett 食管需要同以下疾病进行鉴别。

1. *胃食管反流症状的鉴别* 由于 Barrett 食管的临床表现主要为胃食管反流症状，因此临床上极易误诊为食管裂孔疝，反流性食管炎等疾病。所以对于存在胸骨后烧灼感、胸痛以及反胃等症状的患者必须行内镜检查以明确诊断。内镜下鉴别诊断最困难的是 Barrett 食管和食管裂孔疝，原因是两者的黏膜均为柱状上皮。一般来讲，食管裂孔疝可以看到粗大的胃黏膜皱襞，在呼吸相期间疝可以滑入腹腔或回到膈肌裂孔上方。进行内镜检查时应着重观察以下情况：①胃食管交界处（鳞柱状上皮交界）位置及形态的变化；②胃食管交界处有无炎症、狭窄或溃疡；③有无反流情况，反流物的性质；④贲门与膈裂孔的关系。

2. *出血症状的鉴别* Barrett 食管的出血症状应当与胃溃疡、十二指肠溃疡、食管静脉曲张、上消化道癌症等疾病进行鉴别，可以通过内镜检查来明确诊断。

3. *吞咽困难症状的鉴别* Barrett 食管患者可以出现吞咽困难，应当与食管癌、贲门癌、贲门失弛缓症、弥漫性食管痉挛相鉴别。可以通过内镜检查明确患者吞咽困难的性质及原因。而且，由于 Barrett 食管自身存在着癌变的可能性，癌变率为 10％，因此在内镜检查时，组织咬检对于明确疾病的诊断是非常必要的。

【治疗】

Barrett 食管的治疗目的主要是控制胃食管反流、缓解症状、防治并发症及减少恶性病变的危险。

1. *内科治疗* 内科治疗是 Barrett 食管的首选治疗方法。传统的内科治疗包括一般治疗、药物治疗和内镜治疗等方法。

(1)一般治疗:避免平卧位,尤其餐后不宜平卧,应取直立位或餐后散步,睡眠时左侧卧位(胃内容物积聚于胃底不易进入食管)或抬高床头。减少摄入刺激性饮食,戒烟,戒酒,忌吃抑制食管下括约肌张力的食物,如咖啡、巧克力、高脂食物及抗胆碱能药物等。肥胖患者应当减肥。治疗慢性咳嗽、便秘等疾病。

(2)药物治疗:药物治疗 Barrett 食管的主要目的是控制胃食管反流症状,最常用的药物是抑酸药与胃肠动力调节药。抑酸药物是治疗反流症状的主要药物。Barrett 患者,特别是长段 Barrett 患者,反流性食管炎病变很严重。研究表明,在食管下段上皮的反复受损修复过程中再生上皮染色体受损突变的机会增多,反流性炎症产生的反应性氧化物也可致食管下段黏膜的突变;另外炎症尚可使促细胞生长因子、转化生长因子(IGF)一明显升高。因此,通过强力抑酸减轻反流所致的食管下段炎症,以减轻炎症诱导的恶变倾向,即使在经内镜下治疗后也十分必要。

在常用抑酸药物中,H_2 受体拮抗药(H_2RA)较为经济,常用西咪替丁每次 400mg,4/d,雷尼替丁每次 150mg,2/d,或法莫替丁每次 20mg,2/d,但作用短暂,抑酸时间为 4~8h,不能阻断餐后迷走神经兴奋引起的胃酸升高,对 24 h 胃酸抑制仅为 70%,而餐后反流在反流性食管炎中具有重要意义。此外,在使用 H_2RA 2 周后即可出现受体耐受现象使抑酸作用减低。质子泵抑制药(PPI,奥美拉唑每次 20mg,1~2/d),对空腹及餐后的酸分泌均有较强的抑制作用,长期使用无耐受现象。因此,对于抑酸药的选择,质子泵抑制药(PPI)虽然价格稍高,但其抑酸作用效果要明显好于 H_2 受体拮抗药。目前尚无确凿证据表明 PPI 有逆转柱状上皮化生的作用,但大量研究均表明,PPl 能更好地控制 Barrett 食管患者胃烧灼感、反酸、胸痛及吞咽困难等反流症状。使用时推荐应用大剂量。

胃肠动力调节药主要选择增强上部胃肠动力的药物,有甲氧氯普胺、多潘立酮。也可选用全胃肠道促动力药物,苯甲酰胺类,其代表药物为西沙必利、莫沙必利等药物,可缓解上腹饱胀不适或隐痛,以及胃烧灼感等症状。

食管黏膜保护药等对控制症状和治疗反流性食管炎亦有一定疗效。同时非甾体类抗炎药能减少食管癌,尤其是食管腺癌的风险。

(3)内镜治疗:内镜治疗适应证为伴有异型增生和黏膜内癌的 BE 患者,超声内镜检查可排除淋巴结转移。内镜治疗方法包括:氩等离子凝固术[氩气刀(APC)]、高频电治疗、激光治疗、射频消融、光动力(PDT)治疗、内镜下黏膜切除术和冷冻消融等。理想的治疗是彻底破坏化生上皮、不典型增生上皮,但不损伤深层组织,故不发生狭窄和穿孔等严重并发症。目前最广泛使用的是光动力学治疗,其原理主要是利用光学增敏剂吸收可见光能量在组织内产生氧自由基使病变组织坏死。

2. *外科治疗*　Barrett 食管的外科治疗适应证:①青年或体质良好的 Barrett 食管患者均应首选外科治疗方法;②顽固性 Barrett 食管老年患者,经内科非手术治疗无效应选择外科治疗方法;③Barrett 食管,伴有高度异型增生的老年患者应选择外科治疗。

Barrett 食管外科治疗的目的是控制反流,防止柱状上皮继续发展和向上扩延。目前,首选 Nissen 胃底折叠术。具体术式选择见表 10-4。

表 10-4　Barrett 食管外科治疗手术方式的选择

病变情况	手术方式选择
1. Barrett 食管+酸性反流	抗反流手术(Nissen,Hill,Belsey,Angelchik)
2. Barrett 食管+碱性反流	抗反流手术(迷走神经切除、幽门成形、胆汁分流)
3. Barrett 食管+十二指肠溃疡	迷走神经切除+抗反流手术
4. 食管狭窄	食管扩张+抗反流手术
5. 食管狭窄较长或扩张失败	食管切除、胃或结肠代食管
6. Barrett 食管溃疡	抗反流手术+迷走神经切除
7. 穿透性 Barrett 溃疡	食管切除、胃或结肠代食管
8. Barrett 食管腺癌	食管切除、胃或结肠代食管

【并发症及治疗】

1. Barrett 溃疡 发生于严重的 Barrett 食管基础上,国内报道发生率为 23.8%。主要表现为胃烧灼感、吞咽困难加重,可有明显的吞咽疼痛。溃疡可穿破食管壁,侵入纵隔及邻近脏器。如穿入呼吸道,则有慢性咳嗽、咳痰症状或咯血、咳出物含有胃液和胆汁等消化液成分。急性穿孔的病情凶险,可致患者出现休克状态。亦有溃疡浸透主动脉,而引起致命性大出血的报道。Barrett 溃疡的治疗首选内科药物,但当药物治疗不能使溃疡愈合时,应考虑外科手术治疗。如出现急性大出血或溃疡穿孔时应行紧急手术,切除病变食管。

2. Barrett 狭窄 发生率较高,据报道约为 54.7%。主要表现为顽固性持续性吞咽困难,常发生于主动脉弓水平,其位置越高,梗阻症状出现越早。大多数 Barrett 狭窄对扩张疗法和药物治疗有良好的反应。特别是在反复扩张后,吞咽困难的症状可得到缓解。然而假如这些措施无效,应行抗反流手术。如果出现以下几种情况应行病变食管切除术:①狭窄由结构致密的瘢痕构成;②扩张治疗无效;③扩张治疗虽然有效,但扩张后迅速复发。

3. Barrett 食管癌 在 Barrett 食管的基础上发生的食管腺癌(极少数情况下为鳞状细胞癌)统称为 Barrett 食管癌。临床诊断标准:①肿瘤原发于食管,如果肿瘤位于食管胃交界处,则>75%的肿瘤组织位于食管侧;②肿瘤近端食管黏膜存在柱状上皮。凡符合以上两点,均可诊断为 Barrett 食管癌。主要是由于食管存在慢性损伤,食管鳞状上皮长期暴露于酸或酸碱混合的环境中,加上饮酒、吸烟等因素,导致鳞状上皮严重受损而化生为柱状上皮,首先形成 Barrett 食管。如果这种状况长期存在,进一步发展为柱状黏膜异型增生,产生严重的退行性变,最终导致癌变。研究表明 Barrett 食管是一种癌前病变。Barrett 食管癌一经确诊,无论是原位癌或侵犯食管壁,均应选择手术切除。

4. 上消化道出血 主要见于 Barrett 溃疡侵蚀食管壁或周围血管壁所致,表现为呕血和黑粪。

【预后】

Barrett 食管的预后主要取决于癌变的早期诊断和及时治疗。因此,在作出 Barrett 食管的诊断后,应保持随访。包括每年 1 次放射线检查、内镜检查及内镜下多处活检、刷检细胞学检查。目的在于观察异位上皮有无异型增生,有轻度异型增生的 BE 患者应每 6 个月复查 1 次,而中、重度异型增生者应缩短复查间隔(1～3 个月),必要时行手术治疗。

Barrett 食管的预后较差,主要原因是诊断时已属晚期,多数伴有淋巴结和局部转移。总体的 5 年生存率为 21%～55%,淋巴结阴性组的 5 年生存率为 91%,明显高于其他组。其预后主要与肿瘤的分化程度和外侵情况有关,而与肿瘤部位、患者年龄、性别以及手术方式无关。

规范内镜诊断标准和内镜治疗方法以及随访时间;寻找能更加灵敏、特异地检测 BE 发生和发展的实验室指标;进一步明确,酸反流和碱反流在 Barrett 食管形成中的确切地位和相互间的作用,将有助于我们制订 Barrett 食管的治疗策略和评价 Barrett 食管的预后。

(刘俊峰 刘新波)

第七节 贲门失弛缓症

贲门失弛缓症是以食管下括约肌(lower esophageal sphincter,LES)张力增高及食管正常蠕动消失,LES 在吞咽时不能松弛为特征,以吞咽困难、胸痛和胃烧灼感等为主要临床表现的一种最常见的食管运动功能障碍性疾病,系神经源性疾病之一。1674 年 Thomas Willis 首次对该疾病作了报道,至今已有 300 多年历史。因当时未发现解剖异常,故认为本病为功能性疾病。直到 1937 年才由 Lendrum 指出这种功能性的食管梗阻是由于 LES 的不完全松弛引起,命名为贲门失弛缓症。

【流行病学】

在欧美等西方国家,贲门失弛缓症的发病率约为 1/10 万人口,男女发病人数基本相等,而我国缺乏流行病学资料,且发病率各家报道不一。一般来讲占食管疾病的 2%～20%,临床上除食管癌及贲门癌外,居食管疾病的第 2 位。在食管良性疾病中占第 1 位。虽然临床中本病一般见于成年人,男女发病基本相等。主要为 25－60 岁,但任何年龄段均可发病。

【分子生物学】

人们对贲门失弛缓症的组织学异常改变,通过对尸检或肌层切开标本的研究，已经有了较为清楚的认识。该病最先受到损坏的部位为食管壁间神经丛，表现为由大量的CD3＋、CD8＋的T淋巴细胞及数量不等的嗜酸细胞癌和肥大细胞混合浸润的的炎症反应，壁间神经丛的节细胞明显减少和纤维化。疾病的早期主要表现为炎症反应，壁间神经丛的节细胞尚未受损，而晚期则表现为壁间神经丛的节细胞几乎完全消失并被胶原所取代。即便在早期的炎症反应阶段，也会有分泌NO和肠血管活性多肽(VIP)等递质的节后抑制性神经元的选择性丢失。由于支配LES的壁间神经丛中松弛LES的抑制性神经减少或缺乏，不能有效拮抗胆碱能神经元使LES收缩的兴奋作用，从而导致LES静息压升高。抑制性神经元的丢失导致了LES的不能松弛或松弛不完全以及部分食管平滑肌的缺乏蠕动，这种现象可由各种刺激所诱发，包括对该病患者的食管肌肉电刺激、静脉注射胆囊收缩素以及食管扩张等。

【病因】

贲门失弛缓症的病因及发病机制尚未彻底明了，但利用食管腔内测压研究及动物实验等技术进行研究后，才有了比较明确的认识，人们普遍接受了食管蠕动丧失与食管下括约肌弛缓不良是发病的基本病理生理改变这一观念。

1. *机械性因素*　从Willis报道贲门失弛缓症开始到20世纪初，大多数学者认为本病是机械性因素所致，提出了食管扩张、受压、肌肉失弛缓、食管下段纤维化等学说，亦有学者提出食管裂孔狭窄与痉挛的学说。然而也有对该学说提出质疑，指出本病的实质不是痉挛，而是弛缓不良，但无明确证据说明此事实。

2. *神经肌肉学说*　有学者在1927年首先证明贲门失弛缓症患者的食管肌肉内Auerbach神经丛有亚急性炎症及变性，首次提出了贲门失弛缓症的名称。1929年Riedder等通过动物实验和临床观察，发现高位结扎迷走神经支可导致食管排空缓慢，进一步证实贲门失弛缓症与食管壁内神经丛的神经节细胞变性有关。因此，得出结论：①贲门的生理功能是防止胃内容物向食管反流；②贲门静止时呈关闭状态，仅在吞咽动作影响下引起反射性开放；③动物行迷走神经切除后产生食管排空缓慢，用钡剂透视法证实为贲门反射性松弛障碍所致；④本病不是一种痉挛，而是贲门在进食时生理性开放与关闭的紊乱所致。综上所述，贲门失弛缓症与迷走神经的改变确有一定的关系。

近年来有研究表明，可能与遗传、感染和自身免疫等因素有关。T淋巴细胞、IgM抗体、补体活体及抗神经元抗体的参与，尤其在拥有特殊HLA基因型（DQA1　× 0103　和DQB1　× 0603　等位基因）的患者中，为自身免疫学说提供了理论依据，但是抗神经元抗体在某些健康人或者GRED患者中也可以见到，说明自身免疫只是该病的副现象，而不是诱发因素。自身免疫原因作为贲门失弛缓症的重要病因之一，已经受到越来越多学者的关注，目前的研究也越来越深入，但是关于为什么只有食管的神经元和LES受损，激发炎症反应的具体刺激以及抗体的靶抗原到底是什么等问题并不十分清楚。有的学者提出贲门失弛缓症可能是由于某种亲神经的病毒，尤其具有鳞状上皮易感性的病毒损伤了食管壁间神经丛的假说，但是关于患者血清病毒抗体及食管组织中病毒DNA的研究结果却得出了相反的结论。最近研究表明，被单纯疱疹病毒或者某些类似于单纯疱疹病毒的亲神经病毒所激活的细胞毒性淋巴细胞亚型能够造成细胞损伤，最后在临床上表现为特发性失弛缓症的症状。

【病理学】

贲门失弛缓症的局部肉眼观察，常见贲门部有2～5cm狭窄区，其上部食管有不同程度的扩张，病史较长的病例不仅有高度食管扩张，而且可以显示屈曲、延长，个别的扩张可达到环状软骨水平。早期食管壁的肌肉增厚，而晚期因食管高度扩张，则管壁的肌肉变薄，极少数可合并黏膜膨出，形成膈上膨出型憩室。

由于贲门上方食管扩张，引起食物长期潴留，发生黏膜的充血、水肿、糜烂及溃疡等潴留性食管炎现象。在病理解剖上发现扩张的食管壁呈环形肌肥厚。显微镜下食管下段肌肉肥厚，黏膜下有炎症细胞浸润，个别病例有食管周围炎。在镜下可见Auerbach神经节细胞变性消失，以及神经节细胞膜肿胀和萎缩，胞质内空泡形成，并有Nissel小粒的堆积或溶解，而细胞核偏移或破坏及小圆细胞增加。有学者研究认为贲门失弛缓症的病理变化首先以肠肌丛炎症损伤开始，随后是神经节细胞受损或缺如，进而肠肌丛出现神经纤维化。

【临床表现】

贲门失弛缓症的主要症状有吞咽困难、胸痛、胃烧灼感等，根据病程的长短及病变发展的不同阶段，其所产生的症状以及轻重程度也不同。

1. 吞咽困难　吞咽困难是最早、最多见也是最突出的症状，占70%～80%。吞咽困难呈进行性发展，疾病的早期通常表现为偶尔胸骨后饱胀感或黏滞感，但是到患者就诊时可能已经发展到每天甚至每餐都会出现吞咽困难。通常固体吞咽困难占99%以上，液体吞咽困难占90%～95%，早期可能仅仅表现为固体吞咽困难，随着病情的发展，进食固体或液体食物时均会出现吞咽困难，尤其在暴饮暴食或进食过冷食物时会发作，与精神情绪有一定关系。部分患者采取用力下咽、喝碳酸饮料、改变体位等方法增加食管内压力，以促进食管排空，缓解症状。若吞咽困难得不到缓解，仰卧位特别是夜间睡眠时，夜间反流引起呛咳常迫使患者猛醒坐起。少数可引起肺部并发症，如反复发作肺炎、慢性支气管炎、支气管扩张症或肺脓肿等，也可能成为支气管哮喘的原因。

2. 胸痛　部分患者进食时会感觉胸痛，可能与其食管无效蠕动有关，这种蠕动不足以克服未经松弛的LES。胸痛症状在年轻患者中更多见，随着年龄的增长会逐渐减轻或消失。有研究表明，以胸痛作为惟一主诉的患者中有明显的性别差异，女性占70.9%，男性占54.5%，较多见于<56岁的患者中。虽然气囊扩张、手术等治疗方法可以使吞咽困难得到缓解，但是对于胸痛，效果并不明显。

3. 胃烧灼感　占40%～60%。胃烧灼感的发生可能由于胃食管反流或者其他一些原因，比如滞留的食物、药物或者细菌发酵产生的乳酸对食管黏膜的直接刺激，最终可导致潴留性食管炎，久之可发生食管糜烂，甚至溃疡或者瘢痕狭窄。

【辅助检查】

贲门失弛缓症的初步诊断主要依靠上述临床表现，进一步明确诊断的方法有X线检查、食管测压、内镜检查等辅助检查。

1. X线检查　贲门失弛缓症患者的胸部X线平片中一般可见由于食管扩张造成的纵隔增宽，正常的胃泡消失。一旦怀疑为此病，应首选食管钡剂造影。典型的造影结果可显示食管扩张，下端呈“鸟嘴样”狭窄，食管扩张进一步加重，可呈乙状扭曲。食管钡剂造影对于诊断贲门失弛缓症的灵敏度约为95%，疾病的早期易漏诊。

定时食管钡剂造影，监测吞咽钡剂后1min、3min、5min的食管排空情况，相对于普通食管钡剂造影灵敏度更高。有学者认为通过定时食管钡剂造影同时监测患者症状缓解和食管排空改善情况，可以更好的评定气囊扩张术后的反应率，为日后重复进行气囊扩张提供参考。

2. 食管测压　食管测压法是诊断失弛缓症的重要方法。贲门失弛缓症患者的食管测压结果有3个典型特征：①食管体内静息压升高（通常>45 mmHg）。一般大于胃内压，而且无论大气压及胃内压如何改变，其静息压始终保持在升高状态。②LES正常松弛能力消失。LES不正常松弛见于失弛缓症的所有患者，70%～80%的患者在进流食时会有LES的不能或者不完全松弛，其他患者则表现为完全却短暂的松弛（<6s）。③吞咽时食管体部的原发性蠕动消失。

大多数患者的食管收缩振幅下降，然而强力型贲门失弛缓症患者的食管测压结果却显示为具有较高振幅地同步收缩（比如>60 mmHg）。有学者认为强力型贲门失弛缓症可能是失弛缓症早期的一种表现形式，抑制性神经节细胞尚未受到损伤，相对于典型的贲门失弛缓症，对此类患者采用内镜下注射肉毒杆菌素的方法治疗会取得更好的效果，但是在临床治疗中，两者尚无差别。

近年，高分辨率测压法的问世大大提高了贲门失弛缓症的诊断技术，可以更精确地评测LES的松弛能力。一项研究结果表明，传统测压法对于LES压力最低值有48%的假阴性率，而高分辨率测压法监测<15mmHg压力值的阳性率可达到97%。Pandolfino将贲门失弛缓症分为3型：Ⅰ型——LES正常松弛能力受损，食管扩张，食管内压增高，但是几乎可以忽略不计；Ⅱ型——全食管内压增高；Ⅲ型——食管末端局部痉挛性收缩。

3. 内镜检查　贲门失弛缓症患者的内镜检查的典型特征为扩张的食管腔内有食物潴留。内镜下，食管的黏膜层一般正常，但是有时也可见到由于潴留的食物或药物造成的炎症表现或溃疡。在疾病的早期阶段，内镜结果可能无异常，甚至可能被误诊为GERD，食物潴留和GERD是造成食管黏膜层炎症反应的主要原因。

假性失弛缓症的临床表现与贲门失弛缓症相似，但是通常患者的年龄较大，吞咽困难的病程较短，有明显的体重减轻，但是这个区别却没有什么特异性。假性失弛缓症的最常见病因是恶性肿瘤侵及胃食管交界处。鉴别可行食管镜及组织学活检。

【诊断与鉴别诊断】

1. 诊断　对贲门失弛缓症的诊断主要结合临

床症状与以上辅助检查。

2. 鉴别诊断

(1)弥漫性食管痉挛：是一种病因不明的原发性食管神经肌肉紊乱疾病，多见于中年人或有神经质的女性，我国较少见。其发病特点和贲门失弛缓症相似，病变范围常累及食管下2/3部分，并引起严重的运动障碍，但食管胃连接部运动功能正常，对吞咽运动松弛反应良好。食管造影显示食管中下2/3部分呈节段性痉挛收缩，无食管扩张现象。发作时食管可呈螺旋状。食管测压检查的特点是食管上1/3蠕动正常，而下部蠕动波被一个延长的升高波代替，但患者的上下括约肌在吞咽运动后缓弛正常。对醋甲胆碱的反应与正常人相同。

(2)贲门癌与食管下段癌：在一般情况下鉴别并不困难，但是有时浸润型癌变引起的狭窄段较为光滑规则，可造成与本病鉴别困难。诊断主要依据食管钡剂造影和食管镜检查及咬检病理。

(3)老年性食管：老年性食管系指发生于老年人中的食管运动功能紊乱，临床可伴有或不伴有症状，但在测压检查中有食管功能不全的表现，包括原发蠕动的起始及传递有缺陷，继发性蠕动起始受到损害，吞咽后或经常自发地发生无蠕动性收缩。食管下括约肌松弛的次数减少或不出现。运动不良的严重程度随年龄增长而增加。以往认为老年人食管功能减退可导致吞咽困难，但现在观点认为单纯年龄因素不足以导致吞咽困难。有学者认为这是由于老年人食管肌肉发生退行性变化，并将这种状况称为“老年性食管”。本病与贲门失弛缓症鉴别要点为：多见于80岁以上患者；缺少贲门失弛缓症的食管扩张及贲门改变；食管腔内测压检查贲门及食管静脉压不增高。

(4)迷走神经切断术后吞咽困难：施行高选择性迷走神经切断术后，约75%的患者出现暂时性吞咽困难，其病因是胃食管手术迷走神经切断术后引起食管运动无力，食管下段痉挛。常见表现为术后1～2周患者感到食管通过缓慢，有时也有吞咽困难，偶有反流或胸骨后疼痛。食管测压检查发现有两种情况。①吞咽动作后食管下括约肌弛缓不良，部分食管无张力；②食管镜及上消化道造影检查均提示正常。

(5)食管锥形虫病(Chagas病)：本病系南美洲和南部非洲的一种寄生虫病，常累及全身平滑肌而引起巨食管、巨胃、巨结肠等疾病。鉴别诊断主要依据病史，而且Chagas病患者常合并其他内脏的改变，Mackado-Guerreiro试验及动物接种实验均呈阳性反应。

(6)假性贲门失弛缓症：这是一种吞咽困难综合征。X线检查有食管扩张，远端括约肌不能松弛，测压检查可发现贲门失弛缓症的特点，如食管体部无蠕动。X线检查无蠕动波。本病最常见原因是胃癌浸润，但其他肿瘤如淋巴瘤、前列腺癌及肝癌等也可发生此现象，内镜检查如未预先扩张，一般不能将器械进入胃内，因为浸润病变使该处僵硬。治疗是切除食管胃连接部肿瘤以解除梗阻，使症状缓解。

【治疗】

由于贲门失弛缓症患者的食管去神经支配，目前，尚无任何特异性治疗方法可以恢复其正常的肌肉运动，食管原发性蠕动消失以及LES的异常松弛能力几乎不可逆转。所以治疗目的是降低LES的压力，依靠食物自身的重力促进食管排空，治疗目标有三：①缓解患者症状，尤其吞咽困难及胃食管反流。②改善LES的松弛能力，促进食管排空。③预防病情继续发展为巨食管。

目前主要的治疗方法有：药物治疗、肉毒杆菌毒素局部注射、气囊扩张、外科手术、放置支架。最近有3项关于失弛缓症各种治疗方法远期效果的meta分析发表。其中一项meta分析包含了105篇文献，7 855名患者，研究患者症状的缓解，胃食管反流的患病率及治疗并发症。气囊扩张较肉毒杆菌毒素注射更有效地缓解患者症状(68%比41%，$P=0.02$)，而经腹腔镜行贲门肌层切开加抗反流术是所有治疗方法中最有效的(90%)，并且并发症的发生率低(6.3%)。另一篇meta分析包含了17篇文献，761名患者，研究症状缓解率、复发率及治疗后并发症。结果同样显示经腹腔镜贲门肌层切开术比其他治疗方法症状缓解率高、复发率低，气囊扩张较肉毒杆菌毒素注射症状缓解率高。一篇研究中国文献的meta分析(43篇文献，1 791名患者)同样显示贲门肌层切开术相对于其他治疗方法拥有较好的近期及远期疗效。

总之，经过单一或复合式的治疗，90%的患者的症状可以得到较好的缓解。但是，贲门失弛缓症并不能完全治愈，任何一种治疗方法的疗效均会随时间下降，所以，对患者的终身随访，长期疗效及病情发展的综合评测显得尤为重要。

1. *药物治疗*　硝酸盐类及钙离子拮抗药(如硝苯地平)可以松弛LES平滑肌，这些药物通常于餐前

10～30min 舌下含服。但是，药物治疗失弛缓症经常效果不明显，并且会有不良反应，如头痛、低血压、快速耐受性。所以，药物治疗通常仅适用于禁忌或拒绝接受有效但是具有侵入性治疗方式的患者。

2. *肉毒杆菌毒素局部注射治疗*　肉毒杆菌毒素(botulin toxin，BT)是肉毒杆菌产生的一种高分子蛋白的神经毒素，能抑制胆碱能运动神经末梢释放乙酰胆碱，引起肌肉麻痹性松弛。BT 的有效时间比其他治疗方法短，可以适用于某些特定的情况。对于合并有严重的心血管疾病禁忌外科治疗或者拒绝接受外科手术和气囊扩张治疗的患者，BT 注射是良好的治疗方法。老年患者或强力型失弛缓症对 BT 更加敏感。一项随机试验研究结果表明，BT 的疗效呈剂量相关性：注射剂量越大，效果越明显。

1994 年 Pasricha 首次将 BT 应用于失弛缓症的治疗。有些研究结果显示，单次注射 1 个月后症状缓解有效率为 65%～90%，BT 的疗效可以持续 3 个月到 1 年多。首次注射 BT 后症状得到缓解的患者在接受第 2 次甚至第 3 次注射时可能依然会取得较好的疗效。例如，一项研究结果显示，57 例反复接受 BT 注射的患者，2 年症状缓解有效率为 75%。但是，注射效果随时间逐渐降低，有研究报道，BT 注射后 6 个月和 12 个月的症状缓解有效率分别为 50%、30%。虽然有少数研究结果显示 BT 注射的 1 年后症状有效缓解率与气囊扩张相等，但大多数研究结果表明，两者的短期有效率或许可能相同，但是气囊扩张的长期症状缓解有效率明显高于 BT 注射。

BT 注射的并发症较少，可能会有短暂的胸痛(25%)、胃烧灼感(5%)。胸痛是主要的并发症，使用镇静药可以得到控制。约 5%反复接受 BT 注射治疗的患者体内可检测到保护性抗体，虽然这些患者吞咽困难等症状的复发率尚未明确，然而这些保护性抗体可能是其症状复发的原因之一。

3. *气囊扩张治疗*　气囊扩张术治疗贲门失弛缓症的机制是应用机械扩张的原理，对抗 LES 的收缩，强行过度扩张，使部分平滑肌松弛或失去张力，从而降低 LES 压力、改善 LES 松弛能力，从而缓解梗阻症状，达到治疗目的。目前气囊扩张器可分为高顺应性扩张器和低顺应性扩张器两类，临床最常用的公认效果最好的是 Rigiflex 扩张器。常用扩张器气囊直径 30mm、35mm、40mm。简单的说，气囊扩张的方法就是在胃镜的引导下将扩张器沿导丝送至贲门处，可用内镜或者 X 线标定位置，确保气囊中心位于贲门处，然后向气囊内缓慢充气，直到由于痉挛的 LES 挤压形成的腰部变平或消失。一般需要压力 7～12psi，持续 15～60s。有时一次扩张需要同时使用不同直径的扩张器。有的研究者只使用一种直径的扩张器，但是大多数按照直径逐级递增的使用扩张器。有学者连续几天采用渐进式扩张方法治疗失弛缓症，直到 LES 压力降到 10～15mmHg 或以下。气囊扩张术于门诊便可完成，术后留观 6h，确保无术后并发症发生。有学者提倡术后使用泛影葡胺行食管造影以排除食管穿孔，有学者则建议除非有临床指征否则不常规使用 X 线检查。

Richter 等对 24 项回顾性分析经 Rigiflex 气囊扩张术治疗症状得到明显缓解患者的研究进行了总结，共包含 1 144 例患者，平均随访时间 37 个月，发现根据扩张器的不同直径采用渐进式扩张方法治疗可以使患者症状得到显著缓解，采用不同直径扩张器治疗的症状缓解有效率分别为：30mm 为 74%、35mm 为 86%、40mm 为 90%。约有 1/3 的患者术后 4～6 年症状复发，在症状复发的基础上，根据病情需要，重复进行气囊扩张术，几乎所有患者的症状都可以得到长期实质性的缓解。所以，在临床实践中，气囊扩张术是一种需要患者终身定期复查的非手术治疗方法。气囊扩张术，在 5～10 年治疗期间，相对于外科手术和肉毒杆菌毒素局部注射是花费最高的一种有效的治疗方法。

Rigiflex 扩张器的规格化，使我们可以研究气囊扩张术后复发的危险因素，主要有：年龄<40 岁、男性、一次性使用 30mm 扩张器扩张、术后 LES 压力 10～15mmHg、定时食管钡剂造影显示食管排空能力低下。将年龄作为一个危险因素，是最具可重复性的，可以追溯到仍然使用老式气囊的 1971 年。例如，Eckardt 等采用直径 40mm 的 Brown-McHardy 扩张器行气囊扩张术，发现<40 岁患者的 5 年症状缓解率为 16%，而>40 岁患者的缓解率为 58%。近年的研究结果显示年轻男性患者气囊扩张术的效果比年轻女性差。在一项包含 126 例患者的研究中，Ghoshal 等发现，不考虑年龄因素，男性是导致气囊扩张术效果不理想的一个独立的影响因素。另一项大型研究(106 例患者，51 名女性)，进一步证实了年龄因素的重要性，同时发现性别因素同样重要。<50 岁男性，经 30mm Rigiflex 扩张器行一次性气囊扩张，效果较差；相对而

言，只有年轻女性（＜35岁）的治疗效果较差，大多数年长女性经过一次性气囊扩张术，症状可以得到至少5年的持久缓解。

生理学研究同样可以预测气囊扩张术的长期成功率。Eckhardt等报道，术后LES压力＜10mmHg的所有患者2年后仍可得到症状的完全缓解；相对地，术后LES压力在10～20mmHg的患者2年后71％得到症状的完全缓解；而术后LES压力＞20mmHg的患者2年后只有23％得到症状完全缓解。最新的研究结果显示术后LES＜15mmHg的患者中有66％可以得到平均6年的症状完全缓解。利用定时食管钡剂造影技术，发现通过气囊扩张术症状得到完全缓解的患者中，食管排空得到明显改善的患者3年症状缓解率为82％，而食管排空未得到明显改善的患者3年症状缓解率仅为10％。最近有研究表明，利用高分辨率测压法，Ⅱ型失弛缓症对各种治疗方法似乎更加敏感（肉毒杆菌毒素注射有效率为71％，气囊扩张术有效率为91％，Heller肌层切开术有效率为100％），而Ⅰ型失弛缓症对各种治疗方法的总体有效率为56％，Ⅲ型总体有效率为29％。

气囊扩张术的惟一禁忌证是严重的心血管疾病或合并有其他可能造成术后食管穿孔的疾病。有学者提出强力型贲门失弛缓症，合并有膈上憩室、食管裂孔疝、营养不良的失弛缓症，有气囊扩张史等都会增加术后穿孔的风险。但是，一项回顾性研究表明，237例患者中，发生术后食管穿孔的7例患者在临床表现、内镜检查、食管测压及影像学检查均与其他患者无明显差异。对于肌层切开术失败的患者也可以安全的行气囊扩张术，但是需要使用较大直径的气囊，成功率不理想。

气囊扩张术后最严重的并发症是食管穿孔，平均发生率为1.9％。疑有穿孔须立即禁食，使用抗生素，胃肠减压，肠道外营养等，小穿孔保守治疗2～3d可以自行闭合，如不闭合或形成脓胸等感染则需开胸手术修补。其他并发症包括胸痛（15％）、吸入性肺炎、呕血、发热、食管肌层撕裂和血肿。慢性胃食管反流的严重并发症（反流性食管炎、消化性溃疡造成食管狭窄、Barrett食管）较少见，但是15％～35％的患者有胃烧灼感症状，对质子泵抑制药较敏感。

4. *外科手术治疗*　1913年德国外科医生Ernest Heller成功进行了第1例失弛缓症贲门肌层切开术，此手术为开腹在食管壁的前后侧各做一个纵行肌层切口，后来发现术后胃食管反流难以控制，遂改为经左胸后外侧切口只在食管前壁包括贲门处切开肌层，是为"改良"的术式。改良Heller肌层切开术一直作为贲门失弛缓症的首选手术方式，直到20世纪90年代中期，有研究结果显示此术式虽然成功率高（60％～94％），但是术后发病率也很高，因此受到争议。1992年，Pellegrini和他的同事开展了微创手术治疗失弛缓症。最初，微创手术为经胸进行，后来经腹腔镜行肌层切开术的成功凸显出了它的优势。患者的住院时间一般为48h，1～2周后便可以工作。通过各家的临床实践，肌层切开术逐渐标准化。最近有人提出，延长肌层切口2～3cm直抵胃部并切断大弯侧的套索纤维以进一步降低LES压力，缓解吞咽困难症状。这一创伤性更大的术式加大了术后胃食管反流的风险性，曾一度受到争议，但是目前大家已达成共识，长段胃壁肌层切开附加部分抗反流手术（Dor手术或者Toupet手术）的疗效优于标准长度的胃壁肌层切开术，且没有增加术后胃食管反流的风险性。

一项总结了近1 500例经腹腔镜行Heller肌层切开术的研究显示年轻患者，尤其男性和LES压力较高的患者，首选外科手术治疗效果更好。更重要的是，经气囊扩张或肉毒杆菌毒素局部注射治疗失败的患者，可以经过外科手术得到成功治疗。但是，肉毒杆菌毒素反复局部注射会明显的改变黏膜下层的解剖结构，导致7％～15％的患者发生术后食管穿孔。虽然术后食管穿孔一般会得到及时诊断和治疗，但是一些研究仍发现有一些病例的远期疗效较差。例如：Portale发现19例首先进行气囊扩张术的患者行肌层切开术后5年成功率为94％，而26例首先进行肉毒杆菌毒素注射治疗的患者行肌层切开术后5年成功率仅为75％。Heller肌层切开术后吞咽困难复发常常由于肌层切开不充分（尤其在胃端）、食管瘢痕形成、抗反流术造成梗阻、巨食管和严重的GERD并发症（食管炎或消化性溃疡）造成狭窄。

虽然经腹腔镜行Heller肌层切开术的短期效果很好，但是其远期疗效仍有待观察。最近有人对179例行经腹腔镜行Heller肌层切开术的患者进行了长期随访（平均随访时间5.3年和11.2年），这些研究中均有手术疗效随时间而降低的现象，18％的患者需要行气囊扩张术，5％的患者需要行肉毒杆菌毒素注射，5％～10％的患者需要再次行肌层切开术或行食管切除术。

经腹腔镜行Heller肌层切开术的并发症有死亡(0.1%)、食管穿孔(7%～15%),术后远期最常见的问题是慢性胃食管反流(18%)和它的并发症,这些患者大多数有反流症状,术后发生食管炎、Barrett食管、食管腺癌均有报道。肌层切开附加部分抗反流术虽然降低了术后GRED的发生率,但是并不能使其消除。Csendes等最近对术后患者进行了长期随访(平均随访时间约16年)以评估术后GRED的发生率。67例经开腹行Heller肌层切开附加Dor抗反流术患者中,31%的患者发生GERD,55%的患者pH异常。13%的患者发展为Barrett食管,而且其发生率随时间而增长。这项研究中22.4%的患者术后效果较差,但是只有1例是由于不完全肌层切开,其他14例则皆因严重的GERD并发症。虽然这一具有警示意义的研究结果并不能就此改变手术方式,但是关于术后GERD问题仍需进一步更加深入的研究。

5. *放置支架治疗* 目前,只有很少的研究报道了放置支架治疗失弛缓症,其结果一直受到人们的争议。所以,目前这种方法尚不能作为失弛缓症的常规治疗方法。

【并发症】

1. *肺部并发症* 贲门失弛缓症患者在扩张的食管内常有大量潴留液,由于反流或呕吐后反复误吸入呼吸道内,故易发生肺部并发症,包括支气管炎、肺炎、肺脓肿、肺纤维化及支气管扩张等,其发生原因可能有以下3种:①食管腔内潴留液吸入支气管内;②扩张的食管压迫呼吸道,致使气管支气管内分泌物引流不畅;③食管与气管或支气管瘘。贲门失弛缓症肺部并发症的并发率约为10%,患者可出现相应症状,如咳嗽、咳浓痰、咯血、气短以及呛咳等。此时患者贲门失弛缓症的症状表现不明显,往往会误诊为单纯肺部疾病。诊断主要依靠病史、临床症状及X线检查,个别病例可做支气管镜造影检查。

治疗除采取抗炎和支持疗法外,解除食管本身疾病非常必要,一旦病因解除,肺部并发症随之好转。

2. *食管癌* 根据国外文献报道贲门失弛缓症并发食管癌的发生率平均为3.3%。国内报道的发生率约为4.5%。引起贲门失弛缓症癌变有以下几种可能:①食管黏膜受到潴留物得刺激;②黏膜溃疡;③黏膜修复;④上皮增生;⑤乳头样增生。

贲门失弛缓症并发食管癌的发病年龄比一般单纯食管癌患者较轻。癌肿的范围较广,常合并溃疡,以食管中段发生率最高,约占80%。由于患者有贲门失弛缓症病史,因此诊断常被延误,确诊时多为中晚期食管癌。最常见的提示症状是体重减轻,吞咽困难由间歇性变为进行性加重,还可出现黑粪和贫血。因此,手术的切除率较低,而且预后较差。

3. *膈上憩室* 贲门失弛缓症并发膈上憩室的发生率较低。其发生机制系由于长期的贲门失弛缓,食管远端扩张,使食管腔内的张力增加而发生食管黏膜的膨出。膈上憩室常发生于膈上5cm的左右侧壁,呈食管膨出型憩室。

贲门失弛缓症并发憩室,除贲门失弛缓症的症状外,因憩室内潴留物引起憩室炎时常出现反酸,偶有呕血。诊断主要依据食管钡剂造影和食管镜检查。治疗上可在Heller手术的同时行憩室切除术或食管部分切除术及食管胃吻合术。

4. *其他并发症* 除上述较为常见的并发症外,还有报道由于咳嗽及呕吐引起食管张力性破裂,还有食管支气管瘘、食管心包瘘以及食管溃疡穿破主动脉等少见但极为严重的并发症。

(刘俊峰 石志华)

第八节 弥漫性食管痉挛

弥漫性食管痉挛(diffuse esophageal spasm)是一种不甚常见的食管运动功能性障碍,在食管中下段重复出现非蠕动性的强烈收缩为其特点。目前认为它是一种非共济食管运动亢进的疾病。Osgood于1889年通过X线所见首先对此症加以描述,直到1934年才由Moersch和Camp正式命名为"弥漫性食管痉挛"。1958年Cresmer首次提出本症的食管测压特点。在以后的数十年间,由于对这种疾病的认识不够深入,因此名称也不统一,如局部食管痉挛、螺旋状食管、痉挛性假憩室以及食管肌层肥大等。

【病因】

弥漫性食管痉挛的病因尚不清楚,此症是单独一个病或是多种原因的临床综合征,或是贲门失弛缓症发展过程中的一个阶段尚有争议。目前认为与以下因素有关。

1. 迷走神经分支异常 部分弥漫性食管痉挛患者可见迷走神经的食管分支变性，神经丝断裂，胶原增加和线粒体断裂，并且 Auerbach 神经丛有慢性炎症细胞浸润。电镜检查可见食管的迷走神经分支有退行性变，在很多神经细胞的轴突有退行性变。

2. 神经肌肉变性 多数人认为弥漫性食管痉挛继发神经肌肉改变，可见到食管下段环形肌肥大。

3. 精神因素 观察发现，精神创伤和情绪激动等可造成贲门梗阻，而引起弥漫性食管痉挛。

4. 其他 老年性食管、腐蚀剂或胃酸反流的刺激也可引起弥漫性食管痉挛。

【临床表现】

任何年龄均可发生弥漫性食管痉挛，但多见与50岁以上患者，男女发病概率相等。临床分为轻重两型，轻者可无症状，只有通过X线检查或食管压力测定才能发现。重者可表现为胸骨后疼痛和吞咽困难。

临床80%～90%的患者有胸痛症状，轻者仅感胸骨后不适，严重者可有阵发性绞痛，酷似心肌缺血的症状，可放射至颈、肩、背及上肩，疼痛常有精神刺激或进食不当诱发，部分患者服用硝酸甘油可缓解症状。

吞咽困难占30%～60%，患者自觉食管中下段有进食梗阻感，多为间歇性发作，无进行性加重，有时固体及液体食物均有吞咽困难，与进冷食和稠厚食团、精神因素有密切关系。由于食管与心脏有共同的神经支配，所以食管运动失调可引起心脏的改变。除前述的心绞痛样胸痛外，还可伴有心律失常，如窦性心动过缓或结性心律等，甚至发生“食管性晕厥”，可能与迷走神经反射有关。弥漫性食管痉挛还可引起胃食管反流症状。

【辅助检查】

一般检查不会有阳性所见。食管钡剂造影和食管压力测定常有一定帮助。

1. 食管钡剂造影 对 DES 确诊有很大的帮助，吞钡后可见食管呈多发痉挛性收缩，将冰、酸等加入钡剂中，可刺激食管产生痉挛性收缩。食管下段蠕动性收缩减弱。严重时食管中下段可见食管呈螺旋状、串珠状或卷曲状改变。

2. CT 检查 食管呈多发痉挛性收缩，食管肌层可增厚。

3. 食管压力测定 食管测压包括毛细管灌注式和固态两种方法，可监测到 DES 发作或间歇期食管运动的变化。DES 测压的特征性变化：①高幅、非推进性的收缩，收缩波的振幅>24.0kPa，持续时间>6s，为典型的 DES 表现；②食管中下段出现非传导性、多发性、反复性的同步收缩，不伴有吞咽动作，收缩波可为高幅，也可为正常幅度，其发生率>30%时有诊断意义；③UES、LES 压力和功能正常；④食管体部的蠕动传导速率减慢，<1.5cm/s。

4. 激发试验 应用药物或物理法激发 DES 发作的试验，宜慎重。激发药物有拟胆碱能药物(包括乙酰甲胆碱、乌拉胆碱等)、胆碱激发药，其中依酚氯铵(腾喜龙)激发试验最常用。在测压同时给予激发药物可观察到患者胸痛发作，症状积分增加；测压可见食管收缩波幅>12kPa，时间>6s。激发试验阳性(同步收缩的发生率>30%)，提示有 DES 的可能，但也有假阳性或假阴性。物理法可通过气囊扩张食管体部或给予过冷、过热的食物激发食管收缩，通过胸痛积分或X线摄片观察食管运动的变化。

5. 胃镜 DES 患者内镜检查无特征性变化，主要是排除其他器质性因素导致的吞咽困难或胸痛。内镜检查有时可检出食管痉挛。

6. 其他 正常人吞咽水至上腹部可听到喷泻声，其时间为5～10s，此即咽水试验。DES 患者或其时间明显延长或听不到喷泻声。食管排空检查：应用放射性核素标记的试餐观察食管排空时间，DES 患者多数正常，部分患者可显著延缓。24h pH 监测、酸灌注试验等可提示有无食管动力异常，但无助于 DES 的诊断。

【诊断及鉴别诊断】

与吞咽有关的胸痛、间歇性的吞咽困难和反食是弥漫性食管痉挛的主要症状。通过食管钡剂造影和(或)食管压力检测可确诊。需与胃食管反流病、贲门失弛缓症、冠心病、心包炎、胸膜炎等相鉴别。

1. 诊断标准 ①呈反复、间歇发作性的胸痛伴吞咽困难(为典型症状)；②X线可见食管体部呈串珠或螺旋状；③食管测压可见到宽大畸形的收缩波，同步收缩>30%，LES 和 UES 压力和功能正常；④激发试验阳性。DES 诊断应在内镜检查无器质性疾病的基础上，满足以上4项中任何2项方能确立。

2. 诊断评析诊断 DES 较困难 典型症状与可靠X线和测压检查的表现，对确诊 DES 同等重要，但两者又常无一致性。因此，当有典型的 DES 症状患者，应进行全面仔细检查，首先内镜下排除器质性病变，从结构上识别症状发生的病因，然后行 X 线或测压检查，发现食管运动障碍，其中 UES 和 LES 的压力及功能正常是较重要的指标，是鉴别继发性食管运动改变的标志，这些检查可从影像形态和食管运动的病理生理上反映 DES 的变化特征，是确诊的关键。当部分患者通过检查不能发现食管运动障碍时，则激发试验阳性也可确诊 DES。DES 为反复间断发作性疾病，因此，发作期诊断率较高。症状不典型者，激发试验有助于诊断，但对应用激发试验指征尚无共识，并且 DES 与食管其他动力障碍性疾病可以相互转化，故对可疑患者，应进行随访观察。

3. *鉴别诊断* DES 鉴别诊断包括症状鉴别和食管运动障碍鉴别。对于反复出现的胸痛应注意与心源性胸痛和食管源性胸痛相鉴别；吞咽困难者应与器质性的食管胃疾病相鉴别。食管运动障碍性疾病包括贲门失弛缓症、“胡桃夹”食管、老年性食管和继发性食管痉挛，其鉴别如下。

(1)贲门失弛缓症：它是食管抑制性神经元变性和(或)迷走神经抑制性纤维受损，导致的 LES 松弛障碍性疾病，表现为吞咽困难、反食、胸痛等。X 线检查可见食管下端呈“鸟嘴样”改变，食管体部扩张、延长或纡曲，蠕动消失。测压可见吞咽后 LES 松弛障碍，常伴有 LESP 升高；食管体部无蠕动收缩或小波幅的重复性和(或)同步收缩。当波幅>8kPa 时，称为 vigrous achalasia，易与 DES 相混淆。

(2)“胡桃夹”食管：它是一种原因不明的原发性食管运动障碍性疾病。表现为慢性、反复性和间断性发作性胸痛，吞咽困难不明显，X 线检查缺乏特征性改变。测压可见食管下段呈高幅度蠕动性收缩，平均波幅>20kPa，持续时间>6s。LES 压力和功能无异常。药物激发试验阳性。有人认为“胡桃夹”食管可能是 DES 的前驱病变。

(3)老年性食管：它是发生于中、老年人中的非特异性食管运动功能紊乱。其临床表现可有或缺如，食管测压可发现吞咽后收缩改变多样化。原发性和继发性蠕动减少；非传导性的重复收缩；波幅可为低幅或高幅；多伴有 UES 和 LES 压力和功能等改变。

(4)继发性食管痉挛：胃食管反流病、食管炎和肿瘤浸润等因素可导致食管下段痉挛，虽然测压时可发现宽大畸形的收缩波，但患者常有原发病的表现，易与 DES 鉴别。

【治疗】

1. *钙离子拮抗药* 可减低食管的收缩幅度和收缩频度。常用的有：硝苯地平(心痛定)10mg，3/d，硫氮酮 30～90mg，3/d。也可选用高选择性胃肠钙离子拮抗药，如斯巴敏 40mg，3/d，匹维溴铵(得舒特)50mg，3/d，舒丽启能 100mg，3/d。

2. *硝酸酯类药物* 可使血管和食管平滑肌舒张，特别是在急性胸痛发作时可明显缓解症状。可口含硝酸甘油 0.6mg，或异山梨酯(消心痛)10mg，3/d。

3. *三环类抗抑郁药* 如丙米嗪 100 mg，3/d，阿米替林 150 mg，2/d。

4. *肉毒杆菌毒素* 用其封闭受体，可减少神经末梢乙酰胆碱的释放。可通过胃镜在下食管括约肌上方注射，出现症状后可重复注射。但 DES 在内科治疗效果不佳时，可选择食管肌肉切开术或者食管切除术。

5. *其他* 虽然气囊扩张主要用于贲门失弛缓症的治疗，但是在 DES 是也考虑使用。在内科治疗效果不佳时，可选择食管肌肉切开术或者食管切除术。弥漫性食管痉挛多为良性疾病，一般不影响寿命。然而严重的弥漫性食管痉挛可影响患者的生活质量。由于对该病的认识不同，误诊为冠心病或者食管肿瘤等疾病，可对患者的身心造成不必要的压力。所以要正确地认识弥漫性食管痉挛。在治疗上应首选精神心理治疗和口服药物相结合，必要时再选择介入治疗或者外科手术治疗。

（刘俊峰　石志华）

第九节　食管破裂及穿孔

食管破裂及穿孔是非常严重的食管创伤，特别是胸内食管穿孔，死亡率高达 25%～50%。食管穿孔后引起的病理生理改变甚为严重，如未及时救治，可迅速导致患者死亡。穿孔后 24h 内采取积极治疗措施，死亡率为 9%；而延误治疗，则死亡率高达 86%。因而，早期诊断和及时正确的处理，是提高治愈率和降低死亡率的关键。

根据引起食管损伤的原因可将食管破裂及穿

孔分为外伤性食管穿孔、医源性食管穿孔、食管异物所致穿孔及自发性食管破裂。下面将分别介绍食管穿孔及自发性食管破裂。

一、食管穿孔

【病因分类及特点】

1. 外伤性食管穿孔　外伤性食管穿孔又分为开放性食管穿孔和闭合性食管穿孔两类。开放性食管穿孔主要是由枪弹、弹片及刃器引起。食管有其解剖位置的特点，特别是胸段食管，前有心脏、大血管、气管和胸骨，后有脊柱，两侧有肺和肋骨保护，因而胸段食管外伤所致开放性穿孔少见。即使损伤食管，也常常合并心脏、大血管和气管的损伤，患者来不及抢救而在现场死亡。国内曾有杂技表演时吞剑引起食管穿孔的报道。因而，开放性食管损伤以颈部食管穿孔多见。闭合性食管穿孔可由于胸骨与脊柱直接突然遭受挤压而引起食管广泛破裂，这类损伤更为罕见。

2. 医源性食管穿孔　医源性食管穿孔比例占各类食管穿孔的首位，最常见的原因是内镜检查、食管扩张、食管镜下行组织活检及食管旁手术等造成的穿孔。此外，气管内插管、插入胃管、三腔管气囊破裂甚至食管动力学检查均有引起食管穿孔的报道。由食管内镜检查引起的穿孔，大多数发生在食管入口环咽肌以下部位，此处前有环状软骨，后有颈椎，周围有环咽肌，是食管最狭窄之处。食管下段及贲门附近穿孔，多数在食管原有疾病基础上发生。Berry 所报道食管穿孔伴发的基本病变以食管裂孔疝最多，其次为食管狭窄、贲门失弛缓症、食管痉挛及食管肿瘤等。

医源性穿孔的死亡率低于其他原因所引起的穿孔，其原因可能是：①穿孔约 40％见于颈段食管，而颈段食管的穿孔较胸内食管穿孔预后较好；②这类穿孔多能早期发现，及时治疗；③检查前经过进食等准备，污染较轻；④检查造成的食管穿孔破口大多较小，即使引起纵隔及胸腔感染也较轻。

纵隔手术、食管裂孔疝修补术以及迷走神经切断术等手术都有可能损伤食管引起穿孔。常见于食管下段或腹内食管，且多在食管后壁，在有食管周围粘连而进行盲目分离时，更容易造成食管损伤。

3. 异物性食管穿孔　异物嵌顿亦为食管穿孔的常见原因，其发生率位居第 2 位，仅次于医源性引起的穿孔。引起食管穿孔的多为尖锐、不规整或体积较大的异物，如骨头、义齿等。异物刺破或压迫食管壁引起坏死，或强行吞咽饭团或大块食物试图将异物推下而致食管穿孔，亦可因通过内镜取出不规整的异物而造成食管穿孔。异物引起的食管穿孔常见于食管的 3 个生理狭窄区，其中以主动脉弓处穿孔尤为严重，有刺破及腐蚀主动脉引起致死性大出血的危险。因而，若通过内镜取出异物有困难时，应急诊开胸，在发生感染前切开食管取出异物，是比较简单而安全的做法。

【病理生理】

尽管引起食管穿孔的原因不同，但穿孔后的病理生理变化都是一致的。食管穿孔后，具有强烈刺激作用的为内容物及带有各种口腔内细菌的唾液和食物等，迅速经破口进入纵隔，引起严重的纵隔感染。炎症在纵隔内迅速扩散，并可侵蚀穿破胸膜进入胸腔，形成一侧或双侧液气胸。因进入的细菌中含有厌氧菌，常引起腐臭性脓胸。有的食管穿孔来势凶猛，食管破裂的同时，胸膜随即破裂，液气胸出现甚早，纵隔和胸腔感染，大量液体丧失，毒素吸收，患者很快发生休克。因吞咽使空气由破口不断进入胸腔，可以产生张力性气胸，更加重呼吸与循环功能紊乱，如不及时救治，患者可迅速死亡。

纵隔内炎症之所以扩散迅速，其原因是：①纵隔内均为疏松结缔组织，除胸廓入口处稍狭小外，并无其他的脏器组织足以阻挡感染的扩散，食管穿孔后空气进入纵隔内形成纵隔气肿，为含有多种细菌的消化液进入纵隔创造了有利条件；②吸气过程中，纵隔负压增加，更有利于空气和消化液吸入纵隔；③心脏搏动、食管蠕动及吞咽活动等，对感染的扩散均起促进作用；④口腔内含有多种细菌，尤其是口腔内有感染时，对纵隔感染及炎症的扩散起着重要作用。

【诊断】

早期诊断，及时而正确的处理是降低死亡率的关键。延误诊断的原因主要是对食管穿孔认识不足。对穿透伤引起的食管损伤常合并其他部位严重伤而将食管损伤忽略。至于医源性或异物引起的食管穿孔，诊断较容易。

由颈部开始的皮下气肿应怀疑食管穿孔，胸部 X 线检查很有帮助。纵隔气肿、液气胸是诊断食管破裂的重要依据。食管造影如显示造影剂外溢即可肯定诊断。但阴性结果亦不能排除食管穿孔的可能。对可疑病例应重复检查，使用造影剂以碘油或水溶性碘剂为宜，钡剂不宜采用，因为残留于纵隔或胸腔的钡剂可引起并发症。

采用食管镜检查诊断食管穿孔的意见目前尚不一致。有的人认为不必作为常规检查,有的人则认为在怀疑食管穿孔而X线检查阴性时,应行食管镜检查。

诊断中,除明确穿孔的诊断外,对穿孔的部位及大小也应了解,这对治疗方案的制订很有帮助。

1. *颈部食管穿孔* 颈部食管穿孔由于部位高而较浅表,且其发生多由于器械检查或异物嵌顿,故易早期诊断。其临床表现为颈部疼痛及胀痛,吞咽或颈部活动时加剧,或出现吞咽困难及呼吸困难,此种表现易与一般器械检查损伤或未穿孔的食管异物引起的疼痛相混淆,但检查时胸锁乳突肌前缘往往有压痛,局部可有肿胀及皮下气肿,体温升高及白细胞计数逐渐增多。X线摄片发现颈筋膜层有游离气体。倘若能排除气管损伤,食管穿孔的诊断基本可以确立。穿孔后颈部感染可以扩展至纵隔,引起纵隔感染,若已形成脓肿,X线片可显示致密阴影,其中可有气液面,造影见到对比剂漏出食管外,即可明确诊断。

2. *胸部食管穿孔* 胸部食管穿孔较颈部食管穿孔更为紧急危险,若未及时发现和治疗,死亡率极高。胸部食管穿孔后,常伴有剧烈疼痛,主要位于胸骨后或上腹部。若已破入胸腔,刺激胸腔可出现患侧胸痛。食管下段穿孔常出现上腹部肌紧张,易误诊为胃十二指肠溃疡穿孔。因纵隔炎,脊椎活动可使疼痛加剧,患者多呈强迫体位。感染波及下肺韧带及膈上胸膜,可引起肩部疼痛。器械检查所致的穿孔较小,疼痛可不明显。吞咽困难及发绀。由于体液的丧失,毒素的吸收,表现为脉快、体温升高,严重时出现休克。

纵隔气肿是食管穿孔的早期征象,50%以上的病例在颈部及面部有皮下气肿。X线检查可见纵隔积气或纵隔影增宽,一侧或两侧液气胸,对食管破裂的诊断很有帮助。食管造影检查不仅可以明确诊断,而且还能明确破裂部位。有人曾研究正常人胸腔液中pH约是7.4,如果抽出的胸腔液体呈酸性,pH低于6.0,应考虑下段食管穿孔。也可以口服亚甲蓝(美蓝)溶液,若抽出液呈蓝色,对于诊断亦有帮助。

【治疗】

食管穿孔治疗能否成功往往取决于穿孔的部位、裂口的大小、入院的迟早和治疗措施是否正确。如果治疗时间延迟到24h以上,其死亡率高于早期治疗的3倍。但是如何制订出最好的治疗方案,以及手术的决定和选择,应根据每个患者的具体情况来确定。

1. *非手术治疗*

(1)非手术治疗适应证:①患者入院较晚,穿孔已局限;②有些小穿孔和消化道内容物漏出体征极少的患者;③某些不需要引流也可解决的颈部穿孔。

(2)非手术治疗的主要措施:①禁食。凡有食管穿孔的患者,应予以禁食,以免食物由破口流入纵隔或胸腔内,加剧感染扩散,并嘱患者尽量将唾液吐出或于破口上方放置胃管吸引。②支持疗法。患者禁食,加之严重感染及体液丢失,常致脱水、电解质平衡失调及全身消耗衰竭。因而在治疗上除纠正脱水及电解质紊乱外,应加强营养支持,必要时补充红细胞、血浆、清蛋白,通过鼻饲或空肠造口管给予肠内营养。③抗感染。使用大剂量广谱抗生素,对取得的分泌物或穿刺液进行细菌培养及药敏试验,根据结果选择合适的抗生素。

2. *手术治疗*

(1)颈部食管穿孔的手术治疗:颈部食管穿孔大多是器械损伤引起,穿孔往往较小,发现较早,经非手术治疗80%的病例可痊愈,但在以下情况可考虑手术治疗。①对裂口较大和贯通伤引起的穿孔,伤后24h内可将食管裂口一期缝合;24h后,多不主张一期缝合,而是放置引流。②穿孔时间较久,或经非手术治疗患者出现发热、白细胞增多。X线检查已出现颈部及纵隔感染、脓肿形成。一般对于第4胸椎平面以上的纵隔感染,均可经颈部切开引流,同时给予鼻胃管饲食,创口大多能很快愈合。③颈部异物穿孔已形成局部脓肿者。④有远端梗阻的穿孔,应给予解除梗阻的手术治疗。

颈部食管穿孔如行修补术,可经左侧胸锁乳突肌前缘做斜行切口,逐层解剖进入食管间隙,游离出食管,间断缝合修补裂口,冲洗切口,并放置引流。如行切开引流,则应根据肿胀及压痛的部位来决定,切开前先做穿刺进一步判明脓肿部位。如肿块及压痛在颈部两侧均较弥漫,可以经右颈切口引流,因为食管距右侧胸膜较远,其间隙较宽,引流较好,而不易伤及胸膜。切开脓肿吸尽脓液,如系异物穿孔,应将异物取出,可放置烟卷式引流2根或上方用烟卷式,下方用软胶皮管引流。

(2)胸部食管穿孔的手术治疗:胸部食管穿孔

预后较差，死亡率甚高，多数学者主张早期手术。但如早期发现较小的食管穿孔，而且有多为器械检查所致，纵隔炎还不明显，食管造影仅见纵隔积气而未见造影剂漏出或漏出较少者，允许在非手术治疗下严密观察。对穿孔发现较晚，但症状不严重，全身情况较好，穿孔转向自然愈合趋势，也可考虑非手术治疗。对年龄大，一般情况不佳，心肺功能不全的患者，开胸手术有很大风险，亦可以非手术治疗为宜，尤其以器械检查损伤时间较短的患者，非手术治疗可能取得较好的效果。

开胸手术的目的在于胸腔的充分引流，修补裂口，防止纵隔及胸腔的进一步污染。经胸途径根据穿孔的部位来确定，下段食管穿孔，多破入左侧胸腔，应行左侧开胸；中段食管以上，多行右侧开胸。进胸后充分显露纵隔，将坏死及炎性组织清除。

手术方法如下。

①初期缝合修补：主要适用于穿孔后 24h 内者，但亦有不少超过 24h 行修补术获得成功者，因而穿孔后的时间不是确定是否手术的惟一标准，而感染和食管壁炎性水肿的严重程度则是重要的决定因素。缝合修补时可将创缘稍加修剪，用细丝线间断缝合食管黏膜层和肌层，不能分层缝合者可做全层缝合，修补后可用纵隔胸膜、带蒂肋间肌瓣、心包瓣覆盖加强，下胸段食管穿孔处亦可用带蒂膈肌及胃底覆盖加强。

②闭合缺损：食管穿孔时间较久，食管壁严重水肿明显，裂口已不能直接缝合，如穿孔在下段或腹段，可用膈肌瓣，胃底或空肠移植片修补，无须将穿孔边缘对拢缝合，而将补片或移植片覆盖在穿孔周围，并缝合在健康食管肌层上。如用带蒂空肠移植片覆盖，可游离一段长约 8cm 的带血管蒂的空肠，从结肠后引出，于肠系膜对侧切开肠管，除去黏膜层，从食管穿孔处边缘的食管腔内引出间断缝线，将空肠移植片盖在缺损上，缝线在空肠浆肌层移植片外结扎固定，再将移植片边缘缝合在食管健康肌层上。

③食管置管术：对晚期胸内食管穿孔，不能采用缝合修补或补片闭合缺损者，可开胸清除所有污染及坏死组织，通过食管穿孔在食管腔内放置 T 形管，并由胸壁引出，使食管内容物外流，在穿孔附近及胸腔内放置闭式引流。T 形管放置 3～4 周形成瘘道后拔出，改为开放引流。食管置管完后可行胃造口减压，空肠造口饲食。

④颈部食管外置（或造口）并胃造口术：晚期食管穿孔，胸腔感染严重或患者情况差不能耐受开胸手术者，可将颈段食管外置（或造口），胸腔闭式引流，并在腹部做小切口，将贲门结扎关闭，同时行胃或空肠造口饲食。这种手术方法的目的是阻止从口腔带入的感染和胃内容物反流对胸腔的刺激，促使感染得到控制及瘘口闭合，但大多数病例需要二期手术重建食管。

⑤全胸段食管切除术：经胸腔引流及应用抗生素等治疗仍不能控制的严重纵隔和食管广泛损伤的病例，可行全胸段食管切除。颈部食管外置，贲门予以缝合关闭，做胃或空肠造口饲食，经 2～3 个月，患者全身情况好转后再行食管重建。

⑥原有食管疾病并发穿孔的处理：当食管穿孔远端有狭窄、贲门失弛缓症及食管裂孔疝等基础疾病，早期若患者情况允许，在穿孔缝合修补后，可针对基础疾病进行手术治疗。如贲门失弛缓症行贲门肌层切开术，食管裂孔疝者行食管裂孔疝修补术，狭窄食管者行狭窄部切除胃食管吻合术等。Fulton 等曾对狭窄处穿孔的病例采用腔内置管（Celestin 管），防止唾液和胃内容物污染纵隔而获得成功。如上述措施不能施行，有人采用颈部食管外置，使每日约 150ml 唾液不经破裂的食管，有利于裂口的愈合。

二、自发性食管破裂

【流行病学】

1724 年，Boerhaave 首次报道 1 例因暴饮暴食后引起恶心发生食管破裂，故本病又称为 Boerhaave 综合征。自发性食管破裂多见于中年男性，发生率 1/6 000，占所有食管穿孔的 15%，但死亡率高达 25%～100%。

【病因】

发病原因比较明确，大多在暴饮暴食及大量饮酒后发生。随后发生强迫性呕吐，产生严重胸痛、大汗、低血压等表现，可以合并有肩痛和吞咽困难等表现。有报道分娩、抽搐、用力排便时亦可发生。

【病理生理】

自发性食管破裂以食管下段多见。从解剖学上看，食管上段以骨骼肌为主，不易撕裂。而中、下段以平滑肌分布为主，纵行纤维逐渐减少，直到胃壁上，肌层变薄，结果使该区域（贲门上方 6～8cm）比较薄弱，容易发生破裂。在呕吐期间，由于咽环肌收缩，改变食管的松弛状态而进入到高压状态，同时胃内的气体及内容物通过松弛的贲门强行进入食管腔内，加之食管原处于负压的胸腔，导致食管内压力急剧升高，发生食管全层破裂，多为纵行的单一裂口，长度为2～9cm，但有的可出现两处破裂，术中应注意探查。

由于食管破裂产生的大量化学性和细菌性刺激，引起纵隔炎及胸膜炎，可产生大量胸腔积液和(或)液气胸，进而出现胸痛、胸闷、呼吸困难、虚脱、低血压；并可并发感染，导致感染性休克。若未能及时确诊和及时处理，病情进展很快，可在12～24h死亡。

【临床表现】

大多数病例表现为大量饮食后发生剧烈呕吐。随后出现较为严重的胸痛，疼痛可向肩胛部放射，偶有仅表现为上腹部疼痛，并伴有胸闷、气短、呼吸困难及休克。患者多出现血压低、心率快、呼吸频率增加、发绀以及颈胸部广泛皮下气肿等表现。食管内容物进入一侧胸腔，引起胸膜炎及大量胸腔积液，可致该侧呼吸音减弱甚至消失，或可闻及胸膜摩擦音。也可表现为上腹部压痛，肠鸣音减弱或消失。

食管壁完全破裂伴大量出血是罕见的，通常情况下55%的患者有不同程度的出血。

【诊断】

早期诊断，及时而正确的处理是降低死亡率的关键。结合典型的病史及临床症状应怀疑本病。胸部X线检查可见纵隔气肿、胸腔积液或液气胸，心缘左侧由于化学性肺炎而出现片状不规则阴影。Naclerio称之为"V"征。当胸腔穿刺抽出脓性积液时，食管破裂即可诊断，但必须排除其他疾病的存在，如原有肺脓肿破溃形成急性脓气胸。食管造影可以明确破裂部位，是必要的检查方法。另外，胸腔积液中淀粉酶水平增高及pH低于6.0，对于诊断亦有帮助。

【治疗】

Mayer提出，在食管自发性破裂后6～12h，如果患者无其他严重疾病存在，可直接行手术修补。否则，可因严重感染、水电解质平衡失调等多种因素导致死亡的发生。但如果穿孔超过12h，直接手术修补，其出现并发症的可能性高达84%。其并发症主要包括脓气胸、持续的食管-胸膜瘘，以及后期包裹性脓胸的形成。这些都是因修补的部位未愈合而形成瘘所致。在修补中，当术者对单纯修补不满意时，可以尝试经局部食管修补后，用邻近组织(如纵隔胸膜)覆盖，以防止瘘的发生。如果破裂超过24h且食管裂口超过食管周径的1/2并较长时，若全身情况可耐受手术，可行破裂食管切除加食管-胃吻合，并行胸腔引流，静脉高营养，维持水、电解质平衡。如诊断延迟，纵隔及胸腔污染严重，不适合手术修补时，可直接行胸腔闭式引流术，同时行胃造口减压以防止胃液反流。

术后禁食，维持胃肠减压及静脉高营养输注，并可通过鼻饲或空肠造口管给予肠内营养；保持胸腔充分的冲洗及引流；纠正水、电解质紊乱，加强营养支持，必要时补充红细胞、血浆、清蛋白；应用大剂量广谱抗生素(多要求对厌氧菌也敏感)抗感染，对取得的分泌物或穿刺液进行细菌培养及药敏试验，根据结果选用合适的抗生素。

【预后】

自发性食管破裂的预后取决于在从发病到经治疗恢复的时间，也取决于患者的发病前的身体状况以及有无积极的、有效的治疗。其病死率高达25%～100%，延误诊治被认为是引起死亡的主要原因。

(张 逊)

第十节 食管异物

【流行病学】

食管异物是临床常见的急症，近10年来报道增多。食管异物可发生于任何年龄，常以10岁以下儿童与50岁以上成年人多见。男性发病率多于女性，男女之比为3∶1，通常食管异物的发病率与当地的饮食习惯、食物种类、烹调方式及不良劳动习惯有关，沿海沿江地区以鱼骨鱼刺多见；山区盛产水果，以果核、果皮多见。由于许多的病例没有进行报道，实际发病例数难以统计。杜喜群统计我国1928—1982年共报道食管异物9 943例。

【病理学改变】

当异物嵌顿到食管某一部位后，局部即产生炎症反应，其轻重与异物有无刺激性、边缘是否锐利以及异物存留时间长短有关。光滑无刺激的异物如硬币等，可以在食管内存留数月甚至数年之久，而食管仅有轻度肿胀及炎症。若为枣核、骨刺等尖锐性异物，则可能刺破食管黏膜，食管局部可迅速出现炎症肿胀，继而发生溃疡或穿孔，形成食管周围炎、脓肿和纵隔炎。如果此类异物靠近大血管，严重者可腐蚀并穿透血管壁，发生致死性大出血。长期存留在食管内的异物因长时间的刺激，可产生食管狭窄，其上段食管可扩张或形成憩室。少数病例可逐步破溃进入气管，形成气管-食管瘘。

【临床表现】

食管异物的临床表现与异物所在部位、大小、性质有关。多数发生食管异物后即有症状，通常症状的严重程度与异物的特征、位置及食管壁的损伤程度有关，尤其是异物有无穿破食管壁。主要有以下临床症状。

1. *吞咽困难* 吞咽困难与异物所造成的食管梗阻的程度有关。完全梗阻者症状明显，流质难以下咽，多在吞咽后立即出现恶心、呕吐；对于异物较小者，仍能进食流质或半流质饮食。

2. *异物梗阻感* 异物偶然进入食管后，患者有异物梗阻食管内的感觉，若异物在颈段食管则症状更为明显，患者通常定位在胸骨上窝或颈下部；若异物在胸段食管可无明显梗阻感，或仅有胸骨后异物哽咽感。

3. *疼痛* 异物嵌顿在上段食管疼痛最为明显，吞咽时疼痛加重甚至不能转颈；异物嵌顿在中段食管疼痛可在胸骨后，有时放射到后背；异物嵌顿在下段食管疼痛更轻，可引起上腹部不适或疼痛。疼痛程度常表示异物对于食管壁的损伤程度，较重的疼痛是异物损伤食管肌层的信号。通常光滑的异物引起钝痛，尖锐的异物引起剧烈锐痛，食管黏膜损伤常为持续性疼痛，且随吞咽运动阵发加重。有时疼痛最剧烈处可提示异物的停留部位，但其定位的准确性有限。

4. *涎液增多* 涎液增多为常见症状，儿童较成年人增多且较其他症状明显。异物嵌顿于颈段食管时更为明显，如严重损伤还可出现血性涎液。导致涎液增多的原因是咽下疼痛、吞咽困难和食管被堵塞的综合作用，异物局部刺激也可使分泌增加。

5. *反流症状* 异物存留食管后可发生反流症状，其反流量取决于异物阻塞食管的程度和食管周围组织结构的感染状况，少数患者会出现反射性呕吐。

6. *其他* 呼吸困难、咳嗽、发绀等呼吸道症状，主要见于婴幼儿，尤其是在食管入口处及食管上段的异物。异物较大或尖锐带刺者，可压迫喉或损伤黏膜引起炎症。呕吐物的误吸或异物刺伤喉、气管壁，使部分异物从食管排到气管，形成所谓的迁移性异物，引起上述的呼吸道症状。

7. *并发症* 食管异物并发症发生率为3%～7%，死亡率低于1%。异物穿破食管可形成各种并发症，食管内并发症最为常见，主要包括食管炎、Zenker憩室、食管瘢痕性狭窄等；食管外并发症包括食管穿孔、食管周围脓肿、颈间隙感染、纵隔感染及脓肿、食管-气管瘘、脓气胸及大血管破裂出血等，其中食管穿孔最为常见，而且是其他各种食管外并发症的病理基础。合并食管外并发症时，患者可出现相应的全身症状和局部表现，特别值得警惕的是可以引起致死性大出血的食管-主动脉瘘，其中以主动脉弓破裂最为多见。一般情况下，绝大多数食管异物患者体温升高，出现并发症时体温高达39℃以上，有明显的脱水，严重者甚至有全身衰竭的情况发生。呼吸困难持续较长时间而未得到改善者，可出现呼吸性酸中毒。

【诊断】

吞咽异物的病史对于诊断非常重要，多数学者认为依据病史和症状即可诊断食管异物，其正确性较X线检查可靠。凡患者有明显的食管异物病史，以后又出现吞咽困难、疼痛或其他症状，即应怀疑异物存留。

但婴幼儿不能直接陈述和表达其症状，加之喂养的流质食物（牛奶等）易于通过异物停留处，因此，可不出现吞咽困难或因出现呼吸道症状而延误诊断。当一些婴幼儿出现拒食、涎液突然增多、进食后不明原因的呕吐、烦躁不安，用手搔抓颈部等，应想到本病。

尖锐异物嵌顿于颈部食管者，在吞咽时面部有特殊的痛苦表情。检查时可嘱患者饮水，观察其吞咽困难及面部痛苦表情有诊断意义，此法称之为“喝水诊断法”。如尖锐异物已刺入食管壁，则上述症状加重。并发颈部炎症肿胀时，就不应再用此法检查，以免咽下的水流至食管外或进入气管。

影像学检查是判断有无食管异物及异物停留部位的有效辅助检查，对X线不透光的异物如金属异物，具有重要诊断意义。但某些骨片可因显影差或体积较小而不能在透视上看出，则行X线正侧位摄片。

对于X线完全不显影的异物，可在X线检查时选用少量钡剂造影，以便显示异物，或观察有无钡剂停留情况，即可间接判断异物的存在。钡剂为白色药剂，若大量滞留于异物表面，不仅妨碍食管镜的观察，也会影响异物的取出，一般应尽量避免使用。对于食管穿孔者，禁用钡剂造影，主张采用水溶性对比剂显影，其优点是稀薄，可自行吸收。

一些间接的放射影像学征象有助于异物的诊断。如椎前软组织肿胀增厚、气管和食管移位、Zenker 憩室、上纵隔增宽等。食管穿孔初期最常见的放射学改变为食管周围存有气体。CT 对 X 线透光异物的显像效果良好，多数病例报道表明 CT 扫描对检测食管细小异物较常规 X 线检查更有价值。

食管镜检查包括硬性金属食管镜和纤维食管镜检查，是最为可靠的检查手段。检查时可发生恶心或呕吐，食管腔因此扩张，部分横位的尖锐异物如枣核等可脱落而咽入胃内，使食管镜检查时看不到异物存留，但若发现食管局部有损伤或充血肿胀则说明曾有异物存留。通常镜下所见的异物类型为阻塞型、刺入型和混合型，检查时一经发现即予以取出。但在婴幼儿例外，当食管镜插入后患儿出现明显的呼吸困难，此时虽已看清异物也不应做一次性取出，应立即拔出食管镜，行气管内插管或气管切开术，呼吸困难缓解后再插入食管镜取出异物。

【治疗】

凡有食管异物的患者，应及时取出异物，时间越长局部反应越大、炎症越重，不仅妨碍食管镜下观察也妨碍异物取出。尽早取出异物不仅可减轻患者痛苦，也可防止并发症的产生和发展。

患者就诊时间在发病后 12～24h，一经确诊，应尽快做食管镜检查，行异物取出。患者就诊时间在发病后 24h 以上，或全身情况较差，局部有感染时，可进行短时的支持疗法及控制感染后再行异物取出。若已发生食管穿孔，有气肿或食管周围尚无脓肿形成时，先采用广谱抗生素静脉滴注与肌内注射及支持疗法，适当时机取出异物。食管异物合并颈段食管周围脓肿或咽后脓肿且积脓较多时，应考虑施行颈侧切开、咽侧切开术，充分引流脓液。异物已穿破食管壁，合并有纵隔脓肿等病变，或异物嵌顿甚紧，食管镜难以取出时，应开胸处理。

1. 食管镜下异物取出法

(1)对怀疑有异物的患者都应做食管镜检查，可起到诊断与治疗作用。若已诊断为异物，尽量是在食管镜下取出，越早越好，以免炎症加剧或出现并发症。

(2)食管异物取出术的麻醉。可在局部麻醉下进行，但对精神紧张的患者，不合作的患者，小儿及年老体弱者等应行口腔插管全身麻醉，以避免因不配合出现损伤，同时也避免食管镜压迫所致呼吸困难。而嵌顿于食管的义齿或其他难取的异物，全身麻醉下可使食管肌肉松弛，解除食管痉挛，有利于异物的取出。

(3)食管镜下异物取出手术方法。食管上段异物多卡在环咽肌上下，均呈水平位，尖形异物两端卡于食管壁上，硬币等扁圆形异物则常紧贴于食管后壁。做食管镜时，必须逐步深入，食管镜经常保持在食管内正中位置，可同时看到食管前、后、左、右四壁，进而避免超越异物而致漏诊。

异物上方常停留食物等，如发现有食物存留，则可判断其下方必有异物。应将一切腐烂的食物耐心地吸出或取出，充分暴露异物的位置及其周围情况。若异物与食管镜远端尚有一定的距离，夹住异物后应将食管镜推下接触到异物，然后将食管镜与钳子一并取出。这样，食管远端可以缓解异物周围的痉挛以利于异物的取出，也保护了食管壁不被异物的尖端所损伤，异物也不被痉挛的食管卡住。

如异物直径较食管镜内腔为大，不能由食管镜内取出，必须与食管镜一并取出，有的长形异物卡于食管内可以先夹异物的一端，使其转位松脱，然后与食管镜一并取出。

发生于婴儿或 2 岁以内儿童的异物，如枣核、杏核等大多停留在环咽肌入口之上，可用直达喉镜下夹取较方便。

胸部食管异物常停留于相当于气管分叉处、主动脉弓水平，用 30cm 长食管镜也能见到。因胸部食管周围组织较松，食管有伸缩性，所以停留于食管第二狭窄部位异物多较大、不整齐。取胸部上 1/3食管部位异物时，须考虑到何种形状异物，一端尖另一端钝的异物，可先夹住钝的一端，往上轻拉，即能使尖端脱位转动利于取出。如两尖端均刺食管壁，则以食管镜稍向一侧推动，使一侧异物尖端脱位，夹住这一端向上拉，另一端即能脱位，便于在食管镜内取出。

遇到大而不能转位的异物，须牢牢夹住异物中间部位，将食管镜推下接触异物，然后将钳子与食管镜一同缓慢退出。这样能克服异物通过环咽肌入口部被卡掉的可能性。

嵌顿性巨大异物，疑与主动脉弓有关联，应开胸取出异物；掉入胃内的食管异物，应采用胃镜或腹腔镜取出异物。

有学者报道用 Foley 管取食管异物。方法是先将 Foley 管送至异物下方，用水充满附在该管末端的水囊，再将管子徐徐拉出。让水囊托着异物上行，到咽部后再取出或吐出。此法适用于用钳子不便取出的较大光滑异物。

近年来还有学者用冷光源纤维食管镜或胃镜取食管异物。该镜优点为：①镜体软、细，患者痛苦小易于接受；②冷光源照明亮度高；③镜体可弯曲，患者也可变动体位，便于异物取出。

但是从纤维食管镜的构造及钳子种类和性能看，远不能适应所有异物手术的要求。因此，硬质食管镜目前仍为取异物的主要手段。

2. *手术治疗*　虽然大多数食管异物可经食管镜取出，但仍有少数病例经食管镜难以取出，或因异物所导致的并发症，如食管周围脓肿、食管穿孔及食管动脉瘘等需要外科手术引流。

(1)食管周围脓肿的手术方法

①食管镜内切开引流术：主要用于胸段食管周围较小的脓肿，通过食管镜切开引流，亦可引流后在脓腔放入细导管进行灌注。术后可取头低足高位以利于引流。

②颈侧切开术：异物穿孔所引起的颈段食管周围脓肿和后上纵隔脓肿，可采用颈侧切开术。手术可在局部浸润麻醉下施行，沿胸锁乳突肌前缘切开，逐层解剖至食管间隙，切开脓腔，吸尽脓液，用手指触摸探寻异物，找到异物后予以取出，应注意不要为方便异物取出而过多的扩大食管破口，更不应修剪破口给予修补。异物取出后，仔细冲洗创口，如感染波及后上纵隔，可在后上纵隔放置乳胶管引流，及破口附近放置烟卷引流。术后抗感染，鼻饲营养支持及更换敷料，绝大多数病例可获得治愈。

③后纵隔切开引流术：异物所致脓肿，多数很快破入胸腔，引起脓气胸。但仍有少数患者就诊时仍表现为后纵隔脓肿。第 4 胸椎以上的纵隔脓肿可通过颈部切口引流，第 4 胸椎以下者可通过背部引流，纵行切开皮肤、皮下，分离肌层，根据脓肿大小切除小段肋骨 1～2 根，进入脓腔后吸尽脓液，注意勿损伤胸膜。如为多房性，可用手指轻柔分破。冲洗脓腔后，用盐水纱布或凡士林纱布填塞引流。术后禁食、输液、抗感染，及时更换敷料，明确食管破口愈合后，才可经口进食。

(2)食管切开异物取出术：对于巨大异物或食管镜下难以取出的异物，无食管穿孔或穿孔早期，可切开食管取出异物。

①颈段食管异物。可采用前述之颈侧径路。进入食管间隙后用手指触摸到异物部位，将食管稍加游离，切开食管，取出异物。可分别缝合黏膜及肌层，或做全层缝合，最后用附近组织覆盖加强。切口冲洗和放置烟卷引流条，逐层缝合。术后禁食、输液、抗感染，3～4d 后，经口进食流质，逐渐恢复正常饮食。

②胸部食管异物。上段或中段食管异物可采用右后外侧切口进胸。进入胸腔后切开纵隔胸膜，用手指触摸食管，找到异物后，在异物部位食管处缝牵引线 2 根，切开食管，取出异物，分层或全层缝合食管，用纵隔胸膜或肋间肌瓣覆盖加强缝合口，冲洗胸腔后，放置胸腔闭式引流管，逐层关胸。术后禁食、输液、抗感染治疗。

(3)食管穿孔：异物引起食管穿孔甚为常见，在引起食管穿孔的原因中，食管异物仅次于医源性穿孔而位居第 2 位，异物引起的穿孔多由尖锐异物，特别是异物吞入后强吞饭团企图迫使异物进入胃内容易引起穿孔。引起的食管异物可在吞入后即刻或延迟发生，有关治疗可参阅本篇中食管穿孔一节。

(4)食管主动脉瘘：食管主动脉瘘是食管异物少见而最为凶险的并发症，多发生在主动脉弓，发生率在 2%左右。发生食管主动脉瘘的原因是由异物穿破食管后继而穿破主动脉引起，亦可因感染累及。如发生此类并发症，常因发生大出血死亡，因而邻近主动脉的食管异物应高度重视。患者如有少量呕血，多为大出血的前兆，应积极抢救，在低温麻醉下做好阻断主动脉及左心转流的准备，一般采用左胸径路行瘘修补术，血管移植或主动脉旁路手术，但往往出血迅猛，不能得到及时诊治，死亡率极高。

【预防】

1. 进食时要细嚼慢咽，不宜匆忙。

2. 教育儿童不要把玩具放入口内，以免不慎误咽。

3. 睡前、全身麻醉或昏迷患者，应将活动的义齿取下。

4. 误吞异物后，切忌强行吞咽大口食物以图压下，以免加重损伤，增加手术困难，应立即赴医院诊治。

（张　逊）

参考文献

[1] SHIBATA A, MATSUDA T, AJIKI W, et al. Trend in incidence of adenocarcinoma of the esophagus in Japan, 1993－2001 [J]. Jpn J Clin Oncol, 2008, 38(7): 464-468

[2] 邹小农. 中国部分市县 1998－2002 年食管癌发病与死亡 [J]. 中国肿瘤, 2007, 16(3): 142-146

[3] 周脉耕, MAI-GENG Z. 2004－2005 年中国主要恶性肿瘤死亡的地理分布特点 [J]. 中华预防医学杂志, 2010, 44(4): 303-308

[4] M Sarbia, J Arjumand, M Wolter, G Reifenberger, et al. Frequent c-myc amplification in high-grade dysplasia and adenocarcinoma in Barrett esophagus. merican Journal of Clinical Pathology, 2001, 11(6): 835-840

[5] Jiang W, Scott M, Tomita N, et al. Amplification and Expression of the human cyclinD Gene in esophageal Cancer. Cancer Res, 1992, 52: 2980-2983

[6] 徐乐天. 现代胸外科学. 北京: 科学出版社, 2004: 570-636

[7] 董志伟, 谷铣之. 临床肿瘤学. 北京: 人民卫生出版社, 2002: 738-752

[8] 陈龙奇. 食管癌国际 TNM 分期. 第 7 版. 解读与评价. 中华肿瘤杂志, 2010, 32(3): 237-240

[9] 平育敏, 孟宪利, 等. 早期食管癌外科治疗. 中华胸心血管外科杂志, 2005, 21(5): 306

[10] 傅俊惠, 黄建豪, 郑海波, 等. 切除胃小弯的管状胃在食管癌切除食管重建术中的应用研究. 中国医师杂志, 2006, 16(14): 2166-2169

[11] 高宗仁, 赫 捷. 食管癌. 北京: 北京大学医学出版社, 2008: 239-246

[12] Stilidi I, Bokhyan V, Tryakin A, et al. Preoperative chemotherapy followed by resections vs surgery alone for locally advanced esophageal carcinoma: Interim analysis of a randomized study. Proc ASCO, 2006, 24: 4055

[13] Burmeister BH, Smithers BM, Gebski V, et al. Surgery alone versus chemoradiotherapy followed by surgery for respectable cancer of the esophagus: A randomised controlled phase Ⅲ trial. Lancet Oncol, 2005, 6: 659-668

[14] 杨 弘, 傅剑华, 胡 炜, 等. 术前放化疗并手术治疗局部晚期食管癌. 中华医学杂志, 2008, 88(45): 3128-3185

[15] 王士杰, 王其彰. 食管癌与贲门癌. 北京: 人民卫生出版社, 2008: 279-282

[16] Urba SG, Orringer MB, Turrisi A, et al. Randomized trial of preoperative chemoradiation versus suegery alone in patients with locoregional esophageal carcinoma. J Clin Oncol, 2001, 19: 305-313

[17] Makuuchi H, Japanese treatment strategy and endoscopic mucosal resection. In the complication of the Zhengzhou University International symposium on Esophageal Cancer, 2005, Zhengzhou, China131-147

[18] 傅剑华, 戎铁华, 李小东, 等. 术前放化疗并手术治疗局部晚期食管癌临床试验. 癌症, 2004, 23(11s): 1473-1476

[19] Mutrie CJ, Donahue DM, Wain JC, et al. Esophageal leiomyoma: a 40-year experience. Ann Thorac Surg, 2005, 79(4): 1122-1125

[20] Asteriou C, Konstantinou D, Lalountas M, et al. Nine years experience in surgical approach of leiomyomatosis of esophagus. World J Surg Oncol, 2009, 7(1): 102

[21] Miyoshi K, Naito M, Ueno T, et al. Abnormal fluorine-18-fluorodeoxyglucose uptake in benign esophageal leiomyoma. General Thoracic and Cardiovascular Surgery, 2009, 57(11): 629-632

[22] Spinelli G, Miele E, Tomao F, et al. The synchronous occurrence of squamous cell carcinoma and gastrointestinal stromal tumor (GIST) at esophageal site. World J Surg Oncol, 2008, 6(1): 116

[23] Miettinen M, Lasota J. Gastrointestinal stromal tumors: pathology and prognosis at different sites. Semin Diagn Pathol, 2006, 23(1): 70-83

[24] Agaimy A, W nsch PH. True smooth muscle neoplasms of the gastrointestinal tract: morphological spectrum and classification in a series of 85 cases from a single institute. Langenbeck′s Archiv Surg, 2006, 392(1): 75-81

[25] Gouveia AM, Pimenta AP, Capelinha AF, et al. Surgical margin status and prognosis of gastrointestinal stromal tumor. World J Surg, 2008, 32(11): 2375-2382

[26] Agaimy A, Markl B, Kitz J, et al. Peripheral nerve sheath tumors of the gastrointestinal tract: a multicenter study of 58 patients including NF1-associated gastric schwannoma and unusual morphologic variants. Virchows Archiv, 2010, 456(4): 411-422

[27] DeWitt J, Emerson RE, Sherman S, et al. Endoscopic ultrasound-guided trucut biopsy of gastrointestinal mesenchymal tumor. Surg Endosc, 2010, 25(7): 2192-2202

[28] Portale G, Zaninotto G, Costantini M, et al. Esophageal GIST: case report of surgical enucleation and update on current diagnostic and therapeutic options. Int J Surg Pathol, 2007, 15(3): 393

[29] Jiang G, Zhao H, Yang F, et al. Thoracoscopic enucleation of esophageal leiomyoma: a retrospective study on 40 cases. Dis Esophagus, 2009, 22(3): 279-283

[30] 王其彰. 食管外科学. 北京: 人民卫生出版社, 2005: 530-535

[31] Kent M, d'Amato T, Nordman C, et al. Minimally invasive resection of benign esophageal tumors. J Thorac Cardiovasc Surg, 2007, 134(1): 176-181

[32] Dapri G, Himpens J, Ntounda R, et al. Enucleation of a leiomyoma of the mid-esophagus through a right thoracoscopy with the patient in prone position. Surg Endosc, 2009, 24(1): 215-218

[33] Koplin G, Swierzy M, Menenakos C, et al. Thoracoscopic resection of a combined esophageal leiomyoma and diverticulum: a case report. Surg Laparosc Endosc Percutan Tech, 2011, 21(1): 16-18

[34] Palanivelu C, Rangarajan M, Senthilkumar R, et al. Combined thoracoscopic and endoscopic management of mid-esophageal benign lesions: use of the prone patient position. Surg Endosc, 2007, 22(1): 250-254

[35] 张延龄.食管憩室.国外医学外科学分册,2002,29(1):30

[36] Burton RC, Cairns BC, Moss DI. Spontaneous rupture of an oesophageal diverticulum. Med J Aust, 1971, 2: 1289-1290

[37] Zaninotto G. Functional and morphological study of the cricopharyngeal muscle in patients with Zenker's diverticulum. Br J Srug, 1996, 83(9): 1263-1267

[38] 王福顺,田子强,刘俊峰,等.咽食管憩室的外科治疗(6例报道及文献复习).罕少疾病杂志,2001,8(1):17-19

[39] do Nascimento FA, Lemme EM, Costa MM. Esophageal diverticula: pathogenesis, clinical aspects, and natural history. Dysphagia, 2006, 21(3): 198-205

[40] 田锋,王天佑,吴兆荣,等.食管憩室的外科治疗(附31例临床分析).中华胸心血管外科杂志,1996,11(1):26-27

[41] Wiechmann RJ, Ferguson MK, Naunheim KS, et al. Videoassisted surgical management of achalasia of the esophagus. J Thorac Cardiovasc Surg, 1999, 118: 916-923

[42] Palanivelu C, Rangarajan M, Maheshkumaar GS, et al. Minimally invasive surgery combined with peroperative endoscopy for symptomatic middle and lower esophageal diverticula: a single institute's experience. Surg Laparosc Endosc Percutan Tech, 2008, 18(2): 133-138

[43] Melman L, Quinlan J, Robertson B. Esophageal manometric characteristics and outcomes for laparoscopic esophageal diverticulectomy, myotomy, and partial fundoplication for epiphrenic diverticula. Surg Endosc, 2009, 23(6): 1337-1341

[44] Gross ND, Cohen JI, Andersen PE. Outpatient endoscopic Zenker's diverticulotomy. Laryngoscope, 2004, (2): 208-211

[45] Kilic A, Schuchert MJ, Awais O. Surgical management of epiphrenic diverticula in the minimally invasive era. Journal of the Society of Laparoendoscopic Surgeons, 2009, 13(2): 160-164

[46] Viros PorcunaíD, Zarraonand a Andraca I, Leon Vintro X. Combined endoscopic treatment for Zenker's diverticulum versus open approach: review of our experience. Acta Otorrinolaringol Esp, 2009, 60(6): 396-401

[47] Seaman DL, de la Mora Levy J, Gostout CJ. A new device to simplify flexible endoscopic treatment of Zenker's diverticulum. Gastrointest Endosc, 2008, 67(1): 112-115

[48] Lang RA, Spelsberg FW, Naumann A. Zenker's diverticulum treated by transoral diverticulostomy: technique and results. Zentralbl Chir, 2007, 132(5): 451-456

[49] Smejkal M, Smejkal P, Pazdro A, et al. Our experience with diverticulectomy in symptomatic Zenker's diverticulum. Zentralbl Chir, 2007, 132(6): 504-508

[50] Sabiston DC, Spencer FC. Surgery of the Chest(中文影印版).第6版.北京:科学出版社,2001:993-1003

[51] 邵令方,王其彰.新编食管外科学.石家庄:河北科学技术出版社,2002:465-476

[52] Marom T, Goldfarb A, Russo E, et al. Battery ingestion in children. Int J Pediatr Otorhinolaryngol, 2010, 74(8): 849-854

[53] Jovancevic L, Dankuc D. Corrosive substance ingestions management. Med Pregl, 2008, 61(suppl 2): 41-46

[54] Jovic-Stosic J. Corrosive liquid poisoning--diagnostic and therapeutic dilemmas. Vojnosanit Pregl, 2006, 63(6): 593-599

[55] De la Garza González SJ, García RG. Update in the endoscopic management of benign esophageal stenoses. Rev Gastroenterol Mex, 2005, 70(suppl 1): 20-24

[56] 何占锋,张 锋,王作培,等.横结肠代食管术治疗小儿食管化学烧伤后瘢痕狭窄.中华烧伤杂志,2010,26(2):143-145

[57] 李 昕,张韶岩,区颂雷,等.食管灼伤致食管瘢痕性狭窄的外科治疗.中华胸心血管外科杂志,2010,26(2):127-130

[58] 商西丹,赵新华,敬长春,等.难扩性食管狭窄扩张治疗3例.中华消化内镜杂志,2010,27(8):445

[59] 蒋耀光,王如文,周景海,等.168例食管烧伤后瘢痕狭窄的预防和治疗.中华创伤杂志,2006,22(12):881-883

[60] 崔书华.药源性食管黏膜损伤的原因分析及预防.中华护理杂志,2006,41(10):942-943

[61] 王其彰.食管外科.北京:人民卫生出版社,2005:369-376

[62] 李 辉.现代食管外科学.北京:人民军医出版社,2004:255-262

[63] Delattre JF. Functional anatomy of the gastroesophageal junction. Surg Clin N Am, 2000, 80: 241-260

[64] 陈星荣,郭林希.滑动性食管裂孔疝的X线诊断.中华医学杂志,1978,58:44-45

[65] Alexander F, Francis R. Transposition of the esophageal hiatus: a useful addition to Belsey repair of hiatus hernia. Interact CardioVasc Thorac Surg, 2004, 3: 393-394

[66] Siu CW, Jim MH, Ho HH, et al. Recurrent acute heart failure caused by sliding hiatus hernia Postgrad Med J, 2005, 81: 268-269

[67] 王其彰.食管外科.北京:人民卫生出版社,2005:413-442

[68] Li H, Walsh TN, Hennessy TPJ. Carcinoma arising in Barrett's esophagus. Surg Gynec Obst, 1992, 175: 167-172

[69] 李 辉,姚松朝,张章渝,等.奥美拉唑和西咪替丁治疗Barrett食管的前瞻性对照研究.中华消化杂志,1995,15:286-288

[70] Chapuis G. Barrett's esophagus: participation of the esophageal wall. Interact CardioVasc Thorac Surg, 2004, 3: 270-271

[71] Kubo A, Levin TR, Block G. Dietary Patterns and the Risk of Barrett's Esophagus. Am J Epidemiol, 2008, 167: 839-846

[72] Chang JT, Katzka DA. Gastroesophageal Reflux Disease, Barrett Esophagus, and Esophageal Adenocarcinoma. Arch Intern Med, 2004, 164: 1482-1488

[73] 邵令方,王其彰.新编食管外科学.石家庄:河北科学技术出版社,2002:

375-402

[74] Rosemurgy A, Villadolid D, Thometz D, et al Laparoscopic Heller myotomy provides durable relief from achalasia and salvages failures after Botox or dilation[J] Ann Surg, 2005, 241(6): 725-733

[75] Deb S, Deschamps C, Allen M S, et al. Laparoscopic esophageal myotomy for achalasia: factors affecting functional Results[J] Ann Thorac Surg, 2005, 80(11): 1191-1194

[76] Sharp KW, Khaitan L, Scholz S, et al. 100 consecutive minimally invasive Heller myotomies: lessons learned. Ann Surg, 2002, 235: 631-638

[77] Madureira FA, Loss AB, Madureira D, et al. Quality of life after Heller + Dor's cadiomyotomy[J]. Surg, 2009, 36(3): 193-198

[78] Facco M, Brun P, Baesso I, et al. T cells in the myenteric plexus of achalasia patients show a skewed TCR repertoire and react to HSV-1 antigens. Am J Gastroenterol, 2008, 103: 1598-1609

[79] Andersson M, Lundell L, Kostic S, Ruth M, Lonroth H, Kjellin A, Hellstrom M. Evaluation of the response to treatment in patients with idiopathic achalasia by the timed barium esophagogram: results from a randomized clinical trial. Dis Esophagus, 2009, 22: 264-273

[80] Pandolfino JE, Kwiatek MA, Nealis T, Bulsiewicz W, Post J, Kahrilas PJ. Achalasia: a new clinically relevant classification by high-resolution manometry. Gastroenterology, 2008, 135: 1526-1533

[81] 朱春兰，祝喜萍. 弥漫性食管痉挛的诊治现状[J]. 世界华人消化杂志，2008，16(23)：2565-2569

[82] 邵令方、王其彰. 新编食管外科学. 石家庄：河北科学技术出版社，2002：403-408

[83] 詹群珊，王立生，朱惠明. 弥漫性食管痉挛患者食管动力与精神心理因素相关性研究[J]. 中国误诊学杂志，2007，7(22)：5201-5202

[84] Monicca Sperandio, Radu Tutuian, R. Matthew Gideon, Philip O. Katz, Donald O. Castell. Diffuse Esophageal Spasm: Not Diffuse but Distal Esophageal Spasm (DES) [J] Digestive Diseases and Sciences, 2003, 48(7): 1380-1384

[85] Sayed Saeid Khatami MD, Farah Khandwala MSc, Steven S. Shay, Michael F. Vaezi MD, PhD, FACG. Does Diffuse Esophageal Spasm Progress to Achalasia? A Prospective Cohort Study [J] Digestive Diseases and Sciences, 2005, 50(9): 1605-1610

[86] Lucendo A, Friginal R, Rodríguez. Boerhaave's syndrome as the primary manifestation of adult eosinophilic esophagitis. Two case reports and a review of the literature[J]. Diseases of the Esophagus, 2011, 24: 11-15

[87] Jan W, Vincent B, Nieuwenhuijs J, et al. Adequate debridement and drainage of the mediastinum using open thoracotomy or video-assisted thoracoscopic surgery for Boerhaave's syndrome[J]. Surg Endosc, 2011, 10: 1-6

[88] Lin CT, Huang TW, Lee SC, et al. Sengstaken-Blakemore tube related esophageal rupture[J]. Rev esp enferm dig, 2010, 102(6): 395-396

[89] Umer F, Ryan Y, Hein D, et al. Case report Chronic presentation of Boerhaave's syndrome[J]. Gastroenterology, 2010, 10: 29

[90] Eriko S, Tsutomu N, Masao M, et al. Successful Treatment of a Spontaneous Esophageal Rupture in an Elderly Patient: A Case Report[J]. J Nippon Med Sch, 2010, 77(6): 338-341

[91] Gregoriana Z, Alessandra P, Marco R, et al. Boerhaave's syndrome—a difficult differential diagnosis of chest pain [J]. Kardiol Pol, 2010, 68(9): 1040-1042

[92] Mark H, Teun P, Saltzherr M, et al. Unique case of esophageal rupture after a fall from height[J]. Emergency Medicine, 2009, 9: 24

[93] Robert PS, Matthew JF, Ashish R, et al. Surgical management of Boerhaave's syndrome in a tertiary oesophagogastric centre[J]. Ann R Coll Surg Engl, 2009, 91: 374-380

[94] 何泽锋，王建军，段红兵，等. 食管穿孔急诊处理原则及治疗方式的探讨[J]. 海南医学院学报，2009，15(3)：252-255

[95] 王其彰. 食管外科[M]. 北京：人民卫生出版社，2005：515-527

[96] Nadir A, sahin E, Karadayi S. Esophageal foreign bodies: 177 cases. Diseases of the Esophagus, 2011, 24: 6-9

[97] Srilakshmi N, Firas H. The Importance of Preparation and Innovation in the Endoscopic Management of Esophageal Foreign Bodies[J]. Gastroenterology & Hepatology, 2010, 6(12): 795-797

[98] Stephen L, Paul P, Murray JO, et al. Successful management of an aortoesophageal fistula caused by a fish bone-case report and review of literature [J]. Cardiothoracic Surgery, 2009, 4(1): 21.

[99] Connor TO. Oesophageal foreign body and a double aortic arch: rare dual pathology[J]. Laryngology & Otology, 2009, 123: 1404-1406

[100] Sanjay A, Peter G. Myth: glucagon is an effective first-line therapy for esophageal foreign body impaction [J]. Med Mythology, 2009, 11(2): 169-171

[101] Atila T, Yener A, Ömer Y, et al. Esophageal foreign bodies: analysis of 188 cases [J]. Turkish Journal of Trauma and Emergency Surgery, 2009, 15(3): 222-227

[102] 方 丽，周 进，李小安. 内镜治疗上消化道异物 36 例分析[J]. 中国误诊学杂志，2010，10(28)：6995

[103] 孙西峰，庞晓明. 食管异物 3 种诊断方法的比较[J]. 中国耳鼻咽喉颅底外科杂志，2010，116(4)：316-320

[104] 刘 贵，于丽华，粱 斌，等. 食管异物 108 例分析[J]. 中国误诊学杂志，2010，10(3)637-638

[105] 张 丹，冉德军，陈翔宇. 食管异物 257 例治疗体会[J]. 中国伤残医学，2010，18(1)：64-65

[106] 曹明安. 应用 FoLey 管取食管异物 36 例应用分析[J]. 中国社区医师，2010，16 (12)：67

[107] 徐 凯，褚汉启，黄孝文，等. 胸部 CT 三维重建与食管吞钡在食管临床异物诊治中的差异[J]. 耳鼻咽喉

头颈外科杂志，2010，24(12)：549-550
[108] 昌 盛，程邦昌，黄 杰，等. 胸食管异物损伤病变的分级和外科治疗[J]. 中华外科杂志，2006，44(6)：409-411
[109] 王其彰. 食管外科[M]. 北京：人民卫生出版社，2005：515-527

第11章

纵隔疾病

第一节　纵　隔　炎

纵隔炎按照发病周期，可以分为急性和慢性纵隔炎；目前国际上具有代表性的则是按照其发病机制，将其分为原发性纵隔炎和继发性纵隔炎。原发性纵隔炎被认为是一种原因不明的免疫系统疾病，通常起病缓慢；而继发性纵隔炎则是由于颈部与胸部纵隔解剖特点，而在各间隙间扩散的感染性疾病，易引发全身毒性反应，可蔓延至纵隔各重要器官与大血管，多发病凶猛，死亡率高。以下将分别介绍两种纵隔炎的临床特点和诊治原则。

【发病机制】

1. 原发性纵隔炎　原发性纵隔炎是一种由纵隔肺细胞胶原蛋白和纤维组织的异常增生而导致的良性少见疾病，常指原因不明的非特异性、弥漫致密性结缔组织纤维化的过程，亦名纤维性纵隔感染(fibrosing mediastinitis)。临床上多见年轻患者，通常表现为纵隔器官比如上腔静脉、主支气管、肺动静脉甚至食管的压迫症状。本病确切的诱因并不十分确切，虽然是原发性疾病，但是很多病例被证明组织浆细胞病族荚膜组织胞浆菌、真菌以及结核等病原体感染有关，通常在急性感染被控制之后，出现弥漫性结缔组织纤维化。为了强调其诱因的不确定性和组织学表现的多变性，Flieder 等将此种疾病命名为特发性纤维性纵隔炎(idiopathic fibrosing mediastinitis)。据 20 世纪 80 年代至 90 年代美国的病例报道，大部分的原发性纵隔炎患者和组织胞浆菌属荚膜组织胞浆菌感染有关，主要立足于以下 3 个方面。一是大部分的案例发生在荚膜组织胞浆菌疫区；二是许多患者的皮肤荚膜组织胞浆菌抗原实验阳性；三是在就医的患者体内，找到此种细菌感染的组织学依据。但是随着研究的深入，渐渐发现很多病例明显与荚膜组织胞浆菌感染无关。在这些病例中，有些合并结核菌或者曲霉菌、毛霉菌真菌、酵母菌、隐球菌等真菌感染；有些则与自身免疫系统的因素有关，比如，风湿热、淋巴瘤、慢性甲状腺炎、炎性假瘤、硬化性胆管炎、放射治疗甚至创伤等。

Sherrick 等发现，在原发性纵隔炎的 CT 表现，有 2 组不同的影像学特点：①肉芽肿型纵隔炎(granulomatous form)。82%的患者可以观察到右气管旁和隆突下淋巴结容易受累，在这部分患者中，63%的患者伴随有点状钙化，或者伴随淋巴肉芽肿。主要由组织浆细胞病(histoplasmosis)和结核引起，由淋巴结空洞性坏死和脓肿形成，而后播散至纵隔内。局限于结缔组织内受侵之淋巴结，也可侵蚀至邻近结构。而在实际临床工作中，难以区分是真菌性肉芽肿还是结核性肉芽肿。②弥漫纤维性变型(diffuse fibrous form)。在另外的 18%的患者中，为弥漫性的累及，无明显肉芽肿块表现，也没有钙化的表现，但是往往广泛累及多个纵隔部分，而这部分患者没有荚膜组织胞浆菌感染的表现或证据，却经常伴随后腹膜纤维化。所以，目前被广泛接受的观点：原发性纵隔炎分为两部分，一部分由特异性荚膜组织胞浆菌感染引起，表现为肺门和中央型肉芽肿样表现，并伴有钙化；另外一小部分则表现为非特异性纤维-炎症性损害，并不伴有钙化。而在当前的治疗中，以上分类也没有进一步区分。

病理表现可见大量透明纤维结缔组织浸润纵隔脂肪组织，纤维组织中包含散在的单核细胞。Flieder 将纵隔炎分为三步分期：第一期主要多见水肿性纤维黏液样软骨瘤；第二期则多见透明纤维结缔组织环状包绕肉芽组织；第三期以大量新生胶原细胞为主要病理表现。虽然此分期标准并没有对应的临床意义，但确实描述了纵隔炎的病理组织学特点。

2. 继发性纵隔炎　早在1944年，Harold Neuhof将纵隔炎分为源于咽部和口腔的创伤或者化脓性病灶，来自上呼吸道感染，来自肺及胸膜的感染病灶，以及其他不同性质病因引起的纵隔炎。继发性纵隔炎和纵隔解剖特点有关，颈部筋膜平面直接与上纵隔解剖平面和脏器间隙通连，下纵隔的结构和平面同样通过筋膜与腹膜后区上部相通。来源于上述一个区域间隙的感染，能直接通过这一解剖区域进入另一解剖区域。特别是起源于颈部的感染，在重力作用和胸腔的负压的双重作用下，向下扩散到纵隔内，从而形成"下行性坏死性纵隔炎"(descending necrotising mediastinitis)。由于各种间隙的存在，比如咽后间隙、气管前间隙、胸骨后间隙、颈部血管鞘和食管周围间隙等，理论上以上各间隙的创伤以及感染性病灶，均有可能引起继发性纵隔炎。

随着医学和胸外科手术的发展，各种医源性纵隔炎的发生也与日俱增。心血管手术以及各种胸骨正中入路手术为纵隔感染的"重灾区"：赫尔辛基大学中心医院统计的10 000例心外科手术，术后纵隔炎的发生率为1.1%，这一数字自1980年以来并无明显变化，其中冠状动脉旁路移植术的比例(1.2%)略高于单纯血管手术(0.8%)，且肥胖指数为惟一有效预测因子。另一方面，非心脏手术及医疗操作引起的纵隔炎，主要包括食管镜检查、食管手术、气管镜检查等，其中食管相关手术引起的感染，占非心脏手术纵隔炎的90%以上。

【临床表现】

原发性纵隔炎虽然多为年轻患者，但是患病年龄跨度较大，男女之间无明显差异。大部分的患者以纵隔组织、器官受压迫的症状为主，比如上腔静脉、主支气管、肺动静脉或者食管等；而心脏、心包、冠状动脉、主动脉弓以及主动脉分支等受压症状比较少见。最常见的表现为：咳嗽、呼吸受迫、阻塞性肺炎、咯血、胸痛等，最后也可以表现为发热、体重减轻等恶病质表现。原发性纵隔炎被报道是诱发上腔静脉综合征最常见的良性疾病，实际上，在此种疾病中，上腔静脉综合征并不常见，尤其是肉芽肿性纵隔炎被排除的情况下，弥漫性纵隔炎更加少见。当主支气管和支气管受到累及，通常患者会表现出咳嗽、呼吸困难，或者会伴随持续、反复的肺部感染的病史；如果肺静脉被侵犯，则会出现肺淤血甚至是咯血的症状，被称之为"假性二尖瓣狭窄综合征"(pseudo-mitral stenosis syndrome)，从而导致肺动脉高压和肺源性心脏病，这也是原发性纵隔炎患者最常见的死亡原因之一；肺动脉受累时，则可以伴随肺动脉狭窄的临床表现，最后导致肺动脉高压；在纵隔炎侵犯主动脉弓和食管，造成周围组织广泛粘连的时候，食管做吞钡试验可见主动脉弓和气管随之上下波动，称之为"主动脉吞咽综合征"(aortic swallowing sign)。

继发性纵隔炎多外伤、手术、感染等病史，伴有高热、寒战、心率加速等全身中毒症状；心脏手术患者可以出现切口肿痛、溢脓、胸骨不稳定、胸骨叩痛等表现；继发食管损伤者可有吞咽困难、皮下气肿，疼痛向颈部放射或引起耳痛；若脓肿形成压迫气管还会产生高音调性质的咳嗽、呼吸困难或发绀，严重时则出现休克，危及生命。大多数手术患者出现纵隔感染在术后2周内，有时表现为体温降至正常后突然升至39℃以上。

【诊断】

原发性纵隔炎的早期诊断比较复杂，由于临床表现不具有特异性，而且抽血等辅助检查意义不大，主要还是依赖影像学结果。影像学早期经常不能发现异常，X线的诊断意义有限，主要以增强胸部CT的表现来明确诊断。当发现局限的肉芽肿型纵隔感染，CT片上产生局部纵隔影增宽。最常见的表现为右气管旁肿块突出，并有胸骨后间隙密度增高，病灶由肉芽肿块、炎症淋巴结、纤维组织混合。隆突下区淋巴结增大。肿块中心坏死或干酪样变，则容易钙化。钙化灶的轮廓多不规则，同时，血管造影与血管三维重构利于了解上腔静脉或受侵犯的肺血管的梗阻情况。另外，如果有肺动脉高压和右心室肥大的患者还可以通过心脏二维超声来协助诊断，钡剂检查显示食管狭窄，纤维支气管镜则可以观察气道内情况，分别内生性病变或外压性病变，有条件的单位还可以通过支气管镜超声引导下穿刺活检。其他例如结核、真菌的培养、抗体、血细胞沉降率等相关检查，也应该成为辅助诊断的手段。

继发性纵隔炎由于其原发病史的明确，其诊断并不困难，例如采用胸肌正中劈开切口的术后如出现发热(如体温上升至39℃以上，持续4～5d而无下降趋势，或下降后再出现高热)、白细胞增多、胸骨压痛明显或者胸骨摩擦感，或出现脓性分泌物或气泡，胸骨X线摄片如示胸骨后增深阴影或积气亦有助于确诊。必要时可纵隔穿刺吸引或经剑突下穿刺可抽出脓性分泌物。而影像学的目的除了明确诊断，更重要的是用于评价下一步的治疗计划。影像学表现比较多样化，主要和其原发疾病有关，CT可以发现颈部的蜂窝织炎、肌肉炎、颈静脉血栓、异常淋巴结以及液平面，其中液平面（有时伴有气体）最重要的诊断指标：颈部下行性纵隔炎可见颈后间隙增宽，伴或不伴有气-液平面；血管及气管、食管周围边缘模糊；胸锁乳突肌增厚；纵隔气肿；胸腔内积液或者心包腔积液等为常见的纵隔炎征象。

【鉴别诊断】

主要与原发性纵隔肿瘤、淋巴瘤以及恶性肿瘤的纵隔淋巴结广泛转移等相鉴别，除了病史、体征和影像学特点外，最重要的还是通过活检或者手术取病理，结合免疫组化等结果来明确诊断。

【治疗原则】

原发性纵隔炎对于有临床症状的患者，一般应手术治疗，一方面解除梗阻因素，比如通过上腔静脉松解术、部分切除或成形术、旁路分流手术等解除静脉梗阻、受压引起的上腔静脉综合征、心包炎；或者对于急性呼吸道压迫的肉芽肿进行松解切除，对于支气管梗阻造成长期肺不张的患者需要肺叶切除。但是在广泛弥漫的纵隔结缔纤维组织炎（尤其在无钙化的病变），手术指征值得商榷；另一方面，手术的同时也明确诊断，在明确患者存在纵隔感染时，查找引起纵隔感染的病原菌（如结核或真菌），再根据不同的病菌给予相应敏感的抗生素，从而达到病因治疗的要求。而对于无症状的患者，一般可以不用手术切除，争取通过各种穿刺活检，取得病理，明确诊断进行病因治疗。

纵隔继发性感染一般需要立即采用积极、有力的措施，若有延迟，则会造成多脏器功能衰竭和中毒性休克，纵隔感染的并发症较为危险，因为造成感染的细菌多为肠道致病菌，此类致病菌进入组织后产生很强的致病力，导致周围组织广泛坏死，若并发食管穿孔，其中所含的许多口腔内高度有害的细菌可以引起非常严重的中毒，细菌或毒素通过纵隔丰富的淋巴网吸收，很快产生菌血症、毒血症和败血症，甚至并发中毒性休克。另外本病还可以引起心包炎、胸腔积脓、心力衰竭、呼吸衰竭和大血管腐蚀性的致死性出血等不可救治的并发症，甚至迅速死亡。根据其复杂性、严重性、多腔隙性根据纵隔感染的范围、脓肿部位，采取不同的手术径路和治疗方法。

1. *下行性坏死性纵隔炎治疗* 咽部脓肿及口腔脓肿引起的下行性坏死性纵隔炎在早期多采用经颈纵隔引流的治疗方法，后来外科医生渐渐认识到胸部引流的重要性。外科应力求“通常、彻底、充分”的治疗原则，颈部引流结合胸部引流，配合负压吸引，引流管内冲洗，彻底消灭残腔。对于是否需要开胸手术，则不是完全的必要。ENDO等根据CT评价纵隔炎的感染程度来分型，从而制订手术方案。Ⅰ型（局限型），气管隆突以上的上纵隔炎，使用经颈纵隔引流即可；对于弥散累及至前下纵隔的患者（Ⅱa），颈部切开加经剑突切开引流或前纵隔切开比较合适；后下纵隔的患者（Ⅱb）需要合并颈部引流加开胸术来保证充分的引流和切除所有坏死的组织。而在合并前后纵隔的感染患者，单纯的颈部引流是远远不够的。随着微创技术的推广，最近国内外均有一些应用胸腔镜和纵隔镜来对胸腔以及纵隔进行充分引流而获得成功的案例报道。

2. *心脏手术后纵隔脓肿的外科治疗* 心脏手术后胸骨裂开以及纵隔感染的原因有：固定胸骨的钢丝过紧过细，钢丝固定不紧；钢丝数目不够；胸骨切割时偏离中线；患者过度肥胖或合并糖尿病、肥胖、骨质疏松，大量使用肾上腺皮质激素，体外循环与机械呼吸时间过长、术后低心排血量等危险因素的存在。对于高危患者，应采取多种手段进行避免，例如：6钢丝胸骨固定法、连锁“8”字缝合固定法、Robicsek方法、X钢板固定等。而诊断一旦明确，当即积极处理。对于感染较轻的患者，可采用一般的闭式冲洗引流法，彻底清创，清除感染坏死组织和纤维沉积物，彻底清创，一期关闭切口，胸骨后留置引流管，依次用生理盐水、过氧化氢（双氧水）、苯扎溴铵（新洁尔灭）、碘仿（碘伏）反复冲洗胸骨后，一般7～10d冲洗液由浑浊变为清亮澄清，引流量与灌洗量趋于平衡，此法能迅速控制感染，使得全身情况改善，在感染未扩散引起胸骨骨髓炎前早期施行效果甚佳，已被公认为较合宜的处理措施。此时可先行拔除灌洗插管，1～2d再拔除引流插管。如果闭式引流失败，可开放引流：全身麻醉下自原胸部正中切口进胸，清除切口内线结、血凝块、骨蜡等全部异物，必要时切除剑突，吸尽胸骨后脓液，用刮匙搔刮皮肤切缘及胸骨断端，去除失活组织及局部肉芽组织。待出现清洁的肉芽面后，再二期缝合切口或二期愈合，亦可以使用血供良好的肌瓣移植，填充前纵隔无效腔，可大大提高纵隔感染的治愈率，常用的肌瓣有：胸大肌瓣、腹直肌瓣和背阔肌瓣。对于感染严重的患者，建议最好一期清创，在感染控制后再二期肌瓣移植。

（何建行）

第二节　纵隔气肿

纵隔气肿（pneumomediastinum，PM）即纵隔内存在气体的异常聚集。多数患者由于积气量不多，症状轻微，但有少数患者因合并张力性气胸或支气管断裂、食管破裂等，突然发生或大量气体进入纵隔，压迫纵隔内器官，可导致呼吸循环障碍，病情危重且进展迅速，甚至危及生命。

【解剖】

纵隔（mediastinum）指的是左、右纵隔胸膜之间的全部器官、结构和结缔组织的总称。纵隔稍偏左，为上窄下宽、前短后长的矢状位。纵隔的前界为胸骨，后界为脊柱胸段，两侧为纵隔胸膜，下界为膈肌，上界为胸廓上口。纵隔常以胸骨角水平面将其分为上纵隔和下纵隔两部分，下纵隔又以心包为界将其分为前纵隔、中纵隔和后纵隔3个部分。纵隔内有许多重要的脏器位于其中，上纵隔内有胸腺、出入心脏的大血管、膈神经、迷走神经、食管、气管和胸导管等。前纵隔内主要是结缔组织和淋巴结。中纵隔内有心包、心脏及出入心脏的大血管根部。后纵隔内有胸主动脉、奇静脉、食管、主支气管、迷走神经、胸交感干、胸导管和淋巴结。

【病因及发病机制】

1. *自发性纵隔气肿*　指的是纵隔内出现游离气体，但未见到明确的外伤，常由自发性肺组织破裂引起。目前认为的自发性纵隔气肿的发生机制是由于胸膜腔压力加大时，气道内压上升引起肺内压升高，肺周边终末肺泡或肺大疱破裂，引起肺间质气肿，气体使肺血管鞘被膜剥离，沿支气管、血管树至肺门，进入纵隔而形成气肿。自发性纵隔气肿可由多种原因引起，如剧烈咳嗽、严重哮喘、分娩、拔牙等，尤其在原有慢性肺疾病如慢性阻塞性肺气肿、肺大疱、肺间质病变等患者更易发生。

2. *创伤性纵隔气肿*　多见于由颈、胸部挤压伤、锐器伤、穿通伤或器械操作损伤引起肺、食管、气管破裂导致气体进入纵隔，偶见于腹部、会阴部及直肠外伤穿孔后气体由伤口经腹膜后间隙、食管裂孔处向上升至纵隔引起纵隔气肿。

3. *医源性纵隔气肿*　指的是由于一些医疗操作或手术造成的纵隔气肿，常见于①内镜检查，如纤维支气管镜、胃肠镜、腹腔镜、纵隔镜等；②胸部及颈部手术可导致气体沿颈部深肌膜间隙进入纵隔；③人工气腹及腹部手术使得气体经腹腔及腹膜后膈肌裂孔进入纵隔；④机械通气也是较为常见的原因之一，机械通气所用的压力或潮气量过高时易引起肺气压伤，可导致气体进入纵隔，引起纵隔气肿。

【临床表现】

纵隔气肿的临床表现症状与纵隔间隙的气体量、压力高低、发生速度和原发病等因素有着密切的关系。

1. *临床症状*　积气少、起病缓慢者可无明显症状，或有一过性胸骨下疼痛和胸闷、颈部不适感。若起病急、积气多者常因纵隔受压而出现胸闷气促、吞咽梗阻以及胸骨后疼痛并向肩臂部放射。若上腔静脉受压严重或伴有张力性气胸时，可出现患者烦躁不安，脉速而弱，血压下降，意识模糊甚至昏迷。当合并有继发性纵隔炎症时，可出现相关中毒症状，如高热、寒战、呼吸困难。此外，患者常伴有引起纵隔气肿的一些原发病的相应症状。

2. *体征*　①皮下气肿。颈部、胸腹部以及双上肢可存在皮下气肿，触之有捻发感。②望诊心尖搏动消失；触诊在纵隔内张力较小时无明显异常，当张力较大时触诊则显示语颤减弱；叩诊心界缩小；听诊心音遥远、心前区可闻及与心搏同步的特殊摩擦音（即Hamman征，左侧卧位时听诊较明显）。③当上腔静脉被压迫时可出现呼吸困难、发绀、颈静脉怒张、奇脉等体征。

【辅助检查】

1. *胸部X线检查*　胸部正位片显示在后前位可见纵隔影增宽，纵隔两旁可见狭长的气体阴影，沿纵隔侧上升至颈部软组织，在下颈部气体表现为斑块阴影，并向外延伸，成为胸外壁的皮下气肿，纵隔胸膜内的结缔组织中有多发的不规则的透亮区或条索状透亮气带，以纵隔左上缘最为明显，与心脏间有纵形线条样透亮气带相隔开。在侧位像上，可见胸骨后、心脏后以及上纵隔有游离气体，后纵隔结构尤其是主动脉弓影异常清楚。

2. 胸部CT检查　胸部CT表现可显示环绕纵隔内的气体密度线条状影，纵隔胸膜向肺野方向推移。纵隔内空气常向上沿颈筋膜间隙向胸部皮下扩散，产生皮下气体密度影。

【诊断及鉴别诊断】

1. 诊断　纵隔气肿的诊断除临床表现外，主要依据是影像学检查。当纵隔积气少或伴有气胸时，容易被肺部原发疾病所掩盖而漏诊。对于临床上突然出现的胸骨后痛、呼吸困难加重、发绀、平喘药物治疗无效时，应考虑继发性纵隔气肿，应及时行影像学检查。X线检查显示纵隔两侧出现透亮带可作出诊断，胸部CT检查更能明确诊断。

2. 鉴别诊断　自发性纵隔气肿患者易误诊为心绞痛、心肌梗死、肺栓塞、胸膜炎、纵隔肿瘤、夹层动脉瘤等疾病，应仔细检查，心电图、心脏彩超有助于鉴别诊断。心绞痛者也可做冠状动脉造影，其他疾病经X线或CT等影像学检查可鉴别。

【治疗】

根据纵隔气肿引起的不同临床症状，采取不同的治疗的方法，目前常采用的4种治疗方法有：①无症状或轻微症状的纵隔气肿不需特别处理，只需采取休息、止痛、吸氧、消炎平喘等对症处理以及针对原发病治疗，同时密切观察。②对于非张力性纵隔气肿，可予以颈部及胸部皮下组织积气区域留置粗针头排气。③若纵隔积气量大，压力高或为张力性纵隔气肿，导致纵隔内器官受压严重出现呼吸及循环系统障碍时，可于胸骨柄上窝2～3cm处做一横切口，剥离气管前筋膜，排气减压。紧急情况下也可紧贴胸骨左缘第2肋间针刺排气，待症状缓解后，应积极治疗原发病防止气体继续进入纵隔。④治疗原发疾病，如控制支气管哮喘的发作，对于一些外伤引起的气管、支气管、食管或腹部胃肠破裂等则予以相应治疗。

（李　简　林　钢）

第三节　纵隔囊肿

【流行病学】

纵隔囊肿是纵隔常见疾病，绝大多数为先天性病变，占纵隔原发肿物的20%～32%，其中气管支气管囊肿、食管囊、心包囊肿较为常见，其他均少见。Takeda等回顾95例纵隔囊肿患者，占其成年人纵隔原发肿物的14%；其中支气管囊肿47例，食管重复囊肿4例。尽管此类囊肿有在婴幼儿或儿童阶段发现，但是5%以上病例是在30—40岁确诊的。St-Georges等总结在非儿童专科大学附属医院发现的所有纵隔囊性病变发现，32%的病例年龄<20岁，而68%的病例年龄>20岁。

【解剖学】

纵隔囊肿在前、中、后纵隔均可出现。在纵隔各部分原发肿物中纵隔囊肿所占比例分别是，前纵隔6%，中纵隔61%，后纵隔32%。

支气管囊肿沿气管支气管树分布，多数位于隆突水平以下。Maier将根据位置分为5类：气管旁、隆突周围、肺门、食管旁、其他。在Ferraro等报道支气管囊肿病例中，77%位于隆突下，23%位于隆突上方；86例支气管囊肿中66例位于纵隔，20例位于肺内。有报道支气管囊肿完全位于腹腔，在胰尾区域。大多数食管囊肿位于食管下半部分的壁内。心包囊肿常位于心膈角，右侧多于左侧，心膈角以外的位置通常位于心脏上方，右侧多于左侧，常见的位置在上腔静脉和奇静脉之间、紧邻气管壁的位置。胸腺囊肿沿胸腺发育经过的轨迹分布，位于颈部或者前纵隔内。通常位于前纵隔，即使位于颈部，50%以上也延伸至纵隔。胸导管囊肿可位于胸导管在纵隔内走行的任一位置。

【病因病理】

1. 病因

(1)前肠囊肿：前肠囊肿，亦称为肠源性囊肿，是由胚胎期的前肠异常出芽或者分支形成的。根据胚胎发生和组织学特点分为支气管源性囊肿和食管囊肿。

胚胎发育过程中支气管树的异常出芽导致异常的气管或支气管囊性肿物，称之为支气管囊肿。孕早期异常出芽造成的囊肿位于纵隔内，很少与支气管树交通。在胚胎发育较晚阶段出现的支气管囊肿多位于肺实质内，通常与支气管交通。

有学者认为食管囊肿源自食管发育过程中前肠壁内空泡结构，空泡结构不与发育中的管腔融合，保持独立形成囊肿。另一种理论认为，食管囊肿是由于早期前肠异常出芽形成的。

(2)心包囊肿：心包由胚胎早期多个互不相连的腔隙发育而来，随着胚胎发育，上述腔隙融合形成心包腔；如果这些腔隙中的一个没有融合到心包腔中就形成心包囊肿。研究发现，胚胎发育时心包发育过程中会出现腹侧和背侧壁层心包隐窝。腹侧壁层心包隐窝为位于心包囊肿常见位置的憩室样结构。有学者认为心包囊肿继发于腹侧壁层心包隐窝。隐窝结构的颈部阻塞或者闭合形成了间皮被覆的囊肿。单发心包囊肿中约有5%与心包相通，存在上述交通时，亦可称为心包憩室。

(3)胸腺囊肿：单房性胸腺囊肿通常认为是先天性病变，多房性胸腺囊肿是获得性病变，继发于感染、创伤、免疫性疾病以及肿瘤等。

(4)胸导管囊肿：可分为两类，退行性和淋巴管瘤样胸导管囊肿。退行性囊肿通常在老年人尸体解剖时偶然发现。淋巴管瘤样囊肿出现在40—50的成年人，继发于胸导管壁的先天性薄弱，导致动脉瘤样扩张进而形成囊肿。这类囊肿通常与胸导管相通。

2.病理

(1)前肠囊肿：支气管囊肿，囊内为灰白色黏液样物质，但也可以是褐色浓缩物质。囊内通常被覆单层的呼吸道内皮，纤毛柱状上皮，同时伴有不同程度的鳞状上皮化生。囊壁的固有层通常包含有支气管腺体、结缔组织、平滑肌组织和软骨。如果囊肿发生感染，囊内容物则成为脓液。感染发生后，囊肿的上皮层可能消失。

食管囊肿可以被覆鳞状上皮、纤毛柱状上皮或两者均有。完全位于食管壁内以及囊壁有明确的双层平滑肌结构是确定食管囊肿最好的依据，但很多时候区分支气管囊肿与食管囊肿是困难的。

(2)心包囊肿：心包囊肿被覆间皮，内含水样清亮的液体。

(3)胸腺囊肿：胸腺囊肿为单房性病变，具有光滑纤维囊壁，被覆立方形、柱状(有或没有纤毛)、移行或者鳞状上皮细胞。囊壁内常可见胆固醇裂隙和肉芽肿，这些在其他纵隔囊性病变中是很少见的。囊壁中存在胸腺组织对于确定胸腺囊肿的诊断是必要的。

(4)胸导管囊肿：胸导管囊肿单房性与胸导管相通，囊壁仅被覆上皮细胞，内含乳糜样液体。

【临床表现】

1.前肠囊肿

(1)支气管囊肿临床表现：发病男性多于女性。直到成年期许多病例仍无症状出现，但50%以上的病例会因为压迫气道或食管，或者出现感染而出现症状。虽然支气管囊肿通常不与气管支气管或者食管相交通，但支气管囊肿感染可能由于穿入上述结构造成。

支气管囊肿常见的临床症状包括：咳嗽，呼吸困难，吞咽困难和胸痛。St-Georges 等总结66例支气管囊肿病例，66.6%有症状，其中2/3有2种或2种以上症状。当囊肿位于纵隔时，胸骨后疼痛是最常见的症状。这可能是囊肿对周围组织或者纵隔胸膜的刺激或炎症反应引起的。吞咽困难、呼吸困难以及咳嗽是囊肿压迫或刺激气道或食管引起的。咳出脓性痰见于7.5%的纵隔囊肿病例，这一症状提示存在(气管或者食管)瘘造成囊肿感染，或者囊肿周围受压迫的肺组织出现肺炎，后者更为常见。

St-Georges 等报道27.3%病例出现并发症，18.1%出现囊壁的炎症和溃疡(通常伴有胸痛)，4.5%气管瘘，1.5%出血，1.5%无瘘感染，1.5%支气管闭锁。另外尚有报道囊肿较大压迫心房引起心律失常(如心动过速或者心房颤动)，压迫上腔静脉引起上腔静脉综合征等。

(2)食管囊肿临床表现：50%以上食管囊肿没有症状。疼痛、吞咽困难是最常见的主诉。

2.心包囊肿　仅有20%心包囊肿存在临床症状，通常是憋气和胸壁不适。应当注意是除非囊肿非常大，手术切除后症状可能不缓解。囊肿内急性出血可能导致心脏压塞；右心室和上腔静脉侧壁侵蚀的情况也有报道。

3.胸腺囊肿　胸腺囊肿症状根据其位置不同差别很大。颈部胸腺囊肿如果没有出现快速增大(如继发于出血)，症状通常不显著。局部压迫可以出现疼痛，甚至声带麻痹。纵隔胸腺囊肿通常没有症状。较大的胸腺囊肿可以引起憋气、咳嗽、胸痛等症状。自颈部延伸至纵隔的胸腺囊肿通常有临床症状。

4.胸导管囊肿　与其他纵隔囊肿不同，胸导管囊肿多数有症状。胸导管囊肿压迫邻近器官如气管、食管而产生症状。有些患者可以出现吞咽困难，甚至是进油腻食物后急性呼吸功能不全。

【辅助检查】

纵隔囊肿，尤其是没有显著症状的病例通常是在例行体检或检查其他疾病是由胸部X线检查所发现。进一步检查可根据情况采用CT、MRI或超声检查。

CT扫描通常可以显示病变的囊性特征。许多支气管囊肿CT影像显示较高的CT值，与软组织肿物相似，而不是水样的低密度。常可见到囊壁部分钙化。MRI有助于确定病变内部的含水结构。

超声检查也有助于确定囊性结构特征。

对于纵隔囊肿进行穿刺，尤其是经过纤维支气管镜或食管镜下囊肿穿刺应慎重。应对穿刺后可能的并发症予以充分重视。这样的操作可能造成囊肿内细菌或念珠菌感染，进而导致显著的纵隔炎和严重的菌血症。

【诊断及鉴别诊断】

纵隔囊肿临床诊断需要根据 X 线检查、CT、MRI、超声以及气管镜和食管镜等辅助检查判断病变位置、确定其囊性特征。其准确的病理诊断往往只有在手术切除后才能获得。

【治疗】

即使没有症状，对于几乎所有影像学检查发现异常纵隔肿物的患者而言手术探查都是需要的。手术不仅可以明确诊断，而且可以缓解症状防止并发症。

手术方式可以选择开胸手术或者 VATS 手术，近期有机器人手术治疗纵隔囊肿的报道。

在相当一部分病例，囊肿与邻近器官(气管支气管树、食管、心包或肺)紧密粘连，但是这些粘连通常不影响完整切除。如果完全切除非常困难或者不必要，应将上皮部分完全去除以避免复发。

【预后】

虽然有零星关于原发纵隔囊肿发展为恶性疾病的病例报道，纵隔囊肿发生恶性变的概率很小。完整手术切除可以确保良好的治疗效果。部分切除或单纯穿刺可能导致复发。

(李　简　林　钢)

第四节　胸腺瘤及重症肌无力

一、胸　腺　瘤

【流行病学】

胸腺瘤是前纵隔最常见的原发性肿瘤，起源于胸腺上皮细胞。我国胸腺瘤发病率在所有纵隔肿瘤中仅次于畸胎类肿瘤和神经源性肿瘤，排第 3 位。其发病率约占成年人纵隔肿瘤的 20%，前纵隔肿瘤的 50%。根据最新的美国国家癌症研究所的数据统计显示，胸腺瘤在人群中的年发病率是 0.13/10 万，男女比差异无统计学意义。亚裔人群发病率尤其较其他人群为高，其中华裔人群年发病率为 0.17/10 万。胸腺瘤可发生于所有的年龄段，20 岁以下者少见，发病高峰年龄在 40—50 岁，大样本的研究统计胸腺瘤的平均发病年龄是 53 岁。

【解剖学】

胸腺分为不对称的左、右叶，呈扁条状，上部可伸入颈部，位于气管前方，下端有时扩展至前纵隔。胸腺组织是在孕 6 周主要由第三咽囊(pharyngeal pouch)，偶尔也会由第四咽囊发育而来。胸腺的左、右两叶分别发育，随着它们向尾侧移动，两叶逐渐相连，但并不融合。胸腺有明显的年龄变化，新生儿时重 15～20g，至 2 岁时相对体积最大，至青春期时可达 30～40g。青春期后胸腺组织逐渐退化萎缩，多为脂肪组织代替，至老年期仅余 10～15g。

胸腺是一个淋巴器官，兼有分泌胸腺素的功能。胸腺素可将来自骨髓、脾等处的原始淋巴细胞转化为具有免疫能力的 T 淋巴细胞，参与细胞免疫应答。

胸腺的血供主要来自胸廓内动脉，另外也可以有部分血供来自无名动脉、甲状腺下动脉、心包膈动脉，大的胸腺静脉汇入到左侧头臂静脉，小的静脉支汇入到胸廓内静脉。一些发自颈交感神经节和迷走神经的小分支进入支配胸腺两叶，而胸腺表面结缔组织包膜由膈神经分支支配。

除了胸腺的两叶之外，异位胸腺可以位于从甲状腺到膈肌的胸腔内任何部位。这一解剖学特点决定了重症肌无力患者需行胸腺扩大切除，方能将肌无力症状控制率达到最高。

【组织学分型和临床分期】

早在 1961 年，Bernatz 就提出胸腺瘤最初的分型方法，他根据上皮细胞和淋巴细胞的比例及上皮细胞形状将胸腺瘤分为：上皮细胞型、淋巴细胞型、混合细胞型和梭形细胞型等 4 种类型。Bernatz 分类被称为胸腺瘤传统分型。1985 年，Marino 和 Müller-Hermelink 根据光学显微镜下上皮细胞的特点把胸腺瘤分为皮质型、髓质型、混合型。皮质型胸腺瘤的上皮细胞与正常皮质上皮细胞在形态学上相似，肿瘤中含有淋巴细胞；髓质型胸腺瘤以上皮细胞为主，很少有淋巴细胞；混合型胸腺瘤兼有以上两种类型的组织学特征。当混合型胸腺瘤组织中超过 75%的部分呈现为单纯皮质型或者单纯髓质型的组织学特征时，被称为混合型胸腺瘤带有皮质优势或者髓质优势。1989 年 Kirchner 等对该分类进行了修订，皮质优势的混合型胸腺瘤被命名为皮质为主型胸腺瘤，同时增加分化良好胸腺癌型。

1999年，世界卫生组织(world health organization，WHO)为规范胸腺瘤的分型，以 Müller-Hermelink 分类为基础，根据胸腺瘤上皮细胞形态及组织中淋巴细胞与上皮细胞的比例提出一套新的组织学分型方法：A型由梭形或椭圆形上皮细胞组成，缺乏核异型性，不含典型或肿瘤淋巴细胞；B型由圆形上皮样细胞组成；AB型为两者的混合表现，与A型类似，但含有肿瘤淋巴细胞；B型又按照根据淋巴细胞与具有异型性的上皮细胞数目的比例及上皮细胞异型性的程度进一步分为B1、B2和B3型；C型表达明显恶性肿瘤细胞学特征。2004年 WHO 对该分型方法进行修订，明确将C型胸腺瘤称为胸腺癌，并引入一些少见的胸腺瘤类型。A型和AB型为良性肿瘤，B1型为低度恶性，B2型为中度恶性，B3型与胸腺癌均为高度恶性，侵袭性强。

Dawson 等请 3 位经验丰富的病理医师用 Müller-Hermelink 分类法分别对 74 例胸腺瘤患者的肿瘤标本进行分类，其中仅 26 例(35%)标本的分类可以在 3 位病理医师间达成共识。Rieker 等为了验证 WHO 分型的可重复性，曾组织多中心大规模回顾性研究，通过 κ 检验发现，不同中心对于同 1 例胸腺瘤的 WHO 分类结果相差很大($P=0.490$)，尤其是B型胸腺瘤进一步再细分为B1型、B2型和B3型时，各中心之间差异更大。可见 Müller-Hermelink 分型法和 WHO 分型法临床可重复性较低。而且复杂的分类使得各型之间的良性、恶性差异无统计学意义。但不可否认两种分型为胸腺瘤的研究作出了巨大贡献，尤其自 WHO 分类方法提出后，胸腺瘤杂乱的组织学分型得到了目前最广泛的统一。

1978年，Berg 等最早推出胸腺瘤的分期标准，主要依据胸腺瘤有无包膜以及是否侵犯周围器官和胸腔内转移进行分期，此方法曾经得到广泛应用，虽然 1979 年 Wilkins 和 Castleman 推荐了另一种胸腺瘤的分期标准表，但大同小异。1981年，日本学者 Masaoka 等提出了手术所见与显微镜所见相结合的分期系统，称之为胸腺瘤 Masaoka 分期(表 11-1)。该分期强调以下两点：①虽然肉眼观察肿瘤可能在包膜内，但镜下所见已超出胸腺包膜，分期应该有区别；②将具有恶性行为的胸腺瘤进一步细化。但是，对于没有明确组织学可见包膜的肿瘤，应该归为Ⅰ期还是Ⅱ期，病理学家尚无一致意见。

随着病例数量的积累，许多学者发现部分胸腺瘤在切除的纵隔脂肪组织中发现转移的淋巴结，并与预后有一定相关性，有必要对胸腺瘤提出 TNM 分期。Yamakawa 和 Masaoka 等率先在 1991 年推出了胸腺瘤的(Y-M)TNM 分期。2004年，世界卫生组织(world health organization，WHO)发表了胸腺瘤的 WHO 分期(表 11-2)。它与 Masaoka 分期的不同点是关于 N1 的划分，WHO 分期将 N1 划分为Ⅲ期，而 Masaoka 分期中，N1 则属于Ⅳb 期。

表 11-1 胸腺瘤 Masaoka 分期

Ⅰ期	肿瘤局限在胸腺内，肉眼及镜下均无包膜浸润
Ⅱa期	肿瘤镜下超出胸腺包膜
Ⅱb期	侵犯邻近脂肪组织，但未侵犯至纵隔胸膜
Ⅲ期	肿瘤侵犯邻近组织或器官，包括心包、肺或大血管
Ⅳa期	肿瘤广泛侵犯胸膜和(或)心包
Ⅳb期	肿瘤扩散到远处器官

表 11-2 胸腺瘤 WHO TNM 分期(2004)

T1	包膜完整
T2	肿瘤浸润包膜外结缔组织
T3	肿瘤浸润邻近组织器官。如，心包、纵隔胸膜、胸壁、大血管及肺
T4	肿瘤广泛侵犯胸膜和(或)心包
N0	无淋巴结转移
N1	前纵隔淋巴结转移
N2	N1+胸内淋巴结转移
N3	前斜角肌或锁骨上淋巴结转移
M0	无远处转移
M1	有远处转移

虽然TNM分期方法逐渐得到广大学者的认同，但由于胸腺瘤出现淋巴结转移的比例较小，目前临床和文献中应用最广泛的分期方法仍然是胸腺瘤Masaoka分期。

Nakagawa等对胸腺瘤的组织学分型与Masaoka临床分期相关性进行研究发现：WHO分类中的A型（髓质型）和AB型（混合型）因为较少发生局部浸润而与MasaokaⅠ期和Ⅱ期对应；B型胸腺瘤（皮质型）因常发生浸润和转移而多处于Masaoka Ⅲ期和Ⅳ期，胸腺瘤组织学分型和Masaoka分期有良好的相关性。Park等的研究也表明WHO组织学分型与Masaoka临床分期显著相关，两者均是胸腺瘤独立的预后因素。

【临床表现】

胸腺瘤的自然病程通常较长。约30％的患者是没有症状的；当肿瘤较大发生局部压迫，或出现外侵时，可以出现相应的临床症状，如胸痛、咳嗽、声音嘶哑、呼吸困难等，并可产生一些非特异的体征，如上腔静脉综合征等；相当一部分胸腺瘤患者会合并有副肿瘤综合征，其中最常见的是重症肌无力（myasthenia gravis，MG），文献报道可以占到30％～45％的患者；相应地，有10％～15％的重症肌无力患者会发现有胸腺瘤；其次最常见的是纯红细胞再生障碍和低丙球蛋白血症，发生在2％～5％的患者。另外4％～7％合并有重症肌无力的胸腺瘤患者可以同时存在其他的副肿瘤综合征。胸腺瘤患者临床常见的副肿瘤综合征详见表11-3。

【诊断】

胸腺瘤的临床诊断主要根据病史和影像学检查。

胸腺瘤形态多不规则，多呈分叶状，位于前纵隔，其中前中上纵隔最多见，可偏向一侧或突向双侧肺野，可向中后纵隔浸润生长，部分可延伸至心膈角区、膈面，少数可同时累及前上、中、下纵隔。胸透X线检查仅仅能提示纵隔的增宽扩大，其诊断价值不高；而胸部CT能较好描述纵隔肿物的解剖位置、侵犯情况以及远处转移，因此，胸部增强CT是诊断纵隔内肿物的首选方法。

大多数非侵袭性胸腺瘤在CT上表现为边界清楚的圆形、卵圆形或分叶状肿物，可位于心脏大血管前正中部位，但大部分生长不对称，而居于前纵隔的一侧。＜2cm的胸腺瘤可仅表现为正常胸腺边缘局部隆起。CT密度与年轻人的胸腺相似。有10％～20％的患者可见肿瘤内有钙化，但这并非意味着良性特征。由于肿瘤内的囊状变形，可使其密度不均。增强扫描时肿瘤的CT密度仅有轻度增强，大多均匀一致。

侵袭性胸腺瘤CT表现为边缘不清的不规则肿块，多位于血管前纵隔间隙内。其密度较非侵袭性者更不均匀，增强扫描时增强较明显。最易受侵犯的纵隔器官是气管、大血管、纵隔胸膜和心包。增强扫描可以提示肿瘤对周围组织尤其大血管的外侵情况，主要征象是肿瘤与纵隔器官之间的脂肪间隙消失，但会存在7％的假阴性和20％的假阳性。肿瘤侵犯胸膜面时可向前胸壁和后纵隔胸膜发展。肿瘤也可直接侵犯肺、膈肌，并通过主动脉裂孔和食管裂孔进入腹腔，较为少见。

除了评估肿瘤对大血管侵犯状况，磁共振成像并不比CT更有优势。而一些研究评估了PET-CT在胸腺瘤诊断中的作用，发现其虽然对于鉴别胸腺

表11-3 胸腺瘤合并的副肿瘤综合征

神经肌肉综合征	重症肌无力、Eaten-Lambert综合征、强直性肌营养不良症、边缘性脑病、僵硬人症候群
胃肠道疾病	慢性溃疡性结肠炎、局限性肠炎
胶原蛋白和自身免疫疾病	系统性红斑狼疮、结节病、类风湿关节炎、多发性肌炎、皮肤肌炎、心包炎、干燥综合征、雷诺病、甲状腺炎
皮肤疾病	天疱疹、脱发、慢性念珠菌感染
内分泌系统疾病	Cushing综合征、甲状腺功能减退症、Addison病、肥大性骨关节病、泌尿系统疾病：肾病、微小病变肾病
造血系统疾病	红细胞再生障碍性贫血、红细胞发育不全、恶性贫血、红细胞增多症、粒细胞缺乏症、多发性骨髓瘤、溶血性贫血、急性白血病、T淋巴细胞增多症
免疫缺陷综合征	低丙种球蛋白血症、T淋巴细胞缺乏症

瘤和胸腺癌是有意义的，但是不能有效评估胸腺瘤有无外侵。

胸腺瘤治疗的关键是能否完整完全手术切除，肿瘤包膜的完整性有着非常重要的意义。所以以前较普遍的观点是活检有可能引起胸腺瘤的胸膜播散或针道种植，所以对临床考虑诊断是胸腺瘤的患者术前一般尽量避免活检，除非患者不宜手术或术前放化疗要求明确诊断。但目前较权威的观点是因为没有数据证实术前活检(无论是细针穿刺还是切开活检)可以引起播散种植，而且还有研究发现术前行活检的患者甚至存在生存优势，所以不反对对胸腺瘤患者行术前活检明确病理诊断。而实际上，无论国内还是国外，相当部分医疗单位已经把对包括怀疑是胸腺瘤的巨大前纵隔肿物行穿刺活检作为一个术前的常规处理程序。

活检方法主要有经皮细针穿刺活检(fine needle aspiration，FNA)和切开活检。文献报道FNA对于明确诊断的成功率约60%，而切开活检可达到90%。FNA得到的组织标本较少，细胞学诊断与淋巴瘤不易鉴别。有研究发现，FNA的敏感性和特异性分别可达到71%和94%，假阳性率和假阴性率分别是8%和23%。

【鉴别诊断】

胸腺瘤的鉴别诊断中最常遇到的是恶性淋巴瘤。

胸腺瘤70%～80%为良性或间变性，其包膜完整，肿块多呈膨胀性生长，偏向一侧生长；淋巴瘤患者一般发病年龄较轻，CT显示一般为多区域淋巴结增大、融合，无包膜，呈浸润性生长，经常可以跨越纵隔两侧。对于胸腺瘤和淋巴瘤，均可见肿瘤内囊变，囊变不具有特异性，而淋巴瘤内极少有钙化，所以钙化是胸腺瘤相对于淋巴瘤一个较为特异性的征象。

淋巴瘤中纵隔或者周围淋巴结增大极为常见，当发现有纵隔或者周围淋巴结增大时，应首先考虑淋巴瘤；少数恶性程度较高的侵袭性胸腺瘤或胸腺癌亦可见到，但发生率较淋巴瘤明显减低。而且淋巴瘤除纵隔外常伴颈部及其他部位淋巴结增大，呈多发结节或融合成块，增强后多轻度不均匀强化，其中有结节样明显强化区，环形强化对淋巴瘤定性诊断有帮助。

【治疗】

1.外科手术　完全的手术切除是胸腺瘤治疗的关键。研究显示，即使是Ⅲ～Ⅳ期的病例，只要完整切除，也能获得与Ⅰ期病例相似的生存期。Uematsu等报道了对165例Ⅲ～Ⅳ期胸腺瘤患者生存期的分析，5年生存率比非侵袭性胸腺瘤患者要低(67%比85%)，但如果侵袭性肿瘤能获得完整切除，那么两组的5年生存率则无显著差异。不完全或减瘤手术应该视为手术的失败，因为有研究发现这样并不比单纯活检更有临床受益。虽然发生率很低，但胸腺瘤切除后有可能出现重症肌无力，而且胸腺瘤可以是多源发的，有时在正常胸腺中显微镜下可以发现微小的胸腺瘤，所以胸腺瘤手术应当行全胸腺切除。所以，手术医师对于完整切除的意愿和能力对于手术非常重要。

(1)手术指征：目前还没有证据证实具有完整包膜的Ⅰ期胸腺瘤是否会发展成为具有外侵的胸腺瘤，所以比较普遍的观点是对于可能是胸腺瘤的前纵隔肿物都应行手术切除。但也有人认为，对于体检偶尔发现的<1cm的Ⅰ期小胸腺瘤，因为其不影响患者的长期生存，可以在严密随访的基础上暂不行手术切除。

(2)手术方式

①颈部横切口入路仅适用于无胸腺瘤的纯胸腺切除。通常应用于比较年轻和没有长期服用激素的患者。因为年长和长期应用激素可以引起腺体的退化，使得在经颈切口入路时，切除变得困难。

②侧开胸切口虽然在切除同侧叶内包膜完整的胸腺瘤时比较方便，但要行全胸腺切除则比较困难。

③胸骨正中切开入路可以达到充分的显露，目前仍然是胸腺瘤切除的金标准。一般不采用胸骨横断切口，因为会影响胸骨的稳定性而且并发症高。

④微创术式。传统的胸腺瘤切除开胸手术为胸骨正中切口，创伤大、出血多、术后并发症较多且疼痛较为明显，给患者带来心理和生理上的痛苦，且对于年轻女性而言，也远远达不到美观的要求。此后发展起来的微创手术对于Ⅰ期和Ⅱ期胸腺瘤患者，其彻底清除前纵隔肿瘤和脂肪组织的效果与传统开胸手术相当。VATS胸腺切除、脂肪扩清技术上是可行的，利用胸腺缺乏大血管的解剖特点，可顺利完成手术。尤其右胸入路可避免主动脉弓遮挡，对上腔静脉、双侧无名静脉显露亦清楚，对上纵隔脂肪清除更彻底(VATS切除率可达80%～85%)，其疗效与其他手术方法相似。

与胸腔镜手术相比，仿真手腕手术器械可使镜下手术获得较人手更大范围的关节活动度，完全重现人手的动作达到手眼协调，从而保证能通过小切口在狭小的纵隔空间内切除胸腺瘤及清扫周围大范围脂肪。与胸腔镜手术相比，其提供的高清晰三维图像方便术者更安全地处理胸腺血管。但机器人辅助手术在操作过程中缺少触觉反馈，在处理血管过程中可导致过度牵拉撕裂血管壁从而引起出血。费用昂贵是导致目前机器人手术系统难以普及的最重要原因。

虽然许多研究者已经反复证实运用胸腔镜技术完全可以行全胸腺切除，但是其远期效果，尤其是对于重症肌无力的治疗还有待于进一步研究。只有在积累了大量手术资料和获得长期生存随访结果后，才能将胸腔镜手术与经颈部切口或经胸部切口的胸腺切除术进行比较。目前，尚无大规模随机临床试验验证机器人辅助胸腔镜下胸腺瘤切除手术的优越性，胸骨正中切口仍然是胸腺瘤外科治疗的金标准。

所以需要强调的是，不能因为仅仅追求手术切口的微创而降低对手术切除范围的要求，手术质量和效果才是应该第一位考虑的。

2.化疗　胸腺瘤对化疗敏感，化疗能使大部分Ⅲ～Ⅳ期胸腺瘤得到不同程度的缩退，从而为手术完整切除创造机会。通常应用含铂类药物的联合化疗方案，但目前对于最优化的组合方案尚无一致意见。以铂类为中心的联合化疗达到了72%～100%的缓解率。化疗虽然能带来较高的缓解率，但单靠化疗并不能彻底治愈；即使是通过化疗取得完全缓解(CR)的病例，如果不行手术治疗，仍会有较高的复发率。因此，化疗只能作为一种辅助手段，通过化疗使肿瘤退缩、降期，提高完整切除率，从而提高治愈率。

3.放疗　虽然从来没有随机对照的前瞻性研究来检验放射治疗在胸腺瘤治疗中的作用，但目前普遍接受的观点是由于胸腺瘤是放疗敏感型的肿瘤，对于侵袭性的病变，放疗作为辅助治疗有非常重要的作用。

一般对于Ⅰ期肿瘤完全切除即可达到满意的治疗效果，术后不需要进行辅助治疗；但对于Ⅱ期患者，尤其是B2和B3型的患者，由于完全切除术后的复发风险增高，一些研究显示术后行辅助放疗可以显著降低复发率。但是这些研究的结果同时也提示，术后放疗并不能降低胸膜播散的发生率。所以目前对于Ⅱ期患者行完全切除术后是否需辅助放疗尚存在争议。

而对于Ⅲ期和Ⅳ期患者，支持术后辅助放疗的证据就更多了。目前一般建议行完全切除术后均需行辅助放疗。

但同时需要强调的是，有研究显示对于那些仅仅行减瘤手术或单纯活检的患者，术后放疗的缓解率仅有21%，结果并不理想。

术后放疗的剂量一般推荐是45～55Gy，对于巨块型的肿瘤，建议应用超过60Gy的更高的剂量。而为了降低胸膜腔播散的发生，有研究进行术后胸膜腔的预防性放疗，放射剂量从10Gy/10次到16Gy/16次不等，虽然术后生存有提高，但严重的放射性肺炎发生率也较高，达13%。

对于不能切除或不能耐受手术的胸腺瘤患者可以采用根治性放疗。有一些研究证实其近期有效率较高，结果可以接受。而多数研究显示，同期放化疗加后续巩固化疗是一种安全而有效地治疗无法手术切除胸腺瘤的方法，其近期缓解率可以达到80%以上，有效率和远期生存率均优于单纯放疗或序贯放化疗。

可能是因为对术后胸骨切口愈合和呼吸系统并发症的担心，对胸腺瘤患者进行术前进行新辅助放疗的文献较少。有研究显示术前放疗可以使肿瘤缩小提高手术切除率，并可能较少术中的种植。但目前总体而言，术前放疗所受到的关注较少。

4.治疗策略

(1)Ⅰ期肿瘤：不建议进行辅助治疗；由于可能会出现远期复发，需要至少随诊10年以上；如合并重症肌无力，需行胸腺扩大切除；但对于未合并重症肌无力的Ⅰ期患者，是否需行胸腺扩大切除尚有争议。

(2)Ⅱ期肿瘤：很少能在术前准确分期为Ⅱ期，通常都是可切除的；复发率约4.1%，大部分是胸膜播散，但不建议术后行预防性胸腔(hemithorax)放疗；不建议将辅助放疗作为常规治疗。

(3)Ⅲ期肿瘤：应尽可能将受侵器官一起行整块扩大切除；建议行术后放疗，但要注意可能导致严重的缩窄性心包炎；对于完全切除的患者术后可以考虑化疗但并不强烈推荐；对于不完全切除的患者术后推荐行术后化疗；尽量避免切除双侧膈神经，尤其对于合并重症肌无力的患者；对于术前判断无法切除的患者，术前应行化疗或放化疗；当术中发现肿瘤无法完全切除时，应尽量行减瘤手术；但对于胸腺癌则不建议。

(4)Ⅳa期肿瘤:如果是术中偶然发现胸膜腔播散转移,应尽量予以全部切除;虽然术前发现胸膜播散已很明显,但范围较局限,也建议手术治疗;如范围广泛,建议行化疗治疗;单侧胸腔放疗对生存率提高影响不大;胸膜全肺手术并发症较多,虽未推荐,但有研究显示对于选择良好的患者在同时辅助治疗下也可取得较好的疗效。

(5)Ⅳb期肿瘤:建议主要行化疗治疗;对于只有孤立转移淋巴结的患者,可以行肿瘤切除加淋巴结清除,术后辅助化疗。

(6)术后复发肿瘤:建议对可切除的复发肿瘤尽量再次行手术完全切除;还可应用皮质醇对不可切除的复发瘤行辅助治疗,也可作为可切除肿瘤的术前新辅助治疗。

【预后】

大部分研究证实,Masaoka分期、WHO分型和能否完全手术切除是胸腺瘤患者预后的独立危险因素。其中能否完全手术切除是胸腺瘤患者最重要的预后因素。文献报道,胸腺瘤患者的手术死亡率不超过2%,并发症发生率约为20%;对于胸腺瘤Masaoka分期是Ⅰ期、Ⅱ期、Ⅲ期、Ⅳa期的患者,其10年生存率分别约是90%、70%、55%和35%,而其术后复发率分别是3%、11%、30%和43%。然而,对于Ⅰ期、Ⅱ期患者,只有非常少的比例最终是死于胸腺瘤本身的,所以使用无瘤生存期能更确切的反映出治疗效果。一些文献显示,胸腺瘤Masaoka分期是Ⅰ期、Ⅱ期、Ⅲ期、Ⅳa期的患者,其10年无瘤生存率分别可以达到94%、88%、56%和33%。

对于复发的胸腺瘤患者,手术仍然是最重要的治疗手段;文献报道有50%～75%的复发病例仍然是可以再次手术切除的;而完全切除的患者5年生存率最高可达到72%,而相比不完全切除的患者只有0～25%;而完全切除后的再次复发率也有16%～25%。

有资料显示,在诊断胸腺瘤后的10年中,有10%的患者会发生胸腺外的恶性肿瘤,但没有特定的肿瘤类型,而且发生风险与是否合并重症肌无力无关。

二、重症肌无力

【发病机制】

重症肌无力(myasthenia gravis,MG)是一种发生在神经-肌肉接头处,由乙酰胆碱受体(AChR)抗体介导、细胞免疫依赖的获得性自身免疫性疾病。其发病机制与遗传因素、致病性自身抗体、细胞因子、补体参与及胸腺肌细胞等复杂因素有关。约80%的患者AChR自身抗体阳性,导致AChR数量减少、功能丧失,进而使神经肌肉传递障碍而致肌无力。另20%血清AChR自身抗体阴性患者发病机制虽尚不甚清楚,但有证据提示其也是抗体介导的功能紊乱。异常的胸腺淋巴细胞在抗体的形成中起主要作用。

【流行病学】

国外流行病学调查显示MG年发病率为0.4～1.1/10万,可见于任何年龄。一般认为有2个高峰年龄,第1个高峰年龄为20—40岁,女性多见;第2个高峰年龄在41—60岁,以男性多见,多合并胸腺瘤。其中华裔的胸腺瘤患者合并有重症肌无力的比例较西方白种人群明显要高,有研究统计可高达48%。且华裔患者中严重病例较少,抗乙酰胆碱受体抗体滴度水平显著偏低。合并重症肌无力的胸腺瘤患者男女比例相当,相比较不合并重症肌无力的患者更为年轻。按照WHO组织学分型,B2型、B1型和AB型胸腺瘤患者中重症肌无力的发生率最高;而A型和B3型患者中发生率只有10%甚至更少。而胸腺癌患者极少合并重症肌无力。重症肌无力患者中有15%合并胸腺瘤,约60%合并胸腺淋巴样增生,25%的患者表现为腺体萎缩。其中女性患者更常见胸腺增生,而50岁以上胸腺增生极为少见。

【临床表现及分型】

临床特征为骨骼肌活动后容易疲劳,休息或使用胆碱酯酶抑制药可以缓解。肌无力通常表现为晨轻暮重,波动性明显。2/3病例累及眼外肌,常为早期症状,10%长期局限于眼肌,颜面肌、咽喉肌、躯干肌和肢体肌均可受累。本病病程迁延,期间可缓解、复发或恶化。感染、疲劳等常使病情加重,甚至出现危象。

1958年Osserman首次提出MG临床分型,简便直观,以后经过多次改良,在临床上得到了广泛应用:Ⅰ型(眼肌型)是指病变仅在眼外肌;Ⅱ型(全身型)分Ⅱa型(轻度全身型)表现四肢肌轻度受累常伴眼外肌受累;Ⅱb型(中度全身型)表现全身无力伴有咀嚼、吞咽、构音困难;Ⅲ型(急性重症型)是指急性起病,出现球麻痹及呼吸肌麻痹;Ⅳ型(迟发重症型)是指隐性起病,进展较慢,常由Ⅰ型或Ⅱ型在2年内发展到球麻痹和呼吸肌麻痹;Ⅴ型(肌萎缩型）是指出现肌萎缩。随着认识的深入也同时发现 Osserman 分型的局限性：各临床分型并非绝对；MG 存在类型的转化；病情加重与临床分型不一定相关。为此，2000 年美国 MG 协会（MGFA）推出了基于定量测试的临床分型（表 11-4）与定量评分（QuantitiveMG score，QMG）。定量评分是分别对主要受累肌群的肌力做量化测试。这样的分型更能合理地反映患者的临床特征。

表 11-4 美国 MG 协会的 MGFA 临床分型

Ⅰ型	任何类型眼肌无力、可伴有眼闭合无力，其他肌群正常
Ⅱ型	不管眼肌无力的程度、其他肌群轻度无力
Ⅱa	主要累及四肢肌和（或）躯干肌，可有同等程度以下的咽喉肌受累
Ⅱb	主要累及咽喉肌和（或）呼吸肌，可有同等程度以下的四肢肌和（或）躯干肌受累
Ⅲ型	不管眼肌无力的程度、其他肌群中度无力
Ⅲa	主要累及四肢肌和（或）躯干肌，可有同等程度以下的咽喉肌受累
Ⅲb	主要累及咽喉肌和（或）呼吸肌，可有同等程度以下的四肢肌和（或）躯干肌受累
Ⅳ型	不管眼肌无力的程度、其他肌群重度无力
Ⅳa	主要累及四肢肌和（或）躯干肌，可有同等程度以下的咽喉肌受累
Ⅳb	主要累及咽喉肌和（或）呼吸肌，可有同等程度以下的四肢肌和（或）躯干肌受累

【诊断】

重症肌无力的诊断主要靠肌无力的临床特点、药物试验和电生理检查，必要和有条件时，可做 AChR（乙酰胆碱受体）抗体和肌肉活检检查，同时排除其他肌无力的疾病后可确诊。MG 伴胸腺异常的早期诊断主要依赖于胸腺影像学检查。胸腺 CT 虽然能以其良好的组织学特性及早发现病变，但难以完全准确地区分胸腺瘤和胸腺增生产生的细微密度差别。

【治疗】

1. *内科非手术治疗*

（1）胆碱酯酶抑制药：只能起到对症治疗作用，并不能改变其根本的免疫病理过程。适用于发病早期与轻症 MG 病例。临床常用的是溴化吡啶新斯的明，其作用温和平稳，作用时间较长。

（2）糖皮质激素：在 20 世纪 70 年代以后糖皮质激素已成为 MG 主要和常用的免疫治疗药物。适用于①眼肌型或全身型 MG；②胆碱酯酶抑制药疗效不理想 MG；③病情恶化又不适于胸腺摘除的 MG。目前用药方法多数主张大剂量递减法。

（3）其他免疫抑制药：可选用环磷酰胺、硫唑嘌呤或环孢素（环孢霉素），适用于难治 MG 病例、发生危象病例，胸腺切除术后疗效不佳者，因有高血压、糖尿病、溃疡病而不能应用肾上腺糖皮质激素或不能耐受肾上腺糖皮质激素病例。需注意血象和肝、肾功能得变化。

（4）静脉大剂量丙种球蛋白（IVIG）与血浆交换：目前 IVIG 推荐用法是 0.4g/(kg·d)，静脉滴注，连续 5d 为 1 个疗程；血浆交换用法是交换量平均每次 2.5L，连用 3～8 次（平均 5 次）。适用于抢救 MG 危象或胸腺摘除术前的准备，安全有效。注意用后需及时加用其他治疗。

（5）放射治疗：由于其疗效不肯定，不良反应较大，国内外已较少应用。

2. *手术治疗* 早在 1911 年 Sauerbruch 医生就为一名重症肌无力的患者做了第 1 例经颈部横切口胸腺切除术，切除的胸腺组织只是增生，没有胸腺瘤。而 1936 年 5 月 26 日 Blalock 为 1 位 19 岁重症肌无力女性患者成功地切除了胸腺瘤，这成为手术治疗重症肌无力的里程碑。而由 Blalock 开创的正中胸骨切开入路，也成为切除前纵隔肿瘤的标准术式。目前胸腺切除仍然是 MG 的基本疗法，其适应证：①全身型 MG，药物疗效不佳或难以耐受药物治疗者；②伴有胸腺瘤的各型 MG，眼肌型 MG 是否行手术治疗，目前还存在争议。另外，有人建议手术治疗应限制在 65 岁以下，因为高龄患者通常会有一个 atrophic 的胸腺；而且一系列回顾性研究还发现手术在 MG 的诊断后越早进行，患者受益就越大，所以建议在诊断明确后 3 年以内行手术治疗。

目前临床 MG 胸腺切除手术的径路较多，有经颈部切口，胸骨部分劈开切口，全胸骨劈开切口，颈部切口加胸骨正中劈开的扩大胸腺切除，以及近年来采用的在电视胸腔镜下行胸腺切除及机器人辅助胸腺切除术。由于纵隔内异位胸腺组织分布部位较广泛，虽强调手术时彻底清除纵隔内胸腺及脂肪组织,要100%的切净还是难以达到的。有文献对各种径路胸腺组织切除率作了研究,单纯颈部切口仅切除40%～50%,部分胸骨劈开为70%～75%,电视胸腔镜为80%～85%,以颈部横切口加胸骨劈开的扩大胸腺切除最高,可达85%～95%。

3. 围术期准备　对于全身型MG患者,原则上应调整溴吡斯的明剂量至最小,效应最佳、使肌无力症状有明显改善,患者能生活自理,控制每日用药时间、间隔及剂量相对恒定,患者症状呈最轻、最稳定状态。严格按6～8h的间隔口服溴吡斯的明以控制肌无力症状,症状暂时加重时可间断肌内注射新斯的明。抗胆碱酯酶药物用量过大或剂量调整过频均可因胆碱能危象而加重无力症状,调整剂量的间隔时间应为2～3d。服用激素的患者亦应逐渐将用量调整至可控制症状的最低用量。术晨对于症状轻微的患者可服用半剂量,但对于症状较重的患者,仍应服用全剂量。对Ⅱb型、Ⅲ型患者,抗胆碱酯酶药物和激素无法控制症状时,术前可采用血浆置换疗法,或者术后使用丙种球蛋白。

MG患者由于乙酰胆碱受体大量减少,神经-肌肉接头传递障碍,且术前服用抗胆碱酯酶药治疗,进一步改变了患者对肌松药的敏感性,一方面影响去极化肌松药如氯琥珀胆碱的水解而易出现Ⅱ相阻滞;另一方面MG患者对非去极化肌松药高度敏感,使用肌松药会导致其术后呼吸功能的恢复明显延长。所以手术麻醉应避免使用肌松药,或者选用中、短效非极化类肌松药,禁用箭毒,慎用氯琥珀胆碱(司可林)、吗啡、巴比妥类等中枢抑制药。

术后视病情延长呼吸机辅助呼吸时间,待患者肌力恢复,神志清醒后拔除气管插管。术后早期应用抗胆碱酯酶药物,有助于患者肌力的恢复,促进主动排痰,减少呼吸道感染。拔管困难者应及时行气管切开术。术后72h为肌无力危象高发期,一旦出现危象应气管内插管并尽早气管切开,并调整抗胆碱酯酶药物和激素的用量,待病情完全稳定后逐渐脱离呼吸机。术后抗感染应选用对神经肌肉接头传递功能无阻滞作用的青霉素、头孢菌素类抗生素预防和控制感染,并加强营养支持,及时改善患者的营养状况,促进术后恢复。

术后当患者发生呼吸乏力,低氧血症时,不管是肌无力危象或胆碱能危象,处理上都要果断给予气管内插管辅助通气,改善患者通气功能,目前,多数学者认为及时采用机械通气治疗是降低肌无力危象死亡率的主要手段。

【预后】

研究显示胸腺瘤患者的长期生存率,伴有重症肌无力的要好于不伴有重症肌无力的患者。是否伴有重症肌无力并不影响胸腺瘤患者的复发率、复发间隔和复发后的生存期。而对于重症肌无力症状的控制,合并有胸腺瘤的患者行胸腺切除术后5年的肌无力完全缓解率仅10%～20%,明显低于不合并有胸腺瘤的患者的30%～60%。总体来说,合并MG对胸腺瘤的生存率并无明显不良影响,但MG患者合并胸腺瘤则会导致其生存率下降。

(李　简　林　钢)

第五节　胸　腺　癌

【概念与分类】

1. 胸腺癌的定义　胸腺癌是来源于胸腺上皮的一种罕见的恶性肿瘤,具有与其他器官恶性肿瘤细胞类似的形态,容易出现包膜的侵犯和远处转移。

2. 胸腺癌组织学分型

(1)发展史:胸腺肿瘤的组织学分类一直是个难题,主要原因是胸腺肿瘤细胞的形态多种多样。历史上学者们曾提出过多种胸腺瘤组织学分类方法,比较有代表性的分型包括以下几方面。

①1961年,美国Mayo Clinic的Bernatz提出一种组织学分类方法,他以胸腺肿瘤中上皮细胞与淋巴细胞的比例以及上皮细胞的形态将胸腺肿瘤分为4型,即淋巴细胞为主型、上皮细胞为主型、混合型和梭形细胞型。Bernatz分类获得广泛认可,被认为是胸腺瘤经典组织学分类方法。这种分类存在的缺点是在临床中发现胸腺瘤细胞的形态与临床观察到肿瘤生物学性质不相符,评估患者预后时作用不大。

②1976年,Levine和Rosai提出胸腺肿瘤包膜的完整性与其生物学表现关系密切。他们因此提出以胸腺瘤包膜完整性作为分类标准,分为2型:良性胸腺瘤,即包膜完整;恶性胸腺瘤,即包膜受侵犯。又根据胸腺瘤细胞形态将恶性胸腺瘤分两型.Ⅰ型即侵袭性胸腺瘤,细胞形态与良性胸腺瘤类似;Ⅱ型即胸腺癌,细胞具有恶性细胞表现。Levine 和 Rosai 分类方法也获得学界广泛认可。1985年，Marino 和 Muller-Hermelink 提出胸腺肿瘤细胞可能起源于胸腺的皮质、髓质或者同时来自两者，提出将胸腺瘤分为皮质型、髓质型、混合型3类。随后 Kirchner 和 Muller-Hermelink 对这种分类方法进行修改，加入两种新的组织类型，即皮质为主型和高分化胸腺癌。他们认为，根据这种形态分类可以估测肿瘤的侵袭性。

③1985年，Verley 和 Hollmann 提出分型包括：梭形细胞胸腺瘤、淋巴细胞为主型胸腺瘤、分化型上皮型胸腺瘤（differentiated epithelial thymoma，即上皮细胞为主型胸腺瘤）和未分化上皮型胸腺瘤（即胸腺癌）。这种分类方法在法国内采用较多。

④1999年，世界卫生组织（WHO）指定一个专家组为胸腺肿瘤制定统一的组织学分类方法，将胸腺肿瘤分为三大类型：A型、B型和C型，B型又分为B1、B2和B3三个亚型（表11-5）。

表 11-5 WHO 胸腺肿瘤分型

WHO 分型	描述
A	髓质型，梭形细胞胸腺瘤
AB	混合型胸腺瘤
B1	淋巴细胞为主型胸腺瘤；皮质为主胸腺瘤；淋巴细胞型胸腺瘤
B2	皮质型胸腺瘤
B3	高分化胸腺癌，上皮型胸腺瘤，鳞样胸腺瘤
C	胸腺癌

⑤1999年，Suster 和 Moran 根据胸腺肿瘤细胞分化程度将其分为3类：高分化胸腺瘤、中分化胸腺瘤和低分化胸腺瘤（即胸腺癌）。

（2）目前常用分类的比较：目前临床用得比较多的临床病理分型方法是包括 Bernatz 分型，Marino 和 Muller-Hermelink 分型，WHO 分型和 Suster 和 Moran 分型，它们之间异同见表11-6。

表 11-6 几种临床常用的组织学分类方法的比较

Bernatz	Kirchner-Muller-Hermelink	WHO	Suster-Moran
梭形细胞	髓质型	A型	分化好胸腺瘤
—	混合型	AB型	分化好胸腺瘤
—	皮质为主型	B1型	分化好胸腺瘤
淋巴细胞为主	皮质型	B2型	分化好胸腺瘤
混合型	皮质型	B2型	分化好胸腺瘤
上皮细胞为主	分化好的胸腺癌	B3型	不典型胸腺瘤
—	恶性胸腺癌	C型	胸腺癌

（3）胸腺癌组织学分类方法：如上所述，胸腺癌一般作为胸腺肿瘤的一种类型进行统一的组织学分类。但胸腺癌又包括许多种不同病理类型的肿瘤。Levine 和 Rosai 将胸腺癌按照肿瘤细胞分化程度将其分为两类：低度恶性肿瘤（Low-grade ）和高度恶性肿瘤（High-grade）。低度恶性肿瘤包括高分化鳞状细胞癌、黏液表皮样癌和类基底细胞癌；高度恶性肿瘤包括淋巴上皮癌（Lymphoepithelioma-like carcinoma）、低分化鳞状细胞癌、未分化癌、腺鳞癌、透明细胞癌（Clear cell carcinoma）、乳头状腺癌、黏液腺癌、肉瘤样癌、退化性/未分化癌（Anaplastic/Undifferentiated）。

3. 胸腺癌临床分期　历史上，胸腺肿瘤曾出现过许多种分期方式，比较有代表性的分期方法包括：Bergh 分期（表11-7）、Wilkins 和 Castleman 分期（表11-8）、TNM 分期（表11-9）、Masaoka 分期（表11-10）、Masaoka 改良分期（表11-11）和 GETT 分期（表11-12）。

Masaoka 认为上述两种分期方法存在以下缺陷：①胸内转移部位不清楚；②侵犯程度描述不正确；③Ⅲ期所包含疾病种类太广泛；④血行转移和淋巴转移描述不清楚。

表 11-7 Bergh 分期（1978）

分期	描述
Ⅰ期	包膜完整或陷于包膜内生长
Ⅱ期	浸透包膜到纵隔脂肪
Ⅲ期	侵犯周围器官，胸内播散或两者均有

表 11-8 Wilkins 和 Castleman 分期（1979）

分期	描述
Ⅰ期	包膜完整或陷于包膜内生长
Ⅱ期	浸透包膜到纵隔脂肪、周围胸膜或心包
Ⅲ期	侵犯周围器官，胸内播散或两者均有

表 11-9　TNM 分期(1991 年,Yamakawa,Masaoka)

分期		描　述
T	T1	肉眼看在包膜内,显微镜下无包膜侵犯
	T2	肉眼看与周围脂肪组织、纵隔胸膜粘连或侵犯或显微镜下可见包膜侵犯
	T3	侵犯周围器官,如心包、大血管和肺
	T4	胸膜或心包播散
N		
	N0	无淋巴转移
	N1	前纵隔淋巴转移
	N2	除前纵隔淋巴结外其他胸内淋巴转移
	N3	胸腔外淋巴转移
M		
	M0	无血行转移
	M1	血行转移

TNM 分期的缺点是这种方法不适合预测侵袭性胸腺瘤的预后

表 11-10　Masaoka 分期

分期	描　述
Ⅰ期	肉眼观察与显微镜检查显示肿瘤完全位于包膜内
Ⅱa 期	显微镜检查显示肿瘤侵犯包膜
Ⅱb 期	肉眼观察肿瘤侵犯周围纵隔脂肪或侵及纵隔胸膜但未穿透
Ⅲ期	侵犯周围器官
Ⅳa 期	胸膜或心包播散
Ⅳb 期	淋巴或血行转移

特点是根据肿瘤是否侵犯包膜和周围脂肪和组织器官,有无远处转移进行分期的。是目前临床广为认可的分期方法

表 11-11　Masaoka 改良分期

分期	描　述
Ⅰ期	肉眼观察肿瘤完全位于包膜内;显微镜下肿瘤未侵犯包膜
Ⅱ期	显微镜下肿瘤侵犯包膜或肉眼观察肿瘤侵透包膜到周围纵隔脂肪或纵隔胸膜
Ⅲ期	肉眼观察肿瘤侵犯周围器官(如心包、大血管或肺)
Ⅳ期	a:胸膜或心包播散 b:淋巴或血行转移

表 11-12　Groupe d'Etude des Tumeurs Thymique staging system (GETT)分期

分期		描　述
Ⅰ期		
	Ⅰa	完全位于包膜内的肿瘤彻底切除
	Ⅰb	肉眼观察肿瘤位于包膜内彻底切除;有纵隔粘连/侵犯或显微镜检查怀疑侵犯包膜
Ⅱ期		肿瘤有外侵彻底切除
Ⅲ期		
	Ⅲa	肿物有外侵,部分切除
	Ⅲb	肿瘤有外侵,单纯活检
Ⅳ期		
	Ⅳa	锁骨下淋巴转移或远处胸膜种植
	Ⅳb	远处转移

特点是在一些欧洲国家,采用的是 GETT 分期方法。这种系统是根据肿瘤是否侵犯包膜和周围组织(这点与 Masaoka 分期类似),以及手术切除范围和彻底程度进行分期。根据 GETT 分期,特别是手术切除范围和彻底程度,可能对预后预测有帮助。但由于手术前无法事先确定切除情况,因此临床上手术前采用 GETT 分期对治疗方法的选择指导作用不大

【流行病学】

胸腺癌占所有胸腺恶性肿瘤的 1%,5 年生存率为 30%～50%。与胸腺瘤不同,胸腺癌副肿瘤症状(如重症肌无力)不常见,但在分化较好的胸腺癌,副肿瘤症状曾有报道。胸腺癌发病的平均年龄是 47—60 岁。男性多见。

【临床表现】

最常见的症状包括咳嗽、胸痛、膈神经麻痹、上腔静脉阻塞综合征,也有体检偶然发现(图 11-1)。

【扩散方式】　胸腺癌进展主要方式是局部侵犯,据报道胸腺癌患者就诊时 80%的患者可出现局部侵犯或在胸部影像学检查时发现与纵隔组织关系不清。40%的患者就诊时可出现淋巴或血行转移。常见的转移部位是骨、肺、胸膜和肝(图 11-1)

【辅助检查】

1. CT　是首选的检查手段,可以发现前纵隔肿物,肿瘤区域可见坏死、囊性变或钙化。侵犯周围组织时,肿物与周围器官的脂肪间隙消失。偶尔可见侵犯胸膜、心包和膈肌的现象。Tomiyama 的研究显示,肿瘤外形,有无外侵,有无淋巴增大对胸腺肿瘤性质有提示意义。外形光滑主要见于 A 型胸腺瘤。而外形多不规则者多见于胸腺癌(75%以上),但 AB、B1、B2、B3 型胸腺瘤也有一部分是这种

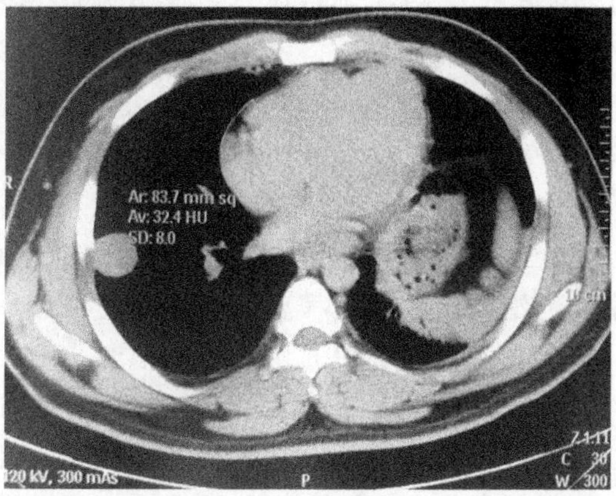

图 11-1 胸腺癌术后 3 个月

发现右肺下叶结节，病理证实为胸腺癌肺转移

表现。研究还发现胸腺癌患者常见到淋巴增大(40%～44%)。侵袭性胸腺瘤时尽管也可以见到增大的淋巴肿，但比例低得多(0～10%)。此外，胸腺癌与侵袭性型胸腺瘤(B3)多可见到肿瘤不均匀强化。

2. MRI 日本学者的研究显示，MRI 可用于区分胸腺瘤与胸腺癌。他发现胸腺瘤 T_2WI 与脂肪信号相同或为极高信号，而 60%的扁平上皮癌患者 T_2WI 是低信号，因此可用于区分。此外对于胸腺肿瘤侵犯大血管的情况，MRI 比 CT 观察的更清楚。此外，当肿瘤侵犯大血管或心脏时，MRI 可以为手术方法的制订提供帮助。

3. PET/CT 可用于胸腺癌的诊断、预后判断以及复发监测。研究显示，胸腺癌时 FDG 摄取值明显升高，可用来区分胸腺瘤与胸腺癌。Adams 和 Kubota 还发现 FDG 摄取值高低与胸腺瘤的恶性程度相关。

4. *细针穿刺*(fine needle aspiration biopsy, FNA)*或手术活检* 胸腺肿瘤的最佳治疗是根治性手术切除，因此 FNA 不是临床常规检查手段。但是，对于无法手术切除的胸腺肿瘤，或高度怀疑淋巴瘤的患者或不能耐受手术的患者，应采用 FNA 或手术获取组织学类型。

【鉴别诊断】

1. *胸内甲状腺肿* 除少数先天性迷走甲状腺外，一般是指后天性胸骨后甲状腺肿，是由颈部甲状腺肿向下延伸至前上纵隔所致。胸内甲状腺肿的特点是①患者年龄常为中年女性居多。②颈部可扪及增大的甲状腺，随吞咽而活动。但由于其下极进入胸内，常不能被扪及。③除个别伴甲状腺功能亢进症症状外，多无临床症状。若胸内甲状腺肿明显增大，则可出现程度不等的胸骨后不适、呼吸困难、呼气时喘鸣等。若一侧明显增大则可造成气管向对侧移位表现。④X 线表现为卵圆形或梭形块影，一般较致密而均匀，边界清晰，偶可见钙化影。块影常位于前上纵隔部位，较一般的胸腺瘤位置略高。⑤核素 ^{131}I 扫描可清晰显示其胸内的位置。⑥颈胸部 CT 片示颈部甲状腺阴影与胸内肿块阴影相连成一体，无中断现象。

2. *纵隔霍奇金淋巴瘤* 发生在纵隔的霍奇金淋巴瘤几乎均为结节硬化型，过去称之为“肉芽肿性胸腺瘤”。目前，多数学者认为是发生在胸腺的霍奇金病，约 90%的病例存在有前纵隔淋巴结受累，胸部 X 线片显示“前上纵隔块影”以及“上纵隔阴影明显增宽”。纵隔霍奇金淋巴瘤的特点是①发病年龄有 2 个高峰现象即 10—20 岁与 50—70 岁。在中国、日本等国家和地区以中年以上妇女多见。②虽有近 50%的患者仅有纵隔占位的症状与表现但较多数患者常常伴有全身淋巴结增大，以颈部、腋下、腹股沟等处多见。有文献报道，约 70%的患者有颈部淋巴结被侵犯的表现。③25%的患者常伴有临床症状，如发热盗汗、体重减轻及皮肤疼痛。④17%～20%的患者在饮酒后 20min，出现病变局部疼痛(又称“酒精瘙痒”)。其症状可早于其他症状及 X 线表现。⑤早期常可伴有轻度或中度贫血，少数患者可有轻度中性粒细胞增多。⑥CT 及 X 线检查常显示肿块边缘不规则，密度不均。70%的患者在 CT 检查中可发现气管旁、肺门、隆突下等区域淋巴结被侵犯的表现。⑦经皮颈部、腋下淋巴结活检是其确诊的常用方法。必要时可行经颈部切口前纵隔切开活检。⑧一旦确诊，放疗加化疗对该病的疗效十分乐观。

3. *畸胎瘤* 除发生在性腺外，纵隔也是其好发部位。绝大多数位于前纵隔，尤其是前下纵隔。位于后纵隔者仅为 3%～8%。X 线检查多为胸骨后方单发的块状阴影，畸胎瘤的特点是①常见于青壮年。②良性畸胎瘤一般无明显症状，常在胸部 X 线检查时被发现。恶性者则可出现胸痛、刺激性咳嗽、呼吸困难等不适。③若肿瘤破裂穿入气管或支气管，则可咳出囊内容物(豆渣样皮脂毛发、牙等)，若穿破纵隔胸膜则出现胸腔积液，若穿破心包则可造成心脏压塞。④若肿瘤巨大并突入一侧胸腔，则会造成肺不张、上腔静脉综合征等。⑤X 线检查表现为块影密度均匀不一，含脂肪组织部位密度明显降低，部分囊壁可出现钙化甚至可出现骨或牙的阴影。⑥良性者肿瘤标记物检测为阴性恶性者则可出现不同的阳性表现，如AFP、LDH、CAH-S等若含神经成分，则S-100蛋白阳性，若含平滑肌肉瘤成分则肌球蛋白阳性，若含鳞腺癌成分，则角蛋白染色阳性。

4. 胸腺瘤　两者都位于前纵隔，需要鉴别。胸腺瘤患者30%可出现MG症状，但胸腺癌患者多没有副肿瘤症状，但分化程度好的胸腺癌患者也可出现副肿瘤症状。CT表现上，胸腺瘤外形相对规则，淋巴转移罕见。胸腺癌外形则多不规则，淋巴转移常见。CT增强时胸腺癌不均匀增强，可见坏死，囊性变区域。但侵袭性胸腺瘤有时与胸腺癌难以区分，需要术后病理以明确。

5. 纵隔型肺癌　纵隔型肺癌表现为纵隔旁肿块，需要与纵隔肿瘤鉴别。CT下鉴别要点是①纵隔型肺癌大部分在肺内，与纵隔呈锐角相交。肿瘤最大径线或肿瘤中心在肺内；②肿瘤形状，纵隔型肺癌外缘多呈分叶状，纵隔肿瘤分叶少见；③纵隔型肺癌边缘多可见毛刺；④纵隔型肺癌邻近肺野可有肺气肿、肺不张或阻塞性肺炎；⑤纵隔型肺癌受累支气管可见阻塞、狭窄表现。

【治疗】

1. 胸腺癌发病率很低，只占胸腺恶性肿瘤的1%，因此，关于胸腺癌治疗的文献较少，所报道的研究的病例数也多是小样本的回顾性研究。所以，胸腺癌的治疗最佳手段仍在探索中。但目前学界公认，以手术为基础，辅助放疗和含铂类的化疗是胸腺癌治疗的最佳手段。对于术前评估认为能够切除的胸腺癌，手术切除无疑是首要选择。但对于侵犯过于广泛而无法手术的胸腺癌采取放化疗是合理的选择。

根治性手术切除仍是胸腺癌最佳治疗手段。手术的范围和切除彻底程度是胸腺癌的预后最重要的因素。手术时常用的切口为正中经胸骨切口入路，但侧切口也可以采用。主要取决于肿瘤的位置，外侵程度以及医生的喜好和经验。操作时应打开双侧纵隔胸膜，在胸腔内探查了解肿瘤侵犯范围。应尽可能做到整块切除。单侧的膈神经侵犯可以一并切除加同侧膈肌折叠术。但有些医生倾向于保留膈神经，术后进行辅助放疗，此种情况下，在胸内保留钛夹便于术后定位。如果双侧膈神经均受侵犯，多数医生倾向于保留左侧膈神经。研究显示，即使不能进行肿瘤的完整切除，只能进行减瘤术(debulking)，术后辅助放疗仍可以达到良好的远期效果。对于其他受侵犯的组织器官。如腔静脉、胸骨、动脉、肺组织均可以安全地进行切除和(或)重建术，前提是手术的医生在此方面具有充分的经验。

2. 术后放疗是常用的辅助治疗手段，可以提高局部控制率，降低复发率。尽管有延长生存期的趋势，但没有达到统计学差异。常用的放疗剂量：多数研究采用40～70Gy(每次1.8～2.0Gy)(表11-13)。

表11-13　胸腺癌放疗疗效：部分为近期胸腺癌治疗的研究结果

作者/年份	患者例数	治疗措施	放疗剂量(Gy)	局部控制率(%)	5年OS(%)	结　论
Blumberg 等. 1998	43	TR/SR +/− chemo/XRT	—	52(CR)	65(35% 10 yrs) 68(TR) 62(SR)	Masaoka分期不是预后因素；无名血管侵犯是预后因素
Chang 等. 1992	16	TR/SR/BX +/− chemo/XRT		77	31(中位30m)	鳞状细胞癌生存期长
Hsu 等. 2002	26	TR/SR +/− XRT	40～70	91(全部)	77(全部) 82(TR) 66(ST)	Masaoka分期是预后因素。手术+XRT局部控制率高

（续 表）

作者/年份	患者例数	治疗措施	放疗剂量(Gy)	局部控制率(%)	5年OS(%)	结 论
Kondo 等 . 2003	186	TR/ST/BX +/− chemo/XRT	—	49(TR)	50.5(全部) 66.9(TR) 30.1(SR) 24.2(BX) 亚组 72.2(单纯 TR) 73.6 TR + XRT 46.6 TR + chemo/XRT 81.5 TR + chemo	来自日本的一项多中心研究，病例数最多。根治性切除是生存最重要的因素。XRT不提高肿瘤根治切除后的生存期
Liu 等 . 2002	38	TR/SR/BX +/− chemo/XRT			27(中位 24m)	分级，分期和可切除性是生存预后因素
Lucchi 等 . 2001	13	TR/SR +/− chemo/XRT	45～60	46(全部)	61(中位 38m)	诱导化疗后，全部(100%)肿瘤出现客观缓解，但样本小
Nakamura 等. 2000	10	BX+chemo +/− XRT	6～56	0	0(中位 11m)	不可切除肿瘤生存差。化疗后缓解中位时间6个月
Cgawa 等 2002	40	TR/SR/BX +/− chemo/XRT	10～70(平均50 Gy)	100(TR+XRT)	38(10年=28%)	长期生存研究，完全切除+XRT后生存及局部控制率较好

摘自 T. Eng 等；TR：完全切除；SR：部分切除或减瘤；BX：活检或不能切除；XRT：放疗；Chemo：化疗；OS：总生存期；f/u：随访；DSS：疾病相关生存期

引自：Tony Y. Eng, Charles R Thomas, Jr. Radiation Therapy in the Management of Thymic Tumors. Semin Thorac Cardiovasc Surg 17：32-40

3. 化疗：是胸腺癌常用的辅助治疗手段。主要应用于术前的新辅助化疗，术后辅助化疗，对于不能手术，放化疗是其惟一的治疗手段。多数是含铂的方案，常用的药物有多柔比星、环磷酰胺、长春新碱、氟尿嘧啶以及四氢叶酸等（表 11-14，表 11-15）。

表 11-14 胸腺癌辅助化疗疗效：联合方案化疗治疗侵袭性胸腺瘤

化疗方案	患者类型	患者数目	总有效率	完全缓解率	缓解中位时间
CAV 环磷酰胺 800 mg/m^2 第1天 多柔比星 50mg/m^2 第1天 长春新碱 1.4mg/m^2 第1天	复发或不完全切除胸腺瘤患者	5例(3例肿瘤可测量)	1例完全缓解，2例部分缓解，肌无力症状改善，剩余2例仍有骨痛		NR

（续　表）

化疗方案	患者类型	患者数目	总有效率	完全缓解率	缓解中位时间
ADOC 多柔比星 40mg/m² 第 1 天 顺铂 50mg/m² 第 1 天 长春新碱 0.6mg/m² 第 3 天 环磷酰胺 700mg/m² 第 4 天	Ⅲ期或Ⅳ期胸腺瘤	37 例	91.8%	43%	12 个月
PAC 顺铂 50mg/m² 第 1 天 多柔比星 50mg/m² 第 1 天 环磷酰胺 500mg/m² 第 1 天 [22]	复发或转移性胸腺瘤或胸腺癌	30 例（1 例胸腺癌）	50%	10%	11.8 个月
EP 顺铂 60mg/m² 第 1 天 依托泊苷 120mg/m² 第 1～3 天 每 3 周 1 次×6 次	复发或转移性胸腺瘤或胸腺癌	16 例	60%	33%	3.4 年
VIP 异环磷酰胺 1.2gm/m² 第 1～4 天 依托泊苷 75mg/m² 第 1～4 天 顺铂 20mg/m² 第 1～4 天 粒细胞集落刺激因子	晚期胸腺瘤或胸腺癌。非神经内分泌肿瘤	28 例（8 例胸腺癌）	32 %（25% 胸腺癌，35% 胸腺癌）	0	11.9 个月
PACE 顺铂 80mg/m² 第 1 天 多柔比星 45mg/m² 第 1 天 环磷酰胺 800 mg/m² 第 1 天 依托泊苷 80mg/m² 第 1、2、3 天 粒细胞集落刺激因子	晚期胸腺瘤或胸腺癌	14 例（7 例胸腺癌，2 例术前化疗）	42.9%（42.9% 胸腺瘤，42.9% 胸腺癌）	0	

NR＝未报道

引自：Tracey L. Evans，Thomas J. Lynch，Role of Chemotherapy in the Management of Advanced Thymic Tumors. Semin Thorac Cardiovasc Surg 17：41-50

表 11-15　胸腺癌诱导化疗疗效：局部晚期胸腺肿瘤诱导化疗方式

化疗方案	患者类型	患者数目	化疗有效率（影像学）	完全缓解率	病理完全缓解率	总生存	无疾病进展生存
诱导化疗＋手术＋术后放疗							
顺铂 75mg/m² 第 1 天 表柔比星 100mg/m² 第 1 天 依托泊苷 120 mg/m² 第 1、3、5 天 每 3 周×3 疗程 随后手术及放疗	Ⅲ期胸腺瘤/胸腺癌	7 例（3 例胸腺癌）	100%	57%	29%	80% 2 年	80% 2 年

（续 表）

化疗方案	患者类型	患者数目	化疗有效率（影像学）	完全缓解率	病理完全缓解率	总生存	无疾病进展生存
ADOC 顺铂 50mg/m²第1天 多柔比星 40mg/m²第1天 长春新碱 0.6mg/m²第3天 环磷酰胺 700mg/m²第4天 每3周×3疗程 随后手术，对于不完全切除患者进行放疗	Ⅲ期胸腺瘤/胸腺癌	16例	100%（43%完全缓解）	69%	31%	70% 3年	NR
顺铂 75mg/m²第1天 多柔比星 100mg/m²第1天 依托泊苷 120mg/m² 第1、3、5天 每3周×3疗程或 顺铂 50 mg/m²第1天 多柔比星 50mg/m²第1天	Ⅲ期胸腺瘤/胸腺癌	45例（11例胸腺癌）	66.6%（10/15）	87%（13/15）	7%(1/15)	78% 10年	53% 10年
诱导化疗＋根治性放疗							
顺铂 50mg/m²第1天 多柔比星 50mg/m²第1天 环磷酰胺 500mg/m²第1天 每3周一次，2～4疗程，随后放疗及巩固化疗	不可切除的局限期胸腺瘤或胸腺癌	23例（2例胸腺癌）	69.6%（22%完全缓解率）	N/A	N/A	52.5% 估计5年	54.3% 估计5年

引自：Tracey L. Evans，Thomas J. Lynch，Role of Chemotherapy in the Management of Advanced Thymic Tumors. Semin Thorac Cardiovasc Surg 17：41-50

【预后】

影响胸腺癌预后的最主要因素

1. 手术切除的彻底程度　见图11-2。

2. Masaoka分期　见图11-3。

3. WHO组织学分型　见图11-4。

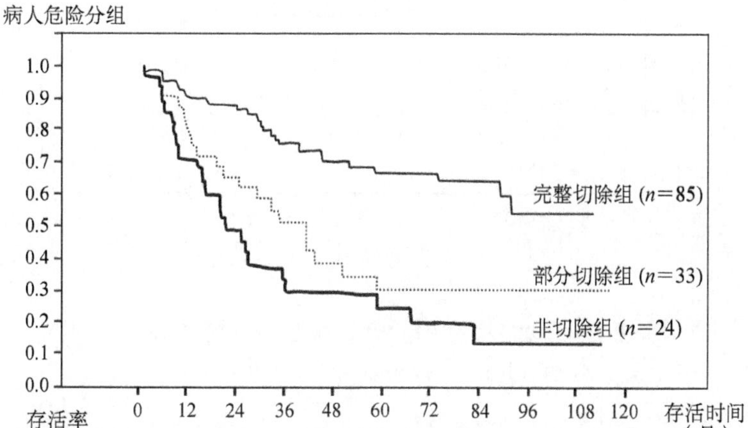

存活率	0	12	24	36	48	60	72	84	96	108	120
完整切除组	85	73	67	55	45	39	25	16	7	2	0
部分切除组	33	25	20	14	9	7	3	1	1	1	0
非切除组	24	19	13	7	7	5	3	2	2	1	0

图11-2　手术切除的彻底程度对胸腺癌生存的影响

引自：Kazuya Konda，Yasumasa Monden，Therapy for Thymic Epithelial Tumors：A Clinical Study of 1320 Patients From Japan，Ann Thorac Surg，2003，76：878-85

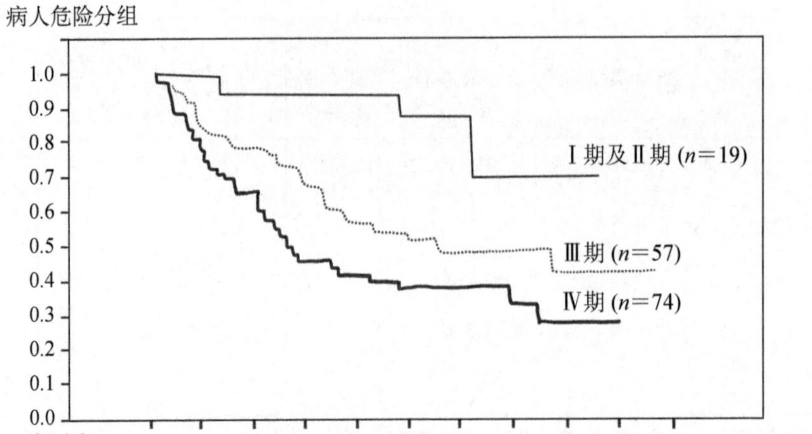

存活率	0	12	24	36	48	60	72	84	96	108	120
Ⅰ期及Ⅱ期	19	18	16	16	15	14	6	3	2	0	0
Ⅲ期	57	47	43	34	24	19	13	11	6	4	0
Ⅳ期	74	52	41	26	21	18	12	7	3	0	0

存活时间（月）

图 11-3　不同 Masaoka 分期对胸腺癌生存的影响

引自：Kazuya Konda，Yasumasa Monden，Therapy for Thymic Epithelial Tumors：A Clinical Study of 1320 Patients From Japan，Ann Thorac Surg 2003；76：878-85

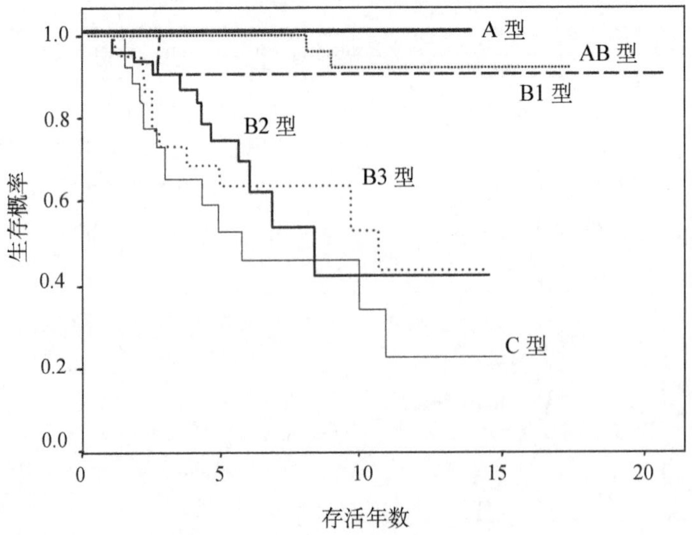

图 11-4　胸腺肿瘤不同 WHO 病理分型的生存曲线

引自：Chen et al. Cancer 95，420-429，2002

（李　简　林　钢）

第六节　纵隔神经源性肿瘤

【流行病学】

纵隔神经源性肿瘤的总体发病率低，占原发性纵隔肿瘤的 15%～25%。多位于后纵隔或椎旁沟（63%～96%）。其流行病学特征和患者的年龄相关。在儿童中，超过 1/3 的纵隔肿瘤是神经源性的；在成年人中，只占 12%～14%；其中恶性病变的比例在儿童中（40%～60%）也远高于成年人（5%～10%）。在儿童中，多数肿瘤是自主神经节源性肿瘤，如神经母细胞瘤；而在成年人中，多数肿瘤是神经鞘源性的肿瘤，如神经鞘瘤。

【病理学】

纵隔神经源性肿瘤的病理分类及命名尚未统一。

从胚胎起源来说，纵隔神经源性肿瘤发生于原始胚胎的神经嵴细胞所分化成的外周神经系统、交感神经系统及副神经节系统。因此目前多数文献根据肿瘤的组织起源，将它们分为 4 类：神经鞘源性肿瘤、自主神经节源性肿瘤、副神经节源性肿瘤和罕见的原始神经外胚层肿瘤。

1. *神经鞘源性肿瘤* 纵隔的神经鞘源性肿瘤几乎全部发生于肋间神经，主要有 3 种：神经鞘瘤（shwannoma）、神经纤维瘤（neurofibroma）和恶性外周神经鞘瘤（malignant peripheral nerve sheath tumor，MPNST）。

神经鞘瘤是由 Schwann 细胞构成的包膜完整的良性肿瘤。一般呈圆形，包膜完整，切面淡棕色或黄色。

神经纤维瘤病是一种神经内界限清楚或神经外弥漫性生长的肿瘤，由 Schwann 细胞、神经束膜样细胞和纤维母细胞构成的肿瘤。尽管大多数其他部位的神经纤维瘤无包膜，但在纵隔内却经常有完整的纤维性包膜，或认为是假包膜。因此，包膜不能作为术中鉴别这两种良性外周神经肿瘤的特征。这两种肿瘤经常发生退行性改变，如脂肪变性、囊肿样变，有些肿瘤可完全变成为囊性，而难以辨认其来源。

恶性外周神经鞘瘤有 50%合并有多发性神经纤维瘤病Ⅰ型（von recklinghausen's disease）。肉眼观察呈球形或纺锤形，可有质硬的假包膜，常与大或中等大小神经相连，切面奶油或灰色，伴有灶性坏死和出血。

2. *自主神经节源性肿瘤* 自主神经节源性肿瘤被 WHO 归属为肾上腺和交感神经系统神经母细胞肿瘤，原发部位 40%肾上腺，25%腹部，15%胸部，5%颈部和骨盆的交感神经节。传统上分为 3 类：节神经瘤（ganglioneuroma）、节神经母细胞瘤（ganglioneuroblastoma）和神经母细胞瘤（neuroblastoma）。目前，国际神经母细胞肿瘤病理学会进行的分型见表 11-16。

表 11-16 神经母细胞肿瘤的分类和亚型

分类	定义	亚型	说明
神经母细胞瘤	细胞性神经细包瘤无明显 Schwannnian 基质（Schwannian 基质少）	未分化型	需要借助免疫组化或电镜的帮助才能诊断
		分化差型	因存在特征性神经毡，仅依靠组织病理学改变就可以作出诊断。分化的神经母细胞 ＜5%
		分化型	分化的神经母细胞 ＞5%，伴丰富的神经毡
节神经母细胞瘤	在 Schwannnian 基质中混有神经母细胞小巢，占肿瘤的 50%，（富于 Schwannian 基质）	混合型	神经母细胞小巢仅在显微镜下才能见到，肉眼看不到结节形成
			神经母细胞灶有不同分化阶段的神经母细胞构成
节神经母细胞瘤	1 个或多个肉眼可见的结节和节神经瘤成分混合存在（富于 Schwannian 基质/基质优势和基质少）	结节型	由两种不同的成分组成，基质少，常伴出血
节神经瘤	大量成熟的 Schwannian 基质内散在分布神经元成分（Schwannian 基质优势）	成熟中型	完全成熟的节细胞内分布不同分化程度的神经母细胞和不成熟的节细胞
		成熟型	Schwannian 基质背景中可见完全成熟的节细胞由卫星细胞围绕

神经母细胞瘤(Schwannian基质少)有包膜,质软,灰-棕褐色包块,常有出血,可有或无钙化。节细胞神经母细胞瘤(富于Schwannian基质)和节细胞神经瘤(Schwannian基质优势)质硬,棕褐色-白色。在结节型节神经母细胞瘤(富于Schwannian基质/基质优势和基质少),质软(基质成分少),灰-棕色(富于Schwannian基质/基质优势)常有1个或多个肉眼可见的出血。

3.副神经节瘤(paraganglioma) 副神经节瘤的发生与主动脉于肺动脉间的副神经节有关,部分位于前上纵隔邻近心脏基底部,或来源于纵隔主动脉交感神经副神经节,位于后纵隔的椎旁沟。关于副神经节瘤的命名和分类一直比较混乱。有的学者根据它们对铬酸的反应把它们分为嗜铬和非嗜铬细胞瘤。其共同的形态学特点是胞质内存在大量的含有儿茶酚胺的神经内分泌颗粒。即主细胞排列成界限清楚的细胞巢,周围环绕一薄层S-100蛋白阳性支持细胞。有的学者根据是否分泌神经肽类或儿茶酚胺类物质,分为"功能"或"无功能"两大类,纵隔的副神经瘤多是"无功能"。还有学者基于肿瘤的解剖位置来分类。传统上认为副神经节瘤是良性的,但是已经有文献按远处转移作为恶性的惟一标准统计的就有26.6%的副神经节瘤表现出恶性的生物学行为。

4.原始神经外胚层肿瘤(primitive neuroectodermal tumor,PNET) 极罕见。文献报道过两种肿瘤,一种是婴儿黑色素神经外胚瘤(melanotic neuroectodermal tumor of infancy)或称为黑色素突变瘤(melanotic progonoma),另一种是胸肺部位恶性的小圆细胞肿瘤称为Askin瘤。

【临床分期】

神经母细胞瘤的分期方法较多。目前常用的如下。

1.Evans分期法 详见表11-17。是根据影像学和骨髓检查结果进行的分期,常被用于术前分期。

2.国际神经母细胞瘤分期(international neuroblastoma staging system,INSS) 详见表11-18,常被用于术后分期。

这两种分期是目前临床上作为治疗方法选择的重要参照。

此外,国际神经母细胞瘤风险组(international neuroblastom risk group,INRG)还根据神经母细胞瘤的临床、生物学、基因特征提出了风险分级,希望达到神经母细胞患者的风险分层、评估预后以及个体化治疗,以及在此基础上的治疗前的分期系统(international neuroblastoma risk group staging system,INRGSS)。

表11-17 神经母细胞的Evans分期

分期	病变范围
Ⅰ期	局限性病变:肿瘤局限于原发的器官或结构
Ⅱ期	区域性病变:肿瘤的范围超出原发的器官或结构,但尚未超过中线
Ⅲ期	区域性病变:肿瘤的范围已经超过中线
Ⅳ期	扩散性病变:肿瘤累及骨骼、其他器官、软组织或远处淋巴结
Ⅳ~S期	患儿可能为Ⅰ期或Ⅱ期,但有1处或多处的淋巴结转移,如有肝、皮肤或骨髓转移

表11-18 神经母细胞瘤的INSS国际分期

分期	临床表现
Ⅰ期	肿瘤局限于原发组织和器官;肉眼观察完全切除,淋巴结镜检阴性
Ⅱa期	单侧肿瘤切除完全或不完全,同侧淋巴结病理检查阴性
Ⅱb期	单侧肿瘤切除完全或不完全,同侧淋巴结病理检查阳性
Ⅲ期	肿瘤扩展超越中线,伴有或不伴区域淋巴结转移;中线之内肿瘤伴双侧淋巴结转移
Ⅳ期	肿瘤播散到远处淋巴结、骨、骨髓、肝或其他脏器转移
Ⅳs期	年龄1岁之内原发病灶属Ⅱ期以下,仅有肝、皮下或骨髓转移

【临床表现】

纵隔神经源性肿瘤没有特异性的临床表现。大部分患者无临床症状,只是查体或因其他原因行胸部X线检查偶然发现的。有症状者中,常见的症状包括胸痛，伴或不伴有肩背部放射痛，咳嗽，胸闷，气促等；肿瘤较大时可出现各种压迫症状，如胸部闷胀感，喘憋，上腔静脉综合征，Horner 综合征等。肿瘤发生于椎间孔神经根时，瘤体可穿过椎间孔向内外扩展，形成哑铃形肿瘤，可伴有脊髓压迫症状，患者可出现肢体感觉异常，无力，甚至括约肌功能紊乱及截瘫。有神经内分泌功能的肿瘤可出现阵发性或持续性高血压、代谢亢进、腹泻或糖尿病症状等。

【辅助检查】

1. 胸部X线检查　在胸部X线正位片上表现纵隔肿块向一侧突出，X线片所见的各种神经源性肿瘤的表现均甚相似，特点是圆形或类圆形密度均匀的阴影，靠近脊柱，有时存在分叶，边缘多光滑。恶性神经鞘瘤及神经母细胞瘤的边缘往往较为弥散而且欠规整，邻近的骨结构常有侵袭征象。还要注意观察位于椎旁的病变是否有向椎管内生长的征象，邻近肿瘤的椎间孔是否增大。

2. 胸部CT及MRI检查　CT可清晰地显示肿瘤轮廓、与周围组织的关系和骨质改变，并可通过CT值估计肿瘤的囊实性。MRI可确定椎管内病变，有利于显示肿块全貌及其与脊神经根，脊髓与椎骨等邻近结构的关系，对诊断哑铃形肿瘤有特殊价值。但是，CT或MRI很难明确肿瘤的良性、恶性。有学者认为，肿瘤＞10cm、骨质破坏、胸腔积液等表现提示恶性。副神经节瘤通常血供丰富，增强后可见明显强化伴液化坏死或囊变区。

3. 脊髓血管造影　对第8胸椎以下的哑铃形肿瘤，考虑到可能损伤Adamkiewicz血管导致脊髓损伤，必要时需进行血管造影检查。

4. 核医学显像　^{131}I-间碘卞胍（MIBG）全身闪烁显像和放射性示踪剂奥曲肽（SSTR）特异受体-瘤显像，在诊断神经母细胞瘤以及副神经节瘤具有特异性，除能对肿瘤定位、定性外，还能确定肿瘤是否为多发及寻找转移灶。PET-CT检查也可作出正确定位并确定恶性的转移灶。

5. 尿中儿茶酚胺及其代谢产物检测　怀疑神经母细胞瘤及功能性副神经节瘤，可以检测尿中儿茶酚胺及其代谢产物高香草酸（HVA）和香草扁桃酸（VMA）的升高程度。

6. 骨髓检查　对怀疑神经母细胞瘤的患者，需要行骨髓检查以明确是否累及骨髓。

7. 组织活检　后纵隔肿瘤术前的组织活检，通常被认为是没有必要并且存在较高风险。对可能有意义组织活检的选择，要依据肿瘤的范围、症状等全面考虑。活检的方法可以考虑行CT引导下细针穿刺、胸腔镜，甚至限局性的后外侧切口。活检时注意避开增强CT提示的丰富血供区。

【诊断及鉴别诊断】

由于患者可能多是无症状或为非特异性症状，初步诊断主要依赖于影像学检查。定性诊断还是要依靠术后的病理。纵隔神经源性肿瘤多数位于后纵隔脊柱旁沟区，肿瘤边缘光整、界限清楚。肿瘤长期压迫可造成瘤体周围骨质改变，如肋间隙增宽、椎体和肋骨后端出现压迹或破坏，以及椎间孔扩大等。位于后纵隔脊柱旁沟的神经源性肿瘤，诊断准确率很高；一旦肿瘤生长较大超出后纵隔或位于中前纵隔，易与其他类型的纵隔肿瘤或肺内病变相混淆。

【治疗】

纵隔神经源性肿瘤，无论良性还是恶性，最主要的治疗方法就是完全的外科手术切除。多数的纵隔神经源性肿瘤是良性的，手术的目的是防止其继续生长压迫局部组织产生症状，避免其恶变，以及进一步明确诊断（怀疑恶性并倾向于其他治疗方法的肿瘤除外）。延迟治疗可能出现肿瘤恶变，或向椎间孔内生长，会为以后的治疗带来困难。对于包膜不完整或可疑恶性的肿瘤，有学者建议适当扩大切除范围，包含肿瘤及部分周围的组织，以防止局部复发。

手术路径的选择是肿瘤完整切除的关键，术前充分评估精确定位，应根据肿瘤的部位、大小以及是否侵入椎管压迫脊髓等情况选择。目前很多单位的经验都认为VATS可以成为切除后纵隔神经源性肿瘤的常规手术，如果选择开胸手术，保留肌肉的微创切口更为适合。对累及椎管的哑铃形肿瘤，可以请神经外科或骨科医师协助处理，先经俯卧位后路径路完成椎管内肿瘤分离和椎间孔扩大，然后再翻转体位，采用VATS或开胸手术切除肿瘤。对体积较小的肿瘤，可通过适当切除部分后肋，直接经后路径路摘除肿瘤，也有经胸部后外侧切口同时完成椎管内和胸腔内手术的报道。

神经母细胞瘤的治疗方法比较多，Ⅰ期、Ⅱ期神经母细胞瘤的主要治疗方法是手术，可以完整切除。Ⅲ期、Ⅳ期病变不易切除，可给予术前放疗或化疗使原发肿瘤缩小，转移灶得到理想控制后再行延期手术，可显著提高原发肿瘤的完整切除率及存活率。对于Ⅱ期以上的患者术后给予化疗、放疗等可明显提高患者生存率。常用药物主要有:环磷酰胺、异环磷酰胺、顺铂、多柔比星(阿霉素)、替尼泊苷(VM-26)、依托泊苷(VP-16)、长春新碱、美法仑(苯丙氨酸氮芥)等。化疗方案较多,而且各医疗中心对Ⅳ期病例化疗与放疗、骨髓干细胞及自身造血干细胞移植的应用也各不相同。

放疗主要应用于控制切除不完全的局限性肿瘤或切除后局部有残余的肿瘤。有时亦可作为对无法手术切除的肿瘤姑息治疗的一种手段。应注意放疗可能引起的并发症,如脊柱侧弯、腹泻、生长发育异常等。^{131}I-间碘卞胍(MIBG)作为神经母细胞瘤及副神经节瘤检查诊断的一种重要手段,由于其可被肿瘤细胞摄取,故可以发挥对肿瘤细胞的杀伤作用。

【并发症】

纵隔原发神经源性肿瘤由于与脊髓和脊神经关系密切,手术容易造成损伤。哑铃形肿瘤侵及硬脊膜者术后有发生脑脊液外漏可能,因此对硬脊膜切开或部分切除的病例,应严密缝合尽可能避免术后脑脊液外漏。术中应注意保护喉返神经、交感神经干等结构,避免术后出现 Horner 综合征和声音嘶哑。较大的肿瘤,由于切除创面较大,止血一定要彻底,以免术后发生血胸。由于纵隔肿瘤常生长缓慢,巨大的肿瘤使肺长期受压,一旦切除肿瘤后容易出现复张性肺水肿或肺不张,术后早期应适当限制液体入量,必要时行利尿、脱水等治疗。

【预后】

神经鞘瘤、神经纤维瘤和节细胞神经瘤预后良好。恶性外周神经鞘瘤、节细胞神经母细胞瘤、神经母细胞瘤和原始神经外胚层肿瘤预后不良。

(李　简　黄伟明)

第七节　纵隔干细胞肿瘤

【概念和分类】

纵隔干细胞肿瘤即原发于纵隔的干细胞肿瘤。

干细胞存在于机体组织的一类原始状态细胞,它们能够进行自我复制和具有多向分化潜能。

纵隔干细胞肿瘤实际是以前所谓的“生殖细胞肿瘤”(germ cell tumors)。国际上常分为 3 类:①良性生殖细胞肿瘤(benign germ cell tumors),包括表皮样囊肿(epidermoid cysts)、皮样囊肿(dermoids)和良性畸胎瘤(benign teratomas);②精原细胞瘤(seminomas);③非精原生殖细胞瘤(nonseminomatous germ cell tumors)。

一、良性生殖细胞肿瘤

【分类】

表皮样囊肿、皮样囊肿和良性畸胎瘤三者的区别在于所含的胚胎胚层不同:表皮样囊肿(含外胚层);皮样囊肿(含外胚层和中胚层);良性畸胎瘤(含外、中、内 3 种胚层)。

【流行病学】

发病占所有纵隔肿瘤的 5%~10%。没有性别差异。年轻人多见,50%的病例发病年龄在 11—30 岁。绝大多数分布在前纵隔,仅 3%~8%发生于脊柱旁区域。

【病理学】

肿瘤大体表现为囊性、实性或囊实性肿物。多有包膜,但与周围组织粘连紧密。肿瘤因所含具体胚层的数量不同可包含相应胚层发育的组织,如头发、牙——外胚层,骨骼、脂肪、肌肉——中胚层,呼吸道或胃肠道上皮——内胚层。若发现肿瘤含有未分化成熟的组织成分,则诊断考虑为恶性,不能诊断为良性生殖细胞肿瘤。

【临床表现】

因肿瘤生长缓慢,多数没有症状,或有症状者肿瘤体积则较大。最常见的症状为胸痛,其次为呼吸困难、咳嗽等,多由肿瘤压迫引起。肿瘤可穿透周围组织,如肺、胸膜和心包,甚至极少数情况下咳出毛发、皮脂。

【辅助检查】

胸部 X 线片表现为前纵隔肿物,较大,边界清楚,少数情况下可发现其内有钙化。胸部 CT 发现肿瘤囊实性,壁厚,多种密度混杂,若发现有规律的钙化和脂肪密度则有利于此症的诊断。

【诊断及鉴别诊断】

胸部影像学发现前纵隔囊实性肿物,较大,壁厚,多种密度混杂,或有规律的钙化,则可高度怀疑此症。

与其他前纵隔肿瘤鉴别:胸腺肿瘤(位置多在上纵隔,很少侵入肺,少数有重症肌无力)、恶性生殖细胞肿瘤(AFP,HCG,CEA 升高,外侵纵隔明显)、淋巴瘤(肿物结节感明显,多发淋巴结增大)。

【治疗】

选择手术切除。需切除肿瘤和受累及的组织。切口选择因病变而异。肺是最常累及的组织，通常粘连紧密，但术后病理报告中多认为显微镜下未侵及，因此多需耐心、细致分离，分离困难则局部切除，如累及支气管则需切除相应肺段或肺叶。注意保护纵隔、肺门的重要血管、神经组织（如膈神经）。若肺受长期压迫，术中加压通气不能复张，则也切除。

【并发症】

很少见。如膈神经损伤。

二、精原细胞瘤

【流行病学】

占全身精原细胞瘤的3%～5%，占纵隔恶性生殖细胞肿瘤的40%～50%。

【病理学】

大体形态典型表现为缓慢生长的特点，肿瘤体积较大（直径平均5cm），分叶，其内多有坏死、出血。约50%者有包膜，钙化少见。含有囊性结构者罕见。

显微镜下表现为单一的睾丸精原细胞瘤细胞，但细胞被膜呈现为相互分离的巢状结构。细胞体积较大（15～30μm），呈圆形或多角形，细胞间界限不清。细胞质轻度嗜酸性，细胞核向一侧突起，核仁圆形或椭圆形。纤细的结缔组织膜将细胞分隔成小叶状。核分裂象很少见，但可伴有淋巴细胞等炎症细胞浸润。

免疫组织化学显示胎盘碱性磷酸酶（placental alkaline phosphatase）高表达，极少表达β-人绒毛膜促性腺激素（β-human chorionic gonadotropin，β-HCG），不表达甲胎蛋白（α-fetoprotein，AFP）。尤其是AFP，对于排除非精原生殖细胞瘤是十分重要的。

【临床表现】

绝大多数见于20—40岁男性。80%有症状，但非特异性，可有胸痛、咳嗽、呼吸困难，发热，或体重减轻。多因肿瘤压迫周围器官所致。60%～70%发现时即有远处转移，如骨、肺、肝、脾、脊柱或脑。

【辅助检查】

胸部X线片首先获得前纵隔肿物的整体印象，但可能漏掉小的肿瘤。胸部CT显示前纵隔较大的质地均匀肿物，有时可见淋巴结转移或胸内转移。

血浆肿瘤标记物的测定对于精原细胞瘤的诊断、治疗和随访是非常重要的。如果是年轻男性，发现前纵隔肿物，应常规检测血β-HCG和AFP水平。仅10%的精原细胞瘤有β-HCG水平的轻度升高；若β-HCG高度升高，则怀疑混合型精原细胞瘤。而乳酸脱氢酶水平对于此症的诊断无关紧要。

体格检查和B超检查睾丸是十分必要的。

通过外科手段（纵隔镜或胸腔镜）获得组织病理学诊断通常是有益的，但目的仅是使诊断准确而已。

【诊断及鉴别诊断】

年轻男性前纵隔大的质地均匀的实性肿物，首先考虑此症。结合血浆β-HCG和AFP水平，诊断基本成立。

鉴别诊断需考虑：良性畸胎瘤（质地不均，多含有囊性成分）、恶性胸腺瘤（位置更高，肿瘤似有结节融合感，外侵较压迫症状明显）、非精原生殖细胞瘤或混合型精原细胞瘤（血浆β-HCG和AFP水平）、淋巴瘤（发热，淋巴结融合感）。治疗前的组织病理学诊断非常必要。

【治疗】

化疗效果很好，通常不需要手术切除或放疗。化疗完全缓解率在90%以上，方案以铂类为主，与博来霉素、依托泊苷（足叶乙苷）或长春新碱联合使用。5年生存率通常可达70%～85%。放疗效果不如化疗，通常不作为一线治疗手段。手术切除仅适用于化疗、放疗出现耐药且估计能完整切除的情况下。

三、非精原生殖细胞瘤

【流行病学】

绝大多数见于青年男性。文献报道中部分以前诊断为纵隔分化差的癌经染色体检查后，改诊断为生殖细胞瘤的某一特殊类型。约占纵隔恶性生殖细胞瘤的50%。

【病理学】

组织类型按发生率从高低顺序排列依次为：畸胎癌（teratocarcinoma）、内胚窦瘤（卵黄囊瘤）、绒毛膜癌和胚胎癌。可有少数混合类型。

与睾丸的非生殖细胞瘤鉴别：后者很少有纯的内胚窦瘤，胚胎癌的发生率较高。

【临床表现】

特点是局部生长快和早期发生远处转移。诊

断时多有纵隔受压或受侵症状。85%～95%的患者全身有至少1处的远处转移。常见的转移部位为肺、淋巴结(锁骨上、腹膜后)。转移至肝、骨、脑较少。含有绒癌成分者可出现严重的颅内出血或大咯血。少数患者有乳房发育,体重减轻,发热或虚弱,较纯精原细胞瘤常见。

【辅助检查】

胸部X线片表现为前纵隔巨大肿物。较纯精原细胞瘤,胸部CT发现肿瘤内常见出血和坏死。包膜血供丰富。

近90%的肿瘤有HCG或AFP升高。AFP升高时,即便是活检病理认为是纯精原细胞瘤,也应按非精原细胞瘤治疗。纯精原细胞瘤很少HCG高于100ng/ml,若出现此类情况,也应按按非精原细胞瘤处理。

【诊断及鉴别诊断】

根据前纵隔的巨大肿物,纵隔受压或远处转移,及血HCG或AFP升高(与纯精原细胞瘤鉴别),诊断多可成立。少部分患者并发血液系统恶性肿瘤。

【治疗】

以化疗为主,采用含铂类的方案。如博来霉素,依托泊苷和顺铂联合应用化疗4个周期。化疗后有必要复查胸部和腹部CT及血HCG和AFP。

对于有残余肿瘤且血HCG和AFP正常的患者,外科手术切除是必要的。化疗后肿瘤缩小较慢,手术治疗时机多在化疗结束后2～3个月。手术切除的标本中仍可见肿瘤细胞(无论是良性还是恶性),均需再化疗2个周期。

对于血HCG或AFP仍然升高者,外科手术切除是不明智的。

(黄进丰)

第八节　纵隔间质性肿瘤

纵隔间质性肿瘤(mesenchymal tumors)通常是指来源于间叶组织的一大类肿瘤,包括纤维、脂肪、平滑肌、骨骼肌、间皮、血管、组织细胞来源等,它们是一大类在胚胎学上有共同起源的组织的总称。尽管它们来自同一个胚层,但具有不同的解剖学和形态学特点,镜下组织学类型很多。总体上讲,纵隔间质性肿瘤相对少见,发病率较低,按其来源分为脂肪源性肿瘤、淋巴管源性、血管源性、纤维源性以及肌源性等。

【分类】

脂肪瘤是最常见的纵隔良性间质性肿瘤之一。可发生于任何年龄,成年男性稍多,肿瘤体积通常比较大,质地柔软,包膜通常完整,多为球形、结节形或不规则形,切面淡黄色,可有纤维组织分割为多个小叶。组织学上主要由成熟的脂肪组织组成,肿瘤偶尔扩展入两侧胸腔,难以手术完整切除。病理诊断时应该在脂肪组织者寻找胸腺组织,以除外胸腺脂肪瘤的诊断,还应与脂肪过多症相鉴别,脂肪过多症表现为弥漫性成熟脂肪组织堆积,可能与过度肥胖、Cushing病或者激素治疗有关。纵隔脂肪瘤因具有完整的包膜,切除并不困难,预后良好。脂肪肉瘤是纵隔内间质性恶性肿瘤的主要部分,有时可以伴发股部和腹膜后的脂肪肉瘤,为多中心性疾病的一个表现。脂肪肉瘤通常体积较大,呈结节状或分叶状,多位于后纵隔,分化程度有不同,一般不会淋巴转移,肺、肝和骨为最常见的转移部位,手术治疗后容易复发,预后较差。

纵隔淋巴管瘤是另外一种常见的纵隔肿瘤,多发生于儿童,前上纵隔多见,常与颈部肿瘤成分相连接,大体结构通常为囊性,并形成内壁光滑的大腔隙,有学者认为该病是畸形而非真正的肿瘤,属于先天性疾病范畴。淋巴管肌瘤仅发生于女性,可能与女性激素有一定关系,病变表现可为局限性或者弥漫性,常与胸导管及其分支有一定关系,可导致乳糜胸的发生。这两种纵隔淋巴管源性肿瘤的手术治疗效果较好。

纵隔血管源性肿瘤罕见,其中纵隔血管瘤最为常见,在成年人多表现为海绵状血管瘤,多发生于内脏区或椎旁沟,肿瘤可有薄层包膜,多为紫红色,质软,不定形态,镜下是由一组分化成熟的血管组织,常由内衬薄层内皮的扩张的管腔组成,管腔间有纤细的纤维组织分割。纵隔海绵状血管瘤在X线下可形成特征性的静脉石表现。治疗以手术为首选,彻底切除者预后良好。纵隔内也可发生血管内皮瘤及肉瘤,血管中膜肿瘤及平滑肌肉瘤和外皮细胞瘤,分别有血管内中外膜细胞起源,均较为罕见。

原发性纵隔纤维组织源性肿瘤非常罕见,只有散在病例报道。习惯上将这类肿瘤分为纤维瘤病、纤维肉瘤、恶性纤维性组织细胞瘤和孤立性纤维性肿瘤等几种类型。纵隔纤维瘤病是一种纤维组织增生性疾病，由胶原纤维和成熟纤维细胞组成，生物学行为介于良性与恶性之间，大体形态无明显边界，呈弥漫性结节样增生，该病多见于中年人，不发生转移，但如果切除不彻底会局部复发。纵隔纤维性肉瘤多位于后纵隔，圆形或椭圆形肿块，体积较大，一般有假包膜，镜下主要有梭形的成纤维细胞组成，细胞呈现不同的异型性，肿瘤一般生长迅速，以局部浸润扩散为主，少有转移，发现时一般较大，局部压迫症状明显，预后较差，治疗以外科为主。纵隔恶性纤维组织细胞瘤多见于老年人，男女发病无差异，后纵隔多见，肿瘤可生长较大，通常称结节状，镜下组织形态见其主要成分为成纤维细胞和组织细胞，还存在不同形态的过渡细胞。治疗首选手术，尽可能完整切除，辅助治疗的疗效尚待证实。孤立性纤维性肿瘤发生于纵隔者罕见，多见于成年男性，其中50％为恶性，起源于间皮下未分化的间叶细胞，发病与石棉无关。肿瘤孤立、局限，一般有蒂，常有包膜，表面附有胸膜，超微结构显示肿瘤细胞本质上是成纤维细胞，免疫组化见波状蛋白阳性。治疗采用外科手术治疗，良性者预后好很少复发，恶性者生存率低，容易复发。

纵隔肌源性肿瘤包括平滑肌肉瘤、骨骼肌瘤、骨骼肌肉瘤等，均较少见。平滑肌瘤可发生于血管，以下腔静脉、肺动脉常见，病变也可见于小血管，较难确定原发血管部位。骨骼肌瘤可发生于任何部位，甚至无骨骼肌部位，非常罕见，手术预后良好。纵隔骨骼肌肉瘤可发生于任何年龄，病理上分为胚胎型、梭形细胞型、腺泡型和多行型4种，其中胚胎型最多见，该病恶性程度较高，生长迅速，早期不易发现，发现时多已有淋巴道或者血行的转移，外科介入作用有限。

其他纵隔间质性肿瘤还包括滑膜肉瘤，脑脊膜瘤、软骨肉瘤，恶性间叶瘤等。

【病因】

原发性纵隔间质性肿瘤的病因与其他肿瘤类似，目前确切的病因还没有被证实。

【临床表现】

纵隔间质性肿瘤的临床表现缺少特异性，可存在多年而没有症状，50％以上为偶然发现可也在体检时发现。最常见的主诉为胸痛、咳嗽、气短、吞咽困难、声嘶、Horner综合征、上腔静脉受压综合征及气管、心脏受压等。还有一些非特异性症状，如发热、盗汗、全身不适、食欲减退、体重减轻等。这些症状同肿瘤的部位、大小、性质以及生长方式有关，良性肿瘤症状较少，囊性肿瘤较实性肿瘤产生的压迫症状少，膨胀性生长会产生压迫性症状，而浸润性生长常出现受累脏器的相应症状。

【诊断】

由于纵隔间质性肿瘤的来源各异，症状少且缺乏特异性，术前诊断有一定困难，依赖病理支持。临床病史结合体格检查，在辅以合适的辅助检查手段，有利于提高术前诊断的准确率。

近年来医学影像学发展非常迅速，使医学影像学诊断提高到了一个新的水平，并有力地促进了临床医学的发展。除了X线诊断设备外，现代影像设备还包括USG、CT、SPECT和MRI等先进设备已在较多的医疗单位应用。PET-CT也在少数医疗中心使用。

胸部X线片诊断价值有限，但依然是重要要的临床诊断方法之一，根据X线影像进行认真细致的观察，分辨正常与病理的解剖特点，可以提供病变所在纵隔内的位置、大小、解剖结构有无移位和改变、肿瘤的相对密度是实性还是囊性，有无钙化等。综合各种病理发现联系临床资料，包括病史、症状体征及其他临床检查结果进行分析推理，才可能提出比较正确的X线诊断。胸部X线片具有成像清晰、经济、简便等优点，是临床上应用最多和最基本的方法，CT和MRI等对疾病的诊断显示很大的优势性，但不能取代X线检查。

CT的诊断价值较高，特别在纵隔内无大量脂肪衬托下能很好地显示纵隔内的结构和占位性病变的形态特征，能对病变位置、大小与数目、范围以及病理性质作出判断，增强扫描可以显示肿瘤与血管间的关系。

MRI具有很好的软组织分辨率和对比分辨率，在留空血管的衬托下，可清楚显示纵隔解剖结构，并且无辐射无需造影，非常清晰，对血管畸形或与血管相关疾病有优势。

【治疗】

手术为首选治疗方案，手术途径及手术技术问题应按照纵隔肿瘤的手术原则，争取完整切除。对于恶性纵隔间质性肿瘤有时还需结合放疗和化疗，但结果往往不尽如人意。

【预后】

纵隔间质性肿瘤的预后与肿瘤的性质、大小，侵犯邻近器官的情况，手术是否完整切除，术后是否出现复发及转移，以及患者自身的一般情况等有关。

（赫 捷）

第九节 淋 巴 瘤

淋巴瘤(malignant lymphoma,ML)是淋巴结和(或)淋巴结外组织或器官的免疫细胞肿瘤,是源于淋巴细胞或有关细胞恶变的肿瘤。淋巴瘤在病理学上分成非霍奇金病(non-hodgkin lymphoma,NHL)和霍奇金病或霍奇金淋巴瘤(hodgkin disease,HD)两大类。

【流行病学】

从全球来看,恶性淋巴瘤每年的新病例数占全部肿瘤的4%~5%,在我国,恶性淋巴瘤的调整死亡率为1.56/10万,占我国恶性肿瘤构成比的1.13%。每年新发病例超过25 000例。而在欧洲、美洲和澳大利亚等西方国家的发病率达11/10万~18/10万。占所有恶性肿瘤死亡位数的第11~13位。

淋巴瘤可发生于任何年龄,男女之比为1.5∶1。我国霍奇金病(HD)少见,霍奇金淋巴瘤只占淋巴瘤的10%~15%,欧美国家则占40%~45%;40岁左右是我国霍奇金病的一个发病高峰,欧美国家则有两个发病高峰,分别在30岁左右和50岁以后。在我国,滤泡淋巴瘤仅占NHL的5%,远低于欧美国家的35%左右。在T细胞淋巴瘤中,蕈样真菌病和Sezary综合征很少见,而以淋巴母细胞型淋巴瘤/白血病和鼻腔、咽淋巴环发生的外周T细胞淋巴瘤较多见。

在世界范围内NHL的分布很不一致。如Burkitt淋巴瘤在中非地区发病率较高,成年人T细胞淋巴瘤在日本高发等。我国结外高于结内,淋巴瘤一般认为是发生在淋巴结的肿瘤,但来自淋巴结外的淋巴瘤并不少见,如扁桃体、脾等,有的则来自正常情况下无淋巴组织的器官,如胃、脑等。无论是来自结外淋巴组织还是非淋巴组织的淋巴瘤均称之为结外淋巴瘤(extranodal lymphomas)。T细胞淋巴瘤、高度恶性淋巴瘤及结外NHL的发病率高,蕈样真菌病少见,滤泡型NHL少见。有3%的AIDS可发生NHL。

在欧美成年人淋巴结内淋巴瘤中,以B细胞淋巴瘤为主,占全部NHL的85%,而T细胞淋巴瘤只占15%。相反,儿童的淋巴结内淋巴瘤以T细胞淋巴瘤为主,占65%,B细胞淋巴瘤占35%。

根据REAL分类,最常见的病理类型为弥漫性大B细胞淋巴瘤(30%),其次为滤泡性B细胞淋巴瘤(22%),其他的淋巴瘤如套细胞淋巴瘤、边缘带B细胞淋巴瘤、外周T细胞淋巴瘤相对少见:在欧美成年人的淋巴结外原发性淋巴瘤中,以胃的NHL最多见。而胃NHL以弥漫性大B细胞淋巴瘤最多,而皮肤原发的NHL多为蕈样真菌病。在我国鼻腔原发NHL占所有NHL的10%。

【病因学】

淋巴系统是人体的重要防御系统,它可以帮助人体抵抗病毒、细菌等有害外来物的侵害。当病菌等有害物质入侵人体时,淋巴组织就容易脱离人体的控制,加上不良环境等因素的作用,淋巴细胞就可能在生长过程中发生变异,形成淋巴瘤。但恶性淋巴瘤的确切病因至今尚未完全阐明。但有如下相关因素。

1. *EB病毒感染* EB病毒感染与Burkitt淋巴瘤、HD有关。如人类嗜T细胞病毒、HTLV-1成年人T细胞淋巴瘤/白血病、HTLV-2毛细胞白血病、HTLV-3(HIV)-AIDS/NHL,kaposi肉瘤。

已经证实Burkitt淋巴瘤与EB病毒感染有关。人类T淋巴细胞病毒Ⅰ型(HTLV-Ⅰ),被证明是成年人T细胞白血病/淋巴瘤的病因。HTLV-Ⅱ被认为与T细胞皮肤淋巴瘤的发病有关。Kaposi肉瘤病毒也被认为是原发于体腔的淋巴瘤的病因。

2. *免疫缺陷* 有此问题者属高危人群,多为NHL,90%为结外型,以中枢神经系统和胃肠道发生多见。干燥综合征、免疫性溶血性贫血等可并发恶性淋巴瘤。胃黏膜淋巴瘤是一种B细胞黏膜相关性淋巴样组织(MALT)淋巴瘤,幽门螺杆菌与其发病有密切关系。淋巴瘤的发生与免疫功能下降密切相关,与理化因素有一定的相关性。

3. *电离辐射* 可引起淋巴瘤的发生。

4. *遗传因素* 有时可见明显的家族聚集性。

【病理分类】

恶性淋巴瘤在病理学上分成霍奇金病和非霍奇金病两大类,根据瘤细胞大小、形态和分布方式可进一步分成不同类型。

1. *霍奇金病或霍奇金淋巴瘤* 近年来,国际上对霍奇金病的诊断和研究有三大发展:R-S细胞与EB病毒密切关系的的确定,对R-S细胞来源的初步认识(来源于B细胞)和新的改进分类的提出

(REAL分类和WHO分类草案)霍奇金病(HD)是一种特殊类型的恶性淋巴瘤，组织学诊断主要依靠在多形性炎症浸润背景上找到特征性R-S细胞。1965年，Rye国际会议确定分为以下4型。

(1)淋巴细胞为主型：以中、小淋巴细胞增生为主，有时以组织细胞增生为主；典型R-S细胞不易找到。但常存在较多L-H细胞。

(2)结节硬化型(NS)：以双折光宽胶原纤维束，将存在腔隙型R-S细胞的淋巴组织分隔成大小不一结节为特征，典型R-S细胞罕见。

(3)混合细胞型(MC)：典型R-S细胞和H细胞多，炎性细胞明显多形性，伴血管增生和纤维化。

(4)淋巴细胞消减型(LD)：除存在典型R-S细胞外，还可出现许多多形性R-S细胞(网状细胞型)或弥漫性非双折光纤维组织增生，反应性炎性细胞显著减少。

2. 非霍奇金淋巴瘤的病理分类　NHL是一组异质性疾病，瘤细胞显然由不同形态、不同免疫特征的恶性细胞组成，瘤组织的组织学结构亦不同。其治疗效果及预后也有较大差异，因此，组织病理学分型是非常需要的，以便作出正确的诊断，订出治疗计划。NHL的病理学分型经历了长时间的演变过程。

20世纪70年代前：细胞形态学分类，如Rappaport分类。

20世纪70年代后：细胞的形态与功能相结合分类，如Lukes与Collins分类，Kiel分类。

1982年：国际工作分类法以细胞形态度学，自然病程、预后、治疗反应及生存率进行的综合分类。

1994年：根据细胞形态学、免疫表型、基因特征、肿瘤的相应正常细胞来源及临床特点进行分类。REAL分类。

1940年以前：NHL被简单地分成淋巴肉瘤、网状细胞肉瘤和滤泡性淋巴瘤3类，不包括蕈样真菌病等皮肤淋巴瘤。后来很多病理学家进行深入细致的研究，提出了一些新的分型方法，具有较大影响的是1966年Rappaport的分型方法，将NHL分为结节性(滤胞性)与弥漫性两种。该分型方法特点明确，重复性好，对预后及临床治疗有帮助，因此在国际上受到普遍采用。20世纪70年代末，美国国家癌肿研究所(NIC)试图将以上各种分型统一起来，在上述几种分型的基础上制定了一套分类名称和标准，称为“暂行规定”(表11-19)。

表11-19　NIC的NHL分类暂行规定(1981)

低度恶性淋巴瘤A型：小淋巴细胞型
B型：滤胞性，小裂细胞为主型
C型：滤胞性，小裂细胞与大裂细胞混合型
中度恶性淋巴瘤
D型：滤胞性，大细胞型
E型：弥漫性小裂细胞为主型
F型：弥漫性小细胞与大细胞混合型
G型：弥漫性大细胞型
高度恶性淋巴瘤
H型：大细胞，原免疫细胞型
I型：原淋巴细胞型(胞核扭曲或不扭曲)
J型：小无裂细胞型
其他(低度至高度淋巴瘤)
复合型
蕈样真菌病
髓外浆细胞瘤
组织细胞型
不能分类型及其他

近30年来，我国病理学家也在借鉴国外分型的基础上，努力制定出符合我国特点的NHL的分类标准，1979年、1982年，分别在洛阳与上海召开会议，制定了我国的分型方案，1983年在北京举行的全国淋巴瘤研究座谈会又制定了改良的分型方法，主要是将其分别归为B细胞、T细胞及其他细胞系列(表11-20)。

REAL病理分类：在REAL分类前，存在多种NHL的分类。

20世纪70年代以前的分类以HE染色形态学为基础，如Rappaport分类。70年代后的分类引入了免疫学的概念，Lukes-Collins根据细胞来源进行分类，在欧洲应用最多的则是Kiel分类。

1982年提出工作分类后，在欧美和中国得到了广泛的应用。它主要基于临床预后和FIE形态学，接各种淋巴瘤的自然病程、治疗反应和生存率而综合分类。然而，以前各种不同的分类方法都存在一些缺陷，例如，Kiel分类仅根据肿瘤的细胞来源进行分类，而Lukes-Collins、Rappaport和工作分类则根据形态学特点进行分类。随着免疫学和分子遗传学的进展，免疫组织化学广泛应用于NHL的病理分类。

表 11-20　全国淋巴瘤研究座谈会 NHL 的分型方案(北京，1983)

B 细胞淋巴瘤
①B 小淋巴细胞型淋巴瘤
②浆细胞样淋巴细胞型淋巴瘤
③(大、小)核裂细胞型淋巴瘤
④混合细胞型淋巴瘤
⑤大无核裂细胞型淋巴瘤
⑥ B 免疫原始母细胞型淋巴瘤
⑦浆细胞型淋巴瘤
⑧伯基特淋巴瘤
T 细胞淋巴瘤
①淋巴母细胞型淋巴瘤
②免疫母细胞淋巴结病样 T 细胞淋巴瘤
③T 免疫母细胞肉瘤
④透明细胞型淋巴瘤
⑤多型细胞型淋巴瘤
⑥蕈样肉芽肿瘤-Sezary 综合征，皮肤 T 细胞淋巴瘤
⑦T 小淋巴细胞型淋巴瘤
⑧单型细胞型 T 细胞淋巴瘤
⑨Lennert T 细胞淋巴瘤
组织细胞肉瘤
①霍奇金病
②未分类淋巴瘤
③不能分类

1994 年国际淋巴瘤研究组提出了新的欧美淋巴瘤分类(REAL)方案，REAL 分类原理根据形态学、免疫表型、基因特征、肿瘤的相应正常组织来源和临床特点，免疫组织化学在 REAL 分类中起非常重要的作用。它的应用能够改善套细胞淋巴瘤、浸润性大 B 细胞淋巴瘤和 T 细胞淋巴瘤的诊断，

淋巴瘤新的分类方案 REAL/WHO 方案及 REAL 分类特点如下。

(1)非单一疾病，包含不同的病理类型。

(2)每一病理类型属于一种独立疾病并具有各自的形态学、免疫表型、基因特点、相应的正常组织细胞来源，临床病程和预后等特点。

(3)为综合治疗和个体化治疗原则提供了理论基础。

修订的欧美淋巴瘤分类(1994)，见表 11-21。

世界卫生组织(WHO)淋巴瘤分类(2011)见表 11-22。

【分期】

Ann Arbor 临床分期系统得到了广泛的临床应用，Ann Arbor 系统虽然最初为霍奇金淋巴瘤设计，但也常规应用于非霍奇金淋巴瘤的临床分期。然而对进展型或高度进展型 NHL，即使临床分期比较局限，仍应视为全身性疾病，着重给予系统治疗。

表 11-21　修订的欧美淋巴瘤分类

B 细胞肿瘤
Ⅰ. 前 B 细胞肿瘤
前 B 淋巴母细胞白血病/淋巴瘤
Ⅱ. 外周 B 细胞肿瘤
1. B 细胞性淋巴细胞性白血病/前淋巴细胞性白血病/小淋巴细胞淋巴瘤
2. 淋巴浆样细胞淋巴瘤(免疫母细胞瘤)
3. 套细胞淋巴瘤
4. 滤泡中心淋巴瘤
滤泡型：细胞学分级*
一级：小细胞
二级：小、大细胞混合
三级：大细胞为主
弥漫型：小细胞为主*
5. 边缘带 B 细胞淋巴瘤
a. 结外(黏膜淋巴瘤型+/-单核样 B 细胞)
b. 结内(+/-单核样 B 细胞)

（续 表）

6. 脾边缘带淋巴瘤（+/—绒毛状淋巴细胞*）
7. 毛细胞白血病
8. 浆细胞瘤/浆细胞骨髓瘤
9. 弥漫性大B细胞淋巴瘤
亚型：原发性纵隔（胸腺）B细胞淋巴瘤
10. 伯基特淋巴瘤
11. 高恶性B细胞淋巴瘤，伯基特样*
T/NK细胞肿瘤
Ⅰ. 前T细胞肿瘤
前T淋巴母细胞淋巴瘤/白血病
Ⅱ. 外周T细胞/NK细胞肿瘤
1. T细胞慢性淋巴细胞性白血病/前淋巴细胞性白血病
2. 大颗粒淋巴细胞白血病（LGL）
T细胞型
NK细胞型
3. 蕈样真菌病/ sézary综合征
4. 外周T细胞淋巴瘤，非特殊型
细胞学类别*中等细胞、中等和大细胞混合、大细胞、淋巴上皮细胞
肝脾γδT细胞淋巴瘤*
皮下脂膜炎性T细胞淋巴瘤*
5. 血管免疫母细胞性T细胞淋巴瘤（AILD）
6. 血管中心性淋巴瘤
7. 肠T细胞淋巴瘤（+/—伴随肠病）
8. 成年人T细胞淋巴瘤/白血病，HTLV1+
9. 间变性大细胞淋巴瘤，T细胞和N细胞型
10. 间变性大细胞淋巴瘤，霍奇金样

表11-22 世界卫生组织淋巴瘤分类

B细胞肿瘤
前B细胞肿瘤
前B淋巴母细胞白血病/淋巴瘤
成熟（外周）B细胞肿瘤
慢性淋巴细胞白血病/小淋巴细胞淋巴瘤
B细胞前淋巴细胞白血病
淋巴浆细胞淋巴瘤（免疫母细胞瘤）
滤泡淋巴瘤
套细胞淋巴瘤
结外结膜相关淋巴瘤
淋巴结边缘带B细胞淋巴瘤
脾边缘带B细胞淋巴瘤
毛细胞白血病
浆细胞瘤/浆细胞骨髓瘤
弥漫大B细胞淋巴瘤
原发纵隔大B细胞淋巴瘤
血管内大细胞淋巴瘤

（续　表）

原发渗出性淋巴瘤
伯基特淋巴瘤/白血病
未分类B细胞肿瘤
淋巴瘤样肉芽肿病
移植后淋巴增生病变
T/NK细胞肿瘤
前T细胞肿瘤
前T淋巴母细胞淋巴瘤/白血病(前T细胞急性淋巴母细胞白血病)
成熟(外周)T细胞/NK细胞肿瘤
T细胞前淋巴细胞白血病
T细胞颗粒淋巴细胞白血病
进展性NK细胞白血病
成年人T细胞淋巴瘤/白血病
结外NK/T细胞淋巴瘤,鼻腔型
肠病型T细胞淋巴瘤
肝脾γδT细胞淋巴瘤
皮下脂膜炎型T细胞淋巴瘤
蕈样真菌病/Sezary综合征
原发皮肤间变性大细胞淋巴瘤
外周T细胞淋巴瘤,非特异型
血管免疫母细胞T细胞淋巴瘤
原发全身性间变大细胞淋巴瘤(T细胞/裸细胞型)
未分类T细胞肿瘤
淋巴瘤样丘疹病

由于这一分期系统没有考虑到肿瘤大小及肿瘤侵犯的淋巴结区或数目对治疗选择和预后的影响,1989年Cotswald会议对Ann Arbo分期进行了修改,着重强调了巨块病变、大纵隔、淋巴结受侵区域数目(Ⅱ期),即纵隔肿瘤最大横径与在第5、6胸椎水平间的胸廓横径之比>1/3或淋巴结肿块≥10cm。

Ann Arbor分期系统/Cotswalds分期见表11-23。

各期的标注见表11-24。

表11-23　Ann Arbor分期系统/Cotswalds分期

分期	定　义
Ⅰ期	病变位于1个淋巴结区或单个结外病变如脾,胸腺,韦氏环
Ⅱ期	病变位于膈肌同侧的2个或2个以上的淋巴结区域
	同时伴有局限性的结外病变。侵犯的解剖部位数目以下标注明
Ⅲ期	病变位于膈肌两侧的淋巴结区或伴脾受侵或同进有局限性结外器官受侵
	Ⅲ1:有脾,肺门,腹腔或肝门淋巴结受侵
	Ⅲ2:有腹主动脉旁,髂窝,腹腔淋巴结受侵
Ⅳ期	除了标明E以外的结外部位受侵

表 11-24　各期的标注

A	无症状
B	有症状，发热，盗汗，体重减轻
X	巨块病变：>1/3 纵隔宽；淋巴结肿块最大径>10cm
E	已知肿块部位的邻近单个结外部位受侵
CS	临床分期
PS	病例分期

1. B 症状　①不能解释的发热>38℃；②在过去的 1 个月内反复，夜间盗汗；③6 个月内不明原因体重<10%；④是一个不良预后因素。

虽然瘙痒不再认为是 B 症状，但全身瘙痒应考虑为不良预后因素。

某些 B 症状的同时出现更影响预后，如发热伴体重减轻比单纯盗汗要更为不良预后。

对于原发皮肤的非霍奇金淋巴瘤，皮肤 T 细胞淋巴瘤的 TNM 分期系统对指导治疗和预测预后更有价值(表 11-25)。

表 11-25　皮肤淋巴瘤的 TNM 分期系统

早期
Ⅰa<10%皮疹或斑疹(T1)
Ⅰb≥10%皮疹或斑疹(T2)
Ⅱa T1～2，淋巴结增大但活检阴性
中期
Ⅱb 皮肤肿瘤(T3)
Ⅲ 红皮病(T4)
Ⅳa T1～4，淋巴结增大且活检阳性
晚期
Ⅳb T1～4，内脏侵犯

2. 分期检查

(1)活体组织检查，取得病理组织学诊断，外周增大淋巴结活检或肿块活检。

(2)详细病史，包括有无发热、盗汗、消瘦、瘙痒、神经系统、肌肉骨骼或胃肠的症状。

(3)全面体检，注意各淋巴结区、Waldeyer 环、脾大小骨骼压痛。

(4)实验室检查：全血细胞常规检查、红细胞沉降率、血清碱性磷酸酶、乳酸脱氢酶、肝功能、肾功能、尿酸、尿常规；生化常规检查还包括 LDH，β_2 微球蛋白检查；HIV 血清学检查；皮肤 T 细胞淋巴瘤的患者要检查 HTLV-1 血清学。

(5)影像学检查：胸部 X 线检查(后前位、侧位)，胸部 CT，腹部 B 型超声波检查和 CT 扫描检查。

(6)PET 检查。

(7)选择性检查：骨 X 线检查，核素扫描(骨、肝、脑)、全身扫描、脑脊液检查、分期剖腹探查及脾切除。原发于胃肠道的患者要做包括钡剂或肠胃镜等消化道检查；有肌肉、骨骼的症状及碱性磷酸酶升高，给予骨扫描；有脊髓神经症状的要行 MRI 检查以排除脊髓硬膜外疾病。

【预后因素】

有关 HD 的预后因素研究显示，性别、年龄、B 症状、红细胞沉降率、临床分期、大纵隔或巨块病变、受侵淋巴结区域数目及病理类型是影响预后的主要因素。欧洲癌症研究与协作组(EORTC)的研究表明女性、年龄<40 岁、无 B 症状、红细胞沉降率≤30mm/h、淋巴结受侵区域数目≤3 个以及淋巴细胞为主型和结节硬化型的预后较好。

霍奇金淋巴瘤的预后分组及定义见表 11-26。

表 11-26　霍奇金淋巴瘤的预后分组及定义

治疗组	GHSG 危险因素	EORTC/GELA 危险因素
	A. 大纵隔	大纵隔
	B. 结外受侵	年龄≥50 岁
	C. ESR>50，无 B 症状 或 ESR>30，有 B 症状	ESR>50，无 B 症状 或 ESR>30，有 B 症状
	D. ≥3 个淋巴结区域受侵	≥4 个淋巴结区域受侵
预后好的早期 HD	CSⅠ～Ⅱ期，无危险因素	膈上Ⅰ～Ⅱ期，无危险因素
预后不良的早期 HD	CSⅠ～Ⅱa 期伴 1 个或多个危险因素或 CSⅡb 期伴 C/D，但无 A/B	膈上Ⅰ～Ⅱ期伴 1 个或多个危险因素
晚期 HD	CSⅡb 或 CSⅢ～Ⅳ期	CSⅢ～Ⅳ期

晚期HD的国际预后评分：Hesenclever等提出了晚期HD的国际预后评分(international prognortic score,IPS)模型有助于判断晚期HD的长期生存和指导治疗，其模型中7个不良预后因素包括男性、年龄≥45岁、Ⅳ期、清蛋白<40g/L、血红蛋白<105g/L、白细胞计数>15×10^9/L和淋巴细胞计数减少(绝对值<0.6×10^9/L或比值<白细胞总数的8%)。每增加一个不良预后因素其5年无进展生存率降低8%。

NHL的IPI评分见表11-27。

表11-27 NHL的IPI评分

项目	0分	1分
年龄	≤60岁	>60岁
一般状况	0或1	2~4
临床分期	Ⅰ或Ⅱ	Ⅲ或Ⅳ
结外受侵部位	<2	≥2
LDH	正常	升高

预后分组见表11-28。

表11-28 预后分组

分组	评分
低危组	0~1分
低中危组	2分
高中危组	3分
高危组	4~5分

低危组患者的预期5年生存率为75%左右，低中危组为50%左右，中高危组为43%左右，高危组为26%左右。

【临床表现】

1.淋巴结有进行性、无痛性增大 多见于颈部，其次为腋下或腹股沟等处。有些病例仅有深部淋巴结增大，如膈肌上下等，而浅表的颈部、腋下及腹股沟处的淋巴结并不增大、疼痛。80%位于膈上，10%~20%淋巴结病变限于膈下。常常累及前纵隔，累及外周淋巴结常常在颈部、锁骨上、腋窝区域，腹股沟较少，广泛淋巴结受累少，韦氏环、枕部、滑车、后纵隔和肠系膜受累少。

结外受侵：可通过直接侵犯结外组织，也可通过血行扩散，最常见结外部位，如脾、肺、肝和骨髓。

2.脾肝大 脾大较为常见，约有2/3的病例脾有病变。肝受累可引起肝大、肝区疼痛及黄疸等。

3.发热、夜间盗汗和体重减轻 一般为不规则的中等程度发热，有时可呈周期性发热，一次发热可持续数日或数周，继以长短不一的无热期，往后无热期逐渐缩短，并发展到持续高热。

30%的患者有全身症状，包括发热、盗汗、体重减轻、长期皮肤瘙痒。老年患者易有全身症状，是不良预后因素之一。皮肤瘙痒在霍奇金病较NHL多见，通常用抗组胺药物治疗无效。霍奇金病患者偶尔发生饮酒后疼痛，疼痛部位局限于受累区域。

除淋巴结增大外，体检尚可发现脾大。且脾大的患者常并有肝大。晚期患者因纵隔淋巴结增大可出现上腔静脉受阻。患者如出现上腔静脉阻塞或引起骨髓功能不全、白细胞和血小板减少，是由于纵隔淋巴结增大及骨髓浸润所致，已是晚期淋巴结恶性肿瘤的症状。

可以有病变扩散与转移的表现：NHL的病变扩散与转移并不像HD那样开始发病仅限于1~2个淋巴区域，随疾病进展顺序向邻近淋巴区域扩展，而往往一开始发病即为全身性或广泛分布的病变，其病变进展缺乏规律性。较常侵犯的部位为韦氏咽环、胃肠道、睾丸及腹腔内淋巴组织，也常侵犯骨髓组织而出现白血病样的血象改变。

【鉴别诊断】

1.急、慢性淋巴结炎。

2.淋巴结结核。必要时应进行切除活检。在临床上也就注意淋巴结结核与恶性淋巴瘤可以并存，或先后发生。

3.结节病。是一种病因不明，以多个系统的非干酪性肉芽肿为主要病理改变的疾病。病变最常侵犯纵隔和体表淋巴结、肺、肝、脾、皮肤等。病程经过缓慢。轻者无症状，病变局限，且可自然消退；重者病情缓慢进展，侵犯多个器官，预后不良。多见于30－50岁。因此，对以肺门、纵隔淋巴结增大者尤应注意与淋巴瘤鉴别，有赖于病理学检查。抗原皮肤试验有助于诊断。

4.淋巴结转移癌。

5.淋巴结反应性增生。药物、激素、放疗后，机体免疫力有所下降等所致鉴别。

6.其他疾病。

淋巴瘤的诊断包括：①定性诊断(包括鉴别诊断)；②病理分类诊断；③定位(分期)诊断；④预后因素的确定。

淋巴瘤诊断主要依靠病理活检，在淋巴瘤诊断中，应以组织细胞形态学诊断为基础；进行蛋白水平的免疫组化检查、基因水平检查和染色体检查。

【治疗】

1. 霍奇金淋巴瘤(Hodgkin 淋巴瘤)的治疗原则

Ⅰa、Ⅱa 期:病变位于膈上,放射斗篷野加锄形野,病变位于膈下,侵犯盆腔及腹股沟淋巴结,应放射至主动脉旁淋巴结,如侵犯盆腔及主动脉旁淋巴结,应用全淋巴结放射。

Ⅰa、Ⅱa 期:如有大的纵隔肿块,应采用化疗与放疗综合;病理为淋巴细胞削减型,应用全淋巴结放射。如有 B 症状者应先化疗 2～4 周期。

Ⅱb 期:一般采用全淋巴结放射,也可单用联合化疗。

Ⅲ1a 期:单纯放射治疗。

Ⅲ2a 期:放射与化疗综合治疗。

Ⅲb 期:单用化疗或化疗加放射。

Ⅳ期:单用化疗。

霍奇金淋巴瘤常用化疗方案:ABVD,MOPP(MOPP、ABVD 为经典一线治疗方案)见表 11-29。

表 11-29 霍奇金淋巴瘤化疗方案

化疗方案	药物	剂量(mg/m²)	给药途径	给药时间(第几天)	周期(天数)
ABVD	多柔比星	25	静脉	1,15	28
	博来霉素	10	静脉	1,15	
	长春碱	6	静脉	1,15	
	达卡巴嗪	375	静脉	1,15	
MOPP	氮芥	6	静脉	1,8	21
	长春新碱	1.4	静脉	1,8	
	丙卡巴肼	100	口服	1～14	
	泼尼松	40	口服	1～14	

Hodgkin 病的放射治疗:放射治疗的原则除根据分期而定外,还要考虑病变的部位、病理、年龄等因素。尤其儿童 Hodgkin 病的照射,由于儿童的正常组织器官对放射较敏感,可造成儿童正常发育的障碍,要特别注意保护肺、肾和其他重要器官。因此照射野较成年人小,剂量较成年人低,照射前后主张加联合化疗。

霍奇金淋巴瘤发生于 B 淋巴细胞,病理分为淋巴细胞为主型、结节硬化型、混合细胞型及淋巴细胞削减型。主要沿邻近淋巴结转移,纵隔受侵多见,较少侵犯结外器官。

成年人霍奇金病的放射治疗原则:早期(Ⅰ/Ⅱ期)HD 的治疗以放疗为主或化放疗综合治疗。晚期 HD 的治疗以化疗为主,辅以放疗。

(1)早期(临床Ⅰ/Ⅱ期)HD 的治疗

①预后极好型:临床(Ⅰ期、肿瘤局限于中上颈部淋巴结、女性、年龄＜40 岁和淋巴细胞为主型或结节硬化型,建议单纯放射治疗。

②预后不良型:临床Ⅰ/Ⅱ期具有下列不良预后因素之一或多项者,认为是预后不良型。a. 有 B 级症状;b. ESR＞70cm;c. 大纵隔肿块,或肿块直径＞10cm;d. ＞3 个淋巴区域受侵;e. 淋巴细胞削减型。

治疗建议 ABVD 化疗 4～6 周期,然后受累野照射。

③预后良好型:临床Ⅰ/Ⅱ期,不符合预后极好型条件,无预后不良因素的患者。建议 ABVD 化疗 3～4 周期,然后累野照射或单纯放疗(次全淋巴结照射)。

(2)晚期 HD(Ⅱ/Ⅳ期)的治疗:ABVD 化疗 6 周期,对大肿块或残存病变变加局部放疗。

2. 非霍奇金淋巴瘤(NHL) 近几年,非霍奇金淋巴瘤(NHL)取得了重要的临床进展。随着免疫学的进展和免疫组织化学在淋巴瘤诊断中的应用,国际淋巴瘤研究组于 1994 年提出了新的欧美淋巴瘤分类(REAL)方案,并逐步在欧美国家得到了广泛的应用。1997 年以后,世界卫生组织(WHO)根据 REAL 分类原则对其做了进一步修改,早期非霍奇金淋巴瘤化疗和放射治疗综合治疗疗效优于单纯化疗,而且毒副作用较低,对于晚期滤泡型非霍奇金淋巴瘤,化疗合并干扰素的疗般优于单纯化疗。CHOP 为一线化疗方案,CHOP 仍是临床各期 NHL 的首选治疗方案。

1993 年提出的国际预后指数,对判断 NHL 的预后有非常重要的指导意义。新的 REAL 分类明确指出，恶性淋巴瘤不是一种疾病，而是一类疾病，它包含不同的病理类型。每一种病理类型即一种独立的疾病，它有各自的形态学免疫表型、基因特征、相应的正常组织来源、临床病程和预后等特点。REAL 分类的提出，为临床治疗的特殊性和个体化原则提供了理论基础。

近年来，非霍奇金淋巴瘤的发病率明显上升，而霍奇金病则有所下降。发病时的年龄、乳酸脱氢酶、一般状况、临床分期和淋巴结以外的实质脏器受侵的数目，与非霍奇金淋巴瘤患者的预后明显相关。

淋巴结内原发的惰性非霍奇金淋巴瘤Ⅰ期、Ⅱ期的Ⅰ级、Ⅱ级滤泡性淋巴瘤的病变进展缓慢，10 年生存率为 80%，单纯的放射治疗即可取得很好的疗效，而单独化疗或化放疗联合应用并没有见到更好的临床效果。Ⅲ级滤泡性淋巴瘤的治疗原则与侵袭性非霍奇金淋巴瘤相似。惰性非霍奇金淋巴瘤的 30%～85%在其发展过程中要转化为恶性程度更高的组织学类型，所以一旦复发或病情进展，则应再取活检，明确疾病的性质是否已发生了改变，以选择合适的治疗方案。侵袭性非霍奇金淋巴瘤是一种全身性的疾病，化疗在综合治疗中占有重要的位置，而放射治疗则可有效地控制局部病变，两者的有机结合，使Ⅰ级、Ⅱ期患者的疗效优于任何单一治疗。如果患者的受侵部位少于 3 处或无巨大肿块，可以仅接受短疗程的 CHOP 方案化疗，继以受侵部位的放疗；如果肿块直径＞10cm 或伴有其他的不良预后因素，则应按照Ⅲ期、Ⅳ期患者对待。Ⅲ期、Ⅳ期侵袭性非霍奇金淋巴瘤以化疗为主，诱导化疗后辅以局部放疗。CHOP 方案仍然是侵袭性非霍奇金淋巴瘤首选的方案。但进展迅速的侵袭性非霍奇金淋巴瘤 CHOP 方案的治疗效果并不理想，对于具有明显不良预后因素的初治患者，诱导化疗达到完全缓解后实施自体造血干细胞移植，可以明显提高其长期无病生存率和总生存率。

化疗联合抗 CD20 单抗（即美罗华）可以用于治疗复发的侵袭性 B 细胞非霍奇金淋巴瘤，以及其他新药治疗复发耐药患者的疗效。高度侵袭性非霍奇金淋巴瘤的预后不良，常规方案化疗的效果不佳。

常用的化疗方案如下。

(1)COPP：为环磷酰胺、长春新碱、丙卡巴肼、泼尼松。

(2)CHOP：为环磷酰胺、多柔比星、长春新碱、泼尼松。

(3)IMVP-16：为异环磷酰胺、甲氨蝶呤、依托泊苷。

(4)DICE：为地塞米松、异环磷酰胺、顺铂、依托泊苷。

(5)DHAP：为顺铂、阿糖胞苷、地塞米松。

(6)ESHAP：为依托泊苷、甲泼尼龙、阿糖胞苷、顺铂。

非霍奇金淋巴瘤的治疗原则如下。

惰性淋巴瘤(低度恶性)：Ⅰ期、Ⅱ期-外科手术或放疗±化疗±免疫化疗、Ⅲ期、Ⅳ期-化疗±放疗±手术。

侵袭性淋巴瘤(中度恶性)：化疗±放疗，Ⅱb 期、Ⅲ期和Ⅳ期以化疗为主±放疗；高度侵袭性淋巴瘤(高度恶性)：化疗±放疗；儿童 ML 化疗为主±半量放疗。

NHL 的首选化疗方案：CHOP 方案仍然是 NHL 化疗的首选方案。

新的标准方案如下。

侵袭性 B 细胞淋巴瘤：美罗华＋化疗(CHOP 方案)。

B 细胞淋巴瘤的免疫靶向治疗进展：抗 CD20 单抗(美罗华)治疗 B 细胞淋巴瘤效果显著(可达分子学缓解)，与化疗联合有增效(逆转化疗耐药)作用。研究显示美罗华能提高耐药性肿瘤细胞对细胞毒性药物的敏感性，因此美罗华与化疗联合应用具有协同作用。维持治疗有效，不良反应轻微。

手术多用于活检以便病理诊断，但手术作为治疗手段，应严格掌握其适应证。非霍奇金淋巴瘤的放射治疗常规。

非霍奇金淋巴瘤来源于 T 淋巴细胞或 B 淋巴细胞，根据新的修订欧美新式瘤病理分类(REAL)，将非霍奇金淋巴瘤(NHL)划分为 T 细胞淋巴和 B 细胞淋巴两大类，然后，根据 T 细胞和 B 细胞来源进一步分类。

在我国 NHL 以中高度恶性 NHL 和结外原发 NHL 多见，最常见的病理型为弥漫性大 B 细胞淋巴瘤，而滤泡中心性淋巴瘤比欧美国家少见，结外原发 NHL 以鼻腔多见。肿瘤多为跳跃性转移，除儿童 NHL 和原发纵隔大 B 细胞淋巴瘤外，纵隔受侵少见。

NHL 的治疗主要根据病理分类和临床分期，

早期低度恶性淋巴瘤以放疗为主或者化疗，早期中高度恶性淋巴瘤应综合治疗，化疗3～4周期后再行受累野照射。儿童和晚期NHL应以化疗为主。根据REAL分类，不同亚型NHL有不同的治疗原则，对我国常见的几种NHL分述如下。

成年人NHL的治疗。

(1)滤泡中心淋巴瘤

①Ⅰ期、Ⅱ期：≤2个部位受侵，局部放疗，35Gy。>2个部位受侵，局部照射，35～40Gy，化疗GHOP 3～4个周期。

②Ⅰ期、Ⅱ期巨块型和Ⅲ期、Ⅳ期：CHOP方案化疗6周期后对巨块型或残存病变局部放疗，在化疗同时应用干扰素治疗可提高疗效，抗CD20单克隆抗体治疗应用于B细胞淋巴瘤的治疗。

(2)弥漫性大B细胞淋巴瘤(DLCL)

①Ⅰ/Ⅱ期，非大肿块(≤10cm)：CHOP 3～4个周期+受累野放疗。

②Ⅰ/Ⅱ期，大肿块(>10cm)或局部结外直接侵犯：CHOP周期+受累野放疗。

③Ⅲ/Ⅳ期，IPI≤2(低中危)：CHOP 6个周期。

④Ⅲ/Ⅳ期，IPI>2(高危)：CHOP 6个周期或临床研究强化治疗。

(3)帽带细胞淋巴瘤(MCL)

①Ⅰ期、Ⅱ期：局部放疗或CHOP 4周期加局部放疗。

②Ⅲ期、Ⅳ期：CHOP 6周期加或不加放疗，或加入临床研究组。

(4)胃黏膜相关淋巴瘤(MALT)

①ⅠE期：抗幽门螺杆菌治疗(阿莫西林，雷尼替丁，甲硝唑)，可同时使用H_2受体阻滞药，3个月后做内镜检查幽门螺杆菌和病理，评价疗效，再决定下一步治疗方案。如无效，可考虑局部放疗加化疗。

②Ⅰe期大肿块和Ⅰe期：化疗加局部放疗。

③Ⅲe期/Ⅳe期：化疗为主。

(5)原发于纵隔大B细胞淋巴瘤：CHOP 6个周期加受累野放疗。

(6)鼻腔T/NK细胞瘤

①Ⅰe期局限于鼻腔：单纯放疗或放疗后加4个周期CHOP方案化疗。

②Ⅰe期超出鼻腔：综合治疗，建议先放疗后化疗。照射50Gy，然后4个周期CHOP方案化疗。

③Ⅱe期：化疗为主，CHOP 6周期加局部放疗。

④Ⅲ期/Ⅳ期：化疗。

3.儿童NHL的治疗原则

(1)Ⅰ期、Ⅱ期：CHOP或ProMACE/CytaBOM 6个周期化疗加鞘内注射，加或不加低剂量放疗。

(2)Ⅲ期、Ⅳ期：ProMACE/CytaBOM 6个周期化疗加鞘内注射，有条件时大剂量化疗，加或不加低剂量放疗。

放射治疗原则与放射线的选择如下。

①肿瘤根治剂量：有学者总结了照射野内复发和肿瘤量的关系，发现局部复发率随肿瘤剂量的增加而减少。

②预防照射：放射治疗不仅要包括临床发现肿瘤的区域，而且要对邻近部位淋巴结区域进行预防照射。

③放射线的选择：目前多采用^{60}Co或4～8MeV X线，因其具有百分深度剂量高，剂量分布均匀，旁散射线较少，患者容易耐受根治性的照射等优点。

大面积不规则野的照射方法：大面积不规则野的照射技术，是用一个大的照射野包括几个相邻的淋巴结区域，同时对重要的器官如喉、肺、脊髓、肝等进行保护。

特殊情况的治疗技术如下。

①分段照射方法：此种方法多应用于Ⅲ期、Ⅳ期患者。

②肺"预防"照射方法：大纵隔肿块(指纵隔比例≥1/3)或有肺门淋巴结增大的患者容易发生内侧肺浸润，因此，对内侧肺进行"预防"照射，以消灭临床病灶，这对于减少以后肺的侵犯有明显价值。

③肝照射方法：肝放射治疗主要应用于两种情况，一种是剖腹探查发现脾侵犯而对肝进行"预防"照射；另一种情况是临床发现肝已有明显侵犯而进行治疗性放射。

④复发的治疗：对复发的患者尽可能取得病理证实，然后进行全面的检查，选择性剖腹探查，进行比较准确的分期，再结合过去治疗的情况，给予积极的治疗。

放射反应及后遗症：血象影响；放射性肺炎；放射性心包炎；放射性脊髓炎；性功能的障碍。

晚期患者的放射治疗：巨块性病变或化疗后未完全消失病变常规放疗，可降低复发率，改善生存。

【常见类型】

1. 慢性淋巴细胞白血病/小淋巴细胞淋巴瘤(small lymphocytic lymphoma/chronic lymphocytic leukemia,SLL/CLL)

(1)形态学:弥漫性增殖,可有假滤泡,正常大小淋巴细胞。免疫学表型 B 细胞抗原阳性(CD19,CD20,CD79a),CD5+,CD23+。

(2)细胞遗传学:Ig 重链和轻链基因重排,最常见的染色体异常为 12 号染色体 3 体(1/3),13q(1/4)。

(3)临床特征:惰性病程,目前不能治愈,老年人多见,诊断时 90%为 CLL 伴有 BM 和 PB 受累,肿瘤常常侵及多个淋巴结区及脾、肝。也可侵及结外组织。早期患者传统的处理为观察,不给予特殊治疗或受侵野放射治疗。较后期患者给予烷化药治疗(苯丁酸氮芥或环磷酸胺);和蒽环类药物为主的联合化疗(CAP,CHOP,POACH)用于晚期患者的治疗。强有力的证据显示嘌呤药物(Fludarabine,Cladribine)做为二线或一线治疗药物疗效更好。但禁忌用于伴有自家免疫性溶血性贫血并发症的患者。嘌呤类药与烷化药联合化疗可用于挽救治疗。

2. 滤泡淋巴瘤(follicular lymphoma,FL)

(1)形态学:肿瘤细胞类似于生发中心的正常细胞包括中心细胞(小裂细胞)和中心母细胞。淋巴结结构由大量增生的淋巴滤泡所替代。高分级病变更倾向于弥漫性生长

(2)免疫表型:全 B 细胞抗原阳性,CD5-,CD43-,CD10+/BCL2+。

(3)细胞遗传学:t(14;18)移位,BCL-2 基因重排和过度表达;IgH 和 IgI 基因重排。

(4)临床特点:在西方最常见的淋巴瘤,在美国占 40%NHL。老年人多发,中位年龄 55 岁。倾向于全身淋巴结受侵,惰性病程,治愈不常见。

本病治疗过程中反复复发,伴随每次复发转变为更高恶性程度病变的危险性不断增加。因此认为诊断后早期开始治疗不能使所有患者受益。当患者需要治疗时,通常首次治疗以烷化药为主。确为Ⅰ期、Ⅱ期患者进行受侵野放疗可能治愈。α-干扰素维持治疗可能延长有效期。病程后期转化为恶性程度较高的病变时。常采用蒽环类药物的联合化疗(CHOP),嘌呤类似药物单一应用有效,联合其他化疗药疗效更为显著(如 FMD)。

研究表明,一线应用环磷酰胺和蒽环类为主的联合化疗可能取得很高的有效率和长期的缓解,但至今未获得所有研究者的证实。国际预后指数对评估患者预后较组织学类型更可靠。

有证据显示免疫治疗制剂(如抗 CD20 单抗)单药在化疗耐受性病变或与化疗联合应用对早期病变治疗有作用。单克隆抗体(如 2B8 抗 CD-20)与放射性核素(^{131}I 或^{90}Y)形成的放射免疫复合物的治疗作用也在评价之中。

3. 蕈样真菌病综合征/Sézary 综合征(皮肤 T 细胞淋巴瘤)mycosis fungoides(MF)

(1)形态学:嗜表皮的小的静止的淋巴样细胞浸润皮肤,诊断性的病变是 Pautrier's 脓肿,恶性 T 细胞聚集成族浸润表皮。

(2)免疫表型:CD2+、CD3+、CD5+,T 辅助细胞(CD4+,CD8-),部分无 T 细胞抗原。

(3)遗传学 TCR 基因移位

(4)临床特征:惰性病程,可转化为大细胞间变淋巴瘤。最常见的皮肤 T 细胞淋巴瘤,表现为皮肤多发斑块或结节,由于病变有鳞屑性质,有时错诊为银屑病(psoriasis),在病程后期可发生淋巴结大和(或)外周血受侵(Sézary 综合征)。

局部病变采用局部治疗(皮质激素、氮芥)。较广泛病变应用补骨脂素、紫外线 A 谱光疗(PUVA)有效。治疗无效的局限病变应用全皮肤电子束放射治疗(TSEB)仍可能有效。但是不宜治疗更广泛的皮肤病变。一旦病变进展到肿瘤期或红皮病应采用细胞毒联合化疗或维生素甲类药物或干扰素。单一有效药物包括甲氨蝶呤、苯丁酸氮芥、环磷酰胺、氟阿糖腺苷(Fludarabine)/克拉曲滨(Cladribine)和脱氧柯福霉素。常规的联合化疗如 CHOP 也已用于本病的治疗。疾病发展至外周血发现瘤细胞(Sézary 综合征)体外光化学治疗还可能有效。

4. 套细胞淋巴瘤 套细胞淋巴瘤(mantle cell lymphoma,MCL)是一种特殊类型 B 细胞淋巴瘤,过去曾将该肿瘤命名为中间淋巴细胞性淋巴瘤(rapaport),中心细胞性淋巴瘤(kei)或归入弥漫性小裂细胞淋巴瘤(WF)。现已知该肿瘤起源于滤泡套内层(innerfollicle mantle)中未受抗原刺激的 CD+5、CD-23 周围性 B 细胞,故命名为 MCL。

(1)形态学:呈模糊结节(套区结构)到弥漫增生,恶性细胞大小,形态一致,比成熟淋巴细胞略大。

(2)免疫表型:类似于 SLL,全 B 细胞抗原阳性,CD5 同时 CD43 表达,CD23 阴性,核 Cyclin Dl 表达。

(3)细胞遗传学:t(11;14)(q13;q32)移位致PRADI基因过表达(Cyclin D1);Ig重链和轻链基因重排。

(4)临床特征:多发60岁以上的老年人,诊断时常常为晚期,多累及淋巴结和结外淋巴组织包括脾,典型的结外部位是胃肠道,多发黏膜结节,又称淋巴瘤样息肉病。相对侵袭性病程,中位生存3年,目前不能治愈。

套细胞淋巴瘤即使应用现代治疗,仍可能是生存最差的NHL,大多数患者初治应用烷化药为主的联合化疗。蒽环类药疗效不肯定。应用大剂量化疗联合造血干细胞移植治疗早期患者的临床研究尚处于评价阶段。尽管初步结果显示这一治疗方法没有预防复发作用。α-干扰素维持治疗可能延长有效期。

5. 弥漫性大B细胞淋巴瘤(diffuse large b-cell iymphoma,DLBCL)

(1)形态学:弥漫性增生,完全破坏淋巴结构,恶性细胞为突出核仁,胞质少的大细胞,包括间变结构的B细胞淋巴瘤(具有间变结构的DLBCL),因此,又称富含T细胞的B细胞淋巴瘤。

(2)免疫学表型:表面Ig表达,全B细胞标志阳性,CD5,CD10和CD43可表达,增生率高,超过40%。

(3)细胞遗传学:IgH和IgL基因重排;BCL2或BCL6基因重排较常见,各高达30%。使用DNA芯片检查,可发现2个独特的类型,即生发中心型和活化型DLBCL。

(4)临床特征:侵袭性淋巴瘤,可治愈。在美国占30%~40%NHL,是一组高度异质性淋巴瘤,可发生在各年龄阶段包括儿童,可以是原发疾病,也可是惰性淋巴瘤(FL,MZL,SLL等)的转化。生长快,有时为单一淋巴结肿块,常常在诊断时,高达40%侵及结外,如胃肠道、皮肤、骨、生殖泌尿道和中枢神经系统。

有中枢神经系统播散危险的患者应当按照高度侵袭性淋巴瘤(淋巴母细胞淋巴瘤,伯基特淋巴瘤,侵袭性HTLV1+成年人T细胞白血病/淋巴瘤和HIV-相关淋巴瘤)进行治疗。无中枢神经系统播散危险的患者的首选治疗是免疫化疗。低危和低中危患者近15年来应用的许多联合化疗方案的治疗结果并未取得较CHOP方案更好的稳定疗效。研究资料显示化疗(CHOP)加单克隆抗体(利妥昔单抗)联合应用可改善疗效,以成为这类淋巴瘤的标准治疗方案。

6. 伯基特淋巴瘤(burkitt's lymphoma,BL)

(1)细胞形态学:弥漫性增生,呈"星空状",单一的一致性大小的中等大小细胞,核分裂象多见,增殖快。

(2)免疫表型:全B细胞抗原阳性,CD10+,BCL-2,Ki-67+,增生率90%。

(3)细胞遗传学:IgH和IgI基因重排,t(8;14)移位导致C-myc基因重排过表达。

(4)EB病毒+:流行病例>90%,散发病例15%~20%。

(5)临床特征:侵袭性淋巴瘤,可治愈。在非洲流行区,大多数为儿童,表现为迅速增大的面部骨骼肿块,尤其是下颌骨。散发病例在发达国家更常见,多见成年人,多发结外病变,包括回肠、回盲部、肾、生殖腺和乳腺。

诱导治疗趋于沿用急性淋巴细胞白血病的模式,应进行中枢神经系统预防治疗,包括鞘内注射和颅脑照射。但更短疗程的高剂量化疗,特别是包括高剂量甲氨蝶呤,高剂量阿糖胞苷,异环磷酰胺,依托泊苷。

7. 结外边缘带B细胞淋巴瘤(B细胞黏膜相关淋巴瘤)[extranodal marginal zone b-cell iymphoma(b-cell ymphoma of mucosa-associated lymphoid tissue type)]

(1)形态学:滤泡周围和滤泡间增殖,边缘带增宽,侵及邻近黏膜组织,典型为淋巴上皮病变,恶性细胞为小的边缘带细胞(中心细胞样)和单核样细胞。

(2)免疫表型:全B细胞标志阳性,CD43+,CD5-,CD10-;细胞表面Ig强表达。

(3)遗传学:最常见t(11;18);t(1;14)也常见,导致BCL10调调控分子表达。Ig重链基因重排。

(4)临床特征:最常见的结外黏膜相关淋巴瘤。多见于胃,也可见于涎腺、腮腺、肺、乳腺和皮肤。惰性病程。70%胃MAL经抗生素治疗消退,30%无效,可能与t(11;18)有关。

8. 不同原发部位的淋巴瘤

(1)韦氏环鼻型NK/T细胞淋巴瘤:结外鼻型NK/T细胞淋巴瘤是我国较常见的非霍奇金淋巴瘤,主要原发于鼻腔,但也可原发于韦氏环(鼻咽、扁桃体和口咽)、皮肤、软组织和胃肠道等结外器官。上呼吸道是最常见的原发部位。

韦氏环NK/T细胞淋巴瘤具有独特的临床表

现和预后，治疗上也和鼻腔NK/T细胞淋巴瘤有所区别。

韦氏环非霍奇金淋巴瘤在我国很常见，常见的病理类型为弥漫性大B细胞淋巴瘤，鼻型NK/T细胞淋巴瘤少见。早期患者接受单纯放疗或综合治疗，晚期以化疗为主，加韦氏环和颈淋巴结照射。临床特征以男性多见（男∶女＝2.6∶1）、年轻发病（中位年龄为37岁）、早期患者多见（78%）。

韦氏环NK/T细胞淋巴瘤对放疗敏感，预后较好，对常规化疗相对抗拒。治疗后达到完全缓解的5年总生存率为73%。对临床Ⅰ/Ⅱ期患者采用放疗后化疗的综合治疗模式，Ⅲ～Ⅳ期化疗后行韦氏环和颈淋巴引流区照射。

（2）原发性胃肠道淋巴瘤（primary gastrointestinal lymphoma，PGL）：是具有明显胃肠道症状或病变，同时组织学证明病变为原发于胃肠道的淋巴瘤。在全部胃肠道恶性肿瘤中，其发生率不超过4%，而在整个恶性淋巴瘤中，源自胃肠道者也仅占1.9 %～5.3 %。PGL多见于成年人，其平均年龄为50岁，以40—70岁最多见，儿童中较少见，男女患病比率基本相似。约85 %的PGL是B细胞型的。

治疗方法为包括外科切除、化疗、放射治疗、抗生素治疗的综合疗法。化疗已经明显提高了PGL的无瘤生存率及治疗效果。Ⅰ～Ⅱ期PGL采用化疗，无论手术切除与否，生存率及无瘤生存率是相似的。内镜技术和免疫组化的进步使PGL的诊断变得相对简便，近年来化疗放疗技术的发展使得PGL的治疗效果明显改善，手术切除与非手术切除均可取得70%的长期生存率。

对于胃淋巴瘤，如果是早期黏膜性病变，治疗以幽门螺杆菌根治治疗为主，必要时加用化疗，不需要手术；如果是中晚期肿块型，治疗以化疗为主，可以考虑加用外科手术；如果伴有溃疡出血、穿孔、梗阻，治疗以手术为主，继之给予化疗。小肠结肠淋巴瘤的治疗以手术为主，继之以抗菌治疗、化疗及放疗。

（3）原发性中枢神经系统淋巴瘤（PCNSL）：原发性中枢神经系统淋巴瘤是指由淋巴细胞起源的、无中枢神经系统以外病变的中枢神经系统淋巴瘤。发病率占全部颅内肿瘤的1%，占全部恶性淋巴瘤的2%。可发生于任何年龄，发病高峰在40—50岁。

发生于中枢神经系统的淋巴瘤多为非霍奇金淋巴瘤，且多为B细胞型。病因尚不清楚。此病进展迅速，肿瘤好发于深部脑白质，多见于额、颞叶，丘脑基底核、小脑。

MRI平扫 T_1WI肿瘤呈较低信号或等信号，T_2WI呈等信号或稍高信号，增强后肿瘤呈明显均匀强化，边界清楚，瘤周呈轻、中度水肿，位置表浅的肿瘤水肿带较明显，深部肿瘤水肿带较轻。肿瘤的大小与瘤周水肿占位效应不成比例是此类肿瘤最具特征性的改变。尤其位于脑深部的肿瘤此特点更为明显，此特点常作为与其他颅内肿瘤的鉴别点。组织病理诊断是肿瘤确诊的方法。

大剂量甲氨蝶呤为主的联合化疗、放疗结合甲氨蝶呤鞘内注射，能明显改善其疗效及生存率。原发性中枢神经系统淋巴瘤多对放射线敏感，伽马刀治疗可在短时间内对肿瘤进行高剂量照射，迅速使肿瘤缩小，降低颅内压力，改善临床症状。近年来原发性中枢神经系统淋巴瘤多采用伽马刀＋化疗＋全脑放疗的综合治疗方法。

（赫　捷）

第十节　结　节　病

结节病（sarcoidosis）是一种原因不明的多系统器官受累的肉芽肿性疾病，又名肉样瘤病、Boeck肉样瘤、Schaumann良性淋巴肉芽肿病等。在临床上，最常受累的部位是肺及双侧肺门淋巴结，也可侵犯几乎全身所有器官。在结节病患者中，约有50%的病例呈自限性，仅10%左右的患者可出现严重的功能障碍。

【流行病学】

结节病的发病情况，世界各地颇有不同，在寒冷的地区或国家较多，热带地区较少。瑞典年发病率最高，为64/10万，尸检实际患病率可达267/10万～641/10万。其他北欧地区年发病率为17.6/10万～20/10万。美国年发病率为11/10万～40/10万，以黑种人居多。但由于部分病例无症状，并可以自然痊愈，所以没有确切的流行病学数据。

结节病多见于中青年人，儿童及老年人亦可罹患。据统计，19岁以下占发病人数的12.9%，20—40岁患者占总人数的55.4%，60岁以上占8.3%。

发病率女略多于男(女∶男=7∶5)。

【病因】

目前病因及其发病机制不明。感染、职业环境、自身免疫、药物等因素可能与其发病有关。

1. *感染因素* 多个感染因素(如分枝杆菌、丙酸杆菌、病毒、衣原体等)曾被认为与结节病发病有重要的关系。有研究发现,约有70%的患者通过支气管肺泡灌洗检查可以发现抗酸杆菌阳性与该病的活动有关,然而,在23%的对照中也发现抗酸杆菌阳性。近期的meta分析发现有26.4%的结节病患者出现分枝杆菌的阳性,但是研究也检测到一个可能的偏差,所以仍需要进一步研究证实。

2. *免疫系统功能紊乱* 细胞和体液免疫功能紊乱被认为可能是结节病的重要发病机制。炎症反应的发生、结节的形成以及肺纤维化,均与多种炎症细胞的激活,细胞因子的活化、炎症介质的释放有关。致病因素首先激活肺泡内巨噬细胞和T辅助细胞(CD4+)。被激活的巨噬细胞释放白细胞介素-1(IL-1)及TNF-α、IL-12等细胞因子和炎性介质,趋化和激活淋巴细胞,启动一系列的细胞免疫和体液免疫反应。因此,早期病变以T细胞单核细胞、巨噬细胞浸润为主要细胞。随着疾病的发展,上皮样细胞大量产生,形成典型的结节性肉芽肿。疾病后期,纤维母细胞增生,最后出现广泛的纤维化。

3. *基因相关* 目前,最受关注的基因是BTNL2,等位基因HLA-DR也被寄予希望。在持续性结节病中,HLA基因的亚型HLA-B7-DR15与疾病有相互关联。在非持续性结节病,侧HLA DR3-DQ2基因表达异常。但是,在疾病的发展中这些基因亚型只有轻度的异常变化也提示基因的易感性只是起到少量的作用。

4. *甲状腺疾病* 在女性中,大量的甲状腺疾病和结节病的关系已经被报道。虽然它们的相关性不是非常显著,但是与男性患者相比,其仍然有统计学差异。

此外,高催乳素血症,过敏及自身免疫反应也被认为与结节病的发生有必要的联系。

【病理改变】

非干酪坏死性类上皮样肉芽肿是结节病的典型病理特点(图11-5)。该肉芽肿常以巨噬细胞为中心,淋巴细胞、单核细胞及成纤维细胞围绕其周围组成,但无干酪样变。在巨噬细胞的胞质中可见绍曼小体(schaumann body)或星状小体(asteroid body)。绍曼小体为卵圆形或圆形,并有钙化。由于含钙,因此染色深蓝色。星状小体用磷钨酸苏木素染色,中心为褐红色,星芒为蓝色。初期病变可见有较多的单核细胞、巨噬细胞和淋巴细胞等炎症细胞浸润,累及肺泡壁和间质,随着病程的进展,炎性细胞逐渐减少,非特异性的纤维化逐渐加重。

类上皮肉芽肿的组织形态学并非结节病的特异性表现,在其他肉芽肿如结核、麻风中也可见到,也可见于铍肺、第三期梅毒、淋巴瘤和外源性变态反应性肺泡炎等。

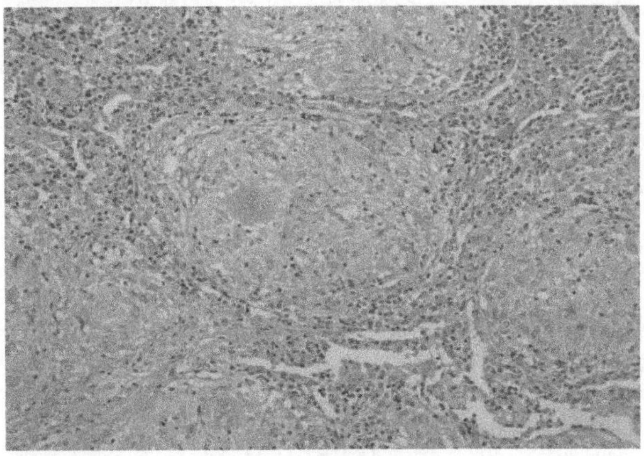

图11-5 结节病肉芽肿

结节主要由类上皮细胞组成,中央无干酪样坏死,周围淋巴细胞少,边界清楚

【临床表现】

结节病可以只侵犯一种器官或组织,也可多种器官或组织同时受侵。肺是最常见的器官,超过90%的患者累及肺和胸内淋巴结。约有50%的病例无症状,只是在胸部X线检查时发现。早期常见的呼吸道症状有咳嗽、无痰或少痰,偶有少量血丝痰;可有乏力、低热、盗汗、食欲减退,体重减轻等;病变广泛时可出现胸闷、气急,甚至发绀。肺部体征不明显,部分患者可有少量湿啰音或捻发音。

结节病尚可累及其他器官,与此也有相应的症状和体征。

1. *皮肤结节病* 此型较少见,表现呈多种形态,常为丘疹、结节、斑块、红皮病、瘢痕性肉样瘤、色素减退、秃发等。皮损不对称地分布于面部及四肢,常为淡红色至紫色,不溃破,无自觉症状。结节病临床上应与寻常狼疮、结节性红斑、结核性麻风、红斑狼疮、环状肉芽肿等相鉴别。

2. *结节病眼* 在结节病患者中,眼部病变的发生率为25%~60%,主要累及葡萄膜,其次为视网膜、视神经、泪腺及结膜下组织，最常见的临床表现为葡萄膜炎和结膜小结。眼部症状虽然不是结节病诊断的惟一依据，但 19.0%～54.7% 的患者因眼部症状而首诊，继而检查并明确诊断。也有文献报道在最终诊断为结节病的患者中，最主要的两种首发表现为异常 X 线胸片和眼部症状，占总患者的 2/3。日本弥漫性肺疾病研究委员会 2006 年制定的新版结节病眼部损害诊断指南指出，有以下 6 种类型眼部表现中的 2 种及 2 种以上者可被认定为临床可疑结节病。①前房肉芽肿性浸润：羊脂状角膜后沉着物或虹膜小结；②小梁网结节和(或)帐篷样周边虹膜前粘连；③团块状玻璃体浑浊，如雪球样或串珠样；④伴血管瘤的视网膜血管周围炎(主要是静脉周围炎)；⑤多发性蜡样脉络膜视网膜渗出和(或)激光斑样脉络膜视网膜萎缩；⑥视盘小结和(或)孤立的脉络膜结节。

3. 外周淋巴结　全身淋巴结大者占 50%。结节病的早期往往仅限于颈部或腋部淋巴结大，发展至全身淋巴结大，特别是纵隔和肺门淋巴结大。

4. 关节　结节病患者发生关节损害的平均年龄为 40 岁左右，男女比例为 1∶2.25，从发病到出现关节表现的时间为 0.1～2.4 年，平均为(0.4±0.8)年。多数结节病患者表现为关节炎，也可表现为关节痛。在结节病关节炎中，多数患者病程中发生关节炎的关节数≤4 个，少数患者病程中发生关节炎的关节数≥5 个。结节病的关节表现常与皮肤病变并存，特别是皮下结节和结节性红斑。

5. 神经系统　少于 1%的患者会出现中枢神经系统症状。当脑膜基底部有肉芽肿形成时，往往影响到脑神经的功能。脊髓病也是结节病侵犯髓内神经系统最早出现的临床表现。

6. 心脏　虽然 20%～30%的患者有心脏受累，但是只有约 5%的患者会出现心脏症状。心脏结节病的症状和体征多变，依据心脏被累及的部位或累及的程度而不同。轻者可无任何症状和体征，或仅有心电图改变。常见的临床表现如下。

(1)心力衰竭：可出现左侧心力衰竭、右侧心力衰竭、全心衰竭，表现为气急、端坐呼吸、下肢水肿等。心力衰竭主要为较大范围的心肌受累，使心肌收缩力下降有关，也可能与瓣膜反流有关。大范围心肌受累还可形成室壁瘤，使心肌收缩力更趋下降，但室壁瘤较少引起心室破裂。肉芽肿样病变可累及所有瓣膜，但最常累及二尖瓣。当肉芽肿样病变累及肺血管时可出现继发性肺动脉高压和右侧心力衰竭。

(2)心律失常：可出现各种快速性和缓慢性心律失常。快速性心律失常可见房性期前收缩、房性心动过速、心房扑动、心房颤动、室上性心动过速、室性心动过速。房性心律失常的发生率低于室性心律失常。房性心律失常的发生机制是左心功能不全引起的心房扩大或肉芽肿病变直接累及心房。室性心律失常的发生机制是肉芽肿病变直接累及心室肌。缓慢性心律失常可见窦性停搏、房室传导阻滞、束支传导阻滞，以房室传导阻滞最常见。室性心动过速可为持续性或非持续性。缓慢性心律失常的发生机制是心脏结节病累及起搏细胞或心脏传导系统。

(3)猝死：发生机制与室性心律失常或完全性房室传导阻滞等有关。在心脏结节病中 24%～65%的死亡与猝死有关。

(4)心包积液。可为少量心包积液、也可为大量心包积液，甚至引起心脏压塞。心脏结节病中心包积液的发生率约为 19%。

7. 肾　肾钙质沉着症和肾结石是结节病的常见并发症，较多并发高钙血症和高钙尿症。结节病患者约 10%可出现高钙血症，62%的患者尿钙增加，且继发肾损害。

结节病高钙血症临床表现主要取决于钙代谢异常的持续时间、肾钙质沉着的严重程度及同时存在的肉芽肿累及等。其临床表现可以很轻微，也可表现为多尿，乏力、呕吐、肌肉软弱、便秘等，少数患者还可发生肾结石，不易和其他原因所致肾结石相区别。

结节病可导致肾小球损害，临床表现为肾功能不全和肾性高血压。此外尚可见肾原性尿崩症。

此外，约 20%的患者肝受累，主要表现肝结节，肝大，血清碱性磷酸酶增高，胆汁性肝硬化，肝门静脉高压等。

【实验室和其他检查】

1. 血液检查　无特异性变化。可有红细胞沉降率加快、血清球蛋白部分增高(IgG 多见)和 C 反应蛋白增高等。在活动期可有淋巴细胞中度减少、血钙增高、血清尿酸增加、血清碱性磷酸酶增高、血清血管紧张素转化酶(sACE)活性增加、血清中白介素-2 受体(IL-2R)和可溶性白介素-2 受体(sIL-2R)增高，对诊断和判断活动性有参考意义。也可以 α_1-抗胰蛋白酶、溶菌酶、α-微球蛋白、血清腺苷脱氢酶(ADA)、纤维连结蛋白(Fn)等升高，在临床上有一定参考意义。

2.结核菌素试验(PPD)　约2/3的结节患者对5U结合菌素试验呈阴性或极弱反应。

3.结节病抗原(Kveim)试验　以急性结节病患者的淋巴结或脾组织制成1∶10生理盐水混悬液体为抗原。取混悬液0.1～0.2ml做皮内注射，10d后注射处出现紫红色丘疹，4～6周扩散到3～8mm，形成肉芽肿，为阳性反应。切除阳性反应的皮肤行组织诊断，阳性率为75%～85%，有2%～5%假阳性反应。因无标准抗原，故应用受限制，近年逐渐被淘汰。

4.X线检查　异常的胸部X线表现常是结节病的首要发现，约有90%以上的患者伴有胸部X线片改变。肺门、气管旁、纵隔淋巴结大和肺部浸润影是主要表现。典型的改变是双侧对称性肺门淋巴结明显增大，呈土豆状，边界清晰，密度均匀。肺部病变多数为双侧弥漫性网状、网结节状、小结节状或片状阴影。后期可发展成肺间质纤维化或蜂窝肺。

目前普通X线片对结节病的分期仍未统一。结节病分为5期(0期，Ⅰ～Ⅳ期)，其中Ⅰ和Ⅱ期最多见。

0期：肺部X线检查阴性，肺部清晰。

Ⅰ期：双侧肺门和(或)纵隔淋巴结大，常伴右支气管旁淋巴结大，肺内无异常，约占51%。

Ⅱ期：肺门淋巴结大，伴肺浸润。肺部病变广泛对称地分布于两侧，呈1～3mm的结节状、点状或絮状阴影。少数病例可分布在一侧肺或某些肺段。病灶可在1年内逐渐吸收，或发展成肺间质纤维化，约占25%。

Ⅲ期：仅见肺部浸润影，而无肺门淋巴结大，约占15%。

Ⅳ期：肺纤维化、肺大疱和肺囊肿的改变。

以上分期是相对的，也不一定按照顺序发生，Ⅲ期不一定从Ⅱ期发展而来。

5.CT(尤其是HRCT)　经广泛应用于结节病的诊断。能较准确地估计结节病的类型、肺间质病变的程度和淋巴结增大情况。结节病的淋巴结增大通常无融合和坏死，也不侵犯邻近器官，有助于淋巴瘤、淋巴结结核等疾病鉴别。

6.活体组织检查　是诊断结节病的重要方法。如果皮肤和浅表淋巴结受累，则是首选的活检部位。胸内型结节病，可以选择支气管黏膜和经纤维支气管镜肺活检，即使在直视下或X线胸片没有明确病变的部位取活检，阳性率也可以达70%～90%。取多处组织活检，可提高诊断阳性率。

支气管内超声内镜引导下的经支气管细针活检(EBUS)是近年来一种新的微创检查方式，诊断阳性率约为85%。同时，可以显著减少患者的痛苦。

7.支气管肺泡灌洗液检查　结节病患者的支气管肺泡灌洗液(BALF)检查，在肺泡阶段淋巴细胞和多核白细胞增多，主要是T辅助细胞增多，CD4＋，CD4＋/CD8＋比值明显增高，对提示病变活动有一定的意义。

8.镓(^{67}Ga)肺扫描检查　肉芽肿活性巨噬细胞摄取Ga明显增加，肺内结节病肉芽肿性病变和肺门淋巴结可被Ga所显示，可协助诊断和判断活动性，但特异性不高。

9.肺功能检查　初期无变化，但病变发展可出现肺弹性减退、限制性通气功能障碍(肺活量、肺总量下降)和弥散功能障碍。喉、气管和支气管受累或肺囊性纤维化时可出现阻塞性通气障碍，从而产生混合性通气功能障碍。

【诊断】

结节病的诊断应符合3个条件：①患者的临床表现和X线表现与结节病相符合；②活检证实有非干酪样坏死性类上皮结节；③排除其他原因引起的肉芽肿性病变。

建立诊断后，还需要判断累及器官的范围、分期(如上述)和活动性。活动性判断缺乏严格的标准。起病急、临床症状明显、病情进展较快、重要器官受累、血液生化指标异常(sACE活性增高、高血钙、高尿酸症、血清或BALF中sIL-2R升高、BALF中淋巴细胞＞10%等)和镓(^{67}Ga)肺扫描阳性，提示属于活动期。

【鉴别诊断】

1.肺门淋巴结结核　患者较年轻，常有结核中毒性症状，如午后低热、盗汗等，结核菌素试验多为阳性，肺门淋巴结大一般为单侧性，有时伴有钙化。可见肺部原发病灶。CT可见淋巴结中心区有坏死。

2.淋巴瘤　常见的全身症状有发热、消瘦、贫血等，胸膜受累，出现胸腔积液，胸内淋巴结大多为单侧或双侧不对称增大，淋巴结可呈现融合，常累及上纵隔，隆突下等处的纵隔淋巴结。肿瘤组织可侵犯邻近器官，如出现上腔静脉阻塞综合征等。结合其他检查及活组织检查可鉴别。

3. *肺门转移性肿瘤*　肺癌和肺外癌肿转移至肺门淋巴结，皆有相应的症状和体征，另外，其往往有原发灶，对原发灶做进一步的检查可进行鉴别。

4. *其他肉芽肿病*　如外源性过敏性肺泡炎、铍肺、硅沉着病、感染性、化学性因素所致的肉芽肿，应与结节病相鉴别，结合临床资料及有关检查综合分析判断。

【并发症】

肺动脉高压是结节病常见的并发症。此外肺内病变者还可出现肺大疱，气胸和支气管扩张，并发展成纤维化，引起肺功能不全和心力衰竭。眼部病变可造成严重的视觉障碍。此外还可并发尿崩症，出现艾迪生(Addison)综合征，偶见蛋白尿、脓尿、血尿，高钙血症，肾衰竭等。

【治疗】

因部分患者可自行缓解，对于胸内结节病，病情稳定、无症状且肺功能正常的Ⅰ期、Ⅱ期和Ⅲ期患者无须立即治疗，每3个月复查胸部X线片和肺功能等，无进展则不需治疗。随诊中出现恶化或症状明显的胸内型结节病及胸外型结节病(如眼部结节病、神经系统有结节病侵犯、皮肤、心肌受累等)患者，可用糖皮质激素治疗。有累及重要器官者，常用泼尼松40～60mg/d，每4周将每天量减少10mg，减量至20mg/d，缓慢减量。可以采用隔天一次顿服方法。总疗程1年以上。没有累及重要器官或单纯的胸内型结节病，起始剂量为泼尼松30～40mg/d，在2个月内逐渐减量至20mg/d，随后缓慢减量(如上述)。长期服用糖皮质激素者，应密切观察激素的不良反应。其他免疫抑制药和细胞毒药物如甲氨蝶呤、硫唑嘌呤等，没有成熟的治疗经验，仅用于糖皮质激素治疗效果欠佳的病例。凡能引起血钙、尿酸增高的药物如维生素D，禁用于本病。

【预后】

与结节病的病情有关。急性起病者，经治疗或自行缓解，预后较好；而慢性进行性，侵犯多个器官、引起功能损害、肺广泛纤维化等预后较差。死亡原因常为肺源性心脏病或心肌、脑受侵犯所致。有报道平均5年随访中34%的病例完全恢复，30%改善，20%无变化，病情恶化和死亡各占8%。

(徐志飞　唐　华　薛　磊　丁新宇)

第十一节　纵隔巨大淋巴结增生症

纵隔巨大淋巴结增生症(mediastinal giant lymph node hyperplasia)，是一种罕见的、原因不明的淋巴结增生性良性病变。该病最早由Castleman等在1954年首次报道，故又称为castleman disease (CD)。本病为单纯性淋巴结增生、增大，可沿淋巴链发生在人体的任何部位，但是最常发生的部位是胸内，特别是纵隔区域，Fiore等(1983)研究发现，约70%的患者发生于纵隔中。其次是颈、腋、腹部等部位。由于该病较罕见，人们对其尚缺乏足够的认识，目前对淋巴结增生组织起源仍旧存在分歧，故无法完全统一命名。临床习惯称其为巨大淋巴结增生症。

【病因学及发病机制】

有学者认为，以浆细胞增生为主的CD与感染(主要是病毒感染)有关，目前被证实与该病相关的病毒为人疱疹病毒8(HHV-8)。此外免疫调节异常也被认为是CD的始发因素，已有较多报道IL-6参与CD的发病过程，如IL-6基因转入小鼠的造血干细胞，可成功获得类似于CD的病理模型。另外，已证实CD的淋巴结生发中心的B淋巴细胞可分泌产生大量的IL-6，病变切除后，随临床病情的改善，增高的血清IL-6水平也随之下降。总之，目前对于该病的病因和发病机制尚不明确，有待进一步研究。

【病理学及分型】

该疾病的共同病理学特征表现为：增大的淋巴结基本结构保持完整；滤泡增生明显；血管增生(浆细胞型仅见滤泡间质)。除上述共同特征外，透明血管型CD突出表现为滤泡血管呈玻璃样变，伴滤泡生发中心萎缩；浆细胞型CD则突出表现为滤泡间质中心以浆细胞为主，而滤泡生发中心增生。CD虽然在组织学上有特征性表现，但其并非为肺特异性病变，药物反应、Sjogren综合征和霍奇金病亦也可出现类似表现。

根据不同的病理表现，CD病分为以下两型。

1. *透明血管型*(hyaline vascular variant, HV)

单发型(unicentric castleman's disease, UCD)最常见，占90%，增长慢，58%～97%的患者无症状，为局限性疾病。多为偶然查体发现的中、后纵隔或肺门肿物，以支气管旁或肺门部多见，30岁以下者占70%。病理特征为病变淋巴结内广泛毛细导管增生,小生发中心周围以淋巴细胞为主的浸润。个别病例并发Kaposi肉瘤或霍奇金淋巴瘤。

2. *浆细胞型*(plasmacell variant,PCV) 多发型(multicentric castleman's disease,MCD)少见,淋巴结受累常为多中心、范围较广(胸、肠系膜和腹膜后)。所谓的"多中心Castleman病"多为此种类型,也常累及浅表淋巴结。仅10%的病例病变局限。组织学表现:滤泡组织内成熟浆细胞层状排列,环绕着正常或大于正常的生发中心,看不到像透明血管型的毛细导管增生,目前已注意到IL-6异常与此型有关。全身症状重,可有发热、体重减轻、中度贫血、肝脾大、ESR增加、免疫球蛋白增高、清蛋白低等。合并非霍奇金淋巴瘤和Kaposi肉瘤相对多见,以50—60岁多见,预后差,死亡率超过50%,中位生存期26个月。

【临床表现】

在临床上CD病又可分为局限型(LCD)和多中心型(MCD)两种类型。以局限型CD为主,多中心型CD较少见,但多中心型CD诊治较困难,预后差。在胸内淋巴结增生症患者中,局限型CD占60%~70%,可发生在胸腔任何部位,最常见于中纵隔和肺门,其次为前纵隔和后纵隔,少数位于叶间裂内,也可见于胸膜及胸壁。

纵隔巨大淋巴结增生症发病以青、中年为主,发病无明显性别差异。本病无侵袭性,亦不发生远处转移。但极个别病例的病变可发生恶变,多中心浆细胞型病例发生恶变的概率较高。

90%胸内局限型巨大淋巴结增生症患者多无明显临床症状,病变常在体检或胸内器官受到压迫症状后X线胸片检查后发现。因此,如出现症状,主要是肿块压迫气管可能会出现咳嗽、胸闷、呼吸苦难或呼吸道感染等症状。多中心型患者约50%可出现贫血、乏力、全身关节疼痛、夜间盗汗或低热等症状。

【实验室检查】

1. *外周血* 轻度至中度正细胞正色素性贫血,部分病例有白细胞和(或)血小板减少也可表现为典型火罐网的慢性病性贫血。

2. *骨髓象* 部分患者浆细胞升高为2%~20%,形态基本正常。

3. *血液生化及免疫学检查* 肝功能可异常,表现为血清转氨酶及胆红素水平升高,少数患者肾功能受累血清肌酐水平上升,血清免疫球蛋白呈多克隆升高,较为常见,少数血清出现M蛋白,红细胞沉降率也相应增快。部分患者抗核抗体类风湿因子及抗人球蛋白试验阳性。

4. *尿常规* 尿蛋白轻度升高,如伴发肾病综合征,则出现大量蛋白。

5. *胸部X线摄片* 纵隔淋巴结增生症病变位置可位于胸腔中线的一侧或两侧,多呈孤立性块影,常为椭圆形,偶有分叶,好发于前上纵隔。同时该病变与气管、奇静脉、主动脉弓、心脏或支气管关系密切,胸部X线片上易误诊为胸腺瘤或前上纵隔肿瘤。

6. *血管造影* 血管造影检查对纵隔巨大淋巴结增生的诊断有一定价值,可以显示出该病变的解剖特点和血管供应情况。其中透明血管型巨大淋巴结增生有许多的滋养血管,血管造影对其诊断帮助较大,但对浆细胞型的诊断意义较小。

此外,利用血管造影技术可对巨大淋巴结增生患者进行滋养血管的术前栓塞,减少病变内的血液供给和术中出血,有利于手术操作。

7. *胸部CT* 胸部CT扫描检查有利于巨大淋巴结增生和纵隔囊性肿块的鉴别诊断。血管滤泡型巨大淋巴结增生在CT的增强扫描中可见到其肿块影得到迅速的增强,而浆细胞型则缺乏此征象。同时对于起源于心膈角的巨大淋巴结增生的鉴别诊断有帮助,尤其对位于心膈角的心包囊肿的诊断价值更大。另外,胸部CT检查有助于显示患者后纵隔左、右侧的巨大淋巴结增生。同时对后纵隔的体积较小,在普通X线平片上未能显示的病变。通过胸部CT的检查,可以帮助将巨大淋巴结增生与纵隔内其他的实质性肿瘤与囊肿鉴别,但最后确诊依靠组织学检查。

【诊断】

局限型纵隔巨大淋巴结增生症多无明显的临床症状,影像学多表现为边界清楚,密度较均匀一致的纵隔肿物,术前很难与纵隔其他良性肿瘤相鉴别。多中心型纵隔巨大淋巴结增生症常伴有外周淋巴结大和多系统功能损害,因此,当临床上遇见患者出现纵隔肿物和外周淋巴结大,同时伴有多系统功能受累时,要想到该症的可能,可尽快行外周淋巴结穿刺活检及证实。特征性的淋巴组织增生性的病理改变在诊断中起关键作用。

【鉴别诊断】

1. *淋巴瘤* 虽然两者都有淋巴结大但表现各有不同,淋巴瘤可有持续或周期发热,全身瘙痒,脾大，消瘦等表现。而本病临床症状轻微，仅有乏力或脏器受压后产生的症状，最主要的是病理上的不同，本病组织学特点是显著的血管增生。

2. *血管免疫母细胞淋巴结病*　是一种异常的非肿瘤性免疫增殖性疾病。临床上多见于女性，表现为发热，全身淋巴结增大，可有皮疹及皮肤瘙痒；辅助检查可见白细胞增多，红细胞沉降率加快；抗生素治疗无效，激素可改善症状。淋巴结病理表现为淋巴结破坏，毛细血管壁增生为免疫母细胞。血管内皮细胞间 PAS 阳性，无定形物质沉积，细胞间有嗜伊红无结构物质沉积。活检可鉴别。

3. *原发性巨球蛋白血症*　该病主要为淋巴样浆细胞增生分泌大量单克隆巨球蛋白，并广泛浸润骨髓及髓外脏器。血清中出现大量单株 IgM，无骨骼破坏，无肾损害，临床上有肝、脾、淋巴结大，约 50%的患者伴高黏滞血症。

4. *多发性骨髓瘤*　是浆细胞疾病的常见类型骨髓内增生的浆细胞（或称骨髓瘤细胞）浸润骨骼和软组织引起一系列器官功能障碍，临床表现为骨痛、贫血、肾功能损害及免疫功能异常、高钙血症。骨髓瘤细胞多浸润肝、脾、淋巴结及肾。CD 淋巴结增大明显，淋巴结活检可鉴别。

5. *Crow-Fukase 综合征*　又称 POEMS 综合征，是以多发神经病变、器官增大、内分泌病变、M-蛋白、皮肤病变、刚毛等症状为主要特征的一种累及多系统的疾病。该病的发病机制不详，有人推测可能与异常浆细胞分泌的某些细胞因子如 IL-6 有关，其病理组织学改变与 CD 难以鉴别，应结合临床鉴别诊断。

6. *胸腺瘤*　发生于纵隔的 Castleman 病易与胸腺瘤混淆，要注意胸腺瘤呈现上皮细胞巢并伴有鳞状细胞分化，较少见浆细胞浸润，另外胸腺瘤患者往往还伴有重症肌无力症状。鉴别主要依靠活检。

7. *套细胞淋巴瘤（MCL）*　结节增生型 MCL 常呈现围绕原淋巴滤泡生发中心的套细胞高度增生，可与 CD 混淆，但套细胞淋巴瘤瘤细胞组成相对单一，结节内无增生的小血管，CD5，CyelinD1 阳性。

【并发症】

1. AID　文献报道 MCD 或 UCD 均可发生 AID，AID 发病可先于、同时或滞后于 CD。

2. *POEMS 综合征*　文献报道 50%以上 POEMS 综合征患者可合并 CD，甚至有报道把 CD 作为诊断 POEMS 综合征的次要标准之一。

3. PNP 和 OB　CD 合并 PNP 者多见，亦可同时合并 OB，CD 同时合并 PNP 和 OB 者死亡率较高。

4. *蛋白尿或肾功能不全*　肾病理改变可以是淀粉样变性、膜增生性肾炎和血栓性微血管病等。

5. *淀粉样变性*　系统性淀粉样变性及心肌淀粉样变性，均属 MCD 患者。

【治疗】

由于 CD 较为少见且存在异质性，目前难以确定统一、标准的治疗方案。LCD 通过手术或放疗可能治愈；MCD 预后较差，中位生存期为 14～30 个月，严重感染、多脏器功能衰竭及向恶性肿瘤（特别是非霍奇金淋巴瘤）转化是该类患者死亡的主要原因。近年来，抗 CD20 单抗或抗 IL-6 受体的单抗单药或联合化疗治疗 MCD 已成为研究的热点。

1. *外科切除或局部放疗*　对于 LCD，无论是 HVV 还是 PCV，手术切除几乎均可治愈，包括腹部病变。若局部病变不适合手术切除，可选择放疗，有效率高达 72%。MCD 需要全身治疗，具体治疗方法应结合患者的自身意愿和一般状况而定，手术切除受累淋巴结或脾可以改善部分 MCD 患者的全身症状，其原因可能与肿瘤细胞的“减灭”效应有关，但是疗效短暂；少数没有症状的患者可能只需观察，不需干预。

2. *糖皮质激素*　糖皮质激素的应用可以迅速缓解 CD 的临床症状，尤其是改善淋巴结增大和纠正实验室检查异常，但是作用短暂，减量或中断治疗后可反复，持续缓解者少见。长期使用激素可增加严重细菌感染的风险。因此，只有当最终治疗方案尚未确定或延迟时，方可单独使用激素。化疗 MCD 大多具有侵袭性，与淋巴瘤同属于淋巴组织增殖性疾病，因此，治疗可选择非霍奇金淋巴瘤的治疗方案，目前推荐多药联合化疗，但尚无统一化疗方案，常根据疾病侵袭程度进行选择。联合化疗方案如 CVP（环磷酰胺＋长春新碱＋泼尼松）或 CHOP（环磷酰胺＋多柔比星＋长春新碱＋泼尼松）效果较为明显。由于联合化疗时感染的风险升高，因此需要密切监测。HIV 相关 MCD 患者是联合化疗的高危人群，尽管高效抗反转录病毒（highly active antiretroviral therapy，HAART）治疗提高了患者对化疗的耐受性，但可能存在药物之间的相互作用，此外，HAART 的应用可促进 MCD 恶化。对于 HIV 相关 MCD 患者，若一般情况较差或无需迅速起效的患者，可选择单药化疗，包括口服苯丁酸氮芥、环磷酰胺、长春碱类或依托泊苷，干扰素也有一定疗效。

3. 利妥昔单抗　利妥昔单抗是抗CD20的单克隆抗体，对伴或不伴HIV/HHV-8感染的CD患者有效，该药治疗经验目前仍然有限。Marcelin等采用利妥昔单抗治疗了5例HIV阳性患者，结果显示其中3例达到完全缓解，缓解持续时间为4～14个月。Casquero等报道12例接受利妥昔单抗治疗(初治或复发后治疗)的MCD患者(其中2例HIV阴性)，9例(75%)完全缓解，3例死于原发病；另有3例HIV相关的MCD使用利妥昔单抗治疗后，Kaposi肉瘤恶化，具体机制不明确。一项前瞻性Ⅱ期临床试验显示，24例联合化疗后复发的HIV相关MCD患者采用利妥昔单抗治疗($375mg/m^3$，每周1次，持续4周)后，1例患者死于疾病进展，23例(95.8%)达完全缓解(CR)。治疗结束后60d内持续缓解率为92%，治疗结束后1年内，1例死于原因不明的急性呼吸衰竭，4例复发，17例(71%)持续缓解，总体生存率92%。患者对利妥昔单抗耐受性良好，主要不良反应是轻度至中度感染，8/12例患者Kaposi肉瘤轻度恶化。总之，利妥昔单抗单药治疗CD20＋的MCD前景广阔，是否可以与治疗非霍奇金淋巴瘤的疗效相媲美还需进一步观察。

4. 抗病毒治疗　体外试验表明，更昔洛韦、西多福韦等多种抗病毒药物能够明显抑制HHV-8 DNA复制，使部分HHV-8感染的MCD患者得到不同程度缓解。目前用于患者的临床试验仅为个例报道，且疗效存在差异。Casper等报道3例MCD患者给予更昔洛韦治疗后，HHV-8 DNA复制减少，缓解时间达12～18个月。Berezne等报道8位与HHV8相关的MCD患者接受西多福韦或更昔洛韦联合化疗后血清中的病毒负荷和临床症状均无改善。2008年11月，美国国家癌症研究所启动了针对伴HHV-8感染的MCD患者的Ⅰ/Ⅱ期临床试验，选择齐多夫定或缬更昔洛韦抗病毒治疗，结果尚待揭晓。

5. IL-6拮抗药　动物实验显示，抗IL-6受体的抗体治疗转基因鼠模型效果明显。2005年6月，日本批准tocilizumab(抗人IL-6受体的人源化单克隆抗体)治疗CD，目前该药尚处于Ⅱ期临床试验阶段。Nishimoto等采用tocilizumab治疗了28例HIV阴性患者，结果显示患者淋巴结增大等体征、临床症状及实验室指标均有改善；15例需要长期激素治疗的CD患者中，11例激素可减量或停用。部分患者的治疗长达3年，不良反应轻微，仅为轻度渗出相关症状和短暂的白细胞减少。

6. 新的靶向治疗药物　CD的重要病理特点为新生血管形成，而沙利度胺能够抑制血管生成，尽管沙利度胺单药治疗CD的经验有限，但是已经在伴或不伴HIV的患者中表现出持久的效果。

硼替唑米是一种蛋白酶抑制药，可抑制IL-6自分泌，同时也可减少输血和降低前炎症因子水平，已经有硼替唑米联合利妥昔单抗治疗HIV相关的MCD达到完全缓解的个例报道。这些病例报道为未来治疗提供了方向。

综上所述，CD是一种异质性疾病，可表现为连续的疾病谱或不同疾病的集合。疾病的异质性和少见性对治疗提出了挑战。然而，该病的病理生理基础为治疗提供了干预机会。未来针对CD病理生理机制的新式治疗将发挥重要作用。

【预后】

本病为局灶性病变，预后较好，而多中心性并伴单克隆高丙球蛋白血症时，预后较差，易发性恶变转化或淋巴瘤等。

(徐志飞　唐　华　薛　磊　丁新宇)

参考文献

[1] AD Sherrick, LR Brown, GF Harms, et al. The radiographic findings of fibrosing mediastinitis. Chest, 1994, 106: 484-489

[2] 罗立峰，程庆书. 下行性坏死性纵隔炎的诊断与治疗. 中国胸心血管外科临床杂志，2009，16：392-395

[3] Flieder DB, Suster S, Moran CA. Idiopathic fibroinflammatory (fibrosing/sclerosing) lesions of the mediastinum: a study of 30 cases with emphasis on morphologic heterogeneity, Mod Pathol, 1999, 12: 257-264

[4] E Weaver, X Nguyen MA Brooks. Descending necrotising mediastinitis: two case reports and review of the literature. Eur Respir Rev, 2010, 19: 141-149

[5] S Endo, F Murayama, T Hasegawa, et al. Guideline of surgical management based on diffusion of descending necrotizing mediastinitis. Jpn J Thorac Cardiovasc Surg, 1999, 47: 14-19

[6] Y Nakamura, A Matsumura, H Katsura, et al. Successful video-thoracoscopic drainage for descending necrotizing mediastinitis. Gen Thorac Card-

iovasc Surg,2009,57:111-115
[7] JS Cho,YD Kim,H I,et al. Treatment of mediastinitis using video-assisted thoracoscopic surgery. Eur J Cardiothorac Surg,2008,34:520-524
[8] DH Song,RF Lohman,JD Renucci,et al. Primary sternal plating in high-risk patients prevents mediastinitis. Eur J Cardiothorac Surg,2004,26:367-372
[9] Wintermark M,Schnyder P. The Macklin effect:a frequent etiology for pneumomediastinum in severe blunt chest trauma. Chest,2001,120(2):543-547
[10] 柏树令.系统解剖学.北京:人民卫生出版社,2004:157-159
[11] Koullias GJ,Korkolis DP,Wang XJ,et al. Current assessment and management of spontaneous pneumomediastinum:experience in 24 adult patients. Eur J Cardiothorac Surg,2004,25(5):852-855
[12] 陶仲为.纵隔气肿.临床肺科杂志,2009,14(5):569-570
[13] 吴晓建,高尚志,王武军,等.非胸外伤性纵隔气肿发病机理探讨及外科治疗.中国胸心血管外科临床杂志,1998,5(2):93-95
[14] 王秀珍.呼吸系统常见疾病的诊疗和护理.天津:天津科学技术出版社,2009:129-130
[15] Fujii Y. Published guidelines for management of thymoma. Thorac Surg Clin,2011,21(1):125-129
[16] Zieliński M. Management of myasthenic patients with thymoma. Thorac Surg Clin,2011,21(1):47-57
[17] Kumar V,Kaminski HJ. Treatment of myasthenia gravis. Curr Neurol Neurosci Rep,2011,11(1):89-96
[18] 周水珍.重症肌无力的诊断与治疗现状.中国实用儿科杂志,2007,22(7):486-488
[19] Frank C. Detterbeck, Alden M. Parsons. Thymic Tumors. Ann Thorac Surg,2004,77:1860-1869
[20] 宋 楠,姜格宁.胸腺瘤的分类进展.中国胸心血管外科临床杂志,2009,16(2):132-136
[21] Dominique Fabre, Elie Fadel, Sacha Mussot, et al. Long-term outcome of pleuropneumonectomy for Masaoka stage IVa thymoma. European Journal of Cardio-thoracic Surgery,2011,39:133-138
[22] Sandra Tomaszek, Dennis A. Wigle, Shaf Keshavjee, et al. Thymomas:Review of Current Clinical Practice. Ann Thorac Surg,2009,87:1973-1980
[23] Akira Masaoka. Staging System of Thymoma. J Thorac Oncol, 2010, 5:304-312
[24] Imran Zahid,Sumera Sharif,Tom Routledge, et al. Video-assisted thoracoscopic surgery or transsternal thymectomy in the treatment of myasthenia gravis? Interactive CardioVascular and Thoracic Surgery,2011,12:40-46
[25] Eric A. Engels. Epidemiology of Thymoma and Associated Malignancies. J Thorac Oncol,2010,5:260-265
[26] Kazuya Kondo, Yasumasa Monden. Therapy for Thymic Epithelial Tumors:A Clinical Study of Patients From Japan. Ann Thorac Surg,2003,76:878-885
[27] Sandra Tomaszek, Dennis A. Wigle, Shaf Keshavjee, et al. Thymomas:Review of Current Clinical Practice. Ann Thorac Surg,2009,87:1973-1980
[28] Akira Masaoka. Staging System of Thymoma. J Thorac Oncol, 2010, 5, S304-S312
[29] Tony Y. Eng, Charles R. Thomas. Radiation Therapy in the Management of Thymic Tumors. Semin Thorac Cardiovasc Surg,2005,17:32-40
[30] R. Srirajaskanthana, C. Toubanakisa, M. Dusmetb, et al. A review of thymic tumors. Lung Cancer,2008,60,4-13
[31] Hung-Chang Liu, Wen-Hu Hsu, Yu-Jen Chen. Primary Thymic Carcinoma. Ann Thorac Surg,2002,73:1076-1081
[32] Federico Venuta, Marco Anile, Daniele Diso. Thymoma and thymic carcinoma. European Journal of Cardio-thoracic Surgery,2010,37:13-25
[33] Yosuke Yamakawa, Akira Masaoka, Takahiko Hashimoto. A Tentative Tumor-Node-Metastasis Classification of Thymoma. Cancer, 1991, 68:1984-1987
[34] Tracey L. Evans, Thomas J. Lynch. Role of Chemotherapy in the Management of Advanced Thymic Tumors. Semin Thorac Cardiovasc Surg,2005,17:41-50
[35] TONY Y. ENG, CLIFTON D. FULLER, JAISHREE JAGIRDAR, et al. THYMIC CARCINOMA:STATE OF THE ART REVIEW. Int. J. Radiation Oncology Biol. Phys., Vol. 59, No. 3, pp. 2004:654-664
[36] Saul Suster, Cesar A. Moran. Thymoma Classification:Current Status and Future Trends. Am J Clin Pathol,2006,125:542-554
[37] Frank C. Detterbeck, Alden M. Parsons. Thymic Tumors. Ann Thorac Surg 2004,77:1860-1869
[38] Takeda S, Miyoshi S, et al. Intrathoracic neurogenic tumors:50 years′ experience in a Japanese institution. Eur J Cardiothorac Surg, 2004, 26:807-812
[39] Reynolds M, Shields TW. Benign and malignant neurogenic tumors of the mediastinum in children and adults. Shields TW, Joseph L, et al, eds. General Thoracic Surgery, 7th ed. Philadelphia:Lippincott Williams & Wilkins, 2009
[40] Schwab M, Shimada H. Neuroblastic tumours of adrenal gland and sympathetic nervous system. Kleihues P, Cavenee WK. World Health Organization classification of tumours. Pathology and genetics of tumours of the nervous system. Lyon:IARC,2000
[41] Woodruff JM, Kourea HP. Tumours of cranial and peripheral nerves. Kleihues P, Cavenee WK. World Health Organization classification of tumours. Pathology and genetics of tumours of the nervous system. Lyon:IARC,2000
[42] Brodeur GM, et al. Revisions of the international criteria for neuroblastoma diagnosis staging and response to treatment. J Clin Oncol, 1993, 11:1466
[43] Cardillo G, Carleo F, et al. Surgical treatment of benign neurogenic tumours of the mediastinum:a single institution report. Eur J Cardiothorac Surg, 2008, 34:1210-1214
[44] Yamaguchi M, Yoshino I, et al. Surgical treatment of neurogenic tumors of the

chest. Ann Thorac Cardiovasc Surg, 2004, 10(3): 148-151

[45] 张志庸,周易东,等. 纵隔神经源性肿瘤的诊断和治疗. 中华外科杂志, 2002, 40(9): 676-678

[46] 张 涛,周乃康,等. 纵隔神经源性肿瘤的外科治疗. 临床外科杂志, 2007, 15(7): 467-468

[47] Monclair T, Brodeur GM, Ambros PF, et al. The International Neuroblastoma Risk Group (INRG) staging system: an INRG Task Force report. J Clin Onco, 2009, 27: 298-303

[48] Rubin LJ. Primary pulmonary hypertension. N Engl J Med, 1997, 336: 111-117

[49] Rubin LJ. Diagnosis and management of pulmonary arterial hypertension: ACCP evidence-based clinical practice guidelines. Chest, 2004, 126: 1-92

[50] Gibbs SR. National Consensus statement on the management of pulmonary hypertension in clinical practice in the UK and Ireland. Heart, 2008, 94: 1-41

[51] 中华医学会心血管病学分会,中华心血管病杂志编辑委员会. 肺动脉高压筛查诊断与治疗专家共识. 中华心血管病杂志, 2007, 35(11): 979-987

[52] Rappaport H. Atlas of tumor pathology. Washington DC: AFIP, 1966

[53] Lukes R, Butler J, Hicks E. Natural history of Hodgkin's disease as related to its pathological picture. Cancer, 1966, 19: 317-344

[54] Lennert K Mohri N. Histological classification and occurrence of Hodgkin's disease. Internist, 1974, 15 (2): 57-65

[55] National Cancer Institute sponsored study of classifications of non-Hodgkin's lymphomas: summary and description of a working formulation for clinical usage. The Non2Hodgkin's Lymphoma Pathologic Classification Project. Cancer, 1982, 49 (10): 2112-2135

[56] Harris NL, Jaffe ES, Stein H, et al. A revised European-American classification of lymphoid neoplasms: a proposal from the International Lymphoma Study Group. Blood, 1994, 84 (5): 1361-1392

[57] Jaffe ES, Harris NL, Stein H, et al. World Health Organization classification of tumours. Pathology and genetics of tumours of haematopoietic and lymphoid tissues. Lyon: IARC Press, 2001

[58] Swerdlow SH, Campo E, Harris NL, et al. World Health Organization classification of tumours. WHO classification of tumours of haematopoietic and lymphoid tissues. Lyon: IARC Press, 2008

[59] 朱 军,宋玉琴. 淋巴瘤的治疗与病理分类. 进展与困惑. 中华病理学杂志, 2009(11): 724-725

[60] 石远凯. 淋巴瘤. 北京: 北京大学医学出版社, 2007

[61] Elias L, Portlock CS, Rosenberg SA. Combination chemotherapy of diffuse histiocytic lymphoma with cyclophosphamide, adriamycin, vincristine and prednisone (CHOP). Cancer, 1978, 42 (4): 1705-1710

[62] Coiffier B, Haioun C, Ketterer N, et al. Rituximab (anti-CD20 monoclonal antibody) for the treatment of patients with relapsing or refractory aggressive lymphoma: a muhicenter phase Ⅱ study. Blood, 1998, 92 (6): 1927-1932

[63] Wright G, Tan B, Rosenwald A, et al. A gene expression-based method to diagnose clinically distinct subgroups of diffuse large B cell lymphoma. Proc Natl Acad Sci U S A, 2003, 100 (17): 9991-9996

[64] 石远凯,于燕霞. 非霍奇金淋巴瘤治疗进展. 临床肿瘤学杂志, 2006(7): 481-485

[65] DeVita VT Jr, Canellos GP, Chabner B, et al. Advanced diffuse histiocytic lymphoma: A potentially curable disease, Lancet, 1975, 1: 248

[66] Fisher RI, Gaynor ER, Dahlberg S, et al. Comparison of a standar regimem (CHOP) with three intensive chemotherapy regimens for advanced non-Hodgkin's lymphoma. N Engl J Med, 1993, 328: 1002

[67] Linch DC, Vaughan Hudson B, Hancock BW, et al. A randomized comparison of a third-generation regimen (PACEBOM) with a standard regimen (CHOP) in patients with histologically aggressive non-Hodgkin's lymphoma: A British National Lymphoma Investigation report. Br J Cancer, 1996, 74: 318

[68] Pfreundschuh M, Truemper L, Kloess M, et al. 2-weekly vs 3-weekly CHOP with and without etoposide for patients >60 years of age with aggressive non-Hodgkin's lymphoma (NHL): Results of the completed NHL-B-2 trial of the DSHNHL. Blood, 2004, 104: 634

[69] Li YX, Fang H, Liu QF, et al. Clinical features and treatment outcome of nasal-type NK/T cell lymphoma of Waldeyer ring. Blood, 2008, 112: 3057-3064

[70] Coiffier B, Lepage E, Briere J, et al. CHOP chemotherapy plus rituximab compared with CHOP alone in elderly patients with diffuse large-B-cell lymphoma. N Engl J Med, 2002, 346: 235

[71] Feugier A, Van Hoof A, Sebban C, et al. Long-term results of the R-CHOP study in the treatment of elderly patients with diffuse large B-cell lymphoma: A study by the Groupe d'Etude des Lymphomes de l'Adulte. J Clin Oncol, 2005, 23: 4117

[72] Li YX, Yao B, Jin J, et al. Radiotherapy as primary treatment for stage iE and IIE nasal NK/T cell lymphoma. Journal of Clinical Oncology, 2006, 24: 181-189

[73] Wilson W, Grossbard M, Pittaluga S, et al. Dose adjusted EPOCH chemotherapy for untreated large B-cell lymphoma: A pharmacodynamic approach with high efficacy. Blood, 2002, 99: 2685

[74] Tilly H, Lepage E, Coiffer B, et al. Intensive conventional chemotherapy (ACVBP regimen) compared with standard CHOP for poor-prognosis aggressive non-Hodgkin's lymphoma. Blood, 2003, 102: 4284

[75] Vose JM, Link BK, Grossbard ML, et al. Phase Ⅱ study of rituximab in combination with CHOP chemotherapy in patients with previously untreated, aggressive non-Hodgkin's lymphoma. J Clin Oncol, 2001, 19: 389

[76] Vose JM, Link BK, Grossbard ML, et al. Long term follow-up of a phase Ⅱ study of rituximab in combination with CHOP chemotherapy in patients with previously untreated aggressive non-Hodgkin's lymphoma (NHL). Blood, 2002, 100:36A

[77] 王维虎,李晔雄,宋永文,等.早期霍奇金病综合治疗中受累野照射的临床疗效.中华肿瘤杂志,2006,28:218-221

[78] 姚 波,李晔雄,房 辉,等.129例原发鼻腔非霍奇金淋巴瘤的预后分析.癌症进展,2006,25:465-470

[79] 李晔雄.早期霍奇金淋巴瘤的综合治疗(综述).癌症进展,2004,2:152-158

[80] 周立强.侵袭性B细胞淋巴瘤新的标准治疗方案.癌症进展 2006,5:398-401

[81] 李晔雄.胃黏膜相关淋巴瘤(综述).中华放射肿瘤学杂志,2004,13:138-142

[82] 李晔雄,姚 波.鼻腔NK/T细胞淋巴瘤的临床病理特征及预后(综述).中华放射肿瘤学杂志,2004,13:172-176

[83] 杨建良,石远凯.原发中枢神经系统淋巴瘤的诊断和治疗进展.[J]白血病 淋巴瘤,2002,11(2):118-120

[84] 鲍萍萍,金 凡.恶性淋巴瘤流行病学.白血病淋巴瘤,2002,11(3):162-166

[85] 陆再英,钟南山.内科学.第7版,北京:人民卫生出版社,2008

[86] Hiramatsu J, Kataoka M, Nakata Y, et al. Propionibacterium acnes DNA detected in bronchoalveolar lavage cells from patients with sarcoidosis. Sarcoidosis Vasc Diffuse Lung Dis, 2003, 20(3):197-203

[87] Gupta D, Agarwal R, Aggarwal AN, et al. Molecular evidence for the role of mycobacteria in sarcoidosis: a meta-analysis. Eur. Respir. J, 2007, 30 (3): 508-516

[88] Iannuzzi MC. Advances in the genetics of sarcoidosis. Proc Am Thorac Soc, 2007, 4 (5):457-460

[89] Grunewald J, Eklund A and Olerup O. Human leukocyte antigen class I alleles and the disease course in sarcoidosis patients. Am. J. Respir. Crit. Care Med, 2004, 169 (6):696-702

[90] Barbour GL, Coburn JW, Slatopolsky E, et al. Hypercalcemia in an Anephric Patient with Sarcoidosis: Evidence for Extrarenal Generation of 1, 25-Dihydroxyvitamin D. N Engl J Med 1981, 305:440-443

[91] Subramanian P, Chinthalapalli H, Krishnan M, et al. Pregnancy and sarcoidosis: an insight into the pathogenesis of hypercalciuria. Chest, 2004, 126 (3):995-998

[92] Antonelli A, Fazzi P, Fallahi P, et al. Prevalence of Hypothyroidism and Graves Disease in Sarcoidosis. Chest, 2006, 130 (2):526-532

[93] Anna M. McDivit and Arman T. Askari. A middle-aged man with progressive fatigue. Cleveland Clinic Journal of Medicine, 2009, 76(10):564-574

[94] 张效公.外科学.北京:中国协和医科大学出版社,2001

[95] 王 波,周乃康.Castleman病研究进展.临床医药实践,2006,15(6):403-405

[96] Keller AR, Hochholzer L, Castleman B. Hyaline-vascular and plasma-cell types of giant lymph node hyperplasia of the mediastinum and other locations. Cancer, 1972, 29(3):670-683

[97] Sheung F K, Shu H N, Ming J H, et al. Castleman disease of the pleura: experience with eight surgically proven cases. Ann Thorac Surg, 2003, 76: 219-224

[98] Nicolas Dupin, Tim L. Diss, Paul Kellam, et al. HHV-8 is associated with a plasmablastic variant of Castleman disease that is linked to HHV-8-positive plasmablastic lymphoma. Blood, 2000, 96: 1614-1616

[99] Ali S M, Francois J A, Marie C H, et al. Human Herpesvirus 8 Infection in Patients With POEMS Syndrome-Associated Multicentric Castleman's Disease. Blood, 1999, 93(11):3643-3653

[100] Ming Q D, Tim C D, Hong X L, et al. KSHV-and EBV-associated germinotropic lymphoproliferative disorder. Blood, 2002, 100(9):3415-3418

[101] Hsu S M, Waldron J A, Xie S S, et al. Expression of interleukin-6 in Castleman's disease. Hum Pathol, 1993, 24 (8):833-839

第12章

膈肌疾病

【膈解剖学】

膈(diaphragm),又名膈肌或横膈,为胸腔与腹腔之间向上膨起之穹窿状薄层肌肉组织,是胸部最底部及腹部最顶部。

1. 膈的组成　膈由附着于胸腔底部四周骨性结构的肌肉和筋膜组成。按其肌肉附着部位不同分为胸骨部、肋骨部和腰椎部3部分。各部肌肉的肌纤维向中央集中,移行为中心腱(central tendon)。

(1)胸骨部:起自剑突及腹横肌之后,由2个小肌束构成。

(2)肋骨部:起自第7～12肋骨和肋软骨内面。

(3)腰椎部:其近中线部为膈肌脚,左侧起于第1～3腰椎,右侧起于第1～4腰椎,其外侧部起于内外侧弓状韧带。

2. 膈的孔道　膈肌自身有数处正常的裂孔,但也可能由于发育不正常,在3部分肌肉连接的部位出现异常缺损。

(1)正常裂孔

①下腔静脉裂孔:该裂孔位于中心腱右后方约第8胸椎平面,有下腔静脉穿过。

②主动脉裂孔:该裂孔由左右膈肌脚与脊椎围成,位于第12胸椎平面,有主动脉及胸导管通过;有时奇静脉也从该孔通过。

③食管裂孔:为肌性孔道,由右膈肌脚纤维围绕而成,位于中心腱中心偏左第10胸椎平面,有食管及迷走神经通过。

下腔静脉裂孔和主动脉裂孔周围组织比较坚韧,血管本身亦有弹性,不易形成膈疝。而食管裂孔因生理特性必须有一定程度的宽松,组织结构较为疏松,易发生食管裂孔疝。

(2)膈肌缺损:胸骨部与肋骨部之间的缺损或薄弱点称为胸骨旁裂孔,胸廓内动脉、静脉经此孔穿过成为腹壁上动脉、静脉。发生在此孔的膈疝为胸骨旁疝(Morgagni裂孔疝)。肋骨部与腰椎部之间的缺损或薄弱点称为胸腹裂孔,经此孔的膈疝称为胸腹裂孔疝或椎体旁疝(Bochdalek裂孔疝),在先天性膈疝中多见。

3. 膈的血供　膈上动脉在主动脉裂孔的上方发自主动脉,供应膈肌脚。紧贴膈肌下方走行的一对膈下动脉供应膈肌的中后部血供。心包膈动脉在胸腔上部发自乳内动脉,与膈神经并行进入膈内。肋膈动脉发自乳内动脉的远端,在胸腔内沿着肋膈沟下行与下胸部的肋间动脉相吻合,形成血管弓,供应膈肌的胸骨部和肋骨部。上述每支动脉均有相应的静脉。膈上静脉汇入奇静脉和半奇静脉,膈下静脉汇入下腔静脉,与肋膈动脉伴行的静脉汇入肋间静脉。

4. 膈的神经　左右两半膈肌受同侧膈神经支配,膈神经来自同侧第3、4脊神经和第5脊神经支。膈神经在距膈肌上方2～3cm处分为前干和后干。前干又发出胸骨支和前外侧支,分别伸向膈肌的胸骨部和走向腋前线。后干发出后外支和膈脚支,前者横过中心腱向后延伸至腋后线,后者向下走向膈肌脚和腰肋弓部。膈神经支配膈肌进行不自主的节律运动及自主性运动,使其成为主要的呼吸肌。

第一节　膈肌肿瘤

【流行病学】

膈肌的新生物通常继发于恶性胸腔积液或恶性腹膜肿瘤。原发的膈肌肿瘤在临床上非常少见,良性、恶性膈肌肿瘤发病率大致相等。

【病理学】

原发性膈肌肿瘤大多起源于膈肌腱部或前方肌层，生长方式以向胸腔和腹腔双侧生长为主，少数可仅向单侧体腔生长。最常见的良性膈肌肿瘤为脂肪瘤。其他良性膈肌肿瘤还包括纤维瘤、先天性囊肿、支气管囊肿、软骨瘤、血管瘤、淋巴管瘤、血管内皮瘤、神经纤维瘤、神经鞘瘤等。膈肌恶性肿瘤报道最多的为间质起源，组织学类型多样，如平滑肌肉瘤、恶性纤维组织细胞瘤、纤维肉瘤等。儿童的膈肌恶性肿瘤非常少见，骨骼肌肉瘤为其主要类型。

【临床表现】

绝大多数的膈肌肿瘤患者没有任何症状和体征，肿瘤都是因为其他原因做影像学检查或手术探查时被偶然发现。少数患者可能出现下胸部的不适或放射至肩背部的疼痛。较大的肿瘤可因压迫周围结构而出现相应的症状，如压迫肺组织可出现咳嗽、呼吸困难或咯血；压迫心脏出现静脉回流受阻则可出现下肢远端的水肿；向腹腔内生长可产生胃肠道症状和肝区疼痛。膈肌肿瘤患者发现杵状指，提示膈肌肿瘤可能为神经源性肿瘤。也有报道称部分肿瘤可突出于肋间隙或于上腹部触及。

【辅助检查】

最常用的辅助检查方法为影像学检查，以往常使用人工气腹和人工气胸作为检查手段，但已被CT、MRI及超声检查所取代。膈肌肿瘤影像学表现为膈肌结构的异常，但肿瘤的定位往往比较困难，常常与肺实质内或肝实质内的病变相混淆。若肿瘤位于肺内，则于CT上可见到不规则的肺边缘、肿瘤与膈肌夹角为锐角、有肺纹理进入肿瘤；CT三维重建也可以部分判断肿瘤是来自于膈肌还是肺实质。MRI及超声检查能帮助判断肿瘤是否位于肝实质内。近年因胸腔镜与腹腔镜等微创手术方式能同时兼顾诊断与治疗，也广泛地应用于膈肌肿瘤的检查。

【诊断及鉴别诊断】

X线检查发现膈肌上有边缘光滑的球形或块状阴影，恶性者呈分叶状，随膈肌上下活动，肺、肝或脾受肿瘤挤压而移位。恶性肿瘤侵犯膈神经，引起膈麻痹，横膈升高且无运动，可伴有胸腔积液或腹水。大部分病例经CT检查可以确诊为膈肌肿瘤，但是当肿瘤巨大或周围结构不清时，CT也难以确诊。

膈肌肿瘤的鉴别诊断非常困难。首先应当与膈肌的非新生物进行鉴别，如膈肌结核引起的突起、血肿、膈肌先天畸形、膈疝或膈肌表面继发的转移瘤等；再者，邻近膈肌的周围组织的新生物也需注意，如胸膜、肺及腹膜的感染性病灶，肝、肺、心包、胸腺、胃、脾等器官的原发性或继发性肿瘤。

【治疗】

膈肌肿瘤均应接受手术治疗。大多数膈肌肿瘤较小，切除和重建膈肌并不困难。有时在扩大切除或缝合有张力时，需要Marlex网或Gore-Tex PTFE补片进行修补。修补左侧膈肌缺损时应避免腹腔脏器疝入胸腔，右侧由于肝保护，疝入的机会较少。膈肌恶性肿瘤还应辅以化疗及放疗。

【预后】

良性肿瘤和囊肿切除后，效果良好，随诊多年无复发。但恶性膈肌肿瘤单纯行手术治疗后预后非常差，因为几乎所有的膈肌恶性肿瘤患者均为局部晚期患者，术后短时间内即可出现局部复发或远处转移。手术结合化疗、放疗能减少肿瘤复发或转移，改善恶性膈肌肿瘤患者的预后。

第二节 膈肌麻痹

【病因病理】

婴幼儿的膈肌麻痹（paralysis of the diaphragm）常见原因为产伤、心脏手术损伤膈神经、纵隔肿瘤手术损伤膈神经导致膈肌麻痹。成年人最常见的膈肌麻痹原因是心脏手术中局部低温对膈神经的损伤，通常受损的为左侧膈神经，但是右侧及双侧也有发生。其他损伤膈神经导致膈肌麻痹的原因还包括胸部肿瘤（如原发性肺癌、侵袭性胸腺瘤、非霍奇金淋巴瘤等）、胸部其他外科手术操作、锁骨下静脉或颈静脉穿刺置管等。自发性的膈肌麻痹在成年人中也并不少见，其往往是无临床症状的病毒感染的结果，通常为单侧膈肌麻痹。麻痹性臂丛神经炎也是引起膈肌麻痹的少见原因之一。

【临床表现】

对于成年患者而言，单侧的膈肌麻痹一般不会出现呼吸窘迫的症状，可出现胸痛或干咳。虽然麻痹侧的通气功能可以凭借健侧膈肌的运动而得以一定程度的维持，但在麻痹的最初阶段仍会损失掉肺通气量的20%～30%。患者常需半卧位或患侧卧位才能入睡。双侧的膈肌麻痹，多数成年患者也可以耐受，但患者通气功能受损明显，其他呼吸肌运动加剧，长期易导致慢性呼吸衰竭。对于婴幼儿，单侧的膈肌麻痹就有可能出现严重的呼吸窘迫，需要辅助机械通气，而当他们出现双侧膈肌麻痹时，如不能及时有效地进行辅助机械通气则会出现生命危险。婴幼儿的膈肌麻痹往往会出现下胸廓的反常运动，而在成年患者，下胸廓和腹部的反常呼吸运动则不明显。

【辅助检查】

胸部X线透视、X线胸片、胸部CT、MRI、超声检查等均有助于对膈肌麻痹的诊断，但膈神经电生理检查是确定膈肌麻痹最可靠有效的辅助检查方式。

【诊断及鉴别诊断】

多数患者无临床症状，少数患者存在呼吸困难、下胸壁和腹部反常呼吸运动，同时胸部X线片显示一侧膈肌上抬，基底部肺叶扩张不全可提示该侧膈肌麻痹。有学者提出通过胸部X线透视观察膈肌移动范围及膈肌肌肉厚度来判断是否存在膈肌麻痹。膈神经电生理检查显示膈神经受损是诊断膈肌麻痹最有效的方法。

【治疗】

对于婴幼儿，首先应给予辅助机械通气，包括持续气道正压通气。患侧卧位对呼吸有所帮助。若患者需长时间呼吸机支持，可行胸腔镜下或开胸膈肌折叠术，其可以通过固定患侧膈肌，最大程度的降低反常呼吸运动及纵隔的摆动，改善患者的呼吸功能，帮助患者脱机。对于成年人和>2岁的儿童，多数时候应采取非手术治疗。

【预后】

多数膈肌损伤引起的麻痹是暂时的，但也有15%～20%是永久性的，如手术切断膈神经。通过手术及非手术治疗，膈肌麻痹的预后较好，患者的呼吸功能可以得到有效的改善。

第三节 膈 疝

腹腔脏器经膈肌缺损疝入胸腔即为膈疝(hernia of the diaphragm)。膈疝分为创伤性和非创伤性两种，非创伤性膈疝又可分为先天性和后天性膈疝。其中以食管裂孔疝最为多见。

一、食管裂孔疝

【流行病学】

食管裂孔疝是指胃或者其他腹腔脏器经膈肌的食管裂孔进入胸腔内，临床上比较常见，常伴有胃食管反流症。在欧美成年人中食管裂孔疝和胃食管反流症是常见病之一。食管裂孔疝多见于中、老年者和肥胖、女性、妊娠、有慢性咳嗽及便秘习惯者和腹部手术后等情况，先天性食管裂孔疝很少见。

【病因病理】

正常的抗反流机制被破坏成为食管裂孔疝的主要病理过程，如膈肌脚结构改变、支持结构萎缩变弱、腹腔压力增加等。老年人发生食管裂孔疝多因为肥胖及裂孔周围肌肉萎缩，固定结构松弛或无力。幼儿食管裂孔疝多因为先天性食管裂孔发育不全所致。妊娠、肥胖、腹水和腹腔肿瘤可因为腹腔压力增加而引起食管裂孔疝。术后的食管裂孔疝多发生在迷走神经切断术、Heller手术或胃大部切除术后，因手术破坏了食管裂孔和腹腔内的胃食管固定结构。

按病理和X线检查，食管裂孔疝分型如下。

H_0：未见裂孔疝但有典型反流症状或食管黏膜损伤。

H_1：滑动型食管裂孔疝，简称滑疝或Ⅰ型疝，是临床最常见的类型，占食管裂孔疝的80%～90%。是指胃食管连接部经食管裂孔疝入胸腔，部分胃底通过食管裂孔进入纵隔，胃食管的锐角消失，其腹膜性疝囊不完全(胃成为疝囊后壁的一部分)，多伴有明显胃食管反流症状。

H_2：食管裂孔旁疝，简称食管旁疝或Ⅱ型疝，临床较少见，占食管裂孔疝的5%～10%。是指胃食管连接部仍保持在腹腔正常位置，但胃底甚至胃体经食管裂孔疝入胸腔内，紧邻于未移位的胃食管连接部的左方。疝囊完整，胃食管反流较少，严重时可产生扭转、潴留性胃炎、胃溃疡、胃壁受压坏死、出血等并发症。

H_3：混合型食管裂孔疝，简称Ⅲ型疝，为Ⅰ型和Ⅱ型的食管裂孔疝共同存在。本型的特点是食管胃连接部疝入胸腔，同时大部分胃也疝入胸腔。若疝内容物不断增加，使心脏和肺受压，产生不同程度的心脏移位和肺萎陷；若胃受压嵌顿，则可引起胃梗阻、胃壁坏死、穿孔、出血等并发症。

H_4:Ⅳ型疝。是指除胃外，尚有结肠、小肠、大网膜等疝入胸腔，大多有食管炎。

【临床表现】

食管裂孔疝大多病史较长。部分病例可长期无任何症状，仅X线检查才发现，多为小型疝。较小的Ⅰ型、Ⅱ型疝可出现胸骨后不适打嗝儿后缓解、进食后饱胀感、胸闷等。最常见的症状是贲门关闭不全引起的胸骨后烧灼感和反流、胸痛、呃逆、嗳气，饱食后、平卧、弯腰、用力、咳嗽等可诱发，而站立位和吞咽后可改善。其他还可能并发反流性食管炎和食管狭窄的症状，如吞咽困难、吞咽疼痛及出血等。

【辅助检查】

食管吞钡及钡剂灌肠X线检查、食管胃内镜检查、胸部CT检查可作为食管裂孔疝的常用辅助检查。对有或疑有反流者应行食管功能检查，以供手术中是否需要加行抗反流术时作以参考。

【诊断及鉴别诊断】

食管裂孔疝的诊断主要依据患者的临床症状、食管吞钡及钡剂灌肠X线检查综合断定。小型滑疝有时需加头低位及上腹部加压才能显出，典型滑疝膈上囊内可见胃黏膜影，而钡剂反流入食管只能说明存在胃食管反流现象。胃食管内镜检查及活检可了解反流性食管炎食管黏膜损伤情况及胃黏膜情况。术前应与先天性短食管、食管膈壶腹表现、贲门失弛缓症、食管下段憩室、心脏及上腹部疾病相鉴别。食管膈壶腹为正常生理现象，表现为膈上4～5cm一段食管管腔扩大呈椭圆形，其边缘光滑，随其上方食管蠕动到达而收缩变小。

【治疗】

食管裂孔疝的治疗应根据不同的情况区别对待。无症状的滑动型食管裂孔疝无需任何治疗，大部分有症状者经内科非手术治疗后，症状能得到满意的控制，维持正常的生活和工作。内科治疗主要包括：①减肥，不饱食，睡觉宜头高位及右侧卧位；②避免应用降低食管下段括约肌(LES)压力的药物或进食降低LES压力食物；③药物治疗，如抑酸药及胃黏膜保护药。

外科手术在治疗食管裂孔疝中占重要地位。当前外科治疗食管裂孔疝的重点已从单纯对疝解剖性修复转移到恢复LES功能上。目前主张采用疝修补术集合抗反流术和减酸手术的综合性手术。手术将贲门复位，使腹段食管恢复到膈下正常位置；将胃固定在腹腔，防止疝入胸腔；恢复贲门关闭机制，防止反流，使膈下食管有足够的长度和锐利的His角；将扩大的裂孔缩窄，修补松弛薄弱的食管裂孔。

手术适应证如下。

(1)Ⅱ型、Ⅲ型和Ⅳ型食管裂孔疝，不论症状如何，主张早手术。

(2)经内科治疗6个月以上症状无好转者。

(3)有并发症的食管裂孔疝，如严重的食管炎、出血、梗阻、嵌顿和穿孔等。

(4)Ⅰ型疝引起呼吸循环功能障碍者。

(5)重度Barrett食管或不能排除合并食管恶性病变者。

【预后】

95%的Ⅰ型疝经内科治疗后症状缓解，效果满意。手术后近期效果优良率达90%，少数患者可在远期复发。

二、创伤性膈疝

【流行病学】

创伤性膈疝系膈肌创伤性破裂后，腹腔脏器经破裂处疝入胸腔。占胸腹部创伤的5%左右，左侧稍多见。手术后膈疝、妊娠分娩引起的膈疝及感染性膈疝少见。

【病因病理】

按创伤的性质分：①锐器伤(穿透伤)。下胸和上腹部的穿透性损伤，如子弹或刀刺伤可导致膈肌破裂，并可同时损伤膈肌邻近器官。膈肌破口通常较小，由于症状及X线表现不明显，不易早期诊断，延迟诊断时间可从数周至数十年。②钝性伤(闭合伤)。非穿透性的严重胸部钝挫伤，如从高处坠落、交通事故引起的挤压伤、爆震伤也可导致膈肌破裂，其发生率约3%。膈肌破口较大，易早期发现并诊断，多发生在左半膈肌中心腱部位，左侧多见胃疝，右侧多见肝或结肠疝，偶见肝破裂及腔静脉损伤。

【临床表现】

创伤性膈疝的临床表现主要取决于创伤的程度、部位及休克等合并创伤的严重程度。较大的创伤性膈疝患者在急性期主要表现为剧烈疼痛、呼吸困难、发绀和创伤性休克，患者有钝性伤病史或有乳头到脐之间区域的躯体锐器伤口，可合并恶心、呕吐和腹部肌紧张，患侧胸部活动受限，叩诊鼓音，心音及气管向健侧移位，呼吸音弱或消失，可闻及肠鸣音。X线表现为伤侧膈肌上抬、模糊和不规则,肋膈角变钝,纵隔移位,胸腔内可见含气体、液体的胃肠影像或实体脏器影像。小型的膈肌破裂或破裂口被网膜、肝所封闭,早期可因无明显症状及X线片表现而漏诊,进入潜伏期而发展成为延迟性膈疝。

【治疗】

膈肌破裂诊断一旦确立,均应及时行手术治疗,术前应纠正休克,吸氧和胃肠减压。有肠梗阻、绞窄的患者,还要按肠梗阻、肠绞窄行术前准备及肠道准备。经腹手术适用于有腹内脏器损伤而无胸内脏器损伤的左侧创伤性膈疝;经胸手术适用于无腹内脏器损伤的右侧膈疝和延迟性膈疝。手术中探查要全面细致,不要漏掉其他部位的损伤。急性膈肌破裂一般都能对拢缝合。时间过久的患者,撕裂的膈肌边缘常萎缩变薄,应尽量将周围广泛游离后缝合,或采用自体组织或人工材料重建,以求无张力和牢固缝合。术后应继续积极抗休克,吸氧,预防和控制感染、防治肺部并发症,胃肠减压至胃肠功能恢复,保持各部位引流通畅。

【预后】

膈肌破裂修补后的效果较好,复发率很低,但仍有较高的手术死亡率。一般膈肌破裂修补术病死率为2%左右,但有胸、腹内脏器损伤等合并伤的患者病死率明显升高,为20%~80%。

三、先天性膈疝

(一)先天性胸腹裂孔疝

指腹腔内脏器经膈肌的肋部和腰椎部连接处的缺损疝入胸腔,又称Bochdalek裂孔疝。为胎儿在妊娠第9~12周时,发育异常,原始横膈与胸腹膜不能相互融合,在膈肌上形成缺损所致。左侧多见。缺损大小不一,大的可有一侧膈肌缺如,较多见,小的如孔状。多无疝囊,腹腔内脏器可疝到胸顶。疝入的腹腔脏器压迫胎儿的肺使其不张。死亡婴儿尸检材料证明,这种压迫可导致双侧肺支气管和肺泡的发育不全。因此,出生后因发育不全的肺功能差而出现低氧血症,并由于肺血管阻力大(肺动脉高压),又恢复胎儿循环,经卵圆孔及未闭动脉导管右向左分流,加重低氧血症。

疝入内容物少者,可无症状,直到儿童期或成年时通过胸部X线片或消化道钡剂造影检查发现。疝入内容物多者可在新生儿时期便出现典型的临床表现,如呼吸困难、发绀、进食后加重伴呕吐、患侧胸部膨隆,胸廓活动度差,叩诊呈浊音或鼓音,可闻及肠鸣音,心脏气管向健侧移位,腹部柔软空虚。患者还常伴有其他发育畸形。胸部X线片显示心脏和纵隔移向健侧及胸腔内胃肠影像,消化道钡剂造影可确诊。

确诊后应积极准备手术治疗,病情不重或稳定的较大儿童可择期手术。术前应尽快插胃管行胃肠减压,气管内插管辅助呼吸,补液及升压药维持血压,纠正低氧及电解质紊乱后急诊手术。若上述准备后重症新生儿仍不稳定,应采用体外膜肺氧合法(ECMO)支持呼吸。新生儿手术一般采用经腹途径缝合缺损。

较大的儿童或成年人,由于肺发育好,手术成功率高,术后恢复一般都较平稳顺利。肺发育不全的新生儿,如不手术,死亡率达90%,但手术死亡率仍高达60%,主要死于肺发育不全引起的肺部并发症。手术后存活的患者经远期肺功能测定常有明显的减退。

(二)先天性胸骨旁疝

指腹腔内脏器经胸骨部与肋骨部之间的缺损疝入胸腔,又称Morgagni裂孔疝。由于起自剑突和第7~12肋骨内侧面构成膈肌的两组肌肉在胚胎发育时期出现障碍,则在胸骨旁遗留下一个缺损。右侧多见,约占90%,疝入的器官以大网膜多见,有时为结肠或胃,多数都有疝囊。患者中儿童少见,多为成年女性、肥胖者。

先天性胸骨旁疝常无症状或轻度上腹部不适或疼痛,个别患者可发生肠管或网膜的嵌顿和绞窄。胸部X线片表现为心膈角圆形阴影或胸腔内腹腔脏器影像。胸腹部CT及消化道钡剂造影检查可帮助确诊。常需与肺部及纵隔的肿瘤相鉴别。

一旦确诊后宜手术治疗,术前除安置胃管外无其他特殊准备,手术可经上腹部正中切口,也可经胸腔镜或腹腔镜完成。手术效果好,术后极少复发。

(刘伦旭)

参考文献

[1] Thomas W Shields. General Thoracic Surgery. 6th ed, Philadelphia: Lippincott Williams & Wilkins, 2005: 732-

782
[2] 孙玉鹗. 胸外科手术学. 第2版. 北京:人民军医出版社,2009:462-472
[3] 顾恺时. 顾恺时胸心外科手术学. 上海:上海科学技术出版社,2003:1001-1009
[4] 张志庸. 协和胸外科学. 第2版. 北京:科学出版社,2010:948-951

学习培训及学分申请办法

一、《国家级继续医学教育项目教材》经国家卫生和计划生育委员会（现更名为国家卫生健康委员会）科教司、全国继续医学教育委员会批准，由全国继续医学教育委员会、中华医学会联合主办，中华医学电子音像出版社编辑出版，面向全国医学领域不同学科、不同专业的临床医生，专门用于继续医学教育培训。

二、学员学习教材后，在规定时间（自出版日期起1年）内可向本教材编委会申请继续医学教育Ⅱ类学分证书，具体办法如下：

方法一：PC激活

1. 访问“中华医学教育在线”网站 cmeonline. cma-cmc. com. cn，注册、登录。

2. 点击首页右侧“图书答题”按钮，或个人中心“线下图书”按钮。

3. 刮开本书封底防伪标涂层，输入序号激活图书。

4. 在个人中心“我的课程”栏目下，找到本书，按步骤进行考核，成绩必须合格才能申请证书。

5. 在“我的课程”－“已经完成”，或“申请证书”栏目下，申请证书。

方法二：手机激活

1. 微信扫描二维码 关注“中华医学教育在线”官方微信并注册。

2. 点开个人中心“图书激活”，刮开本书封底防伪标涂层，输入序号激活图书。

3. 在个人中心“我的课程”栏目下，找到本书，按步骤进行考核，成绩必须合格才能申请证书。

4. 登录PC端网站，在“我的课程”－“已经完成”，或“申请证书”栏目下，申请证书。

三、证书查询

在PC端首页右上方帮助中心“查询证书”中输入姓名和课程名称进行查询。

《国家级继续医学教育项目教材》编委会